中医临证处方手册

◎ 刘绍贵 廖建萍 刘红宇 主编

湖南科学技术出版社

·长沙·

图书在版编目（CIP）数据

中医临证处方手册 / 刘绍贵，廖建萍，刘红宇主编. —
长沙：湖南科学技术出版社，2022.10
　　ISBN 978-7-5710-1499-5

　　Ⅰ. ①中… Ⅱ. ①刘… ②廖… ③刘… Ⅲ. ①验方－汇编－
中国－现代 Ⅳ. ①R289.5

中国版本图书馆CIP数据核字(2022)第 045541 号

ZHONGYI LINZHENG CHUFANG SHOUCE

中医临证处方手册

主　　编：刘绍贵　廖建萍　刘红宇
出 版 人：潘晓山
总 策 划：张碧金
责任编辑：李　忠
出版发行：湖南科学技术出版社
社　　址：长沙市芙蓉中路一段416号泊富国际金融中心
网　　址：http://www.hnstp.com
湖南科学技术出版社天猫旗舰店网址：
　　　　　http://hnkjcbs.tmall.com
邮购联系：0731-84375808
印　　刷：桃源县长城印刷实业有限责任公司
　　　　　（印装质量问题请直接与本厂联系）
厂　　址：常德市桃源县漳江镇渔父祠社区浔阳路091号
邮　　编：415700
版　　次：2022年10月第1版
印　　次：2022年10月第1次印刷
开　　本：880mm×1230mm　1/32
印　　张：29.25
字　　数：976千字
书　　号：ISBN 978-7-5710-1499-5
定　　价：98.00元

《中医临证处方手册》编委会

前言

为适应中医全科医师培养和住院医师规范化培训，以及深入开展中药临床药学，促进临床合理用药，提高中医诊疗和用药水平，我们在十多年前编辑出版的《中医处方手册》基础上，参照现行版"全国高等中医药院校规划教材和新版《中华人民共和国药典》（简称《中国药典》）等著作"，组织编写了《中医临证处方手册》。

全书在内、妇、儿、外4科基础上，再增眼科和耳鼻咽喉科，使内容更完整，系统性更强。本书的主要特点有：

一、内容广博且翔实，凸显了中医临床选药优势特色和选药思维，强调了整体观念、辨证论治、对证选药、复方配伍、炮制入药、使用注意，按照常规用药经验，列出了所有常用方药的用法用量；既有病因病机、诊治原则和立法组方的精辟分析，又有方义诠释，尚有西医学病症相关对应治疗。因此本书可作为中医各科临证证治概要和分型选药用药大全。

二、体现了时代发展和新的用药需求，用药品种有了新的更替，除各科中少数病证的特殊用药品种外，尽量选用了国家基本药物目录、基本医疗保险用药目录，以及《中国药典》临床用药须知和各类用药指南中的品种。

三、本书虽名临证处方手册，但实为一本科类证治全面系统的中医临床药物治疗学，既适于临床各科医师随时查阅使用，更适宜于全科医师和临床药师使用，也适于高等中医药院校临床和药学专业学生，以及中医药爱好者习用，尚可作为中医药相关培训机构选作教材之用。

应该指出的是：本书并不希望成为束缚执医者的框条，各位业医和习医者尚应根据不同患者、不同病证的表现，结合自己的临证经验，细心领悟、准确裁定、举一反三。由于篇幅所限，本书未能列出供选成药的方组与释义，亦未能列出其详细使用方法、注意事项、不良反应，有的剂型尚未列全，极少数证型的成药选用也难以做到百分之百的精准，有的在各类证型反复引用出现的成药只列有药品，未作具体介绍，恳请读者稍事查询，按说明书使用。由于妇科、儿科等设有专篇，故在内科篇药物选用中，大多未列出妇女特别是儿童的用法用量和使用注意，需请智者留意。任何完美的构思和设计，总会存在某些不足或纰漏，书中肯定还存在表述不当、用语不确切和文字错误，敬请读者诸君不吝赐教，给予批评指正。

编　者
于湖南中医药大学

凡例

一、全书参照全国高等中医药院校规划教材，类集和覆盖了中医内、妇、儿、外、眼科、耳鼻咽喉科六大临床专科331个病证、1345个不同证型和1363个常用处方，详记了上千个加减方，并列供选成药5147种次。其病名或证名绝大多数均袭用中医传统用名，个别采用了西医病名、中医辨证，突显了中医优势特色。

二、所有病证和证型均按教材和传统用药经验，逐一介绍常用方药和常用剂量，对方义进行简要分析，并按病情主要变化提出了随症加减或变化用方，便于对证选方用药。

三、为便于所列各科对中药成方制剂的合理使用，依据《中国药典临床用药须知·中药成方制剂卷》《中成药临床应用指导原则》等权威性或规范性典籍，为书中每个证型选配1种或多种，甚至10种左右供选成药，载明了剂型、规格、用法用量、使用禁忌或注意事项，切合临证实用。

四、对各科病证和证型证候中出现重复使用的成方制剂，如补中益气丸、八珍丸、归脾丸、六味地黄丸，等等，如使用方法一致，则除首次出现时详记剂型、规格、用法用量、使用禁忌等内容外，在其后再次或多次出现时，一般均在其药名后注以见某页或某证；有的则在重点记述几个主要供选品种外，注明也可选用某某等品种，以避免重复，节省篇幅。

五、为便于对所涉方剂或部分成方制剂药物组成的查考，书后特设方剂拼音索引，列出所有方名及药物组成。

六、各科各证所列出的常用方药，其单味药物的名称，原则上均按现行《中国药典》及教科书所用通用名，但极少数或个别药物的处方名则考虑市场现状和传统用药习俗，如"人参"虽为正名，但商品市场多见白参或白人参、红参、糖参或白糖参、晒参或生晒参或全须生晒参，以及高丽参等，且价格差异悬殊，故本书药名分别为白参（白人参）或红参或高丽参；"川贝母"来源品种较多，特别是其中的松贝母，价格高于其他品种十余倍，因此亦单列其名；"半夏"内服多用炮制品，《中国药典》已列姜半夏、清半夏、法半夏3种，故本书亦分别使用之。其他需交代的炮制方法如炒芍药、炙远志、炮穿山甲、制首乌、酒大黄等均按原处方名称表示，方便临床使用。

七、对处方中常用药物的用量，基本依照现行《中国药典》确定，但对有毒中药及肉桂等大辛大热与作用峻猛药物的用量，则进行了严格审查，对超过《中国药典》规定用量的，均予减量使用。

目 录

第二篇　妇科临证处方

第三篇　儿科临证处方

第四篇　外科临证处方

第五篇　眼科临证处方

第一篇

内科临证处方

壹 肺系病证

一、感冒

感冒，是以鼻塞、流涕、头痛、恶寒、发热、全身不适为主症的病症，是最常见的外感病之一。四季均可发病，以冬春季节多见。病情较轻者多为感受当令之气，称为冒风、伤风、冒寒；病情较重者多为感受非时之邪，称为重伤风。在一个时期内广泛流行，病情类似者称为时行感冒。故临床上多将感冒分为普通感冒、时行感冒。前者病情较轻，全身症状不重，少有传变；时行感冒，现多称流行性感冒，病情较重，发病急，全身症状显著，可以发生传变，化热入里，继发或合并他病，具有广泛的传染性、流行性。新版教科书，尚按虚、实两类，分列实证感冒和虚证感冒。

(一) 实证感冒

1. 风寒束表证 多见恶寒重，发热轻，无汗，头痛，肢体酸疼，鼻塞声重；或鼻痒喷嚏，时流清涕，咽痒，咳嗽，痰白清稀，口不渴或喜热饮。舌苔薄白而润，脉浮或浮紧。多因风寒外束，卫阳被郁，腠理闭塞，肺气不宣所致。治宜辛温解表，宣肺散寒。

【常用方药】荆防败毒散加减。处方：

荆芥10 g	防风10 g	羌活10 g	柴胡10 g	薄荷6 g	前胡10 g
枳壳10 g	桔梗8 g	独活10 g	川芎5 g	茯苓12 g	甘草3 g

方中荆芥、防风、羌活解表散寒；柴胡、薄荷解表疏风；前胡、枳壳、

桔梗宣肺利气；独活、川芎止头身痛；茯苓、甘草化痰和中。

【加减】①表寒较重见头痛身痛、憎寒壮热、无汗者加麻黄、桂枝；②鼻塞流涕较重者加辛夷、苍耳子；③肢体酸痛、头痛头胀、身热不扬，合用羌活胜湿汤加减；④头项强痛较甚加葛根、白芷；⑤咽痒、咳嗽加金沸草、细辛；⑥兼见胸闷痞满、食少、便溏、苔白腻者加广藿香、厚朴、苍术。

【供选成药】❶表实感冒颗粒：每袋10 g，每次10～20 g，每日2～3次。风热感冒及寒郁化热明显者忌用。方中含麻黄，故高血压、心脏病者慎用。**❷风寒感冒颗粒**：每袋8 g，每次8 g，每日3次。高血压、心脏病者慎用。风热感冒及寒郁化热明显者慎用。**❸感冒清热颗粒**：无蔗糖颗粒，每袋6 g；含乳糖颗粒，每袋3 g；含糖颗粒，每袋12 g；均每次1袋，每日2次。**❹荆防颗粒（合剂）**：颗粒，每袋15 g，每次15 g；合剂，每次10～20 mL；均每日3次。主要用于外感风寒夹湿的感冒。风热感冒或湿热证者慎用。**❺伤风停胶囊**：每粒0.35 g，每次3粒，每日3次。高血压、心脏病者慎用。**❻桂枝合剂**：每支10 mL或每瓶100 mL，每次10～15 mL，每日3次。表实无汗或温病内热、口渴者慎用。**❼正柴胡饮颗粒**：含糖颗粒每袋10 g，无糖颗粒每袋3 g，每次1袋，每日3次。风热感冒慎用。

2. **风热犯表证**　多见身热较著，微恶风，汗泄不畅，咽干甚则咽痛，鼻塞，流黄稠涕，头胀痛，面赤，咳嗽，痰黏或黄，口干欲饮。舌尖红，苔薄白或微黄，脉浮数。多因风热犯表，热郁肌腠，卫表失和，肺失清肃所致。治宜辛凉解表，疏风清热。

【常用方药】银翘散加减。处方：

| 金银花10 g | 连翘10 g | 淡豆豉5 g | 薄荷5 g | 荆芥10 g |
| 竹叶3 g | 芦根15 g | 牛蒡子10 g | 桔梗8 g | 甘草3 g |

方中金银花、连翘、淡豆豉、薄荷、荆芥辛凉解表、疏风清热；竹叶、芦根清热生津；牛蒡子、桔梗、甘草宣肺气、化痰利咽。

【加减】①风热上壅见头胀痛较甚加桑叶、菊花清利头目；②痰阻于肺见咳嗽痰多，加浙贝母、前胡、杏仁化痰止咳；③痰热较盛之咳痰黄稠加黄芩、知母、瓜蒌皮清热化痰；④气分热盛致身热较著，恶风不显，口渴多饮，尿黄，加石膏清肺泄热；⑤热毒壅阻咽喉，乳蛾红肿疼痛，加土牛膝、玄参清热解毒利咽；⑥时行感冒热毒较盛见壮热恶寒，头痛身痛，咽喉肿痛，咳嗽气粗，配大青叶、蒲公英、拳参清热解毒；⑦风寒外束，入里化热，热为寒遏，症见烦热恶寒，少汗，咳嗽气急，痰稠声哑，苔黄白相兼，加石膏合麻黄以内清肺热，外散表寒；⑧风热化燥伤津，或秋令感受温燥之邪，伴有呛咳痰少，口、咽、唇、鼻干燥，苔薄、舌红少津等燥象者，加南沙参、天花粉、梨皮清肺润燥。

【供选成药】❶风热感冒颗粒：每袋10 g，每次10 g，每日3次。风寒外感者慎用。❷感冒清胶囊（片）：胶囊，每粒0.5 g，含对乙酰氨基酚24 mg。每次1~2粒；片剂，每素片重0.22 g，含对乙酰氨基酚12 mg，每次3~4片；均每日3次。风寒外感者、孕妇慎用。方中含盐酸吗啉胍、马来酸氯苯那敏、对乙酰氨基酚，使用时应参照此3种药物的用药禁忌及注意事项。用药期间不宜驾驶车辆、管理机器及高空作业。❸感冒退热颗粒：每袋18 g，或4.5 g（无糖），每次1~2袋，每日3次。风寒外感者慎用。❹金羚感冒片：每片0.3 g，每次4~5片，每日3次。风寒外感者及孕妇慎用。方中含阿司匹林、马来酸氯苯那敏、维生素C，使用时应分别查证上述3种药物的用药禁忌及注意事项。❺精制银翘解毒片：片剂，每片0.25 g，含对乙酰氨基酚44 mg，每次3~5片；胶囊，每粒0.19 g，含对乙酰氨基酚44 mg，或每粒0.3 g，含对乙酰氨基酚69 mg，每次3~5粒；均每日2次，风寒外感者慎用。方中含对乙酰氨基酚，用量过大可致发汗过多。❻抗感颗粒：每袋10 g，每次10 g，每日3次。风寒外感者及孕妇慎用。❼羚翘解毒片：片剂，每片0.55 g，每次4片，每日2次；水丸每袋8 g，每次5 g，每日2~3次；浓缩丸，每8丸相当于原药材4 g，每次8丸，每日3次；大蜜丸，每丸9 g，每次1丸，每日2~3次。风寒外感者慎用。

3. 暑湿伤表证　多见身热，微恶风，汗出不畅，肢体困重或酸痛，头重如裹，胸闷脘痞，纳呆，咳嗽痰黏，鼻流浊涕，心烦口渴；或口中黏腻，渴不多饮，大便或溏，小便短赤。舌苔白腻或黄腻，脉濡数或滑。多因暑湿遏表，湿热伤中，表卫不和，肺气不清所致。治宜清暑祛湿解表。

【常用方药】新加香薷饮加减。处方：

> 香薷6 g　金银花10 g　连翘6 g　厚朴6 g　鲜扁豆花10 g

方中金银花、连翘清暑解热；香薷发汗解表；扁豆花化湿和中。

【加减】①暑热偏盛加黄连、青蒿、鲜荷叶、鲜芦根；②湿困卫表见肢体酸重、疼痛较甚加大豆黄卷、广藿香、佩兰等芳香化湿解表；③里湿偏盛见口中黏腻、胸闷脘痞、泛恶、腹胀便溏，加苍术、白蔻仁、法半夏、陈皮和中化湿；④小便短赤加滑石、甘草、赤茯苓清热利湿。

【供选成药】❶暑湿感冒颗粒：每袋 8 g，每次 8 g，每日 3 次。孕妇慎用。❷藿香正气水（颗粒、片、合剂、口服液、滴丸、胶囊、软胶囊）：酊剂，每支 10 mL，每次 5～10 mL；颗粒，每袋 5 g，每次 5 g；片剂，每片 0.3 g，每次 4～8 片；滴丸，每袋 2.5 g，每次 2.5～5 g；口服液，每支 10 mL，每次 5～10 mL；胶囊，每粒 0.45 g，每次 4 粒；软胶囊，每粒 0.45 g，每次 2～4 粒，以上均每日 2 次。合剂，每支 10 mL 或每瓶 500 mL，每次 5～10 mL，每日 3 次。风热感冒者及孕妇慎用。❸沙溪凉茶：茶剂，每袋 75 g（煎煮茶），或每袋 1.8 g（袋泡茶），每次 1 袋；颗粒剂，每袋 7 g（相当于原药材 75 g），每次 7 g；均每日 1～2 次。孕妇禁用。风寒感冒者慎用。❹保济丸：每瓶 1.85 g 或 3.7 g，每次 1.85～3.7 g，每日 3 次。孕妇禁用。

（二）虚证感冒

1. 气虚感冒证　多见恶寒较甚，发热，无汗，头痛身楚，咳嗽痰白，咳无力，平素神疲体弱，气短懒言，反复易感。舌淡苔白，脉浮无力。多因表虚卫弱，风寒乘袭，气虚无力透邪所致。治宜益气解表。

【常用方药】参苏饮加减。处方：

白参6 g	茯苓10 g	甘草5 g	紫苏叶8 g	葛根12 g
前胡10 g	桔梗10 g	法半夏10 g	陈皮5 g	枳壳10 g
木香3 g	生姜10 g	大枣10 g		

方中白参（或党参12 g）、甘草、茯苓补气扶正以祛邪；紫苏叶、葛根、前胡祛风解表；法半夏、陈皮、枳壳、桔梗宣肺化痰止咳；木香理气醒脾；生姜、大枣调和营卫，并助紫苏叶、葛根解表，助人参、茯苓、甘草益脾。

【加减】①恶风自汗，易伤风邪者，加黄芪、白术、防风益气固表；②恶寒重，四肢欠温，语音低微，舌质淡胖，脉沉细无力者，加细辛、制附片，或合用再造散加减。

【供选成药】❶参苏丸：丸剂，每袋 9 g，每次 6～9 g，每日 2～3 次；胶囊，每粒 0.45 g，每次 4 粒，每日 2 次。风热感冒及孕妇慎用。❷玉屏风散（胶囊、颗粒、口服液、水丸）：散剂，每袋 12 g，每次 6～9 g，每日 2 次。胶囊，每粒0.5 g，每次 2 粒；颗粒，每袋 5 g，每次 1 袋；口服液，每支

10 mL，每次10 mL；水丸，每15粒重1 g，每次6 g；均每日3次。热病汗出者及阴虚盗汗者慎用。❸表虚感冒颗粒：水丸，每15粒重1 g，每次6 g；每袋10 g，每次1~2袋，每日2~3次。服药后多饮热开水或热粥、覆被保暖，取微汗，不可发大汗。风热感冒者慎用。

2. 阴虚感冒证 多见身热，微恶风寒，少汗或盗汗，头晕、口干，干咳少痰。舌红少苔，脉细数。多因阴亏津少，外受风热，表卫失和，津液不能作汗所致。治宜滋阴解表。

【常用方药】加减葳蕤汤化裁。处方：

> 玉竹12 g　桔梗10 g　白薇10 g　甘草5 g　大枣10 g　豆豉5 g
> 薄荷6 g　葱白5 g

方中玉竹滋阴，以资汗源；甘草、大枣甘润和中；豆豉、薄荷、葱白、桔梗疏表散邪；白薇清热和阴。

【加减】①心烦口渴较重加沙参、栀子、天花粉；②盗汗明显加煅牡蛎、糯稻根；③咳嗽痰少加百部、炙枇杷叶；④血虚面色无华，唇甲色淡，脉细者，加地黄、当归滋阴养血；⑤纳差食少加神曲、炒麦芽、鸡内金。

【供选成药】秋燥感冒颗粒：每袋10 g，每次10~20 g，每日3次。

3. 阳虚感冒证 多见恶寒重，发热轻，无汗，头痛身痛，面色㿠白，语声低微，四肢不温。舌质淡胖，苔白，脉沉细无力。多因素体阳虚，外御寒邪功能减弱所致。治宜助阳解表。

【常用方药】麻黄附子细辛汤加减。处方：

> 麻黄6 g　制附子9 g　细辛3 g

方中麻黄发汗解表散寒；附子温肾助阳，振奋阳气，鼓邪外出；细辛祛风散寒，通彻表里，鼓动肾中真阳之气。

【加减】①咳嗽痰白，咳痰无力加苦杏仁、干姜、法半夏；②全身酸痛，头重如裹加苍术、薏苡仁、羌活、独活。

【供选成药】再造散：每包10 g，每次10 g，每日2~3次。血虚感寒、温病初起不可用。

二、咳嗽

咳嗽，是以发出咳声或伴有咳嗽为主症的一种肺系病证。它既是肺系疾病中的一个症状，又是独立的一种疾患。有声无痰谓之咳，有痰无声谓之嗽，但临床表现多为痰声并见，难以截然分开，故以咳嗽并称。西医学中的急性支气管炎、慢性支气管炎、咳嗽变异性哮喘等以咳嗽为主要症状的疾病均属于本病范畴，可参照本节证治分类辨证论治。

（一）外感咳嗽

1. 风寒袭肺证　多见咳嗽声重，气急，咽痒，咳痰稀薄色白，常伴鼻塞流清涕，头痛，肢体酸痛，或见恶寒发热、无汗等表证。舌苔薄白，脉浮或浮紧。多因风寒袭肺，肺气失宣所致。治宜疏风散寒，宣肺止咳。

【常用方药】三拗汤合止嗽散加减。处方：

| 麻黄8 g | 杏仁10 g | 甘草5 g | 生姜10 g | 桔梗10 g | 荆芥10 g |
| 紫菀10 g | 百部10 g | 白前10 g | 陈皮5 g | | |

方中麻黄、杏仁、甘草、生姜以宣散肺寒为主；桔梗、荆芥、紫菀、百部、白前、陈皮以疏风润肺为主。

【加减】①咽痒咳嗽较甚加金沸草、细辛、五味子；②鼻塞声重较甚加辛夷、苍耳子；③咳而痰黏，胸闷，苔腻，加法半夏、厚朴、茯苓；④素有寒饮伏肺，兼咳嗽上气，痰液清稀，胸闷气急，舌淡红，苔白而滑，脉浮紧或弦滑者，改投小青龙汤。

【供选成药】❶桂龙咳喘宁胶囊：每粒0.3 g，每次5粒，每日3次。外感风热者及孕妇慎用。❷复方川贝精片：每片0.25 g，每次3~6片，每日3次。孕妇及心脏病、原发性高血压患者慎用。❸止咳宝片：每片0.35 g，每次2片，每日3次，7日为1个疗程。燥热或痰热咳嗽及孕妇慎用。方中含罂粟壳，不宜过量、久用。❹止咳立效丸：每丸9 g，每次1丸，每日2次。单纯风寒或痰热所致咳嗽者及孕妇慎用。❺风寒咳嗽颗粒：每袋5 g，每次5 g，每日2次。风热、痰热咳嗽或阴虚干咳者、孕妇及心脏病、原发性高血压患者慎用。❻杏苏止咳颗粒（糖浆）：颗粒，每袋12 g，每次12 g；糖浆，每瓶100 mL，每次10~15 mL；均每日3次。风热、燥热及阴虚干咳者慎用。❼止咳宁嗽胶囊：每粒0.25 g，每次4~6粒，每日2~3次。风热、痰热咳嗽者、孕妇、心脏病、原发性高血压患者慎用。❽通宣理肺丸（颗粒）：丸剂，每丸6 g，每次2丸，每日2~3次；颗粒，每块9 g，每次9 g，每日2次。风热或痰热咳嗽、阴虚干咳者、孕妇及心脏病、高血压患者慎用。

2. 风热犯肺证　多见咳嗽频剧，气粗或咳声嘶哑，喉燥咽痛，咳痰不爽，痰黏稠或黄，咳时汗出，常伴鼻流黄涕，口渴，头痛，全身酸楚，或见恶风，身热等表证。舌红、苔薄黄，脉浮数或浮滑。多因风热犯肺，肺失清肃所致。治宜疏风清热，宣肺止咳。

【常用方药】桑菊饮加减。处方：

> 桑叶10 g　杏仁10 g　菊花10 g　薄荷6 g　连翘10 g　桔梗10 g
> 芦根10 g　甘草5 g

方中桑叶、菊花、薄荷、连翘疏风散邪、宣透风热；杏仁、桔梗、甘草轻宣肺气、祛痰止咳；芦根清热生津而止渴。

【加减】①咳甚加浙贝母、枇杷叶；②肺热甚见身热较著，恶风不显，口渴喜饮者，加黄芩、知母或鱼腥草；③热邪上攻致喉干咽痛者加射干、山豆根、牛蒡子；④热伤肺津见咽燥口干，舌质红，加南沙参、天花粉；⑤夏令兼夹暑湿加六一散、鲜荷叶。

【供选成药】❶风热咳嗽胶囊：每粒 0.32 g，早晨 3 粒，中午 4 粒，晚上 3 粒，每日 3 次。风寒咳嗽慎用。❷良园枇杷叶膏：每瓶150 g，每次15～20 g，每日 3～5 次。风寒咳嗽、孕妇及心脏病、原发性高血压患者慎用。❸川贝枇杷糖浆（颗粒）：糖浆，每瓶100 mL，每次 10 mL；颗粒，每袋3 g，每次 3 g；均每日 3 次。外感风寒咳嗽慎用。❹急支糖浆：每瓶100 mL或200 mL，每次 20～30 mL，每日 3～4 次。寒证、孕妇及心脏病、高血压患者慎用。❺百咳净糖浆：每瓶10 mL、60 mL、100 mL或120 mL，成人每次20～25 mL，每日 3 次。风寒咳喘者、孕妇及糖尿病、高血压、心脏病患者慎用。❻止咳平喘糖浆：每瓶100 mL，每次 10～20 mL，每日 3 次。孕妇慎用。

3. 风燥伤肺证　多见干咳喉痒，连声作呛，咽喉干痛，唇鼻干燥，无痰或痰少而黏，不易咳出，或痰中带血丝，口干，初起或伴鼻塞，头痛，微恶寒，身热等表证。舌质红干而少津、苔薄白或薄黄，脉浮数或细数。多因风燥伤肺，肺失清润所致。治宜疏风清肺，润燥止咳。

【常用方药】桑杏汤加减。处方：

> 桑叶10 g　杏仁10 g　沙参12 g　浙贝母10 g　淡豆豉5 g　栀子6 g
> 梨皮10 g

方中桑叶平肝而宣肺气散风热；杏仁宣肃肺气，润燥化痰以止咳；浙贝母润肺开泄、化痰止咳；栀子清泄肺热；梨皮生津润肺。

【加减】①津伤较甚见舌干红苔少，加麦冬、生地黄；②痰中带血加白茅根、侧柏叶；③痰黏难出加紫菀、瓜蒌子；④咽痛明显加玄参、马勃；⑤属温燥伤肺重证改用清燥救肺汤；⑥属凉燥犯肺改用杏苏散。

【供选成药】❶参贝北瓜膏：每瓶250 g，每次15 g，每日3次。❷蜜炼川贝枇杷膏：每瓶100 mL，每次 15 mL，每日3次。❸枇杷叶膏：每瓶150 g，每次15 g，每日2次。

（二）内伤咳嗽

1. 痰湿蕴肺证　多见咳嗽反复发作，咳声重浊，痰多色白，因痰而嗽，痰出则咳缓，痰黏腻或稠厚成块，尤以早晨或食后咳甚痰多，进甘甜油腻食物加重；胸闷脘痞，纳差乏力，大便时溏。舌苔白腻，脉濡滑。多因脾湿生痰，上蕴于肺，壅遏肺气所致。治宜燥湿化痰，理气止咳。

【常用方药】二陈平胃散合三子养亲汤加减。处方：

| 法半夏10 g | 陈皮6 g | 茯苓10 g | 苍术10 g | 厚朴10 g |
| 甘草5 g | 白芥子5 g | 莱菔子10 g | 苏子5 g | |

方中二陈平胃散燥湿化痰、理气和中；三子养亲汤降气化痰。

【加减】①寒痰较重见痰黏白如沫，畏寒背冷者，加干姜、细辛温肺化饮；②咳逆气急，痰多胸闷加旋覆花、白前化痰降气；③久病脾虚致神疲倦怠加党参、白术、甘草。

【供选成药】❶二陈丸（合剂）：水丸，每50粒重3 g，每次6~9 g，每日3次；浓缩丸，每8丸相当原药材3 g，每次12~16丸；合剂，每瓶150 mL，每次10~15 mL；均每日2~3次。不宜长时间应用。肺阴虚所致的燥咳咯血者忌用。❷蛇胆陈皮胶囊（口服液）：胶囊，每粒0.3 g，每次1~2粒；口服液，每支10 mL，每次10 mL；均每日2~3次。❸橘贝半夏颗粒：每袋6 g，每次3~6 g，每日2次。心脏病、高血压患者及孕妇慎用。❹复方满山红糖浆：每瓶150 mL，每次5~10 mL，每日3次。方中含罂粟壳，不宜过量、久用。❺牡荆油胶丸：每粒含牡荆油20 mg，每次1~2丸，每日3次。❻桔梗冬花片：每片0.32 g，每次6~8片，每日3次。❼橘红痰咳颗粒：每袋10次，每次10~20 g，每日3次。阴虚燥咳者慎用。

2. 痰热郁肺证　多见咳嗽气粗，或喉中有痰声，痰多黄稠或黏厚，咳吐不爽；或有腥味，或夹有血丝，胸胁胀满，咳时引痛，常伴有面赤，或身热，口干欲饮。舌红、苔薄黄腻，脉滑数。多因痰热壅肺，肺失肃降所致。治宜清热肃肺，豁痰止咳。

【常用方药】清金化痰汤加减。处方：

> 桑白皮10 g　黄芩10 g　栀子10 g　知母10 g　浙贝母10 g　瓜蒌12 g
> 桔梗10 g　　橘红8 g　茯苓10 g　麦冬10 g　甘草5 g

方中桑白皮、黄芩、栀子、知母清泄肺热；浙贝母、瓜蒌、桔梗、橘红、茯苓、甘草化痰止咳；麦冬养阴润肺以止咳。

【加减】①痰热较甚致咳吐黄脓痰或痰有腥味，加鱼腥草、金荞麦、薏苡仁、冬瓜子或鲜竹沥以清化痰热；②痰热壅盛，腑气不通见胸满咳逆，痰多，便秘，加葶苈子、大黄、芒硝泻肺通腑逐痰；③痰热伤津见口干，舌红少津，加北沙参、麦冬、天花粉养阴生津。

【供选成药】❶清肺化痰丸：水蜜丸，每支18 g，每次6 g；大蜜丸，每丸9 g，每次1丸；均每日2次。浓缩丸，每8丸相当于原药材3 g，每次6丸，每日3次。孕妇忌用，风寒咳嗽及高血压、心脏病患者慎用。❷三蛇胆川贝糖浆：每瓶100 mL，每次10~15 mL，每日3次。寒痰咳嗽、孕妇及高血压、心脏病、糖尿病患者慎用。❸射麻口服液：每支10 mL，每次10 mL，每日3次。寒痰及虚喘者慎用。孕妇慎用。心脏病、高血压病患者慎用。❹牛黄蛇胆川贝液（滴丸、散）：口服液，每支10 mL或每瓶150 mL，每次10 mL；滴丸，每10丸重0.35 g，每次10丸，口服或舌下含服；均每日3次。散剂，每支0.5 g，每次0.5~1 g，每日2~3次，风寒咳嗽、阴虚久咳或寒痰、湿痰者及孕妇慎用。❺清肺抑火丸：大蜜丸，每丸9 g，每次1丸，每日2次；水丸，每袋18 g，每次6 g，每日2~3次。风寒咳嗽或脾胃虚弱者及孕妇慎用。

3. 肝火犯肺证　多见上气咳逆阵作，咳时面红目赤、引胸胁作痛，咽干口苦，常感痰滞咽喉而咳之难出、量少质黏，或痰如絮条，症状可随情绪波动而增减。舌红或舌边红、苔薄黄少津，脉弦数。多因肝郁化火，上逆侮肺。治宜清肺泻肝，顺气降火，化痰止咳。

【常用方药】黄芩泻白散合黛蛤散加减。处方：

> 桑白皮12 g　　地骨皮10 g　　黄芩10 g　　　炙甘草10 g　　青黛8 g
> 海蛤壳12 g　　粳米30 g

方中桑白皮、地骨皮、黄芩清泻肺热；青黛、海蛤壳清肝化痰热；粳米、炙甘草和胃气，使泻肺而不伤脾胃。

【加减】①肺气郁滞致咳嗽胸痛，胸闷气逆，加瓜蒌、桔梗、枳壳、旋覆花利气降逆；②胸痛加郁金、丝瓜络理气和络；③痰黏难咳加海浮石、知母、贝母清热豁痰；④火郁伤津见咽燥口干，咳嗽日久不减，加北沙参、麦冬、天花粉、诃子养阴生津敛肺。

【供选成药】❶黛蛤散：每袋12 g，每次6 g，每日1次。阳气虚弱者慎用。孕妇慎用。❷橘红丸（片、颗粒、胶囊）：片剂，每片0.6 g，每次6片；水蜜丸，每100丸重10 g，每次7.2 g；小蜜丸，每瓶100 g，每次12 g；大蜜丸，每丸3 g或6 g，每次6 g；颗粒，每袋11 g（相当原生药7 g），每次11 g；胶囊，每粒0.5 g，每次5粒；均每日2次。气虚喘咳及阴虚燥咳者及孕妇慎用。❸祛痰灵口服液：每支30 mL，每次30 mL，每日2~3次。脾虚便溏者和风寒咳嗽、痰湿阻肺者慎用。❹清气化痰丸：蜜丸，每丸9 g，每次6~9 g，每日2次。风寒咳嗽、痰湿阻肺者及孕妇慎用。

4. 肺阴亏虚证　多见干咳，咳声短促，痰少黏白，或痰中带血丝，或声音逐渐嘶哑，口干咽燥，或午后潮热，颧红盗汗，日渐消瘦，神疲乏力。舌红少苔，脉细数。多因肺阴亏虚，虚热内灼，肺失润降所致。治宜滋阴润肺，化痰止咳。

【常用方药】沙参麦冬汤加减。处方：

> 北沙参10 g　麦冬10 g　天花粉10 g　玉竹12 g　桑叶8 g　白扁豆10 g
> 甘草5 g

方中北沙参、麦冬甘寒生津、清养肺胃；玉竹、天花粉清肺润燥、养胃生津；桑叶专清燥热、辛凉宣散；扁豆健脾胃而助运化；甘草清热和中。

【加减】①肺气不敛致咳而气促，加五味子、诃子以敛肺气；②阴虚潮热加功劳叶、银柴胡、青蒿、胡黄连、鳖甲以清虚热；③阴虚盗汗加乌梅、牡蛎、浮小麦、碧桃干收敛止汗；④肺热灼津致咳吐黄痰，加海蛤粉、知母、黄芩清热化痰；⑤热伤血络见痰中带血，加牡丹皮、山栀、藕节清热止血。

【供选成药】❶养阴清肺膏（糖浆、口服液、丸）：煎膏，每瓶150 mL，每次10~20 mL，每日2~3次；糖浆，每瓶120 mL，或每支20 mL、10 mL，每次20 mL，每日2次，糖尿病患者不宜用；口服液，每支10 mL，每次10 mL，每日2~3次。水蜜丸，每100粒重10 g，每次6 g；大蜜丸，每丸9 g，每次1丸；均每日2次。脾虚便溏及痰多湿盛咳嗽及孕妇慎用。糖尿病患者不宜用。❷百合固金丸（口服液）：大蜜丸，每丸9 g，每次1丸；小蜜丸，每瓶60 g，每次9 g；浓缩丸，每8丸相当于原生药3 g，每次8丸；口服液，每瓶10 mL、20 mL或100 mL，每次10~20 mL；均每日3次。外感咳嗽、寒湿咳喘者或脾虚便溏、纳差者慎用。❸二冬膏：每瓶62 g或125 g，每次9~15 g，每日2次。痰多湿盛咳嗽忌用，脾虚便溏者及孕妇、儿童慎用。❹橘红梨膏：每瓶200 g，每次10~15 g，每日2~3次。外感咳嗽慎用。❺川贝雪梨膏：每瓶200 g，每次15 g，每日2次。脾虚便溏者慎用，风寒咳嗽、风痰阻肺咳嗽忌用。❻蜜炼川贝枇杷膏：每瓶75 mL或100 mL，每次15 mL，每日3次。外感风寒咳嗽慎用。❼润肺膏：每瓶200 g或250 g，每次15 g，每日2次。外感咳嗽及糖尿病患者慎用。

三、哮病

　　哮病，又称哮证，是以喉中哮鸣有声、呼吸困难，甚则喘息不能平卧为主的反复发作性肺系疾病。后世医家鉴于哮必兼喘，故又称哮喘，而喘未必兼哮，为与喘证区分，故定名为哮病、哮证。该病是一种常见的、慢性呼吸系统疾病，西医学中的支气管哮喘属于本病范畴，可参照本病辨证论治。喘息性支气管炎、嗜酸粒细胞增多症（或其他急性肺部过敏性疾患引起的哮喘也可参考本病辨证论治。

（一）发作期

1. 寒哮证　多见呼吸急促，喉中哮鸣有声，喘憋气逆，胸膈满闷如塞，咳不甚，痰稀薄色白，咳吐不爽，面色晦滞带青，口不渴或渴喜热饮，天冷或受寒易发，形寒怕冷；初起多兼恶寒，发热，头痛等表证。舌苔白滑，脉弦紧或浮紧。多因寒饮伏肺，遇感触发，痰升气阻，肺失宣畅所致。治宜温肺散寒，化痰平喘。

【常用方药】射干麻黄汤加减。处方：

| 射干10 g | 麻黄10 g | 生姜10 g | 细辛3 g | 法半夏10 g |
| 紫菀10 g | 款冬花10 g | 五味子5 g | 大枣10 g | |

方中麻黄、射干宣肺平喘、化痰利咽；生姜、细辛、法半夏温肺化痰降逆；紫菀、款冬花化痰止咳；五味子收敛肺气；大枣和中。

【加减】①表寒明显见寒热身痛加桂枝；表寒里有痰饮改用小青龙汤；

②痰涌气逆，不得平卧，加葶苈子、苏子、杏仁、白前、陈皮泻肺降逆、化痰利气；③咳逆上气，汗多加白芍以敛肺。

【供选成药】❶华山参片：每片 0.12 g，每次 1~2 片，极量每次 4 片，每日 3 次。青光眼患者禁用，肺热咳喘及燥热咳喘者不宜用，哺乳期妇女、孕妇及前列腺肥大、心脏病患者慎用。❷痰饮丸：每丸重 0.18 g，每次 14 丸，每日 2 次。心脏病、高血压患者慎用。❸桂龙咳喘宁胶囊：详见第 6 页。❹小青龙合剂（胶囊、颗粒、糖浆）：合剂，每支 10 mL，或每瓶 100 mL、125 mL，每次 10~20 mL；胶囊，每粒 0.3 g，每次 2~4 粒；颗粒，每袋 13 g 或 6 g（无蔗糖），每次 1 袋；糖浆，每瓶 150 mL，每次 15~20 mL；均每日 3 次。内热咳喘者、虚喘者忌用，孕妇禁用，高血压、青光眼患者慎用。❺降气定喘丸：每瓶 7 g，每次 7 g，每日 2 次。孕妇禁用，年老体弱者及高血压、心脏病、青光眼者慎用。

2. **热哮证**　多见喉中痰鸣如吼，喘而气粗息涌，胸高胁胀，咳呛阵作，咳痰色黄，或色白黏浊稠厚，排吐不利，口苦，口渴喜饮，汗出，面赤，或有身热，甚至好发于夏季。舌苔黄腻、质红，脉滑数或弦滑。多因痰热蕴肺，壅塞气道，肺失清肃所致。治宜清热宣肺，化痰定喘。

【常用方药】定喘汤加减。处方：

| 白果 10 g | 麻黄 10 g | 苏子 6 g | 甘草 5 g | 杏仁 10 g |
| 法半夏 10 g | 桑白皮 10 g | 款冬花 10 g | 黄芩 10 g | |

方中白果敛肺定喘，麻黄宣肺平喘；杏仁、苏子、法半夏、款冬花降气平喘、化痰止咳；桑白皮泻肺平喘；黄芩清热化痰；甘草调和诸药，且能止咳。

【加减】①表寒外束，肺热内郁见恶寒、热盛、口渴者，加石膏配麻黄解表清里；②肺气壅实见痰鸣息涌，不得平卧，加葶苈子、地龙泻肺平喘；③肺气壅盛见痰吐黄稠，加海蛤壳、射干、知母、鱼腥草清热化痰；④兼大便秘结者，加大黄、芒硝、瓜蒌、枳实通腑以利肺；⑤病久热盛伤阴致气急难续，痰少质黏，口咽干燥，舌红少苔，脉细数者，当养阴清热化痰，加沙参、知母、天花粉。

【供选成药】❶蠲哮片：每片 0.3 g，每次 8 片，每日 3 次，餐后服用。7 日为 1 个疗程。有致大便稀溏、次数增多、轻微腹痛的不良反应。孕妇禁用。虚证哮喘患者及年老体弱者慎用。❷咳喘宁口服液：每支 10 mL，每次 10 mL，每日 2 次。本品含罂粟壳，不可过量、久服。寒痰咳喘及正虚邪恋者、孕妇及高血压、心脏病患者慎用。❸橘贝半夏颗粒：每袋6 g，每次3~6 g，每日2次。心脏病、高血压患者及孕妇慎用。❹清肺化痰丸：详见第9页。

（二）缓解期

1. **肺脾气虚证** 多见气短声低，喉中哮鸣，痰多质稀、色白，自汗怕风，常易感冒，倦怠无力，食少便溏。舌质淡、苔白，脉细弱。多因哮病日久，肺虚不能主气，脾虚健运无权，气不化津，痰饮蕴肺，肺气上逆所致。治宜健脾益气，补土生金。

【常用方药】六君子汤加减。处方：

> 白参（或党参）10 g　茯苓10 g　白术10 g　甘草5 g　法半夏10 g
> 陈皮5 g

方中"四君子（白参、白术、茯苓、甘草）益气补虚、健脾助运以复脾虚之本，杜生痰之源；法半夏燥湿化痰、开胃健脾、止呕吐，去胸中痰满；陈皮调理气机除胸脘之痞、和胃止呕，并助燥湿化痰消湿聚之痰。

【加减】①表虚自汗加炙黄芪、浮小麦、大枣益气固表止汗；②怕冷、畏风、易感冒，加桂枝、白芍、附子温阳固表；③痰多加前胡、杏仁化痰止咳。

【供选成药】❶补金片：每片0.25 g，每瓶100片。每次5~6片，每日2次。肺热咳嗽、感冒患者慎用。❷固肾定喘丸：蜜丸，每瓶35 g，每次1.5~2 g，每日2~3次。可在发病预兆前服用，也可预防久喘复发，一般15日为1个疗程。孕妇禁用。肺热壅盛、痰浊阻肺所致咳喘者慎用。❸人参保肺丸：每丸6 g，每次2丸，每日2~3次。方中含罂粟壳，不宜过量、久用。外感或湿热咳嗽者及高血压、心脏病患者慎用。❹慢支固本颗粒：每袋10 g，每次10 g，每日2次。痰热壅盛者慎用。

2. **肺肾两虚证** 多见息促气短，动则为甚，吸气不利，咳痰质黏起沫，脑转耳鸣，腰酸腿软，心慌，不耐劳累，或五心烦热，颧红口干，舌质红少苔，脉细数，或畏寒肢冷，面色苍白。舌苔淡白，脉沉细。多因哮病久发，精气亏乏，肺肾摄纳失常，气不归元，津凝为痰所致。治宜补肺益肾。

【常用方药】生脉地黄汤合金水六君煎加减。处方：

> 熟地黄12 g　　山茱萸6 g　　核桃仁12 g　　白参10 g　　麦冬10 g
> 五味子10 g　　茯苓12 g　　法半夏10 g　　陈皮5 g　　甘草5 g

方中熟地黄、山茱萸、核桃仁补肾纳气；白参、麦冬、五味子补益气阴；茯苓、甘草益气健脾；法半夏、陈皮理气化痰。

【加减】①以干咳、神疲、气短等肺气阴两虚为主者，加黄芪、沙参、百合益气养阴；②见腰膝酸冷，小便清长等肾阳虚为主者，加补骨脂、淫羊藿、鹿角片、制附子、肉桂温阳补肾，并可服紫河车粉。

【供选成药】❶补金片：见上证成药。❷补肾防喘片：素片每片0.25 g，每次4~6片，每日3次。3个月为1个疗程。孕妇禁用，阴虚阳亢及外感痰热者慎用。❸蛤蚧定喘胶囊（丸）：胶囊，每粒0.5 g，每次3粒；小蜜丸，每60丸重9 g，每次9 g；大蜜丸，每丸9 g，每次1丸；均每日2次。咳嗽新发者、孕妇及高血压、心脏病、青光眼者慎用。❹七味都气丸：每40丸重3 g，每次9 g，每日2次。外感咳喘者忌用，孕妇、儿童慎用。❺金水宝胶囊（片）：胶囊，每粒0.33 g，每次3粒，用于慢性肾功能不全者，每次6粒；片剂，每片0.25 g、0.5 g或0.75 g，每次2片，用于慢性肾功能不全者每次4片；均每日3次，餐后服用。文献报道偶见过敏反应。外感实证咳喘者不宜用。

四、喘证

　　喘即气喘、喘息，是以呼吸困难，甚至张口抬肩、鼻翼扇动、不能平卧为特征的病证。喘证的症状轻重不一，轻者仅表现为呼吸困难，不能平卧；重者稍动则喘息不已，甚则张口抬肩、鼻翼扇动；严重者，喘促持续不解、烦躁不安、面青唇紫、肢冷、汗出如珠、脉浮大无根，甚则发为喘脱。现代医学中的喘息性支气管炎、慢性阻塞性肺疾病、肺源性心脏病、心源性哮喘、肺气肿、肺炎、肺结核、硅沉着病（矽肺），以及癔症等疾病中出现喘证，可参此辨证论治。

（一）实喘

1. 风寒犯肺证　多见喘息咳逆，呼吸急促，胸部胀闷，痰多色白清稀，恶寒无汗，头痛鼻塞，或有发热，口不渴。舌苔薄白而滑，脉浮紧。多因风寒上受，同舍于肺，邪实气壅，肺气不宣所致。治宜宣肺散寒。

【常用方药】麻黄汤合华盖散。处方：

```
麻黄10 g    桂枝8 g    苦杏仁10 g    苏子10 g    陈皮6 g    桑白皮10 g
茯苓12 g    甘草5 g
```

方中麻黄汤重在宣肺平喘、解表散寒；华盖散重在宣肺化痰、降气化痰。

【加减】①表证明显见寒热无汗，头身疼痛，加桂枝配麻黄解表散寒；②寒痰较重，痰白清稀，量多起沫，加细辛、生姜温肺化饮；③咳喘较重，胸满气逆，加射干、前胡、厚朴宣肺降气化痰；④寒饮伏肺，复感寒邪，吐痰清稀，恶寒较重者，用小青龙汤发表温里。

【供选成药】❶消咳喘糖浆（胶囊、片）：糖浆，每瓶50 mL、100 mL，每次10 mL；胶囊，每粒0.35 g，每次2粒；片剂，每次4~5片；均每日3次。糖尿病及过敏体质者慎用。❷满山红胶丸：每丸含满山红油0.05 g或0.1 g，每次0.05~0.1 g，每日2~3次。❸痰饮丸、小青龙合剂：详见第12页。❹苓桂咳喘宁胶囊：每粒0.34 g，每次5粒，每日3次。10日为1个疗程。外感风热、痰热蕴肺、阴虚燥咳者及孕妇慎用。

2. 表寒肺热证　多见喘逆上气，息粗鼻扇，胸胀或痛，咳而不爽，吐痰稠黏，伴形寒身热，烦闷，身痛，有汗或无汗，口渴。苔薄白略黄、舌边红，脉浮数或滑。多因寒邪束表，热郁于肺，肺气上逆所致。治宜解表清里，化痰平喘。

【常用方药】麻杏石甘汤加减。处方：

> 麻黄10 g　苦杏仁10 g　石膏30 g　炙甘草10 g

方中麻黄宣肺平喘、解表散邪、专疏肺郁、宣泄气机；杏仁降肺气而平喘咳；石膏清泄肺胃之热以生津，解肌透邪；炙甘草益气和中，调和寒热宣降之间。

【加减】①恶寒重，咳痰色白，加桂枝解表散寒；②痰热重，痰黄黏稠量多，加瓜蒌、贝母或桑白皮清热化痰；③痰鸣息涌者加葶苈子、射干泻肺消痰。

【供选成药】❶止嗽定喘口服液：每支10 mL，每次10 mL，每日2~3次。阴虚久咳者、孕妇及青光眼、高血压、心脏病者慎用。❷止咳平喘糖浆：每瓶200 mL，每次10~20 mL，每日3次。寒痰阻肺咳喘者、孕妇及高血压、青光眼、心功能不全者慎用。

3. 痰热郁肺证　多见咳喘气涌，胸部胀痛，痰多质黏色黄或夹血痰，伴胸中烦闷，身热有汗，口渴喜冷饮，面赤咽干，尿赤便秘。舌质红、舌苔薄黄或腻，脉滑数。多因邪热蕴肺，蒸液成痰，痰热壅滞，肺失清肃所致。

治宜清热化痰，宣肺平喘。

【常用方药】桑白皮汤加减。处方：

桑白皮12 g　黄芩10 g　　黄连5 g　　栀子10 g　苦杏仁10 g　知母10 g
浙贝母10 g　法半夏10 g　瓜蒌皮12 g 前胡10 g　地龙10 g　　射干10 g

方中桑白皮、黄芩、黄连、栀子清泄肺热；杏仁、知母、浙贝母、法半夏、瓜蒌皮、前胡清化痰热；地龙解痉定喘；射干清热利咽。

【加减】①身热重加石膏辛寒清气；②喘甚痰多，黏稠色黄者，加葶苈子、海蛤壳、鱼腥草、冬瓜子、薏苡仁清热宣肺，化痰泄浊；③腑气不通，痰涌便秘，加瓜蒌子、大黄或芒硝通腑清肺泻壅。

【供选成药】❶清肺化痰丸、射麻口服液：详见第9页。❷清肺消炎丸：每60丸重8 g，1~3岁每次20丸，3~6岁每次30丸，6~12岁40丸，12岁以及成人每次60丸，每日3次。风寒表证咳嗽、孕妇、体弱年迈者及青光眼、高血压、心脏病患者慎用。❸止嗽化痰颗粒（丸）：颗粒，每袋3 g，每次3 g；水丸，每6~7丸重1 g，每次15丸；均每日1次。睡前服。不宜过量、久用。并注意肾功能监测。孕妇和肾功能不全者禁用，痰饮者慎用。❹芩暴红止咳片（颗粒、口服液、胶囊）：片剂，每片0.4 g，每次3~4片；颗粒，每袋4 g，每次1袋；口服液，每支10 mL，每次10 mL；胶囊，每粒0.25 g，每次2粒；均每日3次。脾胃虚寒便溏、寒痰咳喘者慎用。

4. 痰浊阻肺证　多见喘咳痰鸣，胸中满闷，甚则胸盈仰息，痰多黏腻色白，咳吐不利，兼呕恶纳呆，口黏不渴。舌质淡、苔白腻，脉滑或濡。多因中阳不运，积湿生痰，痰浊壅肺，肺失肃降所致。治宜祛痰降逆，宣肺平喘。

【常用方药】二陈汤合三子养亲汤加减。处方：

法半夏10 g　　陈皮5 g　　　茯苓12 g　　　苏子10 g　　　白芥子10 g
莱菔子10 g　　苦杏仁10 g　紫菀10 g　　　旋覆花10 g　　苍术10 g
厚朴10 g

方中法半夏、陈皮、茯苓燥湿健脾、化痰止咳；苏子、白芥子、莱菔子化痰下气、止咳平喘；杏仁、紫菀、旋覆花降逆肃肺、顺气化痰；苍术、厚朴燥湿理肺、行气化痰。

【加减】①脾虚纳少，神疲便溏，加党参、白术健脾益气；②痰从寒化，色白清稀，畏寒，加干姜、细辛。

【供选成药】❶复方满山红糖浆：详见第8页。❷牡荆油胶丸：每丸含牡荆油20 mg，每次1~2丸，每日3次。阴虚燥咳者慎用。❸咳喘顺丸：每1 g相当于原药材1.5 g，每次5 g，每日3次。气虚久嗽者慎用。❹痰咳净片（散）：片剂，每片0.2 g（含咖啡因20 mg），含服，每次1片；散剂，每盒6 g（每1 g含咖啡因100 mg），含服，每次0.2 g；均每日3~6次。方中含咖啡因，不宜过量使用。阴虚燥咳者、孕妇及胃溃疡者慎用。

5. 肝气乘肺证（亦称肝气郁痹证）　多因情志刺激而诱发，发时突然呼吸短促，息粗气憋，胸闷胁痛，咽中如窒，但喉中痰鸣不著，平素多忧思抑郁，失眠心悸，或心烦易怒，面红目赤。舌质红、苔薄白或黄，脉弦。多因肝郁气逆，上冲犯肺，肺气不降所致。治宜开郁宣痹，降气平喘。

【常用方药】五磨饮子加减。处方：

> 沉香3 g　木香5 g　槟榔10 g　乌药10 g　枳实6 g

方中沉香、槟榔顺气而降逆；木香、乌药、枳实破气滞，加白酒以畅血行。

【加减】①肝郁气滞所致胁肋胀痛较著者，加柴胡、郁金、青皮疏理肝气；②心悸、失眠者，加百合、合欢皮、酸枣仁、远志宁心安神；③气滞腹胀、大便秘结者，加大黄，即六磨汤，以降气通腑。

【供选成药】❶咳喘顺丸：每1 g相当于原药材1.5 g，每次5 g，每日3次。7日为1个疗程。气虚久咳者慎用。❷咳喘宁口服液：每支10 mL，每次10 mL，每日2次。不可过量、久服。孕妇慎用。❸清肺抑火丸、清肺化痰丸：详见第9页。

（二）虚喘

1. 肺气虚耗证　多见喘促短气，气怯声低，喉有鼾声，咳声低弱，痰吐稀薄，自汗畏风，或见咳呛，痰少质黏，烦热而渴，咽喉不利，面颧潮红。舌质淡红或有苔剥，脉软弱或细数。多因肺气亏虚，气失所主，肺失清肃所致。治宜补肺益气。

【常用方药】生脉散合补肺汤加减。处方：

> 白参10 g　　麦冬10 g　　五味子5 g　　黄芪15 g　　桑白皮10 g
> 熟地黄15 g　紫菀10 g

方中白参、麦冬、五味子重在益气养阴；黄芪、熟地黄补肺益肾；桑白皮、紫菀止咳平喘。

【加减】①咳逆，咳痰稀薄，加款冬花、苏子、钟乳石等；②干咳，痰少，口渴偏阴虚者，加沙参、麦冬、玉竹、百合、诃子滋阴润肺止咳；③咳痰黏稠加川贝母、百部化痰肃肺；④兼肾虚见喘促不已，动则尤甚，加山茱萸、核桃仁补肾纳气；⑤兼食少便溏，腹中气坠者，合补中益气汤补脾养肺，益气升陷。

【供选成药】人参保肺丸、补金片、固肾定喘丸：详见第13页。

2. **肾虚不纳证** 多见喘促日久，动则喘甚，呼多吸少，呼则难升、吸则难降、气不得续，形瘦神惫，跗肿，汗出肢冷，面青唇紫，舌淡苔白，脉微细或沉弱；或见喘咳，面红烦躁，口咽干燥，足冷，汗出如油，舌红少津，脉细数。多因肺病及肾，肺肾俱虚，气失摄纳所致。治宜补肾纳气。

【常用方药】金匮肾气丸合参蛤散加减。处方：

| 附子10 g | 肉桂3 g | 熟地黄12 g | 山茱萸6 g | 山药15 g |
| 茯苓12 g | 牡丹皮10 g | 泽泻10 g | 红参8 g | 蛤蚧12 g |

方中肾气丸温补肾气；红参、蛤蚧长于益气纳喘。

【加减】①脐下跳动，气从少腹上冲胸咽，为肾失潜纳，加紫石英、磁石、沉香重镇纳气；②腰膝酸软，口渴尿黄者，加天冬、麦冬、龟胶益阴敛肺纳气；③喘息渐平，善后调理，服紫河车、核桃仁补肾固本纳气。

【供选成药】❶七味都气丸：详见第14页。**❷**固肾定喘丸：详见第13页。**❸**补肾防喘丸：每片0.25 g，每次4~6片，每日3次。孕妇禁用。阴虚阳亢及外感痰热者慎用。**❹**蛤蚧定喘胶囊：详见第14页。**❺**苏子降气丸：每13粒重1 g，每次6 g，每日1~2次。外感痰热咳喘者及孕妇慎用。

3. **正虚喘脱证** 多见喘逆剧甚，张口抬肩，鼻扇气促，不能平卧，稍动则咳喘欲绝，或有痰鸣，心慌悸动，烦躁不安，面青唇紫，汗出如珠，肢冷。脉浮大无根，或脉微欲绝。多因肺气欲绝，心肾阳衰所致。治宜扶阳固脱，镇摄肾气。

【常用方药】参附汤送服黑锡丹。处方：

| 红参30 g | 附子10 g | 生姜10 g，煎汤送服黑锡丹3 g，加服蛤蚧粉3 g |

方中红参、附子、生姜扶阳固脱；黑锡丹镇摄肾气；蛤蚧粉温肾阳、散阴寒、降逆气、定虚喘。

【加减】①阳虚甚见气息微弱，汗出肢冷，舌淡，脉沉细，加干姜温补；②阴虚甚见气息急促，心烦内热，汗出黏手，口干舌红，脉沉细数，加麦冬、玉竹，并将红参改用西洋参；③汗多不敛加龙骨、牡蛎敛汗固脱；④神志不清加丹参、远志、石菖蒲安神祛痰开窍。

【供选成药】❶参茸黑锡丸：每80粒重0.3 g，每次1.5～3 g，每日1～2次。不宜过量、久用。孕妇禁用，实热证、阴虚内热证慎用。❷桂附地黄丸（胶囊）：大蜜丸，每丸9 g，每次1丸；小蜜丸，每瓶60 g，每次9 g；水蜜丸，每瓶60 g，每次6 g；均每日2次。浓缩丸，每8丸相当于原生药3 g，每次8丸，每日3次；胶囊，每粒0.34 g或0.46 g，每次5～7粒，每日2次。不可过量、久服。肺热津伤、胃热炽盛、阴虚内热、消渴等实证阴虚者慎用。孕妇忌用。❸济生肾气丸（又名加味肾气丸）：水蜜丸，每支6 g，每次6 g；小蜜丸，每瓶60 g，每10丸重1.8 g，每次9 g；大蜜丸，每丸9 g，每次1丸；均每日2～3次。约5%的患者用药后可出现恶心等消化道不适反应，减量后症状可消失。不可过量、久用。孕妇忌用。湿热壅盛、风水泛滥所致以头面水肿为主者慎用。❹参附注射液：每支2 mL或10 mL，肌内注射，每次2～4 mL，每日1～2次。静脉滴注，每次20～100 mL，用5%或10%葡萄糖注射液或0.9%氯化钠注射液250～500 mL稀释；静脉注射，每次5～20 mL，用5%或10%葡萄糖注射液20 mL稀释。不得与其他注射剂混合使用。过量易致心血管毒性，不宜长期使用。孕妇禁用，神昏闭证者不宜用，过敏体质慎用。

五、肺痈

肺痈，是肺叶生疮、形成脓肿的一种疾病，属内痈之一。临床以咳嗽、胸痛、发热、咳吐脓臭浊痰，甚则脓血相兼为主要表现的病症。根据其临床表现，与现代医学所称肺脓肿基本相同。如化脓性肺炎、肺坏疽及支气管扩张、支气管囊肿、肺结核空洞等伴化脓感染而表现肺痈证候者，可参此辨证论治。

（一）初期

多见恶寒发热，咳嗽，胸痛，咳时尤甚，咳吐白色黏痰、痰量由少渐多，呼吸不利，口鼻干燥。舌尖红，苔薄黄或薄白少津。多因风热外袭，卫表不和，邪热壅肺，肺失清肃所致。治宜疏风散热，清肺化痰。

【常用方药】银翘散加减。处方：

金银花10 g	连翘10 g	芦根15 g	竹叶5 g	荆芥10 g	薄荷5 g
桔梗10 g	浙贝母10 g	牛蒡子10 g	前胡10 g	甘草5 g	

方中金银花、连翘、芦根、竹叶辛凉宣泄，清热解毒；荆芥、薄荷辛散表邪、透热外出；桔梗、浙贝母、牛蒡子、前胡、甘草利肺化痰。

【加减】①热势较甚加鱼腥草、黄芩清泄肺热；②咳甚痰多加杏仁、桑白皮、冬瓜子、枇杷叶肃肺化痰；③胸痛加郁金、桃仁活血通络。

【供选成药】❶良园枇杷叶膏：详见第 7 页。❷牛黄蛇胆川贝液：详见第9 页。❸痰咳清片：每瓶 60 片，每次 6 片，每日 3 次。不宜过量、久用。外感风寒或寒痰阻肺者及心脏病、高血压患者慎用。❹止咳枇杷颗粒（糖浆）：颗粒，每袋10 g，每次10 g，每日 3 次；糖浆，每支10 mL 或每瓶100 mL、150 mL、200 mL，每次10 mL，每日 3~4 次。偶见红斑样药疹。寒痰阻肺者慎用。❺清热化痰口服液：每支10 mL，每次20 mL，每日 3 次。偶见恶心、胃部不适的不良反应。风寒咳嗽、肺寒咳嗽不宜用。孕妇、儿童慎用。

（二）成痈期

多见身热较甚，汗出身热不解，胸满作痛，转侧不利，咳吐黄稠痰或黄绿色痰、自觉喉间有腥味，咳嗽气息，口干咽燥，烦躁不安。舌质红、苔黄腻，脉滑数有力。多因热毒蕴肺，蒸液成痰，热壅血瘀，蕴毒成痈。治宜清肺解毒，化瘀消痈。

【常用方药】千金苇茎汤合如金解毒散。处方：

芦根15 g	冬瓜子12 g	薏苡仁12 g	桃仁10 g	桔梗10 g
黄芩10 g	黄连5 g	黄柏10 g	栀子10 g	鱼腥草15 g
蒲公英15 g	紫花地丁12 g	甘草5 g		

方中芦根善清肺热，为肺痈必用之品；冬瓜子、桃仁、薏苡仁清热化痰、利湿排脓；桃仁、桔梗化浊行瘀散结；黄芩、黄连、黄柏、栀子清火泄热；鱼腥草、蒲公英、紫花地丁、甘草清肺解毒、排脓消痈。

【加减】①肺热壅盛见壮热心烦，汗多尿赤，脉洪数有力，苔黄腻，加石膏、知母清火泄热；②热壅络瘀致胸痛，加乳香、没药、郁金、赤芍通瘀活络；③痰热郁肺致咳痰黄稠，加桑白皮、瓜蒌、射干、海蛤壳清化痰热；④痰浊阻肺致咳痰浓浊量多，不得平卧，加葶苈子、大黄泻肺通腑泄浊；⑤热毒瘀结之咳脓浊痰，有腥臭味，合用犀黄丸以解毒化瘀。

【供选成药】❶射麻口服液：详见第 9 页。❷祛痰灵口服液：每支 30 mL，每次 30 mL，每日 3 次。脾虚便溏者及风寒咳嗽、湿痰阻肺者慎用。❸复方鲜竹沥液：每瓶 10 mL、20 mL、30 mL，或 120 mL、150 mL，每次 20 mL，每日 2~3 次。寒痰及脾虚便溏者及孕妇慎用。

（三）溃脓期

多见咳吐大量脓痰，或如米粥，或痰血相兼，腥臭异常，有时咯血，胸中烦满而痛，甚则气喘不能卧，身热面赤，烦渴喜饮。舌苔黄腻、舌质红，脉滑数或数实。多因热壅血瘀，血败肉腐，痈肿内溃，脓液外泄所致。治宜排脓解毒。

【常用方药】加味桔梗汤化裁。处方：

桔梗15 g	薏苡仁12 g	浙贝母10 g	橘红10 g	鱼腥草15 g
金荞麦根12 g	败酱草15 g	金银花10 g	黄芩10 g	芦根15 g
葶苈子10 g	白及10 g			

方中桔梗宣肺祛痰，排脓散结；薏苡仁、浙贝母、橘红排脓散结化浊；鱼腥草、金荞麦根、败酱草清热解毒排脓；金银花、黄芩、芦根清泄肺热；葶苈子泻肺除壅；白及去腐逐瘀，消痈止血。

【加减】①络伤血溢致咯血，加牡丹皮、栀子、藕节、白茅根凉血止血；②痰热内盛见烦渴，痰黄稠，加石膏、知母、天花粉清热化痰；③津伤明显见口干，舌质红，加沙参、麦冬养阴生津；④气虚不能托脓见气短自汗、脓出不爽，加生黄芪益气托毒排脓；⑤咳吐腥臭脓痰，胸部满胀，喘不能卧，大便秘结，脉滑数有力，体实者，可用桔梗白散，但体弱者禁用。

【供选成药】❶鱼腥草注射液：每支 2 mL、10 mL，或每瓶 50 mL、100 mL。肌内注射，每次 2 mL，每日 4~6 mL。禁用静脉输注。若发现浑浊、沉淀、变色、漏气或瓶身细微破裂，均不得使用。对本品过敏者禁用。孕妇、儿童禁用。❷清肺化痰丸：详见第 9 页。❸竹沥达痰丸：每 50 丸重 3 g，每次 6~9 g，每日 2 次。孕妇禁用。风寒咳嗽者或脾胃虚弱、肾虚作喘者及体弱年迈者慎用。❹止咳化痰丸：每丸 1 g，每次 15 丸，每日 1 次。临睡前服用。

（四）恢复期

多见身热渐退，咳嗽减轻，咯吐脓血渐少，臭味亦减，痰液较为清稀，精神渐振，食欲改善；或见胸胁隐痛，难以平卧，神疲气短，自汗盗汗，午后潮热，低热心烦，口燥咽干，面色无华，形体消瘦，精神萎靡。舌质红或淡红，苔薄，脉细数无力。或见咳吐脓血痰、日久不净；或痰液清稀而复转臭浊，病情时轻时重，迁延不愈。多因邪毒渐去，肺体损伤，阴伤气耗，或为邪恋正虚所致。治宜清养补肺。

【常用方药】沙参清肺汤合竹叶石膏汤。处方：

黄芪12 g	党参10 g	太子参12 g	当归10 g	北沙参10 g
麦冬10 g	竹叶10 g	石膏12 g	薏苡仁12 g	桔梗10 g
法半夏10 g	冬瓜子12 g	白及10 g		

方中黄芪、党参、太子参益气生肌；当归养血和营；北沙参、麦冬滋阴润肺；竹叶、石膏清肺泄热生津；薏苡仁、桔梗、法半夏、冬瓜子清肺化痰、排脓消痈；白及去腐消痈生肌。

【加减】①阴虚发热，低热不退加功劳叶、青蒿、白薇、地骨皮以清虚热；②脾虚食少便溏，加白术、山药、茯苓以培土生金；③肺络损伤致咳吐血痰，加白薇、合欢皮、阿胶以敛补疮口；④邪恋正虚，咳吐腥臭脓痰，当扶正祛邪，益气养阴，排脓解毒，加鱼腥草、金荞麦根、败酱草。

【供选成药】❶二母安嗽丸：每丸9 g，每次1丸，每日2次。不宜过量、久用。外感咳嗽及孕妇慎用。❷咳喘顺丸：详见第17页。

六、肺痨

肺痨，是以咳嗽咯血、潮热盗汗及身体逐渐消瘦为主要表现的病证。由痨虫感染肺脏所致，具有传染性。现代医学中的肺结核属本病范畴，可参照本病辨证论治。

（一）肺阴亏损证

多见干咳，咳声短促，或咳少量黏痰，或痰中带有血丝，色鲜红，胸部隐隐闷痛，午后手足心热，或见盗汗，皮肤干灼，口干咽燥，疲倦乏力，纳食不香。苔薄白、舌边尖红，脉细数。多因阴虚肺燥，肺失滋润，肺伤络损所致。治宜滋阴润肺。

【常用方药】月华丸加减。处方：

北沙参10 g	麦冬10 g	天冬10 g	生地黄12 g	熟地黄15 g
山药15 g	阿胶12 g	百部10 g	茯苓10 g	桑叶10 g
菊花10 g	川贝母6 g	三七3 g	獭肝10 g	

方中沙参、麦冬、天冬、生地黄、熟地黄滋阴润肺而益肾；阿胶养益阴血；桑叶、菊花疏风宣肺；山药、茯苓益气健脾、培土生金；百部、川贝母、獭肝润肺化痰、止咳杀虫。

【加减】①咳嗽频而痰少质黏者，可酌加苦杏仁、浙贝母、海蛤壳、竹茹止咳化痰；②痰中带血较多者加白及、仙鹤草、白茅根、藕节等；③低热不退加柴胡、地骨皮、功劳叶、胡黄连等清热除蒸；④久咳不已，声音嘶哑者，加诃子、木蝴蝶、凤凰衣养肺利咽，开音止咳。

【供选成药】❶抗痨胶囊：每粒0.5 g，每次3粒，每日3次。孕妇及哺乳期妇女慎用。❷阿胶补血膏（颗粒、口服液）：煎膏，每瓶200 g或300 g，每次20 g，早、晚各1次；颗粒，每袋4 g，每次1袋，每日2次；口服液，每支10 mL或20 mL，每次20 mL，每日3次。消化不良、内有瘀滞、实热痰火咳嗽及外感风寒者忌用。❸麦味地黄口服液（丸、片）：口服液，每盒8支，每支10 mL，每次10 mL；水蜜丸，每瓶60 g，每次6 g；小蜜丸，每瓶60 g，每次9 g；大蜜丸，每丸9 g，每次1丸；浓缩丸，每8丸相当于原药材3 g，每次8丸；片剂，每片0.42 g，每次3~4片；均每日2次。脾虚便溏、消化不良者，感冒咳嗽、表证未解者忌用，孕妇、儿童慎用。

（二）虚火灼肺证

多见呛咳气急，痰少质黏，或吐痰黄稠量多，时时咯血，血色鲜红，混有泡沫痰涎，午后潮热，五心烦热，颧红骨蒸，盗汗量多，心烦口渴，失眠，性情急躁易怒，或胸胁掣痛，男子遗精，女子月经不调，形体日渐消瘦。舌干而红、苔薄黄、脉细数。多因肺肾阴伤，水亏火旺，燥热内灼，络损血溢所致。治宜滋阴降火。

【常用方药】百合固金汤合秦艽鳖甲散加减。处方：

生地黄12 g	熟地黄15 g	玄参10 g	浙贝母10 g	百合10 g
麦冬12 g	白及10 g	当归10 g	白芍12 g	桔梗10 g
秦艽10 g	鳖甲15 g	青蒿10 g	知母10 g	甘草5 g

方中生地黄、熟地黄、百合、玄参、麦冬滋阴润肺止咳；秦艽、百部、白及抗痨杀虫、补肺止血；当归、白芍柔润养血；桔梗、浙贝母、甘草清热止咳；鳖甲、知母滋养肺肾之阴以培本元。

【加减】①实热火旺较甚，热象明显者，加胡黄连、黄芩苦寒泻火、坚阴清热；②咳痰黄稠量多，加桑白皮、竹茹、海蛤壳、鱼腥草；③咯血较著者，加牡丹皮、藕节、焦栀子、紫珠草、醋制大黄，或配合十灰散以凉血止血；④盗汗较著者，加五味子、碧桃干、糯稻根、浮小麦、煅龙骨、煅牡蛎养阴止汗；⑤胸胁掣痛者，加川楝子、郁金化瘀活络而止痛；⑥烦躁不寐加酸枣仁、首乌藤、龙齿以安神；⑦遗精频繁加黄柏、山茱萸、金樱子，以泻相火而敛精气。

【供选成药】❶百合固金丸、养阴清肺膏：详见第 10、第 11 页。❷益肺止咳胶囊：每粒0.3 g，每次 4 粒，每日 3 次。对肺结核、淋巴结核有辅助治疗作用。风寒咳喘及痰热咳喘不宜用，孕妇禁用，儿童慎用。

（三）气阴耗伤证

多见咳嗽无力，气短声低，咳痰清稀色白，偶或夹血，或咯血，血色淡红，午后潮热，伴有畏风怕冷，自汗与盗汗并见，纳少神疲，便溏，面色㿠白，颧红。舌质光淡、边有齿印、苔薄，脉细弱而数。多因阴伤气耗，肺脾两虚，肺气不清，脾虚不健所致。治宜益气养阴。

【常用方药】保真汤加减。处方：

白参8 g	黄芪12 g	白术10 g	山药10 g	生地黄12 g	茯苓 12 g
山药15 g	沙参12 g	天冬10 g	麦冬10 g	当归10 g	白芍10 g
白及10 g	百合10 g	地骨皮10 g	知母10 g	黄柏10 g	甘草5 g

方中白参、黄芪、白术、山药、茯苓、甘草补肺益脾、培土生金；生地黄、沙参、天冬、麦冬、当归、白芍滋养肺阴、填补精血；白及、百合补肺止咳、抗痨杀虫；地骨皮、知母、黄柏滋阴且清虚热。

【加减】①挟湿痰见咳嗽声重、痰多者，加姜半夏、橘红燥湿化痰；②咯血量多者，加山茱萸、仙鹤草、煅龙骨、煅牡蛎、三七共奏补气摄血之功；③骨蒸盗汗者，加鳖甲、牡蛎、五味子、地骨皮、银柴胡；④纳少，腹胀，大便溏薄者，加白扁豆、薏苡仁、莲子、谷芽等以健脾。

【供选成药】❶润肺止嗽丸：每丸重6 g，每次 2 丸，每日 2 次。外感咳嗽慎用，孕妇禁用。❷二母宁嗽丸（片）：大蜜丸，每丸重9 g，每次 1 丸；水蜜丸，每100丸重10 g，每次6 g；片剂，每片 0.55 g，每次 4 片；均每日 2 次。风寒咳嗽者慎用。❸人参保肺丸：详见第 13 页。

（四）阴阳虚损证

多见咳逆喘息少气，咳痰色白，或夹血丝，血色暗淡，潮热，自汗，盗汗，声嘶或失音，面浮肢肿，心慌，唇紫，肢冷形寒，或见五更泄泻，口舌糜烂，男子滑精阳痿，女子经少经闭。舌质光淡隐紫少津，脉微细而数、或虚大无力。多因阴损及阳，精气虚弱，肺脾肾三脏俱损所致。治宜滋阴补阳。

【常用方药】 补天大造丸加减。处方：

白参8 g	黄芪15 g	白术10 g	山药15 g	茯苓15 g
熟地黄15 g	白芍10 g	枸杞子10 g	当归10 g	龟甲胶10 g
鹿角胶10 g	紫河车10 g	酸枣仁10 g	炙远志10 g	

方中白参（或党参 10 g）、黄芪、白术、山药、茯苓健脾益气；当归、白芍、熟地黄、枸杞子补血养血；龟甲胶、鹿角胶、紫河车填精益髓；酸枣仁、远志安心神。

【加减】 ①另可加百合、麦冬、阿胶、山茱萸养阴血、敛精气而润肺；②肾虚气逆喘息者，可配冬虫夏草、蛤蚧、紫石英、诃子以纳气定喘；③心悸者加柏子仁、龙齿、丹参；④见五更泄泻加煨肉蔻、补骨脂温肾止泻；⑤阳虚血瘀，唇紫，水停肢肿，加红花、泽兰、益母草、北五加皮以活血消肿。

【供选成药】 ❶麦味地黄口服液：详见第 23 页。❷抗痨胶囊：每粒 0.5 g，每次 3 粒，每日 3 次。孕妇及哺乳期妇女慎用。❸百合固金丸：详见第 11 页。❹金水宝胶囊：详见第 14 页。

七、肺胀

　　肺胀，是多种慢性肺系疾患反复发作、迁延不愈，导致肺气胀满、不能敛降的一种病证。临床表现为胸部胀痛、憋闷如塞、喘息气促、咳嗽痰多、心悸浮肿、面色晦暗，或唇甲发绀、脘腹胀满等。其病程缠绵、时轻时重、经久难愈，严重者可出现神昏惊厥、出血喘脱等危重证候。现代医学中的慢性阻塞性肺疾病、慢性肺源性心脏病以及支气管扩张、肺结核等疾病出现肺胀等临床表现时，可参考本病进行辨证论治。

（一）痰浊壅肺证

多见胸胁满闷，短气喘息，稍劳即甚，咳嗽痰多，色白黏腻或呈泡沫，畏风汗多，脘痞纳少，倦怠乏力。舌暗、苔薄腻或浊腻，脉滑。多因肺虚脾弱，痰浊内生，上逆于肺，肺失宣降所致。治宜化痰降气，健脾益肺。

【常用方药】苏子降气汤合三子养亲汤加减。处方:

苏子10 g	前胡10 g	白芥子10 g	莱菔子10 g	法半夏10 g
厚朴10 g	党参12 g	白术10 g	茯苓10 g	陈皮5 g
甘草5 g				

方中苏子、前胡、白芥子、莱菔子化痰降浊、降逆平喘;法半夏、厚朴、陈皮燥湿化痰、行气降逆;党参、白术、茯苓、甘草健脾和中、培土生金,以消生痰之源。

【加减】①痰多、胸满不能平卧,加葶苈子泻肺祛痰平喘;②肺脾气虚,易出汗、短气乏力,痰量不多,加黄芪、防风健脾益气、补肺固表;③若属外感风寒诱发的咳喘,痰多质黏或呈白色泡沫,加麻黄、桂枝、细辛、干姜散寒化饮;④瘀郁化热,烦躁而喘,脉浮,加石膏以清热。

【供选成药】❶二陈丸、蛇胆陈皮胶囊、复方满山红糖浆:详见第8页。❷痰咳净片:详见第17页。

(二) 痰热郁肺证

多见咳逆,喘息气粗,胸满烦躁,目胀睛突,痰黄或白,黏稠难咳,或伴身热,微恶寒,有汗不多,口渴欲饮,溲赤便干。舌边尖红、苔黄或黄腻,脉数或滑数。多因痰浊内蕴,郁而化热,痰热壅肺,清肃失司所致。治宜清肺化痰,降逆平喘。

【常用方药】越婢加半夏汤加减。处方:

| 麻黄10 g | 黄芩10 g | 栀子10 g | 石膏15 g | 桑白皮10 g |
| 杏仁10 g | 法半夏10 g | 前胡10 g | 苏子10 g | |

方中麻黄宣肺平喘;黄芩、栀子、石膏、桑白皮清泄肺热;杏仁、法半夏、前胡、苏子化痰宣肺、降气平喘。

【加减】①痰热内盛致胸满气逆,痰质黏稠不易咳吐者,加鱼腥草、金荞麦、海蛤粉、浙贝母清热化痰利肺;②痰鸣喘息,不得平卧,加射干、葶苈子泻肺平喘;③痰热伤津见口干舌燥,加天花粉、知母、芦根生津润燥;④痰热壅肺,腑气不通见胸满喘逆,大便秘结者,加大黄、芒硝通腑泄热、降肺平喘;⑤阴伤痰已少者加沙参、麦冬养阴。

【供选成药】❶良园枇杷叶膏:详见第7页。❷强力枇杷露(胶囊):露剂,每支10 mL,或每瓶60 mL、100 mL、120 mL,每次15 mL,每日3

次；胶囊，每粒0.3g，每次2粒，每日2次。不宜超量、久用。外感咳嗽及痰浊壅盛者及孕妇、儿童慎用。❸清肺化痰丸、清肺抑火丸：详见第9页。

（三）痰蒙神窍证

多见神志恍惚，表情淡薄，烦躁谵妄，嗜睡，甚则昏迷，或肢体瞤动，抽搐，咳逆喘促，咳痰不爽。苔白腻或黄腻、舌质暗红或淡紫，脉滑数。多因痰蒙神窍，引动肝风所致。治宜涤痰，开窍，息风。

【常用方药】涤痰汤加减。处方：

法半夏10g	茯苓10g	橘红10g	胆南星10g	竹茹10g
枳实10g	石菖蒲10g	制远志6g	郁金10g	甘草5g

可配服至宝丹或安宫牛黄丸。

方中法半夏、茯苓、橘红、胆南星涤痰息风；竹茹、枳实、甘草清热化痰利膈；石菖蒲开窍化痰；远志、郁金解郁开窍、化痰降浊。配服至宝丹或安宫牛黄丸以清心开窍。

【加减】①痰热内盛致身热烦躁，谵语神昏，苔黄舌红者，加天竺黄、竹沥、葶苈子清热涤痰；②肝风内动，四肢抽搐，加钩藤、全蝎、羚羊角粉凉肝息风；③血瘀明显，唇甲发绀，加丹参、红花、桃仁活血通脉；④皮肤黏膜出血、咯血、便血色红者，加水牛角、生地黄、牡丹皮、紫珠叶、生大黄等凉血止血。

【供选成药】❶礞石滚痰丸（片）：水丸剂，每瓶3g或每袋6g，每次6~9g，每日3次；片剂，每片0.32g，每次8g，每日1次；均空腹时用温开水送服。切勿过量、久用，应中病即止。孕妇禁用。非痰热实证、体虚、小儿虚寒成惊者及肝、肾功能不全者慎用。❷竹沥达痰丸：详见第21页。❸复方鲜竹沥液：每瓶10mL、20mL、30mL，或120mL、150mL，每次20mL，每日2~3次。寒痰及脾虚便溏者及孕妇慎用。❹橘红丸：详见第10页。

（四）阳虚水泛证

多见心悸喘咳，咳痰清稀，面浮肢肿，甚则一身悉肿，腹胀腹水，脘痞纳差，小便短少，形寒怕冷，面唇青紫。苔白滑、舌胖质暗，脉沉细。多因心肾阳虚，水饮内停所致。治宜温肾健脾，化饮利水。

【常用方药】真武汤合五苓散加减。处方：

炮附子10 g	肉桂3 g	茯苓10 g	白术10 g	猪苓10 g	泽泻10 g
白芍10 g	赤芍10 g	生姜10 g			

方中附子、肉桂温肾通阳；茯苓、白术、猪苓、泽泻、生姜健脾利水；白芍敛阴和营；赤芍活血化瘀利水。

【加减】①水肿势剧，上凌心肺，心悸喘满，倚息不得卧者，加沉香、牵牛子、花椒目、葶苈子行气逐水；②血瘀甚见发绀明显，加泽兰、红花、丹参、益母草、香加皮化瘀行水。

【供选成药】❶济生肾气丸、桂附地黄丸：详见第 19 页。❷五苓散（片）：散剂，每袋 7 g 或9 g，每次 6~9 g，每日 2 次；片剂，每片0.35 g，每次 4~5 片，每日 3 次。湿热下注、气滞水停、风水泛溢所致水肿者慎用。痰热犯肺、湿热下注或阴虚津少所致喘咳、泄泻、小便不利不宜用。

（五）肺肾气虚证

多见呼吸浅短难续，声低气怯，甚则张口抬肩，倚息不能平喘，咳嗽，痰白如沫，咳吐不利，胸闷心慌，形寒汗出，或腰膝酸软，小便清长，或小便余沥。舌淡或暗紫，脉沉细无力或有结代。多因肺肾两虚，气失摄纳所致。治宜补肺纳肾，降气平喘。

【常用方药】平喘固本汤合补肺汤加减。处方：

党参12 g	黄芪15 g	冬虫夏草6 g	熟地黄12 g	核桃仁 12 g
五味子10 g	蛤蚧10 g	沉香3 g	紫菀10 g	款冬花10 g
苏子10 g	法半夏10 g	炙甘草10 g		

方中党参、黄芪、炙甘草补益肺气；冬虫夏草、熟地黄、核桃仁补肾纳气；五味子、蛤蚧收敛肺肾之气；沉香纳气而归肾气；紫菀、款冬花、苏子、法半夏化痰止咳、降气平喘。

【加减】①肺虚之形寒怕冷，舌质浅淡，加肉桂、干姜、钟乳石温肺散寒；②阴虚低热，舌红苔少，加麦冬、玉竹、生地黄养阴清热；③气虚瘀阻致颈脉动甚，面唇发绀明显者，加当归、丹参、苏木活血通脉；④症见喘脱危象者，可急用参附汤送服蛤蚧粉或黑锡丹，以补气纳肾，回阳固脱。

【供选成药】❶固肾定喘丸、补金片：详见第 13 页。❷七味都气丸：详见第 14 页。❸参茸黑锡丸：详见第 19 页。

八、肺痿

肺痿，是以咳吐浊唾涎沫为主要临床表现的病证，多由其他肺系疾病（如久咳、久喘等）迁延不愈或失治误治后，耗伤肺气、虚火内炽、灼伤肺津，致使肺虚、津气亏损失于濡养，导致肺叶痿弱不用而得，为肺脏的慢性虚损性疾患。

现代医学中的间质性肺疾病、慢性阻塞性肺疾病、支气管扩张、肺纤维化等发展到一定阶段均属本病范畴，可参照本病辨证论治。

（一）虚热证

多见咳吐浊唾，或咳痰带血，咳声不扬，甚则音嘎，气急喘促，口渴咽燥，可伴潮热盗汗，形体消瘦，皮毛干枯。舌红而干，脉虚数。多因肺阴亏耗，虚火内炽，灼津为痰所致。治宜滋阴清热，润肺生津。

【常用方药】麦门冬汤合清燥救肺汤加减。处方：

太子参12 g　桑叶10 g　　石膏15 g　阿胶10 g　麦冬10 g　黑芝麻10 g
杏仁10 g　　枇杷叶10 g 法半夏10 g 大枣10 g　甘草5 g

方中太子参、甘草、大枣益气生津、甘缓补中；桑叶、石膏清泄肺经燥热；阿胶、麦冬、黑芝麻滋肺养阴；杏仁、枇杷叶、法半夏化痰止咳、下气降逆。

【加减】①虚烦、咳呛、呕逆者，加竹茹清热和胃降逆；②咳吐稠黏痰浊，口干欲饮者，加天花粉、知母、川贝母清热化痰；③口渴喜饮，唇舌干燥津伤甚者，加沙参、玉竹以养肺津；④潮热加银柴胡、地骨皮清虚热，退骨蒸。

【供选成药】百合固金丸、养阴清肺膏：详见第10、第11页。

（二）虚寒证

多见咳吐涎沫，质稀量多，口不渴，短气不足以息，头目眩晕，神疲乏力，纳差食少，形寒肢冷，小便频数或遗尿。舌质淡、苔薄白，脉虚弱。多因肺气虚寒，气不化津，津反为涎所致。治宜温肺益气。

【常用方药】甘草干姜汤加减。处方：

红参10 g　　干姜10 g　　白术10 g　　茯苓12 g　　大枣10 g　　甘草5 g

方中甘草、干姜温养脾肺；红参、大枣、白术、茯苓甘温补脾、益气生津。

【加减】①肺虚失约见唾沫多而尿频者，加煨益智缩尿；②肾虚不纳气、喘息短气者，加钟乳石、五味子、蛤蚧补肾纳气。

【供选成药】❶苓桂咳喘宁胶囊：详见第15页。❷桂龙咳喘宁胶囊：详见第6页。❸痰饮丸、华山参片：详见第12页。

贰 心系病证

一、心悸

心悸，是指患者自觉心中悸动、惊惕不安，甚则不能自主的一种病症。临床一般多呈发作性，每因情志波动或劳累过度而发作，且常伴胸闷气短、失眠健忘、眩晕耳鸣等症。病情较轻者为惊悸，病情较重者为怔忡，可呈持续性。

本病的临床特点与现代医学中各种原因引起的心律失常，如心动过速、心动过缓、期前收缩（早搏）、心房颤动或扑动、房室传导阻滞、病态窦房结综合征、预激综合征以及心功能不全、心肌炎等，如以心悸为主症者，均可参照本病辨证论治。

（一）心虚胆怯证

多见心悸不宁，善惊易怒，坐卧不安，不寐多梦而易惊醒，恶闻声响，食少纳呆。苔薄白，脉细数或细弦。多因气血亏虚，心虚胆怯，心神失养，神摇不安所致。治宜镇惊定志，养心安神。

【常用方药】安神定志丸加减。处方：

龙齿12 g	磁石15 g	琥珀5 g	酸枣仁10 g	远志6 g
茯神10 g	白参10 g	茯苓10 g	山药10 g	天冬10 g
生地黄12 g	熟地黄15 g	五味子5 g		

方中龙齿、磁石、琥珀镇惊安神；酸枣仁、远志、茯神养心安神；白参、茯苓、山药益气壮胆；天冬、生地黄、熟地黄滋养心血；五味子收敛心气。

【加减】①气短乏力，头晕目眩，动则为甚，静则悸缓者，加大白参用量，或加黄芪增加益气之力；②兼见形寒肢冷，胸闷不舒，心阳不振，加附子、肉桂温通心阳；③兼面、唇、舌色淡，心慌脉细，心血不足，加阿胶、制首乌、龙眼肉以滋养心血；④兼心悸烦闷，精神抑郁，加柴胡、郁金、合欢皮、绿萼梅以疏肝解郁；⑤气虚夹湿见神疲气短，困重苔腻者，加泽泻、重用白术、茯苓健脾祛湿；⑥气虚夹瘀见唇舌紫暗，心痛脉涩，加丹参、川芎、红花活血化瘀。

【供选成药】❶稳心颗粒（胶囊、片）：颗粒，每袋9 g、5 g（无糖），每次1袋；胶囊，每粒0.45 g，每次4粒；片剂，每片0.5 g，每次4片；均每日3次。缓慢性心律失常禁用。孕妇慎用。❷养心定悸口服液（颗粒、胶囊、煎膏）：口服液，每支10 mL或20 mL，每次20 mL；颗粒，每袋10 g，每次15～20 g；胶囊，每粒0.5 g，每次4粒；煎膏，每瓶250 g，每次15～20 g；均每日2次。脾胃湿滞致腹胀、便溏、纳呆食少、舌苔厚腻者禁用。阴虚内热、痰热内盛者忌用。孕妇、儿童慎用。❸参芪五味子片：每片0.25 g，每次3～5片，每日3次。痰火扰心、瘀血阻络之不寐、心悸者不宜使用。❹黄芪注射液：每支2 mL或10 mL，肌内注射，每次2～4 mL，每日1～2次；静脉滴注，每次10～20 mL，加入5%或10%葡萄糖注射液稀释后缓慢滴注，每日1次。不得和其他药物混用。心肝热盛、脾胃湿热者禁用。孕妇忌用。儿童及过敏体质者慎用。发现过敏反应即应停用。❺人参归脾丸（片）：大蜜丸，每丸9 g，每次1丸；水蜜丸，每10丸重1.5 g，每次6 g；小蜜丸，每10丸重2 g，每次9 g；浓缩丸，每10丸重2 g，每次30丸；片剂，每片0.3 g，每次4片；均每日2次。热邪内伏、阴虚火旺及痰湿壅盛者禁用。外感表证未解时不宜用。孕妇、儿童慎用。

（二）心血不足证

多见心悸气短，头晕目眩，失眠健忘，面色无华，倦怠乏力，纳呆食少。舌淡红，脉细弱。多因心血亏耗，心失所养，心神不宁所致。治宜补血养心，益气安神。

【常用方药】归脾汤加减。处方：

> 黄芪15 g　党参12 g　白术10 g　炙甘草10 g　熟地黄12 g　当归10 g
> 龙眼肉15 g 茯神10 g　远志6 g　酸枣仁10 g　木香5 g

方中黄芪、党参、白术、炙甘草益气健脾，以资气血生化之源；熟地黄、当归、龙眼肉补养心血；茯神、远志、酸枣仁宁心安神；木香理气健脾，使补而不滞。

【加减】①阳虚畏寒而汗出肢冷者，加附子、煅龙骨、煅牡蛎温阳固涩；②兼阴虚见五心烦热，潮热盗汗重用熟地黄，加沙参、玉竹、石斛养阴除烦；③纳呆腹胀，加陈皮、谷芽、麦芽、山楂、鸡内金、枳壳健脾助运；④失眠多梦，加合欢皮、首乌藤、五味子、柏子仁、莲子心养心安神。

【供选成药】❶归脾丸（片、合剂）：大蜜丸，每丸9 g，每次 1 丸；水蜜丸，每瓶60 g，每次6 g；小蜜丸，每瓶60 g，每次9 g；浓缩丸，每 8 丸相当于原药材3 g，每次 8～10 丸；片剂，每片0.3 g，每次4片；合剂，每瓶100 mL，每次10 mL；均每日 3 次。阴虚火旺者慎用。热邪内伏、阴虚火旺及痰湿壅盛者禁用。外感表证未解时不宜用。孕妇、儿童慎用。❷柏子养心丸（片）：大蜜丸，每丸9 g，每次 1 丸；水蜜丸，每瓶60 g，每次6 g；小蜜丸，每瓶60 g，每次9 g；均每日 2 次。片剂，每片0.3 g，每次 3～4 片，每日 3 次。均宜餐后服。不可过量、久用，不可与溴化物、碘化物同用。肝肾功能不全者禁用。❸安神补心丸（胶囊、颗粒、片）：水丸，每15 丸重2 g，每次 15 丸；胶囊，每粒0.5 g，每次4 粒；颗粒，每袋1.5 g，每次 1 袋；片剂，每片0.32 g，每次5片；均每日 3 次。❹养血安神片（糖浆、丸）：每片0.25 g，每次5片；糖浆，每瓶200 mL，每次 18 mL；浓缩丸，每 100 粒重 12 g，每次 8～10 粒；均每日 3 次。糖浆剂糖尿病患者不宜用。

（三）阴虚火旺证

多见心悸易惊，心烦失眠，五心烦热，口干盗汗等。思虑劳心则症状加重，伴耳鸣腰酸，头晕目眩，急躁易怒。舌红少津、苔少或无，脉细数。多因肝肾阴虚，水不济火，心火内动，扰乱心神所致。治宜滋阴清火，养心安神。

【常用方药】天王补心丹加减。处方：

生地黄12 g	玄参10 g	麦冬10 g	天冬12 g	当归10 g	丹参 12 g
党参15 g	黄连3 g	黄芩10 g	茯神10 g	远志6 g	酸枣仁10 g
柏子仁10 g	五味子5 g	桔梗10 g	炙甘草10 g		

方中生地黄、玄参、麦冬、天冬滋阴而清虚火；当归、丹参补血养心；党参、炙甘草补益心气；黄连、黄芩清热泻火；茯神、远志、酸枣仁、柏子仁安养心神；五味子收敛耗散之心气；桔梗引药上行以通心气。

【加减】①肾阴亏虚，虚火妄动见遗精腰酸者，加龟甲、熟地黄、知母、黄柏，或加服知柏地黄丸滋阴清热；②阴虚兼有瘀热见口渴苔少、舌质紫暗者，加赤芍、牡丹皮、桃仁、红花、郁金清热凉血，活血化瘀。

【供选成药】❶天王补心丸：大蜜丸，每丸重9 g，每次1丸；小蜜丸，每瓶60 g或100 g，每次9 g；均每日2次。浓缩丸，每8丸相当于原药材3 g，每次8丸，每日3次。不宜过量、久服。肝肾功能不全者禁用。❷益心宁神片：每片0.31 g或0.52 g，每次5片（小片），或每次3片（大片），每日3次。胃酸过多者不宜用。❸养阴镇静片：每片0.3 g，每次4~6片，每日3次。不宜过量、久用。肝肾功能不全者禁用。

（四）心阳不振证

多见心悸不安、胸闷气短、动则尤甚，面色苍白，形寒肢冷。舌淡苔白，脉虚弱或沉细无力。多因心阳虚衰，无以温养心神所致。治宜温补心阳，安神定悸。

【常用方药】桂枝甘草龙骨牡蛎汤加减。处方：

> 桂枝10 g　附子10 g　党参12 g　黄芪15 g　生龙骨12 g　生牡蛎12 g
> 炙甘草10 g

方中桂枝、附子温补心阳；党参、黄芪益气助阳；炙甘草益气养心；生龙骨、生牡蛎重镇安神定悸。

【加减】①形寒肢冷甚者重用党参、黄芪、附子、桂枝温阳散寒；②大汗出者重用党参、黄芪，改生龙骨、生牡蛎为煅龙骨、煅牡蛎，加山茱萸收敛精气而敛汗；③兼胸闷，咳吐多量清稀痰涎，水饮内停者，加葶苈子、五加皮、车前子、泽泻利水化饮；④夹瘀血见唇舌紫暗、心胸刺痛者，加丹参、赤芍、川芎、桃仁、红花活血化瘀；⑤唇舌干燥，口渴多饮阴伤者，加麦冬、枸杞子滋阴生津；⑥心阳不振致心动过缓者，加炙麻黄、补骨脂，重用桂枝以温通心阳。

【供选成药】❶心宝丸：每丸60 mg，心功能不全者按心功能1、2、3级，分别确定1次服用120 mg、240 mg、360 mg；心功能正常后改为维持量60~120 mg；其他心律失常及房颤心肌缺血或心绞痛，每次120~240 mg；均每日3次。不宜过量、久用。孕妇、经期妇女及青光眼患者禁用，阴虚内热、肝阳上亢、痰火内盛者不宜用。❷灵宝护心丹：浓缩微丸，每支20丸或40丸，每次3~4丸，每日3~4次。不宜过量、久用。孕妇、月经期妇女及有出血倾向者禁用。❸参附注射液：详见第19页。❹参茸卫生丸：每丸

9 g，每次 1 丸，每日 2 次。体实及阴虚火旺者、感冒者及脾胃虚弱者慎用。

（五）水饮凌心证

多见心悸眩晕，胸闷痞满，渴不欲饮，小便短少，或下肢浮肿，形寒肢冷，伴恶心呕吐，流涎。舌淡胖、苔白滑，脉弦滑或沉细而滑。多因脾肾阳虚，水饮内停，上凌于心，扰乱心神所致。治宜振奋心阳，化气行水，宁心安神。

【常用方药】苓桂术甘汤加减。处方：

泽泻12 g	猪苓10 g	车前子10 g	茯苓12 g	桂枝10 g	党参 12 g
白术10 g	黄芪12 g	远志6 g	茯神10 g	酸枣仁10 g	炙甘草10 g

方中泽泻、猪苓、车前子、茯苓淡渗利水；桂枝、炙甘草通阳化气；党参、白术、黄芪健脾祛湿，益气助运；远志、茯神、酸枣仁宁心安神。

【加减】①恶心呕吐加半夏、陈皮、生姜和胃降逆；②肺气不宣，水津不布致咳喘胸闷，加杏仁、前胡、桔梗宣通肺气；加葶苈子、五加皮、防己泻肝利水；③唇舌紫暗，脉涩瘀血者，加当归、川芎、泽兰、益母草活血通脉；④心功能不全所致浮肿、尿少、阵发性夜间咳嗽或端坐呼吸者，加附子、姜皮等温阳利水。

【供选成药】❶五苓散：详见第 28 页。❷心宝丸：详见上证。

（六）瘀阻心脉证

多见心悸不安，胸闷不舒，心痛时作，痛如针刺，唇甲青紫。舌质紫暗或有瘀斑，脉涩或结或代。多因血瘀气滞，心脉瘀阻，心阳被遏，心失所养所致。治宜活血化瘀，理气通络。

【常用方药】桃仁红花煎加减。处方：

桃仁10 g	红花6 g	丹参12 g	赤芍10 g	川芎10 g	延胡索10 g
香附10 g	生地黄12 g	当归10 g	桂枝10 g	龙骨12 g	牡蛎 12 g
青皮5 g	炙甘草10 g				

方中桃仁、红花、丹参、赤芍、川芎活血化瘀；延胡索、香附、青皮理气通脉止痛；生地黄、当归养血活血；桂枝、炙甘草通心阳；龙骨、牡蛎镇心安神。

【加减】①气滞血瘀见胸胁胀痛，加柴胡、枳壳疏肝理气；②气虚见神疲、乏力、气短自汗者，加黄芪、党参、黄精益气固表止汗；③面唇舌色淡，脉细，血虚者，加制首乌、枸杞子、熟地黄滋阴养血；④阴虚见五心烦热，潮热盗汗，加麦冬、玉竹、女贞子滋阴清热；⑤阳虚见形寒肢冷，小便清长，加附子、肉桂、淫羊藿温补阳气；⑥络脉痹阻致胸部窒闷，加沉香、檀香、降香理气通脉宣痹；⑦夹痰浊见胸满闷痛、苔浊腻，加瓜蒌、薤白、法半夏、陈皮宽胸化痰；⑧胸痛甚加乳香、没药、五灵脂、蒲黄、三七祛瘀止痛。

【供选成药】❶七叶神安片：每片含三七总皂苷 50 mg 或 100 mg，餐后服，每次 50~100 mg，每日 3 次。孕妇禁用。❷丹参颗粒（片）：颗粒，每袋10 g，每次10 g；片剂，每片 0.2 g，每次 3~4 片；均每日 3 次。孕妇慎用。❸活血通脉片（胶囊）：片剂，每片 0.24 g，每次 8 片，每日 3~4 次；胶囊，每粒0.25 g，每次 2~4 粒，每日 3 次。偶见呕吐、腹泻不良反应。孕妇忌用，妇女月经期慎用。❹心舒宁片：片芯重0.29 g，每次 5~8 片，每日 3 次。可见口干、上腹部不适、食欲减退等不良反应。孕妇及有出血倾向者忌用。畏寒怕冷、四肢不温、脾胃不健、证属虚寒者不宜用。❺丹七片：每片0.3 g，每次 3~5 片，每日 3 次。孕妇、妇女月经期及有出血倾向者慎用。

（七）痰火扰心证

多见心悸时发时止，受惊易作，胸闷烦躁，失眠多梦，口干苦，大便秘结，小便短赤。舌质红、苔黄腻，脉弦滑。多因痰浊停聚，郁久化火，痰火扰心，心神不安所致。治宜清热化痰，宁心安神。

【常用方药】黄连温胆汤加减。处方：

黄连10 g	栀子10 g	竹茹10 g	法半夏10 g	胆南星10 g
瓜蒌 12 g	陈皮5 g	枳实10 g	远志6 g	石菖蒲6 g
酸枣仁10 g	生龙骨12 g	生牡蛎12 g		

方中黄连、栀子苦寒泻火、清心除烦；竹茹、法半夏、胆南星、瓜蒌、陈皮清化痰热、和胃降逆；枳实下气行痰；远志、石菖蒲、酸枣仁、生龙骨、生牡蛎宁心安神。

【加减】①痰热互结致大便秘结者加生大黄泻下通腑；②心悸重者加珍珠母、石决明、磁石重镇安神；③火郁伤阴见烦渴饮冷、唇舌干燥，加麦冬、玉竹、天冬、生地黄养阴清热；④脾虚纳差，腹胀便溏，加党参、白术、谷芽、麦芽、砂仁益气醒脾。

【供选成药】❶清气化痰丸：详见第 10 页。❷祛痰灵口服液：每支30 mL，每次30 mL，每日 2~3 次。脾虚便溏者慎用。❸竹沥达痰丸、复方鲜竹沥液：详见第 21 页。

二、胸痹

胸痹，是以胸部闷痛，甚则胸痛彻背、喘息不得卧为主症的一种疾病。轻者仅感胸闷如窒、呼吸不畅；重者则有胸痛；严重者心痛彻背、背痛彻心。真心痛，是胸痹进一步发展的严重病证，其特点为剧烈而持久的胸骨后疼痛，伴心悸、水肿肢冷、喘促汗出、面色苍白等症状，甚至危及生命。现代医学中冠状动脉粥样硬化性心脏病之心绞痛、心肌梗死与本病密切相关，可参照本病辨证论治。

（一）心血瘀阻证

多见心胸疼痛，如刺如绞、痛有定处、入夜为甚，甚则心痛彻背，背痛彻心，或痛引肩背，伴有胸闷，日久不愈，常因暴怒、劳累而加重。舌质紫暗有瘀斑、瘀点，舌苔薄，脉弦涩。多因血行瘀滞，胸阳痹阻，心脉不畅所致。治宜活血化瘀，通脉止痛。

【常用方药】血府逐瘀汤加减。处方：

| 川芎10 g | 桃仁10 g | 红花6 g | 赤芍10 g | 柴胡10 g | 桔梗10 g |
| 枳壳10 g | 牛膝12 g | 当归10 g | 生地黄12 g | 降香5 g | 郁金10 g |

方中川芎、桃仁、红花、赤芍活血化瘀、和营通脉；柴胡、桔梗、枳壳、牛膝调畅气机、行气活血；当归、生地黄补养阴血；降香、郁金理气止痛。

【加减】①瘀血痹阻甚重致胸痛剧烈加乳香、没药、丹参，以增强活血理气之功；②血瘀气滞并重致胸闷痛甚加沉香、檀香、荜茇理气止痛；③寒凝血瘀或阳虚血瘀见畏寒肢冷、脉沉细或沉迟，加桂枝或肉桂、细辛、高良姜、薤白温阳通塞；④气虚血瘀见气短乏力、自汗、脉细弱或结代，加党参、黄芪益气祛瘀；⑤猝然心痛发作，可含服复方丹参滴丸或速效救心丸活血化瘀，芳香止痛。

【供选成药】❶血府逐瘀口服液（丸、胶囊）：口服液，每支10 mL，每次10 mL；大蜜丸，每丸 9 g，每次 1~2 丸；均每日 3 次。胶囊，每粒0.4 g，每次 6 粒，每日 2 次。孕妇及无瘀血证者禁用。气虚血瘀者慎用。❷益心酮片：每片含山楂叶提取物 32 mg，每次 2~3 片，每日 3 次。孕妇慎用。❸通心络胶囊：每粒0.26 g，每次 2~4 粒，每日 3 次。宜餐后服。孕妇和月经期妇女及有出血倾向者禁用。❹冠心静片：每片相当于原药材 0.84 g，每次 4 片，每日 3 次。孕妇禁用，痰浊阻塞胸痹心痛者及有出血倾向或出血性疾病者慎用。❺灵宝护心丹：详见第 33 页。

（二）气滞心胸证

多见心胸满闷，隐痛阵发，痛有定处，时欲太息，遇情志不遂时容易诱发或加重，或兼有脘腹胀闷，得嗳气或矢气则舒。舌苔薄或薄腻，脉细弦。多因肝失疏泄，气机郁滞，心脉不和所致。治宜疏肝理气，活血通络。

【常用方药】柴胡疏肝散加减。处方：

> 柴胡10 g　　枳壳10 g　　郁金10 g　　香附10 g　　丹参12 g　　川芎10 g
> 赤芍10 g　　陈皮5 g

方中柴胡、枳壳、郁金疏肝理气；香附、陈皮理气解郁；丹参、川芎、赤芍活血通脉。

【加减】①胸闷心痛显著可合用失笑散，以增强活血行瘀，散结止痛作用；②气郁日久化热见心烦易怒、口干便秘、舌红苔黄、脉弦数者用丹栀逍遥散以疏肝清热；③便秘较严重加当归芦荟丸清泻郁火。

【供选成药】❶柴胡舒肝丸：每丸10 g，每次 1 丸，每日 2 次。孕妇禁用。肝胆湿热、脾胃虚弱者慎用。❷香丹注射液：每支 2 mL 或10 mL，肌内注射，每次 2 mL，每日 1~2 次；静脉滴注，每次 10~20 mL，用 5% 或 10% 葡萄糖注射液稀释。本品与盐酸左氧氟沙星注射液存在配伍禁忌。孕妇、月经期及有出血倾向者禁用，过敏体质者慎用。❸心舒宝片：每片0.5 g，每次 1~2 片，每日 2 次，餐后服。孕妇慎用。❹镇心痛口服液：每支10 mL 或 20 mL，每次20 mL，每日 3 次，3 周为 1 个疗程。孕妇慎用。

（三）痰浊闭阻证

多见胸闷重而心痛微，痰多气短，肢体沉重，形体肥胖，遇阴雨天而易发作或加重，伴有倦怠乏力，纳呆便溏，咳吐痰涎。舌体胖大、边有齿痕、舌苔浊腻或白滑。多因痰浊盘踞，胸阳不振，气机痹阻，脉络阻滞所致。治宜通阳泄浊，豁痰宣痹。

【常用方药】瓜蒌薤白半夏汤加减。处方：

> 瓜蒌12 g　　薤白10 g　　桂枝10 g　　法半夏10 g　　胆南星10 g　　竹茹10 g
> 党参12 g　　茯苓10 g　　石菖蒲6 g　　陈皮6 g　　枳实10 g　　甘草5 g

方中瓜蒌、薤白、桂枝化痰通阳，行气止痛；法半夏、胆南星、竹茹清化痰浊；党参、茯苓、甘草健脾益气；石菖蒲、陈皮、枳实理气宽胸。

【加减】①痰浊郁而化热见口渴饮冷、痰稠色黄者，加黄连、黄芩、郁金以清化痰热、理气活血；②痰热兼有郁火见烦躁、胸痛者，加海浮石、海蛤壳、焦栀子、天竺黄、竹沥化痰火之胶结；③大便干结加桃仁、大黄泻下通便。

【供选成药】❶通窍镇痛散：每瓶3g，每次3g，每日2次。不宜久用。孕妇禁用，久病气虚者慎用。❷神香苏合丸（庆余救心丸）：每瓶0.7g，每次0.7g，每日1~2次。孕妇及经期妇女禁用，阴虚者、胃弱者慎用。

（四）寒凝心脉证

多见猝然心痛如绞，心痛彻背，喘不得卧，常因气候骤冷或骤感风寒而发病或加重，伴有形寒，甚则手足不温，冷汗自出，胸闷气短，心悸，面色苍白。苔薄白，脉沉紧或沉细。多因素体阳虚，阴寒凝滞，气血痹阻，心阳不振所致。治宜辛温散寒，宣通心阳。

【常用方药】枳实薤白桂枝汤合当归四逆汤加减。处方：

桂枝10g	细辛3g	薤白12g	瓜蒌10g	当归10g	丹参12g
白芍12g	炙甘草10g	枳实10g	厚朴10g	大枣10g	

方中桂枝、细辛温散寒邪、通阳止痛；薤白、瓜蒌化痰通阳、行气止痛；当归、丹参、白芍、炙甘草养血活血、通脉止痛；枳实、厚朴理气通脉，气行则血行；大枣养脾和营。

【加减】①阴寒极盛见胸痛剧烈、痛无休止，伴身寒肢冷、气短喘息、脉沉紧或沉微者，加附子、荜茇、高良姜等温阳散寒；②痛剧而四肢不温，冷汗自出，可舌下含化苏合香丸或麝香保心丸芳香化浊，理气温通开窍。

【供选成药】❶宽胸气雾剂：每瓶20mL（内含挥发油2mL），将瓶倒置，喷口对准口腔，喷2~3次。孕妇及儿童慎用。❷神香苏合丸：详见上证。❸苏合香丸：水蜜丸，每丸2.4g；大蜜丸，每丸3g；均每次1丸，每日1~2次。不宜久用，孕妇禁用，热病、阳闭、脱证不宜用，正气不足者慎用。❹灯盏细辛胶囊：每粒0.18g，每次2~3粒，每日3次。孕妇慎用。

（五）气阴两虚证

多见心胸隐痛，时作时休，心悸气短、动则益甚，伴倦怠乏力，声息低微，面色㿠白，易汗出。舌质淡红、苔薄白，脉虚细缓或结代。多因心气不足，阴血亏耗，血行瘀滞所致。治宜益气养阴，活血通脉。

【常用方药】生脉散合人参养荣汤加减。处方：

红参10 g　黄芪15 g　麦冬10 g　玉竹12 g　丹参12 g　当归10 g
五味子6 g　炙甘草10 g

方中红参、黄芪、炙甘草补气养心、通利经脉；天冬、麦冬、玉竹滋养心阴；五味子收敛心气；丹参、当归养心活血、通脉止痛。

【加减】①气滞血瘀见胸闷胁胀、唇舌紫暗，加川芎、郁金行气活血；②痰浊盛见胸闷、痰多质稠、易咳出者，加茯苓、白术、白蔻仁健脾化痰；③心脾两虚见纳呆、失眠者加茯苓、茯神、远志、半夏曲健脾和胃，加柏子仁、酸枣仁收敛心气，养心安神。

【供选成药】❶康尔心胶囊：每粒0.4 g，每次4粒，每日3次。孕妇及经期妇女慎用。❷心荣口服液：每支10 mL，每次20 mL，每日3次。❸益心复脉颗粒：每袋15 g，每次15 g，每日2～3次。孕妇慎用。❹益心胶囊（口服液）：胶囊，每粒0.35 g，每次4粒；口服液，每支10 mL，每次10 mL；均每日3次。❺益心舒胶囊：每粒0.4 g，每次3粒，每日3次。孕妇及经期妇女慎用。❻益气通脉颗粒：每袋10 g，每次10 g，每日3次。孕妇慎用。❼芪冬颐心口服液：每支10 mL，每次20 mL，每日3次，餐后服。痰热内盛者不宜用，孕妇慎用。

（六）心肾阴虚证

多见心痛憋闷，心悸盗汗，虚烦不寐，腰膝酸软，头晕耳鸣，口干便秘。舌红少津、苔薄或剥，脉细数或促代。多因水不济火，虚热内灼，心失所养，血脉不畅所致。治宜滋阴清火，养心和络。

【常用方药】天王补心丹合炙甘草汤加减。处方：

生地黄15 g　　玄参12 g　　天冬10 g　　麦冬10 g　　党参15 g
茯苓10 g　　　柏子仁10 g　酸枣仁10 g　五味子5 g　远志6 g
丹参12 g　　　当归10 g　　白芍12 g　　阿胶10 g　　炙甘草10 g

方中生地黄、玄参、天冬、麦冬滋阴养水养阴降虚火；党参、炙甘草、茯苓益助心气；柏子仁、酸枣仁、五味子、远志交通心肾、养心安神；丹参、当归、白芍、阿胶滋养心血而通心脉。

【加减】①阴不敛阳、虚火内扰心神见虚烦不寐、舌尖红少津者，用酸枣仁汤除烦以养血安神；②风阳上扰致头目眩晕，加珍珠母、灵磁石、石决明、琥珀重镇潜阳；③心肾阴虚见头晕目眩、腰酸膝软、遗精盗汗、心悸不宁、口燥咽干用左归饮以滋阴补肾，填精益髓。

【供选成药】❶滋心阴口服液（颗粒、胶囊）：口服液，每支10 mL，每次10 mL；颗粒，每袋6 g，每次6 g；胶囊，每粒0.35 g，每次2粒；均每日3次。孕妇慎用。❷乌灵胶囊：每粒0.33 g，每次3粒，每日3次。孕妇禁用。❸活力源口服液：每支10 mL，每次20 mL，每日2~3次。不宜长期使用。孕妇慎用。❹天王补心丸：详见第33页。❺强力脑心康口服液：每支10 mL，每次10 mL，每日2次。孕妇慎用。寒凝血瘀胸痹心痛者不宜单用本品。❻保心片：每片0.52 g，每次4~6片，每日3次。脾虚便溏、痰湿较重者不宜用，年老体弱、气血阴阳俱虚不宜久用。孕妇禁用。

（七）心肾阳虚证

多见心悸而痛，胸闷气短，动则更盛，自汗，面色㿠白，神倦怯寒，四肢欠温或肿胀。舌质淡胖、边有齿痕，苔白或腻，脉沉细迟。多因阳气虚衰，胸阳不振，气机痹阻，血行瘀滞所致。治宜温补阳气，振奋心阳。

【常用方药】 参附汤合右归饮加减。处方：

红参10 g	附子10 g	肉桂3 g	熟地黄12 g	山茱萸6 g
淫羊藿10 g	补骨脂10 g	炙甘草10 g		

方中红参大补元气；附子温补真阳；肉桂振奋心阳；炙甘草益气复脉；熟地黄、山茱萸、淫羊藿、补骨脂温养肾气。

【加减】 ①肾阳虚衰，不能制水，水饮上凌心肺，症见水肿、喘促、心悸，可用真武汤加黄芪、汉防己、猪苓、车前子温肾阳而化水饮；②阳虚欲脱见四肢厥逆者，用四逆加人参汤温阳益气、回阳救逆。或用参附注射液40~60 mL，加入5%葡萄糖注射液250~500 mL中静脉滴注。

【供选成药】❶心宝丸：详见第33页。❷麝香保心丸：每丸22.5 mg，每次1~2丸，每日3次，或症状发作时服用。不宜与洋地黄类药物同用。不宜超量和长时服用。孕妇禁用。妇女月经期、哺乳期忌用。过敏体质者慎用。❸右归丸：大蜜丸，每丸9 g，每次1丸；小蜜丸，每瓶60 g，每次9 g；水蜜丸，每瓶54 g，每次6 g；均每日2~3次。外感寒湿或外感暑湿、湿热，食滞伤胃、肝气乘脾所致的泄泻，阴虚火旺、心肾不交、湿热下注、扰动精室、气不摄精者和思虑忧郁、劳伤心脾、恐惧伤肾、湿热下注所致阳痿，以

及孕妇均忌用。❹济生肾气丸：详见第 19 页。

三、心衰

心衰，是以心悸、气喘、肢体水肿为主症的一种病证。为多种慢性心系疾病反复发展，迁延不愈的最终归宿。临床上，轻者仅表现为气短、不耐劳累，重者可见喘息心悸，不能平卧，或伴咳吐痰涎、尿少水肿，或口唇发绀、胁下痞块、颈脉显露，甚至出现端坐呼吸、喘悸不休、汗出肢冷等厥脱危象。现代医学中的冠心病、病毒性心肌炎、肥厚型或扩张型心肌病、心瓣膜病、肺心病等导致的急、慢性心力衰竭均可参照本病进行辨证论治。

（一）气虚血瘀证

多见胸闷气短，心悸、活动后诱发或加剧。神疲乏力，自汗，面色㿠白，口唇发绀，或胸部闷痛，或肢肿时作，喘息不得卧。舌淡胖或淡暗有瘀斑，脉沉细或涩、结、代。多因虚损劳怯，元气不足，瘀血内阻，阻碍气机所致。治宜补益心肺，活血化瘀。

【常用方药】保元汤合血府逐瘀汤加减。处方：

红参6 g	黄芪10 g	肉桂 2 g	当归10 g	生地黄12 g	桃仁10 g
红花6 g	柴胡6 g	川芎6 g	赤芍10 g	枳壳6 g	桔梗10 g
甘草5 g					

方中保元汤补益心肺、益虚损、元气之不足；血府逐瘀汤活血祛瘀，疗胸部瘀阻之痛。

【加减】①伴胸痛较著者，酌加桂枝、檀香、降香温阳行气止痛；②心悸频作，发无定时，加生龙骨、生牡蛎、醋鳖甲镇惊定悸，敛阴潜阳；③兼肢肿尿少者，合用防己黄芪汤，或五苓散化裁。

【供选成药】❶芪参益气滴丸：每袋0.5 g，餐后半小时服，每次 1 袋，每日 3 次。4 周为 1 个疗程。孕妇及月经量多者慎用。❷芪苈强心胶囊：每粒0.3 g，每次 4 粒，每日 3 次。宜餐后服。孕妇慎用。❸稳心颗粒：详见第31 页。

（二）气阴两虚证

多见胸闷气短，心悸，动则加剧，神疲乏力，口干，五心烦热，两颧潮红，或胸痛、入夜尤甚，或伴腰膝酸软，头晕耳鸣，或尿少肢胖。舌暗红少苔或少津，脉细数无力或结、代。多因心气不足，心阴耗损，血行瘀滞所致。治宜益气养阴，活血化瘀。

【常用方药】 生脉散合血府逐瘀汤加减。处方：

西洋参6 g	麦冬10 g	五味子5 g	生地黄12 g	当归10 g	桃仁10 g
红花10 g	赤芍10 g	川芎6 g	柴胡6 g	枳壳6 g	牛膝10 g
甘草5 g					

方中生脉散益气养阴，血府逐瘀汤活血祛瘀、行气止痛。

【加减】 ①阴虚显著者加女贞子、墨旱莲或黄精、玉竹、石斛以养阴生津；②脏腑湿热之象明显或因外感诱发者，加连翘、白花蛇舌草、重楼以清热解毒；③伴肺热壅盛致咳吐黄痰者，加清金化痰汤或越婢加半夏汤。

【供选成药】 ❶生脉注射液（口服液、胶囊、颗粒）：颗粒，每袋10 g，每次 1 袋；口服液，每支10 mL，每盒 10 支，每次 1 支；胶囊，每粒0.3 g，每次 3 粒；均每日 3 次。注射液，每支 2 mL、5 mL、10 mL或20 mL，肌内注射，每次 2~4 mL，每日 1~2 次；静脉注射，每次 20~30 mL加 10%葡萄糖注射液20 mL稀释后缓慢静脉注射（5 分钟以上）；静脉滴注，每次 20~60 mL加 5%葡萄糖注射液 250~500 mL，每日 1~2 次，也可用 10%葡萄糖注射液或 0.9%氯化钠注射液配用。静脉注射或静脉滴注速度宜慢，并需适量稀释。注射剂，不宜大剂量、高浓度使用，不宜与其他药物混合使用。孕妇及暑热、咳嗽且有表证未解时禁用。有过敏史者慎用。❷康尔心胶囊、益心通脉颗粒：详见第 39 页。❸心悦胶囊：每粒0.3 g（含西洋参茎叶总皂苷50 mg），每次 2 粒，每日 3 次。

（三）阳虚水泛证

多见心悸，喘息不得卧，面浮肢肿，尿少，神疲乏力，畏寒肢冷，腹胀便溏，口唇发绀，胸部刺痛，或胁下痞块坚硬，颈脉显露。舌淡胖有齿痕，或有瘀点、瘀斑，脉沉细或结、代、促。多因脾肾阳虚，水气内停，瘀肿难消，而影响心肺所致。治宜益气温阳，化瘀利水。

【常用方药】 真武汤合葶苈大枣泻肺汤加减。处方：

茯苓12 g	芍药10 g	白术10 g	附子10 g	葶苈子10 g
大枣15 g	生姜10 g			

方中真武汤温补脾肾之阳以治其本、利水除湿以治其标；葶苈大枣泻肺汤下气行水，以解水气凌心之厄。

【加减】①饮邪暴盛而泛溢肌肤，加椒目、防己、香加皮、大腹皮等，并酌加益母草、泽兰、牛膝等活血药以加强利水之力；②畏寒肢冷，腰膝酸软等肾阳虚证明显者，加仙茅、淫羊藿、鹿角霜等以温阳祛寒；③血瘀日久致胁下痞块坚硬，加鳖甲煎丸，或服芪苈强心胶囊、参附强心丸。

【供选成药】❶芪苈强心胶囊：详见第41页。❷参桂胶囊：每粒0.3 g，每次4粒，每日3次。孕妇慎用。❸参附强心丸：每丸3 g，每次2丸，每日2~3次。孕妇禁用。

（四）喘脱危证

多见面色晦暗，喘悸不休，烦躁不安，或额汗如油，四肢厥冷，尿少肢肿。舌淡苔白，脉微细欲绝或疾数无力。多因病程日久，心气不足，心阳亏虚，阳虚暴脱所致。治宜回阳救逆。

【常用方药】参附龙骨牡蛎汤。处方：

> 红参15 g　炮附子10 g　煅龙骨10 g　煅牡蛎10 g　生姜10 g　大枣15 g

方中红参益气救脱；附子温暖脾肾阳气而振心阳；龙骨、牡蛎益阴敛阳而固脱；生姜、大枣调和营卫而健中土。

【加减】①大汗不止加山茱萸、五味子益阴敛汗；②冷如冰，阳虚暴脱急用参附注射液。

【供选成药】❶参附注射液：详见第19页。❷参附强心丸：详见上证。

四、不寐

不寐，是以经常不能获得正常睡眠为特征的一类病证，主要表现为睡眠时间、深度的不足。轻者入睡困难，或寐而不酣、时寐时醒，或醒后不能再寐；重则彻夜不寐。现代医学中的神经症、围绝经期综合征、慢性消化不良、贫血、动脉粥样硬化症等以不寐为主要临床表现时均属本病范畴，可参照本病辨证论治。

（一）肝火扰心证

多见不寐多梦，甚则彻夜不眠，急躁易怒，伴头晕头胀，目赤耳鸣，口干而苦，不思饮食，便秘溲赤。舌红苔黄，脉弦而数。多因肝郁化火，上扰心神所致。治宜疏肝泻火，镇心安神。

【常用方药】龙胆泻肝汤加减。处方：

龙胆12 g	黄芩10 g	黄连5 g	栀子10 g	泽泻10 g
车前子10 g	当归10 g	生地黄12 g	柴胡10 g	生龙骨12 g
生牡蛎12 g	磁石15 g	甘草5 g		

方中龙胆、黄芩、黄连、栀子清肝泻火宁心；泽泻、车前子利小便而清热；当归、生地黄滋阴养血、柔肝安神；柴胡疏畅肝胆之气；生龙骨、生牡蛎、磁石镇心安神；甘草和中。

【加减】①胸闷胁胀，善太息者，加香附、郁金、佛手、绿萼梅以疏肝解郁；②头晕目眩，头痛欲裂，不寐，躁怒，大便秘结者，用当归龙荟丸通便泻火。

【供选成药】❶龙胆泻肝丸（片、胶囊、颗粒、口服液）：大蜜丸，每丸6 g，每次1~2丸；水丸，每瓶60 g，每次3~6 g；均每日2次。片剂，每片0.3 g，每袋12片，每次4~6片，每日2~3次。胶囊，每粒0.25 g，每次3~4粒；颗粒，每袋6 g，每次6 g；均每日2次。口服液，每支10 mL，每次1支，每日3次。中病即止，不宜久服。脾胃虚弱者及体弱年迈者慎用。原发性高血压患者不宜用。孕妇忌用。❷泻肝安神丸：每100粒重6 g，每次6 g，每日2次。❸心速宁胶囊：每粒0.48 g，每次4粒，每日3次。孕妇禁用。❹当归龙荟丸：每丸6 g，每次6 g，每日2次。孕妇禁用。年老体弱及脾胃虚弱者慎用。

（二）痰热扰心证

多见心烦不寐，胸闷脘痞，泛恶嗳气，伴口干口苦，头重目眩。舌质偏红、舌苔黄腻，脉滑数。多因湿盛生痰，郁痰生热，扰动心神所致。治宜清化痰热，和中安神。

【常用方药】黄连温胆汤加减。处方：

半夏10 g	茯苓12 g	陈皮10 g	枳实10 g	黄连5 g	栀子10 g
胆南星10 g	竹茹10 g	龙齿12 g	珍珠母15 g	磁石15 g	

方中半夏、茯苓、陈皮、枳实燥湿健脾化痰、理气和胃；黄连、栀子、胆南星、竹茹清心泻火、化痰宁神；龙齿、珍珠母、磁石重镇安神。

【加减】①不寐伴胸闷嗳气、脘腹胀满、大便不爽、苔腻脉滑，加半夏秫米汤和胃健脾，交通阴阳，和胃降气；②饮食停滞，胃中不和，嗳腐吞酸，脘腹胀痛，加神曲、焦山楂、莱菔子消导和中。

【供选成药】❶礞石滚痰丸：详见第 27 页。❷珍黄安宫片：每片0.3 g，每次 4~6 片，每日 3 次。不宜过量、久服。孕妇禁用。❸竹沥达痰丸：详见第 21 页。

（三）心脾两虚证

多见难以入睡，多梦易醒，心悸健忘，神疲食少，伴头晕目眩，四肢倦怠，腹胀便溏，面色少华。舌淡苔薄，脉细无力。多因脾虚血亏，心神失养，神不守舍所致。治宜补益心脾，养血安神。

【常用方药】归脾汤加减。处方：

党参15 g	黄芪15 g	当归15 g	龙眼肉15 g	木香5 g
茯神10 g	酸枣仁10 g	首乌藤12 g	大枣10 g	炙甘草10 g
白术10 g	远志6 g			

方中党参、白术、甘草、黄芪益气健脾以生血；当归、龙眼肉、大枣补益心脾以养血；远志、首乌藤、酸枣仁、茯神养心安神；木香行气健脾，使全方补而不滞。

【加减】①面及唇舌色淡，脉细，心血不足较甚者，加熟地黄、白芍、阿胶以补血养心安神；②不寐较重者加五味子、合欢皮、柏子仁养心安神，或加生龙骨、生牡蛎、琥珀镇静安神；③脘闷纳呆，舌苔浊腻重用白术，或加苍术、法半夏、陈皮、茯苓、厚朴健脾燥湿，理气化痰。

【供选成药】❶人参归脾丸：详见第 31 页。❷脑力静糖浆：每瓶 10 mL、20 mL、100 mL或 168 mL，每次 10~20 mL，每日 3 次。❸眠安宁口服液：每支10 mL，每次20 mL，每日 2 次。孕妇慎用。❹北芪五加片：薄膜衣片，每片0.3 g；糖衣片，每片0.35 g。每次 4~6 片，每日 3 次。❺安神健脑液：每支10 mL，每次10 mL，每日 3 次。感冒患者慎用。❻复方扶芳藤合剂：每支 15 mL，或每瓶120 mL，每次 15 mL，每日 2 次。阴虚内热、肝阳上亢、痰火内盛之心悸不寐者慎用。

（四）心肾不交证

多见心烦不寐，入睡困难，心悸多梦，伴头晕耳鸣，腰膝酸软，潮热盗汗，五心烦热，咽干少津，男子遗精，女子月经不调。舌红少苔，脉细数。多因肾水亏虚，不能上济于心，心火炽盛，不能下交于肾所致。治宜滋阴降火，交通心肾。

【常用方药】六味地黄丸合交泰丸加减。处方：

熟地黄15 g	山茱萸6 g	山药12 g	黄精15 g	泽泻10 g
茯苓10 g	牡丹皮10 g	黄连5 g	知母10 g	酸枣仁10 g
首乌藤10 g	肉桂3 g			

方中熟地黄、山茱萸、山药、黄精滋补肝肾、填精益髓；泽泻、茯苓、牡丹皮健脾渗湿、清泻相火；黄连、知母清心降火；酸枣仁、首乌藤养心安神；肉桂引火归元。

【加减】①心阴不足致心烦失眠、潮热盗汗为主者，可用天王补心丹滋阴养血、补心安神；②心烦不寐、彻夜不眠者，加朱砂、磁石、龙骨、龙齿重镇安神。

【供选成药】❶乌灵胶囊、活力源口服液：详见第40页。❷滋肾宁神丸：每瓶10 g，每次10 g，每日2次。感冒患者慎用。❸健脑安神片：每片0.21 g，每次5片，每日2次。❹益脑胶囊：每粒0.3 g，每次3粒，每日3次。❺五味子糖浆：每支10 mL或每瓶100 mL，每次5~10 mL，每日3次，过敏体质及胃酸过多者慎用，糖尿病患者不宜用。❻健脑胶囊（丸）：胶囊，每粒0.3 g，每次2粒，每日3次；丸剂，每10粒重1.5 g，每次5粒，每日2~3次。餐后服。

（五）心胆气虚证

多见虚烦不寐，胆怯心悸，触事易惊，终日惕惕，伴气短自汗，倦怠无力。舌淡，脉弦细。多因心胆虚怯，心神失养，神魂不安所致。治宜益气镇惊，安神定志。

【常用方药】安神定志丸合酸枣仁汤加减。处方：

| 党参15 g | 茯苓12 g | 茯神10 g | 远志6 g | 龙齿12 g | 石菖蒲6 g |
| 川芎6 g | 酸枣仁10 g | 知母10 g | 甘草5 g | | |

方中党参、茯苓、甘草益心胆之气；茯神、远志、龙齿、石菖蒲化痰宁心、镇惊安神；川芎、酸枣仁调血养心；知母清热除烦。

【加减】①心肝血虚致惊悸汗出者，重用党参加白芍、当归、黄芪补养肝血；②肝不疏土见胸闷、善太息、纳呆腹胀者，加柴胡、陈皮、山药、白术疏肝健脾；③心悸甚，惊惕不安者，加生龙骨、生牡蛎、朱砂重镇安神。

【供选成药】❶安神补心丸、柏子养心丸：详见第32页。❷参芪五味子片（胶囊）：片剂，每片0.25g，每次3~5片；胶囊，每粒0.2g、0.21g、0.25g，每次3~5粒；均每日3次。痰火扰心、瘀血阻络之不寐心悸者不宜用。

（叁） 脑系病证

一、头痛

　　头痛，是临床常见的自觉症状，可单独出现，亦见于多种疾病的过程中。本病所述的是指因外感六淫、内伤杂病引起的以头痛为主要表现的一类病证。

　　头痛可见于现代医学内、外、神经、精神、五官等各科疾病中，如血管性头痛、紧张性头痛、三叉神经痛、外伤后头痛、部分颅内疾病、神经症及某些感染性疾病、五官科疾病的头痛等，均可参此进行辨证论治。

（一）外感头痛

　　1. **风寒头痛证**　多见头痛连及项背，常有拘急收紧感，或伴恶风畏寒，遇风尤剧，口不渴。苔薄白，脉浮紧。多因风寒外袭，上犯颠顶，凝滞经脉所致。治宜疏风散寒止痛。

　　【常用方药】川芎茶调散加减。处方：

> 川芎10g　　白芷10g　　藁本10g　　羌活10g　　细辛3g　　荆芥10g
> 防风10g

　　方中川芎善行头目、活血通窍、祛风止痛，为治头痛的要药；白芷、藁本、羌活、细辛、荆芥、防风疏风解表、散寒止痛。

　　【加减】　①头痛、恶寒明显者，加麻黄、桂枝、制川乌等温经散寒；②寒邪侵于厥阴经脉，见颠顶头痛、干呕吐涎沫、四肢厥冷、苔白、脉弦者，可改用吴茱萸汤去人参加藁本、川芎、细辛、半夏温散寒邪，降逆止痛；③寒邪客于少阴经脉，见头痛、足寒、气逆、背冷、脉沉细，改麻黄附子细辛汤加白芷、川芎温经散寒。

　　【供选成药】❶川芎茶调散（丸、颗粒、口服液、袋泡剂）：散剂，每袋6g、10g、14g、30g，每次3~6g，餐后用清茶冲服；水丸，每20粒重

1 g，每次 3~6 g；均每日 2 次。浓缩丸，每 8 丸相当于原药材 3 g，每次 8 丸；口服液，每支 5 mL、10 mL 或 20 mL，每次 10 mL；均每日 3 次。颗粒，每袋 7.8 g，每次 1 袋，每日 2 次。孕妇及久病气虚、血虚、肝肾不足、肝阳上亢头痛者禁用。❷天麻头痛片：薄膜衣片，每片 0.36 g 者每次 4~6 片，每片 0.62 g 者每次 2~3 片；糖衣片，每片 0.3 g，每次 4~6 片；均每日 3 次。孕妇禁用。肝火上炎所致的头痛、头晕者及脾胃虚弱者慎用。❸都梁软胶囊（丸）：胶囊，每粒 0.54 g，每次 3 粒；大蜜丸，每丸 9 g，每次 1 丸。均每日 3 次。孕妇禁用。阴虚阳亢、肝火上扰所致头痛、头晕慎用。❹风寒感冒颗粒、表实感冒颗粒：详见第 2 页。

2. **风热头痛证**　多见头痛而胀，甚则头胀如裂，发热或恶风，面红目赤，口渴喜饮，大便不畅或便秘，溲赤。舌尖红、苔薄黄，脉浮数。多因风热外袭，上扰清空，窍络失和所致。治宜疏风清热和络。

【常用方药】芎芷石膏汤加减。处方：

> 菊花 10 g　　桑叶 10 g　　薄荷 5 g　　蔓荆子 10 g　　川芎 10 g　　白芷 10 g
> 羌活 10 g　　石膏 15 g

方中菊花、桑叶、薄荷、蔓荆子疏散风热、通窍止痛；川芎活血通窍、祛风止痛；白芷、羌活散风通窍而止头痛；石膏清热和络。

【加减】①烦热口渴，舌红少津者重用石膏加知母、天花粉清热生津，黄芩、山栀清热泻火；②大便秘结，腑气不通，口舌生疮者，用黄连上清丸泄热通腑。

【供选成药】❶清眩片（丸）：片剂，每片 0.55 g，每次 4 片；蜜丸，每丸 6 g，每次 1~2 丸；均每日 2 次。孕妇忌用，阴虚阳亢头痛、眩晕者慎用。❷风热感冒颗粒、感冒清胶囊、金羚感冒片：详见第 3 页。❸羚羊感冒胶囊（片）：胶囊，每粒 0.42 g，每次 2 粒，每日 2~3 次；片剂，每片重 0.32 或 0.36 g，每次 4~6 片，每日 2 次。风寒外感者慎用。

3. **风湿头痛证**　多见头痛如裹，肢体困重，胸闷纳呆，小便不利，大便或溏。舌淡苔白腻，脉濡。多因风湿之邪，上蒙头窍，困遏清阳所致。治宜祛风胜湿通窍。

【常用方药】羌活胜湿汤加减。处方：

> 羌活 10 g　　独活 10 g　　藁本 10 g　　白芷 10 g　　防风 10 g　　细辛 3 g
> 蔓荆子 10 g　　川芎 10 g

方中羌活、独活、藁本、白芷、防风、细辛、蔓荆子祛风除湿，散寒或止头痛；川芎辛温通窍、活血止痛。

【加减】①胸闷脘痞，腹胀便溏显著者，加苍术、厚朴、陈皮、广藿香燥湿宽中，理气消胀；②恶心、呕吐加法半夏、生姜降逆止呕；③纳呆食少加麦芽、神曲健胃助运。

【供选成药】❶九味羌活丸（颗粒、口服液）：水丸，每500粒重30 g，每次3~6 g；大蜜丸，每丸1 g或6 g，每次6~9 g；颗粒，每袋15 g，每次15 g；口服液，每支10 g，每次20 mL；均每日2~3次。风热感冒及湿热证慎用。❷午时茶颗粒：每袋6 g，每次6 g，每日1~2次。风热感冒和孕妇慎用。❸调胃消滞丸：每瓶2.2 g，每次2.2 g，每日2次。风热感冒及孕妇慎用

（二）内伤头痛

1. 肝阳头痛证　多见头昏胀痛，两侧为重，心烦易怒，夜寐不宁，口苦面红，或兼胁痛。舌红苔薄黄，脉弦数。多因肝失条达，气郁化火，阳亢风动所致。治宜平肝潜阳息风。

【常用方药】天麻钩藤汤加减。处方：

天麻12 g	钩藤12 g	石决明15 g	栀子10 g	黄芩10 g
牡丹皮10 g	桑寄生12 g	杜仲12 g	牛膝10 g	益母草10 g
白芍12 g	首乌藤10 g			

方中天麻、钩藤、石决明平肝息风潜阳；栀子、黄芩、牡丹皮清泄肝热；桑寄生、杜仲补益肝肾；牛膝、益母草、白芍活血调血、引血下行；首乌藤养心安神。

【加减】①肝郁化火，肝火上炎见头痛剧烈、目赤口苦、急躁、便秘溲黄者，加夏枯草、龙胆、大黄清肝泻火；②肝肾亏虚，水不涵木见头晕目涩、视物不明、遇劳加重、腰膝酸软者，加枸杞子、山茱萸滋补肝肾。

【供选成药】❶清脑降压片：薄膜衣片，每片0.33 g；糖衣片，每片0.3 g；均每次4~6片，每日3次。孕妇禁用。气血不足所致头晕、头痛者及有出血倾向者慎用。❷天麻头风灵胶囊：每粒0.2 g，每次4粒，每日2次。外感及虚证所致头痛者及孕妇慎用。❸复方羚角降压片：素片每片0.35 g，薄膜衣片每片0.31 g或0.35 g，每次均为4片，每日2~3次。不可过量、久用。脾胃虚寒者慎用。❹脑立清丸（胶囊）：丸剂，每10丸重

1.1 g，每次 10 丸；胶囊，每粒 0.33 g，每次 3 粒；均每日 2 次。孕妇禁用，肾精亏虚所致头晕、耳鸣及体弱或虚寒体质者慎用。

2. **血虚头痛证**　多见头痛隐隐，时时昏晕，心悸失眠，面色少华，神疲乏力，遇劳加重。舌质淡、苔薄白，脉细弱。多因气血不足，不能上荣，窍络失养所致。治宜养血滋阴，和络止痛。

【常用方药】加味四物汤加减。处方：

| 当归12 g | 生地黄12 g | 白芍12 g | 制首乌12 g | 川芎10 g |
| 菊花10 g | 蔓荆子10 g | 五味子5 g | 炙远志10 g | 酸枣仁10 g |

方中当归、生地黄、白芍、制首乌养血滋阴；川芎、菊花、蔓荆子清利头目、平肝止痛；五味子、远志、酸枣仁养心安神。

【加减】①血虚气弱见乏力气短、神疲懒言、汗出恶风者，加党参、黄芪、白术补气健脾；②阴血亏虚，阴不敛阳，肝阳上扰致头痛眩晕者，加天麻、钩藤、石决明等镇肝息风。

【供选成药】❶养心清脑颗粒：每袋 4 g，每次 4 g，每日 3 次。孕妇禁用。外感或湿痰阻络所致头痛、眩晕及脾虚便溏者慎用。❷益中生血片：每片片芯 0.1 g，每次 6 片，每日 3 次。餐后服。感冒者、孕妇、非缺铁性贫血及腹痛、胃弱者慎用。

3. **痰浊头痛证**　多见头痛昏蒙，胸脘满闷，纳呆呕恶。舌苔白腻，脉滑或弦滑。多因脾失健运，痰浊中阻，上蒙清窍所致。治宜健脾燥湿，化痰降逆。

【常用方药】半夏白术天麻汤加减。处方：

| 半夏10 g | 茯苓12 g | 天麻10 g | 陈皮6 g | 刺蒺藜12 g | 蔓荆子10 g |

方中半夏、陈皮和中化痰；白术、茯苓健脾化湿；天麻、刺蒺藜、蔓荆子平肝息风止痛。

【加减】①痰湿久郁化热致口苦便秘，舌红苔黄腻，脉滑数，加黄芩、竹茹、枳实、胆南星清热化痰；②胸闷，呕恶明显，加厚朴、枳壳、生姜和中降逆。

【供选成药】❶眩晕宁颗粒（片）：颗粒，每袋 8 g，每次 8 g；片剂，每片相当于原药材 3 g，每次 4~6 片；均每日 3~4 次。孕妇忌用，平素大便干结者慎用。❷半夏天麻丸：每 100 丸重6 g，每次6 g，每日 2~3 次。孕妇禁用。肝肾阴虚、肝阳上亢所致头痛、眩晕及平素大便干燥者慎用。

4. 肾虚头痛证　多见头痛且空，眩晕耳鸣，腰膝酸软，神疲乏力，滑精带下。舌红少苔，脉细无力。多因肾精亏虚，髓海不足，脑窍失荣所致。治宜养阴补肾，填精生髓。

【常用方药】大补元煎加减。处方：

熟地黄15 g	枸杞子15 g	女贞子10 g	杜仲10 g	续断 12 g
龟甲15 g	山茱萸6 g	山药15 g	红参10 g	当归10 g
白芍10 g				

方中熟地黄、枸杞子、女贞子滋肾填精；杜仲、续断补益肝肾；龟甲滋阴益肾潜阳；山茱萸养肝涩精；山药、红参、当归、白芍补益气血。

【加减】①头痛而晕，头面烘热，面颊红赤，时伴汗出属肾阴亏虚、虚火上炎者，去红参加知母、黄柏以滋阴泻火，或用知柏地黄丸；②头痛畏寒，面色㿠白，四肢不温，腰膝无力，舌淡，脉细无力属肾阳不足者，温补肾阳，选用右归丸或金匮肾气丸加减。

【供选成药】❶养阴降压胶囊：每粒0.5 g，每次 4~5 粒，每日 2~3 次。痰湿阻滞、肾虚所致头痛、眩晕及脾虚便溏者慎用。❷归芍地黄丸：水蜜丸，每瓶 60 g，每次 6 g；小蜜丸，每瓶 54 g，每次 9 g；大蜜丸，每丸 9 g，每次 1 丸；均每日 2~3 次。肾阳虚、脾胃湿困所致头晕、腰膝酸软者忌用。脾虚便溏者慎用。❸黑归脾丸：小蜜丸，每 30 粒约重 3 g，每次 60 粒，每日 2~3 次。孕妇慎用。热邪内伏、阴虚火旺及痰湿壅盛者禁用。表证未解时忌用。

5. 瘀血头痛证　多见头痛经久不愈，痛处固定不移，痛如锥刺，或有头部外伤史。舌紫暗，或有瘀斑、瘀点，苔薄白，脉细或细涩。多因瘀血阻窍，络脉滞涩，不通则痛所致。治宜活血化瘀，通窍止痛。

【常用方药】通窍活血汤加减。处方：

| 川芎6 g | 赤芍10 g | 桃仁10 g | 益母草12 g | 当归12 g |
| 白芷10 g | 细辛3 g | | | |

方中川芎、赤芍、桃仁、益母草活血化瘀止痛；当归活血养血；白芷、细辛通窍止痛。

【加减】①头痛较剧，久痛不已，加全蝎、蜈蚣、䗪虫等搜风剔络止痛；②兼见神疲乏力，少气懒言，脉细弱无力，加黄芪、党参、当归益气活血；③畏寒明显酌加桂枝、细辛、附子温阳散寒。

【供选成药】 ❶通天口服液：每支10 mL，每次10 mL，每日3次。孕妇忌用，肝火上炎头痛者慎用。❷脑震宁颗粒：每袋10 g，每次20~30 g，每日2次。孕妇禁用。❸消栓通络胶囊（颗粒、片）：胶囊，每粒0.37 g，每次6粒；颗粒，每袋12 g或6 g（无蔗糖），每次1袋；片剂，每片0.38 g，每次6片；均每日3次。孕妇及出血性中风禁用，阴虚内热、风火、痰热证突出者慎用。❹消栓通颗粒：每袋25 g，每次25 g，每日3次。孕妇禁用。肝阳化风及风痰瘀阻、风火上扰中风者慎用。❺血府逐瘀口服液：详见第36页。

二、眩晕

　　眩晕，是以目眩与头晕为主要表现的病证。目眩指眼花或眼前发黑，头晕指感觉自身或外界景物旋转。两者常同时并见，故统称为眩晕。轻者闭目即止，重者如坐车船，旋转不定，不能站立，或伴有恶心、呕吐、汗出，甚至仆倒等症状。现代医学中的良性位置性眩晕、后循环缺血、梅尼埃病、高血压病等以眩晕为主症者，均可参照本病进行辨证论治。

（一）肝阳上亢证

　　多见眩晕耳鸣，头目胀痛，口苦，失眠多梦，遇烦劳、郁怒而加重，甚则仆倒，颜面潮红，急躁易怒，肢麻震颤。舌红苔黄，脉弦或数。多因肝阳风火，上扰清窍所致。治宜平肝潜阳，清火息风。

　　【常用方药】 天麻钩藤饮加减。处方：

| 天麻10 g | 石决明15 g | 钩藤10 g | 牛膝10 g | 杜仲10 g |
| 桑寄生12 g | 黄芩10 g | 栀子10 g | 菊花10 g | 白芍12 g |

　　方中天麻、石决明、钩藤平肝潜阳息风；牛膝、杜仲、桑寄生补益肝肾；黄芩、栀子、菊花清肝泻火；白芍柔肝滋阴。

　　【加减】 ①肝火上炎见口苦目赤、烦躁易怒者，加龙胆、牡丹皮、夏枯草清泻肝火；②肝肾阴虚较甚见目涩耳鸣、腰膝酸软、舌红少苔、脉弦细数者，加枸杞子、制首乌、生地黄、麦冬、玄参滋补肝肾；③目赤便秘加大黄、芒硝或当归龙荟丸以通腑泄热；④眩晕剧烈，兼手足麻木或震颤者，加羚羊角、生龙骨、生牡蛎、全蝎、蜈蚣等镇肝息风，清热止痉。

　　【供选成药】 ❶清脑降压片：薄膜衣片，每片重0.33 g；糖衣片，每片片芯重0.3 g；均每次4~6片，每日3次。孕妇禁用。气血不足所致头晕、头痛者及有出血倾向者慎用。❷安宫降压丸：每丸3 g，每次1~2丸，每日2次。孕妇禁用。痰湿中阻、清阳不升之眩晕、头痛者慎用。❸脑立清丸：详见第49页。❹复方羚角降压片：素片每片0.35 g；薄膜衣片，每片0.31 g或0.35 g；均每次4片，每日2~3次。脾胃虚寒者慎用。❺复方罗布麻颗粒：每块重15 g，每次1~2块，每日2次，冲服。脾胃虚寒者及孕妇慎用。❻牛黄降压丸（胶囊）：水蜜丸，每20丸重1.3 g，每次20~40丸；大蜜丸，每丸1.6 g，每次1~2丸；胶囊，每粒0.4 g，每次2~4粒；均每日1次。孕妇禁用。气血不足所致眩晕、失眠者及体弱、便溏者慎用。❼晕可平颗粒：每瓶10 g或100 g，每次10 g，每日3次。孕妇禁用，气血亏虚之眩晕者慎用。

（二）痰湿中阻证

多见眩晕，头重昏蒙，或伴视物旋转，胸闷恶心，呕吐痰涎，食少多寐。舌苔白腻，脉濡滑。多因湿浊中阻，上蒙清窍，清阳不升所致。治宜化痰祛湿，健脾和胃。

【常用方药】半夏白术天麻汤加减。处方：

> 法半夏10 g　陈皮10 g　白术10 g　薏苡仁15 g　茯苓12 g　天麻15 g

方中法半夏、陈皮健脾燥湿化痰；白术、薏苡仁、茯苓健脾化湿；天麻化痰息风、止头眩。

【加减】①眩晕较甚，呕吐频作，视物旋转，加赭石、竹茹、生姜、旋覆花镇逆止呕；②脘闷纳呆加砂仁、白蔻仁等芳香和胃；③兼耳鸣重听加郁金、石菖蒲、葱白通阳开窍；④痰郁化火见头痛头胀、心烦口苦、渴不欲饮、舌红苔黄腻、脉滑者，宜用黄连温胆汤清化痰热。

【供选成药】❶眩晕宁颗粒、半夏天麻丸：详见第50页。❷晕复静片：每片0.1 g，每次1~3片，每日3次。不宜超量、久用。孕妇、儿童不宜用，心动过速者慎用。❸葶苈降血脂片：每片0.3 g，每次2~3片，每日3次。孕妇忌用，脾虚便溏者慎用。

（三）瘀血阻窍证

多见眩晕，头痛，兼见健忘，失眠，心悸，精神不振，耳鸣耳聋，面唇紫暗。舌有瘀斑，脉涩或细涩。多因瘀血阻络，气血不畅，脑失所养所致。治宜祛瘀生新，活血通窍。

【常用方药】通窍活血汤加减。处方：

川芎6 g	赤芍10 g	桃仁10 g	红花6 g	白芷10 g	石菖蒲6 g
当归12 g	地龙10 g	全蝎5 g	老葱10 g		

方中川芎、赤芍、桃仁、红花活血化瘀、通窍止痛；白芷、石菖蒲、老葱通窍理气、温经止痛；当归养血活血；地龙、全蝎镇惊息风。

【加减】①神疲乏力，少气自汗者加黄芪、党参益气行血；②畏寒肢冷，寒邪较重，加附子、桂枝温经活血。

【供选成药】❶血府逐瘀口服液：详见第 36 页。❷脑震宁颗粒：详见第 52 页。❸逐瘀通脉胶囊：每粒 0.2 g，每次 2 粒，每日 3 次。孕妇和月经过多者，或出血性疾病、有出血倾向者及脑出血患者禁用。体虚、便溏者慎用。❹心脑康胶囊：每粒0.25 g，每次 4 粒，每日 3 次。宜餐后服。❺脑得生胶囊（丸、颗粒、片）：胶囊，每粒 0.45 g，每次 4 粒；颗粒，每袋 3 g，每次 1 袋；丸剂，每丸9 g，每次 1 丸；片剂，薄膜衣片每片0.35 g或0.38 g，糖衣片片芯重0.3 g，每次均为 6 片；均每日 3 次。孕妇及脑出血急性期禁用，风火、痰热证慎用。

（四）气血亏虚证

多见眩晕、动则加剧，劳累即发，面色㿠白，神疲乏力，倦怠懒言，唇甲不华，发色不泽，心悸少寐，纳少腹胀。舌淡苔薄白，脉细弱。多因气血亏虚，清阳不振，脑失所养所致。治宜补益气血，调养心脾。

【常用方药】归脾汤加减。处方：

党参15 g	白术10 g	黄芪15 g	当归12 g	熟地黄15 g
龙眼肉10 g	茯苓12 g	炒扁豆12 g	远志6 g	酸枣仁10 g
大枣10 g				

方中党参、白术、黄芪益气健脾；当归、熟地黄、龙眼肉、大枣补血生血养心；茯苓、扁豆补中健脾；远志、酸枣仁养血安神。

【加减】①中气不足，清阳不升见气短乏力、纳少神疲、便溏下坠、脉象无力者，合用补中益气汤；②自汗时出，易于感冒，重用黄芪加防风、浮小麦益气固表敛汗；③脾虚湿盛致腹泻或便溏，腹胀纳呆，舌淡，舌胖或边有齿痕，加薏苡仁、泽泻等，当归宜炒用；④形寒肢冷，腹中隐痛，脉沉者加桂枝、干姜温中助阳；⑤血虚较甚见面色㿠白，唇舌色淡，加阿胶、紫河车粉；⑥心悸怔忡，少寐健忘，加柏子仁、合欢皮、首乌藤养心安神。

【供选成药】❶益气维血颗粒：每袋10 g，每次10 g，每日3次。实热、热证及感冒者慎用。❷益中生血片：片芯重0.1 g，每次6片，每日3次，餐后服用。感冒者、非缺铁性贫血者及孕妇慎用。❸升血调元汤：每瓶250 mL，每次25~50 mL，每日2次。感冒者、实热证及身体壮实者慎用。❹升血灵颗粒：每袋5 g、10 g、15 g，每次15 g，每日3次。实热证、感冒者及孕妇慎用。❺益气养血口服液：每支10 mL，每次15~20 mL，每日3次。湿热内蕴、痰火壅盛者慎用，孕妇或妇女月经期及有出血倾向者慎用。

（五）肾精不足证

多见眩晕日久不愈，精神萎靡，腰膝酸软，少寐多梦，健忘，两目干涩，视力减退；或遗精滑泄，耳鸣齿摇，或颧红咽干，五心烦热，舌红少苔，脉细数，或面色㿠白，形寒肢冷。舌淡嫩、苔白，脉弱尺甚。多因肾精不足，髓海空虚，脑失所养所致。治宜滋养肝肾，益精填髓。

【常用方药】左归丸加减。处方：

熟地黄15 g	山茱萸6 g	山药15 g	龟甲胶15 g	鹿角胶10 g
紫河车15 g	杜仲10 g	枸杞子15 g	菟丝子12 g	牛膝10 g

方中熟地黄、山茱萸、山药滋阴补肾；龟甲胶、鹿角胶、紫河车滋阴助阳、益精填髓；杜仲、枸杞子、菟丝子、牛膝补益肝肾。

【加减】①阴虚火旺见五心烦热、潮热颧红、舌红少苔、脉细数者，加鳖甲、知母、黄柏、牡丹皮、地骨皮等滋阴降火；②肾失封藏固涩致遗精滑泄者，加芡实、莲须、桑螵蛸等固肾摄精；③失眠多梦健忘，加阿胶、鸡子黄、酸枣仁、柏子仁等交通心肾，养心安神；④阴损及阳，肾阳虚明显见四肢不温、形寒怕冷、精神萎靡、舌淡脉沉者，予右归丸温补肾阳，填精补髓，或酌配巴戟天、淫羊藿、肉桂用之；⑤下肢浮肿，尿少时，加桂枝、茯苓、泽泻等温肾利水；⑥便溏，腹胀食少加白术、茯苓以健脾止泻。

【供选成药】❶天麻首乌片：每片0.25 g，每次6片，每日3次。孕妇忌用，湿热内蕴、痰火壅盛者慎用。❷益龄精：每瓶10 mL，每次10 mL，每日2~3次。痰湿中阻、清阳不升者慎用。❸归芍地黄丸：详见第51页。❹杞菊地黄丸（片、口服液、胶囊）：大蜜丸，每丸9 g，每次1丸；小蜜丸，每袋9 g，每次9 g；水蜜丸，每袋60 g，每次6 g；片剂，每片0.3 g，每次3~4片；口服液，每支10 mL，每次10 mL；胶囊，每粒0.3 g，每次5~6

粒；均每日 2~3 次。实火亢盛所致头晕、耳鸣、脾虚便溏者及孕妇慎用。

❺首乌丸：每瓶60 g，每次6 g，每日 2 次。实证、热证、感冒者及孕妇慎用。

三、中风

　　中风，又称卒中，是以半身不遂、肌肤不仁、口眼㖞斜、语言不利，甚至突然昏仆、不省人事为主要表现的病证。本病的形成与情志、酒食、劳倦、体质等有关。发作时风火痰常相互为患，导致气血逆乱、血随气逆、上冲于脑而中风，重者入脏腑，轻者中经络。病轻者可无昏倒，仅见半身不遂及口眼㖞斜。其发病率高、病死率高、致残率高。

　　现代医学中的脑血栓形成、脑溢血、蛛网膜下隙出血、脑栓塞、脑血管痉挛及面神经麻痹等可参照本病分证论治。

　　中经络者，原分为风痰入络、风阳上扰、阴虚风动，现加有痰热腑实、气虚血瘀两证；中脏腑者，原分闭证、脱证，现分阳闭、阴闭、脱证。

（一）中经络

　　1. 风痰入络证　多见头痛眩晕，肌肤不仁，手足麻木，突然口眼㖞斜，言语不利，口角流涎，甚至半身不遂，手足拘挛，关节酸痛。苔白腻，脉浮滑数。多因风痰瘀阻脑络所致。治宜祛风化痰通络。

　　【常用方药】真方白丸子加减。处方：

> 半夏10 g　　制南星6 g　　制白附6 g　　天麻10 g　　全蝎3 g　　当归10 g
> 白芍12 g　　鸡血藤15 g　　豨莶草10 g

　　方中半夏、制南星、制白附祛风化痰；天麻、全蝎息风通络；当归、白芍、鸡血藤、豨莶草养血祛风。亦可以半夏白术天麻汤、大秦艽汤或牵正散加减用之。

　　【加减】①言语不清加石菖蒲、远志祛痰宣窍；②痰瘀交阻，舌紫有瘀斑，脉细涩者，加丹参、桃仁、红花、赤芍等活血化瘀。

　　【供选成药】❶醒脑再造胶囊：每粒0.35 g，每次 4 粒，每日 2 次。神志不清重证候应配合采用相应急救措施，不宜单独使用本品。方中含朱砂，不可过量、久用。孕妇禁用。❷再造丸：每丸9 g，每次9 g，每日 2 次。

孕妇禁用，感冒期间应停用。❸大活络丸：每丸3.6 g，每次 1 丸，每日 1~2 次。温黄酒或温开水送服。不可过量、久服。阴虚火旺者、脾胃虚寒者慎用。出血性中风初期神志不清者及孕妇或对本品过敏者忌用。❹中风回春胶囊（片、丸）：胶囊，每粒0.5 g，每次 2~3 粒；片剂，每片0.3 g，每次 4~6 片；丸剂，每瓶 1 6 g或每袋 1.8 g，每次 1.2 g~1.8 g；均每日 3 次。脑出血急性期及孕妇禁用，风火痰热上攻者慎用。

2. 风阳上扰证　本证素有头晕头痛，耳鸣目眩，突发口眼㖞斜，舌强语謇，或手足重滞，半身不遂。舌质红、苔黄，脉弦。多因肝阳偏亢，肝风上扰，瘀血阻络所致。治宜平肝潜阳，活血通络。

【常用方药】天麻钩藤饮加减。处方：

天麻10 g	钩藤15 g	石决明20 g	栀子10 g	茯神10 g
黄芩10 g	川牛膝10 g	杜仲12 g	益母草12 g	桑寄生20 g
首乌藤20 g				

方中天麻、钩藤平肝息风；石决明镇肝潜阳；茯神、首乌藤安神；杜仲、桑寄生补益肝肾；川牛膝、益母草活血化瘀；栀子、黄芩清热泻火。

【加减】①夹有痰浊、胸闷、恶心、苔腻者，加胆南星、郁金以化痰浊；②头痛较重加羚羊角、夏枯草清肝息风。

【供选成药】❶天麻钩藤颗粒：每袋 5 g（无糖）或10 g（含糖），每次 1 袋，每日 3 次。孕妇忌用。舌绛无苔的阴虚动风证不宜用。❷心脑静片：薄膜衣片，每片0.4 g；糖衣片片芯重0.4 g；均每次 4 片，每日 1~3 次。不宜超量、久用。孕妇禁用，气血不足眩晕者慎用。❸强力天麻杜仲胶囊：每粒 0.2 g 或0.4 g，每次 0.8~1.2 g，每日 2 次。不宜过量、久用。孕妇禁用，内热炽盛中风及风湿热痹者慎用。

3. 阴虚风动证　多见平素头痛眩晕，腰酸耳鸣，突发口眼㖞斜，舌强言謇，手指抽动，或半身不遂，肢体瘫痪。舌质红、苔薄或黄，脉弦细数。多因肝肾阴虚，肝阳上亢，肝风内动所致。治宜滋阴潜阳，息风通络。

【常用方药】镇肝息风汤加减。处方：

牛膝20 g	赭石30 g	生龙骨15 g	生牡蛎15 g	天麻10 g
钩藤10 g	龟甲15 g	白芍15 g	茵陈蒿10 g	甘草5 g
天冬10 g	玄参10 g	枸杞子10 g		

方中白芍、天冬、玄参、枸杞子滋阴柔肝息风；生龙骨、生牡蛎、龟

甲、赭石镇肝潜阳；牛膝、当归活血化瘀，且引血下行；天麻、钩藤平肝息风；茵陈蒿泄热；甘草调和药性。

【加减】①痰热较重见苔黄腻，呕恶者，加胆南星、竹沥、川贝母清热化痰；②阴虚阳亢，肝火偏旺见心中烦热者，加栀子、黄芩清热除烦。

【供选成药】❶清热治瘫丸：每丸9 g，每次 1 丸，每日 2 次。孕妇禁用。气血亏虚所致眩晕慎用。❷养阴降压胶囊：详见第 51 页。❸软脉灵口服液：每支10 mL，每次10 mL，每日 3 次。肝火上炎或阴虚内热所致头晕、失眠者慎用。❹抑眩宁胶囊：胶囊，每粒0.3 g，每次 4~6 粒，每日 3 次。体虚眩晕者慎用。

4. **痰热腑实证**　多见半身不遂，肌肤不仁，口眼㖞斜，言语不利，或言语謇涩，头晕目眩，吐痰或痰多，腹胀，便干便秘。舌质暗红或暗淡，苔黄或黄腻，脉弦滑或数。多因痰热阻滞经络，腑气不通所致。治宜清热化痰，通腑泻浊。

【常用方药】星蒌承气汤加减。处方：

> 胆南星10 g　　瓜蒌12 g　　生大黄12 g　　芒硝10 g

方中胆南星清热化痰、息风定惊；瓜蒌清热化痰、宽胸开结、润肠通便；大黄通腑泄热而逐瘀；芒硝善于软坚、消除湿热积滞。

【加减】①痰涎较多加竹沥、葛根汁、生姜汁以豁痰除涎；②头晕较重加天麻、钩藤、菊花、珍珠母以平肝潜阳，息风止惊；③舌质红而烦躁不安，彻夜难眠者，加生地黄、麦冬、柏子仁、首乌藤养阴安神；④服星蒌承气汤后，仍腑气不通，痰热壅盛者可改用大柴胡汤治之。

【供选成药】❶醒脑再造胶囊：详见第 56 页。❷清开灵注射液：每支2 mL 或10 mL，肌内注射，每日 2~4 mL；重症静脉滴注，每日 20~40 mL，10% 葡萄糖注射液 200 mL 或氯化钠注射液100 mL 稀释。有恶寒发热等表证者、孕妇及有药物过敏史者禁用，久病体虚者慎用。

5. **气虚血瘀证**　多见半身不遂，肌肤不仁，口眼㖞斜，言语不利或謇涩或不语，面色无华，气短乏力，口角流涎，自汗心悸，便溏，手足或偏身肿胀。舌质暗淡或瘀斑、苔薄白或腻，脉沉细或细缓、细弦。多因气虚血瘀，气机阻滞所致。治宜益气扶正，活血化瘀。

【常用方药】补阳还五汤加减。处方：

> 黄芪30 g　　当归尾10 g　　赤芍10 g　　地龙10 g　　川芎6 g　　桃仁10 g
> 红花5 g

方中黄芪大补脾胃中气以资化源、固摄经络真气以节散流，使气旺血行；当归尾活血养血；川芎、桃仁、赤芍、红花活血祛瘀以治标；地龙通络、走窜、舒筋。

【加减】①心悸、气短、乏力明显加党参、太子参、红参更益补气之力；②肢体肿胀或麻木、刺痛等血瘀重者，加莪术、水蛭、鬼箭羽、鸡血藤活血通络；③肢体拘挛加穿山甲、桑枝、水蛭通经，舒利关节；④肢体麻木加木瓜、伸筋草、防己；⑤上肢偏废加桂枝、桑枝；⑥下肢偏废加续断、桑寄生、杜仲、牛膝补肝肾以健筋骨。

【供选成药】❶麝香抗栓胶囊（丸）：胶囊，每粒0.25 g，每次4粒；大蜜丸，每丸7.5 g，每次1丸；均每日3次。孕妇及出血性中风急性期禁用。❷通心络胶囊：详见第36页。❸消栓通颗粒：每袋25 g，每次25 g，每日3次。孕妇禁用。肝阳化风及风痰瘀阻、风火上扰中风者慎用。❹消栓胶囊（口服液）：胶囊，每粒0.2 g，每次2粒；口服液，每支10 mL，每次1支；均每日3次。孕妇禁用，中风急性期痰热证、风火上扰证不宜用。阴虚阳亢证、肝阳上亢证及有出血倾向者慎用。❺脑安颗粒（胶囊）：颗粒，每袋1.2 g，每次1袋；胶囊，每粒0.4 g，每次2粒；均每日2次。出血性中风者禁用，中风病痰热证、风火上扰证及孕妇慎用。

（二）中脏腑

1. 阳闭证　多见突然昏倒，不省人事，或牙关紧闭，口噤不开，大小便闭，肢体强痉，兼面赤身热，气粗口臭，躁扰不宁。舌苔黄腻，脉弦滑而数。多因热盛动风，痰热内闭所致。治宜清热化痰，开窍醒神。

【常用方药】羚羊角汤合安宫牛黄丸加减。处方：

羚羊角4.5 g	菊花10 g	夏枯草10 g	蝉衣5 g	柴胡10 g
薄荷5 g	石决明15 g	龟甲15 g	白芍10 g	生地黄12 g
牡丹皮10 g	大枣10 g	牛黄1.5 g	郁金15 g	水牛角30 g
黄连4.5 g	麝香0.5 g	冰片0.5 g	栀子10 g	朱砂0.5 g

方中羚羊角汤凉肝息风、增液舒筋；安宫牛黄丸清热解毒、豁痰开窍。

【加减】①痰盛神昏，可合用至宝丹或清宫汤；②热闭神昏兼有抽搐者加全蝎、蜈蚣，或合紫雪（丹）用。

【供选成药】❶安宫牛黄丸（胶囊、散）：丸剂，每丸3 g，每次1丸；胶囊，每粒0.4 g，每次4粒；散剂，每瓶1.6 g，每次1.6 g；均每日1次。

不宜过量、久服。孕妇禁用。寒闭神昏者不宜用。肝、肾功能不全者慎用。❷清开灵注射液：详见第 58 页。❸局方至宝散（丸）：散剂，每瓶 2 g 或每袋 2 g，每次 2 g；丸剂，每丸 3 g，每次 1 丸；均每日 1 次。小儿减量。不宜过量、久用。孕妇禁用。寒闭神昏不宜用。肝、肾功能不全者慎用。

2. 阴闭证　多见突然昏倒，不省人事，牙关紧闭，口噤不开，两手握固，大小便闭，肢体强痉，面白唇暗，四肢不温，静卧不烦。舌苔白腻，脉沉滑。多因寒湿痰浊内闭心窍所致。治宜温阳化痰，开窍醒神。

【常用方药】涤痰汤合苏合香丸。处方：

| 胆南星10 g | 法半夏10 g | 枳实6 g | 橘红5 g | 石菖蒲5 g |
| 白参5 g | 竹茹5 g | 甘草 5 g。 | 合用苏合香丸 | |

方中涤痰汤涤痰开窍；合用苏合香丸温通开窍、行气止痛。

【加减】①四肢厥冷加桂枝温经散寒；②风痰上扰、热盛动风见眩晕、头痛加天麻、钩藤；③虚阳上浮，见痰浊闭阻者，多属病情恶化，应急进参附汤或白通加猪胆汁汤。

【供选成药】❶苏合香丸、神香苏合丸：详见第 38 页。❷十香返生丸：每丸6 g，每次 1 丸，每日 2 次。不宜超量、久服。孕妇禁用。中风脱证不宜用。❸通窍镇痛散：每瓶 3 g，每次 3 g，每日 2 次。不宜超量、久服。孕妇禁用。

3. 脱证　多见突然昏倒，不省人事，目合口开，鼻鼾息微，手撒肢冷，汗出如油，大便自遗，肢体软瘫。脉细弱或脉微欲绝。多因元气大亏，阳气暴脱所致。治宜回阳救阴，益气固脱。

【常用方药】参附汤合生脉散加味。处方：

| 红参10 g | 附子15 g | 麦冬12 g | 五味子6 g | 山茱萸10 g |

方中红参、附子补气回阳；麦冬、五味子、山茱萸滋阴敛阳。

【加减】①阴不恋阳，阳浮于外，津液不能内守见汗出过多者，加龙骨、牡蛎敛汗回阳；②阴精耗伤见舌干，脉微者，加玉竹、黄精救阴护津。

【供选成药】❶参附注射液：详见第 19 页。❷生脉注射液：详见第 42 页。❸参麦注射液：每支 2 mL、5 mL、10 mL、20 mL，或每瓶50 mL、100 mL。肌内注射，每次 2~4 mL，每日 1 次；静脉滴注，每次 10~60 mL，5% 葡萄糖注射液 250~500 mL 稀释。不得与其他注射剂混合使用。孕妇禁用。

四、痴呆

　　痴呆，又称呆病，是一种以获得性智能缺损为主要特征的病证。多由髓减脑消、神机失用所致，以呆傻愚笨、智能低下、善忘为主要临床表现。其轻者可见神情淡漠、寡言少语、反应迟钝、善忘；重则表现为终日不语，或闭门独居，或口中喃喃、言辞颠倒、行为失常、忽笑忽哭，或不欲饮食、数日不知饥饿等。

　　现代医学中的阿尔茨海默病、血管性痴呆，以及路易体痴呆、额颞叶痴呆、帕金森病痴呆、麻痹性痴呆、中毒性脑病等具有本病特征者，可参照本病进行辨证论治。

　　现版教材将其分为三期，即平台期、波动期、下滑期，期下分列证型。

（一）平台期

1. 髓海不足证　多见记忆力、计算力、定向力、判断力明显减退，神情呆钝，词不达意，头晕耳鸣，懒惰思卧，齿枯发焦，腰酸骨软，步履艰难。舌瘦色淡、苔薄白，脉沉细弱。多因肾精亏虚，髓海失养所致。治宜滋补肝肾，生精养髓。

【常用方药】七福饮加减。处方：

熟地黄15 g	鹿角胶10 g	龟甲胶15 g	阿胶10 g	紫河车12 g
当归10 g	红参10 g	白术10 g	石菖蒲6 g	远志6 g
杏仁10 g	炙甘草10 g			

　　方中熟地黄滋阴补肾；鹿角胶、龟甲胶、阿胶、紫河车补髓填精；当归补血养肝；红参、白术、炙甘草益气健脾；石菖蒲、远志、杏仁宣窍化痰。

【加减】①肝肾阴虚，年老智能减退见腰膝酸软、头晕耳鸣者，去红参、白术、紫河车、鹿角胶，加牛膝、生地黄、枸杞子、女贞子、制首乌补益肝肾；②肾阳亏虚见面色无华、形寒肢冷、口中流涎、舌淡者，加制附子、巴戟天、益智、淫羊藿、肉苁蓉温补肾阳；③心烦、溲赤、舌红少苔、脉细弦数属肾阴不足，心火妄亢者，可用知柏地黄丸加丹参、莲子心、石菖蒲清心宣窍。

【供选成药】❶遐龄颗粒：每袋10 g，每次10 g，每日2～3次。体实、阳虚及感冒者慎用。❷健脑安神片：详见第46页。❸益脑胶囊：每粒

0.3 g，每次 3 粒，每日 3 次。❹肝肾滋：每支 10 g 或每瓶 200 g，每次 10 g，每日 2 次。体实及感冒者慎用。

2. **脾肾亏虚证**　多见表情呆滞，沉默寡言，记忆减退，失认失算，口齿含糊，词不达意，伴腰膝酸软，肌肉萎缩，食少纳呆，气短懒言，口涎外溢，或四肢不温，腹痛喜按，五更泄泻。舌质淡白、舌体胖大、苔白，或舌红苔少，或无苔，脉沉细弱，两尺尤甚。多因气血亏虚，肾精不足，髓海失养所致。治宜补肾健脾，益气生精。

【常用方药】还少丹加减。处方：

熟地黄15 g	枸杞子15 g	山茱萸10 g	肉苁蓉12 g	巴戟天10 g
杜仲12 g	牛膝12 g	楮实子10 g	党参12 g	白术10 g
茯苓10 g	山药15 g	石菖蒲6 g	远志6 g	五味子5 g
小茴香5 g	大枣10 g			

方中熟地黄、枸杞子、山茱萸滋阴补肾；肉苁蓉、巴戟天、小茴香助命火、补肾气；杜仲、牛膝、楮实子补益肝肾；党参、白术、茯苓、山药、大枣益气健脾；石菖蒲、远志、五味子宣窍安神。

【加减】①肌肉萎缩，气短乏力较甚者，加紫河车、阿胶、续断、制首乌、黄芪益气补肾；②食少纳呆，头重如裹，时吐痰涎，头痛时作，舌苔腻者，酌减熟地黄、枸杞子等滋肾之品，加陈皮、半夏、生薏仁、白蔻仁健脾化湿和胃；③纳食减少，脘痞，舌红少苔者，去肉苁蓉、巴戟天、小茴香，加天花粉、玉竹、麦冬、石斛、生谷芽、生麦芽养阴生津；④伴腰膝酸软，颧红盗汗，耳鸣如蝉，舌瘦质红，脉沉细数者，可改用知柏地黄丸，佐以牡蛎、石决明、钩藤、天麻等潜阳息风之品；⑤脾肾阳虚见形寒、腰膝酸软、少腹冷痛者，可以金匮肾气丸加干姜、黄芪、白豆蔻等用之。

【供选成药】❶还少胶囊：每粒 0.42 g，每次 5 粒，每日 2~3 次。阴虚火旺者及孕妇、感冒者慎用。❷健脾益肾颗粒：每袋 30 g，每次 30 g，每日 2 次。外感表证及内有湿热者慎用。❸健延龄胶囊：每粒 0.3 g，每次 4 粒，每日 2 次。体实者及感冒者慎用。❹益血生胶囊（丸）：胶囊，每粒 0.25 g，每次 4 粒；水丸，每粒 0.25 g，每瓶 50 粒，每次 4 粒；均每日 2 次。阴虚火旺者慎用。外感表证未解者忌用。

3. **气血不足证**　多见善忘茫然，找词困难，不识人物，言语颠倒，多梦易惊，少言寡语，倦怠少动，面唇无华，爪甲苍白，纳呆食少，大便溏薄。舌淡苔白，脉细弱。多因气血亏虚，神不守舍所致。治宜益气健脾，养血安神。

【常用方药】归脾汤加减。处方：

红参10 g	炙黄芪15 g	炒白术10 g	茯神12 g	龙眼肉15 g
当归10 g	酸枣仁10 g	大枣10 g	炙甘草10 g	远志10 g
石菖蒲6 g	木香5 g	生姜10 g		

方中红参补气生血、助精养神；龙眼肉养血安神、长智敛汗；黄芪、白术补气健脾；当归滋养营血；茯神、远志、酸枣仁宁心安神；石菖蒲开启心智；木香调畅顺气；炙甘草补气和中；生姜、大枣调和脾胃，以资生化。

【加减】①脾虚日重见神疲食少者加茯苓、山药；②入睡困难或夜间行为异常，加柏子仁、首乌藤、珍珠粉、煅牡蛎、莲子心。

【供选成药】❶归脾丸：详见第32页。❷益气养元颗粒：每袋15 g，每次15 g，每日3次。体实有热者忌用。外感表证未解时不宜用。孕妇慎用。❸人参归脾丸：详见第31页。

（二）波动期

1. 痰浊蒙窍证　多见表情呆钝，智力衰退，哭笑无常，喃喃自语，或终日无语，呆若木鸡，伴不思饮食，脘腹胀痛，痞满不适，口多涎沫，头重如裹。舌质淡、苔白腻，脉滑。多因痰浊上蒙，清窍被阻所致。治宜豁痰开窍，健脾化浊。

【常用方药】涤痰汤加减。处方：

法半夏10 g	陈皮10 g	茯苓15 g	枳实10 g	竹茹10 g
制南星10 g	石菖蒲6 g	郁金10 g	甘草5 g	生姜10 g

方中法半夏、陈皮、茯苓、枳实、竹茹理气化痰、和胃降逆；制南星去胶结之顽痰；石菖蒲、远志、郁金开窍化浊；甘草、生姜补中和胃。

【加减】①神疲食少，腹胀便溏等脾虚明显者，加党参、白术、麦芽、砂仁等益气健脾；②头重如裹，哭笑无常，喃喃自语，口多涎沫者，重用陈皮、半夏、制南星，加莱菔子、瓜蒌、浙贝母等化痰祛痰之品；③痰浊化热，干扰清窍见舌质红、苔黄腻、脉滑数者，改制南星为胆南星，加瓜蒌、栀子、黄芩、天竺黄、竹沥清化热痰；④风痰瘀阻见眩晕、头痛、失眠或嗜睡，或肢体麻木阵作、肢体无力或肢体僵直、脉弦滑者，用半夏白术天麻汤化痰息风。

【供选成药】❶半夏天麻丸：每 100 丸重 6 g，每次 6 g，每日 2~3 次，孕妇忌用。肝肾阴虚、肝阳上亢所致头痛、眩晕及平素大便干燥者慎用。❷竹沥达痰丸：详见第 21 页。❸礞石滚痰丸：详见第 27 页。

2. 瘀阻脑络证　多见表情迟钝，言语不利，善忘易惊恐，或思维异常，行为古怪，伴肌肤甲错，口干不欲饮，双目晦暗。舌质暗或有瘀点瘀斑，脉细涩。多因瘀血阻滞，脑脉闭阻所致。治宜活血化瘀，开窍醒脑。

【常用方药】通窍活血汤加减。处方：

当归12 g	桃仁10 g	红花6 g	赤芍10 g	川芎6 g	丹参15 g
石菖蒲6 g	郁金10 g				

方中当归、桃仁、红花、赤芍、川芎、丹参活血化瘀、开窍醒脑；石菖蒲、郁金通阳开窍。

【加减】①久病伴面色萎黄，神疲气短，气血不足，加熟地黄、党参、黄芪补益气血；②神疲气短，唇舌紫暗，以气虚血瘀为主者，可用补阳还五汤加减；③胸胁胀痛，唇舌紫暗，以气滞血瘀为主者，可用血府逐瘀汤加减；④瘀血日久，阴血亏虚明显者，加熟地黄、阿胶、鳖甲、制首乌、女贞子滋阴活血；⑤痰瘀交阻见头重、口流黏沫、舌质紫暗有瘀斑、苔厚腻者，加半夏、橘红、枳实、杏仁、胆南星燥湿化痰；⑥病久入络者，加蜈蚣、僵蚕、水蛭、全蝎、地龙；⑦兼见肾虚、口中流涎、舌淡紫胖、苔腻或滑者，加补骨脂、山药、益智补肾涩涎。

【供选成药】❶血府逐瘀口服液：详见第 36 页。❷脑震宁颗粒：详见第 52 页。❸脑安颗粒（胶囊）：颗粒，每袋 1.2 g，每次 1.2 g；胶囊，每粒 0.4 g，每次 2 粒；均每日 2 次。出血性中风者禁用，中风病痰热证、风火上扰证及孕妇慎用。

3. 心肝火旺证　多见急躁易怒，烦躁不安，妄闻妄见，妄思妄行，或举止异常，噩梦或梦幻游离，或梦寐喊叫，头晕目眩，头痛，耳鸣如潮，口臭口疮，尿黄便干。舌红或绛、苔黄或黄腻，脉弦滑或弦数。多因心肝火旺，肝阳偏亢，化风上扰神志所致。治宜清心平肝，安神定志。

【常用方药】天麻钩藤饮加减。处方：

天麻10 g	钩藤12 g	生石决明20 g	栀子10 g	黄芩10 g
川牛膝12 g	杜仲10 g	益母草10 g	桑寄生10 g	首乌藤10 g
茯神10 g				

方中天麻平肝息风；钩藤平肝风清肝热；石决明重镇潜阳、凉肝除热；栀子、黄芩清热泻火；益母草行血而利水；川牛膝活血、引血下行；杜仲、桑寄生补益肝肾、扶正固本；首乌藤、茯神安神定志。

【加减】①失眠多梦加莲子心、丹参、酸枣仁、合欢皮，以清心，活血，安神；②妄闻妄见、妄思妄行加生地黄、山茱萸、牡丹皮、珍珠粉；③苔黄黏腻加天竺黄、郁金、胆南星；④便秘加酒大黄、枳实、厚朴通腑泄热；⑤烦躁不安可用黄连解毒汤或安宫牛黄丸。

【供选成药】❶心脑静片：详见第 57 页。❷牛黄降压丸（胶囊）：详见第 53 页。❸醒脑降压丸：每 10 粒重 2.2 g，每次 10~15 粒，每日 1~2 次。不宜过量、久用。孕妇及胃肠溃疡者禁用，阴虚阳亢者及体虚者慎用。

（三）下滑期

热毒内盛证　多见无欲无语，迷蒙昏睡，不识人物，神呆遗尿，或二便失禁，身体蜷缩不动，或躁扰不宁，甚则狂越，谵言妄语，或颤动、痫痉。舌红绛少苔，苔黏腻浊、或腐秽厚积，脉数。多因热毒内盛，内扰心神所致。治宜清热解毒，通络达邪。

【常用方药】黄连解毒汤加减。处方：

黄连10 g	黄芩10 g	黄柏10 g	栀子10 g	郁金10 g
石菖蒲6 g	天竺黄10 g			

方中黄连清心火、宁心神；黄芩清上焦之火；黄柏泻下焦之热；栀子泻三焦、导热下行；郁金清热、开郁；石菖蒲开窍豁痰、醒神益智。

【加减】①痰迷热闭，神愦如寐，可合用至宝丹；②脾肾虚极，知动失司，可合用还少丹；③火毒内盛，形神失控，可合用安宫牛黄丸；④阴虚内热，虚极生风，可合用紫雪（丹），或加生地黄、天麻、地龙、全蝎、蜈蚣等。

【供选成药】❶局方至宝散（丸）：详见第 60 页。❷紫雪（原名紫雪丹）：散剂，每瓶1.5 g或每袋1.5 g，每次1.5~3 g，每日 2 次。不宜过量、久用。孕妇禁用，虚风内动者不宜用。

五、癫狂

癫狂为临床常见的精神失常疾病。癫病以精神抑郁、表情淡漠、沉默痴呆、语无伦次、静而少动为特征。狂病以精神亢奋、狂躁不安、喧扰不宁、骂詈毁物、动而多怒为特征。均以青壮年罹患者多。因两者在临床症状上不能截然分开，又有相互转化，故以癫狂并称。

现代医学精神分裂症、躁狂抑郁可参照本病辨证论治。情感障碍中的抑郁症及某些精神性疾病，凡临床表现与本病类似者，亦可参考其辨证论治。

（一）癫证

1. **痰气郁结证**　多见精神抑郁，表情淡漠，沉默痴呆，时时太息，言语无序，或喃喃自语，多疑多虑，喜怒无常，秽洁不分，不思饮食。舌质红、舌苔腻，脉弦滑。多因肝气郁滞，脾失健运，痰郁气结，蒙蔽神窍所致。治宜理气解郁，化痰醒神。

【常用方药】顺气导痰汤加减。处方：

> 柴胡10 g　白芍10 g　当归10 g　　茯苓15 g　白术10 g　　枳实10 g
> 木香5 g　香附10 g　法半夏10 g　陈皮10 g　　胆南星10 g　郁金10 g
> 石菖蒲6 g　甘草5 g

方中柴胡、白芍、当归疏肝养血；茯苓、白术、甘草健脾益气渗湿；枳实、木香、香附理气解郁；法半夏、陈皮、胆南星理气化痰；郁金、石菖蒲解郁醒神。亦可用逍遥散合涤痰汤加减。

【加减】①胸闷困重，痰多苔腻者，可予控涎丹，临卧时姜汤送服；②痰迷心窍，神志迷惘，表情呆钝，言语错乱，目瞪不瞬，舌苔白腻，可先以苏合香丸芳香开窍，继以四七汤加胆南星等行气化痰；③病久痰气郁结见面暗、舌紫、脉沉涩者，加桃仁、红花、赤芍、泽兰活血化瘀；④痰郁化热，痰热交蒸致不寐易惊，烦躁不安，舌红苔黄，脉滑数者，可用温胆汤加黄连合白金丸。

【供选成药】❶医痫丸：每袋 3 g，每次 2~3 g，每日 2~3 次。不宜过量、久用。孕妇及合并慢性胃肠病、心血管病、肾功能不全者禁用。体虚者慎用。❷癫痫宁片：每片相当于原药材 3 g，每次 2~4 片，每日 3 次。不宜过量、久用。孕妇禁用，虚证患者慎用。❸羊痫风丸：每 100 粒重6 g，每次6 g，每日 1~2 次。孕妇禁用，久病气虚者及脾胃虚寒者慎用。

2. **气虚痰结证**　多见神情淡漠，不动不语，甚至呆若木鸡，目瞪如愚，傻笑自语，灵机混乱，妄闻妄见，自责自罪，面色萎黄，食少便溏。舌淡苔白腻，脉细滑或细弱。多因脾肺气虚，痰气郁结，痰蒙清窍所致。治宜益气健脾，涤痰宣窍。

【常用方药】四君子汤合涤痰汤加减。处方：

白参10 g	白术10 g	茯苓10 g	法半夏10 g	制南星10 g
枳实10 g	竹茹10 g	石菖蒲6 g	甘草6 g	

方中四君子汤益气健脾、促进运化；涤痰汤涤痰开窍，以启痰迷心窍之蔽。

【加减】①痰郁日久化热加黄连清心胃之热；②伴心悸易惊者，加龙骨、牡蛎以镇惊安神。

【供选成药】❶清气化痰丸：详见第10页。❷牛黄清心丸：水丸，每20粒重1.6 g，每次1.6 g；大蜜丸，每丸3 g，每次1丸；均每日1次。不宜过量、久用。孕妇禁用。❸陈夏六君子丸：每包9 g，每次9 g，每日2次。阴虚胃痛痞满者、湿热泄泻者及痰热咳嗽慎用。

3. 心脾两虚证 多见神思恍惚，魂梦颠倒，心悸易惊，善悲欲哭，肢体困乏，言语无序，面色苍白。舌淡苔薄白，脉细弱无力。多因癫疾日久，脾失健运，生化乏源，气血俱衰，心神失养所致。治宜健脾养心，解郁安神。

【常用方药】养心汤合越鞠丸加减。处方：

党参15 g	黄芪15 g	香附10 g	神曲10 g	苍术10 g
茯苓15 g	当归10 g	川芎10 g	远志6 g	柏子仁10 g
酸枣仁10 g	五味子5 g	炙甘草10 g		

方中党参、黄芪、炙甘草健脾益气；香附、神曲、苍术、茯苓醒脾化湿；当归、川芎养心补血；远志、柏子仁、酸枣仁、五味子宁心安神。

【加减】①心气耗伤，营血内亏见悲伤欲哭，加浮小麦、大枣清心润燥，安神；②气短神疲，口渴喜饮属气阴两虚者，加太子参、麦冬益气养阴；③神思恍惚，心悸易惊，加龙齿、磁石重镇安神；④病久脾肾阳虚见反应及动作迟钝、嗜卧、四肢欠温、面色苍白、舌淡、脉沉细，加肉桂、附子、巴戟天、仙茅、淫羊藿温补肾阳。

【供选成药】❶补脑丸：每10丸重1.5 g，每次2~3 g，每日2~3次。孕妇忌用。❷全天麻胶囊：每粒0.5 g，每次2~6粒，每日3次。❸人参健脾丸（片）：水蜜丸，每瓶125 g，每次8 g；大蜜丸，每丸6 g，每次2丸；

浓缩丸，每次 8~10 丸；片剂，每片 0.4 g，每次 4 片；均每日 2~3 次。孕妇慎用，湿热积滞泄泻、痞满纳呆不宜用。

（二）狂证

1. **痰火扰神证**　多见性情急躁，头痛失眠，两目怒视，面红目赤，突发狂乱无知，骂詈号叫，不避亲疏，逾垣上屋，或毁物伤人，气力异常，不食不眠。舌质红绛、苔多黄腻或黄燥而垢，脉弦滑数。多因五志化火，痰随火升，痰热上扰清窍，神明昏乱所致。治宜清心泻火，涤痰醒神。

【常用方药】生铁落饮加减。处方：

龙胆12 g	黄连5 g	栀子10 g	胆南星10 g	浙贝母10 g
橘红10 g	竹茹10 g	石菖蒲6 g	远志10 g	茯神10 g
生铁落20 g	朱砂0.5 g	玄参12 g	天冬10 g	麦冬10 g
丹参12 g				

方中龙胆、黄连、栀子清泻心肝实火；胆南星、浙贝母、橘红、竹茹清涤痰浊；石菖蒲、远志、茯神开窍安神；生铁落、朱砂镇心安神；玄参、天冬、麦冬、丹参养心血、固心阴、活瘀血，以防火热伤阴之弊。

【加减】①痰火壅盛见舌苔黄腻者可先用礞石滚痰丸逐痰泻火，再用安宫牛黄丸清心开窍；②阳明腑热见大便燥结、舌苔黄燥、脉实大者，用小承气汤以荡涤秽浊，清泄胃肠实火；③烦热渴饮加生石膏、知母、天花粉、生地黄清热生津；④久病面色晦滞，狂躁不安，行为怪异，舌质青紫有瘀斑，脉沉弦者，为瘀热阻窍，加牡丹皮、赤芍、大黄、桃仁、水蛭清瘀退热；⑤神志较清，痰热未尽，心烦不寐者，可用温胆汤合朱砂安神丸以化痰安神。

【供选成药】❶礞石滚痰丸：详见第 27 页。❷竹沥达痰丸：详见第 21 页。❸珍黄安宫片：详见第 45 页。

2. **痰热瘀结证**　多见癫狂日久不愈，面色晦滞而秽，情绪躁扰不安，言语无序，恼怒不休，甚至登高而歌，弃衣而走，妄见妄闻，妄思离奇，头痛，心悸而烦。舌质紫暗有瘀斑、舌苔黄干，脉弦细或细涩。多因气郁日久，痰结日深，血气凝滞，痰热互结，神窍被塞所致。治宜豁痰化瘀，调畅气血。

【常用方药】癫狂梦醒汤加减。处方：

法半夏10 g	胆南星10 g	陈皮6 g	柴胡10 g	香附10 g	郁金10 g
青皮6 g	桃仁10 g	红花6 g	赤芍10 g	丹参10 g	

方中法半夏、胆南星、陈皮理气豁痰；柴胡、香附、郁金、青皮疏肝理气；桃仁、红花、赤芍、丹参活血化瘀。

【加减】①烦热口渴，舌红苔黄等蕴热者，加黄连、黄芩以清热；②唇舌紫暗，脉涩属蓄血内结者，加大黄䗪虫丸，每服6 g，每日 3 次；③不饥不食者加白金丸化顽痰，祛恶血。

【供选成药】❶牛黄清心丸：详见第 67 页。❷羚羊角胶囊：每粒0.3 g或0.5 g，每次 0.3~0.6 g，每日 1 次。阴虚火旺所致发热、孕妇及脾虚便溏者慎用。❸竹沥达痰丸：详见第 21 页。

3. 火盛阴伤证　多见癫狂日久，时作时止，势已较缓，妄言妄为，呼之已能自制，精神疲惫，寝不安寐，烦热焦躁，形体消瘦，面红且秽，口干，便难。舌尖红无苔，或有剥脱，脉细数。多因心肝郁火，或阳明腑热久羁，耗津伤液，心肾失调，阴虚火旺，神明受扰。治宜育阴潜阳，交通心肾。

【常用方药】三阴煎合琥珀养心丹加减。处方：

黄连3 g	黄芩10 g	竹叶10 g	生地黄15 g	麦冬10 g
玄参10 g	阿胶15 g	白芍10 g	党参15 g	茯神10 g
酸枣仁10 g	柏子仁10 g	远志6 g	石菖蒲6 g	生龙齿15 g
琥珀4.5 g	朱砂0.3 g			

方中黄连、黄芩、竹叶清心泻火安神；生地黄、麦冬、玄参、阿胶、白芍滋阴清热、养血安神；党参、茯神、酸枣仁、柏子仁、远志、石菖蒲交通心肾、安神定志；生龙齿、琥珀、朱砂镇心安神。

【加减】①痰火未平见舌苔黄腻、舌质红者，加胆南星、天竺黄清化痰热；②心火亢盛见心烦躁扰、舌尖红赤等加朱砂安神丸泻火安神。

【供选成药】补脑丸、全天麻胶囊、牛黄清心丸：详见第 67 页。

六、痫病

痫病，是一种反复发作性神志异常的病症，俗称癫痫、羊癫风。临床以突然意识丧失，甚则仆倒、不省人事、强直抽搐、口吐涎沫、两目上视，或口中怪叫、移时苏醒，醒后如常人为特征。发作前可伴眩晕、胸闷等先兆，发作后常有疲倦乏力等症状。

现代医学的癫痫与痫病的临床表现基本相同，无论大发作、小发作，还是局限性发作或精神运动性发作，均可参照本病辨证论治。

现行教材将其分为发作期、休止期，前者分阳痫、阴痫；后者列分四证。但临床治疗多按五证记述。

（一）风痰闭阻证

发病前常有眩晕，头昏胸闷，乏力痰多。发作呈多样性，或见突然跌倒，神志不清，抽搐吐涎；或伴尖叫，二便失禁；或短暂神志不清，双目发呆，茫然所失，谈话中断，持物落地；或精神恍惚而无抽搐。舌质红、苔白腻，脉多弦滑有力。多因痰浊素盛，肝阳化风，痰随风动，风痰闭阻，上干清窍所致。治宜涤痰息风，开窍定痫。

【常用方药】定痫丸加减。处方：

天麻10 g	全蝎3 g	僵蚕6 g	川贝母6 g	胆南星10 g
姜半夏10 g	竹沥10 g	石菖蒲6 g	琥珀4.5 g	茯神10 g
远志6 g	陈皮6 g	丹参10 g		

方中天麻、全蝎、僵蚕平肝息风镇惊；川贝母、胆南星、姜半夏、竹沥、石菖蒲涤痰开窍、降逆定痫；琥珀、茯神、远志镇心安神定痫；茯苓、陈皮健脾益气化痰；丹参活血化瘀通络。

【加减】眩晕目斜视者加生龙骨、生牡蛎、磁石、珍珠母重镇安神。

【供选成药】医痫丸、癫痫宁片、羊痫风丸：详见第66页。

（二）痰火扰神证

多见昏仆抽搐，口吐痰涎，或有吼叫，平时急躁易怒，心烦失眠，咳痰不爽，口苦咽干，溲黄便秘，病发时彻夜难眠，两目发赤。舌红苔黄腻，脉弦滑而数。多因痰浊蕴结，气郁化火，痰火内盛，上扰脑神所致。治宜清热泻火，化痰开窍。

【常用方药】龙胆泻肝汤合涤痰汤加减。处方：

龙胆10 g	青黛10 g	芦荟3 g	黄连3 g	大黄10 g	黄芩10 g
栀子10 g	姜半夏10 g	胆南星10 g	木香4.5 g	枳实6 g	茯苓15 g
橘红6 g	党参15 g	石菖蒲6 g	当归10 g		

方中龙胆、青黛、芦荟泻肝火；黄连、大黄、黄芩、栀子泻上、中、下三焦之火；姜半夏、胆南星、木香、枳实理气涤痰；茯苓、橘红、党参健脾

益气化痰；石菖蒲涤痰开窍醒神；当归和血养肝。

【加减】肝火动风见手足抖动、震颤、眩晕者，加天麻、石决明、钩藤、地龙、全蝎平肝息风。

【供选成药】❶礞石滚痰丸：详见第 27 页。❷珍黄安宫片：详见第 45 页。❸牛黄清心丸：详见第 67 页。

（三）瘀阻脑络证

多见头晕头痛，痛有定处，常伴单侧肢体抽搐，或一侧面部抽动，颜面口唇青紫。舌质暗红或有瘀斑、舌苔薄白，脉涩或弦。多继发于颅脑外伤、产伤、颅内感染性疾患后，或先天脑发育不全。多因瘀血阻窍，脑络闭塞，脑神失养而风动所致。治宜活血化瘀，息风通络。

【常用方药】通窍活血汤加减。处方：

| 丹参10 g | 赤芍10 g | 川芎6 g | 桃仁10 g | 红花6 g | 地龙10 g |
| 僵蚕6 g | 全蝎3 g | 酸枣仁10 g | 首乌藤10 g | 远志6 g | |

方中丹参、赤芍、川芎、桃仁、红花活血化瘀、通络开窍；地龙、僵蚕、全蝎息风定痫；酸枣仁、首乌藤、远志宁心安神。

【加减】痰湿偏盛致呕吐多量痰涎，肢体困重，加法半夏、胆南星、竹茹化痰浊。

【供选成药】❶脑震宁颗粒：详见第 52 页。❷脑安颗粒：详见第 64 页。❸血府逐瘀口服液：详见第 36 页。

（四）心脾两虚证

可见痫病反复发作，神疲乏力，心悸气短，失眠多梦，面色苍白，体瘦纳呆，大便溏薄。舌质淡、苔白腻，脉沉细而弱。多因痫发日久，耗伤气血，心脾两伤，心神失养所致。治宜补益气血，健脾宁心。

【常用方药】归脾汤加减。处方：

党参15 g	茯苓10 g	白术10 g	陈皮5 g	姜半夏10 g
当归10 g	丹参12 g	熟地黄15 g	酸枣仁10 g	远志6 g
五味子5 g	炙甘草10 g			

方中党参、茯苓、白术、炙甘草健脾益气助运；陈皮、姜半夏理气化痰降逆；当归、丹参、熟地黄养血和血；酸枣仁养心安神；远志、五味子敛心气、宁心神。

【加减】①痰浊盛，恶心呕吐痰涎者，加胆南星、竹茹、瓜蒌、石菖蒲、旋覆花化痰降浊；②脾虚便溏加薏苡仁、炒扁豆、炮姜健脾止泻；③梦中夜游者加生龙骨、生牡蛎、生铁落镇心安神。

【供选成药】❶归脾丸：详见第 32 页。❷人参归脾丸：详见第 31 页。❸黑归脾丸：详见第 51 页。

（五）心肾亏虚证

多见痫病频发，神思恍惚，心悸健忘，失眠，头晕目眩，两目干涩，面色晦暗，耳轮焦枯不泽，腰膝酸软，大便干燥。舌质淡红，脉沉细而数。多因痫病日久，心肾精血亏虚，髓海不足，脑失所养所致。治宜补益心肾，潜阳安神。

【常用方药】左归丸合天王补心丹加减。处方：

熟地黄15 g	山药15 g	黄精15 g	山茱萸6 g	菟丝子12 g
枸杞子15 g	鹿角胶6 g	龟甲胶12 g	川牛膝10 g	生牡蛎15 g
鳖甲15 g				

方中熟地黄、山药、黄精、山茱萸、菟丝子、枸杞子补益肝肾；鹿角胶、龟甲胶补精血；川牛膝补肾强腰；生牡蛎、鳖甲滋阴潜阳。

【加减】①神情恍惚，持续时间长者加阿胶补血滋阴；②心中烦热，焦躁不安者，加焦栀子、莲子心清心除烦；③大便干燥加玄参、天花粉、当归、火麻仁养阴润肠通便。

【供选成药】❶补脑丸：详见第 67 页。❷天王补心丸：详见第 33 页。❸滋肾宁神丸：每瓶10 g，每次10 g，每日 2 次。严重感冒者慎用。❹健脑安神片：每片 0.21 g，每次 5 片，每日 2 次。❺益脑胶囊：每粒0.3 g，每次 3 粒，每日 3 次。

肆 脾胃系病证

一、胃痛

胃痛，又称胃脘痛，是以上腹胃脘部近心窝处疼痛为主症的病证。现代医学中急性胃炎、慢性胃炎、胃溃疡、十二指肠溃疡、功能性消化不良、胃黏膜脱垂等病以上腹部疼痛为主要症状者，属于中医学胃痛范畴，均可参此进行辨证论治，必要时结合辨病处理。

（一）寒邪客胃证

多见胃痛暴作，恶寒喜暖，得温痛减，遇寒加重，口淡不渴，或喜热饮。舌淡苔薄白，脉弦紧。多因寒凝胃脘，阳气被遏，气机阻滞所致。治宜温胃散寒，行气止痛。

【常用方药】香苏散合良附丸加减。处方：

> 高良姜10 g   吴茱萸5 g   香附10 g   乌药10 g   陈皮5 g   木香3 g

方中高良姜、吴茱萸温胃散寒；香附、乌药、陈皮、木香行气止痛。

【加减】①见恶寒、头痛等风寒表证者，加紫苏叶、广藿香等疏散风寒，或内服生姜汤、胡椒汤散寒止痛；②寒夹食滞见胸脘痞闷、胃纳呆滞、嗳气呕吐者，加枳实、神曲、鸡内金、法半夏、生姜等消食导滞，降逆止呕；③寒邪郁久化热，寒热错杂见胃脘灼痛、嘈杂吐酸，可以半夏泻心汤辛开苦降，寒热并调。

【供选成药】❶安中片：素片，每片0.2 g，每次4~6片；薄膜衣片，每片0.52 g，每次2~3片；均每日3次。出血性溃疡禁用。胃脘热痛者不宜用。❷良附丸：每袋9 g，每次3~6 g，每日2次。湿热中阻胃痛者慎用。❸理中丸：大蜜丸，每丸9 g，每次1丸，每日2次；浓缩丸，每8丸相当于原药材3 g，每次8丸，每日3次。阴虚内热、感冒发热者忌用。湿热中阻所致胃痛、呕吐、泄泻者不宜用，孕妇慎用。❹温胃舒胶囊（颗粒）：胶囊，每粒0.4 g，每次3粒；颗粒，每袋10 g，每次10~20 g；均每日2次。湿热中阻胃痛者及孕妇慎用。

（二）饮食伤胃证

多见胃脘疼痛，胀满拒按，嗳腐吞酸，或呕吐不消化食物，其味腐臭，吐后痛减，不思饮食，大便不爽，得矢气及便后稍舒。舌苔厚腻，脉滑。多因饮食积滞，阻塞胃气所致。治宜消食导滞，和胃止痛。

【常用方药】保和丸加减。处方：

> 神曲10 g   山楂12 g   莱菔子12 g   茯苓10 g   法半夏10 g
> 陈皮5 g   连翘10 g

方中神曲、山楂、莱菔子消食导滞；茯苓、法半夏、陈皮和胃化湿；连翘散结清热。

【加减】①脘腹胀甚加枳实、砂仁、槟榔等以行气消滞；②胃脘胀痛、便秘合用小承气汤，或改用枳实导滞丸以通腑行气；③胃痛急剧，拒按，苔黄燥，便秘者，合用大承气汤泄热通腑。

【供选成药】❶保和丸：水丸，每瓶6g，每次6~9g；大蜜丸，每丸9g，每次1~2丸；均每日2次。浓缩丸，每8丸相当于原药材3g，每次8丸，每日2~3次。孕妇慎用，体虚无积滞者忌用。❷健胃片：每片0.5g，每次6g，每日3次。肝病犯胃所致胃痛、痞满、身体虚弱或老年人不宜长时期服用。吞酸者、孕妇及肝功能不良者慎用。❸沉香化滞丸：每100丸重6g，每次3~6g，每日2次。孕妇禁用，脾胃阴虚、气虚体弱者及哺乳期妇女慎用。❹烂积丸：每100粒重3g。每次6g，每日2次。孕妇禁用，脾胃虚弱者慎用。

（三）肝气犯胃证

多见胃脘胀痛，痛连两胁，遇烦恼则痛或痛甚，嗳气，得矢气则痛舒，胸闷嗳气，喜长叹息，大便不畅。舌苔多薄白，脉弦。多因肝气郁结，横逆犯胃，胃气阻滞所致。治宜疏肝解郁，理气止痛。

【常用方药】柴胡疏肝散加减。处方：

| 柴胡10g | 芍药12g | 川芎10g | 郁金10g | 香附10g | 陈皮5g |
| 枳壳10g | 佛手10g | 甘草5g | | | |

方中柴胡、芍药、川芎、郁金、香附疏肝解郁；陈皮、枳壳、佛手、甘草理气和中。

【加减】①胃痛较甚加川楝子、延胡索，以加强理气止痛；②嗳气较频加沉香、旋覆花顺气降逆；③泛酸加乌贼骨、煅瓦楞子中和胃酸；④肝郁郁热，痛势急迫，嘈杂吐酸，口干口苦，舌红苔黄，脉弦滑或数，可以化肝煎或丹栀逍遥散加黄连、吴茱萸以疏肝泄热和胃。

【供选成药】❶舒肝平胃丸：每10粒重0.6g，每次4.5g，每日2次。肝寒犯胃者及孕妇慎用。❷舒肝健胃丸（颗粒）：水蜜丸，每100丸20g；大蜜丸，每丸6g；均每次3~6g，每日3次。颗粒，每块10g，每次10g，每日2次。肝胃火郁所致胃痛、痞满者慎用。孕妇忌用。❸加味左金丸：每100粒重6g，每次6g，每日2次。肝寒犯胃及体虚者慎用。❹宽胸舒气化滞丸：每丸6g，每次1~2丸，每日2次。孕妇忌用。虚寒冷秘者慎用。

（四）湿热中阻证

多见胃脘疼痛，痛势急迫，脘闷灼热，口干口苦，口渴而欲饮，纳呆恶心，小便色黄，大便不畅。舌红苔黄腻，脉滑数。多因湿热蕴结，胃气痞阻所致。治宜清化湿热，理气和胃。

【常用方药】清中汤加减。处方：

黄连5 g	栀子10 g	法半夏10 g	茯苓12 g	草豆蔻6 g
陈皮5 g	甘草5 g			

方中黄连、栀子清热燥湿；法半夏、茯苓、草豆蔻祛湿健脾；陈皮、甘草理气和中。

【加减】①苔腻食少，脘闷困重者，加苍术、广藿香除湿醒脾；②烦热口渴，胃脘灼痛，舌红苔黄等热偏重者，加蒲公英、黄芩清胃泄热；③伴恶心呕吐加竹茹、陈皮清胃降逆；④大便秘结不通，加大黄通下导滞；⑤气滞腹胀加厚朴、枳实理气消胀；⑥纳呆少食加神曲、谷芽、麦芽消食导滞。

【供选成药】❶三九胃泰胶囊（颗粒）：胶囊，每粒0.5 g，每次2～4粒；颗粒，每袋10 g，每次1袋；均每日2次。虚寒性胃痛及寒凝血瘀胃痛者慎用。❸和胃片：每瓶72片，每次4片，每日4次。虚寒性胃痛及孕妇慎用。❹溃得康颗粒：每袋10 g，每次10 g，每日2次。脾胃虚寒者慎用。

（五）瘀血停胃证

多见胃脘疼痛，如针刺、似刀割，按之痛甚，痛时持久，食后加剧，入夜尤甚，或见吐血、黑便。舌质紫暗或有瘀斑，脉涩。多因瘀停胃络，脉络壅滞所致。治宜化瘀通络，理气和胃。

【常用方药】失笑散合丹参饮加减。处方：

蒲黄10 g	五灵脂10 g	丹参12 g	檀香3 g	砂仁5 g

方中失笑散化瘀止痛；丹参饮散瘀止痛、行气和胃。

【加减】①胃痛甚加延胡索、木香、郁金、枳壳，以加强活血行气止痛之功；②四肢不温，舌淡脉弱者，加党参、黄芪益气活血；③胃溃疡便血，加三七、白及化瘀止血；④阴虚口干咽燥，舌光无苔，脉细者，加生地黄、麦冬滋阴润燥。

【供选成药】❶丹桂香颗粒：每袋8 g或6 g（无糖），每次1袋，每日3次。孕妇和月经过多者禁用，阴虚火旺和胃火壅盛、肝胃郁热所致胃痛者及有自发出血倾向者慎用。❷复方田七胃痛胶囊：每粒0.5 g，每次3～4粒，每日 3 次。孕妇禁用、胃阴不足胃痛者慎用。❸苏南山肚痛丸：每瓶 1.8 g，每次 1.8 g，每日 1~2 次。孕妇禁用，湿热所致疼痛慎用。脾胃虚弱者慎用。❹胃康胶囊：每粒0.3 g，每次 2~4 粒，每日 3 次。孕妇禁用，脾胃虚寒及阴虚火旺者慎用。❺元胡止痛片（颗粒、滴丸）：片剂，薄膜衣片，每片0.26 g；糖衣片，片芯重0.25 g，每次 4~6 片；颗粒，每袋 5 g，每次 1 袋；滴丸，每丸 50 mg，每次 20~30 丸；均每日 3 次。脾胃虚弱及胃阴不足者、孕妇慎用。

（六）胃阴亏虚证

多见胃脘隐隐灼痛，似饥而不欲食，口燥咽干，五心烦热，消瘦乏力，口渴思饮，大便干结。舌红少津，脉细数。多因胃阴亏耗，胃失濡养所致。治宜养阴益胃，和中止痛。

【常用方药】一贯煎合芍药甘草汤加减。处方：

沙参10 g	麦冬10 g	生地黄12 g	枸杞子10 g	当归10 g
川楝子10 g	白芍12 g	甘草5 g		

方中沙参、麦冬、生地黄、枸杞子养阴益胃；当归养血活血；川楝子理气止痛；白芍、甘草缓急止痛。

【加减】①胃脘灼痛，嘈杂泛酸者，加珍珠粉、牡蛎、海螵蛸，或配左金丸以制酸；②胃脘胀痛较剧，兼有气滞者，加厚朴花、玫瑰花、佛手等行气止痛；③大便干秘加火麻仁、瓜蒌子等润肠通便；④阴虚胃热见口渴饮冷，舌红少苔，加石斛、知母、黄连养阴清胃。

【供选成药】❶阴虚胃痛颗粒（片）：颗粒，每袋10 g，每次10 g；片剂，每片0.25 g，每次 6 片；均每日 3 次。虚寒胃痛者慎用。❷养胃舒胶囊（颗粒）：胶囊，每粒0.4 g，每次 3 粒；颗粒，每袋10 g，每次 10~20 g；均每日 2 次。肝胃火盛见吞酸嗳腐者慎用。❸养阴清胃颗粒：每袋15 g，每次15 g，每日 2 次。虚寒性胃痛慎用。❹胃安胶囊：每粒0.25 g，每次 8 粒，每日 3 次。虚寒性胃痛慎用。

（七）肝胃郁热证

多见胃脘灼痛，烦躁易怒，烦热不安，胁胀不舒，泛酸嘈杂，口干口苦。舌红苔黄，脉弦或数。多因肝胃郁热，肝胃不和所致。治宜平逆散火，泄热和胃。

【常用方药】化肝煎加减。处方：

> 青皮6 g   陈皮6 g   白芍10 g   牡丹皮10 g   栀子10 g   泽泻10 g
> 浙贝母10 g

方中青皮、陈皮理行疏肝和胃；白芍柔肝止痛；牡丹皮、栀子、泽泻泄热凉血；浙贝母化痰开郁而散结。

【加减】①胃痛甚者，加延胡索、川楝子；②胸胁胀满，烦躁易怒甚者，加柴胡、香附等；③口干、口苦，小便短赤者，加玉竹、麦冬、淡竹叶等。

【供选成药】❶丹栀逍遥丸：每100粒重6 g，每次6～9 g，每日2次。脾胃虚寒之脘腹冷痛、大便溏薄者不宜用，孕妇、月经期妇女慎用。❷加味左金丸：详见第74页。

（八）脾胃虚寒证

多见胃痛隐隐，绵绵不休，喜温喜按，空腹痛甚、得食则缓，劳累或受凉后发作加重，泛吐清火，神疲纳呆，四肢倦怠，手足不温，大便溏薄。舌淡苔白，脉虚弱或迟缓。多因脾胃虚寒，失于温养所致。治宜温中健脾，和胃止痛。

【常用方药】黄芪建中汤加减。处方：

> 黄芪15 g   桂枝10 g   生姜5 g   白芍15 g   炙甘草10 g
> 饴糖30 g   大枣10 g

方中黄芪补中益气；桂枝、生姜温中散寒；白芍、炙甘草、饴糖、大枣缓急止痛。

【加减】①泛吐清水较多加干姜、姜半夏、陈皮、茯苓温胃化饮；②泛酸者去饴糖，加黄连、吴茱萸、乌贼骨、煅瓦楞子等制酸和胃；③胃脘冷痛，里寒较甚，呕吐，肢冷，加用理中丸；④形寒肢冷，腰膝酸软，可用附子理中汤；⑤无泛吐清水和手足不温症状者，可改用香砂六君子汤健脾益气，和胃止痛。

【供选成药】❶安中片：详见第73页。❷虚寒胃痛胶囊（颗粒）：胶囊，每粒0.4 g，每次4粒；颗粒，每袋5 g或3 g（无糖），每次1袋；均每日3次。阴虚火旺胃痛者慎用。❸丁蔻理中丸：每26粒重1 g，每次5～9 g，每日2次。感冒发热及湿热中阻吐泻者慎用。❹理中丸：详见第73页。

二、胃痞

胃痞，又称痞满，是指以自觉心下痞塞、胸膈胀满、触之无形、按之柔软、压之无痛为主要症状的病证。按其痞感部位可分为胸痞、心下痞等。心下痞即胃脘部。

现代医学中的慢性胃炎（包括浅表性胃炎和萎缩性胃炎）、功能性消化不良、胃下垂等疾病，若以上腹胀满为主症时，可参照本病辨证论治。

（一）实痞

一般分四型，但现行教材分五型，增设外寒内滞一证。

1. 外寒内滞证 多见脘腹痞闷，不思饮食，嗳气呕恶，恶寒发热，头痛无汗，身体疼痛，大便溏薄。舌苔薄白或白腻，脉浮紧或濡。多因外有寒束，内有气郁，结于胃脘而成痞。治宜理气和中，疏风散寒。

【常用方药】香苏散加减。处方：

| 紫苏叶10 g | 香附10 g | 炙甘草8 g | 陈皮6 g | 葱白3根 |

方中重用紫苏叶开胸膈、醒脾胃、宣化痰饮、解郁结而利气滞；香附解郁散气、畅达气机；陈皮理气燥湿；炙甘草健脾和中；葱白通阳宽胸。

【加减】①脘痞较甚，痰多苔腻者，加广藿香、木香、半夏、砂仁；②纳呆食少加焦三仙、鸡内金、佛手；③鼻塞声重、时欲叹息者，加羌活、苍术、紫苏梗、防风；头痛较甚加川芎、白芷、细辛等。

【供选成药】❶野苏颗粒，每袋6 g，每次6 g，每日3~4次。脾胃阴虚及肝胃郁火所致胃痛者慎用。❷胃苏颗粒：每袋15 g，每次15 g，每日3次。脾胃阴虚、肝胃郁火之胃痛者及孕妇慎用。

2. 饮食内停证 多见脘腹痞闷而胀，进食尤甚，拒按，嗳腐吞酸，恶食呕吐，或大便不调，矢气频作，气臭如败卵。舌苔厚腻，脉滑。多因饮食停滞，胃腑失和，气机壅塞所致。治宜消食和胃，行气消痞。

【常用方药】保和丸加减。处方：

| 山楂15 g | 神曲10 g | 莱菔子12 g | 法半夏10 g | 陈皮10 g |
| 茯苓15 g | 连翘10 g | | | |

方中山楂、神曲、莱菔子消食导滞、行气除胀；法半夏、陈皮和胃化

湿，行气消痞；茯苓健脾渗湿；连翘清热散结。

【加减】①食积较重者见胃脘饱胀，嗳腐吐酸，加鸡内金、谷芽、麦芽消食；②脘腹胀满，加枳实、厚朴、槟榔理气除满；③食积化热见大便秘结，加大黄、枳实通腑消胀，或用枳实导滞丸推荡积滞，清利湿热；④兼脾虚便溏加白术、扁豆健脾助运，化湿和中，或用枳实消痞丸消除痞满，健脾和胃。

【供选成药】❶保和丸：详见第74页。❷山楂化滞丸：每丸9 g，每次2丸，每日2次。孕妇禁用，脾虚食滞者慎用。❸枳实导滞丸：每瓶18 g，每次6~9 g，每日2次。孕、产妇及虚寒痢疾忌用，久病正虚、年老体弱者慎用。❹调中四消丸：每100粒重6 g，每次6 g，每日1次。孕妇禁用，年老、体弱者慎用。❺加味保和丸：每100粒重6 g，每次6 g，每日2次。湿热中阻者不宜用，孕妇及妇女哺乳期慎用。

3. 痰湿中阻证　多见脘腹痞塞不舒，胸膈满闷，头晕目眩，身重困倦，呕恶纳呆，口淡不渴，小便不利。舌苔白厚腻，脉沉滑。多因痰浊阻滞，脾失健运，气机不和所致。治宜除湿化痰，理气和中。

【常用方药】二陈平胃汤加减。处方：

| 法半夏10 g | 苍术10 g | 广藿香10 g | 陈皮5 g | 厚朴10 g |
| 茯苓15 g | 甘草5 g | | | |

方中法半夏、苍术、广藿香燥湿化痰；陈皮、厚朴理气消胀；茯苓、甘草健脾和胃。

【加减】①痰湿盛而胀满，脘闷苔腻者，加枳实、紫苏梗、桔梗等行气化湿、和胃，或合用半夏厚朴汤加强化痰理气；②气逆不降见嗳气不止者，加旋覆花、赭石、枳实、沉香降逆和胃；③痰湿郁久化热见口苦、苔黄者，改黄连温胆汤清化痰热；④兼脘腹胀满，食少便溏等脾胃虚弱症状者，加党参、白术、砂仁健脾和中。

【供选成药】❶木香顺气丸（颗粒）：丸剂，每100粒重6 g，每次6~9 g，每日2~3次；颗粒，每袋15 g，每次15 g，每日2次。孕妇禁用，肝胃郁火胃痛、痞满者慎用。❷和中理脾丸：每丸9 g，每次1丸，每日2次。肝胃郁火、胃阴不足及湿热中阻见胃痛、呕吐、泄泻者慎用。❸中满分消丸：每100粒重6 g，每次6 g，每日2次。孕妇禁用，寒湿困脾所致鼓胀者慎用。

4. 湿热阻胃证　多见脘腹痞闷，或嘈杂不舒，恶心呕吐，口干不欲饮，口苦，纳少。舌红苔黄腻，脉滑数。多因湿热内蕴，困阻脾胃，气机不利所致。治宜清热化湿，和胃消痞。

【常用方药】泻心汤合连朴饮加减。处方：

大黄10 g	黄连5 g	黄芩10 g	厚朴10 g	石菖蒲10 g
法半夏10 g	芦根15 g	栀子10 g	豆豉5 g	

方中大黄泄热散痞、和胃开结；黄连、黄芩苦降泄热；厚朴理气祛湿；石菖蒲芳香化湿、醒脾开胃；法半夏和胃燥湿；芦根清热和胃、止呕除烦；栀子、豆豉清热除烦。

【加减】①恶心呕吐明显者，加竹茹、生姜、旋覆花止呕；②纳呆不食，加鸡内金、谷芽、麦芽开胃导滞；③嘈杂不舒可合用左金丸和胃；④便溏可去大黄，加扁豆、陈皮化湿和胃；⑤寒热错杂，口苦泛酸，可用法半夏泻心汤苦辛通降。

【供选成药】❶双虎清肝颗粒：每袋12 g，每次1~2袋，每日2次。孕妇禁用，脾胃虚寒、寒湿阴黄者慎用。❷和胃片：每瓶72片，每次4片，每日4次。虚寒性胃痛及孕妇慎用。

5. 肝胃不和证　多见脘腹痞闷，胸胁胀满，心烦易怒，善太息，呕恶嗳气，或吐苦水，大便不爽。舌质淡红、苔薄白，脉弦。多因肝气犯胃，胃气郁滞所致。治宜疏肝解郁，和胃消痞。

【常用方药】越鞠丸合枳术丸加减。处方：

香附10 g	川芎10 g	苍术10 g	神曲10 g	栀子10 g
枳实10 g	白术10 g	荷叶8 g		

方中香附、川芎疏肝散结、行气活血；苍术、神曲燥湿健脾、消食化滞；栀子泻火解郁；枳实行气消痞；白术健脾益胃；荷叶升清别浊而养胃气。

【加减】①气郁、胀满较甚者加柴胡、郁金、厚朴等，或用五磨饮子加减以理气导滞消胀；②郁而化火，口苦而干者，加黄连、黄芩泻火解郁；③呕恶明显加法半夏、生姜和胃止呕；④嗳气甚加竹茹、沉香和胃降气。

【供选成药】❶越鞠丸：水丸，每瓶60 g，每次6~9 g；片剂，每片0.43 g，每次5~6片；均每日2次。阴虚火旺、气虚者不宜用。孕妇及过敏体质者慎用。❷舒肝平胃丸、加味左金丸：详见第74页。❶舒肝和胃丸

（口服液）：水蜜丸，每100重20 g，每次9 g；大蜜丸，每丸6 g，每次 2 丸；口服液，每支10 mL，每次10 mL；均每日 2 次。肝胃郁火所致胃痛、胁痛者及妇女经期、孕期、哺乳期慎用。❺朴沉化郁丸：每丸9 g，每次 1 丸，每日 2 次。肝胃郁火所致胁痛、胃痛、呃逆者及孕妇慎用。

（二）虚痞

1. **脾胃虚弱证** 多见脘腹满闷，时轻时重，喜温喜按，纳呆便溏，神疲乏力，少气懒言，语声低微。舌质淡、苔薄白，脉细弱。多因脾胃虚弱，健运失职，升降失司所致。治宜补气健脾，升清降浊。

【常用方药】补中益气汤加减。处方：

黄芪15 g	党参15 g	白术10 g	炙甘草10 g	升麻10 g
柴胡10 g	当归10 g	陈皮5 g		

方中黄芪、党参、白术、炙甘草益气健脾、鼓舞脾胃清阳之气；升麻、柴胡协同升举清阳；当归养血和营以助脾；陈皮理气消痞。

【加减】①胀闷较重加枳壳、木香、厚朴理气运脾；②阳虚明显致四肢不温，加制附子、干姜温胃助阳，或合理中丸温胃健脾；③纳呆厌食加砂仁、神曲等理气开胃；④湿浊内蕴见舌苔厚腻者，加法半夏、茯苓，或改用香砂六君子汤加减以健脾祛湿、理气除胀。

【供选成药】❶健脾丸（糖浆、颗粒）：小蜜丸，每瓶60 g，每次9 g；大蜜丸，每丸9 g，每次 1 丸；糖浆，每瓶100 mL，每次 10～15 mL；颗粒，每袋或每块重 14 g，每次 14 g；均每日 2 次，湿热内蕴所致胃痛、痞满、泄泻者慎用。❷健胃消食片：每片 0.8 g 或0.5 g，每片0.5 g者，每次 4~6 片，每片 0.8 g者，每次 3 片；均每日 3 次。❸胃脘舒颗粒：每袋7 g，每次 7 g，每日 2 次。肝胃火郁见胃痛、痞满及外感发热者慎用。❹枳术丸：每袋6 g或 12 g，每次6 g，每日 2 次。湿热中阻之痞满者慎用。

2. **胃阴不足证** 多见脘腹痞闷，嘈杂，饥不欲食，恶心嗳气，口燥咽干，大便秘结。舌红少苔，脉细数。多因胃阴亏虚，胃失濡养，和降失司所致。治宜养阴益胃，调中消痞。

【常用方药】益胃汤加减。处方：

生地黄12 g	麦冬10 g	沙参12 g	玉竹10 g	香橼5 g

方中生地黄、麦冬、沙参、玉竹滋阴养胃；香橼疏肝理脾、除满。

【加减】①口渴喜饮，唇舌干燥，津伤较重者，加石斛、花粉等加强生津之功；②腹胀较著加枳壳、厚朴花理气消胀；③食滞者见胃脘饱胀，呕吐酸腐，加谷芽、麦芽等消食导滞；④便秘加火麻仁、玄参润肠通便。

【供选成药】❶胃乐新颗粒：每袋 5 g，每次 5 g，每日 3 次。脾胃虚寒、胃痛痞满者慎用。❷胃安胶囊：每粒0.25 g，每次 8 粒，每日 3 次。脾胃虚寒见胃痛痞满者慎用。❸养胃舒胶囊、养阴清胃颗粒、阴虚胃痛颗粒：详见第 76 页。

三、呕吐

　　呕吐，是由于胃失和降、气逆于上，迫使胃内容物从口而出的病证。古代文献将呕与吐进行了区别：有物有声谓之呕，有物无声谓之吐，无物有声谓之干呕。临床呕与吐常同时发生，很难截然分开，故统称为"呕吐"。呕吐可单独出现，亦可伴见于多种急慢性疾病。

　　现代医学中的急慢性胃炎、幽门梗阻、食源性呕吐、十二指肠壅积症等可参考本病证辨证论治。另外，肠梗阻、急性胰腺炎、急性胆囊炎、尿毒症、颅脑疾病、酸碱平衡失调、电解质紊乱，以及一些急性传染病早期，以呕吐为主要临床表现时，亦可参考本病辨证论治，同时结合辨病处理。

（一）实证

1. 外邪犯胃证　多见突然呕吐，胸脘满闷，发热恶寒，头身疼痛，舌苔白腻，脉濡缓。多因外邪犯胃，中焦气滞，浊气上逆所致。治宜疏邪解表，化浊和中。

【常用方药】藿香正气散加减。处方：

广藿香10 g	紫苏10 g	白芷10 g	大腹皮10 g	厚朴10 g
法半夏10 g	陈皮5 g	白术10 g	茯苓12 g	生姜10 g

　　方中广藿香、紫苏叶、白芷芳香化浊、疏表散寒；大腹皮、厚朴理气除满；法半夏、陈皮和胃降逆止呕；白术、茯苓化湿健脾；生姜和胃止呕。

【加减】①伴见脘痞嗳腐、饮食停滞者，去白术加鸡内金、神曲消食导滞；②风寒偏重见寒热无汗、头痛身楚，加荆芥、防风、羌活祛风解表散寒；③气机阻滞之脘闷腹胀者，加木香、枳壳行气消胀。

【供选成药】❶藿香正气水：详见第 4 页。❷保济丸：每瓶 1.85 g 或

3.7 g，每次 1.85~3.7 g，每日 3 次。孕妇禁用。

2. **食滞内停证** 多见呕吐酸腐，脘腹胀满，嗳气厌食，大便或溏或结。舌苔厚腻，脉滑实。多因食积内停，气机受阻，浊气上逆所致。治宜消食化滞，和胃降逆。

【常用方药】保和丸加减。处方：

> 山楂15 g　神曲10 g　莱菔子10 g　陈皮5 g　法半夏10 g　茯苓15 g
> 连翘10 g

方中山楂、神曲、莱菔子消食和胃；陈皮、法半夏、茯苓理气降逆、和中止呕；连翘散结清热。

【加减】①因肉食而吐者重用山楂，因米食而吐者加谷芽，因面食而吐者重用莱菔子并加麦芽；因酒食而吐者加蔻仁、葛花，重用神曲，因食鱼、蟹而吐者加紫苏叶、生姜。因豆制品而吐者加生萝卜汁。②食物中毒呕吐者用盐探吐，防止腐败秽物被吸收。

【供选成药】❶保和丸、沉香化滞丸：详见第 74 页。❷胃力片：每片0.6 g，每次 2~3 片，每日 3 次。孕妇禁用，虚寒性胃痛、寒湿阻滞胁痛、冷秘者慎用。❸木香分气丸：每 100 丸重6 g，每次6 g，每日 2 次。肝胃火郁者慎用。

3. **痰饮内阻证** 多见呕吐清水痰涎，脘闷不食，头眩心悸。舌白腻，脉滑。多因痰饮内停，中阳不振，胃气上逆所致。治宜温中化饮，和胃降逆。

【常用方药】小半夏汤合苓桂术甘汤。处方：

> 法半夏10 g　生姜10 g　茯苓12 g　白术12 g　桔梗10 g　甘草5 g

方中法半夏化痰饮、和胃止呕；生姜温胃散寒而止呕；茯苓、白术、甘草健脾化湿；桔梗宣肺祛痰。

【加减】①脘腹胀满，舌苔厚腻可去白术加苍术、厚朴行气除满；②脘闷不欲食者加蔻仁、砂仁化浊开胃；③胸膈烦闷、口苦、失眠、恶心呕吐者，加黄连、陈皮化痰泄热，和胃止呕。

【供选成药】❶安中片、良附丸、理中丸：详见第 73 页。❷仲景胃灵丸：每袋1.2 g，每次1.2 g，每日 3 次。阴虚火旺致胃痛者及孕妇慎用。

4. **肝气犯胃证** 多见呕吐吞酸，嗳气频繁，胸胁胀痛。舌质红、苔薄腻，脉弦。多因肝气不疏，横逆犯胃，胃失和降所致。治宜疏肝理气，和胃降逆。

【常用方药】四七汤加减。处方：

紫苏叶10 g　厚朴10 g　法半夏10 g　生姜6 g　茯苓12 g　大枣10 g

方中紫苏叶、厚朴理气宽中；法半夏、生姜、茯苓、大枣和胃降逆。

【加减】①胸胁胀满疼痛较甚者加川楝子、郁金、香附、柴胡疏肝解郁；②呕吐酸水，心烦口渴，可酌加左金丸及栀子、黄芩等辛开苦降，清肝和胃之品；③见胸胁刺痛或呕吐不止，舌有瘀斑者，加桃仁、红花等活血化瘀。

【供选成药】❶柴胡舒肝丸：每丸10 g，每次 1 丸，每日 2 次。孕妇禁用，肝胆湿热、脾胃虚弱者慎用。❷舒肝和胃丸：详见第80页。❸沉香舒气丸：每丸3 g，每次 2 丸，每日 2~3 次。孕妇忌用，虚人、小儿、年老体弱者慎用。❹舒肝平胃丸：详见第74页。

（二）虚证

1. **脾胃气虚证**　多见食欲减退，食入难化，恶心呕吐，脘部痞闷，大便不畅。舌苔白滑，脉虚弦。多因脾胃气虚，纳运无力，胃虚气逆所致。治宜健脾益气，和胃降逆。

【常用方药】香砂六君子汤加减。处方：

党参15 g　茯苓15 g　白术10 g　法半夏10 g　陈皮5 g　木香3 g
砂仁6 g　甘草5 g

方中党参、茯苓、白术、甘草健脾益气；法半夏祛痰降逆、和胃止呕；陈皮、木香、砂仁理气降逆。

【加减】①呕吐频作，嗳气脘痞，加旋覆花、赭石镇逆止呕；②呕吐清水较多，脘冷肢凉者，加附子、肉桂、吴茱萸温中降逆止呕。

【供选成药】❶香砂六君子丸：水丸，每瓶54 g，每次 6~9 g，每日 2~3 次。阴虚内热见胃痛、湿热痞满、泄泻者慎用。❷开胃健脾丸：每 10 丸重 1 g，每次 6~9 g，每日 2 次。湿热痞满、泄泻者不宜用。❸海洋胃药：每片0.3 g，每次 4~6 g，每日 3 次。孕妇禁用，阴虚内热、湿热中阻者及胃痛胃酸低者慎用。❹养胃颗粒：每袋15 g或 5 g（无糖），每次 1 袋，每日 3 次。胃脘灼热嘈杂、吞酸者及胃阴不足胃痛者慎用。

2. **脾胃阳虚证**　多见饮食稍多即吐，时作时止，面色㿠白，倦怠乏力，喜暖恶寒，四肢不温，口干而不欲饮，大便溏薄。舌质淡，脉濡弱。多因脾胃虚寒，失于温煦，运化失职所致。治宜温中健脾，和胃降逆。

【常用方药】理中汤加减。处方：

> 红参10 g　白术10 g　干姜10 g　炙甘草10 g

方中人参、白术健脾和胃；干姜、炙甘草甘温和中。

【加减】①呕吐者加砂仁、法半夏等理气降逆止呕；②呕吐清水不止加吴茱萸、生姜温中降逆止呕；③久呕不止，完谷不化，汗出肢冷，腰膝酸软，舌质淡胖，脉沉细，加制附子、肉桂等温补脾肾之阳。

【供选成药】❶理中丸：详见第73页。❷虚寒胃痛胶囊（颗粒）：胶囊，每粒0.4 g，每次4粒；颗粒，每袋5 g或3 g（无糖），每次1袋；均每日3次。阴虚火旺胃痛者慎用。❸丁蔻理中丸：详见第77页。

3. 胃阴不足证　多见呕吐反复发作，或时作干呕，似饥而不欲食，口燥咽干。舌红少津，脉细数。多因胃阴不足，胃失濡润，和降失司所致。治宜滋养胃阴，降逆止呕。

【常用方药】麦门冬汤加减。处方：

> 白参10 g　麦冬12 g　法半夏10 g　大枣10 g　粳米20 g　甘草5 g

方中白参、麦冬、粳米、甘草滋养胃阴；法半夏降逆止呕；大枣益气和中。

【加减】①呕吐较剧加竹茹、枇杷叶和降胃气；②口干、舌红、热甚者加黄连清热止呕；③大便干结加瓜蒌子、火麻仁、白蜜润肠通便；④伴倦怠乏力、纳差、舌淡，加太子参、山药益气健脾。

【供选成药】❶胃乐新颗粒、胃安胶囊：详见第82页。❷养胃舒胶囊、阴虚胃痛颗粒：详见第76页。

四、噎膈

噎膈，是由于食管干涩或食管狭窄导致吞咽食物哽噎不顺、饮食难下，或食而复出的疾患。噎即噎塞，指吞咽之时哽噎不顺；膈为格拒，指饮食不下。噎虽可单独出现，而又每为膈的前驱表现，故临床往往以噎膈并称。

根据临床表现，现代医学中的食管癌、贲门癌、贲门痉挛、食管-贲门失弛缓症、食管憩室、食管炎、胃食管反流病、食管狭窄、胃神经症等，均可参照本病内容辨证论治。

（一）痰气交阻证

多见吞咽梗阻，胸膈痞满，甚则疼痛、情志舒畅时可减轻，情志抑郁时则加重，嗳气呃逆，呕吐痰涎，口干咽燥，大便艰涩。舌质红、苔薄腻，脉弦滑。多因肝气郁结，痰湿交阻，胃气上逆所致。治宜开郁化痰，润燥降气。

【常用方药】启膈散加减。处方：

> 郁金10 g　　砂仁壳10 g　　丹参12 g　　洋参10 g　　浙贝母10 g
> 茯苓12 g　　荷叶蒂10 g

方中郁金、砂仁壳、丹参开郁利气；沙参、浙贝母润燥化痰；茯苓健脾和中；荷叶蒂和胃降逆。

【加减】①嗳气呕吐明显加旋覆花、赭石以增降逆和胃之力；②泛吐痰涎甚多加法半夏、陈皮，或含化玉枢丹加强化痰之功；③大便秘结加生大黄、莱菔子，得通即止；④气郁化火，心烦口干者，加山豆根、栀子、金果榄清热解毒。

【供选成药】❶抗癌平丸：每瓶 1 g。每次 0.5～1 g，每日 3 次。不可过量、久用。孕妇禁用，脾胃虚寒者慎用。❷平消胶囊（片）：胶囊，每粒 0.23 g，每次 4～8 粒；片剂，薄膜衣片每片 0.24 g，糖衣片片芯重0.23 g，每次 4～8 片；均每日 3 次。可与放疗、化疗同时使用，但不可过量、久服。孕妇禁用，虚证患者不宜用。❸安替可胶囊：每粒 0.22 g，每次 2 粒，每日 3 次。孕妇禁用，不可过量、久服。❹咽喉消炎丸：每 100 粒重 3 g，每次 5～10 粒，每日 3～4 次。不可过量、久用。孕妇禁用，虚火喉痹、乳蛾者，老人、儿童及脾胃虚弱者慎用。

（二）瘀血内结证

多见饮食难下，或虽下而复吐出，甚或呕出物如赤豆汁，胸膈疼痛，固着不移，肌肤枯燥，形体消瘦。舌质紫暗，脉细涩。多因蓄瘀留着，阻滞食道，通降失司，肌肤失养所致。治宜滋阴养血，破血行瘀。

【常用方药】通幽汤加减。处方：

> 生地黄15 g　　熟地黄15 g　　当归10 g　　桃仁10 g　　红花8 g
> 丹参12 g　　三七5 g　　五灵脂10 g　　乳香10 g　　没药10 g
> 蜣螂虫10 g　　海藻12 g　　昆布12 g　　浙贝母10 g

方中生地黄、熟地黄、当归滋阴养血；桃仁、红花、丹参、三七活血化瘀；五灵脂、乳香、没药、蜣螂活血破瘀止痛；海藻、昆布、浙贝母软坚化瘀。

【加减】①局部刺痛，唇舌紫暗等瘀阻显著者，加三棱、莪术、炮穿山甲、急性子增强破结消癥之力；②呕吐较甚，痰涎较多者，加海蛤粉、法半夏、瓜蒌等化痰止呕；③呕吐物如赤豆汁者，另服云南白药化瘀止血；④服药即吐，难于下咽，可含化玉枢丹开膈降逆，随后再服汤药。

【供选成药】❶抗癌平丸、平消胶囊：详见上证。❷金蒲胶囊：每粒0.3 g，每次3粒，每日3次。不可过量、久用。孕妇禁用，脾胃虚弱者慎用。

（三）津亏热结证

多见吞咽梗涩而痛，格拒不下，或入而复出，甚则水饮难进，心烦口干，胃脘灼热，大便干结如羊屎，形体消瘦，皮肤干枯，小便短赤。舌质光红、干裂少津，脉细数。多因气郁化火，阴津枯竭，虚火上逆，胃失润降所致。治宜滋阴养血，润燥生津。

【常用方药】沙参麦冬汤加减。处方：

沙参12 g	麦冬10 g	天花粉12 g	玉竹10 g	乌梅10 g
芦根15 g	竹茹10 g	半枝莲15 g	白蜜20 g	生姜汁5 mL

方中沙参、麦冬、天花粉、玉竹滋阴养血；乌梅、芦根、白蜜生津润肠；竹茹、生姜汁化痰止吐；半枝莲清热解毒散结。

【加减】①胃脘灼痛，舌红苔黄等胃火偏盛者，加栀子、黄连清胃中之火；②肠腑失润、大便干结者，加火麻仁、瓜蒌润肠通便；③心烦、口渴、咽干、噎食不下，或食入即吐、吐物酸热者，改用竹叶石膏汤加大黄泄热存阴。

【供选成药】❶胃乐新颗粒、胃安胶囊：详见第82页。❷养阴清胃颗粒：每袋15 g，每次15 g，每日2次。虚寒性胃痛慎用。

（四）气虚阳微证

多见吞咽受阻，饮食不下，泛吐多量涎液白沫，面浮足肿，面色㿠白，形寒气短，精神疲惫，腹胀便溏。舌质淡、苔白，脉细弱。多因脾胃阳虚，中阳衰微，温煦失职，气不化津所致。治宜温补脾肾。

【常用方药】补气运脾汤加减。处方：

黄芪15 g	党参15 g	白术10 g	砂仁5 g	茯苓12 g	陈皮5 g
法半夏10 g	生姜6 g	大枣10 g	甘草5 g		

方中黄芪、党参、白术、砂仁、茯苓、甘草温补脾气；陈皮、法半夏、生姜、大枣降逆祛痰、和中养胃。

【加减】①胃虚气逆见呕吐不止，加旋覆花、赭石和胃降逆；②阳伤及阴见口干咽燥、形体消瘦、大便干燥，加石斛、麦冬、沙参滋养津液；③泛吐白沫加吴茱萸、丁香、白蔻仁温胃降逆；④见脾肾阳虚致形寒肢冷，胃脘冷痛，泛吐清水，加附子、肉桂、鹿角胶、肉苁蓉温补脾肾。

【供选成药】❶温胃舒胶囊：详见第73页。❷香砂养胃颗粒（丸）：颗粒，每袋5 g，每次5 g；丸剂，每支9 g，每次9 g；均每日2次。浓缩丸，每瓶200丸，每次8丸，每日3次。胃阴不足或湿热中阻所致痞满、胃痛、呕吐者慎用。❸胃舒宁颗粒：每袋5 g或3 g（含乳糖），每次1袋，每日3次。脾胃阴虚、肝胃火盛所致胃痛者慎用。❹开胃健脾丸：每10丸重1 g，每次6~9 g，每日2次。湿热痞满、泄泻者不宜用。

五、呃逆

呃逆，是指胃气上逆动膈，以气逆上冲、喉间呃呃连声、声短而频，难以自制为主要表现的病症。呃逆相当于现代医学中的单纯性膈肌痉挛，而其他疾病，如胃肠神经症、胃炎、胃扩张、胸腹腔肿瘤、肝硬化晚期、脑血管病、尿毒症，以及胸腹手术后等引起的膈肌痉挛之呃逆，均可参考本病辨证论治。

（一）胃中寒冷证

多见呃声沉缓有力，胸膈及胃脘不舒，得热则减，遇寒则甚，进食减少，喜食热饮，口淡口渴。舌苔白润，脉迟缓。多因寒蓄中焦，气机不利，胃气上逆所致。治宜温中散寒，降逆止呃。

【常用方药】丁香散加减。处方：

> 丁香3 g　柿蒂12 g　高良姜10 g　干姜5 g　荜茇10 g　香附10 g
> 陈皮5 g

方中丁香、柿蒂降逆止呕；高良姜、干姜、荜茇温中散寒；香附、陈皮理气和胃。

【加减】①寒气较重致脘腹胀痛者，加吴茱萸、肉桂、乌药散寒降逆；②寒凝食滞致脘闷嗳腐者，加莱菔子、法半夏、槟榔行气降逆导滞；③寒凝气滞致脘腹痞满者，加枳壳、厚朴行气消痞；④气逆较甚见呃逆频作者，加刀豆子、旋覆花、赭石理气降逆，尚可辨证选用丁香柿蒂散等。

【供选成药】❶温胃舒胶囊、安中片、良附丸：详见第73页。❷丁蔻理中丸：详见第77页。

（二）胃火上逆证

多见呃声洪亮有力，冲逆而出，口臭烦渴，多喜冷饮，脘腹满闷，大便秘结，小便短赤。苔黄燥，脉滑数。多因热结胃肠，腑气不畅，胃火上冲所致。治宜清胃泄热，降逆止呃。

【常用方药】竹叶石膏汤加减。处方：

竹叶10 g	生石膏20 g	沙参12 g	麦冬10 g	法半夏10 g
竹茹10 g	柿蒂12 g	粳米20 g	甘草5 g	

方中竹叶、生石膏清泻胃火；沙参、麦冬养胃生津；法半夏和胃降逆；粳米、甘草调养胃气；竹茹、柿蒂增强降逆止呃之力。

【加减】①腑气不通致痞满便秘者合用小承气汤通腑泄热、降气止呃；②胸膈烦热，大便秘结用凉膈散攻下泄热。

【供选成药】❶大黄清胃丸：每丸9 g，每次1丸，每日2次。孕妇禁用，脾胃虚寒便秘及年老体弱者慎用。❷三九胃泰胶囊：详见第75页。❸胃逆康胶囊：每粒0.4 g，每次4粒，每日3次，餐前服。肝寒犯胃所致胃痛、吞酸者不宜用，肝功能不全者忌用。❹养阴清胃颗粒：详见第87页。

（三）气机郁滞证

多见呃逆连声，常因情志不畅而诱发或加重，胸胁满闷，脘腹胀满，嗳气纳减，肠鸣矢气。苔薄白，脉弦。多因肝气郁滞，横逆犯胃，胃气上逆所致。治宜顺气解郁，和胃降逆。

【常用方药】五磨饮子加减。处方：

木香5 g	乌药10 g	枳壳10 g	沉香3 g	槟榔10 g	丁香1.5 g
赭石15 g					

方中木香、乌药解郁顺气；枳壳、沉香、槟榔宽中降气；丁香、赭石降逆止呕。

【加减】①肝郁明显见胸胁胀痛者，加川楝子、郁金疏肝解郁；②心烦口苦，气郁化热者，加栀子、黄连泻肝和胃；③气逆痰阻见晕眩恶心者，用旋覆代赭汤加陈皮、茯苓顺气降逆，化痰和胃；④气滞日久成瘀，瘀血内结，胸胁刺痛，久呃不止者，用血府逐瘀汤加减活血化瘀。

【供选成药】❶舒肝健胃丸：详见第74页。❷舒肝和胃丸：详见第80页。❸柴胡舒肝丸：详见第37页。❹朴沉化郁丸：每丸9 g，每次1丸，每日2次。肝胃郁火所致胁痛、胃痛、呃逆者及孕妇慎用。

（四）脾胃阳虚证

多见呃声低长无力，气不得续，泛吐清水，脘腹不舒，喜温喜按，面色㿠白，手足不温，食少乏力，大便溏薄。舌质淡、苔薄白，脉细弱。多因中阳不足，胃失和降，虚气上逆所致。治宜温补脾胃止呃。

【常用方药】理中丸加减。处方：

红参10 g	白术10 g	干姜10 g	吴茱萸5 g	丁香1.5 g
柿蒂12 g	炙甘草10 g			

方中红参、白术、甘草甘温益气；干姜温中散寒；吴茱萸、丁香、柿蒂温胃止呃。

【加减】①嗳腐吞酸夹有食滞加神曲、麦芽消食导滞；②脾虚气滞见脘腹胀满，神疲食少，加法半夏、陈皮理气化浊；③呃声难续，气短乏力，中气大亏者，加黄芪、党参补益中气；④病久及肾，肾阳亏虚，形寒肢冷，腰膝酸软，呃声难续者，为肾失摄纳，加肉桂、紫石英、补骨脂、山茱萸、刀豆子补肾纳气。

【供选成药】❶理中丸、温胃舒胶囊：详见第73页。❷虚寒胃痛胶囊、丁蔻理中丸：详见第77页。

（五）胃阴不足证

多见呃声短促而不得续，口干咽燥，烦躁不安，不思饮食，或食后饱胀，大便干结。舌质红、苔少而干，脉细数。多因阴液不足，胃失濡养，气失和降所致。治宜养胃生津，降逆止呃。

【常用方药】益胃汤合陈皮竹茹汤加减。处方：

沙参12 g	麦冬10 g	玉竹10 g	生地黄15 g	陈皮5 g	竹茹10 g
枇杷叶8 g	柿蒂12 g				

方中沙参、麦冬、玉竹、生地黄甘寒生津、滋养胃阴；陈皮、竹茹、枇杷叶、柿蒂和胃降气、降逆止呃。

【加减】①阴虚火旺，胃火上炎见咽喉不利、黏膜鲜红、胃脘灼痛者，加石斛、芦根养阴清热；②神疲乏力，气短烦渴见气阴虚者，加党参或西洋参、山药益气生津。

【供选成药】❶胃乐新颗粒、胃安胶囊：详见第 82 页。❷养胃舒胶囊、养阴清胃颗粒：详见第 76 页。

六、腹痛

腹痛，是指胃脘以下，耻骨毛际以上部位发生疼痛为主症的病证。腹痛是临床上极为常见的一个症状，内科腹痛常见于现代医学的肠易激综合征、消化不良、胃肠痉挛、不完全性肠梗阻、肠粘连、肠系膜和腹膜病变、腹型过敏性紫癜、泌尿系结石、急慢性胰腺炎、肠道寄生虫等以腹痛为主要表现者，均可参照本节辨证论治。

（一）寒邪内阻证

多见腹痛拘急，遇寒痛甚，得温痛减，口淡不渴，形寒肢冷，小便清长，大便清稀或秘结。舌质淡、苔白腻，脉沉紧。多因寒邪凝滞，中阳被遏，脉络痹阻所致。治宜散寒温里，理气止痛。

【常用方药】良附丸合正气天香散加减。处方：

高良姜6 g　　干姜5 g　　紫苏10 g　　乌药10 g　　香附10 g　　陈皮5 g

方中高良姜、干姜、紫苏温中散寒；乌药、香附、陈皮理气止痛。

【加减】①寒重见痛势剧烈、手足逆冷、脉沉细，加附子、肉桂散寒止痛；②肝经寒凝气滞见少腹拘急冷痛，加吴茱萸、小茴香温肝散寒；③腹中冷痛兼便秘，加附子、大黄温通腑气；④夏日感受寒湿，伴恶心呕吐、胸闷纳呆、身重倦怠、舌苔白腻者，加广藿香、苍术、厚朴、豆蔻、法半夏温中散寒，化湿运脾。

【供选成药】❶纯阳正气丸：每支 18 g，每次1.5~3 g，每日 1~2 次。不宜过量、久用。孕妇禁用，湿热中阻腹痛、吐泻慎用。❷良附丸：每袋 9 g，每次 3~6 g，每日 2 次。湿热中阻胃痛者慎用。❸暖脐膏：每张净重 6 g或 12 g。外用，每次 1 张加温软化后，贴于脐腹或痛处。❹十香丸：每丸9 g，每次 1 丸，每日 1~2 次。湿热内蕴、瘀血阻滞者不宜用。

（二）湿热壅滞证

多见腹痛拒按，烦渴引饮，大便秘结或溏滞不爽，潮热汗出，小便短黄。舌质红、苔黄燥或黄腻，脉滑数。多因湿热内结，气机壅滞，腑气不通所致。治宜泄热通腑，行气导滞。

【常用方药】大承气汤加减。处方：

> 大黄10 g　芒硝10 g　厚朴10 g　枳实10 g

方中大黄攻下燥屎；芒硝泄热、软坚散结；厚朴、枳实导滞消痞。

【加减】①燥热不甚，湿热偏重，大便不爽，去芒硝加栀子、黄芩等清热；②痛引两胁加郁金、柴胡疏肝理气；③腹痛剧烈，寒热往来，恶心呕吐，大便秘结，加大柴胡汤表里双解。

【供选成药】❶通便宁片：每片0.48 g，每次4片，每日1次。孕妇、哺乳期、月经期妇女禁用。冷秘者慎用。体虚者不宜长时用。❷九制大黄丸：每50粒重3 g，每次6 g，每日1次。冷积、冷秘者慎用。❸金龙舒胆颗粒：每袋20 g，每次20 g，每日3次。孕妇禁用，年老体弱者、儿童慎用。❹清泻丸：每袋5.4 g，每次5.4 g，每日1~2次。不宜过量、久服。孕妇禁用，肠燥便秘者慎用。

（三）饮食积滞证

多见脘腹胀满，疼痛拒按，厌食呕恶，痛而欲泻，泻后痛减，或大便秘结。舌苔厚腻，脉滑。多因食滞内停，运化失司，胃肠不和所致。治宜消食导滞，理气止痛。

【常用方药】枳实导滞丸加减。处方：

> 大黄10 g　枳实10 g　神曲10 g　黄芩10 g　黄连5 g　泽泻10 g
> 白术10 g　茯苓12 g

方中大黄、枳实、神曲消食导滞；黄芩、黄连、泽泻清热化湿；白术、茯苓健脾助运。

【加减】①腹痛胀满加厚朴、木香行气消胀；②大便自利，恶心呕吐者去大黄，加陈皮、法半夏、苍术理气燥湿，降逆止呕；③食滞不重，腹痛较轻者用保和丸。

【供选成药】❶枳实导滞丸、山楂化滞丸：详见第79页。❷沉香化滞丸、保和丸：详见第74页。❸槟榔四消丸（片）：水丸，每支6 g，每次6 g；大蜜丸，每丸9 g，每次1丸；片剂，每片0.6 g，每次5片；均每日2~3次。不宜过量、久服。儿童、孕妇及肝、肾功能不全者禁用。虚寒胃痛、冷秘者及体弱者慎用。

（四）肝郁气滞证

多见腹痛胀闷，痛无定处，痛引少腹，或兼痛窜两胁，时作时止，得嗳气或矢气则舒，遇忧思恼怒则剧。舌质红、苔薄白，脉弦。多因肝气郁结，气机不畅，疏泄失司所致。治宜疏肝解郁，理气止痛。

【常用方药】柴胡疏肝散加减。处方：

柴胡10 g	枳壳10 g	香附10 g	陈皮5 g	白芍12 g
川芎10 g	甘草5 g			

方中柴胡、枳壳、香附、陈皮疏肝理气；白芍、甘草缓急止痛；川芎行气活血。

【加减】①气滞较重致胸胁胀痛者，加川楝子、郁金理气；②痛引少腹及睾丸者加橘核、荔枝核、川楝子行气散结；③腹痛肠鸣，气滞腹泻者用痛泻要方；④少腹绞痛，阴囊寒疝者用大乌药散；⑤胸胁灼痛，口苦口干等肝郁日久化热者，加牡丹皮、栀子、川楝子清肝泄热。

【供选成药】❶沉香化气丸：每100丸重6 g，每次3~6 g，每日2次。孕妇禁用，脾胃阴虚、气虚体弱者及哺乳期妇女慎用。❷气滞胃痛颗粒（片）：颗粒，每袋5 g，每次5 g；片剂，薄膜衣片，每片0.5 g，每次3片。糖衣片，每片0.25 g，每次6片；均每日3次。肝胃郁火、胃阴不足所致胃痛者及孕妇慎用。❸柴胡舒肝丸：详见第37页。

（五）瘀血内停证

多见腹痛较剧，痛如针刺，痛处固定，经久不愈。舌质紫暗，脉细涩。多因瘀血内停，气机阻滞，脉络不通所致。治宜活血化瘀，和络止痛。

【常用方药】少腹逐瘀汤加减。处方：

桃仁10 g	红花6 g	牛膝12 g	当归10 g	川芎10 g
赤芍10 g	延胡索12 g	蒲黄6 g	五灵脂10 g	香附10 g
乌药10 g	青皮5 g	甘草5 g		

方中桃仁、红花、牛膝祛瘀活血；当归、川芎、赤芍、甘草养血和营；延胡索、蒲黄、五灵脂化瘀止痛；香附、乌药、青皮行气活血。

【加减】①腹部术后作痛，或跌仆损伤作痛，加泽兰、没药、三七活血化瘀；②瘀血日久发热，加丹参、牡丹皮、王不留行化瘀清热；③兼有寒象腹痛喜温，加小茴香、干姜、肉桂温经止痛；④下焦蓄血见大便色黑，用桃核承气汤。

【供选成药】 ❶和络舒肝胶囊：每粒相当于原药材 0.93 g，每次 5 粒，每日 3 次。孕妇禁用。❷血府逐瘀口服液：详见第 36 页。❸九气拈痛丸：每 50 粒重 3 g，每次 6～9 g，每日 2 次。孕妇禁用，胃热引起的胃痛慎用。❹元胡止痛片：详见第 76 页。

（六）中虚脏寒证

多见腹痛绵绵，时作时止，喜温喜按，形寒肢冷，神疲乏力，气短懒言，胃纳不佳，面色无华，大便溏薄。舌质淡、苔薄白，脉沉细。多因中阳不振，气血不足，失于温养所致。治宜温中补虚，缓急止痛。

【常用方药】 小建中汤加减。处方：

桂枝10 g	干姜5 g	附子10 g	白芍12 g	炙甘草10 g
党参15 g	白术10 g	饴糖30 g	大枣10 g	

方中桂枝、干姜、附子温阳散寒；白芍、炙甘草缓急止痛；党参、白术益气补中；饴糖、大枣甘温补中。

【加减】 ①腹中寒重，呕吐肢冷用大建中汤；②腹痛下痢，脉微肢冷，脾肾阳虚者用附子理中汤温暖脾肾；③大肠虚寒，积冷便秘者用温脾汤温中通秘；④中气大虚致少气懒言用补中益气汤，或当归四逆汤、黄芪建中汤；⑤腹中攻痛不止加吴茱萸、乌药、花椒温里止痛；⑥胃气虚寒见脐中冷痛，连及少腹加胡芦巴、荜澄茄温肾散寒；⑦血气虚弱致腹中拘急冷痛，困倦短气，纳少，自汗者加当归、黄芪调补气血。

【供选成药】 ❶小建中合剂（胶囊、颗粒）：合剂，每瓶100 mL、200 mL、250 mL、500 mL，每次 20～30 mL；胶囊，每粒0.4 g，每次 2～3 粒；颗粒，每袋15 g，每次15 g；均每日 3 次。阴虚内热胃痛者慎用。❷桂附理中丸：大蜜丸，每丸9 g，每次 1 丸，每日 2 次。肝胃郁热所致胃脘痛者及孕妇慎用。❸胃疡灵颗粒：每袋或每块20 g，每次20 g，每日 3 次。阴虚内热之胃痛慎用。❹虚寒胃痛胶囊：详见第 77 页。

七、泄泻

　　泄泻，是以排便次数增多、粪便稀溏或完谷不化，甚至泻出物如水样为主要表现的病证。古有将大便溏薄而势缓者称为泄，大便清稀如水而势急者称为泻，现统称为泄泻。可见于多种疾病，凡属消化器官发生功能或器质性病变导致的腹泻，如急性肠炎、炎症性肠病、吸收不良综合征、肠道肿瘤、肠结核、肠易激综合征等，或其他脏器病变影响消化吸收功能以泄泻为主症者，均可参照此病辨证论治。

(一) 暴泻

1. **寒湿内盛证** 多见泄泻清稀，甚则如水样，脘闷食少，腹痛肠鸣，或兼恶寒，发热，头痛，肢体酸痛。舌苔白或白腻，脉濡缓。多因寒湿内盛，脾失健运，清浊不分所致。治宜散寒化湿。

【常用方药】藿香正气散加减。处方：

> 藿香10 g　苍术10 g　　茯苓12 g　　法半夏10 g　陈皮10 g　木香5 g
> 厚朴10 g　大腹皮10 g　紫苏叶10 g　白芷10 g　　桔梗10 g

方中藿香散寒、芳香化浊；苍术、茯苓健脾化湿；法半夏、陈皮理气祛湿、和中止呕；木香、厚朴、大腹皮理气除满；紫苏叶、白芷、桔梗解表散寒、疏利气机。

【加减】①恶寒重、舌苔白等表寒重者，加荆芥、防风疏风散寒；②外感寒湿，饮食生冷致腹痛、泻下清稀，加服纯阳正气丸温中散寒，理气化湿；③湿邪偏重见腹满肠鸣，小便不利，改用胃苓汤健脾行气祛湿。

【供选成药】❶藿香正气水：详见第 4 页。❷纯阳正气丸：详见第 91 页。❸六合定中丸：每袋 18 g，每次 3~6 g，每日 2~3 次。湿热泄泻、实热积滞胃痛者慎用。❹四正丸：每丸6 g，每次 2 丸，每日 2 次。湿热泄泻、实热胃痛者慎用。❺香苏调胃片：每片0.42 g，每次4~6 片，每日 2 次。食积无表证者慎用。

2. **湿热中阻证** 多见泄泻腹痛，泻下急迫，或泻而不爽，粪色黄褐，气味臭秽，肛门灼热，烦热口渴，小便短黄。舌质红、苔黄腻，脉滑数或濡数。多因湿热壅滞，损伤脾胃，传化失常所致。治宜清热利湿。

【常用方药】葛根芩连汤加减。处方：

> 葛根15 g　　黄芩10 g　黄连5 g　木香5 g　甘草5 g　车前草10 g
> 苦参12 g

方中葛根解肌清热；黄芩、黄连苦寒清热燥湿；木香理气化湿；甘草和中；车前草、苦参清热除湿、利水止泻。

【加减】①兼发热、头痛、脉浮等表证时，加金银花、连翘、薄荷疏风清热；②泄泻酸腐，气味秽浊等夹食滞者，加神曲、山楂、麦芽消食导滞；③肢体困重，苔腻食少，脉滑等湿邪偏重者，加广藿香、厚朴、茯苓、猪苓、泽泻健脾祛湿；④夏日暑湿见发热头重、烦渴自汗、小便短赤、脉濡数，可用新加香薷饮合六一散解暑清热，利湿止泻。

【供选成药】❶葛根芩连片（微丸）：素片0.3或0.5 g，糖衣片片芯重0.3 g，每次3~4片；微丸，每袋1 g，每次3 g；均每日3次。脾胃虚寒腹泻、慢性虚寒性痢疾者慎用。❷香连片（丸）：片剂，每片0.22 g，每次5片，每日3次。水丸，每瓶60 g，每次3~6 g；浓缩丸，每10丸重1.7 g或2 g，每次6~12 g；均每日2~3次。寒湿及虚寒性下痢者慎用。❸泻痢消胶囊：每粒0.35 g，每次3粒，每日3次。孕妇禁用，寒湿及虚寒性泄泻、痢疾慎用。❹肠康片：每片含盐酸小檗碱0.05 g，每次2~4片，每日2次，不宜过量、久服。虚寒性泻痢者慎用。❺肠胃适胶囊：每粒0.25 g，每次4~6粒，每日4次。不宜过量、久服。❻胃肠宁片：每片相当于原药材4.2 g，每次6片，每日3次。脾胃虚寒泄泻慎用。

3. 食滞肠胃证　多见腹痛肠鸣，泻下粪便臭如败卵、泻后痛减，脘腹胀满，嗳腐酸臭，不思饮食。舌苔垢浊或厚腻，脉滑。多因宿食内停，阻滞肠胃，消化失司所致。治宜消食导滞。

【常用方药】保和丸加减。处方：

| 神曲10 g | 山楂15 g | 莱菔子12 g | 法半夏10 g | 陈皮6 g | 茯苓12 g |
| 连翘10 g | 谷芽20 g | 麦芽20 g | | | |

方中神曲、山楂、莱菔子消食和胃；法半夏、陈皮和胃降逆；茯苓健脾祛湿；连翘解郁清热；谷芽、麦芽增强消食功效。

【加减】①食积较重，脘腹胀满用枳实导滞丸；②食积化热致脘腹灼痛，口渴饮冷等，加黄连清热燥湿，止泻；③脾虚腹胀，食少，便溏者，加白术、扁豆健脾祛湿。

【供选成药】❶槟榔四消丸：详见第92页。❷沉香化滞丸、保和丸、烂积丸：详见第74页。❸山楂化滞丸：详见第79页。

（二）久泻

1. 脾胃虚弱证　多见大便时溏时泻，迁延反复，食少，食后脘闷不舒，稍进油腻食物则大便次数明显增加，面色萎黄，神疲倦怠。舌质淡、苔白，脉细弱。多因脾虚失运，清浊不分所致。治宜健脾益气，化湿止泻。

【常用方药】参苓白术散加减。处方：

白参10 g	白术10 g	茯苓12 g	砂仁5 g	陈皮10 g	桔梗10 g
扁豆10 g	山药15 g	莲子15 g	薏苡仁12 g	甘草6 g	

方中白参、白术、茯苓、甘草健脾益气；砂仁、陈皮、桔梗、扁豆、山药、莲子、薏苡仁理气健脾化湿。

【加减】①脾阳虚衰，阴寒内盛见腹痛、泄泻者，用理中丸温中散寒；②中气下陷致久泻不止，或兼脱肛者用补中益气汤健脾止泻，升阳举陷。

【供选成药】❶参苓白术散（丸、颗粒、片、胶囊）：散剂，每包6 g或9 g，每次6~9 g，用枣汤调服或开水泡服；水丸，每袋18 g，每次6 g；均每日2~3次。颗粒，每袋6 g，每次1袋；片剂，每片0.3 g，每次6~12片；均每日2次。胶囊，每粒0.5 g，每次3粒，每日3次。孕妇及湿热内蕴所致泄泻、厌食、水肿及痰热咳嗽者忌用，实热证不宜用，孕妇慎用。❷人参健脾丸：详见第67页。❸参苓健脾胃颗粒：每袋10 g，每次10 g，每日2次。孕妇慎用，湿热中阻所致纳呆、泄泻、呕吐者不宜用。❹开胃健脾丸：每10丸重1 g，每次6~9 g，每日2次。湿热痞满、泄泻者不宜用。❺补中益气丸（口服液、合剂）：水丸，每500粒重30 g，每次6 g；水蜜丸，每瓶54 g，每次6 g；小蜜丸，每瓶60 g，每次9 g；大蜜丸，每丸9 g，每次1丸；浓缩丸，每瓶200粒，每次8~10粒；口服液，每支10 mL，每次10 mL；合剂，每支10 mL或每瓶100 mL，每次10~15 mL；均每日2~3次。不宜与感冒药同用。阴虚内热者慎用。

2. 肾阳虚衰证　多见黎明之前脐腹作痛，肠鸣即泻，完谷不化，腹部喜暖，泻后则安，形寒肢冷，腰膝酸软。舌淡苔白，脉沉细。多因命门火衰，脾失温煦所致。治宜温肾健脾，固涩止泻。

【常用方药】四神丸加减。处方：

补骨脂12 g	白豆蔻10 g	吴茱萸5 g	五味子6 g	附子10 g
炮姜5 g				

方中补骨脂温补肾阳；白豆蔻、吴茱萸温中散寒；五味子收敛止泻；附子、炮姜温脾逐寒。

【加减】①脐腹冷痛加附子理中丸温中健脾；②年老体衰，中气下陷见久泻不止，脱肛，加黄芪、党参、白术、升麻益气升阳；③泻下滑脱不禁，或虚坐努责者，改用真人养脏汤涩肠止泻；④脾虚肾寒不著，寒热错杂反见心烦嘈杂、大便夹有黏冻，可改服乌梅丸。

【供选成药】❶桂附理中丸：大蜜丸，每丸9 g，每次 1 丸，每日 2 次。肝胃郁热所致胃脘痛者及孕妇慎用。❷参桂理中丸：每丸6 g，每次 1~2 丸。孕妇禁用，实热证慎用。❸固本益肠片：每片 0.32 g，每次 8 片，每日 3 次。孕妇慎用。湿热下痢及阴虚者不宜用。❹四神丸（片）：每 500 粒约重 30 g，每包 18 g，每次9 g，每日 1~2 次；片剂，每片 0.33 g，每次 4 片，每日 2 次。湿热痢疾和湿热泄泻不宜用。❺胃肠宁片：详见第 96 页。

3. **肝气乘脾证**　素有胸胁胀闷，嗳气食少，每因抑郁恼怒，或情绪紧张之时，发生腹痛泄泻，腹中雷鸣，攻窜作痛，矢气频作。舌淡红，脉弦。多因肝气不舒，横逆犯脾，脾失健运所致。治宜抑肝扶脾。

【常用方药】痛泻要方加减。处方：

> 白芍12 g　　白术10 g　　陈皮6 g　　防风10 g

方中白芍养血柔肝；白术健脾补虚；陈皮理气醒脾；防风升清止泻。

【加减】①胸胁，脘腹胀满疼痛，嗳气者，加柴胡、木香、郁金、香附疏肝理气止痛；②脾虚甚见神疲乏力、纳呆者，加党参、茯苓、扁豆、鸡内金等益气健脾开胃；③久泻反复发作加乌梅、焦山楂、甘草益肝敛肝，收涩止泻。

【供选成药】❶固肠止泻丸（亦名结肠炎丸）：水丸，每 12 粒重 1 g，每次 5 g；水蜜丸，每瓶60 g，每次 5 g；浓缩丸，每 9 粒重 1 g，每次 4 g；均每日 3 次。湿热或伤食泄泻者及儿童、孕妇慎用。❷四逆散：每袋9 g，每次9 g，每日 2 次。肝阴亏虚胁痛者、寒厥所致四肢不温者及孕妇慎用。❸戊己丸：每丸 3 g，每次 3~6 g，每日 2 次。肝寒犯胃者慎用。❹健胃愈疡片（颗粒）：片剂，每片0.3 g，每次4~5 片，每日 4 次；颗粒，每袋3 g，每次 3 g，每日 3 次。湿热蕴结所致胃痛慎用。

八、痢疾

痢疾，是以大便次数增多、腹痛、里急后重、痢下赤白黏冻为主症的病证；是夏秋季常见的肠道传染病。

现代医学中的细菌性痢疾、阿米巴痢疾，以及溃疡性结肠炎、放射性结肠炎、细菌性食物中毒等出现类似症状者，均可参照本病辨证论治。

（一）湿热痢

多见腹部疼痛，里急后重，痢下赤白脓血，黏稠如胶冻，腥臭，肛门灼热，小便短赤。舌苔黄腻，脉滑数。多因湿热蕴结，熏灼肠道，气血壅滞，肠黏膜损伤所致。治宜清肠化湿，调气和血。

【常用方药】芍药汤加减。处方：

| 黄芩10 g | 黄连5 g | 白芍12 g | 当归10 g | 木香5 g |
| 槟榔10 g | 大黄10 g | 金银花12 g | 肉桂1 g | 甘草5 g |

方中黄芩、黄连清热燥湿解毒；白芍、当归、甘草行血和营，以治脓血；木香、槟榔、大黄行气导滞，以除后重；金银花清热解毒；少佐肉桂辛温通结。

【加减】①痢下赤多白少、口渴喜冷饮，属热重于湿者，加白头翁、秦皮、黄柏清热解毒；②瘀热较重、痢下鲜红者，加地榆、牡丹皮、苦参凉血行瘀；③痢下白多赤少、舌苔白腻，属湿重于热者，去当归加茯苓、苍术、厚朴、陈皮等健脾燥湿；④饮食积滞、嗳腐吞酸、腹部胀满者，加莱菔子、神曲、山楂等消食化滞；⑤食积化热、痢下不爽、腹痛拒按者，加用枳实导滞丸行气导滞，泄热止痢；⑥初起兼见表证恶寒发热、头身痛者，用荆防败毒散解表举陷；⑦表热未解、里热已盛见身热汗出、脉象急促者，用葛根芩连汤表里双解。

【供选成药】❶肠康片、泻痢消胶囊、肠胃适胶囊、葛根芩连片：详见第96页。❷加味香连丸：每100丸重6 g，每次6 g，每日3次。慢性虚寒性泻痢者慎用。❸痢必灵片：每片相当于原药材0.5 g，每次8片，每日3次。❹复方黄连素片：每片含盐酸小檗碱30 mg，每次4片，每日3次。虚寒性泻痢者慎用。❺肠炎宁糖浆（片）：糖浆，每支10 mL或20 mL，每次10 mL；片剂，每片0.28 g者，每次4～6片；每片0.42 g者每次3～4片；每片0.58 g者每次2～3片；均每日3～4次。不可过量、久用。

（二）疫毒痢

多见起病急骤，壮热口渴，头痛烦躁，恶心呕吐，大便频数，痢下鲜紫脓血，腹痛剧烈，后重感特著，甚至神昏惊厥。舌质红绛、舌苔黄燥，脉滑数或微欲绝。多因疫邪热毒，壅盛肠道，燔灼气血所致。治宜清热解毒，凉血除积。

【常用方药】白头翁汤合芍药汤加减。处方：

白头翁12 g　黄连5 g　黄柏10 g　秦皮12 g　金银花12 g　地榆12 g
牡丹皮10 g　白芍12 g　甘草5 g　木香5 g　槟榔6 g

方中白头翁、黄连、黄柏、秦皮清热燥湿、凉血解毒；金银花、地榆、牡丹皮清热凉血；白芍、甘草调营和血；木香、槟榔调气导滞。

【加减】①热毒秽浊壅塞肠道，致腹中满痛拒按、大便滞涩、臭秽难闻者，加大黄、枳实、芒硝通腑泄浊；②神昏谵语、高热惊厥、舌质红、苔黄糙、脉细数，属热毒深入营血者，用犀角地黄汤、紫雪清营凉血开窍；③热极风动、惊厥抽搐者，加羚羊角、钩藤、石决明息风止痉；④暴痢致脱见面色苍白、汗出肢冷、唇舌紫暗、尿少、脉微欲绝者，可急服独参汤或参附汤加用参麦注射液益气固脱。

【供选成药】❶紫金锭（散）：锭剂，每锭0.3 g，每次 0.6~1.5 g；散剂，每瓶 3 g，每次1.5 g；均每日 2 次。不宜过量、久用。孕妇禁用，气血虚弱者及肝肾功能不全者慎用。❷痢必灵片：每片相当于原药材0.5 g，每次 8 片，每日 3 次。❸痢特敏片：每片 0.2 g，每次 4 片，每日 3 次。孕妇及对磺胺类药过敏者禁用。肝肾功能不全者慎用。❹白蒲黄片：薄膜衣片，每片0.35 g；糖衣片，每片0.3 g；均每次 3~6 片，每日 3 次。

（三）寒湿痢

多见腹痛拘急，痢下赤白黏冻，白多赤少，或为纯白冻，里急后重，口淡乏味，脘腹胀满，头身困重。舌质淡、苔白腻，脉濡缓。多因寒湿客肠，气血凝滞，传导失司所致。治宜温中燥湿，调气和血。

【常用方药】不换金正气散加减。处方：

藿香10 g　苍术12 g　法半夏10 g　厚朴10 g　炮姜5 g　桂枝10 g
陈皮5 g　木香3 g　枳实10 g　大枣10 g　甘草5 g

方中藿香芳香化湿；苍术、法半夏、厚朴运脾燥湿；炮姜、桂枝温中散寒；陈皮、大枣、甘草行气散满、健脾和中；木香、枳实理气导滞。

【加减】①痢下白中带赤者加当归、白芍调营和血；②脾虚腹胀、纳呆者加白术、神曲健脾开胃；③寒积内停见腹痛，痢下滞而不爽，加大黄、槟榔及炮姜、肉桂温通导滞；④暑天感寒湿下痢、恶心呕吐、胸闷、苔腻者，用藿香正气散加减，祛暑散寒，化湿止痢。

【供选成药】❶藿香正气水：详见第 4 页。❷纯阳正气丸：详见第 91

页。❸六合定中丸、四正丸：详见第 95 页。

（四）阴虚痢

多见痢下赤白，日久不愈，脓血黏稠或下鲜血，脐下灼痛，虚坐努责，食少，心烦口干、至夜转剧。舌红绛少津、苔腻或花剥，脉细数。多因阴虚湿热，脉络受损所致。治宜养阴和营，清肠化湿。

【常用方药】黄连阿胶汤合驻车丸加减。处方：

| 黄连5 g | 黄芩10 g | 阿胶10 g | 白芍12 g | 当归10 g |
| 干姜3 g | 生地黄12 g | 地榆12 g | 甘草5 g | |

方中黄连、黄芩、阿胶清热坚阴止痢；白芍、甘草、当归养血和营、缓急止痛；少佐干姜以制黄芩、黄连苦寒太过；生地黄、地榆凉血止血而除痢。

【加减】①虚热灼津见口渴、尿少、舌干者，加沙参、石斛养阴生津；②痢下血多，加牡丹皮、墨旱莲凉血止血；③湿热未清、口苦、肛门灼热者，加白头翁、秦皮清解湿热。

【供选成药】❶驻车丸：每 50 丸重 3 g，每次 6~9 g，每日 3 次。寒湿虚寒下痢者慎用。❷葛根芩连片：详见第 96 页。

（五）虚寒痢

多见腹部隐痛，缠绵不已，喜温喜按，痢下赤白清稀，无腥臭或为白冻，甚则滑脱不禁，肛门坠胀，便后更甚，形寒畏冷，四肢不温，食少神疲，腰膝酸软。舌淡苔薄白，脉沉细而弱。多因脾肾阳虚，寒湿内生，阻滞肠腑所致。治宜温补脾肾，收涩固脱。

【常用方药】桃花汤合真人养脏汤。处方：

红参10 g	白术10 g	干姜10 g	肉桂3 g	粳米30 g
诃子12 g	罂粟壳5 g	白豆蔻10 g	赤石脂12 g	当归10 g
白芍10 g	木香3 g	炙甘草10 g		

方中红参、白术、干姜、肉桂温肾暖脾；粳米、炙甘草温中补脾；诃子、罂粟壳、白豆蔻、赤石脂收涩固脱；当归、白芍养血行血；木香行气止痛。

【加减】①积滞未尽，应少佐消导积滞之品，如枳壳、山楂、神曲等；②痢久脾虚气陷致脱肛，加黄芪、柴胡、升麻、党参补中益气，升清举陷。

【供选成药】同第 98 页肾阳虚衰证。

（六）休息痢

多见下痢时发时止，迁延不愈，常因饮食不当，受凉，劳累而发，发时大便次数增多，夹有赤白黏冻，腹胀食少，倦怠嗜卧。舌质淡、苔腻，脉濡软或虚数。多因病久正伤，邪恋肠腑，传导不利所致。治宜温中清肠，调气化滞。

【常用方药】连理汤加减。处方：

> 白参10 g　　白术10 g　　干姜10 g　　茯苓12 g　　黄连5 g　　枳实10 g
> 木香3 g　　槟榔10 g　　甘草5 g

方中白参、白术健脾益气；干姜温阳散寒；茯苓健脾渗湿；黄连清热燥湿止痢；枳实、木香、槟榔行气导滞止坠痛；甘草调和药性。

【加减】①脾阳虚极，肠中寒积不化，遇寒即发，症见下痢白冻、倦怠少食、舌淡苔白、脉沉者，用温脾汤加减以温中散寒、消积导滞；②久痢兼见肾阳虚衰、久泻不止者，加肉桂、制附子、吴茱萸、五味子、白豆蔻温肾暖脾，固肠止痢。

【供选成药】❶乌梅丸：水丸，每袋或每瓶3 g，每次3 g；大蜜丸，每丸3 g，每次2丸；均每日2～3次。脾肾虚寒久痢及热证明显者慎用。❷安中片：详见第73页。❸参桂理中丸：详见第98页。

九、便秘

便秘，即以大便排出困难、排便周期延长，或周期不长，但粪质干结、排出艰难，或粪质不硬，虽有便意，但排便不畅为主要表现的病证。

现代医学中的功能性便秘、肠易激综合征、肠炎恢复期肠蠕动减弱引起的便秘、直肠及肛门疾患引起的便秘、药物性便秘、内分泌及代谢性疾病的便秘，以及肌力减退所致的排便困难等，可参照本证辨证论治。

（一）实秘

1. 热秘　多见大便干结，腹胀腹痛，口干口臭，面红心烦，或有身热，小便短赤。舌红、苔黄燥，脉滑数。多因肠腑燥热，津伤便结所致。治宜泄热导滞，润肠通便。

【常用方药】麻子仁丸加减。处方：

| 大黄10 g | 枳实6 g | 厚朴10 g | 火麻仁10 g | 杏仁10 g |
| 白芍12 g | 白蜜 1 匙 | | | |

方中大黄、枳实、厚朴通腑泄热；火麻仁、杏仁、白蜜润肠通便；白芍养阴和营。

【加减】①津液已伤见口干舌燥、大便燥结者，加生地黄、玄参、麦冬滋阴生津；②肺热气逆咳喘、便秘者，加瓜蒌子、苏子、黄芩清肺降气，通便；③兼郁怒伤肝、易怒目赤者，加服更衣丸清肝通便；④燥热不甚，或药后大便不爽者，用青麟丸通腑缓下，以免再秘；⑤兼痔疮、便血，加槐花、地榆清肠止血；⑥热势较盛致痞满燥实坚者，用大承气汤急下存阴。

【供选成药】❶麻仁胶囊（软胶囊、丸）：胶囊，每粒0.35 g，每次 2~4 粒；软胶囊，每粒0.6 g，每次 3~4 粒；均早、晚各 1 次。水蜜丸，每支 18 g，每次6 g；小蜜丸，每瓶 54 g，每次9 g；大蜜丸，每丸9 g，每次 1 丸；均每日 1~2 次。虚寒便秘者及孕妇慎用。❷通幽润燥丸：每丸6 g，每次 1~2 丸，每日 2 次。孕妇禁用，虚寒便秘及年老体弱者慎用。❸麻仁润肠丸：每丸6 g，每次 1~2 丸，每日 2 次。孕妇禁用，虚寒便秘慎用。❹通便灵胶囊：每粒0.25 g，每次 5~6 粒，每日 1 次。孕妇及妇女哺乳期、月经期禁用。脾胃虚寒者慎用。❺清泻丸：每袋 5.4 g，每次 1 袋，每日 1 次。孕妇禁用，肠燥便秘者慎用。不可久用。

2. 气秘 多见大便干结或不甚干结，欲便不得出或便而不爽，肠鸣矢气，腹中胀痛，嗳气频作，纳食减少，胸胁痞满。舌苔薄腻，脉弦。多因肝脾气滞，腑气不通所致。治宜顺气导滞。

【常用方药】六磨汤加减。处方：

| 木香5 g | 乌药10 g | 沉香3 g | 大黄10 g | 槟榔10 g | 枳实6 g |

方中木香调气；乌药顺气；沉香降气；大黄、槟榔、枳实破气行滞。

【加减】①腹部胀痛甚者加厚朴、柴胡、莱菔子以助理气；②便秘腹痛、舌红苔黄属气郁化火者，加黄芩、栀子、龙胆清肝泻火；③气逆呕吐者加法半夏、陈皮、赭石；④七情郁结、忧郁寡言者，加白术、柴胡、合欢皮疏肝解郁；⑤跌仆损伤、腹部手术后便秘不通属气滞血瘀者，加红花、赤芍、桃仁等活血化瘀。

【供选成药】❶宽胸舒气化滞丸：每丸6 g，每次 1~2 丸，每日 2 次。孕妇禁用，冷秘及年老体弱者慎用。❷胃肠复元膏：每瓶100 g，每次 10~

20 g，每日 2 次。孕妇和湿热积滞便秘忌用。❸木香槟榔丸：每 100 粒重 6 g。每次 3~6 g，每日 2~3 次。❹六味安消胶囊（散）：胶囊，每粒0.5 g，每次 3~6 粒；散剂，每袋 18 g，每次1.5~3 g；均每日 2~3 次。脾胃虚寒胃痛、便秘及热结血瘀痛经者，妇女月经期，妊娠期慎用。

3. 冷秘　多见大便艰涩，腹痛拘急，胀满拒按，胁下偏痛，手足不温，呃逆呕吐。舌苔白腻，脉弦紧。多因阴寒内盛，凝滞胃肠所致。治宜温里散寒，通便止痛。

【常用方药】温脾汤合半硫丸加减。处方：

附子10 g　　大黄8 g　　党参12 g　　干姜5 g　　当归10 g　　肉苁蓉10 g
乌药10 g　　甘草5 g

方中附子温里散寒；大黄荡涤积滞；党参、干姜、甘草温中益气；当归、肉苁蓉养精血、润肠燥；乌药理气行滞。

【加减】①便秘腹痛，加枳实、厚朴、木香助泻下之力；②腹部冷痛、手足不温，加高良姜、小茴香温散寒滞。

【供选成药】❶温胃舒胶囊：详见第 73 页。❷胃肠复元膏：详见上气秘证。

（二）虚秘

1. 气虚秘　多见大便并不干硬，虽有便意，但排便困难，用力努责则汗出短气，便后乏力，面白神疲，肢倦懒言。舌淡苔白，脉弱。多因脾肺气虚，传送无力所致。治宜益气润肠。

【常用方药】黄芪汤加减。处方：

黄芪12 g　　麻仁10 g　　陈皮10 g　　白蜜 1 匙

方中黄芪补脾肺之气；麻仁、白蜜润肠通便；陈皮理气。

【加减】①乏力汗出加白术、党参补中益气；②排便困难、腹部坠胀者可合用补中益气汤升提阳气；③气息低微、懒言少动者加用生脉散补肺益气；④肢倦腰酸用大补元煎滋补肾气；⑤脘腹痞满、舌苔白腻，加白扁豆、薏苡仁健脾祛湿；⑥脘胀食少加炒麦芽、砂仁和胃消导。

【供选成药】❶补中益气丸、参苓健脾胃颗粒：详见第 97 页。❷人参健脾丸：每丸6 g，每次 2 丸，每日 2 次。湿热积滞泄泻、痞满、纳呆不宜使用。

2. **血虚秘** 多见大便干结，面色无华，头晕目眩，心悸气短，健忘，口唇色淡。舌淡苔白，脉细。多因血液亏虚，肠道失荣所致。治宜养血润燥。

【常用方药】润肠丸加减。处方：

| 当归10 g | 生地黄12 g | 火麻仁10 g | 桃仁10 g | 枳壳10 g |

方中当归、生地黄滋阴养血；火麻仁、桃仁润肠通便；枳壳宽肠理气。

【加减】①面色萎黄、眩晕甚加玄参、何首乌、枸杞子养血润肠；②手足心热、午后潮热，加知母、胡黄连等以清虚热；③阴血已复、大便仍干燥，则改用五仁丸润滑肠道。

【供选成药】❶苁蓉通便口服液：每支10 mL，每次 10~20 mL，每日 1次。孕妇及实热积滞所致大便燥结者慎用。❷麻仁滋脾丸：每丸9 g，每次 1丸，每日 2 次。孕妇及虚寒性便秘慎用。❸麻仁润肠丸：每丸6 g，每次 1~2 丸，每日 2 次。孕妇禁用，虚寒便秘慎用。

3. **阴虚秘** 多见大便干结、如羊屎状，形体消瘦，头晕耳鸣，两颧红赤，心烦少眠，潮热盗汗，腰膝酸软。舌红少苔，脉细数。多因阴津不足，肠失濡润所致。治宜滋阴通便。

【常用方药】增液汤加减。处方：

| 玄参12 g | 麦冬12 g | 生地黄12 g | 当归10 g | 石斛12 g | 沙参12 g |

方中玄参、麦冬、生地黄滋阴生津；当归、石斛、沙参滋阴养血、润肠通便。

【加减】①口干面红、心烦盗汗者，加白芍、玉竹助养阴之力；②便秘干结如羊屎状，加火麻仁、柏子仁、瓜蒌子增润肠之效；③胃阴不足、口干口渴者，用益胃汤养胃生津；④肾阴不足、腰膝酸软者，用六味地黄丸补肾滋阴；⑤阴亏燥结、热盛伤津、大便干结者，用增液承气汤增水行舟。

【供选成药】❶麻仁胶囊：详见第 103 页。❷增液口服液：每支10 mL，每次20 mL，每日 3 次。❸苁蓉通便口服液：详见上血虚证。

㈤ 肝胆系病证

一、胁痛

胁痛，是指以一侧或两侧胁肋部疼痛为主要表现的病症，属临床较常见的自觉症状。常见于现代医学的多种疾病之中，如急慢性肝炎、胆囊炎、胆系结石、胆道蛔虫、肋间神经痛等，以胁痛为主要表现者，均可参此进行辨证论治。

（一）肝郁气滞证

可见胁肋胀痛，走窜不定，甚则引及胸背肩臂，疼痛每因情志变化而增减，胸闷腹胀，嗳气频作、得嗳气而胀痛稍舒，纳少口苦。舌苔薄白，脉弦。多因肝失条达，气机郁滞，络脉失和所致。治宜疏肝理气。

【常用方药】柴胡疏肝散加减。处方：

> 柴胡10 g　枳壳6 g　香附10 g　川楝子10 g　白芍12 g　川芎10 g
> 郁金10 g　甘草5 g

方中柴胡、枳壳、香附、川楝子疏肝理气、解郁止痛；白芍、甘草养血柔肝、缓急止痛；川芎、郁金活血行气通络。

【加减】①胁痛甚加青皮、延胡索增强理气止痛之力；②气郁化火见胁肋掣痛、口干口苦、烦躁易怒、溲黄便秘、舌红苔黄者，去川芎加栀子、牡丹皮、黄芩、夏枯草清肝泻火；③肝气横逆犯脾见肠鸣、腹泻、腹胀者，加白术、茯苓健脾；④肝郁化火、耗伤阴津见胁肋隐痛不休、眩晕少寐、舌红少津、脉细者，去川芎，酌配枸杞子、菊花、制首乌、牡丹皮、栀子养阴清热；⑤胃失和降、恶心呕吐者，加法半夏、陈皮、生姜、旋覆花等降逆和胃；⑥气滞兼血瘀者，加牡丹皮、赤芍、当归尾、川楝子、延胡索、郁金等行气活血。

【供选成药】❶肝福颗粒：每袋25 g，每次25 g，每日 3 次。脾胃虚寒者及年老体弱者慎用。❷舒肝止痛丸：浓缩丸，每 100 粒重10 g，每次 4～4.5 g，每日 2 次。肝郁不足、瘀血停滞所致胁痛及脾胃虚寒致呕吐泛酸者慎用。❸柴胡舒肝丸：每丸10 g，每次 1 丸，每日 2 次。孕妇禁用。肝胆湿热、脾胃虚弱者慎用。❹四逆散：详见第 98 页。❺胆乐胶囊：每粒0.3 g，每次 4 粒，每日 3 次。肝阴不足致胁痛者慎用。

（二）肝胆湿热证

多见胁肋胀痛或灼热疼痛，口苦口黏，胸闷纳呆，恶心呕吐，小便黄赤，大便不爽，或兼有身热恶寒，身目发黄。舌红苔黄腻，脉弦滑数。多因湿热蕴结，肝胆失疏，络脉失和所致。治宜清热利湿。

【常用方药】龙胆泻肝汤加减。处方：

| 龙胆10 g | 栀子10 g | 黄芩10 g | 川楝子10 g | 枳壳6 g |
| 延胡索12 g | 泽泻10 g | 车前子10 g | | |

方中龙胆清利肝胆湿热；栀子、黄芩清肝泻火；川楝子、枳壳、延胡索疏肝理气止痛；泽泻、车前子渗湿清热。

【加减】①发热、黄疸者加茵陈、黄柏清热利湿退黄；②肠胃积热、大便不通、腹胀腹满者，加大黄、芒硝通便泄热；③湿热煎熬、结成砂石、阻滞胆道致胁肋剧痛、连及肩背者，加金钱草、海金沙、郁金、川楝子，或酌配硝石矾石散清热化石；④胁肋剧痛、呕吐蛔虫者，先以乌梅丸安蛔，再予驱蛔。

【供选成药】❶龙胆泻肝丸：详见第 44 页。❷复方胆通片：每片含原药材 1.93 g，每瓶 48 片，每次 2 片，每日 3 次。中病即止，不宜久用。肝郁血虚所致胁痛者及年老体弱者慎用。❸利胆片：每片 0.2 g，每次 6~10 片，每日 3 次。不宜过量、久用。肝郁血虚胁痛及阴黄、脾胃虚寒者慎用。❹茵莲清肝合剂：每瓶100 mL，每次50 mL，每日 2 次。孕妇禁用，肝旺脾虚致胁痛及儿童、老年人、肾功能不全者慎用。❺胆宁片：每片 0.25 g，每次 5 片，每日 3 次。孕妇禁用，肝肾阴虚及肝血不足引起的胁痛慎用。❻乙肝清热解毒颗粒（胶囊、片）：颗粒，每袋10 g，每次20 g；胶囊，每粒0.4 g，每次 6 粒；片剂，每片0.3 g，每次 4~8 片；均每日 3 次。孕妇禁用，脾胃虚寒者及肝郁气滞、瘀血阻滞、肝阴不足所致胁痛慎用。

（三）瘀血阻络证

多见胁肋刺痛，痛有定处，痛处拒按，入夜尤甚，胁肋下或见癥块。舌质紫暗，脉象沉涩。多因瘀血停滞，肝络痹阻所致。治宜祛瘀通络。

【常用方药】血府逐瘀汤或复元活血汤加减。处方：

当归10 g	川芎6 g	桃仁10 g	红花6 g	柴胡10 g
枳壳6 g	制香附10 g	川楝子10 g	郁金10 g	五灵脂10 g
延胡索10 g	三七（粉）3 g			

方中当归、川芎、桃仁、红花活血化瘀、消肿止痛；柴胡、枳壳疏肝调气、散瘀止痛；香附、川楝子、郁金行血中之气、使气行血畅；五灵脂、延胡索散瘀活血止痛；三七（粉）活血通络、祛瘀生新。

【加减】①因跌打损伤所致胁痛、局部瘀肿疼痛者，加炮山甲、酒大黄、天花粉破瘀散结，通络止痛；②胁肋下有癥块但正气未衰者，加三棱、莪术、䗪虫增强破瘀散结消坚之力，或配合使用鳖甲煎丸。

【供选成药】❶血府逐瘀口服液：详见第36页。❷清胰利胆颗粒：每袋13 g，每次13 g，每日2~3次。孕妇禁用，阴血不足致胁痛、胃痛者慎用。❸九气拈痛丸、和络舒肝胶囊：详见第94页。❹中华肝灵胶囊：每粒0.3 g，每次7~8粒，每日3次。孕妇忌用，肝胆湿热蕴结所致胁痛不宜用。

（四）肝络失养证

多见胁肋隐痛，悠悠不休，遇劳加重，口干咽燥，心中烦热，头晕目眩。舌红少苔，脉细弦而数。多因肝肾阴亏，精血耗伤，肝络失养所致。治宜养阴柔肝。

【常用方药】一贯煎加减。处方：

| 生地黄15 g | 枸杞子15 g | 黄精15 g | 沙参10 g | 麦冬10 g |
| 当归10 g | 白芍12 g | 川楝子10 g | 延胡索10 g | 炙甘草10 g |

方中生地黄、枸杞子、黄精、沙参、麦冬滋补肝肾、养阴柔肝；当归、白芍、炙甘草滋阴养血、柔肝缓急；川楝子、延胡索疏肝理气止痛。

【加减】①阴亏过甚见舌红而干，加石斛、玄参、天冬滋阴；②心神不宁、心烦不寐者，加酸枣仁、炒栀子、合欢皮除烦安神；③肝肾阴虚、头目失养见头晕目眩者，加菊花、女贞子、熟地黄等滋补肝肾；④阴虚火旺见虚烦、发热者，加黄柏、知母、地骨皮等清虚火。

【供选成药】❶复方益肝灵片：每片含水飞蓟素以水飞蓟宾计为21 mg，每次4片，每日3次。肝郁脾虚所致胁痛慎用。❷慢肝养阴胶囊：每粒0.25 g，每次4粒，每日3次。急性活动期肝炎或热毒壅盛者及气滞血瘀所致胁痛慎用。❸归芍地黄丸：详见第51页。

（五）邪郁少阳证

多见胸胁苦满疼痛，兼寒热往来，口苦咽干，头痛目眩，心烦欲呕。舌苔薄白或微黄，脉弦。多因邪郁少阳，经气不利，郁而化热，胆火上炎所致。治宜和解少阳。

【常用方药】小柴胡汤加减。处方：

> 柴胡12 g　　　黄芩10 g　　　法半夏10 g　　　白参8 g　　　炙甘草10 g
> 生姜10 g　　　大枣10 g

方中柴胡轻清升散、疏泄气机之郁滞；黄连解肌热、退往来之寒热；法半夏、生姜和胃降逆止呕；白参、大枣益气健脾、扶正祛邪；炙甘草助参、枣扶正，调和诸药。

【加减】①肝郁气滞较显者，可除白参加郁金、枳壳、香附行气解郁；②心烦较显加栀子、豆豉；③呕吐较甚加陈皮、竹茹；④右胁肋部绞痛难忍、伴寒热往来、身目发黄、口苦纳呆、溲赤便秘、苔黄腻、脉弦数者，可用大柴胡汤酌加芒硝，既解少阳又泄热结。

【供选成药】❶小柴胡颗粒（片、丸）：颗粒，每袋10 g或 2.5 g（无蔗糖），每次 1~2 袋；片剂，每片0.4 g，每次4~6片；均每日 3 次。浓缩丸，每 8 丸相当于原药材 3 g，每次 24 丸，每日 2~3 次。风寒感冒、肝火偏盛、肝阳上亢者忌用，过敏体质者慎用。❷逍遥丸（颗粒）：大蜜丸，每丸9 g，每次9 g，每日 2 次；水丸，每袋18 g，每次6~9 g，每日1~2 次；颗粒，每袋15 g、4 g、5 g或6 g，每次 1 袋，每日 2 次。肝肾阴虚所致胁肋胀痛、咽干口燥、舌红少津者慎用。

二、黄疸

黄疸，是以目黄、身黄、小便黄为主症的一种病证。其中目睛黄染尤为本病的重要特征。黄疸常与胁痛、癥积、鼓胀等病症并见，涉及现代医学中肝细胞性黄疸、阻塞性黄疸和溶血性黄疸。临床常见的急慢性病毒性肝炎、自身免疫性肝炎、药物性肝炎、肝硬化、胆囊炎、胆结石等，以及蚕豆病、钩端螺旋体病、某些消化系统肿瘤等，凡出现黄疸者，均可参照本病辨证论治。

（一）阳黄

1. 热重于湿　多见身目俱黄，黄色鲜明，发热口渴，或见心中懊恼，腹部胀闷，口干而苦，恶心呕吐，小便短少黄赤，大便秘结。舌苔黄腻，脉象弦数。多因湿热熏蒸，困遏脾胃，胆汁泛溢所致。治宜清热通腑，利湿退黄。

【常用方药】茵陈蒿汤加减。处方：

| 茵陈蒿15 g | 栀子10 g | 大黄10 g | 黄柏10 g | 连翘10 g |
| 垂盆草12 g | 蒲公英12 g | 茯苓12 g | 滑石12 g | 车前草10 g |

方中茵陈蒿清热利湿退黄；栀子、大黄、黄柏、连翘、垂盆草、蒲公英清热泻下；茯苓、滑石、车前草利湿清热，使邪从小便而去。

【加减】①胁痛较甚加柴胡、郁金、川楝子、延胡索等疏肝理气止痛；②热毒内盛致心烦懊恼，加黄连、龙胆增强清热解毒作用；③恶心呕吐，加陈皮、竹茹、法半夏等和胃降逆。

【供选成药】❶黄疸肝炎丸：每丸9 g，每次1~2丸，每日3次。孕妇禁用。阴黄者慎用。❷茵栀黄口服液：每支10 mL，每次10 mL，每日3次。阴黄者不宜用。❸肝舒乐颗粒：每袋20 g，每次20 g，每日3次。不宜长期应用。阴黄者及孕妇慎用。❹乙肝清热解毒颗粒、利胆片：详见第107页。

2. 湿重于热　多见身目俱黄，黄色不及前者鲜明，头重身困，胸脘痞满，食欲减退，恶心呕吐，腹胀或大便溏垢。舌苔厚腻微黄，脉象濡数或濡缓。多因湿遏热伏，困阻中焦，胆汁不循常道所致。治宜利湿化浊运脾，佐以清热。

【常用方药】茵陈五苓散合甘露消毒丹加减。处方：

| 广藿香10 g | 白豆蔻5 g | 陈皮6 g | 茵陈蒿12 g | 车前子10 g |
| 茯苓15 g | 薏苡仁12 g | 黄芩10 g | 连翘10 g | |

方中广藿香、白豆蔻、陈皮芳香化浊、行气悦脾；茵陈蒿、车前子、茯苓、薏苡仁、黄芩、连翘利湿清热退黄。

【加减】湿阻气机致胸腹痞胀、呕恶纳差等症较著者，加苍术、厚朴、法半夏，以健脾燥湿，行气和胃。

【供选成药】❶茵陈五苓丸：每20粒重1 g，每次6 g，每日2次。孕妇慎用。❷肝炎康复丸：每丸9 g，每次1丸，每日3次。孕妇忌用。阴黄及胁痛属肝阴不足者慎用。❸当飞利肝宁胶囊：每粒0.25 g，每次4粒，每日3次。❹青叶胆片：每片0.32 g，每次4~5片，每日4次。脾胃虚寒者慎用。❺茵胆平肝胶囊：每粒0.5 g，每次2粒，每日3次。脾胃虚寒慎用。

3. 胆腑郁热证　多见身目发黄，黄色鲜明，上腹及右胁胀闷疼痛，牵引肩背，身热不退，或寒热往来，口苦咽干，呕吐呃逆，尿黄赤，大便秘。苔黄舌红，脉弦滑数。多因湿热砂石瘀滞，脾胃不和，肝胆失疏所致。治宜疏肝泄热，利胆退黄。

【常用方药】大柴胡汤加减。处方：

> 柴胡10 g　　黄芩10 g　　法半夏10 g　　大黄10 g　　枳实10 g
> 郁金10 g　　佛手10 g　　茵陈蒿12 g　　栀子10 g　　白芍10 g
> 甘草5 g

方中柴胡、黄芩、法半夏和解少阳、和胃降逆；大黄、枳实通腑泄热；郁金、佛手、茵陈蒿、栀子疏肝利胆退黄；白芍、甘草缓急止痛。

【加减】①沙石阻滞见胁肋疼痛较甚者，加金钱草、海金沙、玄明粉利胆化石；②恶心呕逆明显加厚朴、竹茹、陈皮和胃降逆。

【供选成药】❶金胆片：每片0.42 g，每次5片，每日2~3次。孕妇禁用，脾胃虚寒者慎用。❷利胆排石颗粒（片）：颗粒，每袋3 g，每次6 g；片剂，每片0.3 g，每次4~6片；均每日1次。孕妇禁用，脾虚便溏者慎用。❸乌军治胆片：薄膜衣片，每片0.32 g；糖衣片片芯重0.31 g；均每次4片，每日3次。孕妇禁用，脾胃虚寒者慎用。❹胆石通胶囊：每粒0.65 g，每次4~6粒，每日3次。孕妇禁用，气滞血瘀、肝阴不足所致胁痛慎用。严重消化道溃疡、心脏病及重症肌无力者不宜用。❺消炎利胆片（胶囊、颗粒）：片剂，小片0.26 g，每次6片，大片每片0.52 g，每次3片；胶囊，每粒0.45 g，每次4粒；颗粒，每袋2.5 g，每次1袋；均每日3次。不宜久用。脾胃虚寒者及孕妇慎用。

（二）阴黄

1. 寒湿阻遏证　多见身目俱黄，黄色晦暗，或如烟熏，脘腹痞胀，纳谷减少，大便不实，神疲畏寒，口淡不渴。舌淡苔腻，脉濡缓或沉迟。多因中阳不振，寒湿滞留，肝胆失于疏泄所致。治宜温中化湿，健脾和胃。

【常用方药】茵陈术附汤加减。处方：

> 附子10 g　　白术10 g　　干姜5 g　　茵陈蒿15 g　　茯苓12 g
> 泽泻10 g　　猪苓10 g

方中附子、白术、干姜温中健脾化湿；茵陈蒿、茯苓、泽泻、猪苓利湿退黄。

【加减】①脘腹胀满、胸闷、呕恶显著，加苍术、厚朴、法半夏、陈皮健脾燥湿，行气和胃；②胁腹疼痛作胀、肝脾同病者，加柴胡、香附疏肝理气；③湿浊不清、气滞血结见胁下瘤结疼痛、腹部胀满、肤色苍黄或黧黑，加服硝石矾石散化浊祛瘀软坚。

【供选成药】❶茵陈五苓丸：每20粒重1 g，每次6 g，每日2次。孕妇慎用。❷益肝灵片：每片含水飞蓟素38. 5 mg 或77 mg，每次2片，每日3次。

2. 脾虚湿滞证 多见面目及肌肤淡黄，甚则晦暗不泽，肢软乏力，心悸气短，大便溏薄。舌质淡苔薄，脉濡细。多因黄疸日久，脾虚血亏，湿滞残留所致。治宜健脾养血，利湿退黄。

【常用方药】黄芪建中汤加减。处方：

黄芪15 g	桂枝10 g	生姜6 g	白术10 g	当归10 g	白芍12 g
大枣10 g	茵陈蒿15 g	茯苓12 g	甘草5 g		

方中黄芪、桂枝、生姜、白术益气温中；当归、白芍、甘草、大枣补养气血；茵陈蒿、茯苓利湿退黄。

【加减】①气虚乏力明显者，重用黄芪加党参增强补气作用；畏寒、肢冷、舌淡者，加附子温阳祛寒；②心悸不宁、脉细而弱者，加熟地黄、制首乌、酸枣仁等补血养心。

【供选成药】❶参苓白术散、参苓健脾胃颗粒：详见第97页。❷启脾丸：每丸重3 g，每次1丸，每日2~3次。湿热泄泻不宜用。❸茵陈五苓丸：每20粒重1 g，每次6 g，每日2次。孕妇慎用。

（三）急黄

疫毒炽盛证：多见发病急骤，黄疸迅速加深，其色如金，皮肤瘙痒，高热口渴，胁痛腹满，神昏谵语，烦躁抽搐，或见衄血，便血，肌肤瘀斑。舌质红绛、苔黄而燥，脉弦滑或数。多因湿热疫毒炽盛，深入营血，内陷心肝所致。治宜清热解毒，凉血开窍。

【常用方药】犀角散加减。处方：

水牛角20 g	黄连5 g	栀子10 g	大黄10 g	板蓝根12 g
生地黄12 g	玄参12 g	牡丹皮10 g	茵陈蒿15 g	土茯苓15 g

方中水牛角、黄连、栀子、大黄、板蓝根、生地黄、玄参、牡丹皮清热

凉血、解毒；茵陈蒿、土茯苓利湿清热退黄。

【加减】①神昏谵语加服安宫牛黄丸凉开透窍；②动风抽搐者加钩藤、石决明，另服羚羊角粉或紫雪息风止痉；③衄血、便血、肌肤瘀斑重者加地榆炭、侧柏叶、紫草、茜草炭等凉血止血；④腹大水肿、小便短少不利，加马鞭草、木通、白茅根、车前草，另吞琥珀、蟋蟀、沉香粉通利小便。

【供选成药】❶茵栀黄口服液、黄疸肝炎丸：详见第 110 页。❷乙肝清热解毒颗粒：详见第 107 页。❸肝舒乐颗粒：每袋20 g，每次20 g，每日 3 次。不宜长期应用。阴黄者及孕妇慎用。

三、积聚

积聚，是腹内结块或痛或胀的病证。分别言之，积属有形，结块固定不移，痛有定处，病在血分，是为脏病；聚属无形，包块聚散无常，痛无定处，病在气分，是为腑病。因积与聚关系密切，故两者往往一并论述。现代医学中，凡多种原因引起的肝脾大、增生型肠结核、腹腔肿瘤等，多属"积"之范畴；胃肠功能紊乱、不完全性肠梗阻等原因所致的包块，则与"聚"关系密切。

（一）聚证

1. 肝气郁结证　多见腹中结块柔软，时聚时散，攻窜胀痛，脘胁胀闷不适。苔薄，脉弦。多因肝失疏泄，腹中气结成块所致。治宜疏肝解郁，行气散结。

【常用方药】逍遥散合木香顺气散加减。处方：

| 柴胡12 g | 当归10 g | 白芍12 g | 薄荷5 g | 香附10 g | 青皮5 g |
| 枳壳10 g | 郁金10 g | 乌药10 g | 甘草5 g | 生姜6 g | |

方中柴胡、当归、白芍、甘草、生姜、薄荷疏肝解郁；香附、青皮、枳壳、郁金、乌药行气散结。

【加减】①胀痛甚者加川楝子、延胡索、木香理气止痛；②兼瘀象者加延胡索、莪术活血化瘀；③寒湿中阻所致腹胀、舌苔白腻者，加苍术、厚朴、陈皮、砂仁温化寒湿。

【供选成药】❶柴胡疏肝丸：每丸 1 g，每次 1 丸，每日 2 次。❷舒肝止痛丸：浓缩丸，每 100 丸重10 g，每次 4~4.5 g，每日 2 次。肝阴不足、瘀血停滞所致胁痛及脾胃虚寒所致呕吐泛酸者慎用。❸和络舒肝胶囊：详见第

94 页。❹舒肝健胃丸：详见第 74 页。❺朴沉化郁丸：详见第 90 页。

2. **食滞痰阻证**　多见腹胀或痛，腹部时有条索状物聚起，按之胀痛更甚，便秘纳呆。舌苔腻，脉弦滑。多因虫积食滞，痰浊交阻，气聚不散，结而成块所致。治宜理气化痰，导滞散结。

【常用方药】六磨汤加减。处方：

> 大黄10 g　槟榔10 g　枳实10 g　沉香3 g　木香5 g　乌药10 g

方中大黄、槟榔、枳实导滞通便；沉香、木香、乌药行气化痰，使痰食滞结下行、气机畅通，则瘕聚自消。

【加减】①因蛔虫聚阻于肠道者，加鹤虱、雷丸、使君子等驱蛔药物；②痰湿较重，兼食滞，且腑气不通、苔腻不化者，改用平胃散加山楂、六神曲消食化滞。

【供选成药】❶槟榔四消丸：详见第 92 页。❷木香槟榔丸：详见第 104 页。❸烂积丸：详见第 74 页。❹枳实导滞丸：详见第 79 页。

（二）积证

1. **气滞血阻证**　多见腹部积块质软不坚，固定不移，胀痛不适。舌苔薄，脉弦。多因气滞血瘀，脉络不和，积而成块所致。治宜理气消积，活血散瘀。

【常用方药】柴胡疏肝散合失笑散加减。处方：

> 柴胡12 g　青皮5 g　川楝子10 g　丹参12 g　延胡索10 g　蒲黄10 g
> 五灵脂10 g

方中柴胡、青皮、川楝子行气止痛；丹参、延胡索、蒲黄、五灵脂活血散瘀。诸药合用，有畅通气血、止痛消积之功。

【加减】①烦热口干、舌红、脉细弦，加牡丹皮、栀子、赤芍、黄芩等凉血清热；②腹中冷痛、畏寒喜温、舌苔白、脉缓，加肉桂、吴茱萸、全当归等温经祛寒散结。

【供选成药】❶肝复乐片：糖衣片，每片0.3 g，每次 10 片；薄膜衣片，每片0.5 g，每次 6 片；均每日 3 次。孕妇禁用。❷槐耳颗粒：每袋20 g，每次20 g，每日 3 次。孕妇禁用。❸软坚口服液：每支10 mL，每次20 mL，每日 3 次。孕妇禁用。❹和络舒肝胶囊：详见第 94 页。

2. **瘀血内结证**　多见腹部积块明显，质地较硬，固定不移，隐痛或刺痛，形体消瘦，纳谷减少，面色晦暗黧黑，面颈胸臂或有血痣赤缕，女子可见月事不下。舌质紫或有瘀斑、瘀点，脉细涩等。多因瘀结不消，正气渐损，脾运不健所致。治宜祛瘀软坚，佐以健脾扶正。

【常用方药】膈下逐瘀汤合六君子汤加减。处方：

当归10 g	川芎6 g	桃仁10 g	三棱10 g	莪术10 g	石见穿12 g
香附10 g	乌药10 g	陈皮5 g	白参10 g	白术10 g	黄精12 g
甘草5 g					

方中当归、川芎、桃仁、三棱、莪术、石见穿活血化瘀消积；香附、乌药、陈皮行气止痛；白参、白术、黄精、甘草健脾扶正。

【加减】①积块疼痛加五灵脂、延胡索、佛手片活血行气止痛；②痰瘀互结、舌苔白腻加白芥子、法半夏、苍术化痰散结。

【供选成药】❶血府逐瘀口服液：详见第36页。❷平消胶囊、安替可胶囊：详见第86页。❸西黄丸（胶囊）：丸剂，每20粒重1 g，每次3 g；胶囊，每粒0.25 g，每次6~8粒；均每日1次。孕妇禁用，脾胃虚寒者慎用。❹化癥回生片（丸、口服液）：片剂，每片0.35 g，每次5~6片，每日2次，餐前服；大蜜丸，每丸6 g，每次1丸，每日1~2次，餐前温开水或黄酒送服。水蜜丸，每瓶60 g，每次6 g；口服液，每支10 mL，每次1支；均每日2次，餐前服。孕妇禁用。月经期妇女，或阴虚火旺者，或体质虚弱者、出血性疾病患者慎用。方中含干漆，对漆过敏者忌用。本品药性峻猛，不可过量、久服。❺消癥益肝片：每片含总氮25 mg，每次6~8片，每日3次。孕妇禁用，不可过量、久用。

3. 正虚瘀结证：多见久病体弱，积块坚硬，隐痛或剧痛，饮食大减，肌肉瘦削，神疲乏力，面色萎黄或黧黑，甚则面浮肢肿。舌质淡紫、或光剥无苔，脉细数或弦细。多因癥积日久，中虚失运，气血衰少所致。治宜补益气血，活血化瘀。

【常用方药】八珍汤合化积丸加减。处方：

红参10 g	白术10 g	茯苓12 g	当归12 g	白芍12 g
熟地黄12 g	川芎10 g	三棱10 g	莪术10 g	瓦楞子12 g
五灵脂10 g	香附10 g	槟榔10 g	甘草5 g	

方中红参、白术、茯苓、甘草补气；当归、白芍、熟地黄、川芎益血；三棱、莪术、瓦楞子、五灵脂活血化瘀消癥；香附、槟榔行气活血。

【加减】①阴伤较甚见头晕目眩、舌光无苔、脉象细数者，加北沙参、枸杞子、石斛养阴生津；②牙龈出血、鼻衄，酌加栀子、牡丹皮、白茅根、茜草、三七等凉血化瘀止血；③畏寒肢肿、舌淡白、脉沉细，加黄芪、附子、肉桂、泽泻等温阳益气，利水消肿。

【供选成药】❶肝脾康胶囊：每粒0.35 g，每次5粒，每日3次。孕妇禁用，血虚肝旺所致胁痛慎用。**❷止痛化癥胶囊**：每粒0.3 g，每次4~6粒，每日2~3次。孕妇禁用。**❸肝达康颗粒（片）**：颗粒，每袋8 g，每次8 g；片剂，每片含生药1.04 g，每次8~10片；均每日3次。孕妇禁用，肝阴不足所致胁痛慎用。

四、鼓胀

鼓胀，是指腹部胀大如鼓的一类病证，临床以腹部胀大如鼓、皮色苍黄、脉络显露为特征，故名鼓胀。

本病类似现代医学所指的肝硬化腹水，包括病毒性肝炎、血吸虫病、胆汁性及营养不良性等多种原因导致的肝硬化腹水。至于其他疾病出现的腹水，如结核性腹膜炎腹水、丝虫病乳糜腹水、腹腔晚期恶性肿瘤、慢性缩窄性心包炎、肾病综合征等，符合鼓胀特征者，可参此辨证论治。

（一）气滞湿阻证

多见腹胀按之不坚，胁下胀满或疼痛，饮食减少，食后胀甚，得嗳气或矢气稍减，小便短少。舌苔薄白腻，脉弦。多因肝郁气滞，脾运不健，湿浊中阻所致。治宜疏肝理气，运脾利湿。

【常用方药】柴胡疏肝散合胃苓汤加减。处方：

柴胡12 g	香附10 g	郁金10 g	青皮5 g	川芎6 g	白芍10 g
苍术10 g	厚朴10 g	陈皮5 g	茯苓10 g	猪苓10 g	

方中柴胡、香附、郁金、青皮疏肝理气；川芎、白芍养血和血；苍术、厚朴、陈皮运脾化湿消胀；茯苓、猪苓利水渗湿。

【加减】①胸脘痞闷、腹胀、嗳气、气滞偏甚者，加佛手、沉香、木香调畅气机；②尿少、腹胀、苔腻，加砂仁、大腹皮、泽泻、车前子运脾利湿；③神倦、便溏、舌质淡者，加党参、附片、干姜、花椒温阳益气，健脾化湿；④胁下刺痛、舌紫、脉涩，加延胡索、莪术、丹参等活血化瘀。

【供选成药】❶中满分消丸：每100粒重6 g，每次6 g，每日2次。孕妇禁用，寒湿困脾所致鼓胀者慎用。❷和络舒肝胶囊：详见第 94 页。❸肝脾康胶囊：详见第 116 页。❹槟榔四消丸（片）：详见第 92 页。

（二）水湿困脾证

多见腹大胀满，按之如囊裹水，甚则颜面微浮，下肢浮肿，脘腹痞胀，得热则舒，精神困倦，怯寒懒动，小便少，大便溏。舌苔白腻，脉缓。多因湿邪困遏，脾阳不振，寒水内停所致。治宜温中健脾，行气利水。

【常用方药】实脾饮加减。处方：

白术10 g	苍术10 g	附子10 g	干姜5 g	厚朴10 g	木香3 g
草果6 g	陈皮5 g	茯苓12 g	泽泻10 g		

方中白术、苍术、附子、干姜振奋脾阳、温化水湿；厚朴、木香、草果、陈皮行气健脾除湿；茯苓、泽泻利水渗湿。

【加减】①浮肿较甚、小便短少，加肉桂、猪苓、车前子温阳化气，利水消肿；②胸闷咳喘加葶苈子、苏子、法半夏等泻肺行水，止咳平喘；③胁腹痛胀加郁金、香附、青皮、砂仁等理气和络；④脘闷纳呆、神疲、便溏、下肢浮肿，加党参、黄芪、山药等健脾益气利水。

【供选成药】❶茵陈五苓丸：每 20 粒重 1 g，每次 6 g，每日 2 次。孕妇慎用。❷中华肝灵胶囊：每粒 0.3 g，每次 7~8 粒，每日 3 次。孕妇忌用，肝胆湿热蕴结所致胁痛不宜用。❸中满分消丸：详见上证。

（三）湿热蕴结证

多见腹大坚满，脘腹胀急，烦热口苦，渴不欲饮，或面、目、皮肤发黄，小便赤涩，大便秘结或溏垢。舌边尖红、苔黄腻或兼灰黑，脉象弦数。多因湿热壅盛，蕴结中焦，浊水内停所致。治宜清热利湿，攻下逐水。

【常用方药】中满分消丸合茵陈蒿汤加减。处方：

茵陈蒿15 g	金钱草15 g	栀子10 g	黄柏10 g	苍术10 g	厚朴10 g
砂仁5 g	大黄10 g	猪苓10 g	泽泻10 g	车前子10 g	滑石12 g

方中茵陈蒿、金钱草、栀子、黄柏清化湿热；苍术、厚朴、砂仁行气健脾化湿；大黄、猪苓、泽泻、车前子、滑石分利二便。

【加减】①热势较重，加连翘、龙胆、半边莲清热解毒；②小便赤涩不利，加陈葫芦、蟋蟀行水利窍；③腹部胀急痛甚、大便干结者，用舟车丸行气逐水，但其效峻烈不可过用。

【供选成药】❶中满分消丸：详见第 116 页。❷茵陈五苓丸：每 20 粒重 1 g，每次 6 g，每日 2 次。孕妇慎用。❸槟榔四消丸：详见第 92 页。

（四） 瘀结水留证

多见脘腹坚满，青筋暴露，胁下癥结痛如针刺，面色晦暗黧黑，或见赤丝血缕，面、颈、胸、臂出现血痣或蟹爪纹，口干不欲饮，或见大便色黑。舌质紫暗或有瘀斑，脉细涩。多因肝脾瘀结，络脉滞涩，水气停留所致。治宜活血化瘀，行气利水。

【常用方药】调营饮加减。处方：

当归12 g	赤芍10 g	桃仁10 g	三棱10 g	莪术10 g
鳖甲15 g	大腹皮10 g	马鞭草10 g	益母草10 g	泽兰10 g
泽泻10 g	茯苓15 g			

方中当归、赤芍、桃仁、三棱、莪术、鳖甲化瘀散结；大腹皮行气消胀；马鞭草、益母草、泽兰、泽泻、茯苓化瘀利水。

【加减】①胁下癥积肿大明显，加穿山甲、䗪虫、牡蛎，或配合鳖甲煎丸内服，以化瘀消癥；②病久体虚、气血不足，或攻逐之后正气受损，可用八珍汤或人参养荣丸等补养气血；③大便色黑，加三七、茜草、侧柏叶等化瘀止血；④病势恶化，大量吐血、下血，或出现神志昏迷等危象，应辨阴阳之衰脱而急救之。

【供选成药】❶血府逐瘀口服液：详见第 36 页。❷软坚口服液：每支 10 mL，每次 20 mL，每日 3 次。不可过量、久用。孕妇禁用。❸消癥益肝片、化癥回生丸：详见第 115 页。

（五） 阳虚水盛证

亦谓脾肾阳虚证，多见腹大胀满，形似蛙腹，朝宽暮急，面色苍黄或呈㿠白，脘闷纳呆，神倦怯寒，肢冷浮肿，小便短少不利。舌体胖质紫、苔淡白，脉沉细无力。多因脾肾阳虚，不能温运，水湿内聚所致。治宜温补脾肾，化气利水。

【常用方药】附子理苓汤或济生肾气丸加减。处方：

附子10 g	干姜5 g	红参10 g	白术10 g	鹿角胶6 g
胡芦巴10 g	茯苓12 g	泽泻10 g	陈葫芦10 g	车前子10 g

方中附子、干姜、红参、白术、鹿角胶、胡芦巴温补脾肾；茯苓、泽

泻、陈葫芦、车前子利水消胀。

【加减】①脾阳虚弱较甚见神疲乏力、少气懒言、食少便溏者，加黄芪、山药、薏苡仁、扁豆益气健脾；②肾阳虚衰较甚见面色苍白、怯寒肢冷、腰膝酸冷疼痛者，加肉桂、仙茅、淫羊藿等温补肾阳。

【供选成药】❶济生肾气丸：详见第 19 页。❷强肾颗粒（片）：颗粒，每袋 3 g，每次 3 g；包衣片，每片 0.3 g，每次 4~6 片；薄膜衣片，每片 0.63 g，每次 2~3 片；糖衣片，每片 0.3 g，每次 4~6 片；均每日 3 次。湿热壅遏、膀胱气化不利水肿，或风湿痹阻、外伤所致腰痛及湿热下注、惊恐伤肾所致阳痿慎用。❸肾康宁片：薄膜衣 0.31 g 或 0.33 g，糖衣片每片 0.3 g；均每次 5 片，每日 3 次。孕妇及肝肾阴虚、湿热下注所致水肿慎用。❹肾炎舒颗粒（片、胶囊）：颗粒，每袋10 g，每次10 g；片剂，每片 0.27 g 或0.25 g，每次 6 片；胶囊，每粒 0.35 g，每次 4 粒；均每日 3 次。风水相搏之风水水肿慎用。❺肾炎消肿片：每片 0.32 g，每次 4~5 片，每日 3 次。风水水肿者、心脏病患者及孕妇慎用。

（六）阴虚水停证

亦称肝肾阴虚。多见腹大胀满，或见青筋暴露，面色晦滞，唇紫，口干而燥，心烦失眠，时或鼻衄，牙龈出血，小便短少。舌质红绛少津、苔少或光剥，脉弦细数。多因肝肾阴虚，津液失布，水湿内停所致。治宜滋肾柔肝，养阴利水。

【常用方药】六味地黄丸合一贯煎加减。处方：

沙参10 g	麦冬10 g	生地黄12 g	山茱萸6 g	枸杞子12 g
楮实子12 g	猪苓10 g	茯苓12 g	泽泻10 g	玉米须15 g

方中沙参、麦冬、生地黄、山茱萸、枸杞子、楮实子滋养肾阴；猪苓、茯苓、泽泻、玉米须淡渗利湿。

【加减】①津伤口干明显，加石斛、玄参、芦根等养阴生津；②青筋暴露、唇舌紫暗、小便短少，加丹参、益母草、泽兰、马鞭草等化瘀利水；③腹胀甚，加枳壳、大腹皮行气消胀；④潮热、烦躁，加地骨皮、白薇、栀子清虚热；⑤齿鼻出血，加鲜茅根、藕节、仙鹤草等凉血止血；⑥阴虚阳浮见面赤颧红，加龟甲、鳖甲、牡蛎等滋阴潜阳；⑦湿热留恋不清见溲赤涩少，加知母、黄柏、金钱草或六一散等清热利湿。

【供选成药】❶肾炎康复片：每片0.3 g，每次 8 片，每日 3 次。孕妇禁用。急性肾炎所致水肿慎用。❷强肾颗粒：详见上证。❸中华肝灵胶囊：详见第 108 页。❹慢肝养阴胶囊：每粒 0.25 g，每次 4 粒，每日 3 次。急性活动期肝炎或湿热毒盛者及气滞血瘀所致胁痛慎用。❺和络舒肝胶囊：详见第 94 页。

五、瘿病

瘿病，古有"瘿""瘿气""瘿瘤"等名。本病是以颈前喉结两旁结块肿大为主要临床特征的一类疾病。其基本病机是气滞、痰凝、血瘀壅结颈前。初期多为气机郁滞、津凝痰聚、痰气郁结颈前所致，日久引起血脉瘀阻，气、痰、瘀三者合而为患。其基本治则为理气化痰、消瘿散结，并据情配以活血化瘀或滋阴降火。证治分类有气郁痰阻、痰结血瘀、肝火旺盛、心肝阴虚。

现代医学中以甲状腺肿大为主要临床表现的疾病，如单纯性甲状腺肿、甲状腺功能亢进症、甲状腺炎、甲状腺腺瘤、甲状腺癌等，可参照本病辨证论治。

（一）气郁痰阻证

多见患者精神抑郁，易于激动，胸闷胁痛，颈前瘿肿，质软不痛但有胀感，病情常随情志波动。舌苔薄腻，脉弦滑。治宜理气舒郁，化痰消瘿。

【常用方药】四海舒郁丸加减。处方：

> 昆布 10 g　　海带 12 g　　海藻 10 g　　海螵蛸 12 g　　海蛤壳粉 12 g
> 浙贝母 10 g　　郁金 10 g　　青木香 5 g　　青皮 5 g　　陈皮 6 g

方中昆布、海带、海藻、海螵蛸、海蛤壳粉、浙贝母化痰软坚、消瘿散结；郁金、青木香、青皮、陈皮疏肝理气。

【加减】①肝气不舒致胸闷胁痛明显者，加柴胡、枳壳、香附、延胡索、川楝子疏肝理气，止痛；②咽部不适、声音嘶哑，加桔梗、牛蒡子、木蝴蝶、射干利咽消肿。

【供选成药】❶消瘿丸：每丸 3 g，每次 1 丸，每日 3 次。孕妇慎用。❷消瘿顺气散：每袋 12 g，每次 6 g，每日 2 次。孕妇慎用。❸五海丸：蜜丸，每丸 3 g，每次 1~2 丸，每日 3 次。❹消瘿气瘰丸：每 100 粒重 6 g，每次 6 g，每日 2 次。孕妇慎用。❺小金丸（胶囊）：丸剂，每 100 丸重 3 g 或

6 g，或每 10 丸重6 g，每次 1.2~3 g；胶囊，每粒0.3 g，每次 4~10 粒；均每日 2 次。不宜长时间使用。孕妇禁用，哺乳期妇女及疮疡阳证忌用。脾胃虚弱及肝肾功能不全者慎用。

（二）痰结血瘀证

多见喉结两旁结块肿大，按之较硬或有结节，肿块经久未消，胸闷，食欲减退。舌质暗或紫、苔薄白或白腻，脉弦或涩。治宜理气活血，化痰消瘿。

【常用方药】海藻玉壶汤加减。处方：

海藻10 g	昆布10 g	海带15 g	青皮6 g	陈皮6 g
法半夏10 g	胆南星10 g	浙贝母10 g	连翘10 g	甘草6 g
当归10 g	川芎6 g	丹参10 g		

方中海藻、昆布、海带化痰软坚；青皮、陈皮、法半夏、胆南星、浙贝母、连翘、甘草理气化痰散结；当归、川芎、丹参养血活血。

【加减】①胸闷不舒，加郁金、香附、枳壳理气开郁；②郁久化火见烦热、舌红苔黄、脉数者，加夏枯草、牡丹皮、玄参、栀子清热泻火，化瘀；③食欲减退、大便溏泻者，加白术、茯苓、山药健脾益气；④结块较硬或有结节者，加黄药子、三棱、莪术、露蜂房、僵蚕、穿山甲等，增强活血软坚、消瘿散结作用；⑤结块坚硬且不可移者，加土贝母、莪术、山慈菇、天葵子、半枝莲、犀黄丸等以散瘀通络，解毒消肿。

【供选成药】❶消瘿五海丸，每丸 3 g，每次 1 丸，每日 2 次。忌与甘草同用。孕妇忌用。❷五海瘿瘤丸：每丸9 g，每次 1 丸，每日 2 次。亦可外用，醋磨敷患处。❸复方夏枯草膏：每瓶125 g，每次 9~15 g，每日 2 次。

（三）肝火旺盛证

多见瘿肿眼突，性急易怒，烦热汗多，手指颤抖，面部烘热，目赤，口苦。舌质红、苔薄黄，脉弦数。治宜清肝泻火，消瘰散结。

【常用方药】栀子清肝汤合消瘰丸加减。处方：

柴胡10 g	栀子10 g	牡丹皮10 g	当归12 g	白芍12 g
牛蒡子10 g	生牡蛎15 g	浙贝母10 g	玄参10 g	

方中柴胡疏肝解郁；栀子、牡丹皮清泻肝火；当归养血活血；白芍柔肝；牛蒡子散热利咽消肿；生牡蛎、浙贝母化痰软坚散结；玄参滋阴降火。

亦可用龙胆泻肝汤加减治之。

【加减】①肝火旺盛致烦躁易怒、脉弦数者，加青黛、夏枯草；②手指颤抖，加石决明、钩藤、天麻平肝息风；③胃热内盛、多饥易食者，加生石膏、知母清泻胃热；④阴虚火旺致烦热多汗、消瘦乏力、舌红少苔、脉细数者，加二冬汤合消瘰丸加减治之。

【供选成药】❶内消瘰疬丸（片）：丸剂，每瓶9 g，每次9 g；片剂，每片0.6 g。每次4~8片；均每日1~2次。疮疡阳证禁用。孕妇慎用。❷龙胆泻肝丸：详见第44页。❸夏枯草膏：每瓶125 g，每次10~20 g，每日2~3次。气血亏虚所致的眩晕头痛忌用。孕妇慎用。

（四）心肝阴虚证

起病多较缓，结块或大或小，质较软，伴头晕耳鸣，心悸失眠，手足心热，手指震颤，眼干目眩畏光，形体消瘦，面部潮红，倦怠乏力。舌红少苔，脉弦细数。治宜滋阴降火，养心柔肝。

【常用方药】天王补心丹或一贯煎加减。处方：

生地黄12 g	沙参10 g	玄参15 g	麦冬6 g	天冬6 g
红参6 g	茯苓12 g	当归6 g	枸杞子10 g	丹参10 g
酸枣仁10 g	柏子仁6 g	五味子6 g	川楝子6 g	远志6 g

方中生地黄、沙参、玄参、麦冬、天冬养阴清热；人参、茯苓益气宁心；当归、枸杞养肝补血；丹参、酸枣仁、柏子仁、远志、五味子养心安神；川楝子疏肝理气。

【加减】①虚风内动致手指及舌体震颤者，加钩藤、刺蒺藜、鳖甲、白芍平肝息风；②脾胃运化不调致大便稀溏者，加白术、薏苡仁、山药、麦芽健脾益气，消食；③肾阴亏虚见耳鸣、腰膝酸软者，加龟甲、桑寄生、牛膝、女贞子补养肝肾之阴；④病久正气耗伤、精血不足、消瘦乏力，妇女月经量少或经闭、男子阳痿，加黄芪、太子参、山茱萸、熟地黄、制首乌等补气益精血。

【供选成药】❶天王补心丸：详见第33页。❷养阴镇静片：每片0.3 g，每次4~6片，每日3次。方中含朱砂，不宜超量、久用。实热及痰热不寐者忌用，肝肾疾病患者不宜用。❸泻肝安神丸：每100丸重6 g，每次6 g，每日2次。❹甲亢灵片：每片0.32 g，每次6~7片，每日3次。肝火旺盛、气郁痰阻所致的瘿病不宜用。孕妇慎用。

六、疟疾

　　疟疾，是感受疟邪疟原虫所引起的一种疾病，临床表现以寒战壮热、头痛汗出、休作有时为特征，多发于夏秋季。病因主要为感受疟邪，风寒暑湿及饮食劳倦常为本病的诱发因素，其中以风邪与暑邪的关系最为密切。疟疾的发病，由于邪留半表半里，出入于营卫之间，若邪正交争之时，则疾病发作；疟邪伏藏，则寒热休止。休作时间的长短，与疟邪伏藏的浅深有一定关系。如一日发、间日发者，邪留尚浅；三日发者，邪留较深。另因感受时邪不一、人的体质差异，还可表现不同的证候。临床证治一般将其分为正疟、温疟、寒疟、瘴疟（热瘴、冷瘴）、劳疟等几类。

（一）正疟

　　多见寒热往来，休作有时，常每日或隔一、两日发作一次。发作时，初则皮肤栗起，呵欠乏力，寒战鼓颔，重被不温；继则寒战停止，头剧痛，全身大热，面赤唇红，烦渴引领；最后全身汗出，热退身凉。苔薄白或黄腻，脉弦或弦数。治宜祛邪截疟，和解表里。

　　【常用方药】柴胡截疟饮或截疟七宝饮加减。处方：

> 柴胡10 g　黄芩10 g　常山4.5 g　草果4.5 g　槟榔6 g　法半夏10 g
> 生姜10 g　大枣15 g

　　方中柴胡、黄芩和解少阳；常山、草果、槟榔、法半夏化痰截疟；生姜、大枣调和营卫、兼顾卫气。亦可用小柴胡加减治之。

　　【加减】①痰湿偏重、胸闷腹胀、舌苔白腻者，加厚朴、苍术、陈皮行气燥湿化痰；②烦渴、苔黄、脉弦数者，去生姜、大枣，加石膏、天花粉清热生津。

　　【供选成药】❶柴胡口服液（滴丸、注射液）：口服液，每支10 mL，每次 10~20 mL；滴丸，每袋0.5 25 g，每次 1 袋；均每日 3 次。注射液，每支2 mL，肌内注射，每次 2~4 mL，每日 1~2 次。风寒感冒、孕妇及哺乳期慎用。注射液孕妇及过敏者禁用。❷小柴胡颗粒：详见第 109 页。❸截疟七宝丸：每100 粒重6 g，每次 6~9 g，每日 2 次。

（二）温疟

　　发作时热多寒少、或但热不寒，头痛，骨节酸痛，口渴引饮，小便黄赤。舌红苔黄，脉弦数。治宜清热疏表，和解祛邪。

【常用方药】白虎加桂枝汤或白虎加人参汤加减。处方：

生石膏30 g　知母12 g　黄芩10 g　柴胡10 g　青蒿6 g　桂枝10 g
常山5 g

方中生石膏、知母、黄芩清泄邪热；柴胡、青蒿、桂枝和解疏表；常山截疟祛邪。

【加减】①表邪已解、里热较盛见发热汗多、无关节酸痛者去桂枝；②热势较盛、气津两伤者，去桂枝加人参、北沙参益气养阴；③津伤较重、口渴引饮者，加生地黄、麦冬、石斛清热养阴。

【供选成药】❶达原丸：每丸6 g，每次 1 丸，每日 2 次。❷白虎合剂：每瓶100 mL，每次 20~30 mL，每日 3 次。❸少阳感冒颗粒：每袋 8 g，每次1~2 袋，每日 3 次。

（三）寒疟

发作时多见寒多热少，或但寒不热，口不渴，胸胁痞满，神疲体倦。舌淡苔白腻，脉弦迟。治宜和解表里，温阳达邪。

【常用方药】柴胡桂枝干姜汤合截疟七宝饮加减。处方：

柴胡10 g　黄芩10 g　桂枝6 g　干姜5 g　甘草6 g　常山5 g
草果4.5 g　槟榔6 g　厚朴10 g　青皮5 g

方中柴胡、黄芩和解少阳；桂枝、干姜、甘草温阳达邪；常山、草果、槟榔、厚朴、青皮、陈皮散寒燥湿、化痰截疟。

【加减】①但寒不热去、黄芩苦寒清热之品；②寒郁日久化热见心烦口干者，去桂枝、草果，加石膏、知母清热除烦。

【供选成药】❶七宝丹：每 100 粒重3.6 g，成人每次3.6 g，每日 3 次。小儿 7 岁以上服成人 1/2 量，3~7 岁服成人 1/3 量。孕妇忌用。❷截疟七宝丸：每 100 粒重6 g，每次 6~9 g，每日 2 次。❸疟疾五品丸：每袋6 g，每次 3 g，在发作前 3 小时服。孕妇忌用。❹疟疾半贝丸：每袋6 g，每次6 g，在发作前 2 小时服。孕妇忌用。❺疟疾丸：每袋 12 g，每次6 g，在发作前 3 小时服。孕妇忌用。

（四）瘴疟

1. 热瘴　多见热多寒少，或壮热不寒，面红目赤，烦渴饮冷，头痛剧烈，胸闷呕吐，骨节烦疼，大便秘结，小便短赤，甚至神昏谵语。舌质红绛、苔黄腻或垢黑，脉洪数或弦数。治宜解毒除瘴，清热保津。

【常用方药】 清瘴汤加减。处方：

黄芩10 g	黄连4.5 g	知母10 g	金银花12 g	柴胡10 g	常山5 g
青蒿10 g	法半夏10 g	竹茹10 g	碧玉散6 g		

方中黄芩、黄连、知母、金银花、柴胡清热解毒除瘴；常山、青蒿截疟祛邪；法半夏、竹茹和胃化痰；碧玉散清利湿热。

【加减】 ①壮热烦渴去法半夏，加生石膏清热泻火；②热盛津伤、口渴心烦、舌干红少津者，加生地黄、玄参、石斛、玉竹清热养阴；③神昏惊厥、高热不退者急用"紫雪"清心开窍。

【供选成药】 ❶紫雪：详见第 65 页。❷局方至宝散：详见第 60 页。❸八宝玉枢丸：每袋0.6 g，每次0.6 g，每日 1 次。孕妇禁用。不宜过量、久服。

2. 冷瘴　多见寒甚热微或但寒不热，呕吐腹泻，甚至嗜睡不语，神志昏蒙。舌苔厚腻色白，脉弦。治宜解毒除瘴，芳化湿浊。

【常用方药】 加味不换金正气散。处方：

苍术6 g	厚朴10 g	陈皮6 g	广藿香10 g	法半夏10 g
佩兰6 g	荷叶5 g	槟榔6 g	草果4.5 g	石菖蒲6 g

方中苍术、厚朴、陈皮、广藿香、法半夏、佩兰、荷叶燥湿化浊、健脾理气；槟榔、草果截疟除湿；石菖蒲豁痰宣窍。

【加减】 ①嗜睡昏蒙者加服苏合香丸开窍；②呕吐较剧者吞服玉枢丹辟秽和中止呕。

【供选成药】 ❶苏合香丸：水蜜丸，每丸 2.4 g，大蜜丸，每丸 3 g；均每次 1 丸，每日 1~2 次。不宜久用。孕妇禁用，热病、阳闭、脱证不宜用。正气不足者慎用。❷玉枢丹（亦名紫金锭）：每锭0.6 g或1.5 g，每次 0.6~1.5 g，每日 1~2 次。切不可过量、久服。孕妇忌用。❸不换金正气散：每包15 g，取生姜、大枣少许炖汤送服，每次15 g，每日 1~2 次。

（五）劳疟

多为疟疾迁延日久，遇劳累即易发作，寒热较轻，面色萎黄或苍白，倦怠乏力，短气懒言，纳差自汗。舌质淡，脉细弱。治宜益气养血，扶正祛邪。

【常用方药】 何人饮加减。处方：

> 制首乌15 g　红参6 g　白术12 g　当归10 g　白芍12 g　陈皮6 g
> 生姜10 g　　大枣15 g　青蒿6 g　常山5 g

方中制首乌、红参、白术、当归、白芍补益气血；陈皮理气和中；生姜、大枣调和营卫；青蒿、常山祛邪截疟。

【加减】 ①气虚较著见倦怠自汗者，加黄芪、浮小麦益气固表止汗；②偏于阴虚见午后或夜晚低热、舌质红绛者，加生地黄、鳖甲、白薇滋阴清热；③胸脘痞闷、大便稀溏、舌苔浊腻者，去制首乌加姜半夏、草果燥湿祛痰。④如久疟不愈，痰浊瘀血互结，在胁下形成痞块，称为疟母。治宜软坚散结，祛瘀化痰。可用鳖甲胶、大黄、䗪虫、桃仁、鼠妇虫、蜣螂、凌霄花、牡丹皮等消散瘀结；兼有气血亏虚者则配以人参、白术、茯苓、熟地黄、当归、川芎、白芍、甘草等扶正祛邪。

【供选成药】 ❶鳖甲煎丸：每瓶54 g，每次6~9 g，每日2次。孕妇忌用。❷八珍丸（颗粒、口服液、胶囊）：大蜜丸，每丸9 g，每次1丸；水蜜丸，每袋18 g，每次6~9 g；浓缩丸，每8丸相当于原药材3 g，每次8丸；颗粒，每袋8 g或3.5 g（无糖颗粒），每次1袋；口服液，每支10 mL或每瓶100 mL、500 mL，每次10 mL；胶囊，每粒0.4 g，每次3粒；均每日2~3次。咳嗽痰多、脘腹胀痛、纳食不消、大便溏泄者，体虚有热者，外感表证未解时忌用。孕妇慎用。

陆 肾系病证

一、水肿

水肿，是指体内水液潴留泛溢肌肤，引起头面、眼睑、四肢、腹部甚至全身浮肿的一类病证。本病的形成，主要由于外感风邪、水湿、疮毒内犯，或内伤饮食、禀赋不足、久病劳倦，以致肺失通调、脾失转输、肾失开阖、三焦决渎无权、膀胱气化不利，水液的正常运行发生障碍，泛溢而为肿。其病理变化主要在肺、脾、肾三脏，其中肾更为关键。临床常分为阳水、阴水两类，依证治分类，阳水又分为风水相搏、湿毒浸淫、水湿浸渍、湿热壅盛；阴水又分为脾阳虚衰、肾阳衰微、瘀水互结等证型。但阴阳两类可相互转化。

水肿在现代医学中是多种疾病的一个症状，包括肾性水肿、心性水肿、肝性水肿、营养不良性水肿、功能性水肿、内分泌失调引起的水肿。但本病证候治法涉及的水肿，则以肾性水肿为主，包括急慢性肾小球肾炎、肾病综合征、继发性肾小球疾病等。不包括肝性水肿、心性水肿的论治。

（一）阳水

1. 风水相搏证　多见眼睑浮肿，继则四肢、全身皆肿，来势迅速，肢节酸重，小便不利，多伴有恶寒，发热，头痛。偏于风热者，多伴咽喉红肿疼痛，舌质红，脉浮滑数；偏于风寒者，常见恶寒，咳嗽气喘，舌苔薄白，脉浮滑或浮紧。治宜疏风清热，宣肺行水。

【常用方药】越婢加术汤加减。处方：

麻黄10 g	杏仁10 g	防风10 g	浮萍5 g	白术10 g	茯苓12 g
泽泻10 g	车前子10 g	石膏15 g	桑白皮10 g	黄芩10 g	

方中麻黄、杏仁、防风、浮萍疏风宣肺；白术、茯苓、泽泻、车前子淡渗利水；石膏、桑白皮、黄芩清热宣肺。

【加减】①风寒偏盛者，去石膏加紫苏叶、桂枝、防风祛风散寒；②风热偏盛者，加连翘、桔梗、板蓝根、鲜芦根清热利咽，解毒散结；③咳喘较剧加杏仁、前胡降气定喘；④卫阳虚见汗出恶风者，加防己黄芪汤加减以益气行水；⑤表证渐解、身重而水肿不消者可按水湿浸渍证论治。

【供选成药】❶肾炎解热片：每片0.32 g，每次4~5片，每日3次。孕妇慎用。外感风寒、脾肾阳虚水肿忌用。❷肾炎清热片：每瓶50片，每次5片，每日3次。风寒外感及气虚、阴虚水肿禁用。

2. 湿毒浸淫证　多见眼睑浮肿，延及全身、皮肤光亮而薄，尿少色黄，身发疮痍，甚至溃烂，恶风发热。舌质红、苔薄黄，脉浮数或滑数。治宜宣肺解毒，利湿消肿。

【常用方药】麻黄连翘赤小豆汤合五味消毒饮加减。处方：

麻黄10 g	杏仁10 g	桑白皮10 g	赤小豆15 g	金银花10 g
蒲公英10 g	紫花地丁10 g	天葵子10 g		

方中麻黄、杏仁、桑白皮、赤小豆宣肺利水；银花、蒲公英、紫花地丁、天葵子清热解毒。

【加减】①脓毒甚者重用蒲公英、紫花地丁清热解毒；②湿盛糜烂，加苦参、土茯苓利湿解毒；③风邪偏盛见皮肤瘙痒者，加地肤子、白鲜皮祛风胜湿；④血热红肿加牡丹皮、赤芍清热凉血；⑤大便不通加大黄、芒硝泄热通便；⑥尿痛、尿血加石韦、大蓟、荠菜花凉血止血。

【供选成药】❶黄葵胶囊：每粒0.5 g，每次5粒，每日3次。孕妇禁用。儿童及胃溃疡患者慎用。❷银花泌炎灵片：每片0.25 g，每次4片，每日3次。孕妇忌用。哺乳期妇女慎用。

3. 水湿浸渍证　多见全身水肿，下肢明显，按之没指，小便短少，身体重着，纳呆呕恶，胸脘胀闷，大便不实。苔白腻，脉濡缓。多因脾虚湿盛，水湿泛溢肌肤所致。治宜运脾化湿，通阳利水。

【常用方药】五皮饮合胃苓汤加减。处方：

桑白皮15 g	陈皮10 g	大腹皮12 g	茯苓皮20 g	生姜10 g
苍术6 g	厚朴6 g	陈皮6 g	草果4.5 g	桂枝8 g
白术12 g	茯苓12 g	猪苓6 g	泽泻10 g	

方中桑白皮、陈皮、大腹皮、茯苓皮、生姜皮化湿行水；苍术、厚朴、陈皮、草果燥湿健脾；桂枝、白术、茯苓、泽泻温阳化气行水。

【加减】①外感风邪致肿甚而喘者加麻黄、杏仁宣肺平喘；②面肿、胸满、不得卧者加苏子、葶苈子降气行水；③湿困脾胃致脘腹胀满者加花椒目、大腹皮、干姜温脾化湿。

【供选成药】❶五皮丸：每袋18 g，每次6 g，每日2次。孕妇慎用。❷胃苓丸（散）：水丸，每袋18 g，每次6 g，每日1~2次；散剂，每包10 g，每次10 g，每日2次。孕妇慎用。❸五苓散：详见第28页。

4. 湿热壅盛证　多见遍身浮肿，皮肤紧绷发亮，腹大胀满，胸闷气粗，烦热口渴，小便短赤，大便秘结。舌红、苔黄腻，脉沉数或濡数。多因水湿壅盛，泛溢上下、内外所致。治宜分利湿热。

【常用方药】疏凿饮子加减。处方：

羌活6 g	秦艽10 g	防风10 g	大腹皮12 g	茯苓皮15 g
生姜皮6 g	猪苓10 g	茯苓12 g	泽泻10 g	木通10 g
椒目3 g	赤小豆20 g	黄柏10 g	商陆3 g	槟榔6 g
生大黄6 g				

方中羌活、秦艽、防风、大腹皮、茯苓皮、生姜皮疏风解表、发汗消肿；猪苓、茯苓、泽泻、木通、椒目、赤小豆、黄柏清热利尿消肿；商陆、槟榔、生大黄通利二便而消水肿。

【加减】①腹满不减、大便不通者合己椒苈黄丸攻泻水湿；②肿势严重兼见喘促不得平卧者，加葶苈子、桑白皮泻肺行水；③湿热久羁、化燥伤阴、出现口燥咽干者，加白茅根、芦根清热生津。

【供选成药】❶黄葵胶囊：详见第128页。❷尿毒灵灌肠液：其液分甲、乙两组，甲组每瓶20 g，乙组每瓶200 mL。每次取甲组10 g，乙组100 mL，混合摇匀灌肠，每日1～2次。不应单独使用，需配合其他清热利尿渗湿的内服药物治疗。有直肠疾病或腹泻每日3次以上者及年老体弱者慎用，孕妇禁用。❸肾炎灵胶囊：每粒0.25 g，成人每次5片，每日3次。脾肾阳虚所致水肿、尿血者及孕妇忌用。❹肾炎四味片：每片0.36 g，成人每次8片，每日3次。儿童服成人量的1/4～1/3。忌与激素、环磷酰胺、氮芥等药物同用。肝肾阴虚、脾肾阳虚所致水肿及风水肿不宜用，孕妇忌用。❺肾炎消肿片：每片0.32 g，成人每次4～5片，每日3次。风水肿不宜用，孕妇及急性肾炎忌用，心脏病患者慎用。虚证患者慎用。

（二）阴水

1. 脾阳虚衰证　多见全身浮肿，腰以下尤甚，按之凹陷，不易恢复，脘闷腹胀，纳减便溏，面色萎黄，神疲乏力，四肢倦怠，小便短少。舌质淡、苔白腻或白滑，脉沉缓或沉弱。多因脾阳虚衰，阳不化气，水湿内停所致。治宜健脾温阳利水。

【常用方药】实脾饮加减。处方：

干姜10 g	制附子10 g	草果仁5 g	大腹皮12 g	白术12 g
茯苓15 g	炙甘草10 g	生姜6 g	大枣10 g	泽泻10 g
车前子10 g	木瓜12 g	木香5 g	厚朴10 g	

方中干姜、制附子、草果仁温阳散寒利水；白术、炙甘草、生姜、大枣健脾补气；茯苓、泽泻、车前子、木瓜利水消肿；木香、厚朴、大腹皮理气行水。

【加减】①气虚较重见气短声弱者，加人参、黄芪健脾益气；②小便短少加桂枝、泽泻助膀胱气化而行水；③脾气虚弱，不能运化水湿所致水肿者，用参苓白术散加减，以益气健脾、行气化湿；④浮肿甚、大便溏薄，加补骨脂等温肾暖脾。

【供选成药】❶肾炎平颗粒：每袋15 g，每次15 g，每日 2 次。儿童服成人量的 1/4~1/3。感冒发热、咽喉肿痛者忌用。❷尿毒清颗粒：每袋 5 g，每日 4 次，即每日 6 时、12 时、18 时各服 1 次，每次 5 g；22 时服10 g。每日最大服用量为 40 g。也可另定服药时间，但每 2 次服药间隔时间勿超过 8 小时。肝肾阴虚证及孕妇慎用，慢性肾衰竭、尿毒症晚期忌用。❸肾衰宁胶囊：每粒0.3 g，每次 4~6 粒，每日 3~4 次。肝肾阴虚、阴阳两虚所致水肿不宜用。孕妇和有出血倾向者忌用。❹肾炎消肿片：详见上证。

2. 肾阳衰弱证　可见水肿反复消长不已，面浮身肿，腰以下尤甚，按之如泥，凹陷不起，腰痛酸重，四肢厥冷，怯寒神疲，面色㿠白或灰暗，甚至心悸胸闷，喘促难卧，腹大胀满，尿量减少或反多。舌淡胖、苔白，脉沉细或沉迟无力。多因肾阳不足，水气内停所致。治宜温肾助阳，化气行水。

【常用方药】济生丸合真武汤加减。处方：

| 制附子10 g | 肉桂粉3 g | 巴戟天10 g | 淫羊藿8 g | 白术12 g |
| 茯苓12 g | 泽泻10 g | 车前子10 g | 牛膝10 g | |

【加减】①小便清长量多者，去泽泻、车前子，加菟丝子、补骨脂补肾阳；②面部浮肿较甚、表情淡漠、动作迟缓、形寒肢冷者，用右归丸加减以温补肾阳；③病至后期，阳损及阴见头晕目眩、耳鸣等以肾阴虚为主的病证，改用左归丸加泽泻、茯苓、冬葵子，既补肾阳又兼利水湿；④肾虚肝旺见头昏头痛、心慌腿软、肢体蠕动者，加鳖甲、牡蛎、杜仲、桑寄生、野菊花、夏枯草益阴潜阳，清泻肝火。

【供选成药】❶济生肾生丸、肾康宁片、肾炎舒颗粒、强肾颗粒：详见第 119 页。❷右归丸：详见第 40 页。❸肾炎温阳片（胶囊）：片剂，每片0.32 g，每次 4~5 片；胶囊，每盒 27 粒，每粒 0.48 g，每次 2~3 粒；均每日 3 次。对本品过敏者及孕妇禁用，水肿初起呈表实证之阳水，或阴虚感受外邪、肿势增剧者忌用。阴虚火旺、津亏者及心脏病患者慎用。

3. 瘀水互结证　其证多因水停湿阻，气滞血瘀，三焦气化不利所致，病程日久，肿势轻重不一，四肢或全身浮肿，但以下肢为主，皮肤瘀斑，腰部刺痛，或伴血尿。舌紫暗、苔白，脉沉细涩。治宜活血祛瘀，化气行水。

【常用方药】桃红四物汤合五苓散加减。处方：

当归10 g	桃仁10 g	红花6 g	赤芍10 g	川芎6 g
丹参10 g	益母草10 g	凌霄花6 g	路路通10 g	桂枝10 g
制附子10 g	茯苓12 g	泽泻10 g	车前子10 g	

方中当归、赤芍、川芎、丹参养血活血；益母草、红花、凌霄花、路路通、桃仁活血通络；桂枝、制附子温阳化气；茯苓、泽泻、车前子利水消肿。

【加减】①全身肿盛、气喘烦闷、小便不利者，加葶苈子、花椒目逐瘀泻肺；②腰膝酸软、神疲乏力者，合用济生肾气丸温补脾肾，利水消肿；③阳气虚见形寒肢冷者，配黄芪、附子益气温阳，化瘀行水。

【供选成药】❶肾康宁片：详见第 119 页。❷五苓散：详见第 28 页。

～二、淋证

淋证，是以小便频数短涩、淋漓刺痛、欲出未尽、小腹拘急引痛为主的病证。临床有热淋、石淋、气淋、血淋、膏淋、劳淋之分。多因湿热蕴结下焦、膀胱气化不利所致。其病理变化与肾和膀胱关系最为密切。热结膀胱和肾虚为淋证发病的两个主要因素。

本病的临床表现类似于现代医学的急慢性尿路感染、泌尿道结核、尿路结石、急慢性前列腺炎、化学性膀胱炎、乳糜尿及尿道综合征等，凡具有淋证特征者均可参见本病证辨证论治。

（一）热淋

多见小便频急短数，尿道灼热刺痛，尿色黄赤混浊，少腹拘急胀痛，或有恶寒发热，口渴口苦，呕吐，大便秘结，腰痛拒按。舌质红、苔黄腻，脉滑数。多因湿热蕴于下焦膀胱所致。治宜清热利湿通淋。

【常用方药】八正散加减。处方：

瞿麦10 g	萹蓄10 g	车前子10 g	滑石10 g	萆薢10 g
大黄10 g	黄柏10 g	蒲公英10 g	紫花地丁10 g	

方中瞿麦、萹蓄、车前子、滑石、萆薢利湿通淋；大黄、黄柏、蒲公英、紫花地丁清热解毒。

【加减】①恶寒发热、口苦呕恶者，加黄芩、柴胡和解少阳；②大便秘结、腹胀者，重用大黄、枳实通腑泄热；③见大热、大渴、脉洪大等阳明热证，加知母、石膏清气分之热；④热毒壅盛者，用黄连解毒汤合五味消毒饮清热泻火解毒；⑤气滞加青皮、乌药；⑥湿热伤阴者，去大黄，加生地黄、知母、白茅根养阴清热。

【供选成药】❶八正合剂（胶囊、颗粒、片）：合剂，每瓶100 mL、120 mL或200 mL，每次15~20 mL；胶囊，每粒0.39 g，每次4粒；颗粒，每袋6 g，每次1袋；片剂，每片0.39 g，每次4片；均每日3次。不可过量、久服。膀胱气化不利者不宜用，孕妇忌用，久病体虚者、儿童及老年人慎用。应中病即止。**❷**热淋颗粒：每袋8 g或4 g（无糖型），每次1~2袋，每日2~3次。膀胱气化不利所致淋证不宜用。**❸**清淋颗粒：每袋10 g，每次10 g，每日2次。肝郁气滞、脾肾两虚或膀胱气化不利所致淋证不宜用，孕妇忌用，年老、体弱者慎用。**❹**荡涤灵颗粒：每袋20 g，每次20 g，每日3次。肝郁气滞、脾肾两虚所致淋证不宜用，孕妇忌用，脾胃虚寒致大便溏泄者慎用。**❺**尿感宁颗粒：每袋15 g，每次15 g，每日3~4次。膀胱气化不利所致淋证不宜用，体弱、脾胃虚寒者慎用。**❻**泌尿宁颗粒：每袋12 g，每次12 g，每日3次。膀胱气化不利所致淋证不宜用。

（二）石淋

多见小便艰涩，频急灼痛，尿中时夹砂石，或排尿突然中断，或突然腰部剧痛，痛引少腹，甚至牵及外阴，尿中带血。舌红、苔薄黄，脉弦滑或带数。若病久砂石不去，可伴见面色少华，精神萎靡，少气乏力，舌淡边有齿印，脉细而弱；或腰腹隐痛，手足心热，舌红少苔，脉细带数。治宜清热利湿，排石通淋。

【常用方药】石韦散加减。处方：

瞿麦10 g	萹蓄10 g	通草5 g	滑石10 g	金钱草10 g
海金沙5 g	鸡内金10 g	滑石10 g	炮穿山甲10 g	虎杖15 g
牛膝10 g	青皮5 g	乌药6 g	王不留行6 g	沉香1.5 g

方中瞿麦、萹蓄、通草、滑石清热利湿通淋；金钱草、海金沙、鸡内金、石韦排石化石；炮穿山甲、王不留行、牛膝、虎杖活血软坚；青皮、乌药、沉香理气导滞。

【加减】①腰腹绞痛加芍药、甘草缓急止痛；②尿中带血加小蓟、生地黄、藕节凉血止血，去炮穿山甲、王不留行等活血药；③小腹胀痛加木香行气止痛；④瘀滞、舌质紫暗，加桃仁、红花、皂角刺活血化瘀，破气散结；⑤石淋日久、神疲乏力、少腹坠胀、虚实夹杂者，用补中益气汤，加金钱草、海金沙、冬葵子益气通淋；⑥腰膝酸软、腰部隐痛者，加杜仲、续断、补骨脂补肾益气；⑦形寒肢冷、夜尿清长者，加巴戟天、肉苁蓉、肉桂温肾化气；⑧舌红、口干属肾阴亏虚者，加生地黄、熟地黄、麦冬、鳖甲滋养肾阴；⑨伴湿热见症者参见热淋治疗；绞痛缓解后，如无明显自觉症状者可用金钱草煎汤代茶；⑩结石过大、阻塞尿路、肾盂严重积水者宜手术治疗。

【供选成药】 ❶排石颗粒：每袋20 g或5 g（无糖型），每次1袋，每日3次。双肾结石或结石直径≥1.5cm，或结石嵌顿时间较长的患者及孕妇忌用。久病正气亏虚或虚实夹杂者不宜单用本品。❷石淋通片（胶囊、颗粒）：每片含干浸膏0.12 g，每次5片；胶囊，每粒0.5 g，每次3粒；颗粒每袋15 g（相当于原药材15 g），每次15 g，冲服；均每日3次。双肾结石或结石直径≥1.5cm，或结石嵌顿时间长者忌用。正气亏虚或虚实夹杂者不宜单用本品。肝郁气滞、脾肾两虚、膀胱气化不利所致淋证不宜用。❸结石通片：每片含干浸膏0.25 g，每次5片，每日3次。膀胱气化不利所致淋证不宜用。❹消石片：每片相当于原药材3 g，每次4~6片，每日3次。久病伤正、兼见气虚或阴虚者不宜单用。孕妇及有活动性出血者慎用。❺复方金钱草颗粒：每袋3 g（无糖型）或10 g，每次1~2袋，每日3次。膀胱气化不利所致淋证忌用。❻五淋化石丸：每10丸重2.5 g，每次5丸，每日3次。脾肾亏虚的气淋、劳淋患者忌用。

（三）血淋

多见尿色深红，或如丝如条，小便热涩刺痛，淋漓不爽，或尿中夹有血块，疼痛满急加剧，或见心烦。舌尖红、苔薄黄，脉数有力。治宜清热通淋，凉血止血。

【常用方药】 小蓟饮子加减。处方：

小蓟15 g	生地黄30 g	白茅根15 g	墨旱莲10 g	木通6 g
甘草梢6 g	栀子10 g	滑石15 g	当归6 g	蒲黄10 g
土大黄10 g	三七3 g	马鞭草10 g		

方中小蓟、生地黄、白茅根、墨旱莲凉血止血；木通、甘草梢、栀子、滑石清热泻火通淋；当归、蒲黄、土大黄、三七、马鞭草通络止血。

【加减】 ①有瘀血征象者加牛膝、桃仁化瘀止血；②出血不止加仙鹤草、琥珀粉收敛止血；③肾阴不足、虚火动血，见尿色淡红、尿痛涩滞不显著、腰膝酸软、神疲乏力者，用知柏地黄丸滋阴清热、补虚止血；④肾阴亏耗严重者，加熟地黄、麦冬、鳖甲滋养肾阴；⑤脾虚不能摄血，见神疲乏力、面色少华或有出血倾向者，用归脾汤加仙鹤草、泽泻、滑石益气养血通淋。

【供选成药】❶八正合剂：详见第 132 页。❷分清五淋丸：每袋6 g，每次 1 袋，每日 2~3 次。孕妇禁用。儿童慎用。结石直径≥1.5cm 或嵌顿时间长者，或肝郁气滞、脾肾两虚、膀胱气化不利所致淋证，或淋证日久、体质虚弱者不宜用。❸五淋丸：每 100 粒6 g，每次6 g，每日 2 次。孕妇及脾肾亏虚的气淋、劳淋忌用，儿童不宜用。肾功能不全者慎用。❹琥珀茯苓丸：每袋30 g，每次6 g，每日 3 次。阴虚内热致小便频数及肾虚滑精者慎用。❺琥珀消石颗粒：每袋15 g，每次30 g，每日 2 次。孕妇忌用，儿童及体质虚寒者不宜用。

（四）气淋

多见郁怒之后小便涩滞，淋漓不宣，欲出未尽，少腹胀满疼痛。苔薄白，脉沉弦。治宜理气导滞，利尿通淋。

【常用方药】沉香散加减。处方：

沉香3 g	青皮6 g	乌药9 g	香附10 g	石韦10 g
滑石10 g	冬葵子10 g	车前子10 g		

方中沉香、青皮、乌药、香附疏肝理气；石韦、滑石、冬葵子、车前子利水通淋。

【加减】①少腹胀满上及于胁者，加川楝子、小茴香、郁金疏肝理气；②兼有瘀滞者加红花、赤芍、益母草活血化瘀行水。

【供选成药】❶琥珀参苓散：每包3 g，每次 3 包，每日 2 次。❷泌石通胶囊：每粒 0.45 g，每次 2 粒，每日 3 次。孕妇、儿童不宜用。

（五）劳淋

多见小便不甚赤涩，溺痛不甚，淋漓不已，时作时休，遇劳而发，舌质红，苔薄白，脉细弱。或手足心热，头晕耳鸣，腰膝酸软，舌红少津，脉细数。治宜补脾益肾。

【常用方药】无比山药丸加减。处方：

党参15 g	黄芪10 g	山药20 g	莲子15 g	茯苓12 g
薏苡仁15 g	泽泻10 g	扁豆衣6 g	山茱萸6 g	菟丝子10 g
芡实10 g	金樱子10 g	煅牡蛎10 g		

方中党参、黄芪、山药、莲子补气健脾；茯苓、薏苡仁、泽泻、扁豆衣化湿行水；山茱萸、菟丝子、芡实、金樱子、牡蛎益肾固摄。也可用补中益气汤、六味地黄丸加减治疗。

【加减】①中气下陷见少腹坠胀、尿频涩滞、余沥难尽、不耐劳累、面色㿠白、少气懒言、舌淡、脉细无力者，用补中益气汤加减；②肾阴虚致舌红少苔者，以六味地黄丸加生地黄、龟甲滋养肾阴；③阴虚火旺致面红烦热、尿黄赤灼热者，用知柏地黄丸滋阴降火；④低热者在知柏地黄丸基础上加附子、肉桂、鹿角片、巴戟天等温补肾阳。

【供选成药】❶补中益气丸：详见第 97 页。❷无比山药丸：大蜜丸，每丸9 g，每次 1 丸；小蜜丸，每瓶60 g，每次9 g；均每日 3 次。不宜与氨茶碱类药物同用。❸前列回春胶囊：每粒0.3 g，每次 5 粒，每日 2~3 次。肝郁气滞所致的淋证不宜用，严重高血压者慎用。❹茴香橘核丸：每 500 粒重30 g，每次9 g，每日 2~3 次。实热及湿热证、阴虚火旺证及孕妇忌用。❺复方三层茴香丸：每支6 g（约 30 粒），每次6 g，每日 3 次。寒湿内停、厥阴肝经不利所致的淋浊忌用。❻橘核丸：每 50 粒重6 g，成人每次 6~9 g，每日 2 次。寒湿完全化热的病证、湿热或实热证、阴虚火旺证忌用。

（六）膏淋

多见尿液混浊，呈乳白色或米泔水样，上有浮油，静置沉淀，或伴有絮状凝块物，或混有血液、血块，尿道热涩疼痛，尿时阻塞不畅，口干。舌质红、苔黄腻，脉濡数。治宜清利湿热，分清别浊。

【常用方药】程氏萆薢分清饮加减。处方：

萆薢12 g	石菖蒲10 g	黄柏10 g	车前子10 g	飞廉10 g
水蜈蚣6 g	向日葵15 g	莲子心3 g	连翘心3 g	牡丹皮10 g
灯心2 g				

方中萆薢、石菖蒲、黄柏、车前子清热利湿；飞廉、水蜈蚣、向日葵分清泌浊；莲子心、连翘心、牡丹皮、灯心清心泄热。

【加减】①小腹胀痛、尿涩不畅加乌药、青皮疏利肝气；②伴血尿加小蓟、藕节、白茅根凉血止血；③小便黄赤、热痛明显加甘草梢、竹叶、通草清心导热下行；④肝火较重见目赤、口苦、胁痛者，配龙胆、栀子泻肝清火、导热下行；⑤病久湿热伤阴，见口渴心烦者，加生地黄、麦冬、知母滋养肾阴；⑥膏淋日久、脾肾两虚、气不固涩者，改用膏淋汤补脾益肾固涩；

⑦偏于脾虚中气下陷者，用补中益气汤补气升提；⑧偏于肾阴虚者用七味都气丸；⑨偏于肾阳虚者用金匮肾气丸加减；⑩伴血尿加仙鹤草、阿胶补气摄血；⑪夹瘀血者加三七、当归活血化瘀。

【供选成药】❶萆薢分清丸：每20粒重1 g，每次6~9 g，每日2次。膀胱湿热壅盛所致的小便白浊及尿频淋漓涩痛者不宜用。❷分清五淋丸、五淋化石丸：详见第133、第134页。❸滋肾丸（又名通肾丸）：每丸9 g，成人每次1丸，每日2次。小便不通、舌红而干、渴欲饮水等阴虚见症者忌用。

【附】尿浊

尿浊，即以小便浑浊、白如泔浆、尿时无涩痛不利感为主的疾患。现代医学中的乳糜尿，多属本病范围。其病机多为湿热下注，脾肾亏虚。证治分类多见湿热下注、脾虚气陷，肾虚不固。

（一）湿热下注证

多见小便浑浊，色白或黄或红，或夹凝块，上有浮油，或伴血块，或尿道有灼热感，口苦口干。舌质红、苔黄腻，脉濡数。治宜清热利湿，分清泄浊。

【常用方药】程氏萆薢分清饮加减。处方：

萆薢12 g	石菖蒲10 g	黄柏10 g	茵陈蒿10 g	滑石10 g
车前子10 g	莲子心3 g	连翘心3 g	牡丹皮10 g	灯心3 g

方中萆薢、石菖蒲、黄柏、茵陈蒿、滑石、车前子清热利湿泄浊；莲子心、连翘心、牡丹皮、灯心健脾清心。

【加减】①小腹胀、尿涩不畅，加乌药、青皮、郁金疏利肝气；②伴血尿加小蓟、藕节、白茅根凉血止血。

【供选成药】❶萆薢分清丸：详见上证。❷治浊固本丸，每支18 g，每次9 g，每日2次。尿浊属肾元亏虚者不宜用。❸五淋白浊丸（散）：水丸，每瓶60 g，每次9 g，每日1~2次；散剂，每包6 g，每次6 g，每日2~3次。孕妇忌用，年老体弱者慎用。❹五色淋浊丸：每瓶30 g，每次20粒，每日3次。孕妇忌用，气虚体弱者慎用。❺分清止淋丸：每瓶３６ g，每次6 g，每日2次。脾胃虚寒者和孕妇忌用。

（二）脾虚气陷证

多见尿浊反复发作，日久不愈，状如白浆，小腹坠胀，神倦乏力，面色无华，劳累或进食油腻则发作加重。舌淡苔白，脉虚软。多因病久脾虚气陷，精微下泄所致。治宜健脾益气，升清固摄。

【常用方药】补中益气汤加减。处方：

黄芪18 g	党参10 g	白术10 g	山药15 g	益智6 g	金樱子10 g
莲子15 g	芡实10 g	升麻6 g	柴胡6 g		

方中黄芪、党参、白术补益中气；山药、益智、金樱子、莲子、芡实健脾固摄；升麻、柴胡升清降浊。

【加减】①尿浊夹血加藕节、阿胶、墨旱莲补气摄血；②肢冷便溏加附子、炮姜温补脾阳。

【供选成药】补中益气丸：详见第97页。

（三）肾虚不固证

多见尿浊日久不愈，小便乳白如脂膏，精神萎靡，消瘦无力，腰膝酸软，头晕耳鸣。偏于阴虚者，可见烦热口干，舌质红，脉细数；偏于阳虚者，可见面色㿠白，形寒肢冷，舌质淡红，脉沉弦。偏肾阴虚者，治宜滋阴益肾；偏肾阳虚者，治宜温肾固摄。

【常用方药】偏肾阴虚者，可用知柏地黄丸加减；偏肾阳虚者，可用鹿茸固涩丸加减。处方：

熟地黄24 g	山药12 g	山茱萸10 g	枸杞子15 g	鹿茸1.5 g
附子10 g	菟丝子10 g	肉桂3 g	补骨脂10 g	桑螵蛸6 g
龙骨15 g	益智6 g	芡实10 g	茯苓12 g	泽泻10 g

方中熟地黄、山药、山茱萸、枸杞子滋养肾阴；鹿茸、附子、菟丝子、肉桂、补骨脂温补肾阳；桑螵蛸、龙骨、益智、芡实收敛固涩；茯苓、泽泻利湿健脾。

【加减】①尿浊夹血加阿胶、生地黄、墨旱莲养血止血；②夹湿热者加知母、黄柏清化湿热；③脾胃气虚者加黄芪、党参、白术健脾益气。

【供选成药】❶知柏地黄丸（片）：大蜜丸，每丸9 g，每次9 g；小蜜丸，每瓶54 g，每次9 g；水蜜丸，每瓶60 g，每次6 g；浓缩丸，每8丸相当原药材3 g，每次8丸；片剂，每片0.3 g，每次6片；均每日2次。气虚发热、实热证、脾虚便溏、消化不良者忌用。感冒者慎用。❷桑螵散：每包6 g，每次6 g，睡前用党参汤服。火热或湿热下注所致尿频、尿浊者不宜用。❸水陆二仙丹：每50粒重3 g，成人每次9 g，每日3次。内有湿热者和外感表证期间忌用。❹威喜丸：每5粒约1 g，每次6 g，每日1次。脾肾气虚者忌用。❺萃仙丹：每100粒重3 g，每次9 g，每日2次。下焦湿热或相火偏旺者禁用。❻下消丸：每瓶60 g，每次6~9 g，每日2次。阴虚火旺遗精、或湿盛小便混浊者不宜用。

三、癃闭

癃闭，是指小便量少、排尿困难，甚至尿闭不通的一种病证。其中小便不畅、点滴短少、病势较缓者称为癃；小便闭塞、点滴不通、病势较急者称为闭。本病证多因下焦湿热、膀胱气化受阻；或因肺热壅盛、不能通调水道；或劳倦伤脾、清浊升降失调；或七情内伤、肝气失于疏泄；或久病体虚、肾之气化力弱；或瘀血、肿块、砂石阻塞尿道所致。其病理主要是肾与膀胱气化失常，并与肺、脾、肝有关。

本病证类似于现代医学中各种原因引起的尿潴留及无尿证，如神经性尿闭、膀胱括约肌痉挛、尿道结石、尿道肿瘤、尿道损伤、尿道狭窄、前列腺增生症、脊髓炎等。故对上述疾病可参见本病辨证论治。

（一）膀胱湿热证

多见小便量少，短赤灼痛，或尿闭不通，小腹胀痛，大便不畅，口渴不欲饮。舌质红、苔黄或黄腻，脉数。治宜清利湿热，通利小便。

【常用方药】八正散加减。处方：

| 瞿麦10 g | 车前子10 g | 萹蓄10 g | 泽泻10 g | 茯苓15 g |
| 黄柏10 g | 栀子10 g | 大黄6 g | 滑石10 g | |

方中黄柏、栀子、大黄、滑石清热利湿；瞿麦、萹蓄、茯苓、泽泻、车前子通利小便。

【加减】①舌苔厚腻加苍术、黄柏清化湿热；②心烦、口舌生疮糜烂者加导赤散清心火、利湿热；③湿热久恋下焦、灼伤肾阴见口干咽燥、潮热盗汗、手足心热、舌尖红者，改用通关滋肾丸加生地黄、车前子、牛膝等滋肾阴、清湿热、助气化；④湿热蕴结三焦、气化不利，致小便量极少或无尿、面色晦滞、胸闷烦躁、恶心呕吐、口中有尿臭，甚至神昏谵语者，改用黄连温胆汤加车前子、通草、制大黄等降浊和胃、清热利湿。

【供选成药】❶八正合剂、清淋颗粒、五淋化石丸：详见第132、第133页。❷癃闭舒胶囊：每粒0.3 g，每盒24粒，每次3粒，每日2次。肺热壅盛、肝郁气滞、脾虚气陷所致的癃闭不宜用。❸琥珀分清丸：每支6 g，每次6 g。孕妇忌用，老年人及体弱者慎用。❹癃清片：每片0.6 g，每次6片，每日2次，重症每次8片，每日3次。肝郁气滞、脾虚气陷、肾阳衰惫、肾阴亏损所致癃闭不宜用。

（二）肺热壅盛证

多见小便不畅或点滴不爽、或闭而不通，咽干烦渴，呼吸急促，或有咳嗽。舌红、苔薄黄，脉数。治宜清泄肺热，通利水道。

【常用方药】清肺饮加减。处方：

黄芩10 g	桑白皮12 g	鱼腥草15 g	麦冬10 g	芦根10 g
天花粉10 g	地骨皮6 g	车前子10 g	茯苓15 g	泽泻15 g
猪苓10 g				

方中黄芩、桑白皮、鱼腥草清泄肺热；麦冬、芦根、天花粉、地骨皮清肺生津养阴；车前子、茯苓、泽泻、猪苓通利小便。也可用柴胡疏肝散加减治之。

【加减】①肝郁气滞症状严重者，加六磨汤增强疏肝理气作用；②气郁化火见舌红、苔薄黄、脉数，治宜清泄肺热，通利水道。

【供选成药】❶沉香散：每包6 g，每日2次。体质虚弱者慎用。❷柴胡疏肝丸：每50粒重3 g，每次6~9 g，每日3次。因方中香燥药较多，服药过程中出现舌红少苔、口燥咽干，或夜难安眠等症时，则应停服。

（三）肝郁气滞证

多见小便不通或通而不爽，伴有情志抑郁，多烦喜怒，胸胁胀满。舌红、苔薄黄，脉弦。治宜疏肝理气，通利小便。

【常用方药】沉香散加减。处方：

沉香3 g	橘皮10 g	柴胡10 g	青皮6 g	乌药10 g
当归10 g	王不留行10 g	郁金10 g	石韦10 g	车前子10 g
冬葵子10 g	茯苓15 g			

方中沉香、橘皮、柴胡、青皮、乌药疏肝理气；当归、王不留行、郁金

行下焦气血；石韦、车前子、冬葵子、茯苓通利小便。

【加减】①伴鼻塞、头痛、脉浮等表证，加薄荷、桔梗宣肺解表；②肺阴不足者，加沙参、黄精、石斛养阴；③大便不通加大黄、杏仁通腑泄热；④心烦、舌尖红者，加黄连、竹叶清心火；⑤尿赤灼热、小腹胀满，加八正散上下并治。

【供选成药】❶分清五淋丸：详见第 134 页。❷翁沥通胶囊：每粒0.4 g，每次 3 粒，每日 2 次。❸摄护宁软胶囊：每粒含锯叶棕果提取物160 mg，每次 1 粒，每日 1~2 次。

（四）浊瘀阻塞证

多见尿闭不通，或点滴不畅，或尿如细线，时时中断，小腹胀满而痛。舌质暗红或有瘀点，脉涩。治宜行瘀散结，通利水道。

【常用方药】代抵当丸加减。处方：

> 当归尾6 g　炮穿山甲6 g　桃仁10 g　莪术6 g　大黄6 g　芒硝10 g
> 郁金10 g　肉桂3 g　桂枝8 g

方中当归尾、炮穿山甲、桃仁、莪术活血化瘀；大黄、芒硝、郁金通瘀散结；肉桂、桂枝温煦膀胱气化。

【加减】①瘀血较重者加红花、川牛膝增强活血化瘀作用；②病久气血两虚致面色无华者，加黄芪、丹参、当归益气养血行瘀；③尿路结石加金钱草、海金沙、冬葵子、瞿麦、石韦通淋排石利尿；④小便一时不通、胀闭难忍者，加麝香 0.1~0.5 g装胶囊内吞服，以急通小便。

【供选成药】❶前列通片：每瓶 72 片，每次 4~6 片，每日 3 次。方中含有毒药两头尖，不宜过量、久服。肝郁气滞、中气不足、肾阳衰惫所致癃闭忌用。❷泽桂癃爽胶囊：每粒 0.44 g，每次 2 粒，每日 3 次。肝郁气滞、脾虚气陷、下焦湿热所致癃闭者忌用。❸前列泰片：每片 0.44 g，每次 5片，每日 3 次。过敏体质尤其是对花粉过敏者禁用，脾胃虚寒者慎用。❹癃闭通胶囊：每粒0.3 g，每次 5 粒，每日 2 次。肺热壅盛、肝郁气滞、脾虚气陷所致癃闭不宜用。❺前列舒乐颗粒：每袋6 g，每次6 g，每日 3 次。肝气郁滞、脾虚气陷所致癃闭不宜用。❻前列通瘀胶囊：每粒0.4 g，每次 5粒，每日 3 次。孕妇及活动性出血禁用。阳气衰惫者慎用。

（五）脾气不升证

多见小腹坠胀，时欲小便而不得出，或量少而不爽利，神疲气短，体倦乏力。舌淡、苔薄，脉细或缓弱。治宜升清降浊，温阳行水。

【常用方药】补中益气汤合春泽泻加减。处方：

黄芪20 g	党参10 g	红参6 g	白术10 g	桂枝6 g	肉桂3 g
升麻6 g	柴胡6 g	茯苓10 g	猪苓10 g	泽泻10 g	车前子10 g

方中黄芪、党参、红参、白术益气健脾；桂枝、肉桂温阳化气；升麻、柴胡升提中气；茯苓、猪苓、泽泻、车前子利水渗湿。

【加减】①气阴两虚、舌红苔少者改用参苓白术散；②脾肾两虚加济生肾气丸温补脾肾，化气利水。

【供选成药】❶补中益气丸、参苓白术散：详见第97页。❷补气升提片：每素片重0.3 g，每次5片，每日3次。老年患者及身体虚弱者每次3~4片，每日2次。合并感染者慎用。❸天一丸：每丸3 g，每次1丸，每日2~3次。孕妇慎用。❹四苓散：每袋9 g，每次1袋，每日2次。孕妇慎用。因肺脾肾虚、水液代谢异常所致水肿、小便不利者不宜单用本品。

（六）肾阳衰惫证

多见小便点滴不畅，或肢体浮肿。舌淡胖、苔薄白，脉沉细或弱。治宜温补肾阳，化气利水。

【常用方药】济生肾气丸加减。处方：

制附子12 g	桂枝6 g	肉桂3 g	熟地黄15 g	山药15 g
山茱萸6 g	茯苓12 g	车前子10 g	泽泻10 g	

方中制附子、肉桂、桂枝温肾通阳；熟地黄、山药、山茱萸补肾滋阴；车前子、茯苓、泽泻渗湿利尿。

【加减】①精血俱亏、病及督脉见精神不振、腰脊酸痛者，用香茸丸补养精血、助阳通窍；②肾阳衰惫、命火式微、三焦气化无权、浊阴内蕴致小便量少，甚至无尿、呕吐、烦躁、神昏者，用千金温脾汤合吴茱萸汤温补肾阳，和胃降逆。

【供选成药】❶济生肾气丸：详见第19页。❷普乐安片（胶囊）：片剂，每片0.5 g，每次3~4片；胶囊，每粒0.375 g，每次4~6粒；均每日3次。肝郁气滞、脾虚气陷所致的癃闭不宜用。❸肾炎温阳胶囊：详见第130页。❹前列舒乐颗粒：详见第140页。❺真武丸：每包18 g，每次6 g，每日2次。水肿、小便不利属实证、热证者不宜用。❻蛾苓丸：每10粒

2.1 g，每次 9~12 粒，每日 2 次。湿热壅盛、尿闭不通、妇女围绝经期综合征属阴虚火旺者不宜用。

【附】关格

　　关格，是以脾肾虚衰、气化不利、浊邪壅塞三焦，而见小便不利与呕吐并见为临床特征的危重病症。多见于水肿、淋证、癃闭的晚期。病理性质为本虚标实：脾肾虚衰为本、湿浊毒邪为标。初起时病在脾肾，病至后期可损及多个脏器。如肾阳衰竭、寒水上犯、凌心射肺，久则可出现心悸、胸痹；如阳损及阴、肾阴亏虚、肝阳上亢、内风自生，则可见眩晕、中风；如湿浊内盛、内陷心包，则可见昏迷、谵妄。总的治则是攻补兼施、标本兼顾。

（一）脾肾阳虚、湿浊内蕴证

　　多见小便短少，色清，甚则癃闭，面色晦滞，形寒肢冷，神疲乏力，浮肿腰以下为主，纳差，腹胀，恶心呕吐，大便溏薄。舌淡、舌体胖边有齿印、苔白腻、脉沉细。治宜温补脾肾，化湿降浊。

　　【常用方药】温脾汤合吴茱萸汤加减。处方：

制附子10 g	干姜6 g	淫羊藿10 g	红参6 g	白术10 g
茯苓12 g	姜半夏10 g	陈皮6 g	制大黄10 g	六月雪15 g
吴茱萸8 g	生姜15 g			

　　方中制附子、干姜、淫羊藿温补肾阳；人参、白术、茯苓益气健脾；姜半夏、陈皮、制大黄、六月雪化湿降浊；吴茱萸、生姜降逆止呕。

　　【加减】①水气凌心见面浮、肢肿、心悸者，加己椒苈黄丸；②尿少或小便不通者，合用通关滋肾丸滋肾阳、助气化；③皮肤瘙痒加土茯苓、地肤子、白鲜皮燥湿止痒。

　　【供选成药】❶肾衰结肠灌注液：汤剂，保留灌肠，用时加 4% 碳酸氢钠溶液 10~20 mL，保留 30 分钟后排出。每日 6~8 次，成人每次100 mL，小儿按体重每千克 2 mL 计算用量。视病情控制灌肠次数及剂量，一旦病情好转即停用。❷己椒苈黄丸：水丸，每次 3~6 g，每日 3 次。不能过量、久服。孕妇忌用，久病体虚、邪盛正衰者不宜用。❸吴茱萸丸：水丸，每次6 g，每日 2 次。阴虚火旺者和孕妇忌用。❹通关滋肾丸：蜜丸，每次 50丸，每日 1~2 次。不宜单用，应配合其他药联用。湿热下注者不宜用。

（二）肝肾阴虚、肝风内动证

多见小便短少，呕恶频作，头晕头痛，面部烘热，腰膝酸软，手足抽搐。舌红、苔黄腻，脉弦细。治宜滋补肝肾，平肝息风。

【常用方药】杞菊地黄丸合羚角钩藤汤加减。处方：

熟地黄24 g	山药12 g	山茱萸10 g	枸杞子10 g	羚羊角5 g
钩藤15 g	石决明10 g	浙贝母10 g	竹茹10 g	胆南星10 g
竹沥10 g	制大黄10 g	败酱草10 g	六月雪15 g	

方中熟地黄、山药、山茱萸、枸杞子滋补肝肾；羚羊角、钩藤、石决明平肝息风；浙贝母、竹茹、胆南星、竹沥化痰止呕；制大黄、败酱草、六月雪降浊解毒。

【加减】①大便秘结加生大黄通腑降浊；②风阳内动致中风者，按中风论治。

【供选成药】❶杞菊地黄丸：详见第 55 页。❷天麻钩藤颗粒：每袋10 g，每次10 g，每日 3 次。阴虚动风，见舌质红绛无苔者不宜用。治疗此证不宜单用，应配合滋养肝肾之阴的药物使用。

（三）肾气衰微、邪陷心包证

多见无尿或少尿，全身浮肿，面白唇暗，四肢厥冷，口中尿臭，神识昏蒙，循衣摸床。舌卷缩、淡胖，苔白腻或灰黑，脉沉细欲绝。治宜温阳固脱，豁痰开窍。

【常用方药】可急用参附汤合苏合香丸，继用涤痰汤治之。处方：

（1）红参12 g　制附子10 g　加用苏合香丸
（2）或用胆南星12 g　石菖蒲5 g　法半夏12 g　竹茹6 g

方中红参、附子回阳固脱；胆南星、石菖蒲、法半夏、竹茹豁痰开窍；苏合香丸开窍醒神。

【加减】①昏迷不醒者，可静脉滴注醒脑静注射液开窍醒神；②狂躁惊厥者，服紫雪（丹）清热镇惊；③心阳欲脱者用参附龙牡汤温阳强心。

【供选成药】❶参附注射液：详见第 19 页。❷苏合香丸：详见第 38 页。❸醒脑静注射液：每支 2 mL、5 mL 或10 mL。肌内注射，每次 2~4 mL，每日 1~2 次。静脉注射，每次 10~20 mL；静脉滴注，每次20 mL加 5%或 10%葡萄糖注射液 250~500 mL 滴注；均每日 1 次。外感发热、寒闭神昏者及孕妇忌用。❹紫雪：详见第 65 页。

四、阳痿

　　阳痿，是指男子未到性欲衰退时期，在性交时阴茎痿软不举或举而不坚，或坚而不久，无法进行正常性生活的一种病证。其成因多为淫欲过度，致命门火衰、精气虚冷；或思虑忧郁、损伤心脾；或情志失调、惊恐伤肾所致。也有湿热下注、宗筋弛纵而成病者。对于因发热、过度劳累、情绪反常等因素造成的一时性阴茎勃起障碍，则不能视为病态。

（一）命门火衰证

　　多见阳事不举或举而不坚，精薄清冷，神疲倦怠，畏寒肢冷，面色㿠白，头晕耳鸣，腰膝酸软，夜尿清长。舌淡苔白，脉沉细而弱。治宜温肾壮阳。

　　【常用方药】赞育丸加减。处方：

> 巴戟天10 g　　淫羊藿10 g　　韭菜子6 g　　熟地黄20 g　　山茱萸6 g
> 枸杞子15 g　　当归12 g

　　方中巴戟天、淫羊藿、韭菜子壮命门之火；熟地黄、山茱萸、枸杞子、当归滋阴养血，从阴求阳。亦可用右归丸、全鹿丸加减治之。

　　【加减】①滑精频繁、精薄清冷者，加覆盆子、金樱子、益智补肾固精；②阳虚症状不显著而精血薄弱者用左归丸治之。

　　【供选成药】❶右归丸：详见第 40 页。❷全鹿丸：每 40 粒重 3 g，每次 6~9 g，每日 2 次。阴虚火旺者、感冒者及孕妇均慎用。❸益肾灵颗粒（胶囊）：颗粒，每袋20 g或 8 g（无蔗糖），每次 1 袋；胶囊，每粒 0.33 g，每次 3~4 粒；均每日 3 次。湿热下注、惊恐伤肾、肝气郁结、劳伤心脾所致阳痿，以及心火亢盛、心肾不交、气不摄精、湿热下注所致遗精早泄均不宜用。❹强阳保肾丸：每 100 粒重6 g，每次6 g，每日 2 次。肝郁不舒、湿热下注、惊恐伤肾，阴虚火旺所致阳痿，以及阴虚火旺所致遗精均不宜用。❺健阳胶囊：每粒0.4 g，每次 3 粒，每日 2 次，早、晚服。❻肾宝合剂：每瓶10 mL、100 mL或 200 mL，每次 10~20 mL，每日 3 次。感冒患者慎用。

（二）心脾亏虚证

　　多见阳痿不举，早泄，神疲乏力，面色萎黄，心悸，失眠多梦，食欲减退，腹胀便溏。舌淡、苔薄白，脉细弱。治宜补养精血，养心安神。

【常用方药】归脾汤加减。处方：

白术10 g　　茯苓10 g　　黄芪15 g　　党参10 g　　当归6 g
熟地黄15 g　酸枣仁6 g　远志6 g　　淫羊藿10 g　补骨脂10 g
九香虫6 g　　阳起石5 g　木香5 g　　香附10 g

方中党参、黄芪、白术、茯苓补气健脾；当归、熟地黄、酸枣仁、远志养血安神；淫羊藿、补骨脂、九香虫、阳起石温补肾阳；木香、香附理气解郁。亦可用大补元煎、七福饮加减治之。

【加减】①睡眠不酣者，加首乌藤、合欢皮、柏子仁养心安神；②胸脘胀满、泛恶纳呆者，加法半夏、厚朴、竹茹燥湿化痰。

【供选成药】❶归脾丸：详见第32页。❷壮肾安神片：每片0.3 g，每次3~5片，每日3次。❸宁心补肾丸：每丸11.3 g，每次1丸，每日2次。有外感表证时忌用。❹安神补脑液：每瓶100 mL或每支10 mL，每次10 mL，每日2次。湿热证及阴虚火旺者慎用。❺大补元煎：每丸9 g，每次1丸，每日3次。外感表证未解时不宜用。

（三）肝郁不舒证

多见阳痿不举或举而不坚，心情抑郁，胸胁胀痛，脘内不舒，食少便溏。苔薄白，脉弦。治宜疏肝解郁。

【常用方药】逍遥散加减。处方：

柴胡10 g　香附10 g　郁金10 g　川楝子6 g　当归10 g　白芍15 g
生地黄10 g 枸杞子10 g 白术10 g　茯苓15 g　炙甘草10 g

方中柴胡、香附、郁金、川楝子疏肝理气；当归、白芍、生地黄、枸杞子养血柔肝；白术、茯苓、炙甘草健脾益气。

【加减】①口苦口干、急躁易怒、目赤尿黄者，加牡丹皮、栀子、龙胆泻肝火；②肝郁不舒，日久致血瘀、胁肋胀痛较甚者，加川芎、丹参、赤芍活血化瘀。

【供选成药】❶逍遥丸：详见第109页。❷四逆散：每袋9 g，每次9 g，每日2次。肝血虚胁痛者不宜用。阳虚、寒厥所致四肢不温者禁用。❸解郁安神颗粒：每袋5 g，每次5 g，每日2次。❹舒眠胶囊：每粒0.4 g，每次3粒，每日2次。孕妇慎用。

（四）惊恐伤肾证

多见阳痿不举，心悸易惊，胆怯多疑，夜多噩梦，常有被惊吓史。苔薄白，脉弦细。治宜益肾宁神。

【常用方药】启阳娱心丹加减。处方：

红参6 g	菟丝子10 g	当归10 g	白芍10 g	远志6 g	茯神10 g
龙齿12 g	石菖蒲5 g	柴胡10 g	香附6 g	郁金10 g	

方中红参、菟丝子、当归、白芍益肾补肝；远志、茯神、龙齿、石菖蒲宁心安神；柴胡、香附、郁金理气解郁。

【加减】①惊悸不安、梦中惊叫，加青龙齿、磁石重镇安神；②久病入络、经脉瘀阻，加蜈蚣、露蜂房、丹参、川芎通络化瘀。

【供选成药】❶安乐片：每片0.4 g，每次4~6 g，每日3次。心火旺盛、痰热内扰所致失眠不宜用。❷益脑胶囊：每粒0.3 g，每次3粒，每日3次。

（五）湿热下注证

多见阴茎痿软，阴囊潮湿，瘙痒腥臭，睾丸坠胀作痛，小便热赤，脘闷胁胀，肢体困倦，泛恶口苦。舌质红、苔黄腻，脉滑数。治宜清利湿热。

【常用方药】龙胆泻肝汤加减。处方：

龙胆6 g	柴胡6 g	泽泻10 g	栀子10 g	木通10 g
车前子10 g	黄芩10 g	牡丹皮10 g	土茯苓10 g	香附6 g
当归10 g	生地黄15 g	牛膝10 g		

方中龙胆、牡丹皮、栀子、黄芩清泻肝火；木通、车前子、泽泻、土茯苓清利湿热；柴胡、香附疏肝理气；当归、生地黄、牛膝凉血坚阴。也可用二妙丸或四妙丸加减治之。

【加减】①阴部瘙痒、潮湿重者，加地肤子、苦参、蛇床子燥湿止痒；②肾阳亏虚加之湿盛遏阻脾胃，出现呕哕等脾胃病症时，改用右归丸合平胃散；③湿热灼伤肾阴、阴虚火旺者，用知柏地黄丸滋阴降火。

【供选成药】❶龙胆泻肝丸：详见第44页。❷四妙丸：每15粒重1 g，每次6 g，每日3次。孕妇忌用，忌饮酒、忌食鱼腥及辛辣油腻。虚寒痿证、风寒湿痹者忌用。❸知柏地黄丸：详见第137页。❹滋阴降火丸：每丸9 g，每次9 g，每日2~3次。伤风感冒及实热证忌用。

五、遗精

遗精，指成年男子的精液不因性生活而自行遗泄的一种病证。其中因梦而遗精的称"梦遗"，无梦而遗甚至清醒时流出精液的称"滑精"。其发病原因多由心神妄动、劳神过度、恣情纵欲、嗜酒厚味所致。病理变化主要为肾失封藏、精关不固。病理性质有虚有实，实证为君相火旺或湿热下注、扰动精室；虚证为肾虚不能固摄。但须指出，凡成年未婚男子，或婚后夫妻分居，长期无性生活者，1个月遗精1次属生理现象。如遗精次数过多，每周2次以上，或清醒时流出精液，并有头昏、精神萎靡、腰腿酸软、失眠等症，则属病态。

（一）君相火旺证

多见夜寐不安，多梦遗精，阳事易举，心中烦热，头晕目眩，口苦胁痛，小便短赤。舌红、苔薄黄，脉细数或弦数。治宜清心泻肝，滋阴降火。

【常用方药】黄连清心饮合三才封髓丹加减。处方：

黄连3 g	栀子10 g	灯心草2 g	知母10 g	黄柏10 g
牡丹皮10 g	生地黄10 g	熟地黄15 g	天冬10 g	远志6 g
酸枣仁10 g	茯神10 g			

方中黄连、栀子、灯心草清心火；知母、黄柏、牡丹皮泻相火；生地黄、熟地黄、天冬滋阴清热；远志、酸枣仁、茯神养心安神。

【加减】①心肾不交，或热伤心阴者，改用天王补心丹加石菖蒲、莲子心滋阴安神；②久遗伤肾、阴虚火旺者，改用知柏地黄汤，或用大补阴丸滋阴降火；③梦遗日久、烦躁失眠、心神不宁或心悸易惊者，用安神定志丸加减以宁心安神。

【供选成药】❶三才封髓丹：蜜丸，每丸9 g，每次9 g；水蜜丸，每500粒约重30 g；均每日2次。❷大补阴丸：大蜜丸，每丸9 g，每次1丸；小蜜丸，每瓶60 g，每次9 g；水蜜丸，每瓶60 g，每次6 g；均每日2次。温开水或淡盐水送服。气虚发热及火热实证者忌用。脾胃虚弱、痰湿内阻所致脘腹胀满、食少便溏及感冒者慎用。❸滋阴降火丸：详见第146页。❹知柏地黄丸：详见第137页。❻七味都气丸：每40丸重3 g，每次9 g，每日2次。外感咳喘者忌用，孕妇、儿童慎用。

（二）湿热下注证

多见遗精频作，或尿时有精液外流，口干苦而黏腻，小便热赤，大便不爽。舌质红、苔黄腻，脉滑数。治宜清热化湿。

【常用方药】 程氏萆薢分清饮加减。处方：

草薢12 g　　黄柏10 g　　茯苓15 g　　车前子10 g　　莲子心3 g
石菖蒲5 g　　丹参10 g　　白术10 g　　薏苡仁15 g

方中萆薢、黄柏、茯苓、车前子清热利湿；莲子心、石菖蒲、丹参清心安神；白术、薏苡仁健脾化湿。

【加减】 ①湿热下注致阴囊湿痒、小便短赤、口苦胁痛者，改用龙胆泻肝汤清热利湿；②胸脘闷、口苦或淡、渴不欲饮、头晕肢困、饮食无味者，改用苍术二陈汤加黄柏、升麻、柴胡升清化湿；③湿热久留，耗伤肾阴，应标本同治，用化湿而不伤阴、养阴而不蕴湿的药物治疗。

【供选成药】 ❶萆薢分清丸：详见第 136 页。❷龙胆泻肝丸：详见第 44 页。❸威喜丸：蜡丸，每盒250 g，每次 6~9 g，每日 2 次。空腹时嚼服。肾阳亏虚所致滑精或气虚下陷者忌服。

（三）劳伤心脾证

多见劳则遗精，失眠多梦，心悸不宁，面色萎黄，神疲乏力，纳差，便溏。舌淡苔薄，脉弱。治宜调补心脾，益气摄精。

【常用方药】 炒香散加减。处方：

党参12 g　　黄芪15 g　　山药15 g　　茯神10 g　　远志6 g　　木香3 g
桔梗10 g　　升麻6 g

方中党参、黄芪、山药益气生精；茯神、远志清心调神；木香、桔梗、升麻理气升清。

【加减】 ①中气下陷明显者改用补中益气汤加减；②心脾两虚显著者用归脾汤治之；③脾虚日久损及肾阳者可脾肾双补。

【供选成药】 ❶妙香丸：每丸6 g，每次6 g，每日 2 次。方中含朱砂，不可过量、久服。❷人参琥珀丸：每丸6 g，每次 1 丸，每日 3 次。方中含朱砂，不可过量、久服。❸归脾丸：详见第 32 页。❹补中益气丸：详见第 97 页。❺还少胶囊：每粒 0.42 g，每次 5 粒，每日 2~3 次。阴虚火旺者和感冒者慎用。

（四）肾虚不固证

多见遗精频作，甚至滑泄不禁，头晕目眩，腰酸耳鸣，神疲乏力，或见面色㿠白，形寒肢冷。舌淡苔薄白，脉沉细弱。偏于肾阴虚者，可见形体瘦弱，手足心热，咽喉干燥。舌红少津，脉细数。治宜补肾固精。

【常用方药】金锁固精丸加减。处方：

菟丝子10 g　　杜仲10 g　　沙苑子10 g　　山药15 g　　莲须3 g
龙骨15 g　　牡蛎15 g　　金樱子10 g　　芡实12 g　　莲子15 g
山茱萸6 g

方中沙苑子、杜仲、菟丝子、山药补肾益精；莲须、龙骨、牡蛎涩精止遗；金樱子、芡实、莲子、山茱萸补肾涩精。

【加减】①以肾阳虚为主见滑泄久遗、阳痿早泄、阴部有冷感者，加鹿角霜、肉桂、锁阳等加强温肾之力；②以肾阴虚为主见眩晕耳鸣、五心烦热、形瘦盗汗、舌红少苔、脉细数者，加熟地黄、枸杞子、龟甲、阿胶等滋养肾阴；③肾阴肾阳虚者用右归丸温润固本。

【供选成药】❶金锁固精丸：水丸，每袋9 g，每次9 g；蜜丸，每丸9 g，每次 1 丸；浓缩丸，每 15 丸相当于原药材 3 g，每次 15 丸；均每日 3 次。感冒发热者禁用，相火偏旺、下焦湿热所致遗精不宜用。❷龙牡固精丸：每 100 粒重6 g，每次9 g，每日 2 次。实证、热证遗精、尿浊者禁用。❸水陆二仙丸：每 50 粒重 3 g 或 12 粒重 1 g，每次9 g，每日 3 次。❹锁阳补肾胶囊：每粒 0.42 g，每次 3~5 粒，每日 2~3 次。阴虚火旺者慎用。❺锁阳固精丸：大蜜丸，每丸9 g，每次 1 丸；水蜜丸，每 100 丸重10 g，每次10 g；均每日 2 次。湿热下注或相火妄动致遗精不宜用，脾胃虚弱者慎用。❻固精补肾丸：每丸 0.2 g，每次 6~10 丸，每日 2 次。阴虚内热者忌用。

【附】早泄

早泄，系对房事时过早射精、影响正常性交而言，是男子性功能障碍的常见病证，多与遗精、阳痿相伴出现。

早泄多因情志内伤、湿热侵袭、纵欲过度、久病体虚所致。其基本病机为肾失封藏、精关不固。病位在肾，并与心脾相关。病理性质虚多实少，但虚实夹杂在临床亦多见。

（一）肝经湿热证

多见早泄，阴茎易举，阴囊潮湿、瘙痒、坠胀，口苦咽干，胸胁胀痛，小便赤涩。舌红、苔黄腻，脉弦滑。治宜清泄肝经湿热。

【常用方药】龙胆泻肝汤加减。处方：

| 龙胆10 g | 栀子10 g | 黄芩10 g | 泽泻10 g | 黄柏10 g | 车前子10 g |
| 柴胡10 g | 乌药6 g | 当归12 g | 木通10 g | 生地黄15 g | |

方中龙胆、栀子、黄芩清泻肝火；泽泻、木通、黄柏、车前子清利湿热；柴胡、乌药疏肝理气；当归、生地黄清热凉血、活血养血。

【供选成药】❶龙胆泻肝丸：详见第44页。❷前列回春胶囊：每粒0.3 g，每次5粒，每日2~3次。惊恐伤肾所致阳痿、早泄不宜用。

（二）阴虚火旺证

多见早泄且性欲亢进，头晕目眩，五心烦热，腰膝酸软，时有遗精。舌红少苔，脉细数。治宜滋阴降火。

【常用方药】知柏地黄汤加减。处方：

| 知母10 g | 黄柏10 g | 牡丹皮10 g | 生地黄15 g | 山茱萸6 g |
| 枸杞子15 g | 龟甲15 g | 金樱子10 g | 芡实12 g | 龙骨15 g |

方中知母、黄柏、牡丹皮清降相火；生地黄、山茱萸、枸杞子、龟甲滋阴潜阳；金樱子、芡实、龙骨益肾固精。

【供选成药】❶知柏地黄丸：详见第137页。❷滋阴降火丸：详见第146页。

（三）心脾亏损证

多见早泄且神疲乏力，形体消瘦，面色少华，心悸怔忡，食少便溏。舌淡，脉细。治宜补益心脾。

【常用方药】归脾汤加减。处方：

党参12 g	黄芪15 g	白术12 g	生地黄10 g	当归10 g
龙眼肉15 g	酸枣仁10 g	茯神10 g	远志6 g	木香5 g
山茱萸6 g	龙骨10 g	金樱子10 g	炙甘草10 g	

方中党参、黄芪、白术、炙甘草益气健脾；生地黄、当归、龙眼肉养血；酸枣仁、茯神、远志宁神；木香理气；山茱萸、龙骨、金樱子益肾固精。

【供选成药】❶归脾丸：详见第32页。❷人参归脾丸：详见第31页。

❸养血归脾丸：每瓶60 g，每次6 g，每日 2 次。感冒时应停服。

（四）肾气不固证

多见早泄，遗精，性欲减退，面色㿠白，腰膝酸软，夜尿清长。舌淡苔薄，脉沉弱。治宜益肾固精。

【常用方药】金匮肾气丸加减。处方：

熟地黄20 g 　　　山药20 g 　　　山茱萸6 g 　　　制附子10 g 　　　肉桂3 g
龙骨15 g 　　　金樱子10 g 　　　芡实15 g

方中熟地黄、山药、山茱萸补肾阴；制附子、肉桂助阳；龙骨、金樱子、芡实涩精。

【供选成药】❶金匮肾气丸：大蜜丸，每丸9 g，每次 1 丸；小蜜丸，每瓶60 g，每次9 g；水蜜丸，每瓶 54 g，每次6 g；浓缩丸，每瓶 60 粒，每次8 粒；均每日 3 次。胶囊，每粒0.34 g，每次 7 粒，每日 2 次，淡盐水送服。不可过量、久服。肺热津伤、胃热炽盛、阴虚内热消渴者及孕妇忌用。❷鱼鳔丸：每丸 3 g，每次 2 丸，每日 2 次。湿热或寒湿痹阻者和肝胆湿热、肝阳上亢及痰火扰心、瘀血痹阻所致失眠，湿热下注、惊恐伤肾、肝气郁结所致阳痿、早泄均不宜用。❸五子衍宗丸：大蜜丸，每丸9 g，每次 1 丸；小蜜丸，每瓶60 g，每次9 g；均每日 3 次。有外感表证时忌用。❹海马多鞭丸：每瓶 100 丸，每次 10 丸，每日 2 次。高血压患者慎用。湿热壅盛、阴虚火旺所致阳痿、遗精禁用。

柒　气血津液病证

气血津液病证，包括气机郁滞引起的郁证；血溢脉外引起的血证；水液停聚引起的痰饮；阴液亏耗引起的内伤发热；气血阴阳亏损、日久不复引起的虚劳；气虚痰湿偏盛引起的肥胖；以及正虚邪结，气、血、痰、湿、毒蕴结引起的癌症等。

一、郁证

郁证，是由于情志抑郁、气机不畅所引起的一类病证。主要表现为心情抑郁、情绪不宁、胸部满闷、胁肋胀痛，或易怒喜哭，或咽中如有异物梗塞等。其发生多因郁怒思虑、悲哀忧愁等情志所伤，导致肝失疏泄、脾失健运、心神失养、脏腑气血阴阳失调而成。初病多实，出现气滞、火郁、痰结、食积、血瘀等病理变化；久病则由实转虚，而见心气耗伤、心脾两虚、阴虚火旺之象。本病主要见于现代医学中的神经衰弱、癔症、焦虑症等，也见于围绝经期综合征及反应性精神病。

（一）肝气郁结证

多见精神抑郁，情绪不宁，时时太息，胸胁胀痛，痛无定处，脘闷嗳气，腹胀纳呆，大便不调。舌苔薄白，脉弦。治宜疏肝解郁，理气畅中。

【常用方药】柴胡疏肝散加减。处方：

> 柴胡10 g　　陈皮6 g　　川芎6 g　　　枳壳8 g　香附10 g　郁金10 g
> 青皮6 g　　紫苏梗10 g　合欢皮10 g　白芍12 g　甘草5 g

方中柴胡、枳壳、陈皮、香附疏肝解郁、理气畅中；郁金、青皮、紫苏梗、合欢皮调气解郁；川芎理气活血；白芍、甘草柔肝缓急。

【加减】①肝气犯胃、胃失和降见嗳气频作、脘闷不舒者，加旋覆花、赭石、法半夏和胃降逆；②食滞腹胀加神曲、麦芽、山楂、鸡内金消食化滞；③肝气乘脾致腹胀腹痛、腹泻者，加苍术、厚朴、茯苓、乌药健脾化湿，理气止痛；④血瘀见胸胁刺痛、舌有瘀点者，加当归、丹参、郁金、红花活血化瘀。

【供选成药】❶柴胡舒肝丸：每丸 10 g，每次 1 丸，每日 2 次，孕妇禁用。肝胆湿热，脾胃虚弱者慎用。❷平肝舒络丸：每丸重6 g，每次 1 丸，每日 2 次。方中含朱砂，不宜过量、久服。阴虚眩晕头痛、肢体抽搐等动风证及热病神昏不宜用。孕妇慎用。❸舒肝止痛丸：每 100 粒重10 g，成人每次 4~4.5 g，每日 2 次。孕妇慎用。❹六郁丸：每 100 粒重6 g，每日 2 次。孕妇忌用，年老体弱者慎用。❺柴胡疏肝丸：每 50 粒重 3 g，每次 6~9 g，每日 3 次。注意事项详见第 139 页。❻舒肝解郁丸：每丸6 g，每次 1 丸，每日 2 次。阴虚内热、内有实热及素体气虚者忌用。

（二）气郁化火证

多见性情急躁易怒，胸胁胀满，口苦而干；或头痛，目赤，耳鸣；或嘈杂吞酸，大便秘结。舌质红、苔黄，脉弦数。治宜疏肝解郁，清肝泻火。

【常用方药】丹栀逍遥散加减。处方：

牡丹皮10 g	栀子10 g	柴胡10 g	薄荷5 g	郁金10 g	制香附10 g
当归10 g	白芍10 g	白术12 g	茯苓12 g	生姜10 g	

方中柴胡、薄荷、郁金、制香附疏肝解郁；当归、白芍养血柔肝；白术、茯苓健脾祛湿；牡丹皮、栀子清肝泻火。

【加减】①热势较盛见口苦、大便秘结，加龙胆、大黄泄热通便；②肝火犯胃见胁肋疼痛、口苦、嘈杂吞酸、嗳气、呕吐者，加黄连、吴茱萸清肝泻火，降逆止呕；③肝火上炎见头痛、目赤、耳鸣者，加菊花、钩藤、刺蒺藜清热平肝；④热盛伤阴见舌红少苔、脉细数者，去当归、白术、生姜之温燥，加生地黄、麦冬、山药滋阴健脾，或改用"滋水清肝饮"养阴清火。

【供选成药】❶加味逍遥丸（片、口服液）：水丸，每100粒重6 g，每次6~9 g；蜜丸，每丸9 g，每次1丸；片剂，每片0.35 g，每次6~8片；口服液，每支10 mL，每次10 mL；均每日2次。孕妇慎用，脾胃虚寒、脘腹冷痛、大便溏薄者禁用。❷左金丸：每50粒重3 g，每次3~6 g，每日2次。肝阴亏虚见胁痛者及虚火犯胃者禁用。❸加味左金丸：每100粒重6 g，每次6 g，每日2次。肝寒犯胃、体虚者及孕妇慎用。

（三）痰气郁结证

多见精神抑郁，胸部闷塞，胁肋胀痛，咽中不适，如有物阻，吞之不下，咳之不出。苔白腻，脉弦滑。治宜行气开郁，化痰散结。

【常用方药】半夏厚朴汤加减。处方：

法半夏10 g	厚朴10 g	紫苏叶6 g	茯苓12 g	生姜10 g

方中厚朴、紫苏叶理气宽胸、开郁畅中；法半夏、茯苓、生姜化痰散结、和胃降逆。

【加减】①湿郁气滞致胸脘痞闷、嗳气、苔腻者，加香附、佛手、苍术理气除湿；②痰郁化热见烦躁、舌红苔黄者，加竹茹、瓜蒌、黄芩、黄连清化痰热；③病久入络见有瘀血征象、胸胁刺痛、舌质紫暗或有瘀点、脉涩者，加郁金、丹参、降香、姜黄活血化瘀。

【供选成药】❶越鞠丸：详见第80页。❷开郁老蔻丸：每丸1.5 g，每次1丸，每日2次。不宜长期服用。对本品过敏者禁用，过敏体质者和年老体弱者慎用，月经量多及功能失调性子宫出血不宜用，心脏病心功能不全者、孕妇，以及阴虚证、热证患者均忌用。❸六郁丸：详见第152页。❹沉香顺气丸：每18粒重1g，每次6~9g，每日2次。孕妇及气虚体弱者慎用。❺沉香舒郁丸（片）：蜜丸，每丸6g，每次2丸；片剂，每片0.42g，每次4片；均每日2次。久病气虚者忌用。孕妇及脾胃阴虚者慎用。

（四）心神失养证

多见精神恍惚，心神不宁，多疑易惊，悲忧善哭，喜怒无常，或时时欠伸，或手舞足蹈，骂詈喊叫。舌淡，脉弦。治宜甘润缓急，养心安神。

【常用方药】甘麦大枣汤加减。处方：

> 甘草10g　小麦30g　大枣20g　郁金10g　合欢花6g

方中甘草甘平缓急；小麦补益心气；大枣益脾养血；郁金、合欢花解郁安神。

【加减】①血虚生风见手足蠕动、抽搐者，加当归、生地黄、珍珠母、钩藤养血息风；②躁忧失眠加酸枣仁、柏子仁、茯神、制首乌等养心安神；③喘促气逆，合"五磨饮子"开郁散结，理气降逆。

【供选成药】❶脑乐静糖浆：每瓶200mL，每次30mL，每日3次。痰涎壅盛者不宜用。❷解郁安神颗粒：每袋5g，每次5g，每日2次。❸舒眠胶囊：详见第145页。❹安尔眠糖浆：每瓶100mL或200mL、300mL，每次10~15mL，每日2次。❺安乐片：每片0.4g，每次4~6片，每日3次。❻脑力静糖浆：每瓶100mL或250mL，每次10~20mL，每日3次。

（五）心脾两虚证

多见头晕神疲，面色无华，心悸胆怯，失眠多梦健忘，食少乏力，女子可伴月经不调。舌质淡、苔薄白，脉细弱。治宜健脾养心，补益气血。

【常用方药】归脾汤加减。处方：

> 党参12g　　　茯苓12g　　　白术12g　　　黄芪15g　　　当归10g
> 龙眼肉15g　　酸枣仁10g　　远志6g　　　　木香5g　　　神曲6g
> 炙甘草10g

方中党参、茯苓、白术、炙甘草、黄芪、当归、龙眼肉益气健脾生血；酸枣仁、远志养心安神；木香、神曲理气醒脾。

【加减】①心胸郁闷、情志不舒加郁金、佛手理气开郁；②头痛加川芎、刺蒺藜活血祛风，止痛。

【供选成药】❶归脾丸：详见第32页。❷养血归脾丸：每瓶60g，每次

6 g，每日 2 次。感冒时应停用。❸刺五加脑灵液：每支10 mL 或每瓶100 mL，每次20 mL，每日 2 次。❹定心丸：每丸6 g，每次 1 丸，每日 2 次。方中含朱砂，不可过量、久用。孕妇忌用。❺益心宁神片：每片0.3 g，每次 5 片，每日 3 次。胃酸过多者不宜用。

（六）心肾阴虚证

多见情绪不宁，心悸，健忘，失眠多梦，五心烦热，盗汗，口咽干燥。舌红少津，脉细数。治宜滋养心神。

【常用方药】天王补心丹合六味地黄丸加减。处方：

熟地黄24 g	山药15 g	西洋参5 g	茯苓12 g	当归12 g
丹参10 g	牡丹皮10 g	天冬10 g	麦冬10 g	玄参10 g
山茱萸6 g	五味子6 g	柏子仁10 g	远志6 g	

方中熟地黄、山药、山茱萸、天冬、麦冬、玄参滋养心肾；西洋参、茯苓、五味子、当归益气养血；柏子仁、远志、丹参养心安神；牡丹皮凉血清热。

【加减】①心肾不交，见心烦失眠、多梦遗精者，加黄连、肉桂交通心肾；②遗精较频加莲须、芡实、金樱子补肾固精。

【供选成药】❶天王补心丸：详见第 33 页。❷六味地黄丸（片、颗粒、胶囊、软胶囊、口服液）：大蜜丸，每丸9 g，每次 1 丸；小蜜丸，每瓶60 g，每次9 g；水蜜丸，每瓶 54 g，每次6 g；水丸，每袋5 g，每次 5 g；浓缩丸，每瓶 200 丸或 360 丸，每次 8~10 丸；片剂，每片相当药材 1 g，每次 4 片；颗粒，每袋5 g，每次 1 袋；以上均每日 3 次。胶囊，每粒0.3 g，每次 8 粒；软胶囊，每粒 0.38 g，每日 3 粒；均每日 2 次。口服液，每支10 mL，每次 10 mL，每日 2~3 次。阳虚者忌用。感冒者和脾虚、气滞、食少纳呆便溏者慎用。❸安神补心丸（胶囊、颗粒）：每 15 粒 2 g，每次 15 粒；胶囊，每粒 0.5 g，每次 4 粒；颗粒，每袋1.5 g，每次1.5 g；均每日 3 次。❹安眠补脑液：每支10 mL 或每瓶100 mL，每次 10 mL，每日 2 次。❺安神糖浆：每瓶165 mL，每次30 mL，每日 2 次。❻养血安神片：每片0.25 g，每次 5 片，每日 2~3 次。感冒发热者和脾气虚而大便溏软者忌用。

二、血证

血证，指血液不循常道，或上溢于口鼻诸窍，或下泄于前后二阴，或渗出于肌肤，所形成的一类出血性疾病。在古代医籍中，亦称为血病或失血。血证的范围相当广泛，凡以出血为主要表现的内科病证，如鼻衄、齿衄、咯血、吐血、便血、尿血、紫斑等，均属本证范围。现代医学中多种急、慢性疾病引起的出血，包括多系统疾病有出血症状者，以及造血系统病变引起的出血性疾病，均可参考本病证的证治分类辨证治之。

（一）鼻衄

鼻衄，即鼻腔出血，为血证最常见的一种。鼻衄可因鼻腔局部疾病及全身疾病而引起。内科范围的鼻衄主要见于某些传染病、发热性疾病、血液病、风湿病、高血压、维生素缺乏症、化学药品及药物中毒等引起的鼻衄。但鼻腔局部病变引起的鼻衄，一般属于五官科的范畴。鼻衄多由火热迫血妄行所致，其中以肺热、胃热、肝火为常见，也可因阴虚火旺或正气亏虚、血失统摄所致。

1. **热邪犯肺证** 多见鼻燥衄血，血色鲜红，或伴身热，口干咽燥，头痛，恶风，咳嗽少痰。舌红、苔薄黄或薄白，脉浮数。治宜清泄肺热，凉血止血。

【常用方药】桑菊饮加减。处方：

> 桑叶15 g　菊花15 g　连翘10 g　　桔梗12 g　芦根12 g　杏仁10 g
> 薄荷5 g　　甘草6 g　　牡丹皮10 g　茅根10 g　侧柏叶10 g

方中桑叶、菊花、薄荷、连翘辛凉轻透、宣散风热；桔梗、杏仁、甘草宣降肺气、利咽止咳；芦根清热生津；牡丹皮、茅根、侧柏叶凉血止血。

【加减】①肺热盛见发热等症而无表证者，去薄荷、桔梗加黄芩、栀子清泄肺热；②阴伤较甚致口渴、鼻咽干燥显著者，加玄参、麦冬、生地黄养阴润肺。

【供选成药】❶桑菊感冒颗粒（片、合剂、散剂）：颗粒，每袋11 g，每次11~22 g；片剂，每片0.3 g或0.5 g，每次4~8片；均每日2~3次。合剂，每瓶100 mL，每次15~20 mL，每日3次。散剂，每袋9 g，每次4.5~9 g，每日2~3次。风寒感冒者、对本品过敏者不宜用。❷风热感冒颗粒：每袋10 g，每次1袋，每日3次。风寒外感者慎用。❸八宝治红丸：每丸9.375 g，每次2丸，每日2次。虚寒性出血者忌用。❹十灰散（丸）：散剂：每包9 g，成人每次6~9 g；水丸剂，每袋18 g，每次3~9 g；均每日2~3次。用藕汁、萝卜汁或温开水送服。脾胃虚寒所致出血者慎用。体弱年迈者慎用。不可过量、久服。治疗大出血患者应配合采用其他相应措施。❺荷叶丸：每丸9 g，每次 1 丸，每日 2～3 次。不宜过量、久服。❻止血宝胶囊：每粒0.3 g，每次 2～4 粒，每日 2～3 次。阴虚火旺者慎用。

2. **胃热炽盛证**　多见鼻衄或兼齿衄，衄血鲜红，鼻燥口臭，烦渴引饮，或大便秘结。舌质红、苔黄，脉数。治宜清胃泻火，凉血止血。

【常用方药】玉女煎加减。处方：

生石膏30 g	知母10 g	熟地黄30 g	麦冬15 g	牛膝10 g
大蓟10 g	小蓟10 g	藕节10 g		

方中生石膏、知母清胃泻火；熟地黄、麦冬养阴清热；牛膝引血下行；大蓟、小蓟、白茅根、藕节凉血止血。

【加减】①热势甚加栀子、牡丹皮、黄芩清热泻火；②大便秘结加生大黄泄热通便；③阴伤较甚见口渴、舌红少苔、脉细数者，加天花粉、石斛、玉竹养胃生津。

【供选成药】❶复方牛黄清胃丸：每丸 4.5 g，每次 2 丸，每日 2 次。阴虚火旺者忌用，孕妇、老人、儿童及脾胃虚弱者慎用。❷清胃黄连丸：每丸9 g，每次 1～2 丸，每日 2 次。阴虚火旺者忌用，孕妇、老人、体弱者慎用。❸牛黄清胃丸：每丸6 g，每次 2 丸，每日 2 次。孕妇忌用，阴虚火旺者以及老人、儿童和脾胃虚寒者慎用。❹凉膈散：每袋15 g，每次 9～15 g，每日 2 次。可加蜂蜜少许，水煎服。脾胃虚寒、大便溏薄者慎用。❺栀子金花丸：每瓶30 g，每次9 g，每日 1 次。阴虚火旺者忌用，孕妇、年老体弱者慎用。

3. **肝火上炎证**　多见鼻衄，头痛眩晕耳鸣，口干而苦，目赤多眵，烦躁易怒。舌红苔黄，脉弦数。治宜清肝泻火，凉血止血。

【常用方药】龙胆泻肝汤加减。处方：

龙胆10 g	柴胡10 g	栀子10 g	黄芩10 g	木通6 g
泽泻10 g	车前子10 g	生地黄15 g	当归10 g	甘草6 g
白茅根10 g	蒲黄6 g	大蓟10 g	小蓟10 g	藕节10 g

方中龙胆、柴胡、栀子、黄芩清肝泻火；木通、泽泻、车前子清利湿热；生地黄、当归、甘草滋阴养血；白茅根、蒲黄、大蓟、小蓟、藕节凉血止血。

【加减】①阴液亏虚见口鼻干燥、舌红少津、脉细数者，去车前子、泽泻、当归，加玄参、麦冬、女贞子、墨旱莲滋阴养血止血；②阴虚内热致手足心热者，加玄参、龟甲、地骨皮、知母滋阴清热。

【供选成药】❶龙胆泻肝丸：详见第 44 页。❷栀子金花丸：详见上证。❸清火栀麦片：每片含原药材 1 g，每次 2 片，每日 2 次。❹十灰散：详见第 156 页。

4. 气血亏虚证　多见鼻衄或兼齿衄、肌衄，神疲乏力，面色㿠白，头晕耳鸣，夜卧不宁。舌质淡，脉细无力。治宜补气摄血。

【常用方药】归脾汤加减。处方：

党参12 g	黄芪15 g	茯苓10 g	白术10 g	当归12 g
龙眼肉15 g	酸枣仁10 g	远志6 g	木香5 g	阿胶15 g
仙鹤草10 g	茜草10 g	炙甘草10 g		

方中党参、茯苓、白术、炙甘草补气健脾；当归、黄芪益气生血；酸枣仁、远志、龙眼肉补益心脾、安神定志；木香行气理脾；阿胶、仙鹤草、茜草养血止血。

【加减】齿衄、肌衄明显者可酌情加入清泻胃热或清热凉血之品。

【供选成药】❶归脾丸：详见第 32 页。❷当归补血丸（口服液）：大蜜丸，每丸9 g，每次 1 丸；水蜜丸，每瓶60 g，每次6 g；均每日 2～3 次。口服液，每支 10 mL，每次 10 mL，每日 2 次。阴虚证或实热证禁用。感冒者慎用。❸益气止血颗粒：每袋20 g，或每瓶 250 g，每次20 g，每日 3～4 次。出血量多者应采取综合救治措施。血热出血者忌用。

（二）齿衄

齿衄，又称牙衄、牙宣，即指齿龈出血。齿衄可因齿龈局部病变或全身性疾病所引起。内科范围的齿衄，多由血液病、维生素缺乏症及肝硬化等疾病所引起。齿龈局部病变引起的齿衄，一般属于口腔科范围。

1. 胃火炽盛证　多见牙龈出血，量多色鲜，齿龈红肿疼痛，头痛，口臭。舌红苔黄，脉洪数。治宜清胃泻火，凉血止血。

【常用方药】加味清胃散合泻心汤加减。处方：

生地黄15 g	牡丹皮10 g	水牛角浓缩粉3 g	大黄10 g	黄连3 g
黄芩10 g	连翘6 g	当归10 g	甘草6 g	白茅根10 g
大蓟10 g	藕节10 g			

方中生地黄、牡丹皮、水牛角清热凉血；大黄、黄连、黄芩、连翘泻火；当归、甘草养血和中；白茅根、大蓟、藕节凉血止血。

【加减】口渴者加石膏、知母清热除烦。

【供选成药】❶清胃黄连丸、牛黄清胃丸、复方牛黄清胃丸：详见第157页。❷白清胃散：每瓶3 g，每次1瓶，每日2~3次。孕妇忌用。脾胃虚弱、年老体弱者慎用。❸清胃丸：每丸9 g，每次1丸，每日2~3次。不可过量、久服。非胃经实火证忌用。年老体弱及脾胃虚弱者慎用。孕妇禁用。

2. 阴虚火旺证　起病多较缓，多因受热及烦劳而诱发，牙龈渗血，血色较淡，牙龈微痛，牙齿松浮。舌质红、苔少，脉细数。治宜滋阴降火，凉血止血。

【常用方药】六味地黄丸合茜根散加减。处方：

| 熟地黄20 g | 山药15 g | 茯苓12 g | 牡丹皮10 g | 泽泻10 g |
| 山茱萸6 g | 茜草10 g | 黄芩10 g | 侧柏叶10 g | 阿胶10 g |

方中熟地黄、山药、山茱萸、茯苓、牡丹皮、泽泻养阴补肾、滋阴降火；茜草、黄芩、侧柏叶凉血止血；阿胶养血止血。

【加减】①阴虚血热较重者，加白茅根、仙鹤草、藕节加强凉血止血之功；②虚火较盛见低热、手足心热者，加地骨皮、白薇、知母清退虚热。

【供选成药】❶滋阴甘露丸：每丸1.5 g，每次9 g，每日2~3次。实热证禁用。❷清热养阴丹：每丸6 g，每次2丸，每日3次。痰湿壅盛者不宜用。❸洋参丸：每丸重0.25 g，每次2丸，每日2次。❹维血宁颗粒（糖浆）：每袋20 g或每块15 g，每次1袋或1块；糖浆，每瓶200 mL，每次25~30 mL；均每日3次。气不摄血的出血证、感冒患者、便溏者和孕妇均慎用。❺二至丸：每瓶60 g，每次9 g，每日2~3次。肝火上炎、实热内盛者和脾胃虚寒、大便溏泄者慎用。❻六味地黄丸：详见第155页。

（三）咳　血

咳血，又称嗽血。是由肺络受伤而引起的病证。多见痰血相混，或痰中带血，或纯血鲜红、间夹泡沫。病因主要为肺阴素虚、复感风热燥邪；或情志郁结、肝火偏旺、上犯于肺；或肾水不足、虚火上炎，因咳伤络所致。咳血可见于多种疾病，但内科范围的咳血，主要见于呼吸系统的疾病（如支气管扩张、急性支气管炎、慢性支气管炎、肺炎、肺结核、肺癌等）。还有风温、暑温也可导致出血。对肺结核、肺癌出血，尚应参考肺痨、肺癌两病证所列方药治疗；风温、暑温病证则详见《温病学》的有关叙述。

1. 燥热伤肺证　　多见喉痒咳嗽，痰中带血，口干鼻燥，或有发热恶风。舌质红、苔薄黄，脉浮数。治宜清热润肺，宁络止血。

【常用方药】桑杏汤加减。处方：

桑叶15 g　　杏仁10 g　　沙参15 g　　浙贝母6 g　　栀子6 g　　淡豆豉6 g
梨皮10 g　　白茅根10 g　　茜草10 g　　藕节10 g　　侧柏叶10 g

方中桑叶、栀子、淡豆豉清宣肺热；沙参、梨皮养阴清热；浙贝母、杏仁肃肺止咳；白茅根、茜草、藕节、侧柏叶凉血止血。

【加减】①风热犯肺见发热、头痛、咳嗽、咽痛者，加银花、连翘、牛蒡子辛凉解表，清热利咽；②津伤较甚见干咳无痰，或痰黏不易咳出、苔少、舌红乏津者，加麦冬、玄参、天冬、天花粉等养阴润燥；③痰热蕴肺、脉络受损见发热、面红、咳嗽、咳血、咳痰黄稠、舌红、苔黄、脉数者，加桑白皮、黄芩、知母、栀子、大蓟、小蓟、茜草等以清肺化痰，凉血止血；④热势较盛、咳血较多者，加连翘、黄芩、芦根、三七粉（冲服）清热凉血止血。

【供选成药】❶羊胆丸：水丸，每支18 g，每次3 g，每日3次。孕妇及风寒咳嗽者慎用。❷八宝治红丸、荷叶丸：详见第156、第157页。❸清燥救肺丸：每丸6 g，每次1丸，每日2次。外感风寒咳嗽不宜用。❹治红丸：每丸9 g，每次1丸，每日2次。❺清金止嗽膏：每瓶200 g，每次6 g，每日2次。风寒咳嗽不宜用。

2. 肝火犯肺证　　多见咳嗽频作，痰中带红或纯血鲜红、量多，咳则胸胁牵痛，烦躁易怒，口苦。舌质红、苔黄，脉弦数。治宜清肝泻肺，凉血止血。

【常用方药】泻白散合黛蛤散加减。处方：

地骨皮15 g　　桑白皮20 g　　炙甘草10 g　　青黛3 g　　黄芩10 g
海蛤壳10 g　　墨旱莲10 g　　白茅根10 g　　大蓟10 g　　小蓟10 g

方中青黛、黄芩清肝凉血；桑白皮、地骨皮清泄肺热；海蛤壳、炙甘草清肺化痰；墨旱莲、白茅根、大蓟、小蓟凉血止血。

【加减】①肝火较甚见头晕目赤、心烦易怒者，加牡丹皮、栀子清肺泻火；②咳血量较多、纯血鲜红改用犀角地黄汤加三七粉冲服，以清热泻火，凉血止血。

【供选成药】❶泻白糖浆（丸）：糖浆，每瓶100 mL或每支10 mL，每次10 mL；蜜丸，每丸3 g，每次1丸；均每日2次。❷黛蛤散：每支6 g或每袋500 g，布包入汤剂煎煮，或温开水调服，每次9～15 g，每日2次。孕妇忌用。阳气虚弱者慎用。❸八宝治红丸：详见第156页。

3. **阴虚肺热证** 多见干咳少痰，痰中带血，或反复咳血，血色鲜红，口干咽燥，或潮热盗汗，颧红。舌质红，脉细数。治宜滋阴润肺，宁络止血。

【常用方药】百合固金汤加减。处方：

生地黄12 g	熟地黄15 g	百合12 g	麦冬10 g	玄参12 g
浙贝母10 g	当归6 g	白芍10 g	甘草6 g	白及10 g
藕节10 g	白茅根10 g	茜草10 g		

方中百合、麦冬、生地黄、熟地黄滋阴清热、养阴生津；当归、白芍养血敛阴；浙贝母、甘草化痰止咳；白及、藕节、白茅根、茜草止血。

【加减】①反复咳血且量多加阿胶、三七养血止血；②潮热颧红加青黛、鳖甲、地骨皮、白薇等清退虚热；③盗汗加糯稻根、浮小麦、五味子、牡蛎等收敛固涩，也可用百合固金汤加十灰散凉血止血。

【供选成药】❶百合固金丸、养阴清肺膏：详见第10、第11页。❷二冬膏：每瓶62 g或125 g，每次9～15 g，每日2次。湿盛痰多咳嗽、脾虚便溏者不宜用。❸益肺清化膏：每瓶60 g，每次20 g，每日3次。肝火犯肺所致的咳血忌用。❹十灰散：详见第156页。

（四）吐血

凡血液由胃而来，从口中吐出或呕出者，称吐血，也称呕血。吐血主要见于上消化道出血，其中以消化性溃疡出血及肝硬化所致的食管、胃底静脉曲张破裂最多见，其次见于食管炎、急慢性胃炎、胃黏膜脱垂症，以及血液病、尿毒症、应激性溃疡等某些全身性疾病引起的出血。所吐血液色红或紫暗，常夹有食物残渣。其证治分类有胃热壅盛、肝火犯胃、气虚血溢三种。

1. **胃热壅盛证** 多见吐血量多，色红或紫暗，常夹有食物残渣，多伴脘腹胀闷，嘈杂不适，甚则作痛，口臭，大便色黑或便秘。舌红苔黄腻，脉滑数。治宜清胃泻火，化瘀止血或凉血止血。

【常用方药】泻心汤合十灰散加减。处方：

黄芩10 g	黄连3 g	大黄10 g	牡丹皮10 g	栀子10 g
大蓟10 g	小蓟10 g	侧柏叶10 g	茜草10 g	白茅根10 g
棕榈皮10 g				

方中黄芩、黄连、大黄苦寒泻火；牡丹皮、栀子清热凉血；大蓟、小蓟、侧柏叶、茜草、白茅根清热凉血止血；棕榈皮收敛止血。

【加减】①胃气上逆见恶心呕吐者，加赭石、竹茹、旋覆花和胃降逆；②胃热伤阴见口渴、舌红、脉细数者，加麦冬、石斛、天花粉养胃生津。

【供选成药】❶紫地宁血散：每瓶4 g，每次8 g，每日3~4次。用凉开水或温开水调服。阴虚火旺出血者及孕妇慎用。出血量多时，不宜单用本品。❷十灰散：详见第156页。❸岐乐止血宝：胶囊，每粒0.3 g，每次4~6粒，每日3次。危急重症出血可酌情加大用量。❹紫珠止血液：每瓶20 mL，每次40 mL，每日2~3次。也可用胃管灌胃。脾胃虚寒者忌用。年老体弱者慎用。

2. 肝火犯胃证 多见吐血色红或紫暗，烦躁易怒，口苦胁痛，寐少梦多。舌红绛，脉弦数。治宜清肝和胃，凉血止血。

【常用方药】龙胆泻肝汤加减。处方：

龙胆10 g	柴胡10 g	黄芩10 g	栀子10 g	泽泻10 g
木通5 g	车前子10 g	生地黄15 g	当归10 g	白茅根10 g
藕节10 g	墨旱莲10 g	茜草10 g		

方中龙胆、柴胡、黄芩、栀子清肝泻火；泽泻、木通、车前子清热利湿；生地黄、当归滋阴养血；白茅根、藕节、墨旱莲、茜草凉血止血。亦可用丹栀逍遥散加减治之。

【加减】①胁痛甚加郁金、制香附疏肝、理气止痛；②血热妄行见吐血量多，加水牛角、赤芍清热凉血止血。

【供选成药】❶龙胆泻肝丸：详见第44页。❷加味丹栀逍遥丸：水丸，每100粒重6 g，每次6 g；大蜜丸，每丸9 g，每次9 g；均每日2次。脾胃虚寒、脘腹冷痛、大便溏薄者慎用。❸止血散：每袋12 g，每次6 g，每日2次。

3. 气虚血溢证：多见吐血缠绵不止，时轻时重，血色暗淡，神疲乏力，心悸气短，面色苍白。脉细弱。治宜健脾益气，养血摄血。

【常用方药】归脾汤加减。处方：

党参12 g　　黄芪15 g　　当归12 g　　白术10 g　　茯苓12 g
木香5 g　　炙甘草10 g　　阿胶10 g　　仙鹤草10 g　　炮姜5 g
白及10 g　　乌贼骨15 g

方中党参、茯苓、白术、炙甘草补气健脾；当归、黄芪益气生血；木香行气醒脾；阿胶、仙鹤草养血止血；炮姜、白及、乌贼骨温经固涩止血。

【加减】气损及阳、脾胃虚寒见肢冷、畏寒、便溏者，治宜温经摄血，改用柏叶汤，以侧柏叶凉血止血，艾叶、炮姜温经止血，童便化瘀止血。

【供选成药】❶益气止血颗粒：每袋20 g或每瓶250 g，每次20 g，每日3~4次。血热出血者忌用。**❷**归脾丸：详见第32页。**❸**归鹿补血精：口服液，每支10 mL或每瓶200 mL，每次10 mL，每日2次。实证、热证者忌用。**❹**当归补血丸：详见第158页。

【警示】以上三种证候的吐血，如出血过多，导致气随血脱，见面色苍白、四肢厥逆、汗出、脉微，应急用独参汤益气固脱，并结合西医方法积极救治。

（五）便血

便血，系指胃肠脉络受损，血液随大便而下，或大便呈柏油样为主要临床表现的病证。便血有远血、近血（包括肠风、脏毒）之分。其病变主要在胃和肠道，包括胃肠道的炎症、溃疡、肿瘤、息肉、憩室炎等。其证治分类有：肠道湿热、气虚不摄、脾胃虚寒3种，尚有热灼胃络之说。

1. 肠道湿热证　多见先血后便，下血鲜红，大便不畅，或有腹痛，肛门肿瘤，口苦。舌质红、苔黄腻，脉濡数。治宜清热化湿，凉血止血。

【常用方药】地榆散合槐角丸加减。处方：

地榆12 g　　茜草10 g　　槐角10 g　　栀子10 g　　黄芩10 g　　黄连3 g
茯苓12 g　　防风10 g　　枳壳6 g　　当归10 g

方中地榆、茜草、槐角凉血止血；栀子、黄芩、黄连清热燥湿、泻火解毒；茯苓淡渗利湿；防风、枳壳、当归疏风理气、活血。也可用赤小豆汤合地榆散治之。

【加减】便血日久，湿热未尽而营阴已亏，应清热除湿与补益阴血双管齐下、虚实兼顾、扶正祛邪，改用清脏汤或脏连丸。

【供选成药】❶止红肠癖丸：每丸6 g或9 g，每次9 g，每日2次。虚寒证出血者忌用，年老体弱者慎用。❷槐角丸：大蜜丸，每丸9 g，每次1丸；小蜜丸，每瓶60 g，每次9 g；水蜜丸，每瓶54 g，每次6 g；均每日2次。虚寒性便血忌用。年老体弱者慎用。❸槐角地榆丸：每60丸约10 g，每次10 g，每日2次。孕妇忌用。对本品过敏者禁用。过敏体质、全身虚弱的患者、未明确原因的便血、黏液血便患者均应慎用。❹四红丹（又名四红丸）：每丸9 g，每次1丸，每日2次。脾不统血所致出血者、孕妇、年老体弱者慎用。❺地榆槐角丸：每丸9 g，每次1丸，每日2次。孕妇忌用。❻脏连丸：大蜜丸，每丸9 g，每次1丸；小蜜丸，每瓶60 g，每次9 g；水蜜丸，每瓶54 g，每次6 g；均每日2次。虚寒性出血忌用，年老体弱者慎用。

2. 气虚不摄证　多见便血色红或紫暗，食少体倦，面色萎黄，心悸少寐。舌质淡，脉细。治宜益气摄血。

【常用方药】归脾汤加减。处方：

党参12 g	黄芪15 g	白术10 g	茯苓12 g	甘草12 g
酸枣仁10 g	龙眼肉15 g	远志6 g	木香5 g	甘草10 g
阿胶10 g	槐花10 g	地榆10 g	仙鹤草10 g	

方中党参、茯苓、白术、甘草补气健脾；黄芪、当归益气生血；酸枣仁、远志、龙眼肉补益心脾、安神定志；木香行气理脾；阿胶、槐花、地榆、仙鹤草养血止血。

【加减】中气下陷见神疲气短、肛门坠胀者，加柴胡、升麻升举阳气。

【供选成药】人参归脾丸、归脾丸：详见第31、第32页。

3. 脾胃虚寒证　多见先便后血，下血紫暗，或便黑如柏油色，腹部隐痛，喜热饮，面色少华，神倦懒言，便溏。舌质淡，脉细弱。治宜健脾益气，温中止血。

【常用方药】黄土汤加减。处方：

伏龙肝30 g	炮姜10 g	白术10 g	制附子10 g	生地黄15 g
阿胶10 g	黄芩6 g	甘草6 g	白及10 g	乌贼骨15 g
三七3 g	花蕊石10 g			

方中伏龙肝、炮姜温中止血；白术、制附子、甘草温中健脾；生地黄、阿胶养血止血；黄芩苦寒坚阴；白及、乌贼骨收敛止血；三七、花蕊

石化瘀止血。

【加减】阳虚较甚见畏寒肢冷者，去黄芩、生地黄，加鹿角霜、艾叶等温阳止血。

【供选成药】❶理中丸：详见第73页。❷虚寒胃痛颗粒（胶囊）：颗粒，每袋5g或3g（无蔗糖），每次1袋；胶囊，每粒0.4g，每次4粒；均每日3次。阴虚火旺胃痛者慎用。❸胃肠安丸：每丸3g，每次9g，每日3次。孕妇慎用。

【警示】对大便出血，应注意观察颜色、性状及次数，如出现头昏、心慌、烦躁不安、面色苍白、脉细数等症状，常为大出血征兆，应积极采用综合性措施救治。

（六）尿血

尿血，指小便中混有血液、尿色红赤，甚至尿出纯血的一种病证，也包括出血量微少，用肉眼不易观察到、仅在显微镜下才能发现红细胞的"镜下血尿"在内。其病变主要在肾与膀胱，但与心、脾有关，其主要病机是热伤血络或脾肾不固、血入水道而成。现代医学所称的尿道感染、结缔组织等全身性疾病出现的血尿，亦可按本病证治分类辨证论治。

1. 下焦湿热证　多见小便黄赤灼热，尿血鲜红，心烦口渴，或口舌生疮，夜寐不安。舌质红，脉数。治宜清热利湿，凉血止血。

【常用方药】小蓟饮子加减。处方：

| 小蓟15g | 生地黄30g | 蒲黄10g | 栀子10g | 藕节15g |
| 木通6g | 淡竹叶10g | 滑石10g | 当归10g | 甘草6g |

方中小蓟、生地黄、藕节、蒲黄凉血止血；栀子、木通、淡竹叶清热泻火；滑石、甘草利水清热、导热下行；当归活血养血。

【加减】①热盛见心烦口渴者，加黄芩、天花粉清热生津；②尿血较甚加槐花、白茅根凉血止血；③尿中夹有血块加桃仁、红花、牛膝活血化瘀；④大便秘结加大黄泄热通便。

【供选成药】❶止血宝胶囊：每粒0.3g，每次2~4粒，每日2~3次。阴虚火旺者慎用。❷荷叶丸：每丸9g，每次1丸，每日2~3次。不宜过量、久服。❸四红丹：每丸9g，每次1丸，每日2~3次。孕妇及脾不统血出血者或年老体弱者慎用。❹导赤丸：每丸3g，每次1丸，每日2次。脾虚便溏者忌用。孕妇、年老体弱者慎用。❺八正合剂：详见第132页。❻溯源丹：糊丸，每袋 12 g，每次6 g，每日 1~2 次，空腹时米汤送服。孕妇忌用。

2. 阴虚火旺证 多见小便短赤带血，头晕耳鸣，颧红潮热，神疲乏力，腰膝酸软。舌质红，脉细数。治宜滋阴降火，凉血止血。

【常用方药】知柏地黄丸加减。处方：

知母10 g	黄柏10 g	熟地黄20 g	山药15 g	茯苓12 g
泽泻10 g	牡丹皮10 g	山茱萸6 g	墨旱莲10 g	大蓟10 g
小蓟10 g	藕节15 g	蒲黄10 g		

方中熟地黄、山药、山茱萸、茯苓、泽泻、牡丹皮滋补肾阴，"壮水之主，以制阳光"；知母、黄柏滋阴降火；墨旱莲、大蓟、小蓟、藕节、蒲黄凉血止血。

【加减】颧红潮热加地骨皮、白薇清退虚热。

【供选成药】❶知柏地黄丸：详见第 137 页。❷滋阴降火丸：每丸9 g，每次9 g，每日 2~3 次。伤风感冒及实热证忌用。❸维血宁颗粒、二至丸：详见第 159 页。

3. 脾不统血证 多见久病尿血，甚至兼见齿衄、肌衄，食少，体倦乏力，气短声微，面色无华。舌质淡，脉细弱。治宜补脾健胃，益气摄血。

【常用方药】归脾汤加减。处方：

黄芪15 g	党参12 g	白术10 g	茯苓12 g	炙甘草10 g
当归12 g	酸枣仁10 g	龙眼肉15 g	熟地黄15 g	阿胶10 g
仙鹤草10 g	远志6 g	木香5 g		

方中党参、茯苓、白术、炙甘草补气健脾；黄芪、当归益气生血；酸枣仁、远志、龙眼肉补益心脾、安神定志；木香行气醒脾；熟地黄、阿胶、仙鹤草养血止血。

【加减】气虚下陷、少腹坠胀者，加升麻、柴胡，配合原方中的党参、黄芪、白术以益气升阳。

【供选成药】❶归脾丸：详见第 32 页。❷当归补血丸：详见第 158 页。❸人参归脾丸：详见第 31 页。❹补中益气丸：详见第 97 页。

4. 肾气不固证 多见久病尿血，血色淡红，头晕耳鸣，倦怠乏力，腰脊酸痛。舌质淡，脉沉弱。治宜补肾益气，固摄止血。

【常用方药】无比山药丸加减。处方：

山药15 g	熟地黄15 g	山茱萸6 g	怀牛膝10 g	肉苁蓉10 g
菟丝子10 g	杜仲10 g	巴戟天10 g	茯苓10 g	泽泻10 g
五味子6 g	赤石脂10 g	仙鹤草10 g	蒲黄10 g	槐花10 g
紫珠草10 g				

方中熟地黄、山药、山茱萸、怀牛膝补肾益精；肉苁蓉、菟丝子、杜仲、巴戟天温肾助阳；茯苓、泽泻健脾利水；五味子、赤石脂益气固涩；仙鹤草、蒲黄、槐花、紫珠草止血。

【加减】①尿血较重者加牡蛎、金樱子、补骨脂等固涩止血；②腰脊酸痛、畏寒神怯者，加鹿角片、狗脊温补督脉。

【供选成药】❶无比山药丸：详见第135页。❷再障生血片：每瓶0.3 g，每瓶100片，每次5片，每日3次。实证、热证禁用。❸鹿角胶颗粒：每袋3 g，每次3~6 g，每日1~2次。肝郁不舒、湿热下注、惊恐伤肾和火热炽盛、肝胆湿热、脾不统血者不宜用。

（七）紫斑

紫斑，也称肌衄，即血液溢出肌肤之间，皮肤表现青紫斑点或斑块的病证。此处所说的紫斑，是指内科杂病范围的紫斑。不包括外感温热病热入营血所出现的发斑，现代医学中的原发性血小板减少性紫癜及过敏性紫癜，药物、化学和物理因素等引起的继发性血小板减少性紫癜，可参见本病证治分类辨证论治。

1. 血热妄行证 多见皮肤出现青紫斑点或斑块，量多成片，或伴有发热，口渴面赤，心烦便秘，鼻衄齿衄，便血尿血。舌质红、苔黄燥，脉弦数。治宜清热解毒，凉血止血。

【常用方药】十灰散加减。处方：

大蓟10 g	小蓟10 g	侧柏叶10 g	茜草10 g	白茅根10 g
棕榈皮10 g	牡丹皮10 g	栀子10 g	大黄10 g	

方中大蓟、小蓟、侧柏叶、茜草、白茅根清热凉血止血；棕榈皮收敛止血；牡丹皮、栀子清热凉血；大黄通便泄热。

【加减】①热毒炽盛、发热、出血广泛者，加生石膏、龙胆、紫草，并加服紫雪（丹）；②热壅胃肠、气血郁滞见腹痛、便血者，加白芍、甘草、地榆、槐花缓急止痛、凉血止血；③邪热阻滞经络致关节肿痛者，加秦艽、木瓜、桑枝等舒筋通络。

【供选成药】❶十灰散：详见第156页。❷江南卷柏片：每片含浸膏0.32 g，每次5~6片，每日3次。虚寒性出血证及孕妇忌用。年老体弱者慎用。❸犀角地黄丸：每丸6 g，每次2丸，每日2次。血分无热者禁用，孕妇忌用。❹玉宝散：每包15 g，每次3 g，每日1~2次。❺牛黄卫生丹（丸）：小丸每丸2.1 g，大丸每丸4.5 g，每次2.1~4.5 g，每日2次。方中含麝香，孕妇忌用。

2. 阴虚火旺证　可见紫斑较多、颜色紫红、下肢尤甚，且反复发作，头晕目眩，心悸耳鸣，低热颧红，心烦盗汗，手足心热，常伴鼻衄、齿衄，或妇女月经量多。舌质红、苔少，脉细数。治宜滋阴降火，宁络止血。

【常用方药】茜根散加减。处方：

> 茜草10 g　黄芩10 g　侧柏叶10 g　生地黄15 g　阿胶10 g　甘草6 g

方中茜草、黄芩、侧柏叶清热凉血止血；生地黄、阿胶滋阴养血止血；甘草和中解毒。也可用大补阴丸加减治之。

【加减】①阴虚较甚者加玄参、龟甲、女贞子、墨旱莲养阴清热止血；②潮热加地骨皮、白薇、秦艽清退虚热；③肾阴虚而火热不甚见腰膝酸软、头晕乏力、手足心热、舌红少苔、脉细数者，改用六味地黄丸滋阴补肾，酌加茜草、大蓟、槐花、紫草等凉血止血，化瘀消斑。

【供选成药】❶二至丸：详见第159页。❷大补阴丸：详见第147页。❸六味地黄丸：详见第155页。

3. 气不摄血证　多见斑色淡红，分布稀疏，时发时愈，面色萎黄，精神萎靡，头晕乏力，短气懒言，纳差食少，女性月经量多。舌淡苔薄，脉濡细。治宜补气摄血。

【常用方药】归脾汤加减。处方：

> | 黄芪15 g | 党参12 g | 茯苓12 g | 白术10 g | 当归12 g |
> | 龙眼肉15 g | 酸枣仁10 g | 远志6 g | 木香5 g | 仙鹤草10 g |
> | 地榆10 g | 蒲黄10 g | 茜草10 g | 紫草6 g | |

方中党参、白术、茯苓补气健脾；黄芪、当归益气生血；酸枣仁、远志、龙眼肉补益心脾、安定神志；木香行气醒脾；仙鹤草、地榆、蒲黄、茜草、紫草止血消斑。

【加减】肾气不足见腰膝酸软者，加山茱萸、菟丝子、续断补益肾气。

【供选成药】❶当归补血丸：详见第158页。❷归脾丸：详见第32页。❸归参补血片：每片0.35 g，每次2~4片，每日2~3次。发热者慎用。❹归鹿补血精：口服液，每支10 mL或每瓶200 mL，每次10 mL，每日2次。实证、热证忌用。❺维血宁颗粒：详见第159页。❻固本统血颗粒：每袋20 g，每次1袋，每日2次。阴虚阳亢、血热妄行发斑者忌用。孕妇及感冒者慎用。

三、痰饮

痰饮，实为饮证，是指水液在体内运化输布失常，停积于某些部位的一类病证。由于水饮停积的部位不同，其证治分类有痰饮、悬饮、溢饮、支饮之分。病因与外感寒温湿、饮食不节、劳欲过度、中阳素虚有关，以致肺、脾、肾三脏功能失调，水谷不得化为精微输布全身，津液停积而为患。四饮的临床表现不一，与现代医学中的慢性支气管炎、支气管哮喘、渗出性胸膜炎、慢性胃炎、心力衰竭、肾炎水肿等均有较密切的关系。

（一）痰饮

痰饮，多因素体脾虚、运化不健、饮食不当，或外湿所伤，致脾阳虚弱、饮留胃肠引起。其证治分类为脾阳虚弱、饮留胃肠2种。

1. 脾阳虚弱证　多见胸胁支满，运化不健，脘部有振水音，呕吐清水痰涎，口渴不欲饮，饮入易吐，或背寒冷如掌大，头昏目眩，心悸气短，甚至脐下悸动，小便不利，大便或溏，吐涎沫而头晕目眩。舌苔白滑或灰腻，脉浮细而滑。治宜温脾化饮。

【常用方药】苓桂术甘汤合小半夏加茯苓汤加减。处方：

| 茯苓20 g | 桂枝10 g | 白术10 g | 甘草6 g | 法半夏10 g |
| 生姜10 g | 白参10 g | 大枣10 g | | |

方中苓桂术甘汤可温脾阳、利水饮，治胸胁支满、目眩、气短；小半夏加茯苓汤可和胃降逆，治疗水停心下、脘痞、呕吐、眩悸。

【加减】①水饮内阻、清气不升见眩冒、小便不利者，加泽泻、猪苓渗利水湿；②脘部冷痛、吐涎沫，属寒凝气滞、饮邪上逆者，加干姜、吴茱萸、椒目、肉桂温暖逐寒化饮；③心下胀满加枳实以开痞。

【供选成药】❶痰饮丸：每丸重0.18 g，每次14丸，每日2次。心脏病、高血压患者慎用。❷小半夏合剂：每瓶10 mL，每次10~15 mL，每日

2~3次。❸平胃丸：每袋 18 g，每次 6 g，每日 1~2 次。阴虚、胃热、湿热阻于中焦者不宜用。❹济生肾气丸、桂附地黄丸：详见第 19 页。

2. 饮留胃肠证　多见心下坚满或痛，下利而利后腹仍坚满，或水走肠间，沥沥有声，腹痛便秘，口舌干燥。苔白黄，脉沉弦或沉滑有力。治宜攻下逐饮。

【常用方药】甘遂半夏汤或己椒苈黄丸加减。处方：

炙甘遂3 g	法半夏10 g	白芍10 g	甘草6 g	汉防己6 g
椒目4 g	葶苈子5 g	大黄6 g		

方中炙甘遂、法半夏汤攻补兼施、因势利导，用于水饮在胃；己椒苈黄丸苦辛宣泄、前后分消，用于水饮在肠，饮郁化热之证。

【加减】饮邪上逆致胸满者，加枳实、厚朴以泄满，但不能攻逐太过、损伤正气。

【供选成药】❶调中四消丸：每 50 粒重6 g，每次 6 g，每日 2 次。孕妇忌用。年老、体弱、便溏者勿用。❷己椒苈黄丸：每 50 粒重 3 g，每次 3~6 g，每日 3 次。不宜久用。久病体弱、邪盛正衰者不宜用，孕妇忌用。❸子龙丸：每丸1.5 g或 3 g，成人每次 3 g，每日 1~2 次。餐后温开水或枣汤、米汤送服。方中含有有毒药，不可超量、久用。孕妇忌用，年老体弱者慎用。

（二）悬饮

多见咳逆唾涎、痛引胸胁、气喘息促、不能平卧、胸胁胀满，甚则病侧胸部膨满隆起。苔薄白、脉沉弦或弦滑。其成因多为素体不强，或原有其他慢性病、肺卫虚弱、时邪外袭、肺失宣通、饮停胸胁，而致络气不和，甚至饮阻气郁、久而化火伤阴或耗损肺气。

1. 邪犯胸肺证　多见寒热往来，身热起伏，汗少，或发热不恶寒，有汗而热不解，咳嗽痰少气急，胸胁刺痛，呼吸、转侧时疼痛加重，心下痞硬，干呕，口苦咽干。舌苔薄白或黄，脉弦数。治宜和解宣利。

【常用方药】柴枳半夏汤加减。处方：

柴胡10 g	黄芩10 g	瓜蒌8 g	法半夏10 g	枳壳8 g	青皮6 g
赤芍10 g	桔梗10 g	杏仁10 g			

方中柴胡、黄芩清解少阳；瓜蒌、法半夏、枳壳宽胸化痰开结；青皮、

赤芍理气和络止痛；桔梗、杏仁宣肺化痰。

【供选成药】❶子龙丸：详见上证。❷华山碑记丹：醋糊丸，每次 2~3 g，每日 2 次。本品药性剧烈，不可超量、久用。并注意孕妇忌用，年老体弱者慎用。

2. 饮停胸胁证　多见胸胁疼痛，咳唾引痛，痛势较前减轻，但呼吸困难加重，咳逆气喘，息促不能平卧，或仅能侧卧于停饮的一侧，病侧肋间胀痛，甚至可见病侧胸廓隆起。舌苔白，脉沉弦或沉滑。治宜泻肺祛饮。

【常用方药】椒目瓜蒌汤合十枣汤或控涎丹加减。处方：

椒目3 g	茯苓10 g	猪苓6 g	泽泻10 g	冬瓜皮10 g
桑白皮10 g	瓜蒌皮10 g	苏子6 g	葶苈子3 g	杏仁6 g
枳壳6 g	车前子10 g			

方中葶苈子、桑白皮泻肺逐饮；苏子、瓜蒌皮、杏仁、枳壳降气化痰；椒目、茯苓、猪苓、泽泻、冬瓜皮、车前子利水导饮；或用控涎丹加减，药用甘遂、大戟、芫花等攻逐水饮，但用时必须顾护胃气、中病即止。

【加减】①痰浊偏盛、胸部满闷、舌苔浊腻者，加薤白、杏仁宽胸除满；②水饮久留难去、胸胁支满、体弱、食少者，加桂枝、白术、甘草等通阳健脾化痰；③络气不和者配橘络等理气和络之品，使气行水行。

【供选成药】❶十枣丸：每50粒重 3 g，壮实之人每次 3 g，赢瘦之人，每次1.5 g。平旦服用。服药次数，应依病情而定，药后糜粥自养。孕妇、年老体弱者忌用。❷控涎丸（丹）：糊丸，每丸 3 g，每次 1~3 g；水丸，每袋6 g，每次 1~3 g；均每日 1~2 次。温开水或枣汤、米汤送服。孕妇忌用，非体质壮实者不宜用，年老体弱者慎用。❸子龙丸、华山碑记丹：详见上证。

3. 络气不和证　多见胸胁疼痛，如灼如刺，胸闷不舒，呼吸不畅，或有闷咳，甚至迁延经久不已，阴雨时更甚，并可见病侧胸廓变形。舌苔薄、质暗，脉弦。治宜理气和络。

【常用方药】香附旋覆花汤加减。处方：

| 旋覆花10 g | 香附10 g | 苏子6 g | 柴胡10 g | 枳壳6 g | 郁金10 g |
| 延胡索6 g | 当归10 g | 赤芍10 g | 沉香1.5 g | | |

方中旋覆花、苏子降气化痰；柴胡、香附、枳壳疏肝理气解郁；郁金、延胡索利气通络；当归、赤芍、沉香行瘀通络。

【加减】①痰气郁阻致胸闷苔腻者，加瓜蒌、枳壳豁痰开痹；②久病入络、痛如针刺，加桃仁、红花、乳香、没药行气活血和络；③饮留不净、胁痛迁延、经久不已者，加通草、路路通、冬瓜皮等祛饮通络。

【供选成药】❶控涎丸：详见第 171 页。❷子龙丸：详见第 170 页。

4. 阴虚内热证　多见咳呛时作，咳吐少量黏痰，口干咽燥，或午后潮热，颧红心烦，手足心热，盗汗，或伴胸胁闷痛，病久不复，形体消瘦。舌质偏红、少苔，脉细数。治宜滋阴清热。

【常用方药】沙参麦冬汤合泻白散加减。处方：

沙参10 g	麦冬15 g	玉竹15 g	白芍10 g	天花粉15 g
桑皮12 g	桑叶10 g	地骨皮15 g	甘草6 g	

方中沙参、麦冬、玉竹、白芍、天花粉养阴生津；桑叶、桑皮、地骨皮、甘草清热降火止咳。

【加减】①阴虚内热、潮热显著者，加鳖甲、功劳叶清虚热；②虚热灼津为痰、肺失宣肃见咳嗽者，加百部、川贝母清润肺燥而止咳；③痰阻气滞、络脉失畅见胸胁闷痛，酌加瓜蒌皮、枳壳、郁金、丝瓜络宽胸通络、理气化痰；④日久积液未尽加牡蛎、泽泻利水化饮；⑤神疲气短、易汗、面色㿠白者，加太子参、黄芪、五味子益气敛阴。

【供选成药】❶泻白丸：每丸9 g，每次 1 丸，每日 2 次。外感风寒引起的喘咳、虚寒性咳嗽均不宜用。❷润肺止咳颗粒：每包 8 g，每次 1 包，每日 2 次。虚寒咳喘者慎用。❸参麦止嗽糖浆：每瓶 200 mL，每次20 mL，每日 2~3 次。虚寒咳嗽证禁用。

（三）溢饮

溢饮，多因外感风寒，玄府闭塞，肺脾输布失职，水饮流溢四肢肌肉，寒水相杂为患；或宿有痰饮，复加外寒客表而致。其证多见身体疼痛而沉重，甚则肢体浮肿，无汗恶寒，口不渴，或见咳喘，痰多白沫，干呕，胸闷。苔白，脉浮紧。治宜解表化饮。

【常用方药】小青龙汤加减。处方：

麻黄10 g	桂枝10 g	姜半夏10 g	干姜10 g	细辛3 g	五味子6 g
白芍10 g	炙甘草6 g			

方中麻黄、桂枝解表散寒；姜半夏、干姜、细辛温化寒饮；五味子温敛

肺气；白芍、炙甘草甘缓和中，以缓麻、桂辛散太过。

【加减】①表寒外束、内有邪热见发热、烦躁、苔白兼黄者，加石膏清泄内热；②表寒症状已不显著者，改用大青龙汤发表清里；③水饮内聚、肢体浮肿明显、尿少者，加茯苓、猪苓、泽泻利水消肿；④饮邪犯肺致喘息痰鸣不得卧者，加杏仁、射干、葶苈子泻肺平喘。

【供选成药】小青龙合剂：详见第12页。

（四）支饮

支饮，多由受寒饮冷、饮邪留伏，或久咳致喘、反复伤肺、肺气不能布津、阳虚不运、饮邪滞留、支撑胸膈、上逆迫肺所致。初起之时，多以邪实为主；缓解之期，多以正虚为主。

1. 寒饮伏肺证 多见咳逆倚满不得卧，痰吐白沫量多，经久不愈，天冷受寒加重，甚至面浮跗肿。或平素伏而不作，遇寒即发，发则寒热，背痛，腰痛，目泣自出，身体振振瞤动。舌苔白滑或白腻，脉弦滑。治宜宣肺化饮。

【常用方药】小青龙汤加减。处方：

| 麻黄10 g | 桂枝10 g | 干姜10 g | 细辛3 g | 姜半夏10 g | 厚朴10 g |
| 苏子6 g | 杏仁10 g | 五味子6 g | 甘草6 g | | |

方中麻黄、桂枝、干姜、细辛温肺散寒化饮；姜半夏、厚朴、苏子、杏仁、甘草化痰利气；五味子敛肺气。也可用葶苈大枣泻肺汤（葶苈子12 g、大枣15 g）治之。

【加减】①无寒热、身痛等表证、动则喘甚、易汗出者，改用苓甘五味姜辛汤，不再用麻黄、桂枝散表；②饮多寒少、外无表证，见喘咳痰稀不得卧、胸满气逆者，用葶苈大枣泻肺汤加白芥子、莱菔子泻肺通饮；③饮邪壅实、咳逆喘急、胸痛烦闷者，加甘遂、大戟峻逐水饮，以缓其急；④邪实正虚、阳为阴遏、饮郁化热致喘满胸满、心下痞坚、面色黧黑、烦渴、苔腻而黄、脉沉紧者，宜用木防己汤行水散结、补虚清热；⑤痰饮结聚者去石膏加茯苓、芒硝导水破结；⑥痰饮久郁化为痰热、伤及阴津致咳痰稠厚、口干咽燥、舌红少津、脉细滑数者，用麦门冬汤加瓜蒌、川贝母、木防己、海蛤粉养肺生津，清化痰热。

【供选成药】小青龙合剂：详见第12页。

2. 脾肾阳虚证 多见喘促，动则更甚，心悸气短，或咳而气怯，痰多，食少胸闷，形寒肢冷，神疲，少腹拘急不仁，脐下动悸，小便不利，足跗浮肿，呕吐涎沫而头昏目眩。舌体胖大、质淡，苔白润或腻，脉沉细而滑。治宜温补脾肾，化水饮。

【常用方药】金匮肾气丸合苓桂术甘汤加减。处方：

桂枝10 g	制附子10 g	黄芪15 g	白术10 g	炙甘草10 g
苏子6 g	干姜6 g	款冬花10 g	补骨脂10 g	山茱萸6 g
钟乳石6 g	沉香1.5 g			

方中桂枝、制附子温阳化饮；黄芪、山药、白术、炙甘草补气健脾；苏子、干姜、款冬花化饮降逆；钟乳石、沉香、补骨脂、山茱萸补肾纳气。

【加减】①痰涎壅盛、食少痰多者，加法半夏、陈皮化痰和中；②水湿偏盛致足肿、小便不利、四肢沉重疼痛者，加茯苓、泽泻渗利水湿；③脐下悸、吐涎沫、头目昏眩者，用五苓散化气行水。

【供选成药】桂附地黄丸、济生肾气丸：详见第 19 页。

四、消渴

消渴，是以多饮、多食、多尿、消瘦、疲倦，或尿有甜味为主要特征的疾病。消渴病，有上消、中消、下消之分。多因素体阴虚、饮食不节、情志失调、劳欲过度等因素引起。其病变脏腑主要在肺、胃、肾，其病机主要在于阴津亏损、燥热偏盛，而以阴虚为主、燥热为标，两者互为因果。现代医学的糖尿病、甲状腺功能亢进症、尿崩症，可参考本病证治分类论。

上消多为肺热津伤，中消则分为胃热炽盛、气阴亏虚，下消则分为肾阴亏虚、阴阳两虚。

（一）上消

上消，多为肺热伤津，多见烦渴多饮，口干舌燥，尿频量多。舌边尖红、苔薄黄、脉洪数。治宜清热润肺，生津止渴。

【常用方药】消渴方加减。处方：

天花粉15 g	葛根10 g	麦冬10 g	生地黄15 g	黄芩10 g
知母10 g	黄连3 g	藕汁适量		

方中天花粉、葛根、麦冬、生地黄、藕汁清热生津，养阴增液；黄连、

黄芩、知母清热降火。如肺热津亏、气阴两伤见烦渴不止、小便频数、脉数乏力者用玉泉丸或二冬汤清热生津止渴。

【加减】肺热津亏、气阴两伤、烦渴不止、小便频数，脉数乏力者，用玉泉丸或二冬汤清热生津止渴。

【供选成药】❶消渴平片：每片 0.28 g，每次 6~8 片，每日 3 次。孕妇忌用，阴阳两虚消渴者慎用。❷消渴灵片：每片0.3 g，每次 8 片，每日 3 次。孕妇忌用，阴阳两虚消渴者慎用。❸玉泉丸：每 10 丸重1.5 g，每次 6 g，每日 4 次。孕妇忌用，阴阳两虚消渴者慎用。❹十味玉泉胶囊：每粒 0.4 g，每次 4 粒，每日 4 次。孕妇忌用，阴阳两虚消渴者慎用。❺消糖灵胶囊：每粒0.4 g，每次 3 粒，每日 2 次。［警示］本品含西药格列本脲（优降糖），下列情况禁用：①1 型糖尿病患者；②2 型糖尿病患者伴有酮症酸中毒、昏迷、严重烧伤、感染、严重外伤和重大手术者；③孕妇、乳母、肝肾功能不全者；④白细胞减少、粒细胞缺乏、血小板减少等患者；⑤对磺胺药过敏者。下列情况慎用：①体质虚弱、高热、老年患者；②肾上腺皮质功能减退或垂体前叶功能减退者；③阴阳两虚消渴病患者。

（二）中消

1. **胃热炽盛证**　多见多食善饥，形体消瘦，口渴多饮，小便频数，大便干燥。舌红苔黄，脉滑数有力。治宜清胃泻火，养阴增液。

【常用方药】玉女煎加减。处方：

> 生石膏30 g　　知母10 g　　黄连3 g　　栀子10 g　　麦冬15 g　　生地黄30 g
> 川牛膝10 g　　玄参10 g

方中生石膏、知母、黄连、栀子清胃泻火；玄参、生地黄、麦冬滋肺胃之阴；川牛膝活血化瘀、引热下行。如大便秘结不下，改用增液承气汤润燥通腑，"增水行舟"；或改用白虎加人参汤益气养胃，清热生津。

【加减】大便秘结不行，用增液汤润燥通腑，"增水行舟"，也可用白虎加人参汤益气养胃、清热生津。

【供选成药】❶增液颗粒：每包20 g，每次 1 包，每日 3 次。❷抗饥消渴片：每片0.3 g，每次 12 片，每日 3 次。❸薄玉消渴茶：每袋 3 g，每次 1 袋，每日 3~5 次。感受外寒或素体虚寒者忌用。

2. **气阴亏虚证**　多见口渴引饮，能食与便溏并见，或饮食减少，精神不振，四肢乏力，体瘦。舌质淡红、苔白而干，脉弱。治宜益气健脾，生津止渴。

【常用方药】 七味白术散加减。处方：

黄芪15 g　　党参10 g　　白术15 g　　葛根15 g　　广藿香叶10 g
天冬10 g　　麦冬10 g　　茯苓15 g　　山药15 g　　木香5 g　甘草5 g

方中黄芪、党参、白术、茯苓、山药、甘草益气健脾；木香、广藿香醒脾行气散津；葛根升清生津；麦冬、天冬养阴生津。

【加减】 ①肺有燥热者加地骨皮、知母、黄芩清肺；②口渴明显加天花粉、生地黄养阴生津；③气短汗多加五味子、山茱萸敛气生津；④食少腹胀者加砂仁、鸡内金健脾助运。

【供选成药】 ❶糖尿乐胶囊：每粒0.3 g，每次3~4粒，每日3次。阴阳两虚型消渴者慎用，孕妇忌用。❷消渴丸：每瓶30 g，每次1.25~2.5 g（5~10丸），每日3次，餐后服。[警示]服用本品时禁止加服磺脲类药物。余同上证消糖灵胶囊。❸降糖舒胶囊：每粒0.3 g，每次4~6粒，每日3次。孕妇忌用，阴阳两虚型消渴者慎用。❹参芪降糖胶囊（颗粒、片）：胶囊，每粒0.35 g，每次3粒。1个月为1个疗程，效果不显著或治疗前症状较重者，每次用量可达8粒；均每日3次。颗粒，每袋3 g，每次1 g，重症可用3 g；片剂，每片0.35 g，每次3片，重症可用8片；均每日3次。孕妇忌用，实热证禁用，阴阳两虚消渴者慎用。❺参精止渴丸（又名降糖丸）：每100粒重7 g，每次10 g，每日2~3次。注意事项同参芪降糖制剂。❻养阴降糖片：每片0.35 g，每次8片，每日3次。孕妇忌用，阴阳两虚型消渴者慎用。❼人参北五味子晶：每袋10 g，每次5~10 g，每日早、晚各服1次。实热证、外感表证未解者禁用。

（三）下消

1. 肾阴亏虚证　多见尿频量多，混浊如脂膏；或尿甜，口干舌燥，渴而喜饮，肤燥自痒，形体消瘦，腰膝酸软，乏力，头晕耳鸣。舌红苔少，脉沉细数。治宜滋阴固肾。

【常用方药】 六味地黄丸加减。处方：

熟地黄24 g　　山茱萸10 g　　枸杞子15 g　　五味子6 g　　山药15 g
茯苓10 g　　泽泻10 g　　牡丹皮10 g

方中熟地黄、山茱萸、枸杞子、五味子固肾益精；山药滋补脾阴、固摄精微；茯苓健脾渗湿；泽泻、牡丹皮清泄火热。

【加减】①阴虚火旺见烦躁、五心烦热、盗汗、失眠者，加知母、黄柏滋阴降火；②尿量多而混浊加益智、桑螵蛸等益肾缩尿；③气阴两虚见困倦、气短乏力、舌质淡红者，加党参、黄芪、黄精益气；④烦渴、头痛、唇红、舌干、呼吸深快属阴伤阳浮者，用生脉散加天冬、鳖甲、龟甲等育阴潜阳；⑤神昏、肢厥、脉微细属阴竭阳亡危象者，改用参附龙牡汤益气敛阴、回阳救脱。

【供选成药】❶六味地黄丸：详见第 155 页。❷五子衍宗丸：详见第 151 页。❸麦冬地黄丸：每丸9 g，每次 1 丸，每日 3 次，空腹时服。❹金贞麦味地黄丸：每丸6 g，每次 1 丸，每日 2 次。餐后服。外感咯血、实证咯血者禁用。❺雪蛤银耳胶丸：每粒0.5 g，每次 1~2 粒，每日 3 次。实证忌用。舌苔厚腻者不宜用。

2. 阴阳两虚证　多见腰膝酸软，畏寒肢冷，饮一溲一，甚至尿浊如脂膏，面色暗黑，耳轮干枯，阳痿遗精或月经不调，或五心烦热。舌淡苔白而干，脉沉细无力。治宜温阳滋肾固涩。

【常用方药】金匮肾气丸加减。处方：

| 熟地黄20 g | 山茱萸6 g | 枸杞子15 g | 五味子6 g | 山药15 g |
| 茯苓10 g | 制附子10 g | 肉桂3 g | | |

方中熟地黄、山茱萸、枸杞子、五味子固肾益精；山药滋补脾阴、固涩精微；茯苓健脾渗湿；制附子、肉桂温肾助阳。

【加减】①尿量多而混浊加益智、桑螵蛸、覆盆子、金樱子等益肾收摄；②身体困倦、气短乏力加党参、黄芪、黄精补益正气；③阳痿加巴戟天、淫羊藿、肉苁蓉温肾助阳；④阳虚畏寒者加鹿茸粉0.5 g冲服，以启动元阳，助全身阳气之生化；⑤兼有瘀血见舌质紫暗，或有瘀斑、瘀点、脉涩或结或代者加丹参、川芎、郁金、红花、泽兰、鬼箭羽、山楂等活血化瘀药物；⑥肝肾精血不足见白内障、雀盲、耳聋者，用杞菊地黄丸或明目地黄丸补益肝肾而明目；⑦并发疮毒痈疽者用五味消毒饮清热解毒、消散痈肿。

【供选成药】❶桂附地黄丸：详见第 19 页。❷龟鹿二仙丸：大蜜丸，每丸9 g，每次 1 丸；小蜜丸，每 10 粒重 5 g，每次 20 粒；水蜜丸，每 10 粒重 1 g，每次6 g；均每日 2 次。感冒者忌用。❸鹿茸归芪丸：每丸0.5 g，每次 3~6 丸，每日 3 次。

五、汗证

汗证，包括自汗、盗汗，是指由于阴阳失调、阴阳偏盛偏衰、营卫失和、腠理开阖不利，而致汗液外泄失常的病证。其中，不因外界因素的影响，而白昼时时汗出、动则益甚者，称自汗；睡眠中汗出，醒来自止者，称盗汗，又称为寝汗。

自汗、盗汗本是一种症状，既可单独出现，也可伴见其他疾病过程中。本证叙及的证治分类，仅限于单独出现的自汗、盗汗。至于因其他疾病引起的汗证，在治疗原发疾病的基础上，可参考下列证治分类辨证施治。至于有少数人因体质关系，平素易于出汗，而不伴其他症状者，则不属于本证所述论治范围。现代医学中的自主神经功能紊乱、结核病、休克、风湿热、甲状腺功能亢进症、一时性低血糖或某些传染病的异常出汗等，则可参考下述证治分类法论治。

（一）肺卫不固证

多见自汗常出，动则更甚，大多遍及周身，有的则为半身或某一局部出汗，且畏风形寒，易于感冒，神疲气短，周身酸楚，面色㿠白。舌苔淡薄，脉虚细或浮虚而涩。治宜益气固表止汗。

【常用方药】桂枝加黄芪汤或玉屏风散加减。处方：

> 桂枝10 g　白芍10 g　生姜10 g　大枣15 g　甘草6 g

方中桂枝温经解肌，白芍和营敛阴，收散两合，调和营卫；生姜、大枣、甘草，辛温和中。或用玉屏风散，以黄芪、白术益气固表，防风达表。

【加减】①气虚甚见倦怠无力、脾运不健者加党参、白术健脾补肺；②兼阴虚见舌红、脉细数者，加麦冬、五味子养阴敛汗；③兼阳虚见畏寒肢冷者，加附子温阳敛汗；④汗多加浮小麦、糯稻根、龙骨、牡蛎固涩敛汗；⑤半身或局部出汗配合甘麦大枣汤甘润缓急。

【供选成药】❶防感片：每瓶 100 片，每次 5~7 片，每日 2 次。实热证和阴虚证忌用。❷玉屏风散：详见第 4 页。❸屏风安心胶囊：每粒0.3 g，每瓶 30 粒，每次 3 粒，每日 2~3 次。感冒属实证者禁用。❹复芪止汗颗粒：每包20 g，每次10 g，每日 2 次。热病汗出、阴虚盗汗者慎用。❺虚汗停颗粒：每袋10 g，每次10 g，每日 3 次。热证汗出者忌用。❻灵芝北芪片：

每片 0.28 g，每次 4 片，每日 3 次。热证汗出者忌用。❼黄芪精口服液：每支10 mL，每次10 mL，每日 2 次。热证邪盛多汗者忌用。

（二）心血亏虚证

多见自汗或盗汗，心悸怔忡，烦热难眠，神疲气短，面色无华。舌质淡、苔薄白，脉虚大无力或涩。治宜养血补血。

【常用方药】归脾汤加减。处方：

红参6 g	黄芪15 g	白术10 g	茯苓12 g	当归12 g
龙眼肉15 g	酸枣仁10 g	远志6 g	五味子6 g	牡蛎15 g
浮小麦20 g				

方中红参、黄芪、白术、茯苓益气健脾；当归、龙眼肉补血养血；酸枣仁、远志养心安神；五味子、牡蛎、浮小麦收涩敛汗。

【加减】血虚较重者加制何首乌、枸杞子、熟地黄补益精血。

【供选成药】❶归脾丸：详见第 32 页。❷归芪颗粒：每包20 g，每次20 g，每日 3 次。阴虚火旺者忌用。感冒者慎用。有痰湿、瘀血、外邪者不宜用。❸当归补血丸：详见第 158 页。❹十全大补丸（口服液、颗粒、糖浆）：大蜜丸，每丸9 g，每次 1 丸；水蜜丸，每袋30 g，每次6 g；浓缩丸，每 8 丸相当原药材 3 g，每次 8~10 丸；口服液，每支10 mL，每次 1 支；颗粒，每袋15 g或30 g，每次15 g；糖浆，每瓶100 mL、250 mL或 500 mL，每次10 mL；均每日 2~3 次。正气未虚、阴虚火旺、咳嗽失血者忌用。外感表证未解、实热内盛者禁用。孕妇慎用及过敏体质慎用。

（三）阴虚火旺证

多见夜寐盗汗，或有自汗，五心烦热，口干咽燥，形体消瘦，或兼午后潮热，面赤颧红，便干尿黄。舌红少津、苔薄微黄，脉细数。治宜滋阴降火。

【常用方药】当归六黄汤加减。处方：

当归10 g	生地黄20 g	熟地黄15 g	黄连5 g	黄芩10 g
黄柏10 g	五味子6 g	乌梅10 g		

方中当归、生地黄、熟地黄滋阴养血，壮水之主，以制阳光；黄连、黄芩、黄柏苦寒清热，泻火坚阴；五味子、乌梅敛阴止汗。

【加减】①汗出多加牡蛎、浮小麦、糯稻根固涩敛汗；②潮热甚加秦芪、银柴胡、白薇清退虚热；③兼气虚加黄芪益气固表；④以阴虚为主而火热不甚，潮热、脉数不显著者，改用麦味地黄丸补益肺肾、滋阴清热。

【供选成药】❶虚汗停颗粒：每袋10 g，每次10 g，每日 3 次。热证汗出者忌用。❷麦味地黄丸：详见第 23 页。❸知柏地黄丸：详见第 137 页。❹太补阴丸：详见第 147 页。❺河车大造丸：大蜜丸，每丸9 g，每次 1 丸；小蜜丸，每瓶60 g，每次9 g；水蜜丸，每瓶100 g，每次6 g；均每日 2 次。气虚发热汗出者及孕妇慎用，阳虚证忌用。

（四）邪热郁蒸证

多见蒸蒸汗出，汗黏，汗液易使衣服黄染，面赤烘热，烦躁口苦，小便色黄。舌苔薄黄，脉象浮数。治宜清肝泄热，化湿和营。

【常用方药】龙胆泻肝汤加减。处方：

> 龙胆10 g　　黄芩10 g　　栀子10 g　　柴胡10 g　　泽泻10 g　　木通6 g
> 车前子10 g　当归10 g　　生地黄15 g　糯稻根30 g

方中龙胆、黄芩、栀子、柴胡清肝泄热；泽泻、木通、车前子清利湿热；当归、生地黄滋阴养血和营；糯稻根清热利湿、敛阴止汗。

【加减】①里热较甚见小便短赤者，加茵陈清解郁热；②湿热内蕴而热势不盛、面赤烘热、口苦等症不显著者，改用四妙丸清热除湿。

【供选成药】龙胆泻肝丸：详见第 44 页。

六、内伤发热

内伤发热，即因脏腑气血亏损，或阴阳失调所引起的发热。如素体正气不足、阴血耗损、阳气虚衰，或情志郁久不畅、瘀血停滞等阻碍气血运行引起的发热。病理性质有虚、实不同，虚者为气血阴阳不足，实者为气郁、血瘀为患，亦有虚实夹杂者。现代医学所称的功能性低热、血液病、结缔组织疾病、肿瘤、内分泌疾病，以及部分慢性感染性疾病、某些原因不明的发热，可参考本证分类证治论治。

（一）阴虚发热证

多见午后或夜间潮热，五心烦热，不欲近衣，失眠多梦，颧红，盗汗，头晕目眩，大便干结。舌红少苔或无苔，脉细数。治宜滋阴清热。

【常用方药】清骨散加减。处方：

> 银柴胡10 g 知母10 g 胡黄连3 g 地骨皮10 g 青蒿10 g 秦艽6 g
> 鳖甲10 g

方中银柴胡、知母、胡黄连、地骨皮、青蒿、秦艽清退虚热；鳖甲滋阴潜阳。

【加减】 ①盗汗较盛者去青蒿，加牡蛎、浮小麦、糯稻根固表敛汗；②阴虚较甚者加玄参、生地黄、制首乌滋养阴精；③失眠加酸枣仁、柏子仁、首乌藤养心安神；④兼气虚见头晕、气短、体倦乏力者，加太子参、麦冬、五味子益气养阴。

【供选成药】 ❶六味地黄丸：详见第 155 页。❷知柏地黄丸：详见第 137 页。

（二）血虚发热证

多见头晕眼花，低热，身倦乏力，心悸不宁，面色无华，唇甲色淡。舌质淡，脉细弱。治宜益气养血。

【常用方药】 归脾汤加减。处方：

> 黄芪15 g   党参12 g   茯苓12 g   白术10 g   炙甘草10 g
> 当归12 g   龙眼肉15 g   酸枣仁10 g   远志6 g   木香5 g

方中黄芪、党参、茯苓、白术、炙甘草益气健脾；当归、龙眼肉补血养血；酸枣仁、远志养心安神；木香健脾理气。

【加减】 ①血虚较甚加熟地黄、枸杞子、制首乌补益精血；②发热较甚用银柴胡、白薇清退虚热；③由慢性失血所致的血虚，如仍有少许出血者，酌加三七粉、仙鹤草、茜草、棕榈炭等止血；④脾胃运化功能较弱、纳差腹胀者，去黄芪、龙眼肉加陈皮、神曲、谷芽、麦芽等健脾助运。

【供选成药】 ❶归脾丸：详见第 32 页。❷当归补血丸：详见第 158 页。

（三）气虚发热证

其发热的热势或高或低、常因劳累发作或加重，倦怠乏力，气短懒言，畏风自汗，易于感冒，食少便溏。舌淡苔薄白，脉细弱。治宜益气健脾，甘温除热。

【常用方药】 补中益气汤加减。处方：

> 黄芪18 g   党参10 g   升麻6 g   白术10 g   茯苓10 g   炙甘草6 g
> 当归6 g   陈皮6 g   柴胡6 g

方中黄芪、党参、白术、茯苓、炙甘草益气健脾；当归养血活血；陈皮理气和胃；升麻、柴胡升举清阳、透泄热邪。

【加减】①自汗较多加牡蛎、浮小麦、糯稻根固表敛汗；②汗出恶风、时冷时热者加桂枝、芍药调和营卫；③脾虚挟湿见胸脘痞闷、舌苔白腻者加苍术、茯苓、厚朴健脾燥湿。

【供选成药】❶补中益气丸：详见第97页。❷黄芪建中丸：每丸9g，每次15g，每日3次。阴虚火旺者慎用。❸黄芪膏：每瓶200g，每次15g，每日3次。阴虚火旺者慎用。

（四）阴虚发热证

可见发热而欲近衣，形寒怯冷，四肢不温，少气懒言，头晕嗜卧，腰膝酸软，纳少便溏，面色㿠白。舌质淡胖、或有齿痕，苔白润，脉沉细无力。治宜温补阳气，引火归元。

【常用方药】金匮肾气丸加减。处方：

制附子10g	桂枝10g	生地黄15g	山茱萸6g	山药12g
茯苓12g	牡丹皮10g	泽泻10g		

方中制附子、桂枝温补阳气；山茱萸、生地黄补养肝肾；山药、茯苓健脾补肾；牡丹皮、泽泻清泻肝肾。

【加减】①短气甚者加人参补益元气；②阳虚较甚加仙茅、淫羊藿温肾助阳；③便溏（腹泻）加白术、炮姜温运中焦。

【供选成药】桂附地黄丸：详见第19页。

（五）气郁发热证

时觉身热心烦，热势常随情绪波动而起伏，或时寒时热，性急易怒，胸胁闷胀，喜叹息，口干而苦。舌红苔黄，脉弦数。妇女可出现月经不调或乳房胀痛。治宜疏肝理气，解郁清热。

【常用方药】丹栀逍遥散加减。处方：

牡丹皮10g	栀子10g	柴胡15g	当归15g	白芍15g
白术10g	茯苓15g	炙甘草10g	薄荷6g	

方中牡丹皮、栀子清肝泄热、；柴胡、薄荷疏肝解热；当归、白芍养血柔肝；白术、茯苓、炙甘草滋补脾土。

【加减】①气郁较甚者加郁金、香附、香橼理气解郁；②热象较显见舌红口干、便秘者，去白术加龙胆、黄芩清肝泄热；③妇女兼月经不调者，加泽兰、益母草活血调经。

【供选成药】❶加味逍遥丸：详见第 153 页。❷逍遥丸：详见第 109 页。❸四逆散：每袋9 g，每次9 g，每日 2 次。肝阴亏虚胁痛者、寒厥所致四肢不温者及孕妇慎用。

（六）痰湿郁热证

多见低热，午后热甚，心中烦热，胸脘痞闷，不思饮食，渴不欲饮，呕恶，大便稀溏或黏滞不爽。舌苔白腻或黄腻，脉濡数。治宜燥湿化痰，清热和中。

【常用方药】黄连温胆汤合中和汤加减。处方：

法半夏10 g　　厚朴10 g　　枳实6 g　　陈皮6 g　　茯苓12 g　　通草5 g
竹茹10 g　　　黄连3 g

方中法半夏、厚朴燥湿化痰；枳实、陈皮理气和中；茯苓、通草、竹茹清热利湿；黄连清热除烦。

【加减】①呕吐加竹茹、广藿香、白蔻仁和胃泄浊；②胸闷、苔腻加郁金、佩兰芳香化湿；③湿热阻滞少阳枢机见寒热如疟、寒轻热重、口苦呕逆者，加青蒿、黄芩清解少阳。

【供选成药】二陈丸、清肺化痰丸：详见第 8、第 9 页。

（七）血瘀发热证

多见午后或夜间发热，或自觉身体某些部位发热，咽燥口干而不多饮，肢体或躯干常有固定痛处或肿块，甚则肌肤甲错，面色萎黄或晦暗。舌质紫暗或有瘀点瘀斑，脉弦或细涩。治宜活血化瘀。

【常用方药】血府逐瘀汤加减。处方：

桃仁10 g　　红花6 g　　当归10 g　　川芎5 g　　赤芍6 g　　生地黄10 g
牛膝10 g　　柴胡5 g　　枳壳6 g　　桔梗6 g

方中当归、川芎、赤芍、生地黄养血活血；桃仁、红花、牛膝活血祛瘀；柴胡、枳壳、桔梗行气宽胸。

【加减】①发热较甚加秦艽、白薇、牡丹皮清热凉血；②肢体肿痛加丹参、郁金、延胡索活血消肿定痛。

【供选成药】❶血府逐瘀丸：详见第 36 页。❷通经甘露丸：每袋 18 g，每次6 g，每日 2 次。孕妇禁用。午后发热、无瘀血症状者不宜用。

七、厥证

厥证，是以突然昏倒、不省人事、四肢厥冷为主要临床表现的一种病证。病情轻者，一般在短时间内苏醒；病情较重者，则昏厥时间较长，严重者甚至一厥不复而导致死亡。证分气厥、血厥并各有虚实之分。尚有痰厥一证。现代医学中多种原因所致的昏厥，如癔症、高血压脑病、脑血管痉挛、低血糖、出血性或心源性休克等，均可参此证治分类进行辨证论治。

（一）气厥

1. 实证　多因情志异常，精神刺激而发作，突然晕倒，不省人事，或四肢厥冷，呼吸气粗，口噤握拳。舌苔薄白，脉伏或沉弦。多因肝郁不舒，气机上逆，痰阻心胸，内闭神机所致。治宜开窍顺气解郁。

【常用方药】五磨饮子加减。处方：

> 柴胡12 g　郁金10 g　沉香3 g　乌药10 g　槟榔10 g　枳实10 g
> 木香5 g　檀香3 g　丁香5 g　广藿香10 g

先以通关散（皂角1.5 g、细辛 1 g，共研细末）吹鼻取嚏，后服汤剂。

方中以皂角辛温开窍、细辛走窜宣散，合用以通关开窍、急救催醒；柴胡、郁金疏肝解郁；沉香、乌药降气调肝；槟榔、枳实、木香行气破滞；檀香、丁香、广藿香理气宽胸。

【加减】①肝阳偏亢见头晕而痛、面赤躁扰者，加钩藤、石决明、磁石平肝潜阳；②兼有痰热见喉中痰鸣、痰壅气塞者，加胆南星、浙贝母、橘红、竹沥涤痰清热；③醒后哭笑无常、睡眠不宁者，加茯神、远志、酸枣仁安神宁志。

【供选成药】❶通窍镇痛散：每瓶 3 g，每次 3 g，每日 2 次。不宜久服。孕妇禁用。❷珍黄安宫片：每片0.3 g，每次 4~6 片，每日 3 次。不宜过量、久服。孕妇禁用。

2. 虚证　发病前多有情绪紧张，恐惧或站立过久等诱发因素，发作时眩晕昏仆，面色苍白，呼吸微弱，汗出肢冷。舌质淡，脉沉细数。多因元气素虚，清阳不升，神明失养所致。治宜补气回阳醒神。

【常用方药】四味回阳饮加减。处方：

| 红参10 g | 附子10 g | 炮姜5 g | 甘草5 g |

先急用参附注射液肌内注射或静脉滴注，补气温阳醒神，苏醒后用上述所列四药煎汤饮服。方中红参大补元气；附子、炮姜温里回阳；甘草调中缓急。

【加减】①汗出多者加黄芪、白术、煅龙骨、煅牡蛎益气固涩敛汗；②心悸不宁加远志、柏子仁、酸枣仁养心安神；③纳谷不香、食欲不佳加白术、茯苓、陈皮健脾和胃。

【供选成药】❶四逆汤：每支10 mL，每次 10～20 mL，每日 3 次。不宜过量、久用。孕妇禁用。❷桂附地黄丸：详见第 19 页。

（二）血厥

1. 实证　多因急躁恼怒而发，突然昏倒，不省人事，牙关紧闭，面赤唇紫。舌暗红，脉弦有力。多因怒而气上，血随气逆，郁阻清窍所致。治宜平肝潜阳，理气通瘀。

【常用方药】通瘀煎加减。处方：

| 钩藤12 g | 桑叶10 g | 菊花10 g | 泽泻10 g | 石决明12 g | 乌药10 g |
| 香附10 g | 当归10 g | 青皮5 g | | | |

方中钩藤、桑叶、菊花、泽泻、石决明平肝息风；乌药、青皮、香附疏肝理气解郁；当归活血通瘀。

【加减】①急躁易怒、肝热甚者，加菊花、牡丹皮、龙胆清泻肝火；②兼阴虚不足见眩晕头痛者，加生地黄、枸杞子、珍珠母滋补肾阴。

【供选成药】❶通窍镇痛散：每瓶 3 g，每日 2 次。不宜久服。孕妇禁用。❷苏合香丸：每丸 3 g，每次 1 丸，每日 1～2 次。孕妇禁用。❸血府逐瘀口服液：详见第 36 页。

2. 虚证　多因失血过多，突然昏厥，面色苍白，口唇无华，四肢震颤，自汗肢冷，目陷口张，呼吸微弱。舌质淡，脉芤或细散无力。多因血出过多，气随血脱，神明失养所致。治宜补养气血。

【常用方药】人参养荣汤加减。处方：

红参10 g	黄芪15 g	当归10 g	熟地黄12 g	白芍10 g	五味子5 g
白术10 g	茯苓10 g	远志6 g	陈皮5 g	甘草5 g	肉桂3 g
生姜5 g	大枣10 g				

急用独参汤灌服，继服人参养荣汤。方中红参、黄芪益气；当归、熟地黄养血；白芍、五味子敛阴；白术、茯苓、远志、甘草健脾安神；肉桂温养气血；生姜、大枣和中益气；陈皮理气。

【加减】①自汗肤冷、呼吸微弱者加附子、干姜温阳；②口干少津加麦冬、玉竹、沙参养阴；③心悸、少寐加龙眼肉、酸枣仁养心安神。

【供选成药】❶益血生胶囊（丸）：胶囊，每粒0.25 g，每次 4 粒；水丸，每粒0.25 g，每瓶 50 粒，每次 4 粒；均每日 2 次。外感表证未解时忌用。阴虚火旺者慎用。❷当归补血丸：详见第 158 页。❸阿胶补血膏：详见第 23 页。❹益气养血口服液：每支10 mL，每次15~20 mL，每日 3 次。湿热内蕴、痰火壅盛者、孕妇及月经期或有出血倾向者慎用。

（三）痰厥

多见素有咳喘宿痰，多湿多痰，恼怒或剧烈咳嗽后突然昏厥，喉有痰声，或呕吐涎沫，呼吸气粗。舌苔白腻，脉沉滑，多因肝郁肺痹，痰随气升，上闭清窍所致。治宜行气豁痰。

【常用方药】导痰汤加减。处方：

陈皮10 g	枳实10 g	法半夏10 g	胆南星10 g	茯苓12 g
苏子10 g	白芥子10 g			

方中陈皮、枳实理气降逆；法半夏、胆南星、茯苓燥湿祛痰；紫苏、白芥子化痰降气。

【加减】痰湿化热，见口干、便秘、舌苔黄腻、脉滑数者，加黄芩、栀子、竹茹、瓜蒌子清热降火。

【供选成药】❶通关散：每瓶1.5 g，每用少许，吹鼻取嚏。❷苏合香丸、神香苏合丸：详见第 38 页。❸通窍镇痛散：每瓶 3 g，每次 3 g，每日 2 次，不宜久服。孕妇禁用。

八、虚劳

虚劳，又称"虚损""劳伤"，是指脏腑亏损、阴阳气血虚衰所致的多种慢性虚弱性疾病发展到严重阶段的总称。对一般的虚证，则不能泛称虚劳。凡先天不足、后天失调、病久失养、积劳内伤，渐至元气亏损、久虚不复，均可导致虚劳，其内容涉及很广，可以说是中医内科中证治分类范围最广的一个病证。

（一）气虚

1. **肺气虚证** 多见气短自汗，声音低怯，时寒时热，或兼咳嗽，平时易于感冒，面色㿠白。舌淡，脉弱。治宜补益肺气。

【常用方药】补肺汤加减。处方：

> 白参6 g 黄芪10 g 沙参10 g 熟地黄15 g 五味子6 g 百合20 g

方中白参、黄芪、沙参益气补肺；熟地黄、五味子、百合益肾敛肺。

【加减】①自汗较多加牡蛎、麻黄根固表敛汗；②气阴两虚见潮热、盗汗者加鳖甲、地骨皮、秦艽等养阴清热；③气虚卫弱、外邪入侵见寒热身重、头目眩冒，属正虚感邪者应扶正祛邪，可仿薯蓣丸组方之意，佐以防风、大豆黄卷、桂枝、生姜、枣仁、桔梗用之。

【供选成药】❶参芪膏：每瓶200 g，每次15 g，每日3次。阴虚火旺，见舌质红绛、脉细数者慎用。❷补肺丸：每丸9 g，每次1丸，每日2~3次。外感、痰饮、肺热喘咳等实证忌用。❸五加参颗粒：每块12.25 g，每次1块，每日2次。外感表证未解时忌用。❹人参胶囊（口服液）：胶囊，每粒0.5 g，每次2粒；口服液，每支10 mL，每次10 mL；均每日2次。内热实火者忌用，阴虚者不宜用，高血压患者慎用。

2. **心气虚证** 多见心悸气短，劳则尤甚，神疲体倦，自汗。舌质淡，脉弱。治宜益气养心。

【常用方药】七福饮加减。处方：

> 红参6 g 白术10 g 熟地黄15 g 当归10 g 酸枣仁10 g 远志6 g
> 炙甘草10 g

方中红参、白术、炙甘草益气养心；熟地黄、当归滋阴补血；酸枣仁、远志宁心安神。

【加减】①自汗多加黄芪、五味子益气固摄；②食欲不佳者加砂仁、茯苓开胃健脾。

【供选成药】❶人参注射液：每支2 mL，肌内注射，成人每次2 mL，每日1~2次；穴位注射，每穴0.3~0.5 mL。表证未解及阴虚火旺者忌用。高血压患者及非元气不足者不宜用。❷黄芪注射液：详见第31页。❸人参蜜浆：每瓶240 mL，每次10 mL，每日1~3次。便溏者慎用。

3. **脾气虚证** 多见面色萎黄，纳差乏力，食后胃脘不舒，大便溏薄。

舌淡苔薄，脉软弱。治宜健脾益气。

【常用方药】加味四君子汤加减。处方：

> 白参15 g   白术12 g   茯苓15 g   炙甘草10 g   黄芪15 g
> 白扁豆15 g

方中白参、黄芪、白术、炙甘草益气健脾；茯苓、扁豆健脾除湿。

【加减】①胃失和降见胃脘胀满、嗳气呕吐者，加陈皮、法半夏和胃理气降逆；②食少运化不健见脘闷腹胀、嗳气、苔腻者，加神曲、麦芽、山楂、鸡内金消食健胃；③气虚及阳、脾阳渐虚致腹痛即泻、手足欠温者，加肉桂、炮姜温中散寒；④中气不足、气虚下陷致脘腹坠胀、气短、脱肛者，改用补中益气汤补气升陷。

【供选成药】❶四君子丸（颗粒、合剂）：水丸，每瓶60 g，每次3～6 g；颗粒，每袋15 g，每次1袋；合剂，每瓶100 mL，每次15～20 mL；均每日3次。阴虚或实热证患者忌用。❷六君子丸：每包9 g，每次9 g，每日2次。外感表证未解时慎用。脾胃阴虚致胃痛、痞满者不宜用。湿热泄泻或痰热咳嗽者忌用。❸参苓健脾胃颗粒：每袋10 g，每次1袋，每日2次。湿热中阻致纳呆、泄泻、呕吐者慎用。孕妇慎用。❹人参健脾丸：详见第67页。❺补中益气丸：详见第97页。❻参芪片（胶囊、颗粒）：片剂，每片0.42 g，每次3～4片；胶囊，每粒0.32 g，每次4粒；颗粒，每包12 g或2 g（无糖），每次1包；均每日3次。实证、热证忌用。孕妇慎用。

4. 肾气虚证　多见神疲乏力，腰膝酸软，小便频数而清，白带清稀。舌质淡，脉弱。治宜益气补肾。

> 红参6 g   山药15 g   熟地黄20 g   杜仲10 g   枸杞子15 g
> 山茱萸6 g   当归10 g   炙甘草10 g

方中红参、山药、炙甘草益气滋肾；杜仲、山茱萸温补肾气；熟地黄、枸杞子、当归补养精血。

【加减】①神疲乏力较甚加黄芪益气；②尿频较甚或小便失禁，加菟丝子、五味子、益智补肾固摄；③脾失健运见大便溏薄者，去熟地黄、当归加肉豆蔻、补骨脂温补固涩。

【供选成药】❶大补元煎：每丸9 g，每次1丸，每日3次。表证未解时及非气虚、血虚、阴虚证不宜用。❷补肾益精胶囊：每粒0.3 g，每次1～2粒，每日3次。❸补肾益脑片：每片0.33 g，每瓶100片，每次4～6片，每日 2 次。感冒发热者忌用。

（二）血虚

1. 心血虚证　多见心悸怔忡，失眠多梦，头晕目眩，健忘，面色无华。舌淡，脉细。治宜养血安神。

【常用方药】养心汤加减。处方：

红参6 g	黄芪15 g	当归12 g	川芎6 g	茯苓12 g
五味子6 g	炙甘草10 g	柏子仁10 g	酸枣仁10 g	远志6 g
肉桂3 g	半夏曲10 g			

方中红参、黄芪、茯苓、五味子、炙甘草益气生血；当归、川芎、柏子仁、酸枣仁、远志养血安神；肉桂、半夏曲温中健脾，助气血之生化。也可用当归补血汤、归脾汤加减治之。

【加减】失眠、多梦较甚者，加合欢花、首乌藤养心安神。

【供选成药】❶归脾丸：详见第32页。❷炙甘草合剂：每毫升含原药材 1 g，每次15～25 mL，每日 3 次。发热舌红绛者忌用。肺燥阴虚者不宜用。❸人参归脾丸：详见第31页。❹人参当归颗粒：每袋 3 g，每次 3 g，每日 2 次。实证、热证、阴虚火旺者及外感表证未解时忌用。❺人参养荣丸（膏滋）：大蜜丸，每丸6 g或9 g，每次 6～9 g；水蜜丸，每瓶60 g，每次6 g；膏滋，每瓶100 g，每次10 g；均每日 2 次。阴虚火旺、实热内盛者忌用。孕妇慎用。糖尿病患者慎用。

2. 肝血虚证　多见头晕目眩，耳鸣胁痛，惊惕不安，面色无华，肌肤麻木。舌淡，脉弦细。尚可见妇女月经不调甚至闭经。治宜补血养肝。

【常用方药】四物汤加减。处方：

熟地黄15 g	当归10 g	白芍10 g	川芎6 g	黄芪15 g	党参10 g
白术10 g					

【加减】①血虚甚者加制首乌、枸杞子、鸡血藤增强补血养肝作用；②胁痛加丝瓜络、郁金、香附理气通络；③目失所养、视物模糊者，加楮实子、枸杞子、决明子养肝明目；④干血瘀结、新血不生见羸瘦腹泻、腹部有癥块、硬痛拒按、肌肤甲错、状如鱼鳞、妇女经闭、两目暗黑、舌有青紫瘀点、瘀斑、脉细涩者，可同服大黄䗪虫丸祛瘀生新。

【供选成药】❶四物合剂（丸、颗粒、胶囊）：合剂，每瓶100 mL，每次 10~15 mL，每日 2 次。大蜜丸，每丸9 g，每次 1 丸；小蜜丸，每瓶60 g，每次9 g；胶囊，每粒 0.5 g，每次 4~6 粒；均每日 2~3 次。颗粒，每包 10 g，每次10 g，每日 2 次。脾胃阳虚致食少便溏，以及阴虚火旺、非血瘀症者均不宜用。孕妇慎用。❷归芍地黄丸：详见第 51 页。❸首乌丸：每 50 粒重 3 g，每次6 g，每日 2 次。脾胃虚弱者慎用。❹桑椹膏（颗粒）：膏滋，每瓶125 g或 250 g，每次10 g，每日 2 次；颗粒，每袋15 g，每次 1 袋，每日 1~2 次，空腹时服。脾胃虚寒泄泻者和孕妇忌用。❺生血宝颗粒：每包 8 g，每次 8 g，每日 2~3 次。体实者、感冒者及脘腹痞满、痰多湿盛者慎用。

（三）阴虚

1. 肺阴虚证　多见干咳咽燥，甚或失音，咯血，潮热盗汗，面色潮红。舌红少津，脉细数。治宜养阴润燥。

【常用方药】沙参麦冬汤加减。处方：

> 沙参12 g　　麦冬15 g　　玉竹15 g　　天花粉10 g　　桑叶10 g　　甘草6 g

方中沙参、麦冬、玉竹滋养肺阴；天花粉、桑叶、甘草清热润燥。也可用拯阴理劳汤加减治疗。

【加减】①头痛眩晕、耳鸣较甚，或筋惕肉瞤属风阳内盛者，加石决明、菊花、钩藤、刺蒺藜平肝息风潜阳；②目干涩畏光或视物不明者，加枸杞子、女贞子、草决明养肝明目；③急躁易怒、尿赤便秘、舌红脉数属肝火亢盛者，加夏枯草、牡丹皮、栀子清肝泻火。

【供选成药】❶川贝雪梨膏：详见第 11 页。❷麦味地黄口服液：详见第 23 页。❸琼玉膏：每瓶 250 g 或 500 g，每次15 g，每日 3 次。外感表证未解及脾虚便溏者慎用。❹莱阳梨膏：每瓶 500 g，每次 12.5 g，每日 3 次。外感咳嗽忌用。❺雪蛤银耳胶丸：每粒0.15 g，每次 1~2 粒，每日 3 次。外感发热、实热便秘、里实积滞等实证禁用。凡舌苔厚腻者不宜用。

2. 心阴虚证　多见心悸心烦，失眠多梦，潮热盗汗，面色潮红，或口舌生疮。舌红少津，脉细数。治宜滋养心阴。

【常用方药】天王补心丹加减。处方：

> 酸枣仁10 g　　柏子仁10 g　　远志6 g　　丹参12 g　　生地黄15 g
> 红参6 g　　　茯苓10 g　　　五味子6 g　玄参10 g　　麦冬10 g
> 天冬10 g　　　当归10 g

方中生地黄、玄参、麦冬、天冬养阴清热；红参、茯苓、五味子、当归益气养血；丹参、柏子仁、酸枣仁、远志养心安神。

【加减】①火热偏盛致烦躁不安、口舌生疮者，去当归、远志加黄连、木通、竹叶清心泻火，导热下行；②潮热加地骨皮、银柴胡清退虚热；③盗汗者加牡蛎、浮小麦敛阴止汗。

【供选成药】❶天王补心丸：详见第33页。❷安神补心丸：详见第32页。❸安神健脑液：每支10 mL，每次40 mL，每日3次。感冒患者忌用。❹养血安神片：每片0.25 g，每次5片，每日2~3次。感冒发热者、脾虚便溏者忌用。

3. 脾胃阴虚证　多见口干唇燥，不思饮食，大便燥结，或见干呕，嘈杂似饥，面色潮红。舌干少津，脉细数。治宜养阴和胃。

【常用方药】益胃汤加减。处方：

> 沙参12 g　　麦冬15 g　　生地黄15 g　　玉竹12 g　　白芍10 g　　乌梅10 g
> 甘草6 g　　谷芽10 g　　鸡内金10 g　　玫瑰花5 g

方中沙参、麦冬、生地黄、玉竹滋阴养液；白芍、乌梅、甘草酸甘化阴；谷芽、鸡内金、玫瑰花醒脾健胃。

【加减】①津亏较甚致口干唇燥者加石斛、天花粉滋养胃阴；②不思饮食严重者加麦芽、扁豆、山药益胃健脾；③呃逆加刀豆、柿蒂、竹茹降逆止呃；④大便干燥用蜂蜜润肠通便。

【供选成药】❶阴虚胃痛颗粒、养胃舒胶囊：详见第76页。❷参梅养胃颗粒：每包16 g，每次1包，每日3次。

4. 肝阴虚证　多见头痛眩晕耳鸣，目干涩畏光，视物模糊，急躁易怒，或肢体麻木，筋惕肉瞤。舌红少苔，脉弦细数。治宜滋阴养肝。

【常用方药】补肝汤加减。处方：

> 生地黄15 g　　当归10 g　　白芍12 g　　木瓜15 g　　川芎6 g　　山茱萸10 g
> 制首乌15 g　　甘草6 g

方中生地黄、当归、白芍、川芎养血柔肝；木瓜、甘草酸甘化阴；山茱萸、制首乌滋养肝阴。

【加减】①头痛眩晕耳鸣较甚，或筋惕肉瞤，为风阳内盛者，加石决明、菊花、钩藤、刺蒺藜平肝息风潜阳；②目干涩畏光，或视物不明者，加枸杞子、女贞子、草决明养肝明目；③肝火亢盛见急躁易怒、尿赤便秘、舌红脉数者，加夏枯草、牡丹皮、栀子清肝泻火。

【供选成药】❶二至丸：详见第159页。❷补肾养血丸：每丸9 g，每次1丸，每日3次。❸肝肾康糖浆：每瓶500 mL或每支10 mL，每次10 mL，每日3次。实热证禁服。❹归芍地黄丸：详见第51页。❺肝肾滋：每支10 g或每瓶200 g，每次10 g，每日2次。早、晚用开水冲服。感冒患者慎用。

5. 肾阴虚证　多见眩晕耳鸣，甚至耳聋，发落齿摇，口干咽痛，潮热颧红，或遗精，腰膝酸软。舌红少津，脉沉细或细数。治宜滋阴补肾。

【常用方药】左归丸加减。处方：

> 熟地黄24 g　　山药12 g　　枸杞子12 g　　山茱萸10 g　　龟甲胶12 g
> 菟丝子12 g　　川牛膝10 g　　鹿角胶12 g

方中熟地黄、龟甲胶、枸杞子、山药、菟丝子、川牛膝滋补肾阴；山茱萸、鹿角胶温补肾气、助阳生阴。

【加减】①遗精加牡蛎、金樱子、芡实、莲须固肾精；②阴虚火旺见潮热、口干咽痛、脉数者去鹿角胶、山茱萸，加知母、黄柏、地骨皮滋阴泻火。

【供选成药】❶左归丸：小蜜丸，每瓶60 g或100 g，每次9 g；水蜜丸，每10丸重1 g，每次6 g；均每日2次。肾阳亏虚、命门火衰、阳虚腰痛者或脾虚便溏、胃弱痰多者，以及孕妇慎用。外感寒湿、跌打外伤、气滞血瘀所致腰痛者忌用。❷知柏地黄丸：详见第137页。❸滋阴降火丸：每丸9 g，每次1丸，每日2~3次。伤风感冒及实热证忌用。❹大补阴丸：详见第147页。❺麦味地黄口服液：详见第23页。❻七味都气丸：详见第14页。

（四）阳虚

1. 心阳虚证　多见心悸自汗，神倦嗜卧，心胸憋闷疼痛，形寒肢冷，面色苍白。舌淡或紫暗，脉细弱或结代。治宜益气温阳。

【常用方药】保元汤加减。处方：

> 红参6 g　　黄芪15 g　　肉桂3 g　　炙甘草10 g　　生姜10 g

方中红参、黄芪益气扶正；肉桂、炙甘草、生姜温通阳气。也可改用桂枝甘草汤加减治之。

【加减】①心胸疼痛加郁金、川芎、丹参、三七活血定痛；②阳虚较甚见形寒肢冷者，加附子、巴戟天、仙茅、淫羊藿、鹿茸温补阳气。

【供选成药】❶心宝丸：每丸60 mg，每瓶60丸，每次1丸，每日2~3次。不宜过量使用。孕妇应慎用。❷建参片：每片含生药浸膏0.3 g，每次10片，每日3次。空腹时服。孕妇忌用。

2. **脾阳虚证**　多见食少倦怠，形寒肢冷，腹痛肠鸣，大便溏泻，面色苍白或萎黄。舌淡苔白，脉细沉或沉迟，每因受寒或饮食不慎而加剧。治宜温中健脾。

【常用方药】附子理中汤加减。处方：

| 党参15 g | 白术10 g | 甘草6 g | 制附子10 g | 干姜5 g |

方中党参、白术、甘草益气健脾；制附子、干姜温中祛寒。

【加减】①腹中冷痛较甚属寒凝气滞者，加高良姜、香附或丁香、吴茱萸温中散寒、理气止痛；②食后腹胀或呕逆属胃寒气逆者，加砂仁、姜半夏、陈皮温中和胃降逆；腹泻较甚属阳虚寒甚者，加肉豆蔻、补骨脂、薏苡仁温补脾肾，涩肠，除湿止泻。

【供选成药】❶理中丸：详见第73页。❷附子理中丸：大蜜丸，每丸9 g，每次1丸；小蜜丸，每瓶60 g，每次9 g；均每日2~3次。孕妇慎用。伤风感冒、阴虚阳盛及热证疼痛者忌用。❸参桂理中丸：每丸6 g，每次1~2丸。孕妇禁用，实热证慎用。❹桂附理中丸：大蜜丸，每丸9 g，每次1丸，每日2次。肝胃郁热所致胃脘痛者及孕妇慎用。❺虚寒胃痛颗粒（胶囊）：颗粒，每袋5 g（低糖型）或3 g（无糖型），每次1袋；胶囊，每粒0.4 g，每次4粒；均每日3次。❻香砂理中丸：每丸9 g，每次1丸，每日2次。胃阴不足、内热壅盛者忌用。❼小建中合剂：详见第94页。

3. **肾阳虚证**　多见腰背酸痛，畏寒肢冷，阳痿遗精，多尿或小便不禁，面色苍白，下利清谷或五更泄泻。舌质淡胖、苔白，脉沉迟。治宜温补肾阳。

【常用方药】右归丸加减。处方：

| 熟地黄24 g | 山药12 g | 枸杞子12 g | 杜仲12 g | 山茱萸9 g |
| 菟丝子12 g | 鹿角胶12 g | 制附子6 g | 肉桂4.5 g | 当归10 g |

方中制附子、肉桂温补肾阳；杜仲、山茱萸、菟丝子、鹿角胶温补肾气；熟地黄、山药、枸杞子、当归补益精血、滋阴以助阳。

【加减】①遗精加金樱子、桑螵蛸、莲须，或用金锁固精丸收敛固精；②脾虚下利清谷者去熟地黄、当归等滋腻滑润之品，加党参、白术、薏苡仁益气健脾，渗湿止泻；③浮肿、尿少属阳虚水泛者，加茯苓、泽泻、车前子，或合五苓散利水消肿；④肾不纳气见喘促短气、动则更甚者，加补骨脂、五味子、蛤蚧补肾纳气。

【供选成药】❶右归丸：详见第40页。❷桂附地黄丸（胶囊）：详见第19页。❸益肾灵颗粒：每袋20g或8g（无蔗糖），每次1袋，每日3次。湿热下注、惊恐伤肾、肝气郁结、劳伤心脾所致阳痿不宜用。❹强阳保肾丸：每100丸重6g，每次6g，每日2次。肝郁不舒、湿热下注、惊恐伤肾所致阳痿不宜用。❺参桂鹿茸丸：每瓶125g，每次10g，每日3次。淡盐水送服。感冒时不宜用。❻全鹿大补丸：每丸10g，每次1丸，每日2次。孕妇忌用，病邪未尽、正气尚盛者忌用。实热证不宜用。

九、肥胖

肥胖，是指体内膏脂堆积过多、体重异常增加，并伴有头晕乏力、神疲懒言、少动气短等症状的一类病证。其主要病因病机为：年老体弱、过食肥甘、缺乏运动、先天禀赋等导致气虚阳衰、痰湿瘀滞而成。现代医学中的单纯性肥胖病、继发性肥胖病等可参考本病证证治分类辨证论治。

1. 胃热滞脾证　多见消谷善饥，多食，形体肥胖，脘腹胀满，面色红润，心烦头昏，口干口苦，胃脘灼痛嘈杂，得食则缓。舌红苔黄腻，脉弦滑。治宜清胃泻火，佐以消导。

【常用方药】小承气汤合保和丸加减。处方：

大黄10g	枳实9g	厚朴8g	连翘6g	黄连3g	山楂10g
神曲12g	莱菔子10g	陈皮6g	法半夏10g	茯苓12g	

方中大黄泄热通便；连翘、黄连清胃泻火；枳实、厚朴行气散结；山楂、神曲、莱菔子消食导滞；陈皮、法半夏理气化痰和胃；茯苓健脾利湿。

【加减】①肝胃郁热见胸胁苦满、烦躁易怒、口苦舌燥、腹胀纳呆、月经不调、脉弦者，加柴胡、黄芩、栀子；②因肝火而便秘者加更衣丸清泻肝热；③食积化热致湿热内阻肠胃，见脘腹胀满、大便秘结或泄泻、小便短赤、苔黄腻、脉沉有力者，用枳实导滞丸或木香槟榔丸；④湿热郁于肝胆见口苦、胁痛、目赤等症者，用龙胆泻肝汤；⑤见表证传里、里实积滞已成、表里俱实者，用防风通圣散解表攻里。

【供选成药】❶九制大黄丸：每50粒重3g，每次2~3g，每日2次。孕妇忌用。❷通便灵胶囊：每粒0.5g，每次2粒，每日1~2次。气虚便秘、津血亏虚便秘忌用。孕妇及白细胞减少者禁用。❸调胃承气丸：每片0.55g，每次6~8片，每日2~3次。孕妇及妇女月经期、外感发热、身体虚弱者慎用或忌用。气虚便秘、肠道津液不足便秘者禁用。❹枳实导滞丸：详见第79页。❺防风通圣丸：每20粒重1g，每次6g；浓缩丸，每8丸相当原药材3g，每次8丸；均每日2次。虚寒证不宜用，孕妇慎用。❻更衣丸：每瓶60g，每次5~6g，每日1次。不宜过量、久用。孕妇及有出血倾向者忌用。

2. 痰湿内盛证　多见形盛体胖，身体重着，肢体困倦，胸膈痞满，痰涎壅盛，头晕目眩，口干欲饮，嗜食肥甘醇酒，神疲嗜卧。苔白腻或白滑，脉滑。治宜燥湿化痰，理气消痞。

【常用方药】导痰汤加减。处方：

法半夏12g	制南星10g	生姜10g	橘红6g	枳实9g
冬瓜皮10g	泽泻10g	决明子6g	白术10g	茯苓12g
莱菔子10g				

方中法半夏、制南星、生姜燥湿化痰和胃；橘红、枳实理气化痰；冬瓜皮、泽泻淡渗利湿；决明子通便；莱菔子消食化痰；白术、茯苓健脾化湿；甘草调和诸药。

【加减】①湿邪偏盛见水肿、小便不利者，加苍术、薏苡仁、赤小豆、防己、车前子渗利水湿；②痰湿化热见心烦少寐、纳少便秘、舌红苔黄、脉滑数者，加竹茹、浙贝母、黄芩、黄连、瓜蒌子等，并以胆南星易制南星清化痰湿；③痰湿郁久、壅阻气机致痰瘀交阻，伴见舌暗或有瘀斑者，加当归、赤芍、川芎、桃仁、红花、丹参、泽兰等活血化瘀。

【供选成药】❶二陈丸：详见第8页。❷半夏曲：每块25g或每袋250g，每次6~9g，每日3次。热痰咳嗽者慎用。❸健美茶：每盒50g，每次3~5g，泡茶饮，每日3~4次。体弱气虚者不宜用。❹减脂茶：每盒100g、125g或250g，每次3~5g，泡茶饮，每日3~4次。临睡前不宜用。❺减肥健身茶：每袋5g，每次1袋，每日2次，当茶饮。❻减肥通圣片：每片含原药材1g，每次6片，每日3次。

3. 脾虚不运证　多见肥胖臃肿，神疲乏力，身体困重，胸闷脘胀，四肢轻度浮肿，晨轻暮重，劳累后明显，饮食如常或偏少，既往多有暴饮暴食史，小便不利，便溏或便秘。舌淡胖、边有齿印，苔薄白或白腻，脉濡细。治宜健脾益气，渗利水湿。

【常用方药】参苓白术散合防己黄芪汤。处方：

党参15 g	黄芪15 g	茯苓15 g	白术15 g	大枣20 g	桔梗10 g
山药20 g	扁豆15 g	薏苡仁15 g	莲子15 g	陈皮6 g	砂仁6 g
汉防己10 g	猪苓10 g	泽泻10 g	车前子10 g		

方中党参、黄芪、茯苓、白术、大枣健脾益气；桔梗益肺气；山药、扁豆、薏苡仁、莲子渗湿健脾；陈皮、砂仁理气化滞、醒脾和胃；汉防己、猪苓、泽泻、车前子利水渗湿。

【加减】①脾虚不能运化水湿致肢体肿胀明显者，加大腹皮、桑白皮、木瓜，或加入五皮饮；②腹胀便溏加厚朴、陈皮、广木香理气消胀；③脾胃阳虚见畏寒肢冷者，加肉桂、干姜等温中散寒。

【供选成药】❶参苓白术散：详见第97页。❷健脾资生丸：每50粒重3 g，每次9 g，每日2~3次。❸人参健脾丸：详见第67页。

4. 脾肾阳虚证　多见形体肥胖，颜面虚浮，神疲嗜卧，气短乏力，腹胀便溏，自汗气喘，动则更甚，畏寒肢冷，下肢浮肿，小便昼少夜频。舌淡胖、苔薄白，脉沉细。治宜温补脾肾，利水化饮。

【常用方药】真武汤合苓桂术甘汤加减。处方：

制附子10 g	桂枝10 g	茯苓12 g	白术12 g	白芍10 g	甘草6 g
生姜10 g					

方中制附子、桂枝补脾肾之阳；茯苓、白术健脾利水化饮；白芍敛阴；甘草和中；生姜温阳散寒。

【加减】①气虚明显见气短自汗者，加人参、黄芪补气敛汗；②水湿内停见尿少浮肿者，加五苓散，或泽泻、猪苓、大腹皮利尿消肿；③畏寒肢冷加补骨脂、仙茅、淫羊藿、益智，并重用肉桂、附子温肾祛寒。

【供选成药】❶五苓散：详见第28页。❷真武丸：每袋18 g，每次6 g，每日2次。水肿、小便不利属于实证、热证者不宜用。❸济生肾气丸：详见第19页。❹肾炎消肿片：片芯重0.32 g，每次4~5片，每日3次。风水者、心脏病患者及孕妇慎用。❺肾炎温阳片：片芯重0.32 g，每次4~5片，每日3次。阴虚火旺、津亏者及心脏病患者慎用。对本品过敏者及孕妇禁用。

十、癌病

癌病，是多种恶性肿瘤的总称，以脏腑组织发生异常增生为基本特征。临床表现主要为肿块逐渐增大、表面高低不平、质地坚硬、时有疼痛、发热，并常伴见纳差乏力、日渐消瘦等全身症状。目前已认识到癌病是一类全身性疾病的局部表现，任何单一手段的局部治疗，均难以彻底治愈。中医药治疗癌病以扶正祛邪为指导思想，中西医结合治疗可以取长补短，充分发挥各种治疗方法在癌病各阶段中的作用，达到提高疗效或减毒增效的目的，以改善症状，提高生存质量，延长生存期。

癌病的种类很多，以下将着重介绍脑瘤、肺癌、大肠癌、肾癌和膀胱癌的证治分类与常用治疗药物。至于肝癌、食管癌、胃癌、甲状腺等癌病的中药治疗，可参见前面已经述及的积聚、噎膈、胃痛、瘿病等相关证治分类斟酌而治。

(一) 脑瘤

1. 痰瘀阻窍证　多见头晕头痛，项强、目眩，视物不清，呕吐，失眠健忘，肢体麻木，面唇暗红或紫暗。舌质紫暗或有瘀斑、瘀点，脉涩。治宜息风化痰，祛瘀通窍。

【常用方药】通窍活血汤加减。处方：

> 桃仁10 g　　红花6 g　　川芎6 g　　赤芍10 g　　三七5 g　　白芥子10 g
> 胆南星10 g　　石菖蒲6 g

方中石菖蒲芳香开窍；桃仁、红花、川芎、赤芍、三七活血化瘀；白芥子、胆南星化痰散结。

【加减】①呕吐加竹茹、姜半夏和胃止呕；②失眠加酸枣仁、首乌藤养心安神。

【供选成药】❶通窍镇痛散：每瓶 3 g，每次 3 g，每日 2 次。久病气虚者忌用，孕妇禁用。❷晕复静片：每片0.3 g，每次 1~3 片，每日 3 次。方中含马钱子，不可过量、久用。孕妇禁用，肝火上炎所致的眩晕慎用。❸镇脑宁胶囊：每粒0.3 g，每次 4~5 粒，每日 3 次。不宜久用。孕妇禁用，肝火上炎所致头痛者、痰湿中阻所致眩晕及过敏体质者慎用。❹再造丸：每丸9 g，每次 1 丸，每日 2 次。孕妇禁用。❺稀蛭络达胶囊：每粒0.3 g，每次 4

粒，每日 3 次。孕妇禁用。产妇慎用。❻醒脑再造胶囊：详见第 56 页。
❼消栓再造丸：大蜜丸，每丸9 g，每次 1~2 丸；水蜜丸，每瓶100 g，每次
5.5 g；均每日 2 次。孕妇禁用。

2. **风毒上扰证**　多见头痛头晕，目眩耳鸣，视物不清，呕吐，面红目
赤，失眠健忘，肢体麻木，咽干，大便干燥，重则抽搐、震颤，或偏瘫，或
角弓反张，或神昏谵语，项强。舌质红或红绛、苔黄，脉弦。治宜平肝潜
阳，清热解毒。

【常用方药】天麻钩藤饮合黄连解毒汤加减。处方：

天麻12 g	钩藤10 g	石决明15 g	栀子10 g	黄芩10 g
黄连3 g	黄柏10 g	川牛膝10 g	桑寄生15 g	杜仲10 g
首乌藤10 g	茯神10 g			

方中天麻、钩藤、石决明平肝潜阳；栀子、黄芩、黄连、黄柏泻火解
毒；川牛膝引血下行；杜仲、桑寄生补益肝肾；首乌藤、茯神安神定志。

【加减】①肝阳上亢、头痛眩晕等风动症状较著者，加赭石、生龙骨、
生牡蛎重镇潜阳，镇肝息风；②大便干燥加番泻叶、火麻仁通腑泄热。

【供选成药】❶天麻钩藤颗粒：详见第 57 页。❷天麻眩晕宁：口服液，
每瓶100 mL，每次10 mL，每日 3 次。❸降压片：浓缩丸，每 100 粒重 12 g，
每次 5 g，每日 2 次。气血亏虚所致眩晕不宜用，孕妇慎用。❹清脑降压胶
囊：每粒0.3 g，每次 4~6 粒，每日 3 次。孕妇禁用。❺清热解毒丸：每半
粒重 1 g，每次 1 g，每日 3 次。脾胃虚寒者慎用。孕妇忌用。❻晕可平颗
粒：每袋10 g或每瓶100 g，每次10 g，每日 3 次。孕妇慎用。气血亏虚所致
眩晕忌用。❼醒脑降压丸：每 10 粒重 0.2 g，每次 10~15 粒，每日 1~2 次。
方中含朱砂、雄黄，不宜过量、久用。孕妇和胃溃疡者忌用，阴虚阳亢者或
体虚者慎用。

3. **阴虚风动证**　多见头痛头晕，神疲乏力，虚烦不宁，肢体麻木，语
言謇涩，颈项强直，手足蠕动或震颤，口眼㖞斜，偏瘫，口干，小便短赤，
大便干。舌质红、苔薄，脉弦细或细数。治宜滋阴潜阳息风。

【常用方药】大定风珠加减。处方：

白芍18 g	阿胶10 g	龟甲12 g	鳖甲20 g	牡蛎12 g
熟地黄18 g	钩藤10 g	僵蚕10 g		

方中阿胶、熟地黄、白芍滋养肝肾之阴；生龟甲、生鳖甲、生牡蛎养阴

潜阳息风；钩藤、僵蚕息风止痉。

【加减】①阴虚发热之象显著加青蒿、白薇清退虚热；②大便秘结加火麻仁、郁李仁润肠通便。

【供选成药】❶养阴降压胶囊：详见第 51 页。❷天麻首乌片：每片 0.25 g，每次 6 片，每日 3 次。孕妇忌用，湿热内蕴、痰火壅盛者慎用。❸阿胶首乌汁：每瓶 70 mL，每次 35 mL，每日 2 次。湿热证勿用，感冒时应停用。❹全龟片：每片0.25 g，每次 4 片，每日 2 次。孕妇忌用。❺强力康颗粒：每袋 5 g，每次 5 g，每日 3 次。❻贞芪扶正颗粒（胶囊）：颗粒，每包15 g，每盒 10 包，每次 1 包；胶囊，每 6 粒相当原药材12.5 g，每瓶48 粒，每次 3~4 粒；均每日 3 次。本品为癌症放疗、化疗及手术患者恢复期的辅助用药。虚证不明显者不宜用。

（二）肺癌

1. 瘀阻肺络证　多见咳嗽不畅，胸闷憋气，胸痛有定处，如锥如刺，或痰血暗红，口唇紫暗。舌质暗或有瘀斑瘀点、苔薄，脉细弦或细涩。治宜行气活血，消瘀散结。

【常用方药】血府逐瘀汤加减。处方：

桃仁10 g　　红花6 g　　川芎6 g　　赤芍10 g　　川牛膝10 g　　当归10 g
熟地黄15 g　柴胡10 g　枳壳6 g　　甘草6 g

方中桃仁、红花、川芎、赤芍、川牛膝活血化瘀；当归、熟地黄养血活血；柴胡、枳壳疏肝理气；甘草调和诸药。

【加减】①胸痛明显者配伍香附、延胡索、郁金等理气通络，活血定痛；②反复咯血、血色鲜红者去桃仁、红花，加蒲黄、三七、藕节、茜草祛瘀止血；③瘀滞化热、耗伤气津见口干舌燥者，加沙参、天花粉、生地黄、玄参、知母等清热养阴生津；④食少、乏力、气短者，加黄芪、党参、白术益气健脾。

【供选成药】❶血府逐瘀胶囊：详见第 36 页。❷心脉通片：每片含原药材 1.13 g，每瓶 100 片，每次 4 片，每日 3 次。孕妇及月经过多者慎用。虚证勿用。❸心泰片：每片 0.42 g，每次 4 片，每日 3 次。孕妇禁用，胃及十二指肠溃疡及胃酸过多者慎用。❹逐瘀通脉胶囊：每粒 0.2 g，每次 2 粒，每日 3 次。孕妇及有出血倾向者忌用。❺平消胶囊（片）：胶囊，每粒0.23 g，每次 4~8 粒；片剂，薄膜衣片每片 0.24 g，糖衣片片芯重0.23 g，每次 4~8 片；均每日 3 次。可与放疗、化疗同时使用，但不可过量、久服。孕妇忌用，虚证患者不宜用。

2. **寒湿蕴肺证** 多见咳嗽咳痰，憋气，痰质黏稠，痰白色或黄白色相兼，胸闷胸痛，纳呆便溏，神疲乏力。舌质淡、苔白腻，脉滑。治宜健脾燥湿，行气祛痰。

【常用方药】二陈汤合瓜蒌薤白半夏汤加减。处方：

> 法半夏12 g　　橘红12 g　　茯苓10 g　　甘草5 g　　瓜蒌12 g　　薤白12 g
> 紫菀10 g　　　款冬花10 g

方中二陈汤燥湿化痰；瓜蒌薤白汤宽胸散结；紫菀、款冬花止咳化痰。

【加减】①胸脘胀闷、喘咳较甚加葶苈大枣泻肺汤泻肺行水；②痰郁化热、痰黄黏稠难出者，加海蛤壳、鱼腥草、金荞麦根、黄芩、栀子清化痰热；③胸痛甚且瘀象明显者，加川芎、郁金、延胡索行瘀止痛；④神疲、纳呆加党参、白术、鸡内金健运脾气。

【供选成药】❶二陈丸（合剂）：详见第 8 页。❷半夏曲：每块25 g或每袋250 g，每次 6~9 g，每日 3 次。热性咳嗽者忌用。❸参连胶囊：每粒0.5 g，每瓶60 粒，每次6 粒，每日 3 次。主要用于中晚期肺癌、胃癌患者。非气血瘀滞、热毒内阻证者慎用。❹复方苦参注射液：每支 2 mL 或 5 mL。肌内注射，每次 2~4 mL，每日 2 次；静脉滴注，每次 12 mL，用 0.9%氯化钠注射液 200 mL 稀释，每日 1 次。全身用药总量 200 mL 为 1 个疗程，一般连续使用 2~3 个疗程。严重心、肾功能不全者慎用。❺祛痰止咳颗粒：每袋6 g，每次 12 g，每日 2 次。孕妇慎用。❻橘红痰咳颗粒：每袋10 g，每次 1 袋，每日 2 次。阴虚燥咳忌用。❼康莱特注射液：每瓶100 mL，含薏苡仁油10 g。缓慢静脉滴注 200 mL，每日 1 次，21 日为 1 个疗程；间隔 3~5 日，可进行下一个疗程。联合放疗、化疗时，可酌减剂量。首次使用，滴注速度应缓慢，开始 10 分钟滴速为 20 滴/min，20 分钟后可持续增加，30 分钟后可控制在 40~60 滴/min。脂肪代谢严重失调时，如急性休克、急性胰腺炎、病理性高脂血症、脂性肾病变等患者和孕妇禁用。详细使用注意事项见说明书。

3. **阴虚毒热证** 多见咳嗽无痰或少痰，或痰中带血，咯血不止，胸痛心烦，睡眠差，低热盗汗；或热势壮盛，久稽不退，口渴，大便干结。舌质红、苔黄，脉细数或数大。治宜养阴清热，解毒散结。

【常用方药】沙参麦冬汤合五味消毒饮加减。处方：

沙参10 g	玉竹15 g	麦冬10 g	甘草6 g	桑叶10 g
天花粉10 g	金银花10 g	野菊花10 g	蒲公英10 g	紫花地丁10 g
天葵子10 g				

方中沙参麦冬汤养阴清热；五味消毒饮清热解毒。

【加减】①咯血不止者加白及、仙鹤草、茜草根、三七凉血止血，收敛止血；②低热盗汗加地骨皮、白薇、五味子养阴退热敛汗；③大便干结加瓜蒌、火麻仁润燥通便。

【供选成药】❶复方红豆杉胶囊：每粒0.3 g，每次 2 粒，每日 3 次，21日为 1 个疗程。白细胞低于正常值时不宜使用。❷复方斑蝥胶囊：每粒0.25 g，每次 3 粒，每日 2 次。糖尿病及糖代谢紊乱者慎用。❸紫金龙片：每片0.65 g，每次 4 片，每日 3 次。有一定改善症状、增强体力的作用，可与化疗同时使用。每 4 周为 1 个周期，2 个周期为 1 个疗程。孕妇禁用。❹参莲胶囊：每粒0.5 g，每次 6 粒，每日 3 次。非气血瘀滞、热毒内阻者慎用。❺蟾酥膏：每袋 4 片，外用，贴敷于疼痛部位。每日换药 1 次，7 日为 1 个疗程。孕妇慎用。

4. 气阴两虚证　多见咳嗽痰少或痰稀，咳声低弱，气短喘促，神疲乏力，面色㿠白，形瘦恶风，自汗或盗汗，口干少饮。舌质红或淡，脉细弱。治宜益气养阴。

【常用方药】生脉散合百合固金汤加减。处方：

白参6 g	麦冬10 g	五味子6 g	生地黄15 g	熟地黄15 g
玄参10 g	当归10 g	白芍10 g	百合15 g	麦冬10 g
甘草10 g	桔梗10 g			

方中白参大补元气；麦冬养阴生津；五味子敛肺生津；生地黄、熟地黄、玄参滋阴补肾；当归、白芍养血平肝；百合、麦冬、甘草润肺止咳；桔梗止咳祛痰。

【加减】①气虚症状明显加黄芪、太子参、白术等健脾益气补肺；②咳痰不利、痰少而黏者加浙贝母、百部、杏仁利肺化痰；③肺肾同病、阴损及阳，出现以阳气虚衰为主要临床表现者，改用右归丸温肾补阳。

【供选成药】❶生脉注射液：详见第 42 页。❷百合固金丸、养阴清肺膏：详见第 10、第 11 页。❸洋参保肺丸：每丸6 g，每次 2 丸，每日 2~3次。本品含罂粟壳，不宜久用。高血压、心脏病患者慎用。❹洋参丸（胶囊）：丸剂，每丸0.5 g，每盒12粒，每次1粒，每日2~3次；胶囊，每盒12粒，每次2粒，每日2次。❺玉露保肺丸：每丸9 g，每次1丸，每日3次。感冒、咳嗽等表证未除者忌用。❻炙甘草合剂：每瓶150 mL，每次15~20 mL，每日3次。发热舌质红绛者忌用，胃肠虚弱或腹泻者不宜用。❼益气复脉口服液：每支10 mL，每次1支，每日3次。❽金复康口服液：每支10 mL，每次30 mL，每日3次。脾肾阳虚、寒凝血瘀者慎用。

（三）大肠癌

1. 湿热郁毒证 可见腹部阵痛，便中带血或黏液脓血便，里急后重；或大便干稀不调，肛门灼热，或有发热，恶心，胸闷，口干，小便黄。舌质红、苔黄腻，脉滑数。治宜清热利湿，化瘀解毒。

【常用方药】槐角丸加减。处方：

槐角10 g	地榆60 g	侧柏叶10 g	黄芩10 g	黄连3 g	黄柏10 g
荆芥6 g	防风10 g	枳壳6 g	当归尾10 g		

方中槐角、地榆、侧柏叶凉血止血；黄芩、黄连、黄柏清热燥湿、泻火解毒；荆芥、防风、枳壳疏风理气；当归尾活血祛瘀。

【加减】①腹痛较著加香附、郁金行气活血定痛；②大便脓血黏液、泻下臭秽属热毒炽盛者，加白头翁、败酱草、马齿苋清热解毒，散血消肿。

【供选成药】❶槐角丸、槐角地榆丸：详见第164页。❷复方斑蝥胶囊（亦名康赛迪胶囊）：每粒0.25 g，每板25粒，每次3粒，每日2次。方中含斑蝥，有大毒，易损害肝、肾功能，不可过量、久服。孕妇禁用，月经过多者忌用，有出血倾向者、糖尿病患者及糖代谢紊乱者慎用。❸九蛇神丹：每瓶1 g，每盒3瓶，每次0.5~1 g，每日3次，餐后半小时服。孕妇慎用。❹安康胶囊：每粒0.5 g，每盒45粒，每次4~6粒，每日3次，餐后服。孕妇慎用。

2. 瘀毒内阻证 多见腹部拒按，或腹内结块，里急后重，大便脓血，色紫暗，量多，烦热口渴，面色晦暗，或有肌肤甲错。舌质紫暗或有瘀点瘀斑，脉涩。治宜活血化瘀，清热解毒。

【常用方药】膈下逐瘀汤加减。处方：

桃仁10 g	红花6 g	五灵脂10 g	延胡索10 g	牡丹皮10 g
赤芍10 g	当归10 g	川芎6 g	香附10 g	乌药10 g
枳壳6 g	黄连3 g	黄柏10 g	败酱草15 g	甘草6 g

方中桃仁、红花、五灵脂、延胡索、牡丹皮、赤芍、当归、川芎活血通经、化瘀止痛；乌药、枳壳调理气机；黄连、黄柏、败酱草清热解毒；甘草调和诸药。

【供选成药】❶抗癌平丸：每瓶1 g。每次0.5~1 g，每日3次。餐后半小时服。方中含蛇莓、蟾酥等毒性药，不可过量、久用。脾胃虚寒者慎用，孕妇忌用。❷平消胶囊：详见第199页。❸艾迪注射液：每支10 mL，静脉滴注，每次50~100 mL，以0.9%氯化钠注射液或5%、10%葡萄糖注射液400~450 mL稀释，每日1次。方中含斑蝥，易致肝肾损害，不可过量、久用。不宜与其他药物同时滴注。阴虚火旺者、有出血倾向者慎用，孕妇忌用。❹复方斑蝥胶囊：详见上证。

3. 脾肾双亏证　多见腹痛喜温喜按，或腹内结块，下利清谷，五更泄泻，或见大便带血，面色苍白，少气无力，畏寒肢冷，腰膝酸软。舌质淡胖、有齿痕，苔薄白，脉沉细弱。治宜温阳益精。

【常用方药】大补元煎加减。处方：

红参6 g	山药15 g	黄芪15 g	熟地黄20 g	杜仲10 g
枸杞子15 g	山茱萸6 g	肉苁蓉15 g	巴戟天10 g	

方中红参、山药、黄芪健脾益气；熟地黄、杜仲、枸杞子、山茱萸补肾填精；肉苁蓉、巴戟天温肾助阳。

【加减】下利清谷、腰膝酸冷较重者，配四神丸温补脾肾，涩肠止泻。

【供选成药】❶大补元煎：每丸9 g，每次1丸，每日3次。外感表证未解时不宜用。❷参桂鹿茸丸：大蜜丸，每丸9 g，每次1丸；小蜜丸，每瓶60 g，每次9 g；均每日2~3次。非气血亏虚证不宜用。❸三肾丸：每丸9 g，每次1丸，每日2次，空腹淡盐汤或温开水送服。❹还少丸：每丸9 g，每次1丸，每日2次，淡盐汤送服。❺四神丸：每500粒约30 g，每包18 g，每次9 g，每日1~2次，餐前服。胃肠湿热所致泄泻及腹痛禁用。❻泻痢固肠丸：每100粒重6 g，每次6 g，每日2次，于早餐前、睡前服。下痢泄泻初起、邪实积滞未去者忌用。

4. 肝肾阴虚证　多见腹痛隐隐，或腹内结块，便秘，大便带血，腰膝酸软，头晕耳鸣，视物昏花，五心烦热，口咽干燥，盗汗，遗精，月经不调，形瘦纳差。舌红少苔，脉弦细数。治宜滋肾养肝。

【常用方药】知柏地黄丸加减。处方：

知母10 g	黄柏10 g	熟地黄20 g	山茱萸6 g	山药15 g
泽泻10 g	牡丹皮10 g	茯苓15 g		

方中熟地黄、山茱萸、山药、泽泻、牡丹皮、茯苓滋补肝肾；知母、黄柏清泻虚火。

【加减】①便秘加火麻仁、郁李仁通便；②大便带血加三七、茜草、仙鹤草化瘀止血；③遗精加芡实、金樱子益肾固精；④月经不调加香附、当归理气活血调经。

【供选成药】❶知柏地黄丸：详见第137页。❷河车补丸：每丸9 g，每次1丸，每日2~3次，空腹时服。服药期间，应禁酒、节制房事。阳虚证忌用。❸女贞子糖浆：每瓶200 mL，每次10~15 mL，每日3次。实热证忌用。痰湿壅盛者及感冒患者不宜用。❹益龄精：口服液，每支10 mL，每盒10支，每次1支，每日2次。下焦湿热或阴虚阳亢、虚火上炎者不宜用。❺滋补肝肾丸：每丸9 g，每次1~2丸，每日2次。慢性肝炎、慢性肾炎，见舌苔黄腻，辨证属湿热蕴结或湿热未尽者禁用。

（四）肾癌、膀胱癌

1. 湿热蕴毒证　多见腰痛或腰腹坠胀不适，尿血或尿急、尿频、尿痛，发热，消瘦纳差。舌红苔黄腻，脉濡数。治宜清热利湿，解毒通淋。

【常用方药】八正散或龙胆泻肝汤加减。处方：

瞿麦12 g	萹蓄10 g	车前子10 g	泽泻10 g	芒硝10 g
连翘10 g	龙胆10 g	栀子10 g	黄芩10 g	当归10 g
生地黄10 g	柴胡10 g	甘草6 g		

方中瞿麦、萹蓄、车前子、泽泻、芒硝清热利尿通淋；连翘、龙胆、栀子、黄芩清热解毒利湿；当归、生地黄养血益阴；柴胡疏肝理气；甘草调和诸药。

【加减】①尿血加小蓟、白茅根、仙鹤草清热凉血止血；②腰痛甚加郁金、三七活血定痛。

【供选成药】❶八正合剂：详见第132页。❷分清五淋丸：详见第134页。❸分清止淋丸：每瓶60 g或100 g，每次6 g，每日2次。脾胃虚弱者、孕妇忌用。❹清淋颗粒：每袋10 g，每次10 g，每日2次。肝郁气滞、脾肾两虚或膀胱气化不利所致淋证不宜用，孕妇忌用，年老、体弱者慎用。❺龙胆泻肝丸：详见第 44 页。

2. 瘀血内阻证　多见面色晦暗，腰腹疼痛，甚则腰腹部肿块，尿血，发热。舌质紫暗或有瘀点、瘀斑，苔薄白，脉涩。治宜活血化瘀，理气散结。

【常用方药】桃红四物汤加减。处方：

> 桃仁10 g　　红花6 g　　川芎6 g　　当归10 g　　白芍12 g　　熟地黄15 g
> 香附10 g　　木香6 g　　枳壳6 g

方中桃仁、红花、川芎、当归活血化瘀；白芍、熟地黄养血生新；香附、木香、枳壳理气散结。

【加减】①血尿较著者去桃仁、红花，加三七、花蕊石化瘀止血；②发热加牡丹皮、丹参清热凉血。

【供选成药】❶化癥回生片：详见第 115 页。❷平消胶囊：详见第 199 页。❸西黄丸（胶囊）：糊丸，每瓶 3 g，每次 3 g；胶囊，每粒0.25 g，每次 4~8 粒；均每日 2 次。孕妇禁用。脾胃虚弱或虚寒者及气血虚者慎用。❹阿魏化痞膏：膏药剂，每张净重6 g 或 12 g，外用加温软化，贴于脐上或患处。正虚瘀结所致积聚者慎用，孕妇禁用，皮肤破溃及皮肤过敏者不宜贴敷。❺回生口服液（胶囊）：口服液，每支10 mL，每次 1 支；胶囊，每粒0.3 g，每次 1~2 粒；均每日 3 次。孕妇禁用。有出血倾向者不宜用。过敏体质者慎用。本品药性峻猛，不宜超量、久服。

3. 脾肾两虚证　多见腰痛腹胀纳差，尿血，腰腹部肿块，呕吐消瘦，气短乏力，便溏，畏寒肢冷。舌质淡、苔薄白，脉沉细。治宜健脾益肾，软坚散结。

【常用方药】大补元煎加减。处方：

> 红参6 g　　山药15 g　　黄芪15 g　　熟地黄20 g　　杜仲10 g　　枸杞子15 g
> 山茱萸6 g　海藻10 g　　昆布15 g

方中红参、山药、黄芪健脾益气；熟地黄、杜仲、枸杞子、山茱萸补肾填精；海藻、昆布软坚散结。

【加减】①尿血者加仙鹤草、血余炭收敛止血；②畏寒肢冷、便溏加附子、党参、白术、炮姜、炙甘草温中健脾。

【供选成药】❶大补元煎：每丸9 g，每次 1 丸，每日 3 次。外感表证未解时不宜用。❷健脾益肾颗粒：每包30 g，每次30 g，每日 2 次。❸滋阴健肾丸：大蜜丸，每丸9 g，每次 1 丸；小蜜丸，每瓶60 g，每次9 g；均每日 2 次。外感表证未解及热证忌用。❹消癌平片（糖浆、注射液）：片剂，每片 0.3 g，每板 12 片，每盒 2 板，每次 8～10 片，每日 3 次；糖浆，每支 10 mL，每盒 10 支，每次 10～20 mL，每日 2～3 次；注射液，每支 2 mL，每盒 4 支，肌内注射，每次 2～4 mL，每日 1～2 次。❺人参固本丸：每丸9 g，每次 1 丸，每日 2 次。感冒者忌用。❻养血饮口服液：每支20 mL，每次 1 丸，每日 2 次。❼生白口服液：每支 10 mL 或 20 mL，每次 40 mL，每日 3 次。多用于放疗、化疗引起的白细胞减少，证属脾肾阳虚、气血不足者。

4. 阴虚内热证　多见腰痛，腰腹部肿块，五心烦热，口干，小便短赤，大便秘结，消瘦乏力。舌质红、苔薄黄少津，脉细数。治宜滋阴清热，化瘀止痛。

【常用方药】知柏地黄丸加减。处方：

熟地黄20 g	山茱萸6 g	山药15 g	泽泻10 g	牡丹皮10 g
茯苓15 g	知母10 g	黄柏10 g	延胡索10 g	郁金10 g

方中熟地黄、山茱萸、山药、泽泻、牡丹皮、茯苓滋补肝肾；知母、黄柏清泻虚火；延胡索、郁金活血化瘀止痛。

【加减】①尿血加三七、茜草、仙鹤草化瘀止血；②便秘加火麻仁、郁李仁润肠通便；③心悸失眠加酸枣仁、柏子仁、五味子养心安神；④遗精加芡实、金樱子益肾固精；⑤月经不调加香附、当归理气活血调经。

【供选成药】❶知柏地黄丸：详见第 137 页。❷滋阴降火丸、大补阴丸：详见第 146、第 147 页。❸河车大造丸：详见第 180 页。❹贞芪扶正颗粒：详见第 199 页。❺强力康颗粒：每袋 5 g，每盒 10 袋，每次 1 袋，每日 3 次。多用于放疗、化疗及白细胞低下的慢性病患者。

捌　肢体经络病证

一、痹证

痹证，是以肢体关节肌肉疼痛重着、酸楚麻木，甚则关节红肿、屈伸不利、僵硬变形为主症的一种病证。其成因多为人体正气不足，感受风寒湿邪、闭阻于肌肉骨节、经络，气血运行不畅所致。轻者病在四肢关节肌肉，重者可内舍于脏。其证治分类有：风寒湿痹（包括行痹、痛痹、着痹）、风湿热痹、痰瘀痹阻、肝肾两虚。本病的临床表现，多与现代医学的结缔组织病、骨与骨关节病相关，常见疾病如风湿性关节炎、类风湿关节炎、反应性关节炎、肌纤维炎、强直性脊柱炎、痛风等，其他如增生性骨关节炎等出现痹证的临床表现时，可参考下述证治分类辨证施治。

（一）风寒湿痹证

1. 行痹（风邪偏重）　　多见肢体肌肉关节疼痛酸楚，游走不定，屈伸不利，可涉及肢体多个关节，尤以肘、腕、髋、踝等大关节为多，初起可见恶风、畏寒、发热等表证。苔薄白或腻，脉浮或弦缓。治宜疏风通络，散寒除湿。

【常用方药】疏风汤加减。处方：

> 防风12 g　　麻黄10 g　　桂枝10 g　　葛根12 g　　当归10 g　　茯苓12 g
> 生姜10 g　　大枣10 g　　甘草6 g

方中防风、麻黄、桂枝、葛根祛风散寒，解肌通络止痛；当归养血活血通络；茯苓、生姜、大枣、甘草健脾渗湿、调和营卫。

【加减】①腰背酸痛为主者加杜仲、桑寄生、淫羊藿、巴戟天、续断等补肾壮骨；②关节肿大、苔薄黄见有化热之象者，改用桂枝芍药知母汤加减，寒热并用。

【供选成药】❶疏风活络丸（片）：丸剂，每丸 3 g，每次1.5 g；片剂，每片0.3 g，每次 2～3 片；均每日 2 次。方中含毒性中药马钱子，不得超量或长期使用。孕妇禁用，哺乳期妇女忌用，儿童不宜用。高血压患者及运动员慎用。❷追风丸：每丸9 g，每次 1 丸，每日 2 次。温黄酒或温开水送服。方中含雄黄、草乌等毒性中药，不可超量、久服。孕妇禁用。❸豨莶风湿丸：大蜜丸，每丸9 g，每次 1 丸；小蜜丸，每 10 粒重 1 g，每次6 g；均每日 2 次。❹络络痛：胶囊，每盒 12 粒，每次 2 粒，每日 3 次。孕妇忌用。❺疏风定痛丸：每丸6 g，每次6 g，每日 2 次。方中含马钱子，不可超量、久用。孕妇禁用。体质虚弱者慎用。❻追风活络丸：每丸 3 g，每次 1～2丸，每日 2 次。孕妇禁用。❼关节风痛丸：浓缩丸，每 10 粒重1.2 g，每次2.4 g，每日 3 次。❽伊痛舒注射液：每支 2 mL，肌内或穴位注射，每次2～4 mL，每日 2 次。

2. **痛痹**（寒邪偏重）　多见肢体关节疼痛剧烈，痛有定处，不可屈伸，自觉骨节寒凉，得温暖则痛减。舌质淡、苔薄白，脉弦紧。治宜散寒通络，祛风除湿。

【常用方药】乌头汤加减。处方：

> 制川乌3 g　麻黄10 g　白芍12 g　甘草6 g　蜂蜜20 g　黄芪10 g

方中制川乌、麻黄温经散寒、通络镇痛；白芍、甘草、蜂蜜缓急止痛；黄芪益气固表、利血通痹。

【加减】①寒湿甚者将制川乌改用生川乌或生草乌；②关节发冷、疼痛剧烈遇冷更甚者，加附子、细辛、桂枝、干姜、当归温经散寒，通脉止痛。

【供选成药】❶寒湿痹颗粒（片、丸）：颗粒，每袋3 g（无糖型）或5 g，每次1袋；片剂，每片0.25 g，每次4片；均每日3次。丸剂，每丸5 g，每次1丸，每日2次。方中含川乌、附子，不可超量或长时间服用。孕妇、发热患者禁用，哺乳期妇女忌用。儿童不宜用。❷风寒膏：膏药，每袋15 g。外用加温软化，贴于患处。每次1张，1张可用3～5日。孕妇忌用。❸天麻追风膏：膏药，每张15 g或30 g。外用加温软化后贴于患处，每次1张，1张可用3～5日。皮损处勿用。孕妇忌用。❹狗皮膏：膏药，每张净重12 g、15 g、24 g或30 g。外用，以生姜擦净患处皮肤，将膏药加温软化，贴于患处或穴位。患处皮肤破损及皮肤过敏者和孕妇忌用。❺风湿骨痛丸（胶囊）：丸剂，每10粒重1.5 g，每次2～4粒；胶囊，每粒0.3 g，每次2～4粒；均每日2次。方中含川乌、草乌等有毒药物，不可过量、久用。阴虚火旺、湿热痹证及孕妇忌用。❻寒痹停片：每片0.3 g，每次3～4片，每日3次。方中含马钱子、川乌、草乌等，不可过量、久用。风湿热痹证、孕妇、脾胃虚弱者，以及高血压、心脏病、肝肾功能不全和癫痫、破伤风、甲状腺功能亢进者均忌用。❼复方雪莲胶囊：每粒0.3 g，每次2粒，每日2次。不宜过量、久用。阴虚火旺、湿热痹证和孕妇忌用。❽代温灸膏：贴膏，每张4 cm×4 cm，每袋12贴。外用，贴于患处或穴位。风湿热痹证、孕妇、皮肤破损或皮肤过敏者均忌用。

3. **着痹**（湿邪偏重）　多见肢体关节肌肉酸楚、重着、疼痛或肿胀，痛有定处，手足沉重，肌肤麻木不仁，关节活动不利。舌质淡、苔白腻，脉濡缓。治宜除湿通络，祛风散寒。

【常用方药】薏苡仁汤加减。处方：

> 薏苡仁20 g　　苍术6 g　　羌活10 g　　独活10 g　　防风10 g　　麻黄10 g
> 桂枝10 g　　制川乌3 g　　当归10 g　　川芎6 g　　甘草6 g

方中薏苡仁、苍术、甘草益气健脾除湿；羌活、独活、防风祛风除湿；麻黄、桂枝、制川乌温经散寒、祛湿止痛；当归、川芎养血活血通脉。

【加减】①关节肿胀甚者加萆薢、木通利水通络；②肌肤麻木不仁加海桐皮、豨莶草祛风通络；③小便不利、水肿者加茯苓、泽泻、车前子利水祛湿；④见痰湿盛加法半夏、制南星燥湿化痰。

【供选成药】❶风寒双离拐片：每片 0.31 g，每次 8 片，每日 2 次，黄酒送服。本品中含多种毒性中药，不可过量、久服。风湿热痹证不宜用，孕妇、高血压、心脏病、肝肾功能不全及癫痫、破伤风、甲状腺功能亢进患者均忌用。❷风寒骨痛胶囊（丸）：胶囊，每粒0.3 g，每次 2~4 粒；丸剂，每 10 粒重1.5 g，每次 2~4 粒；均每日 2 次。方中含毒性中药，不可过量、久用。阴虚火旺、湿热痹证及孕妇忌用。❸狗皮膏：膏药，每张净重 12 g、15 g、24 g 或30 g。外用，用生姜擦净患处皮肤，将膏药加温软化，贴于患处或穴位。患处皮肤破损及皮肤过敏者和孕妇忌用。❹虎力散（胶囊）：散剂，每瓶 0.9 g，每次0.3 g。外用，用冷开水调敷患处；胶囊，每粒0.3 g，每次 1 粒；均每日 1~2 次，温开水或温黄酒送服。方中含毒性中药，不宜过量、久服。孕妇禁用。❺疏风定痛丸：每丸6 g，每次 1 丸，每日 2 次。方中含马钱子，不可过量、久用。风湿热痹证忌用。身体虚弱或脾胃虚寒者慎用。❻盘龙七片：每片0.3 g，每次 3~4 片，每日 3 次。孕妇禁用，高血压患者慎用。❼祖师麻片：每素片重 0.29 g，每次 3 片，每日 3 次。风湿热痹证忌用。孕妇慎用。

（二）风湿热痹证

风湿热痹，可分为风热偏重或湿热偏重两种。前者多见关节游走疼痛，局部灼热红肿，得冷则舒，痛不可触，多兼有发热，汗出恶风，口渴。舌红、苔黄燥，脉滑数。治宜清热通络，祛风胜湿。后者多见关节肿痛，骨骱烦疼，动则痛剧，身热烦闷，口渴不多饮。舌苔黄腻或灰腻，脉濡数。治宜清热利湿，宣痹通络。但两者在病程诊疗中，较难明确区分，故有书中将两者一并论之，不予分列。

【常用方药】风热偏重者可用白虎加桂枝汤加减；湿热偏重者则用宣痹

汤加减。前方以生石膏、知母、桂枝为主；后方以防己、杏仁、连翘、滑石、薏苡仁等为主。处方：

生石膏20 g	知母10 g	黄柏10 g	连翘10 g	桂枝10 g
防己10 g	杏仁10 g	薏苡仁10 g	滑石10 g	赤小豆20 g
蚕沙10 g				

方中生石膏、知母、黄柏、连翘清热坚阴；桂枝疏风解肌通络；防己、杏仁、薏苡仁、滑石、赤小豆、蚕沙清热利湿、通络宣痹。

【加减】①关节走窜作痛、屈伸不和者，在白虎桂枝汤基础上加忍冬藤、防风、威灵仙，祛风除湿、通络止痛；②上肢痛甚加桑枝、姜黄蠲痹止痛；③下肢关节痛甚者，加苍术燥湿除痹；④大便燥结加大黄通腑泄热；⑤舌红绛、心烦、脉细数者，加生地黄、牡丹皮、赤芍清热凉血；⑥风热化火伤津见关节红肿、痛如刀割、筋脉抽掣、入夜更甚、舌红少津者，用犀角散加生地黄、玄参、麦冬清热养阴生津；⑦心悸加柏子仁、酸枣仁养心安神；⑧湿热偏重、关节痛甚者，在宣痹汤的基础上加海桐皮、姜黄止痛；⑨肌肤麻木加地龙、鸡血藤养血活络；⑩肢体拘挛、屈伸不利者，加忍冬藤、络石藤、丝瓜络、威灵仙祛风除湿，通络止痛。

【供选成药】❶湿热痹颗粒（片）：颗粒，每包5 g或3 g（无糖型），每次1包；片剂，每片0.25 g，每次1片；均每日3次。风寒湿痹不宜用，孕妇忌用。❷豨莶丸：每丸9 g，每次1丸，每日2次。寒湿痹不宜用，久病血虚者宜与养血通络之品同用。❸二妙丸：每袋18 g，每次6~9 g，每日2次。寒湿痹证、脾胃虚寒者忌用。❹三妙丸：每500粒重30 g，每次9 g，每日2~3次。温开水、姜汤或黄酒适量送服。寒湿痹证、妇女月经过多、孕妇、阴虚者均忌用。❺四妙丸：详见第146页。❻风湿圣药胶囊：每粒0.3 g，每次4~6粒，每日3次。寒湿痹证、孕妇忌用，对本品过敏者慎用。❼当归拈痛丸：每18粒重1 g，每次9 g，每日2次。寒湿痹证忌用，孕妇慎用。❽风痛安胶囊：每粒0.3 g，每次3~5粒，每日3次。寒湿痹阻、脾胃虚寒者、年老体弱者、孕妇均应慎用。❾昆明山海棠片：每瓶100片，每次2片，每日3次。孕妇忌用。［警示］本品可引起骨髓抑制，发生白细胞、血小板减少或贫血；并可引起女子月经紊乱或闭经及男子精子减少；或出现消化道不良反应，使用中应引起注意，加强监测。且不可过量、久服。❿雷公藤多苷片：每片重10 mg，按体重每日1~1.5 mg/kg计算用量，分3次于餐后服用。孕妇忌用。白细胞减少、血小板减少、贫血者、肝病、严重心血管病及老年患者慎用。可引起月经紊乱、精子活力及数目减少，有生育要求的患者慎用。

（三）痰瘀痹阻证

多见痹证日久，肌肉关节刺痛，固定不移；或关节肌肤紫暗，肿胀，按之较硬，肢体顽麻或重着；或关节僵硬变形，屈伸不利，有硬结瘀斑，面色暗黧，眼睑浮肿，或胸闷痰多。舌质紫暗或有瘀斑、舌苔白腻，脉弦涩。治宜化痰行瘀，蠲痹通络。

【常用方药】双合汤加减。处方：

> 桃仁10 g　　红花6 g　　当归10 g　　川芎6 g　　白芍12 g　　茯苓10 g
> 法半夏10 g　陈皮6 g　　白芥子5 g　　竹沥15 g　　姜汁15 g

方中桃仁、红花、当归、川芎、白芍活血化瘀、通络止痛；茯苓、法半夏、陈皮、白芥子、竹沥、姜汁健脾化痰。

【加减】①痰浊滞留、皮下有结节者加胆南星、天竺黄；②瘀血明显、关节疼痛、肿大、强直、畸形、活动不利、舌质紫暗、脉涩者，加莪术、三七、土鳖虫；③痰瘀交结、疼痛不已者，加穿山甲、白花蛇、全蝎、蜈蚣、地龙搜剔通络；④有痰瘀化热之象加黄柏、牡丹皮清热凉血化瘀。

【供选成药】❶大活络丸：详见第57页。❷小活络丸：每丸3 g，每次1丸，每日2次。温黄酒或温开水送服。不可过量、久服。湿热瘀阻或阴虚有热者慎用。孕妇忌用。❸通络开痹片：素片每片0.3 g，每次3片，每日1次。方中含马钱子，不可过量、久服。风湿热痹者慎用，孕妇禁用，高血压、心脏病、肝肾功能不全和癫痫、破伤风、甲状腺功能亢进患者忌用。❹瘀血痹颗粒（胶囊）：颗粒，每袋10 g，每次10 g；胶囊，每粒0.4 g，每次4粒；均每日3次。方中含马钱子等毒性药，不可过量、久服。孕妇禁用，月经过多妇女、出血性溃疡非确有瘀血者慎用。高血压、动脉硬化、肝肾功能不全和癫痫、破伤风、甲状腺功能亢进患者均忌用。❺蛇胆追风丸：每丸0.3 g，每次20~30丸，每日2次。餐后服。❻五积散酒：每瓶250 mL，成人每次10 mL，每日2次。空腹服。孕妇禁用。高血压、心脏病患者不宜用。

（四）肝肾两虚证

多见痹证日久不愈，关节屈伸不利，肌肉瘦削，腰膝酸软；或畏寒肢冷，阳痿遗精，或骨蒸劳热，心烦口干。舌质淡红、舌苔薄白或少津，脉沉细弱或细数。治宜滋补肝肾，舒筋止痛。

【常用方药】补血荣筋丸加减。处方：

熟地黄20 g	肉苁蓉15 g	五味子6 g	鹿茸3 g	菟丝子10 g
怀牛膝10 g	杜仲12 g	桑寄生15 g	天麻10 g	木瓜15 g

方中熟地黄、肉苁蓉、五味子滋阴补肾、养血暖肝；鹿茸、菟丝子、怀牛膝、杜仲补肝肾、壮筋骨；桑寄生、天麻、木瓜祛风湿、舒筋通络止痛。

【加减】①肾气虚致腰膝酸软乏力者，加鹿角霜、续断、狗脊温补肝肾；②阳虚见畏寒肢冷、关节疼痛拘急者，加附子、干姜、巴戟天，或合用阳和汤加减；③肝肾阴亏致腰膝疼痛、低热心烦，或午后潮热者，加龟甲、女贞子，或合用河车大造丸加减。

各型痹证日久迁延不愈，正虚邪恋，气血不足，肝肾亏损见面色苍白、少气懒言、自汗疲乏、肌肉萎缩、腰腿酸软、头晕耳鸣者，另选独活寄生汤益肝肾，补气血，祛风除湿，蠲痹活络。

【供选成药】❶健步丸：每丸9 g，每次 1 丸，每日 2 次。风寒湿痰所致痿证和外感发热者忌用。❷健步强身丸：水蜜丸，每 100 粒重10 g，每次6 g；大蜜丸，每丸9 g，每次 1 丸；均每日 2 次。淡盐汤或温开水送服。孕妇忌用。湿热阻络的痿证、痹证慎用。❸金刚丸（片）：大蜜丸，每丸9 g，每次 1 丸；小蜜丸，每瓶60 g或100 g，每次9 g；片剂，每片相当原药材0.97 g，每次6 g；均每日 2 次。服药期间须禁房事。风寒湿痹忌用。❹健步虎潜丸：每丸9 g，每次 1 丸，每日 2 次。空腹时服。孕妇慎用。❺独活寄生丸（合剂）：大蜜丸，每丸9 g，每次 1 丸，每日 2 次；合剂，每瓶100 mL或150 mL，每次15~20 mL，每日 3 次。孕妇及热痹、湿痹证忌用。❻腰椎痹痛丸：每丸 3 g，每次 1~2 丸，每日 2 次。孕妇忌用，风湿热痹证慎用。❼腰腿痛丸：每 100 粒重 5.5~6 g，每次 20 粒，每日 2 次。方中含马钱子，不可过量、久服。孕妇禁用。❽穿龙骨刺片：每片0.25 g，每瓶 100 片，每次12~16 片，每日 3 次。淡盐汤或温开水送服。孕妇慎用，舌红脉数、小便黄赤者忌用。

二、痉证

痉证，是以项背强直、四肢抽搐，甚至口噤、角弓反张为特征的病证。古亦称为"痉",其病因有外感和内伤之分。外感为风寒湿壅阻经络，或热盛伤津、肝风内动；内伤为阴血亏虚，或瘀血内阻，使筋脉失养。

现代医学中的颈椎风湿病、颅内感染性疾病、热性惊厥等，可参考本证证治分类辨证施治。

（一）邪壅经络证

多见头痛，项背强直不舒，恶寒发热，无汗或有汗，肢体酸痛，甚至口噤不能语，四肢抽搐。舌苔薄白或白腻，脉浮紧。治宜祛风散寒、燥湿解痉。

【常用方药】羌活胜湿汤加减。处方：

羌活10 g	独活10 g	防风10 g	藁本10 g	川芎8 g	蔓荆子6 g
葛根12 g	白芍10 g	炙甘草10 g			

方中羌活、独活、防风、藁本、川芎、蔓荆子祛风胜湿；葛根、白芍、炙甘草解肌和营，缓急止痉。

【加减】①寒邪较盛见项背强急、肢痛拘挛者，改用葛根汤为主方，以葛根、麻黄、桂枝、生姜温经散寒，解肌止痉；芍药、甘草、大枣酸甘缓急，调和营卫。②风邪偏盛致项背强急、发热不恶寒、汗出、头痛者用瓜蒌桂枝汤为主方，天花粉清热生津，和络柔筋。以桂枝汤调和营卫，解表散邪。③湿热偏盛致筋脉拘急、胸脘痞闷、身热、渴不欲饮、小便短赤、苔黄腻、脉滑数者，用三仙汤加地龙、丝瓜络、威灵仙清热化湿，通经活络。

【供选成药】❶羌活胜湿丸：每100粒重30 g，每次6~9 g，每日2~3次。阴虚火旺者忌用，孕妇慎用。❷桂枝合剂（颗粒）：合剂，每瓶100 mL，或每支10 mL、每盒6支，每次10~15 mL；颗粒，每袋10 g，每次1袋；均每日3次。感冒无汗者、温病内热口渴者、嗜酒成习者或湿热壅盛者均不宜用。❸表虚感冒颗粒：详见第5页。

（二）肝经热盛证

多见高热头痛，口噤齘齿，手足躁动，甚则项背强急，四肢抽搐，角弓反张。舌质红绛、舌苔薄黄或少苔，脉弦细而数。治宜清肝潜阳，息风镇痉。

【常用方药】羚角钩藤汤加减。处方：

羚羊角5 g	钩藤15 g	桑叶15 g	菊花10 g	浙贝母10 g
竹茹10 g	茯神10 g	白芍15 g	生地黄15 g	甘草5 g

方中羚羊角、钩藤、桑叶、菊花凉肝息风止痉；浙贝母、竹茹清热化痰通络；茯神宁神定志；白芍、生地黄、甘草酸甘化阴、补养肝血、缓急止痉。

【加减】①口苦苔黄者，加龙胆、栀子、黄芩清肝泻火；②口干渴较甚者，加生石膏、天花粉、麦冬清热生津止渴；③痉证反复发作者，加全蝎、蜈蚣、僵蚕、蝉蜕息风止痉；④神昏惊厥者用安宫牛黄丸、局方至宝丹或紫雪清心泄热，开窍醒神，息风定痉。

【供选成药】❶羚羊角注射液：每支 2 mL，肌内注射，每次 2~4 mL，每日 2 次。脾虚慢惊者不宜用，脾胃虚寒、脾胃虚弱者因高热惊厥时不宜久用。❷羚羊角胶囊：每粒0.15 g或0.3 g，每次 0.3~0.6 g，每日 1 次。应中病即止，不可过量、久服。阴虚火旺所致发热、孕妇，以及脾胃虚寒所致大便溏泄者慎用。❸天麻钩藤颗粒：详见第 57 页。❹全天麻胶囊：每粒0.5 g，每次 2 粒，每日 3 次。❺心脑静片：每片0.4 g，每次 4 片，每日 1~3 次。孕妇禁用。❻安宫牛黄丸、局方至宝散：详见第 59、第 60 页。❽紫雪：详见第 65 页。

（三）阳明热盛证

多见壮热汗出，项背强急，手足挛急，甚则角弓反张，腹满便结，口渴喜冷饮。舌质红、苔黄燥，脉弦数。治宜清泄胃热，增液止痉。

【常用方药】白虎汤合增液承气汤加减。处方：

生石膏30 g	知母10 g	玄参10 g	生地黄15 g	麦冬10 g
大黄10 g	芒硝10 g	粳米30 g	甘草5 g	

方中生石膏、知母、玄参、生地黄、麦冬清热养阴生津、濡润筋脉；大黄、芒硝软坚润燥、荡涤胃肠积热；粳米、甘草和胃养阴。

【加减】①热邪伤津而无腑实证者用白虎加人参汤清热救津；②抽搐甚加天麻、地龙、全蝎、菊花、钩藤息风止痉；③热甚烦躁加淡竹叶、栀子、黄芩清心泻火除烦；④热甚动血致斑疹显现、舌质红绛者加水牛角、生地黄、牡丹皮清热凉血。

【供选成药】❶白虎合剂：每瓶100 mL，每次 20~30 mL，每日 3 次。虚证及假热证不可用。❷增液颗粒：每包20 g，每次 1 包，每日 3 次。❸清胃黄连丸：每丸9 g，每次 1~2 丸，每日 2 次。阴虚火旺者忌用，孕妇、老人、体弱者慎用。❹清胃丸：每丸9 g，每次 1 丸，每日 2~3 次。应中病即止，不可过量、久用。非胃经实火证忌用，年老体弱及脾胃虚弱者及孕妇慎用。❺白清胃散：每瓶 3 g，每次 0.3~0.5 g，每日 1~2 次。脾胃虚弱者、年老体弱者慎用，孕妇忌用。

（四）心营热盛证

多见高热烦躁，神昏谵语，项背强急，四肢抽搐，甚则角弓反张。舌质红绛、苔黄少津，脉细数。治宜清心透营，开窍止痉。

【常用方药】清营汤加减。处方：

水牛角30 g	莲子心5 g	淡竹叶10 g	连翘10 g	玄参15 g
生地黄20 g	麦冬10 g			

方中水牛角片、莲子心、淡竹叶、连翘清心泄热，凉血解毒；玄参、生地黄、麦冬滋阴。

【加减】①高热烦躁明显者，加牡丹皮、栀子、生石膏、知母清热除烦；②四肢抽搐、角弓反张者，加全蝎、蜈蚣、僵蚕、蝉蜕等凉肝息风止痉；③神昏谵语、躁动不安、四肢挛急抽搐、角弓反张者，酌情选用安宫牛黄丸、至宝丹或紫雪（丹）。

【供选成药】❶瓜霜退热灵胶囊：每粒0.3 g，成人每次 1.2~1.8 g，每日 3~4 次。方中含朱砂，不宜过量、久服。脾虚便溏者慎用，孕妇忌用。❷新雪颗粒：每袋1.5 g，薄膜衣颗粒每袋 1.7 g，每次 1 袋，每日 2 次。外感风寒者及孕妇忌用。❸清开灵口服液：每支10 mL，每次 10~30 mL，每日 2 次。久病体虚便溏者慎用。❹清宫丸（丹）：每丸4.2 g，每次 1 丸，每日 1~2 次。本品含雄黄、朱砂等，既不可过量、久服，又不宜与含川乌、草乌的中成药同时服。内热不盛者不宜用，孕妇慎用。❺牛黄清宫丸：每丸 2.1 g，每次 1 丸，每日 1~2 次。方中含雄黄、朱砂，不可过量、久用。孕妇忌用。

（五）痰浊阻滞证

多见头痛昏蒙，神识呆滞，项背强急，四肢抽搐，胸脘满闷，呕吐痰涎。舌苔白腻，脉滑或弦滑。治宜豁痰开窍，息风止痉。

【常用方药】导痰汤加减。处方：

法半夏10 g	石菖蒲6 g	陈皮6 g	胆南星12 g	姜汁20 g
竹沥20 g	枳实6 g	茯苓12 g	白术10 g	全蝎3 g
地龙10 g	蜈蚣3 g			

方中法半夏、石菖蒲、陈皮、胆南星、姜汁、竹沥豁痰化浊开窍；枳实、茯苓、白术健脾化湿；全蝎、地龙、蜈蚣息风止痉。

【加减】①言语不利加白芥子、远志祛痰开窍醒神；②胸闷较重加瓜蒌、郁金理气行滞宽胸；③痰郁化热见身热、烦躁、舌苔黄腻、脉滑者，加瓜蒌、黄芩、天竺黄、竹茹、青礞石清化痰热；④痰浊上壅、蒙闭清窍、突然昏厥抽搐者，急用竹沥加姜汁冲服安宫牛黄丸。

【供选成药】❶救急散：每瓶1.5 g，每次0.75 g，每日2次。❷安脑丸：每丸3 g，每次1~2丸，每日2次。❸定搐化风丸：每丸1.5 g，每次1丸，每日2次，用薄荷、钩藤煎汤送服。❹牛黄镇惊丸：每丸1.5 g，每次1丸，每日2次。不宜超量、久服。小儿慢惊风不宜用。❺半夏天麻丸：每100粒重6 g，每次6 g，每日2~3次。肝肾阴虚、肝阳上亢所致的头痛、眩晕忌用。平素大便干燥者慎用。

（六）阴血亏虚证

多见项背强急，四肢麻木，抽搐或筋惕肉瞤，直视口噤，头目昏眩，自汗，神疲气短，或低热。舌质淡或舌红无苔，脉细数。治宜滋阴养血，息风止痉。

【常用方药】四物汤合大定风珠加减。处方：

生地黄20 g	熟地黄20 g	白芍12 g	麦冬10 g	阿胶15 g
五味子6 g	当归12 g	火麻仁10 g	生龟甲15 g	生牡蛎15 g
鸡子黄1个				

方中生地黄、熟地黄、白芍、麦冬、阿胶、五味子、当归、火麻仁补血滋阴柔肝；生龟甲、生牡蛎息风止痉；鸡子黄养阴宁心。

【加减】①阴虚内热致手足心热、心烦者，加白薇、青蒿、黄连、淡竹叶退热除烦；②抽动不安、心烦失眠，加栀子、首乌藤、炒枣仁、生龙骨清心敛阴除烦；③阴虚多汗、时时欲脱者，加人参、沙参益气养阴敛汗；④气虚自汗、卫外不固，加黄芪、浮小麦固表止汗；⑤久病、阴血不足、气虚血滞、瘀血阻络者，加黄芪、丹参、赤芍、鸡血藤益气活血，或用补阳还五汤加减；⑥虚风内动致肢体拘急挛缩者，重用养阴润筋之品，并加全蝎、天麻、钩藤息风通络。

【供选成药】❶四物合剂：详见第189页。❷大补阴丸：详见第147页。

三、痿证

　　痿证，是指肢体筋脉弛缓、软弱无力、日久不能随意运动、渐至肌肉萎缩的一种病证。临床以下肢痿弱多见，又称"痿躄"。本病的外因以温邪、湿邪为主，内因为气血阴精亏损。其病理主要为筋脉失去濡养。其病变涉及肝、肾、肺、脾、胃等脏腑。现代医学中的多发性神经炎、运动神经元疾病、脊髓病变、重症肌无力、周期性麻痹等表现为肢体痿软无力、不能随意运动者，可参考本证证治分类辨证治之。

（一）肺热津伤证

　　多见发病急，病起发热，或热后突然出现肢体软弱无力，较快发生肌肉瘦削，皮肤干燥，心烦口渴，咳呛咽干，小便黄赤或热痛，大便秘结。舌红苔黄，脉细数。治宜清热润燥，养阴生津。

　　【常用方药】清燥救肺汤加减。处方：

桑叶15 g	北沙参10 g	西洋参6 g	麦冬10 g	甘草6 g
阿胶10 g	黑芝麻15 g	生石膏15 g	杏仁10 g	炙枇杷叶10 g

　　方中北沙参、西洋参、麦冬、甘草生津养阴；阿胶、黑芝麻滋阴养血润燥；生石膏、桑叶、杏仁、炙枇杷叶清热宣肺。

　　【加减】①身热未退、高热、口渴有汗者，重用生石膏加金银花、连翘、知母清热解毒；②咳嗽痰多加瓜蒌、桑白皮、川贝母宣肺清热化痰；③咳呛少痰、咽喉干燥加桑白皮、天花粉、芦根润肺清热。

　　【供选成药】养阴清肺膏：详见第10页。

（二）湿热浸淫证

　　多起病较慢，逐渐出现肢体困重，痿软无力，尤以下肢或两足痿弱为甚，兼见微肿，手足麻木，扪及微热，或有发热，胸脘痞闷，小便赤涩热痛。舌红赤、苔黄腻，脉濡数或滑数。治宜清热利湿，通利经脉。

　　【常用方药】加味二妙散加减。处方：

黄柏10 g	苍术10 g	萆薢10 g	防己10 g	薏苡仁15 g	蚕沙10 g
木瓜15 g	牛膝10 g	龟甲10 g		

　　方中苍术、黄柏清热燥湿；萆薢、防己、薏苡仁渗利湿热；蚕沙、木

瓜、牛膝利湿、通经活络；龟甲滋阴益肾强骨。

【加减】①湿邪偏盛致胸脘痞闷、肢重且肿者，加厚朴、茯苓、枳壳、陈皮理气化湿；②夏令季节加广藿香、佩兰芳香化浊，健脾祛湿；③热邪偏盛致身热肢重、小便赤涩热痛者，加忍冬藤、连翘、蒲公英、赤小豆清热解毒利湿；④湿热伤阴见两足燃热、心烦口干、舌质红或中剥、脉细数者，去苍术，重用龟甲加玄参、山药、生地黄；⑤病程较长，兼有瘀血阻滞、肌肉顽痹不仁、关节活动不利、疼痛、舌质紫暗、脉涩者，加丹参、鸡血藤、赤芍、当归、桃仁养血活血化瘀。

【供选成药】❶二妙丸、三妙丸：详见第 210 页。❷四妙丸：详见第 146 页。❸马钱子散：每包0.6 g（含士的宁 8 mg），体质强壮者每次 1/3 包，每日 1 次。如无反应，可增至2/3 包，最大量不得超过每日 1 包。体弱及年老者剂量酌减。使用中应严格控制剂量，用药时间不可过长。孕妇忌用。

（三）脾胃虚弱证

多见肢体痿弱，甚至肌肉萎缩，面色无华，气短懒言，腹胀纳呆，大便溏薄。苔薄白，脉细弱。治宜补益脾胃，温养筋肉。

【常用方药】参苓白术散加减。处方：

白参6 g	白术10 g	山药15 g	扁豆15 g	莲子15 g	黄芪15 g
当归10 g	薏苡仁20 g	茯苓15 g	砂仁5 g	陈皮6 g	甘草6 g
大枣10 g					

方中白参、白术、山药、扁豆、莲子、甘草、大枣补脾益气；黄芪、当归益气养血；薏苡仁、茯苓、砂仁、陈皮健脾理气化湿。

亦可用补中益气汤加减。

【加减】①脾虚兼食积不运者配麦芽、山楂、神曲消食、健脾助运；②气血虚甚者重用黄芪、党参、当归加阿胶益气补血；③气血不足兼血瘀见唇舌紫暗、脉涩者，加丹参、川芎、川牛膝；④脾虚湿盛或肥胖痰多者，用六君子汤加减。

【供选成药】❶参苓白术散、补中益气丸、参苓健脾胃颗粒：详见第 97 页。❷人参健脾丸：详见第 67 页。❸健脾资生丸：每 50 粒约重 3 g，每次 9 g，每日 2~3 次。

（四）肝肾亏虚证

多见肢体痿弱无力，腰背酸软，不能久立，甚至步履全废，腿胫大肉渐脱；或伴眩晕耳鸣，舌咽干燥，遗精或遗尿；或妇女月经不调。舌红绛少苔，脉细数。治宜滋阴清热，补益肝肾。

【常用方药】虎潜丸加减。处方：

豹骨10 g	怀牛膝15 g	熟地黄20 g	龟甲15 g	知母10 g
黄柏10 g	锁阳15 g	当归10 g	白芍12 g	陈皮6 g
干姜5 g				

方中豹骨、怀牛膝壮筋骨利关节；熟地黄、龟甲、知母、黄柏滋阴补肾退热；锁阳温肾益精；当归、白芍养血柔肝；陈皮、干姜理气温中和胃，使补而不滞。

【加减】①阴阳两虚见神疲、怯寒怕冷、阳痿早泄、尿频而清、妇女月经不调、脉沉细无力者，去黄柏、知母，加淫羊藿、鹿角霜、紫河车、附子、肉桂温肾补阳益精血，或服鹿角胶丸、加味四斤丸；②面色无华或萎黄、头昏心悸者，加黄芪、党参、制首乌、龙眼肉补气养血；③腰脊酸软加续断、补骨脂、狗脊补肾壮腰；④热甚去锁阳、干姜，或服六味地黄丸加牛骨髓、鹿角胶、枸杞子滋阴补肾；⑤阳虚畏寒、脉沉弱者加服右归丸温肾散寒。

【供选成药】❶健步丸：每丸9 g，每次1丸，每日2次。淡盐汤或温开水送服。非肝肾亏虚所致痿证忌用。❷金刚丸：每丸9 g，每次1丸，每日2次。治疗期间应慎房事。痹证属风寒湿邪者忌用。❸虎潜丸：每丸9 g，每次1丸，每日2次。淡盐汤或温开水送服。风寒湿痰所致痿证忌用。❹龟鹿补肾丸（胶囊、口服液）：水蜜丸，每丸4.5 g，每次4.5~9 g；大蜜丸，每丸6 g或12 g，每次6~12 g；胶囊，每粒0.4 g，每次2~4粒；口服液，每支10 mL，每次1支；均每日2次。阴虚火旺者忌用。外感表证未解时不宜用。孕妇慎用。❺人参滋补膏：膏滋剂，每次10 g，每日2~3次。脾虚湿盛、外感湿邪者禁用。❻健步强身丸：详见第212页。❼金钱白花蛇药酒：每瓶250~500 mL，每次4~6 mL，每日3次。方中含马钱子等毒性中药，不可过量、久服。阴虚火旺及热痹证、孕妇、高血压、心脏病、肝肾功能不全，以及癫痫、破伤风、甲状腺功能亢进症患者忌用。

（五）脉络瘀阻证

多见久病体虚，四肢痿弱，肌肉瘦削，手足麻木不仁，四肢青筋暴露，隐痛不适，舌痿不能伸缩。舌质暗淡或有瘀点瘀斑，脉细涩。治宜益气养营，活血行瘀。

【常用方药】圣愈汤合补阳还五汤加减。处方：

红参6 g	黄芪15 g	当归12 g	川芎6 g	熟地黄15 g	白芍12 g
川牛膝10 g	地龙10 g	桃仁10 g	红花6 g	鸡血藤15 g	

方中红参、黄芪益气；当归、川芎、熟地黄、白芍养血和血；川牛膝、地龙、桃仁、红花、鸡血藤活血化瘀通脉。

【加减】①手足麻木、舌苔厚腻者加橘络、木瓜行气通络、化湿舒筋；②下肢痿软无力加杜仲、锁阳、桑寄生温补肝肾，强健筋骨；③肌肤甲错、形体消瘦、手足痿弱属瘀血久留者，用圣愈汤送服大黄䗪虫丸补虚活血。

【供选成药】❶补益活络丹：大蜜丸，每丸6 g，每次1丸，重症每次2丸，每日2~3次。不宜与含赤芍、藜芦的药物同用。孕妇忌用。❷养血荣筋丸：每丸9 g，每次1~2丸，每日2次。孕妇忌用。❸偏瘫复原丸：每丸9 g，每次1丸，每日2次。温开水或温黄酒送服。孕妇忌用，阴虚火旺、肝阳上亢者慎用。❹消栓口服液（胶囊）：口服液，每支10 mL，每次1支；胶囊，每粒0.2 g，每次2粒；均每日3次。餐前半小时服。孕妇及中风急性期痰热证、风火上扰证忌用。中风恢复期如出现肝阳上亢症状应停用，阴虚阳亢证及有出血倾向者慎用。❺消栓通颗粒：每袋25 g，每次1袋，每日3次。痰热阻窍者不宜单用，孕妇忌用，用药期间出现口干、口渴、头晕目眩等症应停用。❻软脉灵口服液：每支10 mL，每次1支，每日3次。肝火上炎或阴虚内热者忌用。冠心病及心肌炎急性发作、中风急性期患者不宜用。

四、颤证

颤证，也称振掉、颤振、震颤，是以头部及肢体摇动颤抖，不能自制为主要临床表现的一种病证。轻者表现头摇动或手足微颤，重者可见头部振摇、肢体颤动不止，甚至肢节拘急，失去生活自理能力。本病的基本病机为肝风内动、筋脉失养。病理性质为本虚标实。现代医学中的震颤麻痹、肝豆状核变性、小脑病变的姿位性震颤、特发性震颤、甲状腺功能亢进等，具有颤证临床特征的锥体外系疾病和某些代谢性疾病，可参考下述证治分类辨证论治。

（一）风阳内动证

多见肢体颤动粗大，病情较重，不能自制，眩晕耳鸣，面赤烦躁，易激动，心情紧张时震颤加重；伴有肢体麻木，口苦而干，语言迟缓不清，流涎，小便黄赤，大便干。舌质红、苔黄，脉弦滑数。治宜镇肝息风，舒筋止颤。

【常用方药】天麻钩藤饮合镇肝息风汤加减。处方：

天麻15 g	钩藤12 g	石决明12 g	赭石10 g	生龙骨15 g
生牡蛎15 g	生地黄15 g	白芍12 g	玄参10 g	龟甲15 g
天冬10 g	怀牛膝10 g	杜仲10 g	桑寄生10 g	黄芩10 g
栀子10 g	首乌藤10 g	茯神10 g		

方中天麻、钩藤、石决明、赭石、生龙骨、生牡蛎镇肝息风止颤；生地黄、白芍、玄参、龟甲、天冬养阴清热、潜阳息风；怀牛膝、杜仲、桑寄生补益肝肾；黄芩、栀子清热泻火；首乌藤、茯神宁心安神。

【加减】①肝火偏盛见焦虑心烦者，加龙胆、夏枯草清泻肝胆实火；②痰多加竹沥、天竺黄清热化痰；③肾阴不足、虚火上扰见眩晕耳鸣者，加知母、黄柏、牡丹皮清泻虚火；④心烦失眠加炒枣仁、柏子仁、丹参养血安神；⑤颤动不止加僵蚕、全蝎息风活络止颤。

【供选成药】❶天麻钩藤颗粒：详见第57页。❷全天麻胶囊：每粒0.5 g，每次2~6粒，每日3次。

（二）痰热风动证

多见头摇不止，肢体震颤，甚至手不能持物，头晕目眩，胸脘痞闷，口苦口黏，口吐痰涎，舌体胖大有齿痕。舌质红、苔黄腻，脉弦滑数。治宜清热化痰，平肝息风。

【常用方药】导痰汤合羚羊钩藤汤加减。处方：

法半夏10 g	胆南星12 g	竹茹10 g	浙贝母10 g	黄芩10 g
羚羊角3 g	桑叶10 g	钩藤10 g	菊花10 g	生地黄15 g
生白芍10 g	甘草6 g	橘红6 g	茯苓10 g	枳实6 g

方中法半夏、胆南星、竹茹、浙贝母、黄芩清热化痰；羚羊角、桑叶、钩藤、菊花平肝息风止颤；生地黄、生白芍、甘草养阴清热、缓急止颤；橘红、茯苓、枳实健脾理气。

【加减】①胸闷恶心、咳吐痰涎、苔厚腻、脉滑，属痰湿内聚者，加煨皂角、白芥子燥湿化痰；②震颤较重加珍珠母、生石决明、全蝎平肝息风止颤；③心烦易怒加天竺黄、牡丹皮、郁金凉血化瘀、豁痰；④胸闷脘痞加瓜蒌皮、厚朴、苍术燥湿行气宽胸；⑤肌肤麻木不仁加地龙、丝瓜络、竹沥通络以化痰瘀；⑥神志呆滞加石菖蒲、远志益智醒脑。

【供选成药】❶清气化痰丸：每袋18 g，每次6～9 g，每日2次。无实火热痰或体弱便溏者及孕妇忌用。❷羚羊角清肺丸：每丸6 g，每次1丸，每日3次。孕妇忌用。❸竹沥膏：每瓶500 g，每次30 g，每日2～3次。非痰热实证忌用。❹晕可平颗粒：每袋10 g或每瓶100 g，每次10 g，每日3次。气血亏虚所致眩晕者忌用，孕妇慎用。

(三) 气血亏虚证

多见头摇肢颤，面色㿠白，表情淡漠，神疲乏力，动则气短，心悸健忘，眩晕，纳呆。舌体胖大，舌质淡红、舌苔薄白，脉沉濡或沉细无力。治宜益气养血，濡养筋脉。

【常用方药】人参养荣汤加减。处方：

熟地黄15 g	白参10 g	当归10 g	白芍10 g	白术10 g
黄芪15 g	茯苓10 g	炙甘草6 g	肉桂3 g	天麻10 g
钩藤10 g	珍珠母15 g	五味子6 g	远志6 g	

方中熟地黄、当归、白芍、白参、白术、黄芪、茯苓、炙甘草健脾益气养血；肉桂温阳、鼓舞气血生长；天麻、钩藤、珍珠母平肝息风止颤；五味子、远志养心安神。

【加减】①气虚运化无力致湿聚成痰者，加法半夏、白芥子、胆南星化痰通络止颤；②心血亏虚见心悸、失眠、健忘者，加炒酸枣仁、柏子仁养血安神；③气虚血滞见肢体颤抖、疼痛麻木者，加鸡血藤、丹参、桃仁、红花养血活血行滞。

【供选成药】❶人参养荣丸：详见第189页。❷益气维血颗粒：每袋10 g，每次1袋，每日3次。实证、热证不宜用。感冒者慎用。❸益中生血片：基片0.1 g，每板18片，每盒3板，或每盒100片，每次4～6片，每日3次，餐后服。使用本品时，不宜同时使用含鞣酸、茶碱类的食物和药物。感冒患者、孕妇慎用。非缺铁性贫血不宜用。❹薯蓣丸：每丸3 g，每次2丸，每日2次。❺归脾养心丸（片、糖浆、膏滋、合剂）：大蜜丸，每丸6 g或9 g，每次1丸；水蜜丸，每瓶60 g，每次6 g；小蜜丸，每瓶60 g，每次9 g；浓缩丸，每瓶200丸，每次8～10丸；片剂，每片0.3 g，每次4～6片；

均每日 3 次。糖浆，每瓶 150 mL，每次 20 mL，每日 2 次。膏滋，每瓶 150 g，每次 10~15 g；合剂，每瓶 100 mL，每次 10 mL；均每日 2~3 次。有痰湿、瘀血、外邪者不宜用。阴虚火旺者忌用。

（四）髓海不足证

多见头摇肢颤，持物不稳，腰膝酸软，失眠心烦，头晕，耳鸣善忘，老年患者兼有神呆，痴傻。舌质红、苔薄白；或红绛无苔，脉细数。治宜填精补髓，育阴息风。

【常用方药】龟鹿二仙膏合大定风珠加减。处方：

龟甲15 g	鳖甲15 g	生牡蛎15 g	钩藤10 g	鸡子黄 1 个
阿胶10 g	麦冬10 g	枸杞子10 g	鹿角10 g	熟地黄15 g
生地黄15 g	白芍10 g	火麻仁6 g	白参5 g	山药10 g
五味子6 g				

方中龟甲、鳖甲、生牡蛎、钩藤、鸡子黄、阿胶育阳潜阳、平肝息风；枸杞子、鹿角、熟地黄、生地黄、白芍、麦冬、火麻仁补益肝肾、滋阴养血润燥；白参、山药健脾益气生血；五味子敛阴安神。

【加减】①肢体颤抖、眩晕较著者，加天麻、全蝎、石决明平肝息风；②五心烦热、躁动失眠、便秘尿赤属阴虚火旺者，加黄柏、知母、牡丹皮、玄参清退虚火；③肢体麻木、拘急强直，加木瓜、僵蚕、地龙通络息风止颤，并重用白芍舒筋缓急。

【供选成药】❶龟鹿二仙膏：每瓶 300 g，每次15~20 g，每日 3 次。阴虚火旺者及感冒患者慎用。❷龟鹿补肾丸：详见第 219 页。❸大补阴丸：详见第 147 页。❹木耳舒筋丸：每丸9 g，每次 1 丸，每日 2 次。黄酒或温开水送服。

（五）阳气虚衰证

多见头摇肢颤，筋脉拘挛，畏寒肢冷，心悸气短，自汗，小便清长或自遗，大便溏。舌质淡、苔薄白，脉沉迟无力。治宜补肾助阳，温通筋脉。

【常用方药】地黄饮子加减。处方：

制附子10 g	肉桂3 g	巴戟天10 g	山茱萸6 g	熟地黄15 g
党参10 g	白术10 g	茯苓10 g	生姜10 g	白芍10 g
甘草6 g				

方中制附子、肉桂、巴戟天温补肾阳；山茱萸、熟地黄补肾益精；党参、白术、茯苓、生姜补气健脾、祛痰湿；白芍、甘草缓急止颤。

【加减】①大便稀溏者加干姜、肉豆蔻温中健脾；②心悸者加远志、柏子仁养心安神。

【供选成药】❶右归丸：详见第40页。❷一柱天胶囊：每粒0.4 g，含淫羊藿苷0.5 mg，每盒8粒，每次1~2粒，每日2次，早、晚各服1次。阴虚火旺者慎用。❸龟鹿强身丸：每30粒约重3 g，每次3 g，每日3次。❹桂附地黄丸：详见第19页。❺苁蓉健肾丸：每袋12 g，每次6 g，每日2次，温开水或淡盐汤送服。热证患者忌用。

五、腰痛

腰痛，又称腰脊痛，是以腰脊或脊旁部位疼痛为主要症状的一种病证。其病因有内伤、外感、跌仆挫伤之分。基本病机为筋脉痹阻、腰府失养。内伤多为禀赋不足、肾亏腰府失养；外感多为风、寒、湿、热诸邪痹阻经脉，或劳力扭伤、气滞血瘀、经脉不通导致腰痛。现代医学中的腰肌纤维炎、强直性脊柱炎、腰椎骨质增生、腰椎间盘病变、腰肌劳损等腰部病变及某些内脏疾病，凡以腰痛为主要症状者，可参考下述证治分类辨证论治。如因外科、妇科疾患引起的腰痛，不列入本篇讨论。

（一）寒湿腰痛证

多见腰部冷痛重着，转侧不利，逐渐加重，静卧病痛不减，寒冷和阴雨天加重。舌质淡、苔白腻，脉沉迟。治宜散寒祛湿，温经通络。

【常用方药】甘姜苓术散加减。处方：

| 甘草10 g | 干姜6 g | 桂枝10 g | 牛膝10 g | 茯苓12 g |
| 白术10 g | 杜仲10 g | 桑寄生10 g | 续断10 g | |

方中干姜、桂枝、牛膝温经散寒，通络止痛；茯苓、白术、甘草健脾渗湿；杜仲、桑寄生、续断补肾强腰。

【加减】①腰部冷痛、拘急不舒属寒邪偏盛者，加附子、细辛温经逐寒；②腰痛重着属湿邪偏胜者，加苍术、薏苡仁健脾燥湿；③腰膝酸软无力、脉沉弱属肝肾虚损、气血不足者，用独活寄生汤加附子既补肝肾又逐寒湿。

【供选成药】❶寒湿痹颗粒（片）：颗粒，每袋10 g，每次1袋；片剂，素片每片0.25 g，每次4片；均每日3次。孕妇慎用，发热患者禁用。❷祛风止痛：每片0.33 g，每次6片，每日2次。服此药期间禁用法半夏、瓜蒌、贝母、白蔹、白及。孕妇禁用。关节红肿者慎用。❸腰痛宁胶囊：每粒0.3 g，每次4~6粒，每日1次，睡前半小时用黄酒兑少量温开水送服。方中含马钱子，不可过量、久服。孕妇及小儿忌用，心脏病、高血压患者慎用。❹木瓜丸：每10粒重1.8 g，每次9 g（约50粒），每日2~3次。方中含川乌、草乌，不可过量、久服。已有过敏反应报道，应予注意。风湿热痹证及孕妇禁用。❺白花蛇药酒：每瓶250 mL，每次4~6 mL，每日3次。阴虚火旺者和孕妇忌用。❻风湿药酒料：每包38 g，泡酒饮用，每次10~15 mL，每日2~3次。高血压患者禁用。❼舒筋活络酒：每瓶450 mL，每次20~30 mL，每日2次。孕妇忌用。❽麝香风湿片：每片0.3 g，每次3~5片，每日2~3次。热痹证和孕妇忌用。

（二）湿热腰痛证

多见腰部疼痛，重着而热，暑湿阴雨天气加重，活动后或可减轻，身体困重，小便短赤。舌质红、苔黄腻，脉濡数。治宜清热利湿，舒筋止痛。

【常用方药】四妙丸加减。处方：

黄柏10 g	苍术10 g	薏苡仁20 g	木瓜15 g	络石藤10 g
川牛膝10 g				

方中苍术、黄柏、薏苡仁清利下焦湿热；木瓜、络石藤舒筋通络止痛；川牛膝通利筋脉、引药下行，兼能强壮腰脊。

【加减】①小便短赤不利、舌质红、脉弦数者，加栀子、萆薢、泽泻、木通清利湿热；②湿热蕴久，耗伤阴津、腰痛，伴咽干、手足心热者，加生地黄、女贞子、墨旱莲养阴清热。

【供选成药】❶湿热痹颗粒（片）：颗粒，每包3 g（无糖型），每次1包；片剂，每素片重0.25 g，每次6片；均每日3次。寒湿痹证及脾胃虚寒者忌用。孕妇慎用。❷四妙丸：详见第146页。❸二妙丸、三妙丸：详见第210页。❹风湿圣药胶囊：每粒0.3 g，每次4~6粒，每日3次。寒湿痹证及对本品过敏者慎用。孕妇忌用。❺当归拈痛丸：每18粒重1 g，每次9 g，每日2次。寒湿痹证及孕妇慎用。❻风痛安胶囊：每粒0.3 g，每次3~5粒，每日3次。寒湿痹证及孕妇慎用。❼麝香回阳膏：每贴4 g，外用加温软化后敷患处。皮肤易于过敏者慎用。

（三）瘀血腰痛证

多见腰痛剧烈，如刺如折，痛有定处而拒按，俯仰转侧不便，日轻夜重。舌质紫暗或有瘀斑，脉细涩。部分患者有跌仆闪挫病史。治宜活血化瘀，理气止痛。

【常用方药】身痛逐瘀汤加减。处方：

| 当归12 g | 川芎6 g | 桃仁10 g | 红花6 g | 土鳖虫6 g |
| 香附10 g | 没药10 g | 五灵脂10 g | 地龙10 g | 川牛膝10 g |

方中当归、川芎、桃仁、红花、土鳖虫活血化瘀、疏通经络；香附、没药、五灵脂、地龙行气活血、通络止痛、祛瘀消肿；川牛膝活血化瘀；引药下行，并能强壮腰脊。也可改用调荣活络饮加减治之。

【加减】①因风湿致肢体困重、阴雨天加重者，加独活、秦艽、狗脊祛湿强腰；②腰痛日久见肾虚者加桑寄生、杜仲、续断、熟地黄滋补肝肾；③腰痛引胁，有跌仆扭伤、闪挫病史者，加乳香、青皮行气活血止痛；④瘀血明显，且入夜更甚者，加全蝎、蜈蚣、白花蛇等通络止痛。

【供选成药】❶止痛紫金丸：每丸6 g，每次1~2丸，每日2次。温开水或黄酒送服。孕妇忌用。❷复方当归注射液：每支2 mL，穴位或肌内注射，每日1次或隔日每次，每次2~4 mL。有出血倾向及妇女月经过多者慎用。❸腰痛丸：每丸9 g，每次1丸，每日2次。空腹时服。阴虚内热及孕妇忌用。❹坎离砂：熨剂，每筒装250 g，外用，将筒内药物与铁屑倒入碗内，混匀，每250 g加米醋15 mL（不可过量），立即拌匀，装入布袋，用棉袄盖严，等待发热，敷于患处，药凉后取下。再用时仍可用醋15 mL，按前法反复数次，每日熨患处1~3次。局部皮肤有破伤或有明显色红焮热者忌用。

（四）肾虚腰痛证

1. 肾阴虚　多见腰部隐隐作痛，酸软无力，缠绵不愈，心烦少寐，口燥咽干，面色潮红，手足心热。舌红少苔，脉弦细数。治宜滋补肾阴，濡养筋脉。

【常用方药】左归丸加减。处方：

| 熟地黄20 g | 枸杞子15 g | 山茱萸6 g | 山药15 g | 龟甲胶15 g |
| 菟丝子10 g | 鹿角胶10 g | 牛膝10 g | | |

方中熟地黄、枸杞子、山茱萸、山药、龟甲胶滋补肾阴；菟丝子、鹿角

胶、牛膝温肾壮腰。

【加减】①肾阴不足见相火偏亢者，用知柏地黄丸或大补阴丸加减治之；②虚劳腰痛、日久不愈、阴阳俱虚者用杜仲丸。

【供选成药】❶左归丸：详见第 192 页。❷知柏地黄丸：详见第 137 页。❸大补阴丸：详见第 147 页。❹杜仲颗粒：每袋 5 g 或每瓶120 g，每次 5 g，每日 2 次。湿热痹证、外伤瘀血所致腰痛不宜用，低血压患者慎用。❺六味地黄丸：详见第 155 页。❻滋补肝肾丸：每丸9 g，每次 1 丸，每日 2 次。湿热蕴结或湿热未尽者禁用。❼滋补大力丸：每丸9 g，每次 1 丸，每日 2 次。有出血倾向者禁用。❽健脑补肾片：每片0.3 g，每次 4 片，每日 3 次。脾虚有湿者不宜用。❾龟甲养阴片：每片0.3 g，每次 8~10 片，每日 3 次，餐后服。实证患者和脾虚便溏者不可用。

2. 肾阳虚　多见腰部隐隐作痛，酸软无力，缠绵不愈，局部发凉，喜温喜按，遇劳更甚，卧则减轻，常反复发作，少腹拘急，面色㿠白，肢冷畏寒。舌质淡、苔薄白，脉沉细无力。治宜补肾壮阳，温煦经脉。

【常用方药】右归丸加减。处方：

| 制附子10 g | 肉桂3 g | 鹿角胶10 g | 杜仲10 g | 菟丝子10 g |
| 熟地黄20 g | 山药15 g | 山茱萸6 g | 枸杞子10 g | |

方中制附子、肉桂、鹿角胶、杜仲、菟丝子温阳补肾、强壮腰脊；熟地黄、山药、山茱萸、枸杞子益肾滋阴。

【加减】①腰痛乏力、食少便溏，甚至脏器下垂属脾肾两虚者加黄芪、升麻、柴胡、白术健脾益气，升举清阳；②阴阳偏盛不明显者改用青娥丸补肾强腰；③肾虚腰痛者，改用河车大造丸、补髓丹补肾益精血。

【供选成药】❶右归丸：详见第 40 页。❷腰痛片：每片0.35 g，每次 6 片，每日 3 次，淡盐汤送服。寒湿痹阻、湿热痹阻所致腰痛不宜用，孕妇禁用。❸青娥丸：大蜜丸，每丸9 g，每次 1 丸；水蜜丸，每瓶100 g，每次 6 g；均每日 3 次。湿热或寒湿痹阻及外伤腰痛不宜用，并应节制房事。❹杜仲补天素丸（片）：蜜丸，每瓶 60 粒，每次 10 粒，每日 3 次；片剂，每片0.27 g，每次 2~4 片，每日 2 次。肝郁化火、痰热内扰、瘀血痹阻及阴虚火旺、心脾气虚所致失眠和外邪侵袭、湿热腰痛、气滞血瘀所致腰痛均不宜用，孕妇慎用。❺桂附地黄丸：详见第 19 页。❻健肾壮腰丸：每丸9 g，每次 1 丸，每日 2 次。外感实热者忌用。并应节制房事。❼强肾镇痛丸：每丸6 g，每次 1~2 丸，每日 2~3 次。阴虚内热及外感表证忌用。❽补肾强身片：每片0.25 g，每次 5 片，每日 2~3 次。温开水或淡盐水送服。应节制房事，忌烟酒。❾强阳保肾丸：每 150 粒重30 g，每次 30 粒，每日 2 次。淡盐水或温开水送服。阴虚火旺者忌用。❿壮腰健肾丸：蜜丸，每丸5.6 g，每次 1 丸；水蜜丸，每瓶60 g，每次 3.5 g；均每日 2~3 次。感冒发热身痛者不可用。

第 ② 篇

壹 月经病

月经病，是以月经的周期、经期、经量、经色、经质等发生异常，或伴随月经周期，或于经断前后出现明显症状为特征的疾病，为妇科临床的多发病。月经病的主要病因是寒热湿邪侵袭，内伤七情，房劳多产，饮食不节，劳倦过度和体质因素等。主要病机是脏腑功能失常，血气不和，冲任二脉损伤，以及肾—天癸—冲任—胞宫轴失调。

一、月经不调

(一) 月经先期

月经先期，指月经周期提前 7 天以上，甚至 1 个月两潮。其病因主要为热伏冲任、血海不宁，或气虚不能固摄所致。现代医学中的功能失调性子宫出血和盆腔炎等，出现月经提前符合本病证者，可参照下述证治分类辨证治疗。

1. 气虚证

(1) 脾气虚证：多见月经周期提前，或经血量少，色淡红、质清稀，神疲肢倦，气短懒言，小腹空坠，纳少便溏。舌淡红、苔薄白，脉细弱。治宜补脾益气，摄血调经。

【常用方药】补中益气汤加减。处方：

| 白参6 g | 黄芪18 g | 炙甘草10 g | 当归6 g | 陈皮6 g | 升麻6 g |
| 柴胡6 g | 白术10 g | | | | |

方中白参、黄芪、白术、炙甘草健脾益气；当归补血调经；陈皮理气健

胃；升麻、柴胡升阳举陷，共奏益气摄血归经之效，而使月经自调。

【加减】①经血量多者去当归，酌加煅龙骨、煅牡蛎、棕榈炭以固涩止血；②食少便溏者酌加砂仁、山药、茯苓健脾和胃利湿；③月经量少、色暗淡、质稀薄、腰骶酸痛者，予补中益气汤中去升麻、柴胡加鹿角胶、菟丝子、杜仲温肾阳，益精气。

【供选成药】❶补中益气丸：详见第 97 页。❷归脾丸：详见第 32 页。❸十全大补丸：详见第 179 页。❹坤顺丹：每丸9 g，每次 1 丸，每日 2 次。孕妇忌服。❺六君子丸、四君子丸：详见第 188 页。❻人参养荣丸：详见第 189 页。

（2）肾气虚证：多见周期提前，经量或多或少，色淡暗、质清稀，腰膝酸软，头晕耳鸣，面色晦暗或有暗斑。舌淡暗、苔白润，脉沉细。治宜补益肾气，固冲调经。

【常用方药】固阴煎加减。处方：

> 菟丝子15 g　　熟地黄15 g　　山茱萸10 g　　红参6 g　　山药20 g
> 炙甘草6 g　　五味子9 g　　远志6 g

方中菟丝子、熟地黄、山茱萸补肾益精；红参、山药、炙甘草健脾益气；五味子、远志交通心肾，并加强肾气固摄之力。亦可改用归肾丸加减。

【加减】①经血量多加炮姜、海螵蛸温经固冲止血；②腰痛甚加续断、杜仲补肾壮腰；③夜尿频数加益智、金樱子固肾缩尿。

【供选成药】❶归肾丸：每丸9 g，每次 1 丸，每日 3 次。腹泻便溏者慎用。❷六味地黄丸：详见第 155 页。❸归芍地黄丸：详见第 51 页。❹金匮肾气丸：详见第 151 页。❺补肾丸：每丸9 g，每次 1 丸，每日 2 次。❻乌鸡白凤丸（口服液、颗粒、片）：水蜜丸，每瓶 100 g，每次 6 g；小蜜丸，每瓶 120 g，每次 9 g；大蜜丸，每丸 9 g，每次 1 丸；口服液，每支 10 mL，每次 10 mL；颗粒，每袋 2 g，每次 1 袋；片剂，每片 0.5 g，每次 2 片；均每日 2 次。孕妇和感冒者忌用。月经不调或崩漏属血热实证者及带下症属寒湿者慎用。❼女宝胶囊：每粒0.3 g，每次 4 粒，每日 3 次。❽乳鹿膏：每瓶 50 g，每次 10~20 g，每日 2 次。阴虚有热者禁用。感冒期间忌用。❾参茸白凤丸：每丸9 g，每次 1 丸，每日 1 次。感冒发热、食滞者忌用。

2. 血热证

（1）阳盛血热证：多见经来先期，量多，色深红或紫红、质黏稠，或伴心烦，面红口干，小便短黄，大便燥结。舌质红，苔黄，脉数或滑数。治宜清热凉血，调经。

【常用方药】清经散加减。处方：

> 牡丹皮10 g　　地骨皮10 g　　白芍12 g　　熟地黄15 g　　青蒿10 g
> 黄柏6 g　　　茯苓10 g

方中牡丹皮、青蒿、黄柏清热泻火凉血；地骨皮、熟地黄清虚热而滋肾水；白芍养血敛阴；茯苓利湿泄热。

【加减】①经血量甚多去茯苓以免渗利伤阴，加地榆、茜草凉血止血；②兼见倦怠乏力、气短懒言等症者，加党参、黄芪健脾益气；③经行腹痛、经血夹瘀块者加益母草、蒲黄、三七化瘀止血。

【供选成药】❶宫血宁胶囊：每粒0.13 g，每次1~2粒，每日3次。在月经期或子宫出血期服用。孕妇及脾肾亏虚证、血瘀证忌用，脾胃虚寒者慎用。❷止血片：每片相当原药材0.875 g，每次4片，每日3次。中量或大量出血，每次8片，每日3~4次。❸断血流颗粒（片、胶囊）：颗粒，每袋10 g，每次1袋；片剂，每片0.35 g，每次3~5片；胶囊，每粒0.35 g，每次3~6粒；均每日3次。孕妇及血瘀证忌用。糖尿病患者慎用含糖颗粒或糖衣片。❹荷叶丸：详见第157页。❺四红丸（亦名四红丹）：每丸9 g，每次1丸，每日2~3次。主要用于血热妄行所致月经先期。脾不统血所致的出血证及孕妇、年老体弱者慎用。❻牛黄解毒片（胶囊、丸、软胶囊）：分大片和小片2种，每袋24片，大片每次2片，小片每次3片；胶囊，小粒，每粒0.3 g，每次3粒，大粒，每粒0.4 g，每次2粒；水蜜丸，每100粒重5 g，每次2 g；软胶囊，每粒0.4 g，每次4粒；均每日2~3次。孕妇禁用，脾胃虚弱致便溏者忌用。❼固经丸：每丸6 g，每次6 g，每日2次。脾胃虚寒者忌用。有瘀者不宜用。气虚血弱者慎用。

（2）阴虚血热证：多见经来先期，量少或量多，色红、质稠，或伴两颧潮红，手足心热，咽干口燥。舌质红、苔少，脉细数。治宜养阴清热调经。

【常用方药】两地汤加减。处方：

> 生地黄20 g　　地骨皮10 g　　玄参15 g　　麦冬10 g　　阿胶10 g　　白芍15 g

方中生地黄、玄参、麦冬养阴滋液、壮水以制火；地骨皮清虚热、泻肾火；阿胶滋阴补血；白芍养血敛阴。

【加减】①阴虚阳亢兼见头晕耳鸣者，加钩藤、石决明、龙骨、牡蛎以平肝潜阳；②经来量多加女贞子、墨旱莲、地榆以滋阴清热止血。

【供选成药】❶知柏地黄丸：详见第 137 页。❷六味地黄丸：详见第 155 页。❸固经丸、四红丸：详见第 231 页。❹失血奇效丸：每丸6 g，每次 6 g，每日 2 次。❺安坤颗粒：每袋10 g，每次 1 袋，每日 2 次。主要用于血热妄行所致月经先期。阳虚、气虚、瘀血等证型的月经先期不宜用。❻丹贞颗粒：每袋 5 g，每次 1 袋，每日 2 次。月经干净后起服，可连用 15 日。❼十灰散：详见第 156 页。

3. 肝郁血热证　多见月经提前，量或多或少，经色深红或紫红、质稠，经行不畅，或有块，或少腹胀痛，或胸闷胁胀，或乳房胀痛，或心烦易怒，口苦咽干。舌红、苔薄黄，脉弦数。治宜疏肝清热，凉血调经。

【常用方药】丹栀逍遥散加减。处方：

> 牡丹皮6 g　　栀子6 g　　当归10 g　　白芍12 g　　柴胡6 g　　白术10 g
> 茯苓12 g　　薄荷6 g　　炙甘草10 g

方中牡丹皮、栀子、柴胡疏肝解郁、清热凉血；当归、白芍养血柔肝；白术、茯苓、炙甘草健脾补中；薄荷助柴胡疏达肝气。

【加减】①经量过多者去当归，加茜草、地榆、牡蛎以清热固冲止血；②经行不畅、夹血块者，加泽兰、益母草活血化瘀；③胸胁乳房胀痛，加香附、延胡索、川楝子解郁行滞止痛。

【供选成药】❶加味逍遥丸：详见第 153 页。❷逍遥丸：详见第 109 页。❸柴胡疏肝丸：每丸10 g，每次 1 丸，每日 2 次。孕妇禁用。肝胆湿热、脾胃虚弱者慎用。❹舒肝丸：每 6 丸相当原药材 2.182 g，每次 1 丸，每日 2 次。❺调经颗粒：每袋18 g，每次 1 袋，每日 2~3 次。❻平肝舒络丸：每丸6 g，每次 1 丸，每日 2 次。不宜过量、久服。孕妇忌用，阴虚风动、热病神昏者不宜用。

（二）月经后期

月经后期，是月经周期延后，甚至每隔 40~50 天一行或 3~5 个月一行者。主要因营血不足、血海空虚、不能按时满溢，或血脉不通、冲任受阻、气血运行不畅所致。现代医学功能失调性子宫出血出现月经延后征象者，可参考下述证治分类辨证论治。

1. 肾虚证　多见周期延后，量少，色暗淡、质清稀，或带下清稀，腰膝酸软，头晕耳鸣，面色晦暗或面部暗斑。舌淡、苔薄白，脉沉细。治宜补肾，养血调经。

【常用方药】当归地黄饮加减。处方：

> 当归15 g　　熟地黄15 g　　山茱萸15 g　　山药15 g　　杜仲15 g
> 怀牛膝15 g　甘草6 g

方中当归、熟地黄、山茱萸养血益精；山药、杜仲补肾气以固命门；怀牛膝强腰膝、通经血；甘草调和诸药。

【加减】①肾气不足、日久伤阳见腰膝酸冷者，加菟丝子、巴戟天、淫羊藿等温肾阳、强腰膝；②带下量多加鹿角霜、金樱子温肾固涩止带。

【供选成药】❶归肾丸：每丸9 g，每次 1 丸，每日 3 次。腹泻便溏者慎用。❷乳鹿膏：每瓶 50 g，每次 10～20 g，每日 2 次。阴虚有热者禁用。感冒期间应停用。❸六味地黄丸：详见第 155 页。❹归芍地黄丸：详见第 51 页。❺金匮肾气丸：详见第 151 页。❻补肾丸：每丸9 g，每次 1 丸，每日 2 次。

2. 血虚证　多见月经周期延后，量少、色淡红、质清稀，或小腹绵绵作痛，或头晕眼花，心悸少寐，面色苍白或萎黄。舌质淡红，脉细弱。治宜补血益气调经。

【常用方药】大补元煎加减。处方：

> 红参6 g　　　山药12 g　　熟地黄12 g　　杜仲10 g　　当归10 g
> 山茱萸10 g　枸杞子10 g　炙甘草10 g

方中红参大补元气，使气生血长；山药、炙甘草补益脾气；当归养血活血调经；熟地黄、枸杞子、山茱萸、杜仲滋肝肾、益精血。

【加减】①脾虚不运致食少便溏者，去当归加白术、扁豆、砂仁增强健脾和胃之力；②心悸少寐加远志、五味子交通心肾、宁心安神；③血虚阴亏见潮热、盗汗、心烦者，加女贞子、墨旱莲、地骨皮养阴清虚热。

【供选成药】❶八珍丸：详见第 126 页。❷十全大补丸：详见第 179 页。❸人参养荣丸：详见第 189 页。❹气血双补丸：每丸9 g，每次 1 丸，每日 2 次。脾胃虚弱者慎用。❺八珍益母丸（膏滋、胶囊）：大蜜丸，每丸9 g，每次 1 丸；水蜜丸，每 100 粒重 10 g，每次 6 g；小蜜丸，每 100 粒重 10 g，每次9 g；膏滋，每瓶100 g，每次10 g；胶囊，每粒 0.28 g，每次 3 粒；均每日 2～3 次。孕妇及月经量多且频者忌用。血热、气滞所致月经不调者不宜用。

过敏体质者慎用。❻四物益母丸：每瓶30 g、60 g或125 g，每次9 g，每日 2 次。孕妇忌用。❼归脾丸：详见第32页。❽当归补血丸：详见第158页。

3. 血寒证

（1）虚寒证：多见月经延后，量少、色淡红、质清稀，小腹隐痛，喜温喜按，腰膝无力，小便清长，大便稀溏。舌淡苔白，脉沉迟或细弱。治宜扶阳祛寒调经。

【常用方药】温经汤（《金匮要略》方）加减。处方：

当归6 g	吴茱萸9 g	桂枝6 g	白芍6 g	川芎6 g	生姜6 g
牡丹皮6 g	法半夏6 g	麦冬9 g	红参6 g	阿胶6 g	甘草6 g

方中吴茱萸、桂枝温经散寒暖宫、通利血脉；当归、川芎、白芍、阿胶养血活血调经；牡丹皮祛瘀；麦冬、法半夏、生姜润燥、降逆、和胃；红参、甘草补气和中。

【加减】阳虚甚见形寒肢冷、腰膝冷痛者，加补骨脂、巴戟天、淫羊藿等温肾助阳。

【供选成药】❶温经丸（合剂）：大蜜丸，每丸9 g，每次 1 丸，每日 2 次；合剂，每瓶100 mL，每次 10~20 mL，每日 3 次。❷艾附暖宫丸：大蜜丸，每丸9 g，每次 1 丸；小蜜丸，每瓶60 g或100 g，每次9 g；均每日 2~3 次。孕妇禁用，热证、实证者忌用。❸二益丸：每丸4 g，每次 1 丸，每日 2 次，黄酒或温开水送服。孕妇忌用。❹附子理中丸：详见第193页。

（2）实寒证：多见月经周期延后，量少，色暗有块，小腹冷痛拒按，得热痛减，畏寒肢冷，或面色青白。舌质淡暗、苔白，脉沉紧。治宜温经散寒调经。

【常用方药】温经汤（《妇人大全良方》）加减。处方：

当归9 g	川芎9 g	白芍9 g	桂木3 g	牡丹皮9 g	莪术9 g
红参9 g	牛膝9 g	甘草6 g			

方中桂木温经散寒；当归、川芎活血调经；红参甘温益气而助桂木通阳散寒；莪术、牡丹皮、牛膝活血祛瘀；白芍、甘草缓急止痛。

【加减】①经血量多去莪术、牛膝，加炮姜、艾叶炭温经止血；②腹痛拒按、时下血块者，加蒲黄、五灵脂化瘀止痛。

【供选成药】温经丸、艾附暖宫丸、二益丸：详见上证。

4. 气滞证　多见月经周期延后，量少或正常，色暗红，或有血块，小腹胀痛，或精神抑郁，胸胁乳房胀痛。舌质正常或红、苔薄白或微黄，脉弦或弦数。治宜理气行滞调经。

【常用方药】乌药汤加减。处方：

> 乌药10 g　香附12 g　木香6 g　当归10 g　甘草6 g

方中乌药理气行滞；香附疏肝理气；木香行脾胃滞气；当归养血活血调经；甘草调和诸药。

【加减】①经量过少、有块者加川芎、丹参活血调经；②小腹胀痛甚加莪术、延胡索理气行滞止痛；③胸胁乳房胀痛明显，加柴胡、郁金、川楝子、王不留行疏肝解郁，理气通络止痛；④月经量多、色红、心烦属肝郁化火，且在行经期者，加茜草炭、地榆、栀子清热止血。

【供选成药】❶逍遥丸：详见第 109 页。❷柴胡疏肝丸：每丸9 g，每次1 丸，每日 2 次。久郁气血不足者不宜用。孕妇慎用。❸越鞠丸：详见第 80页。❹肝郁调经膏：每瓶 250 g，每次 20～40 g，每日 2 次。❺开郁顺气丸：每丸9 g，每次 1 丸，每日 2 次。❻九制香附丸：水丸，每包60 g，每次9 g，每日 2 次。

（三）月经先后无定期

月经先后无定期，是指以周期异常为主的月经病，即月经不按周期来潮，或前或后，提前或延后 7 天以上，并连续 3 个周期以上者。本病多为肝郁和肾虚，气血失调，冲任功能紊乱，血海蓄溢失常所致。现代医学功能失调性子宫出血出现月经先后无定期征象者，可参照此证治分类辨证论治。

1. 肝郁证　多见经来先后无定期，经量或多或少，色暗红或紫红，或有血块，或经行不畅，胸胁、乳房、少腹胀痛，脘闷不舒，时叹息，嗳气食少。苔薄白或薄黄，脉弦。治宜疏肝理气调经。

【常用方药】逍遥散加减。处方：

> 柴胡10 g　白术12 g　茯苓12 g　当归12 g　白芍12 g　薄荷3 g
> 煨生姜5 g　甘草6 g

方中柴胡疏肝解郁；薄荷助柴胡疏肝；当归、白芍养血调经；白术、茯苓、甘草健脾和中；煨生姜温胃行气。

【加减】①经行少腹胀痛、经血有块者，加丹参、益母草、香附、延胡索理气化瘀止痛；②肝郁化热见经量增多、色红质稠者，去当归、煨生姜加牡丹皮、栀子、茜草清热凉血止血；③肝郁克脾致纳呆脘闷者，加厚朴、陈皮理气和胃。

【供选成药】❶逍遥丸：详见第 109 页。❷舒肝理气丸：水蜜丸，每 5 粒重 1 g，每次 3~6 g；大蜜丸，每丸 9 g，每次 1 丸；均每日 2 次。阴虚证慎用。❸越鞠丸：详见第 80 页。❹调经颗粒（丸）：颗粒，每袋 18 g，每次 1 袋，每日 2~3 次；蜜丸，每丸 9 g，每次 1 丸，每日 2 次。孕妇禁用。❺柴胡疏肝丸：蜜丸，每丸 9 g，每次 1 丸，每日 2 次。孕妇慎用。❻平肝舒络丸：蜜丸，每丸 6 g，每次 1 丸，每日 2 次。温黄酒或温开水送服。虚证者慎用。❼开郁顺气丸：每丸 1.5 g，每次 1 丸，每日 2 次。孕妇禁用。年老体弱者慎用。脾胃虚弱者不宜用。❽肝郁调经膏：每瓶 250 g，每次 20~40 g，每日 2 次。❾香附丸：水蜜丸，每 10 丸重 1 g，每次 9~13 丸；大蜜丸，每丸 9 g，每次 1~2 丸；均每日 2 次。孕妇禁用。湿热蕴结所致月经失调者慎用。

2. 肾虚证　多见经行或先或后，量少，色淡暗、质清，或腰骶酸痛，或头晕耳鸣。舌淡苔白，脉细弱。治宜补肾调经。

【常用方药】固阴煎加减。处方：

| 菟丝子12 g | 熟地黄15 g | 山茱萸10 g | 红参5 g | 山药12 g |
| 炙甘草10 g | 五味子6 g | 远志6 g | | |

方中菟丝子补肾益精气；熟地黄、山茱萸滋肾益精；红参、山药、炙甘草健脾益气、以固命门；五味子、远志交通心肾、以加强肾气固摄之力。

【加减】①腰骶酸痛甚加杜仲、续断补肾强腰；②带下量多加鹿角霜、金樱子补肾固涩止带；③肝郁肾虚见月经先后无定期、经量或多或少、色暗红或暗淡，或有块、经行乳房胀痛、腰膝酸软，或精神疲惫、舌淡苔白、脉弦细，可用定经汤以补肾疏肝调经。

【供选成药】❶六味地黄丸：详见第 155 页。❷金匮肾气丸：详见第 151 页。❸乌鸡白凤丸：详见第 230 页。❹八珍益母丸：详见第 233 页。❺女宝胶囊：每粒 0.3 g，每次 4 粒，每日 3 次。❻乳鹿膏：每瓶 50 g，每次 10~20 g，每日 2 次。阴虚有热者禁用。感冒时应停用。❼归芍地黄丸：详见第 51 页。❽归肾丸：详见第 230 页。

（四）月经过多

月经过多，指月经周期基本正常，但经量明显增多。其成因多为气虚不摄或血热妄行、冲任失守所致。现代医学排卵性功能失调性子宫出血、子宫肌瘤、子宫肥大症、盆腔炎、子宫内膜异位症等疾病及宫内节育器引起的月经过多，可参照其证治分类辨证论治。

1. 气虚证 多见经行量多，色淡红、质清稀，神疲肢倦，气短懒言，小腹空坠，面色㿠白。舌淡苔薄，脉细弱。治宜补气摄血固冲。

【常用方药】举元煎或安冲汤加减。处方：

> 白参10 g 黄芪30 g 白术12 g 升麻5 g 炙甘草10 g

方中白参、黄芪、白术、炙甘草补中益气；升麻助黄芪升阳举陷。

【加减】①正值经期、血量多者，加阿胶、艾叶炭、炮姜、海螵蛸固涩止血；②经行有块或伴下腹痛者，加益母草、三七、蒲黄、五灵脂化瘀止血止痛；③脾肾双亏见腰骶冷痛、大便溏薄者，酌加补骨脂、续断、杜仲、艾叶温补脾肾，固冲止血。

【供选成药】❶补中益气丸：详见第97页。❷归脾丸：详见第32页。❸十全大补丸：详见第179页。❹人参养荣丸：详见第189页。❺益妇止血丸：每袋6 g，每次6 g，每日3次。于月经来潮后第1天起服用，连服7天，3个月经周期为1个疗程。妊娠、肿瘤、血液病所致出血者忌用。

2. 血热证 多见经行量多，色鲜红或深红、质黏稠，或有小血块，腰腹胀痛，伴有口渴心烦，尿黄便结。舌红苔黄，脉滑数。治宜清热凉血，固冲止血。

【常用方药】保阴煎加减。处方：

> 生地黄12 g 熟地黄12 g 黄芩6 g 黄柏10 g 白芍12 g 山药15 g
> 续断12 g 甘草6 g 地榆10 g 茜草10 g

方中生地黄清热凉血；熟地黄、白芍养血敛阴；黄芩、黄柏清热泻火；山药、续断补肝肾、固冲任；甘草调和诸药；地榆、茜草清热凉血、化瘀止血。

【加减】①兼见气短懒言、倦怠乏力、心悸少寐者，加黄芪、党参、白术健脾益气；②外感热邪化火成毒，兼见发热恶寒、少腹疼痛拒按者，加金银花、败酱草、红藤清热解毒；③口渴甚加玄参、麦冬、天花粉养阴生津止渴。

【供选成药】❶止血片：每片含原药材0.875 g，每次4片，每日3次。中量或大量出血，每次8片，每日3~4次。❷安坤颗粒：每袋10 g，每次1

袋，每日 2 次。孕妇禁用。阳虚、气虚、瘀血等证型的崩漏及感冒时不宜用，糖尿病患者忌用。❸十灰散、荷叶丸：详见第 156、第 157 页。❹失血奇效丸：每丸6 g，每次 1 丸，每日 2 次。❺固经丸、四红丸、断血流颗粒：详见第 231 页。❻宫血宁胶囊：每粒 0.13 g，每板 18 粒，每次 1～2 粒，每日 3 次。在月经期或子宫出血期服用。孕妇及脾肾亏虚证、血瘀证忌用，脾胃虚寒者慎用。

3. 血瘀证　多见经行量多，色紫暗，有血块，经行腹痛，或平时小腹胀痛。舌紫暗或有瘀点，脉涩。治宜活血化瘀止血。

【常用方药】失笑散加减。处方：

> **蒲黄12 g　五灵脂10 g　益母草10 g　三七3 g　茜草10 g**

方中蒲黄活血止血；五灵脂散瘀止痛；益母草、三七、茜草增强活血祛瘀止血之功。

【加减】①经行腹痛甚加延胡索、香附、血竭理气化瘀止痛；②兼口渴心烦者加麦冬、五味子、墨旱莲养阴生津止血。

【供选成药】❶失笑散：每包9 g，布包煎服，每次 6～9 g，每日 1～2次。孕妇禁用。脾胃虚弱者慎用。血虚及无瘀血者不宜用。❷益母草膏（颗粒、胶囊、口服液）：膏滋，每瓶125 g、250 g，或 150、500 g，每次10～15 g，每日 1～2 次；颗粒，每袋15 g，每次15 g，每日 2 次。胶囊，每粒0.35 g，每次 3～6 粒；口服液，每支10 mL，每次 10～20 mL；均每日 3次。孕妇及感冒发热者禁用。月经量多者慎用。气血不足、肝肾亏虚所致月经不调不宜用。不宜过量使用。❸云南白药（胶囊）：散剂，每瓶 4 g，保险子 1 粒，每次0.3 g，每 4 小时 1 次；胶囊，每粒0.25 g，每次 1～2 粒；均每日 4 次。孕妇禁用。经期及哺乳期妇女慎用。服药期间忌食蚕豆、鱼类及酸冷食物。❹桂枝茯苓丸（胶囊）：大蜜丸，每丸6 g，每次 1 丸；浓缩丸，每丸 0.22 g，每次 6 粒；均每日 1～2 次。胶囊，每粒 0.31 g，每次3粒，每日 3 次，餐前服。孕妇或经期与经后 3 天及体弱、阴道出血量多者禁用。❺妇女调经丸：每 10 丸重 1.8 g，每次 50 丸，每日 2 次。❻调经活血片：每片0.35 g，每次 5 片，每日 3 次。孕妇禁用。气血不足所致的月经不调、痛经者慎用。

（五）月经过少

月经过少，指月经周期基本正常，而经量明显减少，或经期缩短，甚至点滴即净者。虚者多因营阴不足，血海空虚；实者多由瘀血内停，或痰湿阻滞、冲任壅塞、血行不畅所致。现代医学中子宫发育不良、性腺功能低下等疾病及生育期手术后导致的月经过少，可参考其证治分类辨证论治。

1. 肾虚证　多见经量素少或渐少，色暗淡、质稀，腰膝酸软，头晕耳鸣，足跟痛，或小腹冷，夜尿多。舌淡，脉沉弱或沉迟。治宜补肾益精，养血调经。

【常用方药】归肾丸加减。处方：

菟丝子15 g	杜仲10 g	枸杞子12 g	山茱萸10 g	当归12 g
熟地黄10 g	山药15 g	茯苓15 g		

方中菟丝子、杜仲补益肾气；熟地黄、山茱萸、枸杞子滋肾养肝；山药、茯苓健脾和中；当归补血调经。

【加减】①形寒肢冷者加淫羊藿、巴戟天、肉桂温肾助阳；②肾阴亏虚、虚热内生见经色红、手足心热、咽干口燥、舌红苔少、脉细数者，加生地黄、玄参、牡丹皮滋阴清热。

【供选成药】❶归肾丸、乌鸡白凤丸：详见第 230 页。❷六味地黄丸：详见第 155 页。❸金匮肾气丸：详见第 151 页。❹八珍益母丸、归肾丸：详见第 233 页。❺女宝胶囊：每粒0.3 g，每次 4 粒，每日 3 次。❻其他尚可选乳鹿膏（第 233 页）、归芍地黄丸（第 51 页）。

2. 血虚证　见经来血量渐少，或点滴即净，色淡、质稀，或伴小腹空坠，头晕眼花，心悸怔忡，面色萎黄。舌淡红，脉细。治宜养血益气调经。

【常用方药】滋血汤加减。处方：

红参10 g	山药12 g	黄芪15 g	茯苓12 g	川芎6 g	当归12 g
白芍10 g	熟地黄10 g			

方中红参、山药、黄芪、茯苓益气健脾；熟地黄、当归、白芍、川芎养血调经。亦可改用小营煎加减（当归、熟地黄、白芍、山药、枸杞子、炙甘草）治之。

【加减】①经来点滴即止属精血亏少、乃闭经之先兆，加枸杞子、山茱萸、制首乌滋养肝肾、填精益血；②脾胃虚弱、食少纳呆，加砂仁、陈皮醒脾健胃。

【供选成药】❶人参养荣丸：详见第 189 页。❷八珍丸：详见第 126 页。❸八珍益母丸：详见第 233 页。❹归脾丸：详见第 32 页。❺坤顺丹（亦名坤顺丸）：每丸9 g，每次 1 丸，每日 2 次。❻妇科调经片（颗粒、胶囊）：片剂，每片 0.32 g，每次 4 片，每日 3 次；颗粒，每袋 14 g，每次 14 g，每日 3 次；胶囊，每粒 0.45 g，每次 3 粒，每日 4 次。孕妇禁用。糖尿病患者及对本品过敏者忌用。❼当归补血丸：详见第 158 页。❽加味八珍益母膏：每瓶 150 g，每次 10~15 g，每日 2 次。月经前期慎用。❾人参归脾丸：详见第 31 页。❿驴胶补血颗粒：每袋20 g，每次20 g，每日 4 次。实热证、感冒者慎用。

3. 血瘀证　多见经行涩少，色紫暗，有血块，小腹胀痛，血块排出后胀痛减轻。舌紫暗或有瘀斑、瘀点，脉沉弦或沉涩。治宜活血化瘀调经。

【常用方药】桃红四物汤加减。处方：

桃仁6 g　　红花6 g　　当归12 g　　熟地黄15 g　　白芍10 g　　川芎6 g

方中桃仁、红花、川芎活血祛瘀；当归养血调经，活血止痛；白芍柔肝缓急止痛；熟地黄补血滋阴。

【加减】①小腹胀痛甚或兼胸胁胀痛者，加香附、乌药理气行滞；②小腹冷痛、得热痛减属寒凝血瘀者，加肉桂、吴茱萸温通血脉。

【供选成药】❶调经益母片：每片0.25 g或0.36 g，每次 2~4 片，每日 2 次。❷益母丸（颗粒、膏滋）：大蜜丸，每丸9 g，每次 1 丸；颗粒，每块或每袋 14 g，每次 14 g；膏滋，每瓶 150 g、250 g 或 500 g，每次15 g；均每日 2 次。孕妇和糖尿病患者禁服。❸血府逐瘀口服液：详见第 36 页。❹调经活血片：详见第 238 页。

4. 痰湿证　多见经行量少，色淡红、质黏稠如痰，形体肥胖，胸闷呕恶，或带多黏腻。舌淡苔白腻，脉滑。治宜化痰燥湿调经。

【常用方药】苍附导痰丸加减。处方：

茯苓10 g　　法半夏10 g　　陈皮6 g　　甘草6 g　　苍术10 g　　香附10 g
胆南星3 g　　枳壳6 g　　　生姜10 g　　神曲10 g

方中茯苓、法半夏、陈皮、甘草化痰燥湿、和胃健脾；苍术燥湿健脾；香附、枳壳理气行滞；胆南星燥湿化痰；神曲、生姜健脾和胃、温中化痰。

【加减】①伴瘀肿痹痛，加当归、桃仁、鸡血藤、川牛膝活血养血通络、川牛膝引血下行；②伴腰膝酸软者，加续断、杜仲、菟丝子等补肾气、强腰膝。

【供选成药】❶二陈丸：详见第 8 页。❷六君子丸、四君子丸：详见第

188 页。

（六）经期延长

经期延长，指月经周期基本正常、行经时间超过 7 天以上，甚至淋漓半个月方净者。其病机多因气虚冲任失调，或热扰冲任、血海不宁，或瘀阻胞络、血不循经所致。现代医学之排卵性功能失调性子宫出血病的黄体萎缩不全、盆腔炎等疾病，以及节育手术后引起的经期延长，可参考其证治分类辨证论治。

1. 气虚证　多见经血过期不净、量多、色淡、质稀，倦怠乏力，气短懒言，小腹空坠，面色萎白。舌淡苔薄润，脉虚弱。治宜补气摄血，固冲调经。

【常用方药】举元煎加减。处方：

> 白参6 g　　黄芪15 g　　白术10 g　　升麻6 g　　炙甘草10 g　　阿胶10 g
> 炒艾叶10 g　海螵蛸10 g

方中白参、黄芪、白术、炙甘草补中益气；升麻助黄芪升阳举陷；阿胶养血止血；炒艾叶暖宫止血；海螵蛸固冲止血。

【加减】①经量多加炮姜、五味子、生牡蛎温经固涩止血；②伴经行腹痛、有块者，加三七、茜草、益母草化瘀止血；③兼血虚见头晕心悸、失眠多梦者，加熟地黄、龙眼肉、酸枣仁养血安神；④脾肾两虚兼见腰膝酸痛、头晕耳鸣者，加续断、杜仲、熟地黄补肾益精。

【供选成药】❶补中益气丸：详见第 97 页。❷六君子丸：详见第 188 页。❸乌鸡白凤丸：详见第 230 页。❹八珍益母丸：详见第 233 页。❺坤顺丸（丹）：每丸9 g，每次 1 丸，每日 2 次。

2. 虚热证　多见经行时间延长，量少、色鲜红、质稠，咽干口燥，或见潮热颧红，手足心热。舌红苔少，脉细数。治宜养阴清热止血。

【常用方药】两地汤合二至丸加减。处方：

> 生地黄20 g　　地骨皮12 g　　玄参15 g　　　麦冬12 g　　　阿胶10 g
> 白芍15 g　　　女贞子15 g　　墨旱莲15 g　　乌贼骨10 g　　茜草10 g

方含三方，两地汤滋阴壮水平抑虚火；二至丸滋养肝肾而止血；四乌贼骨一藘茹丸通涩并用，既止血又化瘀。

【加减】①口渴甚者加天花粉滋阴生津止渴；②五心烦热明显者加白薇

清虚热;③倦怠乏力、气短懒言属气阴两虚者,加太子参、制黄精、五味子双补气血以止血。

【供选成药】❶二至丸,详见第159页。❷桑麻丸:每瓶100丸,每次1丸,每日2次。❸河车大造丸:详见第180页。❹石斛夜光丸(颗粒):大蜜丸,每丸9 g,每次1丸;小蜜丸,每瓶60 g,每次9 g;水蜜丸,每瓶54 g,每次6 g;颗粒,每袋2.5 g,每次2.5 g;均每日2次。肝经风热、肝火上炎实证者,或脾胃虚弱、运化失调者及孕妇慎用。❺知柏地黄丸:详见第137页。❻安坤颗粒:每袋10 g,每次1袋,每日2次。阳虚、气虚、瘀血证月经先期不宜用。❼丹贞颗粒:每袋5 g,每次1袋,每日2次,月经干净后开始服。

3. 血瘀证　多见经行时间延长,量或多或少,经色紫暗有块,经行小腹疼痛拒按。舌质紫暗或有瘀点,脉弦涩。治宜活血祛瘀止血。

【常用方药】桃红四物汤合失笑散加味。处方:

桃仁6 g	红花6 g	当归12 g	熟地黄15 g	白芍10 g
川芎8 g	蒲黄12 g	五灵脂10 g	益母草30 g	茜草10 g

方中桃红四物汤养血活血祛瘀;失笑散祛瘀止痛止血;益母草、茜草活血祛瘀止血。

【加减】见口渴心烦、大便干结、舌暗红、苔薄黄有瘀热之象者,加生地黄、黄芩、马齿苋、藕节炭清热化瘀止血。

【供选成药】❶失笑散、桂枝茯苓丸、益母草膏:详见第238页。❷益母丸:详见第240页。❸调经活血片:每片0.35 g,每次5片,每日3次,姜汤水或温开水送服。❹血府逐瘀口服液(胶囊):详见第36页。❺化癥回生片:详见第115页。

二、经间期出血

经间期出血,即两次月经中间,出现周期性的少量阴道出血。主要病机是肾阴不足,或由湿热内蕴、瘀阻胞络,当阳气内动之时,阴阳转化不协调、阴络易伤、损及冲任、血海固藏失职,血溢于外。现代医学排卵期间出血可参照其证治分类辨证论治。

1. 肾阴虚证　多见两次月经中间,阴道少量出血或稍多,色红、质稍稠,头晕腰酸,夜寐不宁,五心烦热,便难尿黄。舌体偏小质红,脉细数。

治宜滋肾养阴，固冲止血。

【常用方药】两地汤合二至丸加减。处方：

| 生地黄20 g | 地骨皮12 g | 玄参15 g | 麦冬12 g | 阿胶10 g |
| 白芍15 g | 女贞子15 g | 墨旱莲15 g | | |

方中生地黄、玄参、麦冬养阴滋液、壮水以制火；地骨皮清虚热、泻肾火；阿胶滋阴补血；白芍养血敛阴、平抑虚火；女贞子、墨旱莲滋养肝肾而止血。

【加减】阴虚及阳或阴阳两虚见经间期出血量稍多、色淡红、无血块、头昏腰酸、神疲乏力、大便溏薄、尿频、舌质淡红、苔白、脉细，用大补元煎加减以益肾助阳，固涩止血。

【供选成药】❶知柏地黄丸：详见第 137 页。❷六味地黄丸：详见第 155 页。❸左归丸：详见第 192 页。❹归芍地黄丸：详见第 51 页。❺二至丸：详见第 159 页。❻河车大造丸：详见第 180 页。

2. 湿热证　多见两次月经中间阴道出血量稍多，色深红、质黏腻、无血块；平时带下量多色黄，小腹时痛，神疲乏力，骨节酸楚，口苦咽干，纳呆腹胀，小便短赤。舌质红，苔黄腻，脉细弦或滑数。治宜清利湿热，固冲止血。

【常用方药】清肝止淋汤加减。处方：

| 当归10 g | 白芍15 g | 生地黄15 g | 牡丹皮10 g | 黄柏10 g |
| 牛膝10 g | 制香附10 g | 黑豆15 g | 小蓟10 g | 茯苓10 g |

方中当归、白芍补血柔肝；茯苓、黑豆健脾益肾；小蓟、生地黄、黄柏清热凉血止血；制香附理气调经；牛膝引药下行而化瘀。

【加减】①出血多时去牛膝、当归，加侧柏叶、荆芥炭止血；②带下多加马齿苋、椿根皮燥湿止带；③湿盛加薏苡仁、苍术健脾燥湿。

【供选成药】❶妇科分清丸：每 50 粒重 3 g，每袋9 g，每次9 g，每日 2次。孕妇禁用。肾阳虚证慎用。❷龙胆泻肝丸：详见第 44 页。❸固经丸：详见第 231 页。❹止带片：每片 0.42 g，每次 5~8 片，每日 2~3 次。❺盆炎净颗粒：每袋 12 g，每次 1 袋，每日 3 次。寒湿带下量多及正气亏虚者不宜用。对本品过敏者忌用。❻妇炎康复片（颗粒、胶囊）：片剂，每片0.35 g，每次 5 片；颗粒，每袋5 g，每次 1 袋；胶囊，每粒 0.38 g，每次 4粒；均每日 3 次。脾胃虚弱及虚证带下者慎用。❼妇炎净胶囊：每粒0.3 g

或 0.4 g，0.3 g 者每次 4 粒，0.4 g 者每次 3 粒，每日 3 次。孕妇禁用。气血虚弱所致痛经、带下者慎用。脾胃虚弱、便溏者慎用。

3. 血瘀证　多见经期时出血量少或多少不一，色紫黑或有血块，少腹两侧或一侧胀痛、刺痛，情志抑郁，胸闷烦躁。舌质紫或有紫斑，脉细弦。治宜化瘀止血。

【常用方药】逐瘀止血汤加减。处方：

生地黄15 g	大黄5 g	赤芍12 g	牡丹皮10 g	当归尾10 g
枳壳10 g	桃仁6 g	龟甲15 g		

方中生地黄、当归（尾）、赤芍养血活血；桃仁、大黄、牡丹皮活血祛瘀；枳壳行气散结；龟甲养阴化瘀止血。

【加减】①出血偏多时去赤芍、当归尾，加蒲黄、五灵脂化瘀止血；②少腹痛甚加延胡索、香附活血行气止痛；③挟湿热者加薏苡仁、红藤、败酱草清热利湿；④兼脾虚去生地黄、桃仁、大黄，加木香、陈皮、砂仁健脾消食；⑤兼肾虚加续断、桑寄生、山药、菟丝子补益肝肾。

【供选成药】❶失笑散、益母草膏、桂枝茯苓丸：详见第 238 页。❷益母丸：详见第 240 页。❸调经活血片：每片 0.35 g，每次 5 片，每日 3 次。❹血府逐瘀口服液：详见第 36 页。❺化癥回生片：详见第 115 页。

三、崩漏

崩漏，是指经血非时暴下不止或淋漓不尽，前者谓之崩，多来势急，出血量多；后者谓之漏，来势多缓，出血量少，且淋漓不断。两者常交替出现，且病因和发病机制基本一致，故称崩漏。

（一）脾虚证

多见经血非时暴下不止，或淋漓日久不尽，血色淡、质清稀，面色㿠白，神疲气短，或面浮肢肿，小腹空坠，四肢不温，纳呆便溏。舌质淡胖、边有齿印，苔白，脉沉弱。治宜补气摄血，固冲止崩。

【常用方药】固本止崩汤加减。处方：

白参10 g	黄芪10 g	白术30 g	熟地黄30 g	当归10 g	炮姜6 g

方中白参、黄芪大补元气、升阳固本；白术健脾资血之源又统血归经；熟地黄滋阴养血；炮姜引血归经、温阳收敛。

【加减】①因气虚血行无力，停留成瘀者，加三七、益母草或蒲黄、五灵脂化瘀止血；②暴崩如注、肢冷汗出、昏厥不省人事、脉微欲绝者，为气随血脱之危急证候，应立即补气回阳固脱。必要时输液、输血，迅速补充血容量以抗休克。

【供选成药】❶定坤丹：每丸 10.8 g，每次半丸至 1 丸，每日 2 次。孕妇禁用。伤风感冒时应停用。❷妇良片：片芯重0.3 g，每次 4~6 片，每日 3 次。暴崩者或湿热下注、血热证带黄腥臭者及孕妇、糖尿病患者慎用。❸阿胶三宝膏：每瓶 250 g，每次10 g，每日 2 次。血热崩漏者及感冒者慎用。❹宫血停颗粒：每袋20 g，每次 1 袋，每日 3 次。恶性肿瘤出血患者忌用。❺山东阿胶膏：每瓶 80 g，200 g 或 400 g，每次 20~25 g，每日 3 次。实热证忌用，感冒者慎用。❻其他可选用益妇止血丸（第 237 页）或补中益气丸（第 97 页）或归脾丸（第 32 页）。

（二）肾虚证

1. **肾气虚证** 多见青春期少女或经断前后妇女，出现经乱无期，出血量多，势急如崩，或淋漓日久不净，或由崩而淋，由淋而崩反复发作，色淡红或淡暗、质清稀，面色晦暗，眼眶暗，小腹空坠。舌淡暗、苔白润，脉沉弱。治宜补肾益气，固冲止崩。

【常用方药】苁蓉菟丝子丸加减。处方：

熟地黄15 g	肉苁蓉10 g	覆盆子10 g	当归15 g	枸杞子15 g
桑寄生15 g	菟丝子10 g	艾叶10 g	党参15 g	黄芪30 g
阿胶10 g				

方中肉苁蓉、菟丝子、覆盆子温补肾气，且菟丝子尚能补阳益阴，熟地黄滋肾益阴，阴阳双补，充盈肾气，封藏密固而止崩；黄芪、党参补气摄血；阿胶、艾叶补血、固冲、摄血；枸杞子、桑寄生补肝肾；当归补血活血、引血归经。

【加减】出血较多时去当归。

【供选成药】❶震灵丸：每袋 18 g，每次 6~9 g，每日 2 次。空腹时服。孕妇忌用。❷妇科止血灵：片剂，每片0.35 g，每次 5 片，每日 3 次。❸春血安胶囊：每粒0.5 g，每次 4 粒，每日 3 次。孕妇慎用。❹归肾丸：详见第 230 页。❺女宝胶囊：每粒0.3 g，每次 4 粒，每日 3 次。孕妇忌用。❻补肾丸：每 20 粒重 3 g，每次 20 粒，每日 2 次。❼养荣百草丸：每 50 粒重

3 g，每次 3 g，每日 2 次。

2. 肾阳虚证 多见经乱无期，出血量多或淋漓不尽，或停经数月后又暴下不止，血色淡红或淡暗质稀，面色晦暗，肢冷畏寒，腰膝酸软，小便清长，夜尿多，眼眶暗。舌淡暗、苔白润，脉沉细无力。治宜温肾益气，固冲止血。

【常用方药】右归丸加减。处方：

制附子10 g	肉桂3 g	熟地黄25 g	山药15 g	山茱萸10 g
枸杞子15 g	菟丝子12 g	鹿角胶12 g	当归10 g	杜仲12 g
党参10 g	黄芪15 g	三七5 g		

方中熟地黄滋肾养血、填精益髓，配山茱萸、山药三补以生水；制附子、肉桂温肾壮阳、补益命门、温阳止崩；鹿角胶补命火、温督脉、固冲任；菟丝子、杜仲温补肝肾；当归、枸杞子养血柔肝益冲任；党参、黄芪补气摄红；三七化瘀止血。

【加减】①肾气亏虚者加紫河车、仙茅、淫羊藿补肾益冲；②脾肾阳虚见浮肿、纳差、四肢欠温，加砂仁、茯苓、炮姜健脾温中；出血量多、色暗红有块、小腹疼痛者，酌加乳香、没药、五灵脂温经活血。

【供选成药】❶右归丸：详见第 40 页。❷金匮肾气丸：详见第 151 页。❸苁蓉补肾丸：每 20 粒重 1 g，每次 3~9 g，每日 2 次，淡盐汤或温开水送服。热证患者忌用。❹附子理中丸：详见第 193 页。❺全鹿丸：每 10 丸约重 1 g，每次 6 g，每日 2 次。阴虚火旺者忌用。❻女宝胶囊：每粒0.3 g，每次 4 粒，每日 2 次。❼参茸白凤丸：每丸9 g，每次 1 丸，每日 1 次。感冒发热和食滞者忌用。

3. 肾阴虚证 多见经乱无期，出血量少，淋漓累月不止，或停闭数月后又突然暴崩下血、经色鲜红、质稍稠，头晕耳鸣，腰膝酸软，五心烦热，夜寐不宁。舌红少苔或有裂纹，脉细数。治宜滋肾益阴，固冲止血。

【常用方药】左归丸合二至丸加减。处方：

熟地黄25 g	山药15 g	枸杞子15 g	山茱萸10 g	菟丝子12 g
鹿角胶10 g	龟甲胶10 g	川牛膝12 g	女贞子12 g	墨旱莲12 g

方中熟地黄、山茱萸、山药滋补肝肾；龟甲胶、鹿角胶调补肾中阴阳、补任、督二脉之虚；枸杞子、菟丝子、女贞子、墨旱莲补肝肾、益冲任；川牛膝补肝肾且能活血。

【加减】肾阴虚不能上济心火，或阴虚火旺见烦躁失眠、心悸怔忡，则加生脉散益气养阴、宁心止血。

【供选成药】❶左归丸：详见第 192 页。❷二至丸：详见第 159 页。❸知柏地黄丸：详见第 137 页。❹六味地黄丸：详见第 155 页。❺固经丸：每瓶60 g，每次6 g，每日 2 次。脾胃虚寒者、有瘀者、感冒者不宜用。月经先期、经血量多属气虚者不宜用。❻崩漏丸：每袋6 g，每次6 g，每日 2 次。出血量多或出血不止的情况下，必须要立即采用综合性救治措施。❼安坤颗粒：每袋10 g，每次 1 袋，每日 2 次。孕妇禁用。糖尿病患者忌用。感冒时不宜用。对本品过敏者禁用。❽其他可选用归芍地黄丸（第 51 页）或归肾丸（第 233 页）等。

（三）血热证

1. 虚热证　多见经来无期，量少淋漓不尽或量多势急，血色鲜红；面颊潮红，烦热少寐，咽干口燥便结。舌红少苔，脉细数。治宜养阴清热，固冲止血。

【常用方药】上下相资汤加减。处方：

白参6 g	沙参10 g	玄参10 g	麦冬10 g	玉竹10 g
五味子6 g	熟地黄15 g	山茱萸10 g	车前子6 g	牛膝10 g

方中熟地黄、山茱萸滋肾养阴；白参、沙参益气润肺；玄参、麦冬、玉竹滋阴降火；车前子引诸养阴药使滋而不腻；牛膝补肝肾。

【加减】①出血淋漓不止而有瘀者，加蒲黄、五灵脂、三七、益母草之类化瘀止血；②阴虚阳亢见烘热汗出，加白芍、龟甲、珍珠母、三七柔肝、育阴、潜阳、化瘀止血。

【供选成药】❶荷叶丸、十灰散：详见第 156、第 157 页。❷失血奇效丸：每丸6 g，每次6 g，每日 2 次。❸四红丸、固经丸：详见第 231 页。❹止血片：每片含原药材 0.875 g，每次 4 片，每日 3 次，中量或大量出血，每次 8 片，每日 3~4 次。❺益宫血宁口服液：每支10 mL，每次 10~20 mL，每日 3~4 次。❻参茜固经颗粒：每袋 12 g，每次 1 袋，每日 2 次。经前 1 周开始服用，至经尽为止。湿热蕴结所致的月经不调、崩漏者慎用。脾胃虚寒者慎用。

2. 实热证　多见经来无潮，经血突然暴崩如注，或淋漓日久难止，血色深红、质稠，口渴烦热，便秘尿黄。舌红苔黄，脉滑数。治宜清热凉血，固冲止血。

【常用方药】清热固经汤加减。处方：

黄芩12 g	焦栀子10 g	生地黄25 g	地骨皮10 g	地榆12 g
生藕节12 g	阿胶10 g	棕榈炭10 g	龟甲10 g	生牡蛎25 g
甘草6 g				

方中黄芩、栀子清热泻火；生地黄、地榆、藕节清热凉血、固冲止血；地骨皮、龟甲、牡蛎育阴潜阳，且龟甲尚能补任脉之虚而化瘀生新；阿胶补血止血；棕榈炭收涩止血；甘草调和诸药。

【加减】①心烦易怒、胸胁胀痛、口干苦、脉弦数属肝郁化热或肝经热盛者，加柴胡疏肝，夏枯草、龙胆清泄肝热；②少腹疼痛，或灼热不适、苔黄腻者，去阿胶加黄柏、忍冬藤、连翘、茵陈蒿清热利湿。

【供选成药】❶崩漏丸：每50丸重3 g，每袋6 g，每次6 g，每日2次。出血量多或出血不止时，应立即采用综合性救治措施。❷宫血宁胶囊：每粒0.13 g，每次1~2粒，每日3次。在月经期或子宫出血期服用。孕妇忌服。脾胃虚寒者慎用。❸断血流颗粒：详见第231页。

（四）血瘀证

多见经血非时而下，量时多时少，时出时止，或淋漓不断，或停数月又突然崩中，继之漏下，经色暗有血块，小腹疼痛或胀痛。舌质紫暗或尖边有瘀点，脉弦细或涩。治宜活血化瘀，固冲止血。

【常用方药】逐瘀止血汤加减。处方：

生地黄12 g	大黄6 g	赤芍12 g	牡丹皮12 g	当归尾12 g
枳壳6 g	龟甲10 g	桃仁12 g		

方中生地黄清热凉血；当归（尾）、桃仁、赤芍祛瘀止痛；牡丹皮行血清热；大黄凉血逐瘀下滞，配枳壳下气，加强荡涤瘀滞之力；龟甲养阴生新、独具化瘀生新之效。

【加减】临证中常加三七、益母草增强化瘀止血之功。

【供选成药】❶失笑散、益母草膏、云南白药：详见第238页。❷震灵丸：每袋18 g，每次6~9 g，每日2次。孕妇忌用。❸益母丸：详见第240页。❹妇女调经丸：每10丸重1.8 g，每次50丸，每日2次。孕妇忌用。❺调经活血丸：每片0.35 g，每次5片，每日3次，温开水或姜汤送服。

❻血府逐瘀口服液：详见第 36 页。

四、闭经

闭经，指女子年逾 16 周岁，月经尚未来潮，或月经周期已建立后又中断 6 个月以上者。前者称原发性闭经，后者称继发性闭经。其病因不外虚实两端。虚者多因肾气不足、冲任虚弱，或肝肾亏虚、精血不足，或脾胃虚弱、气血乏源，或阴虚血燥等，导致精血亏少、冲任血海空虚、源断其流、无血可下，而致闭经。实者，多为气血阻滞，或痰湿流注下焦，使血流不通、冲任受阻、血海阻隔、经血不得下行而成闭经。

（一）气血虚弱证

多见月经周期延迟。量少、色淡红、质薄，渐至经闭不行，神疲肢倦，头晕眼花，心悸气短，面色萎黄。舌淡苔薄，脉沉缓或细弱。治宜益气养血调经。

【常用方药】人参养荣汤加减。处方：

| 红参 10 g | 黄芪 12 g | 白术 10 g | 茯苓 10 g | 陈皮 6 g | 甘草 5 g |
| 熟地黄 15 g | 当归 10 g | 白芍 12 g | 五味子 5 g | 远志 6 g | 肉桂 3 g |

方中红参补益元气、健脾和胃；黄芪、白术、茯苓、甘草补中益气；当归、熟地黄、白芍补血和营调经；陈皮理气行滞；远志、五味子宁心安神；肉桂温阳和营、振奋阳气。

【加减】①性欲淡漠、全身毛发脱落、阴道干涩、无白带、生殖器官萎缩，加紫河车、鹿角霜、鹿茸等血肉有情之品；②畏寒肢冷加仙茅、炮姜温肾暖脾；③食少纳差、脘腹胀闷、大便溏薄、面色淡黄、舌淡胖有齿痕、苔白腻、脉缓弱者，可改用参苓白术散加当归、牛膝；④心悸失眠多梦宜改用柏子仁丸养心安神。

【供选成药】❶人参养荣丸：详见第 189 页。❷加味八珍益母膏：每瓶 150 g，每次 10~15 g，每日 2 次。孕妇忌用。❸八珍丸：详见第 126 页。❹驴胶补血颗粒：每袋 20 g，每次 1 袋，每日 2 次。体实有热或内有瘀滞者忌用。表证未解时忌用。❺八珍益母丸：详见第 233 页。❻薯蓣丸：每丸重 3 g，每次 2 丸，每日 2 次。❼坤顺丸：每丸 9 g，每次 1 丸，每日 2 次。孕妇忌用。❽妇科调经片：每丸 0.32 g，每次 4 片，每日 4 次。孕妇禁用。湿热蕴结所致月经不调者慎用。❾当归补血丸：详见第 158 页。❿其他尚有归脾丸（第 32 页）、人参归脾丸（第 31 页）亦可据情选用。

（二）肾气亏虚证

多见年逾 16 岁尚未行经，或月经初潮偏迟，时有月经停闭，或月经周期建立后，由月经周期延后，经量减少渐至月经停闭，或体质虚弱，全身发育欠佳，第二性征发育不良，或腰膝酸软，头晕耳鸣，倦怠乏力，夜尿频多。舌淡暗、苔薄白，脉沉细。治宜补肾益气，调理冲任。

【常用方药】苁蓉菟丝子丸加减。处方：

熟地黄15 g	肉苁蓉10 g	覆盆子10 g	当归15 g	枸杞子15 g
桑寄生15 g	菟丝子10 g	艾叶6 g	淫羊藿6 g	紫河车10 g

方中肉苁蓉、淫羊藿温补肾气；菟丝子补阳益阴；紫河车、覆盆子补精养血；枸杞子、熟地黄养血滋阴、补精益髓；当归养血活血调经；桑寄生、艾叶补肾通络。

【加减】①畏寒肢冷、腰痛如折、面色晦暗、大便溏薄、性欲淡漠者，加巴戟天、仙茅、补骨脂温肾助阳调冲；②夜寐多梦加首乌藤、五味子养阴安神；③面色萎黄、带下量少、头晕目眩，或阴道干涩、毛发脱落，或手足心热、舌红苔少、脉细数无力或细涩者，用归肾丸加制首乌、川牛膝、鸡血藤补血活血。

【供选成药】❶女宝胶囊：每粒0.3 g，每次 4 粒，每日 3 次。孕妇忌用。❷乳鹿膏：每瓶 50 g，每次 10~20 g，每次 2 次。阴虚有热者忌用。感冒期间停用。❸金匮肾气丸：详见第 151 页。❹补肾丸：每丸9 g，每次 1 丸，每日 2 次，空腹淡盐水送服。❺归肾丸：详见第 230 页。❻参茸白凤丸：大蜜丸，每丸9 g，每次 1 丸；水蜜丸，每瓶60 g，每次6 g；均每日 1 次。感冒发热、食滞者忌用。孕妇慎用。

（三）阴虚血燥证

多见月经周期延后，经量少。色红质稠，渐至月经停闭不行；五心烦热，颧红咽干，盗汗甚至骨蒸劳热，干咳或咳嗽唾血。舌红苔少，脉细数。治宜养阴清热调经。

【常用方药】以加减二阴煎化裁。处方：

生地黄15 g	熟地黄15 g	白芍12 g	麦冬15 g	知母12 g
地骨皮12 g	炙甘草10 g	丹参12 g	黄精15 g	女贞子10 g
香附10 g				

方中生地黄、熟地黄滋养肾阴、清解血热；麦冬养阴清热；地骨皮、知母清热除蒸；白芍、女贞子、黄精滋补精血；丹参活血调经；制香附理气活血调经；炙甘草健脾和中，调和诸药。

【加减】①汗多加沙参、浮小麦、龙骨、牡蛎收敛固涩；②心烦心悸加柏子仁、珍珠母镇静安神、除烦；③失眠加五味子、首乌藤养阴安神。

【供选成药】❶知柏地黄丸：详见第 137 页。❷龟甲养阴片：每片0.3 g，每次 8～10 片，每日 3 次，餐后服。实证患者和脾虚便溏者不宜用。❸桑椹膏：详见第 190 页。❹滋肾宁神丸：浓缩水蜜丸，每瓶10 g，每次10 g，每日 2 次。痰热及实热证忌用。

（四）气滞血瘀证

多见月经停闭不行，胸胁及乳房胀痛，精神抑郁，少腹胀痛拒按，烦躁易怒。舌紫暗有瘀点，脉沉弦而涩。治宜理气活血。

【常用方药】血府逐瘀汤加减。处方：

| 桃仁12 g | 红花6 g | 当归10 g | 生地黄10 g | 川芎10 g | 赤芍10 g |
| 牛膝10 g | 桔梗10 g | 柴胡10 g | 枳壳6 g | 甘草5 g | |

方中桃仁、红花活血化瘀、通畅血行；当归、川芎、地黄、芍药养血调经；柴胡、枳壳、甘草疏肝理脾解郁；桔梗开胸膈之结气；牛膝导瘀血下行。

【加减】①偏于气滞加莪术、青皮、木香。偏于血瘀加三棱、姜黄活血化瘀；②寒凝血瘀加桂枝、小茴香温通经脉；③实热壅滞致瘀加黄柏、败酱草、牡丹皮清热凉血化瘀。

【供选成药】❶血府逐瘀口服液：详见第 36 页。❷少腹逐瘀丸（颗粒）：大蜜丸，每丸9 g，每次 1 丸，每日 2～3 次；颗粒，每袋 5 g，每次 1袋，每日 3 次。均应用温黄酒或温开水送服。孕妇禁用。湿热证及阴虚有热者慎用。❸七制香附丸：蜜丸，每丸9 g，每次 1 丸；水丸，每袋6 g，每次6 g，每日 2～3 次。感冒时不宜用。阴虚发热者慎用。❹舒肝保坤丸：每丸6 g，每次 1 丸，每日 2 次。❺妇女调经丸：每 10 丸重 1.8 g，每次 50 丸，每日 2 次。孕妇忌用。❻调经活血片：每片0.35 g，每次 5 片，每日 3 次，温开水或姜汤送服。❼妇科回生片：每丸9 g，每次 1 丸，每日 2 次。孕妇忌用。❽妇科乌金丸：每丸6 g，每次 1 丸，每日 2 次，温黄酒或温开水送服。孕妇忌用。

（五）痰湿阻滞证

多见月经延后，经量少、色淡质黏稠，渐至月经停闭，伴形体肥胖，胸闷泛恶，神疲倦怠，纳少痰多或带下量多。舌色白苔腻，脉滑。治宜健脾燥湿化痰，活血调经。

【常用方药】四君子汤合苍附导痰丸加减。处方：

白参8 g	白术10 g	茯苓10 g	法半夏10 g	陈皮6 g	甘草5 g
苍术10 g	香附10 g	胆南星5 g	枳壳6 g	生姜10 g	神曲10 g
当归10 g	川芎6 g				

方中白参、白术、茯苓、甘草健脾益气、使痰湿不生；苍术、香附、法半夏、胆南星、陈皮、枳壳、神曲、生姜燥湿健脾、行气消痰；当归、川芎养血活血、通调经脉。

【加减】①肾阳不足者，加制附片、肉桂、巴戟天温补肾阳；②痰湿瘀血互结致成癥瘕者，加昆布、海藻、夏枯草、莪术等软坚化痰，行瘀；③痰湿阻滞气机，见胸闷泛恶者，加厚朴、白豆蔻、竹茹行气化湿。

【供选成药】❶四君子丸、六君子丸：详见第188页。❷二陈丸：详见第8页。

五、痛经

痛经，指妇女行经期或行经前后，出现小腹疼痛或痛引腰骶，甚至剧痛昏厥，并随月经周期反复发作的疼痛。又称经行腹痛。主要因气滞血瘀、湿热瘀阻、气血虚弱、肾气亏虚、经行不畅所致。现代医学将其划分为原发性痛经和继发性痛经。原发性痛经又称功能性痛经，是指生殖器官无器质性病变者。由于盆腔器质性疾病如子宫异位症、子宫肌瘤、盆腔炎或宫颈狭窄所引起的属继发性痛经。

急症处理可采用田七痛经胶囊、痛经丸、麝香痛经膏等中成药缓急止痛，或针灸治疗。

（一）气滞血瘀证

多见经前或经期小腹胀痛拒按，经行不畅，量少淋漓，血色紫暗有块、块下痛暂减，经前乳房胀痛，胸闷不舒。舌质紫暗或有瘀点，脉弦。治宜理气行滞，化瘀止痛。

【常用方药】膈下逐瘀汤加减。处方：

当归10 g	川芎10 g	赤芍10 g	桃仁10 g	红花6 g	枳壳10 g
延胡索10 g	五灵脂10 g	乌药6 g	香附10 g	牡丹皮10 g	甘草5 g

方中香附、乌药、枳壳理气行滞；当归、川芎、桃仁、红花、赤芍活血化瘀；延胡索、五灵脂化瘀定痛；牡丹皮凉血活血；甘草缓急止痛、调和诸药。

【加减】①肝气犯胃、痛而恶心呕吐者，加吴茱萸、法半夏、陈皮和胃降逆；②小腹坠胀或二阴坠胀不适，加柴胡、升麻行气升阳；③郁而化热见心烦口苦、舌红苔黄、脉数者，加栀子、黄柏、夏枯草清热泻火。

【供选成药】❶田七痛经胶囊（散）：胶囊，每粒0.4 g，经期或经前5日每次3~5粒，每日3次；经后可继续服用，每次3~5粒，每日2~3次。散剂，每瓶2 g，经期或经前5日每次1~5 g，每日3次；经后可继续服用，每次1 g，每日2~3次。孕妇禁用，阴虚火旺者慎用，感冒时应停用。❷止痛化癥胶囊：每粒0.3 g，每次4~6粒，每日2~3次。孕妇禁用，单纯气血不足所致月经失调、痛经者慎用。❸妇女痛经丸：每10粒重1.8 g，每次50粒，每日2次。孕妇禁用。气虚体弱者慎用。有出血（非瘀血所致）倾向者忌用。❹得生丸（片）：大蜜丸，每丸9 g，每次1丸；片剂，每片0.3 g，每次4片；均每日2次。孕妇禁用。气血不足、虚寒引起的月经不调、痛经慎用。❺调经化瘀丸：浓缩丸，每10丸重2 g，每次10粒，每日2次。孕妇忌用。血虚引起的经闭不宜用。❻调经姊妹丸：水丸，每30丸重3.2 g，每次30丸，每日2次。❼痛经灵颗粒：每袋25 g，月经来潮前5日开始服药，隔日服，每次1~2袋，每日2次，温黄酒或温开水冲服。

（二）寒凝血瘀证

多见经前或经期小腹冷痛拒按，得热痛减，月经或见推后，量少、经色暗而有瘀块，面色青白，肢冷畏寒。舌暗苔白，脉沉紧。治宜温经散寒，化瘀止痛。

【常用方药】少腹逐瘀汤加减。处方：

小茴香6 g	干姜5 g	延胡索10 g	没药10 g	当归10 g	川芎6 g
肉桂3 g	赤芍12 g	蒲黄6 g	五灵脂10 g		

方中肉桂、干姜、小茴香温经散寒；当归、川芎、赤芍养营活血；蒲

黄、五灵脂、没药、延胡索化瘀止痛。

【加减】 ①寒凝气闭、痛甚而厥、四肢冰凉、冷汗淋漓，加附子、细辛、巴戟天回阳散寒；②冷痛较甚加艾叶、吴茱萸。痛而胀者，加乌药、香附、九香虫；伴肢体酸重不适见有寒湿之象者，加苍术、茯苓、薏苡仁、羌活散寒除湿。

【供选成药】❶少腹逐瘀丸：详见第 251 页。❷化癥回生片：详见第 115 页。❸温经丸、艾附暖宫丸：详见第 234 页。❹茴香橘核丸：每袋 18 g，每次 6 g，每日 2 次。❺痛经片（丸）：片剂，每片 0.32 g，每次 8 片，每日 3 次；丸剂，每袋 18 g，每次 6~9 g，每日 1~2 次。孕妇禁用。气虚无瘀滞者不宜用。❻附桂紫金膏：每张净重 10 g 或 20 g，外用加温软化后贴于腹部。孕妇忌用。❼痛经灵颗粒：每袋 25 g，月经来潮前 5 日开始服药，隔日服，每次 1~2 袋，每日 2 次，温黄酒或温开水冲服。

（三）湿热瘀阻证

多见经前或经期小腹疼痛或胀痛不适，有灼热感，或痛连腰骶，或平时小腹疼痛，经期加剧；经血量多或经期长，色暗红、质稠或夹较多黏液，平素带下量多，色黄质稠有臭味；或伴有低热起伏，小便黄赤。舌质红、苔黄腻，脉滑数或弦数。治宜清热除湿，化瘀止痛。

【常用方药】清热调血汤加减。处方：

牡丹皮 10 g	黄连 10 g	生地黄 20 g	当归 15 g	白芍 15 g
川芎 10 g	红花 6 g	桃仁 10 g	延胡索 15 g	莪术 10 g
香附 12 g	车前子 10 g	薏苡仁 10 g	败酱草 15 g	

方中黄连清热燥湿；牡丹皮、生地黄、白芍清热凉血；当归、川芎、桃仁、红花活血化瘀；延胡索、莪术、香附行气活血止痛；车前子、薏苡仁、败酱草增强清热除湿之功。

【加减】 ①痛连腰骶加续断、狗脊、秦艽清热除湿止痛；②伴月经量多或经期长，加地榆、槐花、马齿苋、黄芩凉血止血；③带下异常加黄柏、土茯苓、樗白皮除湿止带。

【供选成药】❶金鸡胶囊（片、颗粒）：胶囊，每粒 0.35 g，每次 3~5 粒；片剂，每瓶 100 片，每次 6 片；颗粒，每袋 8 g 或 16 g，每次 1 袋；均每日 3 次。孕妇禁用，血虚失荣腹痛、寒湿带下者及糖尿病患者慎用。❷金刚藤糖浆（胶囊）：糖浆，每瓶 150 mL，每次 20 mL；胶囊，每粒 0.5 g，每次

4 粒；均每日 3 次。孕妇或血虚失荣腹痛及寒湿带下者、糖尿病患者慎用。
❸金妇康胶囊：每粒0.4 g，每次 2～4 粒，每日 2～3 次。❹妇科千金片：每片 0.32 g，每次 4 片，每日 2 次。气虚血瘀证、寒凝血瘀证慎用。孕妇慎用。❺妇乐颗粒：每袋6g或 12 g，每次 12 g，每日 2 次。孕妇禁用。气血虚弱所致腹痛、带下者慎用。❻玉清抗宫炎片：每片0.25 g者每次 6 片；每片0.375 g 者每次 4 片；均每日 3 次。❼妇炎康复片、妇炎净胶囊：详见第 243、第 244 页。

（四）气血虚弱证

多见经期或经后小腹隐隐作痛，喜按或小腹及阴部空坠不适，月经量少、色淡、质清稀，面色无华，头晕心悸，神疲乏力。舌质淡，脉细无力。治宜益气养血，调经止痛。

【常用方药】圣愈汤加减。处方：

红参10 g	黄芪15 g	熟地黄15 g	当归10 g	川芎6 g	白芍10 g

方中红参、黄芪补脾益气；熟地黄、白芍、当归、川芎养血和血。

【加减】①血虚疼痛加鸡血藤、桂枝、艾叶、炙甘草养血缓急止痛；②伴腰酸不适加菟丝子、杜仲补肾壮腰。

【供选成药】❶八宝坤顺丸：每丸9 g，每次 1 丸，每日 2 次。孕妇禁用。实热证慎用。❷女金丸：大蜜丸，每丸9 g，每次 1 丸；水蜜丸，每 10 丸重 2 g，每次 5 g；均每日 2 次。孕妇禁用。湿热蕴结、阴虚火旺所致月经不调不宜用。❸乌鸡白凤丸：详见第 230 页。❹当归流浸膏：每瓶 200 mL，每次 3～5 mL，每日 3 次。孕妇忌用。湿热蕴结所致月经不调、痛经者慎用。❺妇康宁片：每片0.25 g，每次 8 片，每日 2～3 次，或经前 4～5 日服用。孕妇忌用。❻十全大补丸：详见第 179 页。❼其他可选用八珍丸（第 126 页）、八珍益母丸（第 233 页）、当归补血丸（第 158 页）、归脾丸（第 32 页）及其不同剂型制剂。

（五）肾气亏损证

多见经期或经后1～2 日内小腹绵绵作痛，伴腰骶酸痛，经色暗淡、量少质稀薄，头晕耳鸣，面色晦暗，健忘失眠。舌质淡红、苔薄，脉沉细。治宜补肾益精，养血止痛。

【常用方药】益肾调经汤加减。处方：

> 巴戟天15 g　　杜仲15 g　　续断15 g　　乌药10 g　　艾叶10 g　　当归15 g
>
> 熟地黄15 g　　白芍12 g　　益母草12 g

方中巴戟天、杜仲、续断补肾壮腰、强筋止痛；乌药温肾散寒；艾叶温经暖宫；当归、熟地黄、白芍滋阴养血；益母草活血调经。

【加减】①腰骶酸痛加菟丝子、桑寄生补肝肾、强腰膝；②经血量少、色暗者，加鹿角胶、山茱萸、淫羊藿温阳补血；③头晕耳鸣、健忘失眠，加枸杞子、制何首乌、酸枣仁、柏子仁补血安神；④夜尿多、小便清长，加益智、桑螵蛸、补骨脂温肾摄尿。

【供选成药】❶益坤丸：每丸9 g，每次1丸，每日2次。孕妇忌用。实证及纯虚无实者忌用。感冒发热时停服。❷玉液金丸：每100粒重15 g，每次6 g，每日2次。孕妇忌用，感冒时停用。❸女宝胶囊：每粒0.3 g，每次4粒，每日3次。孕妇忌用。❹参茸鹿胎膏：每瓶50 g。每次10 g，每日2次。温黄酒或温开水冲服。孕妇忌用。❺安坤赞育丸：每丸9 g。每次1丸，每日2次。孕妇慎用。❻八珍鹿胎膏（亦名复方鹿胎膏）：每瓶50 g，每次10 g，每日2次。炖化，温黄酒或温开水送服。实热火盛者忌用。❼调经促孕丸：每100粒重10 g，每次5 g，每日2次。月经周期第5日起连服20日，无周期者每月连服20日。阴虚火旺者和月经过多者不宜用。❽其他可选用六味地黄丸（第155页）、归芍地黄丸（第51页），以及外敷安阳固本膏和其他必要的治疗措施。

六、月经前后诸证

月经前后诸证，即指行经期前后或正值经期，周期性反复出现乳房胀痛、泄泻、肢体浮肿、头痛、身痛、吐衄、口舌糜烂、疹块瘙痒、情志异常或发热等一系列症状者。

（一）经行乳房胀痛

经行乳房胀痛，即每于行经前后，或正值经期，出现乳头胀痒疼痛，甚至不能触衣者。主要因肝失条达、乳络不畅或肝肾不足、乳络失于濡养所致。

1. 肝气郁结证　多见经前或经行乳房胀满疼痛，或乳头痒痛，甚至痛不可触，经行不畅，血色暗红，小腹胀痛，胸闷胁胀，精神抑郁，时叹息。舌淡苔薄白，脉弦。治宜疏肝理气，和胃通络。

【常用方药】逍遥散加减。处方：

柴胡10 g	白术12 g	茯苓12 g	当归12 g	白芍12 g	薄荷3 g
煨生姜5 g	甘草6 g	麦芽6 g	青皮6 g	鸡内金6 g	

方中柴胡、青皮疏肝解郁；薄荷助柴胡疏肝；当归、白芍养血调经；白术、茯苓、甘草健脾和中；煨生姜温胃行气；麦芽、鸡内金健脾消食。

【加减】①乳房胀硬、结节成块，加夏枯草、橘叶、橘核、王不留行通络散结；②情绪忧郁、闷闷不乐，加香附、合欢皮、婆罗子、郁金理气舒郁、安神；③少腹胀痛者加川楝子、延胡索、乌药行气止痛；④肝郁化热见心烦易怒、口苦口干、尿黄便结、舌苔薄黄、脉弦数者，改用丹栀逍遥散疏肝清热。

【供选成药】❶逍遥丸：详见第 109 页。❷加味逍遥丸：详见第 153 页。❸舒肝丸（片）：大蜜丸，每丸6 g，每次 1 丸；浓缩，每 6 丸相当原药材2.182 g，每次 6 丸；片剂，每片0.3 g，每次 4~6 片；均每日 2 次。孕妇慎用。❹越鞠丸：详见第 80 页。❺柴胡疏肝丸：每丸10 g，每次 1 丸，每日 2次。久郁气血不足者不宜用，孕妇慎用。❻开郁顺气丸：每丸1.5 g，每次 1丸。每日 2 次。孕妇慎用。❼平肝舒络丸：每丸6 g，每次 1 丸，每日 2 次。孕妇忌用。❽舒肝止痛丸：每袋 18 g，每次 4~4.5 g，每日 2 次。肝郁不足、瘀血停滞所致胁痛及脾胃虚寒所致呕酸者慎用。

2. 肝肾亏虚证　多见经行或经后两乳作胀作痛，乳房按之柔软无块，月经量少、色淡、两目干涩、五心烦热。舌淡或舌红少苔，脉细数。治宜滋肾养肝，和胃通络。

【常用方药】一贯煎加减。处方：

沙参10 g	麦冬10 g	当归10 g	生地黄20 g	川楝子5 g
枸杞子20 g	麦芽10 g	鸡内金10 g		

方中当归、枸杞子滋肾养肝；沙参、麦冬、生地黄滋阴养血；川楝子疏肝理气；麦芽、鸡内金和胃通乳络。

【加减】①乳房胀甚加郁金、玫瑰花疏肝行气；②心烦不眠加酸枣仁养心安神；③乳房胀痛有包块者，加路路通、生牡蛎通络软坚散结；④病程日久、肾气不足或渐衰者，加菟丝子、淫羊藿补益肾气。

【供选成药】❶知柏地黄丸：详见第 137 页。❷二至丸：详见第 159 页。❸龟甲养阴片：每片0.3 g，每次 8~10 片，每日 3 次，餐后服。实证患者和脾虚便溏者忌用。❹可选用六味地黄丸（第 155 页）、归芍地黄丸（第 51 页）、归肾丸（第 230 页）及其不同剂型制剂。

（二）经行头痛

即每遇经期或行经前后，出现以头痛为主的症状，经后辄止者。其病因有情志内伤、肝郁化火，或瘀血内阻、上扰清窍、络脉不通，或素体血虚、经行时阴血益感不足、脑失所养。

1. 肝火证　多见经前、经期头部胀痛，甚至颠顶掣痛，头晕目眩，月经量稍多、色鲜红，烦躁易怒，口苦咽干。舌红苔薄黄，脉弦细数。治宜清热平肝息风。

【常用方药】羚角钩藤汤加减。处方：

> 羚羊角3 g　　钩藤10 g　　桑叶6 g　　菊花10 g　　浙贝母12 g　　竹茹15 g
> 生地黄15 g　　白芍10 g　　茯神10 g　　甘草5 g

方中羚羊角、钩藤平肝清热、息风镇痉；桑叶、菊花清肝明目；竹茹、浙贝母清热化痰；生地黄、白芍养阴清热；茯神宁心安神；甘草和中缓急。

【加减】肝火旺致头痛剧烈者，加龙胆、石决明清泻肝火。平时可服杞菊地黄丸滋养肝肾。

【供选成药】❶天麻钩藤颗粒：详见第 57 页。❷镇脑宁胶囊：每粒0.3 g，每次 4~5 粒，每日 3 次。肝火上炎所致头痛、痰湿中阻所致眩晕、外感头痛者慎用。过敏体质慎用。❸晕痛定片：每片0.3 g，每次 4 片，每日 3 次。虚证头痛、外感头痛慎用。❹复方羚羊角胶囊（片、颗粒）：胶囊，每粒0.25 g，每次 4 粒；片剂，每片 0.24 g，每次 5 片；颗粒，每袋 8 g，每次 1 袋；均每日 2~3 次。虚证头痛者慎用。❺天麻头风灵胶囊：每粒 0.2 g，每次 4 粒，每日 2 次。外感头痛、虚证头痛者忌用。孕妇慎用。❻当归龙荟丸：水丸，每 100 粒重6 g，每次6 g；大蜜丸，每丸6 g，每次 1 丸；均每日 2 次。孕妇禁用。❼治偏头痛颗粒：每袋10 g，每次 1 袋，每日 2~3 次。

2. 血瘀证　多见经前、经期头痛剧烈，痛如锥刺，经色紫暗有块，伴小腹疼痛拒按，胸闷不舒。舌暗或尖边有瘀点，脉细涩或弦涩。治宜化瘀通络。

【常用方药】通窍活血汤加减。处方：

> 赤芍5 g　　桃仁6 g　　红花9 g　　老葱6 g　　麝香0.15 g　　生姜10 g
> 红枣15 g　　川芎6 g

方中赤芍、川芎、桃仁、红花行血通滞、化瘀通络；老葱、麝香通上下之气而活血；生姜、红枣调和营卫。

【加减】①头痛剧烈者加地龙、全蝎等息风通络、止痛；②月经量少、有血块者，加蒲黄、五灵脂、川牛膝活血化瘀；③久病见气血不足者，加黄芪、党参补气养血。

【供选成药】❶大川芎颗粒（口服液、丸、片）：颗粒，每袋 4 g，每次 4 g，每日 2 次；口服液，每次 10 mL，每日 3 次；丸剂，每瓶 40 g，每次 6 g，每日 2 次；片剂，每片 0.6 g，每次 4 片，每日 3 次。孕妇忌用。阴虚阳亢、舌绛苔剥者慎用。❷安络解痛片：每片 0.3 g，每次 3~5 片，每日 3 次。❸脑镇宁颗粒：每袋 10 g，每次 20~30 g，每日 2 次。外感及虚证头痛忌用。❹血府逐瘀口服液：详见第 36 页。

3. **血虚证**　多见经期或经后头晕，头部绵绵作痛，月经量少，色淡质稀，心悸少寐，神疲乏力。舌淡苔薄，脉虚弱。治宜养血益气。

【常用方药】八珍汤加减。处方：

| 当归10 g | 川芎10 g | 白芍10 g | 熟地黄20 g | 红参10 g |
| 白术10 g | 茯苓12 g | 炙甘草10 g | 制首乌10 g | 蔓荆子10 g |

方中当归、川芎、白芍养血和血；熟地黄、制首乌养肝血、滋肾精；红参、白术、炙甘草益气健脾；茯苓宁心安神；蔓荆子清利头目、止痛。

【加减】头痛日久加鹿角片、龟甲填精益髓。

【供选成药】❶八珍丸：详见第 126 页。❷人参养荣丸：详见第 189 页。❸益气养元颗粒：每袋 15 g，每次 15 g，每日 3 次。孕妇慎用。体实有热者、感冒者慎用。❹益血膏：每瓶 250 g，每次 15 g，每日 2 次。感冒发热期间忌用。❺妇科养坤丸：每丸 11.3 g，每次 1 丸，每日 2 次。❻气血双补丸：每瓶 100 g，每次 9 g，每日 2 次。脾胃虚弱者慎用。❼其他可选用归脾丸（第 32 页）、当归补血丸（第 158 页）及其不同剂型制剂。

（三）经行感冒

经行感冒，又称触经感冒。即每值经行前后或经期出现感冒症状、经后逐渐缓解者。本病以感受风邪为主，夹寒则为风寒、夹热则为风热。多由素体气虚、卫阳不固，经行阴血下注于胞宫，体虚益甚，此时血室正开、腠理疏松、卫气不固、风邪乘虚侵袭，或素有伏邪，随月经周期反复乘虚而发，经后因气血渐复，则邪去表解而缓解。

1. 风寒证　多见经行期间发热恶寒无汗，鼻塞流涕，咽喉痒痛，咳嗽痰稀，头痛身痛。舌淡红、苔薄白，脉浮紧。经净后，诸症渐愈。治宜解表散寒，和胃调经。

【常用方药】荆穗四物汤加减。处方：

| 荆芥穗10 g | 白芍10 g | 熟地黄12 g | 当归10 g | 川芎10 g |

方中荆芥穗辛温解表；白芍、熟地黄、当归、川芎养血和血调经。

【加减】①身痛重者加羌活胜湿祛寒；②咳嗽痰稀明显者，加麻黄、杏仁、甘草散寒宣肺止咳；③月经量多去川芎，加艾叶炭、炒蒲黄调经止血。

【供选成药】❶风寒感冒颗粒：详见第 2 页。❷荆防感冒颗粒：每袋15 g或 22 g，每次15 g，每日 3 次。孕妇慎用。风热表证不宜用。糖尿病患者不宜用。❸伤风停胶囊：每粒0.35 g，每次 3 粒，每日 3 次。高血压、心脏病及风热感冒者应慎用。❹荆防颗粒（合剂）：颗粒，每袋15 g，每次 1袋；合剂，每瓶100 mL，每次 10~20 mL；均每日 3 次。孕妇慎用。风热感冒及湿热证慎用。❺伤风感冒颗粒：每袋15 g，每次 1 袋，每日 3~4 次。❻风寒感冒宁颗粒：每袋 18 g，每次 1 袋，每日 3~4 次。❼桂枝合剂：每瓶100 mL或每支10 mL，每次 10~15 mL，每日 3 次。表实无汗或温病内热口渴者忌用。❽其他可选用荆防颗粒（第 2 页）、参苏丸（第 4 页）、通宣理肺丸（第 6 页）及其不同剂型制剂。

2. 风热证　多见每于经行期间发热身痛，微恶风，头痛汗出，鼻塞咳嗽痰稠，口渴欲饮。舌红苔黄，脉浮数。治宜疏风清热，和血调经。

【常用方药】桑菊饮加减。处方：

| 桑叶15 g | 菊花6 g | 连翘10 g | 薄荷6 g | 桔梗6 g | 杏仁6 g |
| 芦根6 g | 甘草5 g | | | | |

方中桑叶、菊花、连翘、薄荷辛凉解表；桔梗、杏仁宣肺止咳；芦根清热生津；甘草调和诸药。

【加减】①咳嗽重加杏仁、川贝母、百部润肺止咳化痰；②口渴欲冷饮者加天花粉、沙参养阴生津。

【供选成药】❶桑菊感冒颗粒：详见第 156 页。❷桑菊银翘散：每袋10 g，每次 1 袋，每日 2~3 次。孕妇慎用。风寒表证慎用。❸荆菊感冒片：每片0.35 g，每次 4~6 片，每日 3 次。❹风热感冒颗粒：每袋10 g，每次10 g，每日 3 次。风寒外感者慎用。❺银翘伤风胶囊：每粒0.3 g，每次 4

粒，每日 3 次。风寒表证慎用。❻尚可选用精制银翘解毒片（第 3 页）等辛凉解表剂。

3. 邪入少阳证　多见经期出现寒热往来，胸胁苦满，口苦咽干，心烦欲呕，头晕目眩，嘿嘿不欲饮食。舌红、苔薄白或薄黄，脉弦或弦数。治宜和解表里。

【常用方药】小柴胡汤加减。处方：

> 柴胡15 g　黄芩10 g　白参6 g　法半夏10 g　甘草5 g　生姜10 g
> 大枣12 g

方中柴胡、黄芩清热透表；白参、法半夏、甘草益气和胃；生姜、大枣调和营卫。

【加减】①心烦欲呕加竹茹止呕除烦；②气虚感冒用可改玉屏风散加女贞子、白薇益气养阴清热。

【供选成药】❶小柴胡颗粒（片）：颗粒，每袋10 g，每次 10~20 g；片剂，每片0.4 g，每次 4~6 片；均每日 3 次。肝火偏盛或肝阳上亢者忌用。风寒外感慎用。❷少阳感冒颗粒：每袋 8 g，每次 1 袋，每日 2 次。孕妇慎用。风寒外感慎用。❸正柴胡饮颗粒：每袋10 g 或 3 g（无蔗糖），每次 1袋，每日 3 次。

（四）经行发热

经行发热，即每值经期或行经前后，出现以发热为主症者。多因血虚内热或禀体素弱，经期感外邪、气血失调、营卫不和所致。现代医学的慢性盆腔炎、生殖器结核、子宫内膜异位症，以及临床症状不明显的感染引起的经行发热，可参照其证治分类辨证论治。

1. 肝肾阴虚证　多见经期或经后午后潮热，经量少、色红，两颧红赤，五心烦热，烦躁少寐。舌红而干，脉细数。治宜滋养肝肾，育阴清热。

【常用方药】蒿芩地丹四物汤加减。处方：

> 青蒿10 g　黄芩6 g　地骨皮10 g　牡丹皮10 g　生地黄12 g
> 川芎6 g　当归10 g　白芍10 g

方中黄芩、青蒿、地骨皮、牡丹皮清热养阴凉血；生地黄、白芍滋阴凉血；当归养血调经。

【加减】①少寐多梦加首乌藤、酸枣仁养心安神；②骨蒸潮热者加柴胡、地骨皮等滋阴清热；③头晕心悸加远志、磁石安神镇悸。

【供选成药】❶可选知柏地黄丸（第137页）、六味地黄丸（第155页）及其不同剂型制剂。❷清身饮颗粒：每袋18 g，每次1袋，每日2~3次。发热无汗者慎用。❸养血退热丸：每丸9 g，每次1丸，每日2~3次。❹龟甲养阴片：每片0.3 g，每次8~10片，每日3次，餐后服。实证、脾虚便溏者忌用。

2. 血气虚弱证　多见经行或经后发热，热势不扬，动则自汗出，经量多、色淡质薄，神疲肢软，少气懒言。舌淡苔白润，脉虚缓。治宜补益血气，甘温除热。

【常用方药】补中益气汤加减。处方：

```
白参6 g    黄芪18 g    炙甘草10 g    当归6 g    陈皮6 g    升麻6 g
柴胡6 g    白术10 g
```

方中白参、黄芪益气；白术、炙甘草健脾补中；当归补血、陈皮理气；升麻、柴胡升阳。

【加减】①心悸少寐加酸枣仁、五味子养心安神；②腰酸腿软乏力加桑寄生、杜仲补益肝肾；③头晕心烦加牡丹皮、葛根等解痉除烦。

【供选成药】❶参茸片（胶囊、颗粒）：详见第188页。❷十全大补丸：详见第179页。❸八珍丸：详见第126页。❹气血双补丸：每瓶100 g，每次9 g，每日2次。脾胃虚弱者慎用。❺其他可选用人参养荣丸（第189页）、当归补血丸（第158页）、阿胶补血颗粒（第23页）及其不同剂型制剂。

3. 瘀热壅阻证　多见经前或经期发热，腹痛，经色紫暗，夹有血块。舌暗或尖边有瘀点，脉沉弦数。治宜化瘀清热。

【常用方药】血府逐瘀汤加减。处方：

```
桃仁12 g    红花10 g    当归10 g    生地黄10 g    川芎6 g
赤芍6 g    牛膝10 g    桔梗6 g    柴胡5 g    枳壳6 g
甘草5 g    牡丹皮6 g
```

方中当归、川芎、生地黄、赤芍养血活血；桃仁、红花、牛膝活血化瘀；柴胡、牡丹皮凉血清热；枳壳、桔梗直通上下气机，使气调血和，以除瘀热；甘草调和药性。

【加减】①发热较重、腹痛较甚，加金银花、连翘、败酱草清热解毒；②心烦不得眠加首乌藤除烦安神；③大便秘结、小便黄者，加车前子、郁李仁、瓜蒌子等利尿通便。

【供选成药】❶血府逐瘀口服液：详见第36页。❷少腹逐瘀丸：详见第251页。

（五）经行身痛

经行身痛，即经行前后或经期，出现以身体疼痛为主症者。多因素体正气不足、营卫失调、筋脉失养，或素有寒湿滞留，经行时则乘虚而发。

1. 血虚证　多见经行时肢体疼痛麻木，肢软乏力，月经量少、色淡质薄，面色无华。舌质淡红、苔白，脉细弱。治养血益气，柔筋止痛。

【常用方药】当归补血汤加减。处方：

> 黄芪30 g　当归10 g　白芍15 g　鸡血藤10 g　丹参10 g　玉竹10 g

方中黄芪、当归益气养血；白芍、鸡血藤、丹参、玉竹养血柔筋。

【加减】营卫失调较显酌加生姜、大枣、桂枝。

【供选成药】❶可选当归补血丸（第158页）、十全大补丸（第179页）、人参养荣丸（第189页）、气血双补丸（第262页）及其不同剂型制剂。❷其他可选八珍丸（第126页）、归脾丸（第32页）及其不同剂型制剂。

2. 血瘀证　多见经行时腰膝、肢体、关节疼痛，得热痛减、遇寒痛甚，月经推迟，经量少、色暗，或有血块。舌紫暗或有瘀斑、苔薄白，脉沉紧。治宜活血通络，益气散寒止痛。

【常用方药】趁痛散加减。处方：

> 当归12 g　黄芪10 g　白术10 g　炙甘草10 g　桂木5 g　独活10 g
> 牛膝10 g　生姜5 g　薤白6 g

方中当归养血活血；黄芪、白术、炙甘草健脾益气；生姜温中散寒；桂木、薤白、独活温阳散寒止痛；牛膝补肝肾、壮腰膝。

【加减】①寒甚加制川乌祛寒；②经行不畅、小腹疼痛者，加益母草、延胡索行气活血，止痛。

【供选成药】❶鸡血藤膏（颗粒、糖浆、片）：膏滋，每瓶125 g或500 g，每次6～10 g，每日2次，用水、酒各半炖化服。颗粒，每袋12 g，每次1袋；糖浆，每瓶200 mL，每次8～16 mL；片剂，每片0.42 g，每次4片，用酒或温开水送服；均每日3次。脾虚便溏者忌用，孕妇慎用。❷活血调经丸：每 30 丸约重 3 g，每次 4.5 g，每日 3 次。❸附桂紫金膏：每张10 g 或20 g，外用加温软化后贴于腹部，每 24 小时更换每次。

（六）经行口糜

经行口糜，指每值经前或经期，口舌红肿糜烂，如期反复发作、经后渐愈者。多因阴虚火旺或脾胃湿热熏蒸所致。

1. **阴虚火旺证**　多见经期口舌糜烂，口燥咽干，月经量少、色红，五心烦热，尿少色黄。舌红苔少，脉细数。治宜滋阴降火。

【常用方药】知柏地黄汤加减。处方：

熟地黄15 g	山茱萸10 g	山药12 g	泽泻10 g	茯苓10 g
牡丹皮10 g	知母10 g	黄柏10 g		

方中熟地黄、山茱萸、山药补肝肾之阴；知母、黄柏、牡丹皮清肾中伏火；茯苓、泽泻利湿导热由小便外解。

【加减】若胃火伤阴，见经行口糜，牙龈肿痛，或牙龈出血，烦热口渴，大便燥结，舌红苔干，脉细滑而数，治宜滋阴清胃火，方用玉女煎。

【供选成药】❶知柏地黄丸：详见第 137 页。❷口腔溃疡散：每瓶 3 g，用消毒棉球蘸药搽患处，每日 2~3 次。气血亏虚者忌用。❸青黛散：每包 10 g，外用，先用凉开水或淡盐水洗净口腔，将药少许吹撒患处，每日 2~3 次。❹珍珠冰硼散：每瓶1.5 g，外用少许，吹涂患处，每日 3 次。❺栀子金花丸：每 100 粒重6 g，每次9 g，每日 2~3 次。孕妇忌用。虚寒证及体弱便溏者不宜用。

2. **胃热熏蒸证**　多见经行口舌生疮，口臭、口干喜饮，月经量多、色深红，尿黄便秘。舌苔黄厚，脉滑数。治宜清胃泄热。

【常用方药】凉膈散加减。处方：

大黄9 g	芒硝9 g	甘草9 g	栀子6 g	薄荷6 g	黄芩6 g
连翘15 g	竹叶6 g				

方中大黄、芒硝清热泻下；连翘、竹叶、栀子、黄芩清热解毒；甘草缓急和中；薄荷清疏凉散。

【加减】脾虚湿热内盛见口糜或口唇疱疹、脘腹胀痛、大便馊臭者用甘露消毒丹清化湿热。

【供选成药】❶凉膈丸：每 50 粒重 3 g，每次6 g，每日 1 次。❷三黄片：小片，每片0.25 g，每次4片；大片，每片0.52 g，每次2片；均每日2次。孕妇禁用，冷积便秘、寒湿泻痢、虚火口疮及喉痹者慎用。❸黄连清胃丸：每袋10 g，每次10 g，每日1~2次。年老体弱及脾胃虚寒者忌用。❹牛黄清胃丸：每丸6 g，每次2丸，每日2次。脾胃虚弱者慎用。❺清胃黄连丸：每丸9 g，每次1~2丸，每日2次。阴虚火旺者忌用，孕妇、老人、体弱者慎用。❻其他可选用口腔溃疡散、青黛散、珍珠冰硼散外用。

（七）经行泄泻

经行泄泻，即每值行经前后或经期大便溏薄，甚至水泻，日解数次，经净自止者。本病以泄泻伴随月经周期出现为主要特点。平素有慢性腹泻，遇经行而发作尤甚者亦属本病范畴。其病的主因为脾肾虚弱，经行之际，气血下注冲任，脾肾更虚而致泄泻。

1. 脾虚证　多见月经前后或正值经期大便溏泄，次数增多，经行量多、色淡质薄，脘腹胀痛，神疲肢软，或面浮肢肿。舌淡红苔白，脉濡缓。治宜健脾渗湿，理气调经。

【常用方药】参苓白术散加减。处方：

> 白参10 g　白术10 g　白扁豆12 g　茯苓10 g　甘草10 g　山药10 g
> 莲子10 g　桔梗10 g　薏苡仁10 g　砂仁6 g

方中白参、白术、茯苓、甘草、山药健脾益气；白扁豆、莲子、薏苡仁健脾化湿；砂仁理气和胃；桔梗上行理肺。

【加减】腹痛即泻、泻后痛止兼胸胁痞闷、嗳气不舒用痛泻要方。

【供选成药】❶参苓白术散：详见第97页。❷理中丸：详见第73页。❸温脾止泻丸：每丸3 g，每次1丸，每日2次。米酒或温开水送服。❹温脾固肠散：每袋6 g，每次6 g，每日2次。霍乱吐泻及痢疾患者不宜用。❺柴芍六君丸：每包9 g，每次9 g，每日2次。❻健脾养胃颗粒：每包9 g，每次9 g，每日2次。痢疾初起者忌用。❼人参健脾丸：详见第67页。❽其他可选用参苓健脾胃颗粒（第97页）。

2. 肾虚证　多见经行或经后大便泄泻，或五更泄泻，经色淡、质清稀，腰膝酸软，头晕耳鸣，畏寒肢冷。舌淡苔白，脉沉迟。治宜温阳补肾，健脾止泻。

【常用方药】健固汤加减。处方：

> 党参15 g　　白术10 g　　　茯苓10 g　　薏苡仁10 g　　巴戟天10 g
> 补骨脂10 g　吴茱萸6 g　　白豆蔻6 g　　五味子6 g

方中党参、白术、茯苓、薏苡仁健脾渗湿；巴戟天、补骨脂温肾扶阳；吴茱萸温经散寒、助阳止泻；五味子涩肠止泻。

【加减】五更泄泻尚可用四神丸加减。

【供选成药】❶四神丸：详见第98页。❷肠胃宁片：每片0.3 g，每次4~5片，每日3次。方中含罂粟壳，不可过量、久用。食滞泄泻、湿热泄泻忌用。❸固本益肠片：详见第98页。❹桂附地黄丸：详见第19页。

（八）经行浮肿

经行浮肿，即每逢经前或经期头面四肢浮肿、经后即消者。多因脾肾阳虚、水溢肌肤，或肝脾失调、气滞湿阻所致。

1. 脾肾阳虚证　多见经行面浮肢肿，按之没指，晨起头面肿甚，月经推迟，经行量多、色淡质薄，腹胀纳减，腰膝酸软，大便溏薄。舌淡苔白腻，脉沉缓或濡细。治宜温肾化气，健脾利水。

【常用方药】肾气丸合苓桂术甘汤加减。处方：

| 桂枝5 g | 炮附子5 g | 生地黄25 g | 山茱萸10 g | 山药15 g |
| 茯苓10 g | 牡丹皮10 g | 泽泻10 g | 白术10 g | 甘草6 g |

方中肾气丸温肾化气行水，苓桂术甘汤健脾利水。共奏温肾健脾，化气利水之功。

【加减】①尿少、小便不利者加车前子利尿除湿；②气虚甚加黄芪补气利尿；③浮肿甚加防己、冬瓜皮除湿消肿；④胸满呕恶加陈皮、姜半夏止呕。

【供选成药】❶肾炎消肿片：每片0.32 g，每次4~5片，每日3次。风水肿及孕妇慎用。❷肾炎舒片（颗粒、胶囊）：片剂，每片0.25 g或0.27 g，每次6片；颗粒，每袋10 g，每次1袋；胶囊，每粒0.35 g，每次4粒；均每日3次。风水肿慎用。❸肾炎温阳片：片芯重0.32 g，每次4~5片，每日3次。阴虚火旺、津亏者慎用。❹肾炎平颗粒：每袋15 g，每次1袋，每日2次。感冒发热、咽喉肿痛者忌用。❺肾康宁片：每片0.31 g或0.33 g，每次5片，每日3次。肝肾阴虚及湿热下注所致水肿者及孕妇慎用。❻济生肾气丸：详见第19页。❼其他可据情选用桂附地黄丸（第19页）及其不同剂型制剂。

2. 气滞血瘀证　多见经行肢体肿胀，按之随手而起，经色暗有块，脘闷胁胀，善叹息。舌紫暗、苔薄白，脉弦涩。治宜理气行滞，养血调经。

【常用方药】八物汤加减。处方：

当归10 g	川芎6 g	白芍10 g	熟地黄10 g	延胡索10 g
川楝子10 g	木香6 g	槟榔6 g	泽泻6 g	益母草10 g

方中当归、川芎、白芍、熟地黄养血活血；延胡索活血行气；川楝子、木香、槟榔疏肝理气。

【加减】①少腹胀痛加香附、柴胡疏肝理气；②郁久化热见口苦咽干、心烦者，加牡丹皮、郁金解郁清热；③带下量多、色黄，加黄柏、车前子清热利湿。

【供选成药】吉祥安神丸，每粒0.2 g，每次11~15粒，每日1~2次。

（九）经行风疹块

经行风疹块，又称"经行隐疹"。即每值临经时或行经期间，周身皮肤突起红疹或风团，瘙痒异常，经净渐退者。本病多因风邪为患，缘于素体虚弱，经行时气血益虚，风邪乘虚而入，郁于皮肤肌腠之间而诱发本病。其有内风、外风之别，内风者，因血虚生风引起；外风者，由风邪侵袭肌腠所致。

1. 血虚证　多见经行风疹频发，瘙痒难忍、入夜尤甚，月经多推迟，量少色淡，面色不华，肌肤枯燥。舌淡红、苔薄，脉虚数。治宜养血祛风。

【常用方药】当归饮子加减。处方：

当归10 g	川芎10 g	白芍10 g	生地黄10 g	防风10 g
荆芥10 g	黄芪10 g	炙甘草6 g	刺蒺藜10 g	制何首乌10 g

方中当归、地黄、川芎、白芍、制首乌、荆芥、防风养血祛风；刺蒺藜疏肝泄风；黄芪、炙甘草益气固表、扶正达邪。

【加减】风疹团块瘙痒甚、难眠者加蝉蜕、生龙齿疏风止痒。

【供选成药】❶乌蛇止痒丸：每10丸重1.25 g，每瓶30 g，每次2.5 g，每日3次。孕妇忌用。❷润燥止痒胶囊：每瓶0.5 g，每次4粒，每日3次。孕妇慎用，糖尿病、肾病、肝病、肿瘤等病引起的皮肤瘙痒不宜用。

2. 风热证　多见经行身发红色风团、疹块，瘙痒不堪，感风遇热其痒尤甚，月经多提前，量多色红，口干喜饮，尿黄便结。舌红苔黄，脉浮数。治宜疏风清热。

【常用方药】消风散加减。处方：

荆芥12 g	防风12 g	当归12 g	生地黄15 g	苦参12 g
苍术12 g	蝉蜕6 g	木通6 g	胡麻仁12 g	知母12 g
牛蒡子12 g	甘草6 g	石膏12 g		

方中当归、生地黄、牛蒡子养血清热疏风；荆芥、防风、蝉蜕疏风止痒；苦参、苍术燥湿清热解毒；胡麻仁养血润燥；知母、石膏清热泻火；木通、甘草清热利尿。

【加减】瘙痒甚加地肤子、苍耳子等；热偏胜加土茯苓、紫草等。

【供选成药】❶消风止痒颗粒：每袋15 g或每块15 g，每次 2 袋或 2 块，每日 2~3 次。脾胃虚寒者慎用。孕妇忌用。阴血亏虚者不宜用。❷肤痒颗粒：每袋9 g或18 g，每次 9~18 g，每日 3 次。消化道溃疡者、肾功能不全者慎用。孕妇忌用。❸荨麻疹丸：每 50 粒重 3 g，每次 10 g，每日 2 次。

（十）经行吐衄

经行吐衄，亦有倒经、逆经之称。即经前或经期出现周期性的吐血、衄血，常伴经量减少，有如月经倒行逆上。多因血热气逆、损伤络脉所致。

1. **肝经郁火证**　多见经前或经期吐血、衄血，量较多、色鲜红；月经可提前，量少甚或不行，心烦易怒，或两胁胀痛，口苦咽干，头晕耳鸣，尿黄便结。舌红苔黄，脉弦数。治宜清肝调经。

【常用方药】清肝引经汤加减。处方：

当归20 g	白芍15 g	生地黄20 g	牡丹皮15 g	栀子15 g
黄芩15 g	川楝子15 g	茜草15 g	牛膝10 g	白茅根30 g
甘草6 g				

方中当归、白芍养血柔肝；生地黄、牡丹皮凉血清热；栀子、黄芩清热降火；川楝子疏肝理气；茜草、白茅根佐生地黄清热凉血；牛膝引血下行；甘草调和诸药。

【加减】兼小腹疼痛、经行不畅、有血块者加桃仁、红花活血祛瘀止痛。

【供选成药】❶加味逍遥丸：详见第 153 页。❷十灰散：详见第 156 页。

2. **肺肾阴虚证**　多见经前或经期吐血、衄血，量少、色暗红；月经每先期、量少，平素可有头晕耳鸣，手足心热，两颧潮红，潮热咳嗽，咽干口渴。舌红或绛、苔花剥或无苔，脉细数。治宜滋阴养肺。

【常用方药】顺经汤加减。处方：

当归10 g　　熟地黄15 g　　沙参10 g　　白芍10 g　　茯苓10 g

荆芥炭10 g　牡丹皮10 g　　牛膝10 g

方中当归、白芍养血调经；沙参润肺；熟地黄滋养肝肾；牡丹皮清热凉血；茯苓健脾宁心；荆芥炭引血归经；牛膝引血下行。

【加减】①咳嗽加杏仁、枇杷叶止咳；②心烦不寐加生牡蛎敛阴安神。

【供选成药】❶永盛合阿胶：每块60 g，每次9 g，每日2次，黄酒或温开水烊化兑服。❷出血量多时应及时止血，吐血可口服大黄粉，或三七粉、云南白药；衄血可用纱条压迫鼻腔部止血加用1%麻黄素滴鼻液。

（十一）经行情志异常

经行情志异常，即每值经前或经期出现烦躁易怒、悲伤啼哭，或情志抑郁、喃喃自语，或彻夜不眠，甚或狂躁不安、经后复如常人者。本病多由情志内伤、肝气郁结、痰火内扰，遇经行气血骤变，扰动心神而。

1. 肝气郁结证　多见经前抑郁不乐，情绪不宁，烦躁易怒，甚至怒而发狂，经后逐渐减轻或复如常人。月经量多、色红，经期提前，胸闷胁胀，不思饮食，彻夜不眠。苔薄腻，脉弦细。治宜疏肝解郁，养血调经。

【常用方药】逍遥散加减。处方：

柴胡10 g　白术12 g　　茯苓12 g　　当归12 g　　白芍12 g　　薄荷5 g

煨生姜5 g　甘草6 g

方中柴胡疏肝解郁，薄荷助柴胡疏肝；当归、白芍养血调经；白术、茯苓、甘草健脾和中；煨姜温胃行气。

【加减】肝郁化火见心烦易怒、狂躁不安等症者，加牡丹皮、栀子清肝泻火。

【供选成药】❶可选逍遥丸（第109页）或加味逍遥丸（第153页）、越鞠丸（第80页）或及其不同剂型制剂。❷调经颗粒：每袋18 g，每次1袋，每日2~3次。孕妇忌用，气血不足引起的月经失调、痛经者慎用。❸平肝舒络丸：每丸6 g，每次1丸，每日2次。❹柴胡疏肝丸：每丸10 g，每次1丸，每日2次。久郁气血不足者不宜用。❺开郁顺气丸：每丸1.5 g，每次1丸，每日2次。❻开郁调经膏：每瓶250 g，每次20~40 g，每日2次。

2. 痰火上扰证　多见经行狂躁不安，头痛失眠，平时带下量多、色黄质稠，面红耳赤，心胸烦闷。舌红、苔黄厚或腻，脉弦滑而数。治宜清热化痰，宁心安神。

【常用方药】生铁落饮加减。处方：

天冬10 g	麦冬10 g	浙贝母10 g	胆南星5 g	橘红3 g	远志5 g
连翘5 g	茯苓5 g	茯神5 g	玄参6 g	钩藤5 g	丹参5 g
朱砂0.5 g	石菖蒲3 g	生铁落30 g	郁金10 g	黄连3 g	

方中生铁落重镇降逆；胆南星、浙贝母、橘红清热化痰；石菖蒲、远志、朱砂开窍安神；天冬、麦冬、玄参、连翘、钩藤、黄连养阴清热；郁金疏肝理气，使热去痰除、神清志定。

【加减】①大便秘结加生大黄泻火通便；②痰多加天竺黄清热化痰。

【供选成药】❶礞石滚痰丸：详见第 27 页。❷涤痰丸：每 50 粒重 3 g，每次6 g，每日 1 次。孕妇忌用。虚寒证及年老体弱者慎用。不宜过量、久用。❸牛黄抱龙丸：每丸1.5 g，每次 1 丸，每日 1~2 次。慢脾风或阴虚火旺所致虚风内动者慎用。方中含朱砂、雄黄，不宜过量、久用。❹清心滚痰丸：每丸 3 g，每次 1~2 丸，每日 1 次。体虚者、孕妇、非湿热顽痰者均忌用。不宜过量、久用。❺竹沥达痰丸：详见第 21 页。

（十二）绝经前后诸证

绝经前后诸证，即妇女在绝经前后，因月经紊乱或绝经出现烘热汗出，烦躁易怒，潮热面红，眩晕耳鸣，心悸失眠，腰背酸楚，面浮肢肿，皮肤有蚁行感，情志不宁等症状者。本病类似现代医学中的围绝经期综合征。多因肾虚，冲任亏损，天癸将竭，精血不足，阴阳失调所致。

1. 肾阴虚证　多见绝经前后月经紊乱，提前量少或量多，或崩或漏，经色鲜红，头目眩晕，头部面颊阵发性烘热，耳鸣汗出，五心烦热，腰膝酸痛，足跟疼痛，或皮肤干燥瘙痒，口干便结，尿少色黄。舌红少苔，脉细数。治宜滋养肾阴，佐以潜阳。

【常用方药】左归丸合二至丸加减。处方：

熟地黄24 g	山药12 g	枸杞子12 g	山茱萸10 g	菟丝子12 g
鹿角胶12 g	龟甲胶12 g	川牛膝12 g	女贞子12 g	墨旱莲12 g
制首乌12 g				

方中熟地黄、山茱萸、山药滋补肝肾；龟甲胶、鹿角胶调补阴阳、补任、督二脉之虚；枸杞子、菟丝子、女贞子、墨旱莲补肝肾、益冲任；川牛膝补肝肾且能活血；制首乌益精血。

【加减】①肝肾阴虚致双目干涩，用杞菊地黄丸加减。②头痛眩晕较甚者，加天麻、钩藤、珍珠母平肝息风；③心肾不交见心烦不宁、失眠多梦，甚至情志异常、舌红少苔、脉细数者，改用百合地黄汤合甘麦大枣汤，或黄连阿胶汤加减以滋肾宁心安神；④头晕目眩、耳鸣严重者，加黄精、肉苁蓉滋肾填精益髓。

【供选成药】❶可选用左归丸（第192页）、二至丸（第159页）、六味地黄丸（第155页）、归芍地黄丸（第51页）及其不同剂型制剂。❷龟甲养阴片：每片0.3 g，每次8~10片，每日3次，餐后服。实证和脾虚便溏者忌用。❸归肾丸：详见第230页。❹坤宝丸：每瓶50粒，每次50粒，每日2次。❺更年安片（胶囊）：片剂，每片0.3 g，每次6片，每日2~3次；胶囊，每粒0.3 g，每次3粒，每日3次。感冒时应停用。

2. 肾阳虚证　多见经断前后经行量多、经色淡暗，或崩中漏下，精神萎靡，面色晦暗，腰背冷痛，小便清长，夜尿频数，或面浮肢肿。舌淡、或胖嫩边有齿印，苔薄白，脉沉细弱。治宜温肾扶阳。

【常用方药】右归丸加减。处方：

制附子6 g	肉桂3 g	熟地黄24 g	山药15 g	山茱萸6 g
枸杞子15 g	菟丝子12 g	鹿角胶12 g	当归10 g	杜仲12 g

方中熟地黄滋肾养血、填精益髓；山茱萸、山药益肾敛精；制附子、肉桂温肾壮阳止崩；鹿角胶温督脉、固冲任；菟丝子、杜仲温补肝肾；当归、枸杞子养血柔肝，益冲任。

【加减】①月经量少或崩中漏下者，加赤石脂、补骨脂温肾固冲止崩；②腰背冷痛明显加花椒、鹿角片补肾扶阳，温补督脉；③胸闷痰多，加瓜蒌、丹参、法半夏化痰祛瘀；④肌肤面目浮肿加茯苓、泽泻、冬瓜皮利水消肿。

【供选成药】❶右归丸：详见第40页。❷参芪二仙片：每片0.4 g，每次4~8 g，每日2~4次。❸更年乐片：每片0.3 g，每次4片，每日2~3次。感冒发热时须停用。❹苁蓉补肾丸：每袋12 g，每次9g，每日2次。身体壮实者忌用。❺佳蓉片：每片0.23 g，每次4~5片，每日3次。❻全鹿丸：

每 10 丸重 1 g，每次 6 g，每日 2 次。阴虚火旺忌用。❼其他可选桂附地黄丸（第 19 页）及其不同剂型制剂。

3. **肾阴阳俱虚证** 多见经断前后月经紊乱，量少或多，乍寒乍热，烘热汗出，头晕耳鸣，健忘，腰背冷痛。舌淡苔薄，脉沉弱。治宜阴阳双补。

【常用方药】二仙汤合二至丸加减。处方：

仙茅10 g	淫羊藿10 g	巴戟天10 g	当归15 g	知母10 g
黄柏10 g	女贞子10 g	墨旱莲10 g	菟丝子10 g	制首乌10 g
龙骨15 g	牡蛎15 g			

方中仙茅、淫羊藿、巴戟天、菟丝子温补肾阳；墨旱莲、女贞子、制首乌补肾益阴；龙骨、牡蛎滋阴潜阳敛汗；知母、黄柏滋肾坚阴；当归养血和血。

【加减】便溏者去当归加茯苓、炒白术健脾止泻。

【供选成药】❶二仙口服液：每支 10 mL 或每瓶 100 mL，每次 30 mL，每日 2 次。❷龟鹿二仙膏：每瓶 200 g，每次 15～20 g，每日 3 次。阴虚火旺者、脾胃虚弱者、感冒患者慎用。❸固本延龄丸：每丸 9 g，每次 1 丸，每日 1 次，晨起空腹时用淡盐水送服。感冒时慎用。❹参芪博力康片：每片相当于原药材 1 g，每次 4～6 片，每日 2 次。感冒时慎用。❺参芪二仙片：详见上证。❻二至丸：详见第 159 页。❼参茸鹿胎膏：每瓶 100 g，每次 10～15 g，每日 2 次。非阴阳俱虚证不宜用。❽更年康片：每片 0.3 g，每次 3 片，每日 2～3 次。❾更年乐片：详见上证。❿更年舒片：每片 0.33 g，每次 5 片，每日 3 次。慢性咽炎及感冒发热者不宜用。

（十三）经断复来

经断复来，指绝经期妇女月经停止 1 年或 1 年以上，再次出现子宫出血。多因进入老年期后肾阴亏虚，逐渐影响他脏，或脾虚肝郁、冲任失调，或湿热下注、湿毒蕴结，损伤冲任所致。

1. **脾虚肝郁证** 多见经断后阴道出血，量少、色淡、质稀，气短懒言，神疲肢倦，食少腹胀，胁肋胀满。舌苔薄白，脉弦无力。治宜健脾调肝，安冲止血。

【常用方药】安老汤加减。处方：

党参15 g	黄芪30 g	白术15 g	熟地黄30 g	山茱萸15 g
当归15 g	阿胶珠10 g	制香附6 g	木耳炭6 g	荆芥穗炭6 g
甘草5 g				

方中党参、白术健脾益气；黄芪补益中气、升清阳；熟地黄、山茱萸、当归滋补阴血；阿胶珠固冲止血；制香附疏肝理气；木耳炭固涩止血；荆芥穗炭疏风止血；甘草调和诸药。

【加减】①心悸失眠加龙眼肉、酸枣仁养心安神；②心烦易怒、胁胀明显者加牡丹皮、白芍养血柔肝。

【供选成药】❶可选逍遥丸（第 109 页）、加味逍遥丸（第 153 页）、越鞠丸（第 80 页），柴胡疏肝丸（第 257 页）及其不同剂型制剂。❷舒肝丸：每 6 丸相当原药材 2.182 g，每次 1 丸，每日 2 次。❸调经颗粒：每袋 18 g，每次 1 袋，每日 2~3 次。❹平肝舒络丸：每丸6 g，每次 1 丸，每日 2 次。❺开郁顺气丸：每丸1.5 g，每次 1 丸，每日 2 次。❻开郁调经膏：每瓶200 g，每次 20~40 g，每日 2 次。

2. 肾阴虚证　多见经断后阴道出血、量少、色鲜红、质稠，腰膝酸软，潮热盗汗，头晕耳鸣，口咽干燥。舌质偏红、苔少，脉细数。治宜滋阴清热，安冲止血。

【常用方药】知柏地黄丸加减。处方：

熟地黄15 g	山茱萸10 g	山药15 g	泽泻10 g	茯苓10 g
牡丹皮10 g	知母6 g	黄柏6 g	阿胶10 g	龟甲15 g

方中知母、黄柏清热泻相火；熟地黄、山药、山茱萸益肝肾之阴；牡丹皮清热凉血；泽泻清泻相火；茯苓健脾渗湿；阿胶养血止血；龟甲滋阴固冲止血。

【加减】①心烦急躁加郁金、栀子疏肝清热；②夜尿频多加菟丝子、覆盆子、益智补肾固涩缩尿。

【供选成药】❶可选知柏地黄丸（第 137 页）、六味地黄丸（第 155 页）、二至丸（第 159 页）、归肾丸（第 230 页）及其不同剂型制剂。❷龟甲养阴片：每片0.3 g，每次 8~10 片，每日 3 次，餐后服。实证和脾虚便溏者忌用。❸龟甲胶：每盒250 g，每次 3~10 g，每日 2 次，烊化兑服。痰湿内盛者忌用。❹桑椹膏：详见第 190 页。

3. 湿热下注证　多见绝经后阴道出血，色红或紫红，量较多，平时带下色黄有味，外阴及阴道瘙痒，口苦咽干，大便不爽，疲惫无力，纳谷不香，小便短赤。舌质偏红、苔黄腻，脉弦细数。治宜清热利湿，止血凉血。

【常用方药】易黄汤加减。处方：

黄柏10 g	山药（炒）30 g	芡实（炒）30 g	车前子5 g	白果12 g
黄芩10 g	茯苓15 g	泽泻12 g	侧柏叶12 g	大蓟12 g
小蓟12 g				

方中炒山药、炒芡实平补肺脾肾；白果配山药补任脉之虚而缩带；黄柏清湿热泻肾火；黄芩清热燥湿；茯苓利水渗湿、健脾安神；车前子、泽泻清利湿热；侧柏叶、大蓟、小蓟凉血止血。

【加减】心烦急躁者加栀子疏肝清热。

【供选成药】❶妇科分清丸：每50粒重3 g，每袋9 g，每次9 g，每日2次。孕妇忌用，肾阳虚证慎用。❷固经丸：每丸6 g，每次6 g，每日2次。脾胃虚寒者忌用。有瘀者不宜用。气虚血弱者慎用。❸止带片：每片0.42 g，每次4~5片，每日2~3次。❹盆炎净颗粒：每袋10 g，每次1袋，每日3次。孕妇忌用。脾肾阳虚腹痛、带下量多者慎用。❺妇乐颗粒：详见第255页。❻苦参片：每片0.35 g，每次4~6片，每日3次。❼妇炎康复片（颗粒）：片剂，每片0.35 g，每次5片；颗粒，每袋5 g，每次1袋；均每日2次。脾胃虚弱者慎用。❽其他可选用龙胆泻肝丸（第44页）、妇炎净胶囊（第243页）及其不同剂型制剂。

4. 湿毒瘀结证　绝经后复见阴道少量出血，淋漓不断，夹有杂色恶臭带下，小腹疼痛，低热起伏，神疲，形体消瘦。舌质暗或有瘀斑、苔白腻，脉细弱。治宜利湿解毒，化瘀散结。

【常用方药】萆薢渗湿汤合桂枝茯苓丸加减。处方：

萆薢15 g	薏苡仁12 g	黄柏15 g	赤茯苓10 g	牡丹皮10 g
泽泻10 g	通草6 g	桂枝10 g	赤芍15 g	桃仁15 g
黄芪15 g	三七粉3 g			

方中萆薢、赤茯苓、泽泻、通草淡渗利湿；黄柏清下焦湿热；薏苡仁健脾利湿；桂枝温经通阳行滞；牡丹皮、赤芍、桃仁活血化瘀散结；黄芪健脾益气、利水消肿；三七化瘀止血。

【加减】①带下恶臭明显加败酱草、白花蛇舌草清热解毒；②下腹包块、疼痛拒按者加三棱、莪术化瘀消癥，活血止痛。

【供选成药】❶桂枝茯苓丸：详见第238页。❷金刚藤糖浆：详见第254页。❸金妇康胶囊：每粒0.4 g，每次2~4粒，每日2~3次。孕妇忌用。❹玉清抗宫炎片：每片0.25 g者，每次6片；每片0.375 g者，每次4片；均每日 3 次。孕妇忌用。❺金鸡胶囊：详见第 255 页。❻其他可选用妇科千金片、妇乐颗粒（第 255 页）、妇炎净胶囊（第 243 页）及其不同剂型制剂。

（十四）绝经妇女骨质疏松症

绝经妇女骨质疏松症，是指绝经后短时间内由于雌激素水平急剧下降，导致骨吸收亢进、全身骨量减少、骨骼脆性增加、极易发生骨折的一种与绝经有关的代谢性骨病。属原发性骨质疏松，受累者多为绝经后 3～4 年，可延至 70 岁妇女。绝经后肾气衰弱、肾精亏虚，或因先天禀赋不足，或因房劳多产，或因久病伤肾，耗伤肾精、骨髓化生乏源所致。

1. **肾精亏虚证**　多见腰背疼痛，胫酸膝软，头晕耳鸣，或发枯而脱，齿摇稀疏，小便余沥或失禁。舌质淡红、苔薄白，脉沉细无力。治宜补肾填精益髓。

【常用方药】左归丸加减。处方：

熟地黄25 g	山药15 g	枸杞子15 g	山茱萸12 g	菟丝子15 g
鹿角胶12 g	龟甲胶12 g	牛膝12 g		

方中熟地黄、山茱萸、山药滋补肝肾；龟甲胶、鹿角胶调补肾中阴阳，补任、督二脉之虚；枸杞子、菟丝子补肝肾、益冲任；牛膝补肝肾活血。

【加减】①腰背疼痛明显加桑寄生、狗脊、杜仲补肾强腰；②盗汗、自汗加龙骨、牡蛎固涩敛汗；③下肢沉重加防己、木瓜、鸡血藤祛湿活血；④头晕目眩加钩藤息风。

【供选成药】❶左归丸：详见第 192 页。❷青娥丸：大蜜丸，每丸9 g，每次 1 丸；水蜜丸，每瓶60 g，每次6 g；均每日 2～3 次。❸独活寄生丸（合剂）：丸剂，每丸9 g，每次 1 丸，每日 2 次；合剂，每支20 mL或每瓶100 mL，每次15～20 mL，每日 3 次。孕妇忌用，热痹证慎用。❹金鸡虎补丸：大蜜丸，每丸3 g，每次 1 丸；水蜜丸，每瓶60 g，每次1.5 g～3 g；均每日 2 次。孕妇、感冒者忌用。❺健步壮骨丸：每丸9 g，每次 1 丸，每日 2次。风湿热痹证慎用。❻健步强身丸：水蜜丸，每 100 粒重10 g，每次6 g；大蜜丸，每丸9 g，每次 1 丸；均每日 2 次。淡盐汤或温开水送服。❼三宝胶囊：每粒0.3 g，每次 3～5 粒，每日 2 次。兼有实邪者忌用。❽古汉养生精口服液（片、颗粒）：口服液，每支10 mL，每次 1～2 支，每日 1～2 次；片剂，每片 20 mg，每次 4 片，每日 3 次；颗粒，每袋10 g或15 g，每次 10～20 g，每日 2 次。感冒时应停用，阳热体质者慎用。

2. 阴虚内热证　多见腰背部疼痛，足跟痛，驼背或骨折，急躁易怒，五心烦热，心烦少寐，腰膝酸软无力，面部烘热汗出，或眩晕，潮热盗汗。舌质红或绛，脉细数。治宜滋阴清热，补肾强筋。

【常用方药】知柏地黄汤加减。处方：

熟地黄15 g　　山茱萸10 g　　山药15 g　　泽泻10 g　　茯苓10 g
牡丹皮10 g　　知母6 g　　黄柏6 g

方中熟地黄、山茱萸、山药补肝肾之阴；知母、黄柏、牡丹皮清肾中之伏火；茯苓、泽泻导热从小便而解。

【加减】腰膝酸软无力加木瓜、狗脊、牛膝增强强筋之力。

【供选成药】❶可选知柏地黄丸（第137页）、六味地黄丸（第155页）、二至丸（第159页）、归肾丸（第230页）及其不同剂型制剂。❷滋肾宁神丸：大蜜丸，每丸9 g，每次1丸；小蜜丸，每瓶60 g，每次9 g；水蜜丸，每瓶60 g或54 g，每次6 g；均每日2次。浓缩丸，每支10 g，每次10 g，每日3次。痰火实热证忌用，感冒时不宜用。❸龟甲养阴片：每片0.3 g，每次8~10片，每日3次，餐后服。实证、脾虚便溏者忌用。❹龟甲胶：每盒250 g，每次3~10 g，每日2次，烊化兑服。痰湿内盛者忌用。❺桑椹膏：详见第190页。

3. 阴阳两虚证　多见骨痛肢冷或腰背部疼痛，或足跟痛，腰膝酸软，畏寒喜暖，四肢倦怠无力，面色少华。舌质淡、苔薄白，脉沉细。治宜补肾壮阳，益髓健骨。

【常用方药】二仙汤加减。处方：

仙茅10 g　　淫羊藿10 g　　巴戟天10 g　　当归10 g　　盐知母15 g
盐黄柏15 g　　菟丝子10 g　　五味子6 g　　肉苁蓉10 g　　杜仲10 g
茯苓10 g

方中仙茅、淫羊藿、巴戟天温肾助阳，补肝益肾；菟丝子、肉苁蓉补肾益精；杜仲壮腰止痛；茯苓渗湿健脾；五味子敛阴益精；知母、黄柏滋阴清热。

【加减】①肢体畏寒冷痛甚者，加制附子、肉桂、细辛温阳祛寒止痛；②腰背痛加续断、桑寄生强腰；③上肢痛明显加姜黄、桑枝活血通络止痛；④下肢痛甚、关节屈伸不利者，加防己、僵蚕、乌梢蛇、狗脊舒筋活络。

【供选成药】①二仙口服液：每支10 mL，每次10 mL，每日2次。②骨松宝颗粒：每袋10 g或5 g（无糖型），每次1袋，每日3次。孕妇禁用。

❸壮腰健肾丸（口服液）：大蜜丸，每丸9 g，每次 1 丸，每日 2~3 次；口服液，每支10 mL，每次10 mL，每日 3 次。风湿热痹者慎用。❹参芪二仙片：每片0.4 g，每次 4~8 片，每日 2 次。❺固本延龄丸：每丸9 g，每次 1 丸，每日 1 次，晨起空腹淡盐水送服。❻其他可选用龟鹿二仙膏（第 223 页）或参芪博力康片、参茸鹿胎膏（第 272 页）及其不同剂型制剂。

4. 脾肾两虚证　多见腰背疼痛，颈酸膝软，面色不华，肢倦乏力，纳少便溏。舌质淡边有齿痕、苔薄白，脉细。治宜益肾健脾。

【常用方药】大补元煎加减。处方：

红参10 g	山药15 g	熟地黄20 g	杜仲15 g	当归10 g
山茱萸10 g	枸杞子15 g	炙甘草10 g		

方中红参大补元气、滋气血生化之源；山药、炙甘草补脾益气；当归养血活血调经；熟地黄、枸杞子、山茱萸、杜仲滋肝肾益精血。

【加减】①颈酸痛甚加牛膝、鸡血藤、独活活血祛湿散寒；②脾虚不运、食少便溏者加白术、砂仁健脾；③气血虚弱者加黄芪、黄精益气养血。

【供选成药】❶脾肾双补丸：每丸9 g，每次 1 丸，每日 2 次。❷打虎壮元丸：每10 粒相当原药材1.5 g，每次 10 粒，每日 4 次。阴虚火旺，肾虚湿阻者不宜用。❸加味青娥丸：每丸9 g，每次 1 丸，每日 2 次。阴虚火旺、实邪壅滞者忌用。❹无比山药丸：每40 丸重 3 g，每次9 g，每日 2 次。❺参杞片（糖浆）：片剂，每片 0.25 g，每次 6~8 片；糖浆，每瓶 100 mL，每次 6~8 mL；均每日 3 次。阴虚证、实热证及感冒者慎用。

贰 带下病

带下病，是指带下量明显增多或减少，色、质、气味发生异常，或伴有全身及局部症状。带下明显增多者称为带下过多，带下明显减少者称为带下过少。在某些生理性情况下也可出现带下量增多或减少，如妇女在月经期前后、排卵期、妊娠期带下量增多而无其他不适者，为生理性带下；绝经前后白带减少而无明显不适者，也为生理现象，均不作病论。

一、带下过多

带下过多，即带下量明显增多，色、质、气味异常，或伴有局部及全身症状者。古代有白沃、赤沃、白沥、赤沥、赤白沥等名称。主要因为湿邪伤及任带二脉，使任脉不固，带脉失约所致。现代医学中的各类阴道炎、宫颈炎、盆腔炎、内分泌功能失调，尤其是雌激素水平偏高等疾病引起的阴道分泌物异常，与中医学带下过多的临床表现相类似时，可参照其证治分类辨证论治。

（一）虚证

1. **脾虚证** 多见带下量多，色白或淡黄，质清稀，或如涕如唾，绵绵不断，无臭，面色白或萎黄，四肢倦怠，脘胁不舒，纳少便溏，或四肢浮肿。舌淡胖、苔白或腻，脉细缓。治宜健脾益气，升阳除湿。

【常用方药】完带汤加减。处方：

白参6 g	炒白术10 g	白芍15 g	炒山药30 g	苍术10 g
陈皮3 g	柴胡5 g	荆芥炭5 g	车前子10 g	甘草5 g

方中白参、白术、山药、甘草益气健脾；苍术、陈皮燥湿健脾，行气和胃；白芍柔肝；柴胡疏肝解郁，升阳除湿；荆芥炭祛风胜湿止带；车前子利水渗湿。

【加减】①气虚甚者加黄芪益气；②肾虚腰酸者加杜仲、续断、菟丝子补肾强腰；③寒凝腹痛加香附、艾叶行气止痛；④食少者加砂仁、厚朴行气健脾；⑤带多日久、滑脱不止者，加金樱子、芡实、乌贼骨、白果固涩止带；⑥脾虚湿蕴化热见带下量多、色黄、黏稠、有臭味者，可改用易黄汤。

【供选成药】❶参苓白术散、参苓健脾胃颗粒：详见第 97 页。❷调经白带丸：每丸9 g，每次 1 丸，每日 2 次。❸妇科白带片（膏滋）：片剂，每片0.3 g，每次 4~5 片；膏滋，每瓶120 g，每次15 g；均每日 2 次。阴虚内热者忌用。湿热下注、热盛于湿者慎用。❹除湿白带丸：每 20 粒重 1 g，每次 6~9 g，每日 2 次。阴虚内热者忌用。

2. **肾阳虚证** 多见带下量多，绵绵不断，质清稀如水，腰酸如折，畏寒肢冷，小腹冷感，面色晦暗，小便清长，或夜尿多，大便溏。舌质淡、苔白润，脉沉迟。治宜固肾培元，固涩止带。

【常用方药】内补丸加减。处方：

鹿茸6 g	肉苁蓉20 g	菟丝子20 g	沙苑子15 g	肉桂3 g
制附子10 g	黄芪20 g	桑螵蛸10 g	刺蒺藜15 g	紫草茸15 g

方中鹿茸、肉苁蓉补肾阳益精血；菟丝子补肝肾、固冲任；沙苑子温肾止腰痛；肉桂、制附子补火助阳、温养命门；黄芪补气升阳；桑螵蛸收涩固精；刺蒺藜疏肝祛风；紫草茸温肺益肾。

【加减】①腹痛便溏去肉苁蓉加补骨脂、肉豆蔻健脾固肾止泻；②小便清长或夜尿频多加益智、覆盆子补肾缩尿；③带下如崩加白参、龙骨、海螵蛸益气固涩，或鹿角霜、莲子、白芷、金樱子增强补涩之力。

【供选成药】❶可选桂附地黄丸（第 19 页）、右归丸（第 40 页）、乳鹿膏（第 230 页）及其不同剂型制剂。❷嫦娥加丽丸：每 50 粒重 3 g，每次 3~5 g，每日 3 次，空腹淡盐水或温开水送服。阴虚内热者忌用。❸全鹿丸：每 10 丸约重 1 g，每次 6 g，每日 2 次。阴虚火旺者忌用。❹佳蓉片：每片 0.23 g，每次 4~5 片，每日 3 次。

3. 阴虚挟湿证　多见带下量多，色黄或赤白相兼，质稠有气味，阴部灼热感或瘙痒，腰酸腿软，头晕耳鸣，五心烦热，咽干口燥，或烘热汗出，失眠多梦。舌质红、苔少或黄腻，脉细数。治宜滋肾益阴，清热利湿。

【常用方药】知柏地黄汤加减。处方：

熟地黄24 g	山茱萸10 g	山药12 g	泽泻10 g	茯苓10 g
牡丹皮10 g	知母6 g	黄柏6 g		

方中熟地黄滋阴补肾，益精生血；山茱萸温补肝肾，收涩精气；山药健脾滋肾，涩精止泻；泽泻泻肾火；牡丹皮清肝泻火；茯苓健脾利湿；知母、黄柏清热坚阴。

【加减】①失眠多梦加柏子仁、酸枣仁养心安神；②咽干口燥甚者加沙参、麦冬滋阴润燥；③五心烦热甚加地骨皮、银柴胡清虚热；④头晕目眩加女贞子、墨旱莲、菊花、钩藤滋阴息风；⑤舌苔厚腻加薏苡仁、扁豆、车前草健脾祛湿。

【供选成药】❶可选知柏地黄丸（第 137 页）、六味地黄丸（第 155 页）、归芍地黄丸（第 51 页）及其不同剂型制剂。❷滋肾丸：大蜜丸，每丸9 g，每次 1 丸；水蜜丸，每袋60 g，每次 6~9 g；均每日 2~3 次。❸大补阴丸：详见第 147 页。❹杞菊地黄丸：详见第 55 页。

（二）实证

1. 湿热下注证　多见带下量多，色黄或呈脓性，质黏稠有臭气，或带下色白质黏，呈豆渣样，外阴瘙痒，小腹作痛，口苦口腻，胸闷纳呆，小便短赤。舌红苔黄腻，脉滑数。治宜清利湿热，佐以解毒杀虫。

【常用方药】止带汤加减。处方：

猪苓15 g	茯苓20 g	车前子15 g	泽泻15 g	茵陈蒿30 g
赤芍15 g	牡丹皮15 g	黄柏10 g	栀子15 g	牛膝15 g

方中猪苓、茯苓、车前子、泽泻利水渗湿止带；赤芍、牡丹皮清热凉血活血；黄柏、栀子、茵陈蒿泄热解毒，燥湿止带；牛膝利尿通淋，引药下行。

【加减】①腹痛加川楝子、延胡索行气止痛；②带下臭味加土茯苓、苦参渗湿解毒；③肝经湿热下注致带下量多色黄或绿、质黏稠或呈泡沫状、有臭味，阴痒，或烦躁易怒、口苦咽干、头晕头痛，则改用龙胆泻肝汤。

【供选成药】❶可选龙胆泻肝丸（第44页），妇科分清丸（第274页）、妇科千金片（第255页）、妇炎净胶囊（第243页）、盆炎净颗粒（第243页）及其不同剂型制剂。❷白带丸：每丸3 g，每次2丸，每日2次。肝肾阴虚证者慎用。❸苦参片：每片0.35 g，每次4~6片，每日3次。❹宫炎平片：每片0.26 g，每次3~4片，每日3次。孕妇忌用。❺抗宫炎片：每片0.375 g，每次4片，每日3次，餐前服。孕妇忌用。❻治带片：每片0.25 g，每次5~8片，每日2~3次。脾胃虚寒者不宜用。❼二妙丸：详见第210页。❽灭滴栓：每粒相当原药材1.5 g，阴道用药，每次1粒，每日1次。❾消糜灵栓：每粒3 g，每次1枚；隔日上药1次，睡前用1∶5000高锰酸钾溶液清洗外阴部，然后将栓剂放入阴道顶端。月经期忌用。

2. 热毒蕴结证　多见带下量多，黄绿如脓，或赤白相兼，或五色杂下，质黏腻，臭秽难闻，小腹疼痛，腰骶酸痛，烦热头晕，口苦咽干、小便短赤，大便干结。舌红苔黄或黄腻，脉滑数。治宜清热解毒除湿。

【常用方药】五味消毒饮加减。处方：

蒲公英15 g	金银花20 g	野菊花15 g	紫花地丁15 g	青天葵15 g
土茯苓15 g	败酱草10 g	鱼腥草10 g	薏苡仁20 g	

方中蒲公英、金银花、野菊花、紫花地丁、青天葵清热解毒；败酱草、土茯苓、鱼腥草、薏苡仁清热解毒、利水除湿。

【加减】腰骶酸痛、带下恶臭难闻者，加半枝莲、穿心莲、白花蛇舌草、樗白皮清热解毒除秽。

【供选成药】❶甘露消毒丸：每50粒重3 g，每次4~6 g，每日2次。

孕妇忌用，寒湿内阻者慎用。❷妇炎平胶囊：每粒0.28 g，每瓶12粒。外用，睡前洗净阴部，置胶囊于阴道内，每次2粒，每日1次。外阴炎可将药物撒涂患处。月经期及孕妇忌用。❸妇乐颗粒：每袋6 g，每次6 g，每日2次。孕妇慎用。❹康复灵栓：每粒5 g，每次1粒，每日1次，睡前将栓剂放入阴道深处。❺其他可选用：妇炎康复片（第243页）、妇炎净胶囊（第243页）及其不同剂型制剂。

二、带下过少

带下过少，即带下量明显减少，多见于绝经后妇女。病因主要为肝肾亏损和血枯瘀阻，但其根本是阴血不足。治疗重在滋补肝肾之阴，佐以养血化瘀。用药不可肆意攻伐、过用辛燥苦寒之品，以免耗津伤阴、犯虚虚之戒。

（一）肝肾亏损证

可见带下过少，甚至全无，阴道干涩灼痛，或伴阴痒，阴部萎缩，性交疼痛，头晕耳鸣，腰膝酸软，烘热汗出，烦热胸闷，夜寐不安，小便黄，大便干结。舌红少苔，脉细数或沉弦细。治宜滋补肝肾，养精益血。

【常用方药】左归丸加减。处方：

熟地黄25 g	山茱萸10 g	山药15 g	枸杞子15 g	菟丝子12 g
鹿角胶12 g	紫河车10 g	知母10 g	麦冬10 g	肉苁蓉10 g
牛膝10 g				

方中熟地黄、山茱萸、山药、枸杞子益肝肾、补精血；菟丝子补肾气；鹿角胶、龟甲胶滋补精血、补益冲任；牛膝引药下行；加紫河车大补精血；麦冬养阴润燥；知母养阴清热。

【加减】①阴虚阳亢致头痛甚者，加天麻、钩藤、石决明镇肝息风；②心火偏盛加黄连、酸枣仁、青龙齿泻火安神；③皮肤瘙痒加蝉蜕、防风、刺蒺藜祛风止痒；④大便干结加生地黄、玄参、制首乌润肠通便。

【供选成药】❶可选左归丸（第192页）、知柏地黄丸（第137页）、杞菊地黄丸（第55页）、归芍地黄丸（第51页）及其不同剂型制剂。❷归肾丸：详见第230页。❸补肾丸：每20粒重3 g，每次20粒，每日2次。

（二）血枯瘀阻证

多见带下过少，甚至全无，阴中干涩，阴痒，或面色无华，头晕眼花，心悸失眠，神疲乏力，或经行腹痛，经色紫暗，有血块，肌肤甲错，或下腹有包块。舌质暗、边有瘀点瘀斑，脉细涩。治宜补血益精，活血化瘀。

【常用方药】小营煎加减。处方：

当归10 g	白芍10 g	熟地黄15 g	山药10 g	枸杞子10 g
炙甘草6 g	丹参10 g	桃仁10 g	牛膝10 g	

方中当归、白芍养血润燥；熟地黄、枸杞子滋阴养血填精；山药健脾滋肾；炙甘草益气健脾；丹参、桃仁活血祛瘀；牛膝引药下行。

【加减】①大便干结加胡麻仁、何首乌润肠通便；②小腹疼痛明显加五灵脂、延胡索活血止痛；③下腹有包块加鸡血藤、三棱、莪术活血化瘀消癥。

【供选成药】❶失笑散：详见第 238 页。❷益母草流浸膏（片）：流浸膏，每瓶125 g或 250 g，每次 5~10 g；片剂，每片含盐酸水苏碱 15 mg，每次 3~4 片；均每日 2~3 次。孕妇忌用，产后阴血亏虚者慎用。❸四物益母丸：每瓶30 g、60 g或125 g，每次9 g，每日 2 次。孕妇忌用。❹四物合剂：详见第 189 页。

叁 妊娠病

妊娠病，是指妊娠期间发生的与妊娠有关的疾病，又称"胎前病"。包括恶阻、妊娠腹痛、胎漏、胎动不安、胎萎不长、胎死不下、子满、子肿、子晕、子痫、子嗽、妊娠小便淋痛、妊娠小便不通、妊娠身痒症、妊娠贫血、难产等。病因病机应结合致病因素和妊娠期母体内环境的特殊改变两者来认识。致病因素有外感六淫、情志内伤、房事不节、劳役过度、跌仆闪挫及素体虚弱，或阴阳气血的偏胜偏虚等。常见的发病机制有四：即阴血虚、脾肾虚、冲气止逆、气滞。治疗原则：以胎元的正常与否为前提。胎元正常者，宜治病与安胎并举，如因母病而致胎不安者，重在治病，病去则胎自安；若因胎不安而致母病者，重在安胎，胎安则病自愈。若胎元不正、胎堕难留，或胎死不下，或孕妇有病不宜继续妊娠者，则宜从速下胎以益母。

【用药原则】凡峻下、滑利、祛瘀、破血、耗气、散气，以及一切有毒药品，都应慎用或禁用。如病情确实需要，亦可适当选用。如妊娠恶阻也可适当选用理气药物；有瘀阻胎元时，安胎还须适当配以活血化瘀药，所谓"有故无殒，亦无殒也"。但须严格掌握剂量，"衰其大半而止"，以免动胎伤胎。

一、妊娠恶阻

妊娠恶阻，是指妊娠早期出现恶心呕吐、头晕倦怠，甚至食入即吐的病证。病因是脾胃虚弱、肝气犯胃、胃失和降，或痰饮随逆气而上所致。本病有虚实之分，虚证多为脾胃虚弱，实证多为肝胃不和。现代医学中的妊娠剧烈呕吐属本病范畴，可参考证治分类辨证论治。

（一）脾胃虚弱证

多见于妊娠早期恶心呕吐不食，甚则食入即吐，口淡，呕吐清涎，头晕体倦，脘痞腹胀。舌淡苔白，脉缓滑无力。治宜健脾和中，降逆止呕。

【常用方药】香砂六君子汤加减。处方：

| 白参10 g | 白术10 g | 茯苓10 g | 甘草10 g | 法半夏10 g | 陈皮6 g |
| 木香5 g | 砂仁5 g | 生姜10 g | 大枣10 g | | |

方中白参、白术、茯苓、甘草、大枣健脾，和中气；砂仁、法半夏醒脾和胃，降逆止呕；木香、陈皮理气和中；生姜温胃止呕。

【加减】①脾虚痰浊见胸闷泛恶、呕吐痰涎、舌淡苔厚腻、脉缓滑者，加瓜蒌、紫苏叶、橘红，去陈皮以宽胸理气，化痰止呕；②素有堕胎、小产、滑胎病史，或见腰酸腹痛、阴中下血者去法半夏，加杜仲、菟丝子、桑寄生等固肾安胎；③呕吐伤阴见口干便秘者，去砂仁、茯苓、木香，加玉竹、麦冬、石斛、胡麻仁等养阴和胃；④呕吐不止加姜竹茹；⑤脘闷加广藿香芳香化湿；⑥腰骶酸楚加菟丝子、桑寄生补肾壮腰；⑦呕吐清涎者重用茯苓健脾利湿；⑧若服药呕吐，改用香砂养胃丸以行气养胃止呕。

【供选成药】❶可选六君子丸、四君子丸（第188页），补中益气丸（第97页），归脾丸（第32页）及其不同剂型制剂。❷开胃健脾丸：每10丸重1 g，每次6~9 g，每日2次。湿热痞满、泄泻者不宜用。❸香砂六君丸：每50粒重3 g，每瓶30 g，每次6~9 g，每日2~3次。阴虚内热胃痛、湿热痞满、泄泻者慎用。❹开胃理脾丸：每丸6 g，每次2丸，每日2次。阴虚内热者忌用。❺益气六君子丸：每50粒重3 g，每次6 g，每日2次。

（二）肝胃不和证

多见于妊娠早期恶心，呕吐酸水或苦水，恶闻油腻，烦渴口干口苦，头胀而晕，胸满胁痛，嗳气叹息。舌淡红、苔微黄，脉弦滑。治宜清肝和胃，降逆止呕。

【常用方药】 橘皮竹茹汤加减。处方：

橘皮10 g	竹茹10 g	大枣10 g	白参6 g	生姜10 g	甘草5 g

方中橘皮理气和胃，降逆止呕；竹茹清胃热而安中；白参补益中气；生姜和胃止呕；甘草、大枣益气和胃。常加枇杷叶、白芍、柿蒂增强清肝柔肝，和胃降逆止呕之功。

【加减】 ①呕吐不止加姜竹茹止呕；②口苦咽干加黄芩、栀子清热；③大便秘结加瓜蒌，或生大黄通便；④口干欲饮加乌梅、石斛生津止渴；⑤头晕头胀加菊花、钩藤清肝息风；⑥呕吐剧烈、持续日久、转为干呕或呕吐苦黄水甚则血水、精神萎靡、形体消瘦、眼眶下陷、双目无神、四肢乏力，为气阴两虚之象，改用生脉散合增液汤。

【供选成药】 舒肝和胃丸：详见第80页。

二、妊娠腹痛

妊娠腹痛，即妊娠期间反复出现小腹疼痛者，又称胞阻。多因胞脉阻滞所致。证有虚、实之分，实者多为气郁、血瘀，虚者多为血虚、虚寒。妇女妊娠期间，因肠蠕动减弱、粪便在大肠停留易出现便秘；盆腔充血加之增大的子宫对肠管挤压，以及妊娠反应严重或营养摄入不足，致维生素缺乏等，均可导致肠管胀气而出现游走不定的疼痛；或中晚期妊娠时增大的子宫因跌仆而受损伤，出现宫体局部瘀血或胎盘少量出血而致疼痛。

（一）血虚证

多见妊娠后小腹绵绵作痛，按之痛减，面色萎黄，头晕目眩，或心悸少寐。舌淡苔薄白，脉细滑弱。多因素体血虚，孕后血聚养胎，气血愈虚，胞脉失养所致。治宜养血安胎止漏。

【常用方药】 当归芍药散加减。处方：

当归10 g	白芍20 g	川芎5 g	茯苓10 g	白术10 g	泽泻6 g
制首乌10 g	桑寄生10 g	阿胶10 g			

方中芍药敛肝和营止痛；当归、川芎养血和血；茯苓、白术健脾益气；

泽泻利水渗湿；制首乌、桑寄生养血补肾安胎。

【加减】①血虚甚者加枸杞子、菟丝子滋肾养血、濡养胞脉；②心悸失眠加酸枣仁、龙眼肉、五味子养血宁心安神；③腹痛甚加炙甘草、芍药止痛；④虚中夹寒、小腹作冷者，加艾叶暖宫止痛；⑤痛而作堕者，加党参、黄芪气血双补；⑥虚中夹滞、痛而兼胀者，加砂仁行滞安胎止痛；⑦腰骶酸楚重用桑寄生、杜仲益肾强腰安胎；⑧疼痛暂缓去阿胶以防腻，酌加鸡内金、炒麦芽健脾助运。

【供选成药】❶妇科白凤片（口服液）：每片0.4 g，每次 5 片，每日 3 次；口服液，每支10 mL，每次 1 支，每日 2 次。❷当归养血丸：每瓶60 g，每次9 g，每日 3 次。湿热蕴结所致月经不调者慎用。❸当归黄精膏：每瓶250 g，每次15 g，每日 3 次。阳虚者不宜用。❹新阿胶：每块 31.25 g，每次 9~15 g，每日 1 次，温黄酒或温开水炖化服。脾胃虚弱、不思饮食或纳食不消、有表证者均忌用。❺阿胶补血颗粒：详见第 23 页。❻其他可选当归补血丸（第 158 页）、归脾丸（第 32 页）、人参养荣丸（第 189 页）及其不同剂型制剂。

（二）气滞证

多见妊娠后小腹或胸胁腹痛，情志抑郁，嗳气吞酸，或烦躁易怒。舌淡苔薄黄，脉弦滑。治宜疏肝解郁，养血安胎。

【常用方药】逍遥散加减。处方：

> 柴胡10 g　当归6 g　白芍15 g　茯苓10 g　炒白术15 g　炙甘草10 g
> 生姜6 g　薄荷3 g

方中柴胡疏肝解郁；白芍养血敛阴、柔肝止痛；当归养血和血；茯苓、炙甘草、炒白术健脾益气；薄荷散郁遏之气、透达郁热；生姜和炙甘草调和诸药。

【加减】①胀痛甚加乌药行气；②口干舌燥去生姜，加黄芩、山栀清热；③大便干结加生大黄通便；④腰骶痛加菟丝子、桑寄生、续断固冲安胎。

【供选成药】❶逍遥丸：详见第 109 页。❷其他可选用加味逍遥丸（第153 页）、越鞠丸（80 页）及其不同剂型制剂。

（三）虚寒证

多见妊娠后小腹冷痛，绵绵不休，喜温喜按，面色㿠白，形寒肢冷，纳少便溏。舌淡苔白滑，脉沉细滑。治宜暖宫止痛，养血安胎。

【常用方药】胶艾汤加减。处方：

| 阿胶10 g | 艾叶10 g | 当归10 g | 川芎6 g | 白芍15 g |
| 生地黄15 g | 炙甘草10 g | 巴戟天10 g | 杜仲10 g | 补骨脂10 g |

方中艾叶温经散寒，暖宫止痛；当归、川芎养血行滞；阿胶、生地黄滋阴养血安胎；白芍、炙甘草缓急止痛；巴戟天、杜仲、补骨脂温肾助阳。

【加减】①小腹作坠者加党参、黄芪益气升提；②腰骶酸楚加菟丝子、桑寄生、续断补肾壮腰；③腹胀加砂仁健脾；④便溏去当归，加煨肉豆蔻化湿。

【供选成药】❶香砂理中丸：每丸9 g，每次 1 丸，每日 2 次。胃阴不足、内热壅盛者慎用。❷理中丸：详见第 73 页。❸孕康口服液：每支 10 mL，每次20 mL，每日 3 次，早、中、晚空腹时服。难产流产、异位妊娠、葡萄胎等非本品适应范围。

（四）血瘀证

多见妊娠后小腹常感隐痛不适，或刺痛，痛处不移，或患癥瘕。舌暗有瘀点，脉弦滑。治宜养血活血，补肾安胎。

【常用方药】桂枝茯苓丸合寿胎丸加减。处方：

| 桂枝6 g | 茯苓10 g | 牡丹皮6 g | 白芍10 g | 桃仁6 g |
| 菟丝子20 g | 桑寄生15 g | 续断15 g | 阿胶10 g | |

方中桂枝温经通阳，行血中之滞；白芍通调血脉；牡丹皮、桃仁化瘀消癥；茯苓益脾气，宁心安神；菟丝子补益肾精，固摄冲任；桑寄生、续断固肾强腰，养血安胎；阿胶养血止血。

【加减】寒凝较甚时酌加艾叶、香附。

【供选成药】❶桂枝茯苓丸：每丸6 g，每次6 g，每日 2 次。体弱、阴道出血量多者禁用。❷四物合剂：详见第 189 页。

三、胎漏、胎动不安

胎漏，又称胞漏、漏胎，是指妊娠期间阴道少量出血、时出时止，或淋漓不断，而无腰酸腹痛、小腹下坠者；胎动不安，是指妊娠期间腰酸腹痛、小腹下坠，或伴少量阴道出血者。其病虽不同，但临床表现难截然分开。且病因病机、辨证论治、转归预后等基本相同，故一并论之。现代医学中的先兆流产多属本病范畴，可参考其证治分类辨证论治。

（一）肾虚证

多见妊娠阴道少量出血，色淡暗，腰酸下坠，或曾屡孕屡堕，头晕耳鸣，夜尿多，眼眶暗黑或面部有暗斑。舌淡暗、苔白，脉沉细滑、尺脉弱。治宜补肾健脾，益气安胎。

【常用方药】寿胎丸加减。处方：

> 菟丝子20 g　桑寄生15 g　续断15 g　阿胶10 g　党参15 g　白术15 g

方中菟丝子补肾益精、固摄冲任；桑寄生、续断补益肝肾、养血安胎；阿胶补血；党参、白术健脾益气。

【加减】①腰痛明显、小便频数或夜尿多者，加杜仲、覆盆子、益智补肾安胎、固摄缩尿；②小腹下坠明显，加黄芪、升麻或高丽参益气升提安胎；③阴道出血不止加山茱萸、地榆固冲止血；④大便秘结加肉苁蓉、熟地黄、桑椹滋肾增液润肠。

【供选成药】❶滋肾育胎丸：每瓶60 g，每次 5 g，每日 3 次。感冒发热者忌用。❷参茸保胎丸：每袋30 g或每瓶60 g，每次15 g，每日 2 次。感冒发热者忌用。❸孕康口服液（合剂、糖浆）：口服液，每支10 mL，每次20 mL；合剂，每支10 mL，妊娠反应每次 1~2 支，先兆性和习惯性流产每次 2 支，孕期保健每次 1~2 支；糖浆，每瓶 180 mL，早、中、晚空腹时服，每次20 mL；均每日 3 次。难产、流产、异位妊娠、葡萄胎等不宜用。❹嗣育保胎丸（亦名保胎丸）：每丸6 g，每次 2 丸，每日 2~3 次。感冒发热时忌用。❺其他可选用右归丸（第40页）及其不同剂型制剂。

（二）血热证

多见妊娠期阴道少量下血，色鲜红或深红，质稠，或腰酸，口苦咽干，心烦不安，便结尿黄。舌质红、苔黄，脉滑数。治宜清热凉血，养血安胎。

【常用方药】保阴煎加减。处方：

> 生地黄15 g　　熟地黄15 g　　白芍15 g　　山药15 g　　续断10 g
> 黄芩10 g　　　黄柏6 g　　　甘草5 g　　　白术10 g　　川芎6 g

方中熟地黄、白芍补血养肝；白术、山药、甘草健脾益气；续断补肝肾强腰膝；生地黄清热凉血养阴；黄芩、黄柏清热燥湿；川芎行气血之滞。

【加减】①口干加葛根、芦根清热生津；②心烦不眠、口舌生疮加黄连、竹叶清心除烦。

【供选成药】❶清热凉血膏（丸）：膏滋，每瓶30 g、60 g或120 g，每次15 g；水丸，每瓶6 g，每次6 g；均每日2次。❷孕妇金花丸（片）：水丸，每100丸重6 g，每次6 g；片剂，每片0.6 g，每次4片；均每日2次。痰湿气郁之子烦者及外感发热忌用。❸孕妇清火丸：每100粒重6 g，每次6 g，每日2次。脾胃虚寒、大便溏薄者慎用。

（三）气血虚弱证

多见妊娠期少量阴道出血，色淡红，质清稀，或小腹空坠而痛，腰酸肢倦，面色㿠白，心悸气短。舌质淡、苔薄白，脉细弱略滑。治宜补气养血，固肾安胎。

【常用方药】胎元饮加减。处方：

红参10 g	当归10 g	杜仲10 g	白芍10 g	熟地黄15 g
白术10 g	陈皮6 g	炙甘草10 g	阿胶10 g	

方中红参、白术、炙甘草健脾益气调中；当归、熟地黄、白芍、阿胶补血养血安胎；杜仲补肾安胎；陈皮行气健胃。

【加减】①气虚明显、小腹下坠，加黄芪、升麻益气升提、固摄胎元；或加高丽参6~10 g（另炖服），每周1~3次，连服1~2周；②腰酸明显或有堕胎史者可合用寿胎丸加强补肾安胎之功。

【供选成药】❶参茸白凤丸：水蜜丸，每瓶100 g，每次6 g；大蜜丸，每丸9.4 g，每次1丸；均每日2次。外感表证未解时忌用。❷安胎益母丸：每丸4.5 g，每次1丸，每日2次。❸妇康宝口服液：每支10 mL，每次20 mL，每日2次。舌淡肢冷或舌红烦渴者忌用。❹安胎丸：每丸6 g，每次1丸，每日2次，空腹时服。感冒发热者忌用。❺阿胶：每盒250 g，每次3~10 g，每日2次，烊化兑服。❻千金保孕丸：每丸10 g，每次1丸，每日2次，空腹时服。❼孕康口服液：每瓶20 mL，每次20 mL，每日3次，早、中、晚空腹时服。❽十三太保丸：每丸7.5 g，每次1丸，每日1次。❾保胎无忧散（片）：散剂，每包5 g，每次1包，每日1~2次；片剂，每片0.42 g，每次4~6片，每日2~3次。均用鲜姜汤送服。❿其他可选用归脾丸（32页）、嗣育保胎丸（第287页）及其不同剂型制剂。

（四）血瘀证

多见宿有癥积，孕后常有腰酸腹痛下坠，阴道不时下血，色暗红，或妊娠期跌仆闪挫，继之腹痛或少量阴道出血。舌暗红或有瘀斑，脉弦滑或沉弦。治宜活血消癥，补肾安胎。

【常用方药】桂枝茯苓丸合寿胎丸加减。处方：

桂枝6 g	茯苓10 g	白芍6 g	牡丹皮6 g	桃仁6 g
菟丝子15 g	桑寄生15 g	续断10 g	阿胶10 g	

方中桂枝温经通阳；白芍养肝和营、缓急止痛；桃仁、牡丹皮活血化瘀；茯苓健脾益气、宁心安神；菟丝子、桑寄生、续断补肝肾而安胎；阿胶养血安胎。

【加减】若妊娠期不慎跌仆伤胎可改用圣愈汤。

【供选成药】❶桂枝茯苓丸：详见第 238 页。❷四物合剂：详见第 189 页。❸保胎丸：每丸9 g，每次 1 丸，每日 2 次。血热证慎用。❹十三太保丸：每丸 7.5 g，每次 1 丸，每日 1 次。

四、胎萎不长

胎萎不长，又称胎弱症，指妊娠四五个月后，孕妇腹形与宫体增大明显小于正常妊娠月份、胎儿存活而生长迟缓者。多因其母禀赋不足，或孕后气血不足以养胎所致。其证多为虚证。

（一）气血虚弱证

多见妊娠 4~5 个月后，腹形和宫体增大明显小于妊娠月份，胎儿存活，但面色萎黄或萎白，身体羸弱，头晕心悸，少气懒言。舌质淡嫩、苔少，脉稍滑细弱无力。治宜补气益血养胎。

【常用方药】胎元饮加减。处方：

红参10 g	当归6 g	杜仲10 g	白芍10 g	熟地黄10 g	白术10 g
陈皮10 g	炙甘草6 g				

方中红参、白术、炙甘草健脾益气调中；当归、熟地黄、白芍补血养血安胎；杜仲补肾安胎；陈皮行气健胃。

【加减】①胎漏下血者加苎麻根、棕榈炭固胎止血；②腹胀、大便溏者去当归、熟地黄，加砂仁、煨木香健脾行气；③胃纳欠佳加谷芽、神曲健胃消食；④头晕目眩加女贞子、墨旱莲滋阴明目；⑤心悸怔忡加酸枣仁、五味子养心安神。

【供选成药】❶嗣育保胎丸：每丸6 g，每次 2 丸，每日 2~3 次。❷保胎无忧散（片）：散剂，每包 5 g，每次 1 包，每日 1~2 次；片剂，每片0.42 g，每次 4~6 片，每日 2~3 次。均用鲜姜汤送服。❸其他可选用十三太保丸（第289页）、归脾丸（第32页）、人参养荣丸（第189页）、人参归脾丸（31页）、十全大补丸（179页）、八珍丸（第126页）、八珍益母丸（第233页）及其不同剂型制剂。

（二）脾肾不足

多见妊娠腹形明显小于妊娠月份，胎儿存活，腰膝酸软，纳少便溏，或形寒畏冷，手足不温。舌质淡、苔白，脉沉迟。治宜补益脾肾，养胎长胎。

【常用方药】寿胎丸合四君子汤加减。处方：

菟丝子15 g	桑寄生15 g	续断10 g	阿胶10 g	红参10 g
白术10 g	茯苓10 g	甘草6 g		

方中红参、白术、茯苓、甘草健脾益气、以益气血生化之源；菟丝子、桑寄生、续断补肝肾而安胎；阿胶养血安胎。

【加减】①小腹冷痛甚者加附子、炮姜温阳散寒；②心烦失眠加酸枣仁除烦安神；③小便偏少加茯苓、泽泻利尿；④胃纳欠佳加谷芽、陈皮健胃消食。

【供选成药】❶千金保孕丸：每丸10 g，每次 1 丸，每日 2 次，空腹时服。❷孕妇口服液：每瓶20 mL或 40 mL，每次20 mL，每日 3 次，早、中、晚空腹时服。❸人参鹿茸丸：每丸 4 g，每次 1 丸，每日 2 次。❹其他可选孕康口服液（第287页）、嗣育保胎丸（第290页）及其不同剂型制剂。

（三）血寒宫冷证

多见妊娠腹形明显小于妊娠月份，胎儿存活，形寒怕冷，腰腹冷痛，四肢不温。舌淡苔白，脉沉迟滑。治宜温肾扶阳，养血育胎。

【常用方药】长胎白术散加减。处方：

炙白术20 g	川芎10 g	花椒10 g	生地黄20 g	阿胶15 g
黄芪20 g	当归15 g	牡蛎20 g	茯苓20 g	巴戟天10 g
艾叶15 g				

方中炙白术、茯苓、黄芪健脾和胃；阿胶、生地黄、当归、川芎养血养阴；花椒、巴戟天、艾叶温肾扶阳以温煦胞宫；牡蛎引药入肾而养胎元、补

钙长胎。

【加减】①肾阳虚见腰腹冷痛、夜尿多者，加杜仲、鹿角片增强温阳育胎之功；②脾阳虚见腹胀纳少者，去阿胶、生地黄，加党参、砂仁、山楂健脾益气，行气消食。

【供选成药】❶艾附暖宫丸：详见第234页。❷保胎丸：每丸9 g，每次1丸，每日2次。血热证忌用。

五、胎死不下

胎死不下，指胚胎或胎儿死于宫内，不能自行产出者。亦称胎死腹中。多因气血虚弱、无力运胎外出，或因瘀血、湿浊阻滞气机、碍胎排出。其证有虚实之分，实证多为气滞血瘀、湿浊阻滞；虚证多为气血虚弱。

（一）虚证

气血虚弱证　多在妊娠中、晚期，孕妇自觉胎动停止，腹部不再继续增大，小腹疼痛或有冷感，或阴道流血，色淡质稀，面色苍白，心悸气短，精神倦怠，食欲不佳，或有口臭。舌质淡、苔白，脉细涩无力。治宜益气补血，活血下胎。

【常用方药】救母丹加减。处方：

红参30 g　　　当归60 g　　　川芎30 g　　　益母草30 g　　　赤石脂5 g
荆芥穗炭10 g

方中红参大补元气；当归、川芎补血；益母草活血下死胎；赤石脂化恶血；荆芥穗炭引血归经，使胎下而不致流血过多。

【加减】①气血虚甚者加黄芪、丹参调补气血；②小腹冷痛加乌药、补骨脂温暖胞脉而下气行胎。

【供选成药】❶补血催生丸：每丸4.5 g，每次1～2丸，每日2次。❷其他可选用八珍丸（第126页）、八珍益母丸（第233页）、补中益气丸（第97页）及其不同剂型制剂。

（二）气滞血瘀证

多在妊娠中、晚期，孕妇自觉胎动停止，腹部不再继续增大，小腹疼痛，或阴道出血，紫暗有块，口气恶臭，面色青暗，口唇色青。舌质紫暗、苔薄白，脉沉或弦涩。治宜理气行血，祛瘀下胎。

【常用方药】脱花煎加减。处方：

| 当归15 g | 川芎10 g | 肉桂5 g | 牛膝10 g | 红花10 g | 车前子10 g |

方中当归、川芎活血行气；肉桂温通血脉、红花祛瘀、牛膝引血下行；车前子滑利下胎。临证中常加枳壳、香附理气行滞，使气行血行，或加黄芪补气运胎。

【加减】出血多加血余炭、炒蒲黄、茜草祛瘀止血。

【供选成药】❶十一味能消丸：每丸1.5 g，每次 1 丸，每日 2 次。❷少腹逐瘀丸：详见第 251 页。❸其他可选用桂枝茯苓丸（第 238 页）、血府逐瘀丸（第 36 页）及其不同剂型制剂。

（三）湿浊瘀阻证

多见胎死腹中，小腹疼痛或有冷感，或阴道流血，色暗涩，胸腹满闷，精神疲倦，口出秽气。舌苔厚腻，脉濡细。治宜健脾燥湿，活血下胎。

【常用方药】平胃散加减。处方：

| 苍术15 g | 姜厚朴10 g | 陈皮10 g | 甘草6 g | 芒硝10 g |

方中苍术燥湿健脾；甘草健脾和中；厚朴、陈皮燥湿行气；芒硝润下。使脾胃健运、湿浊瘀邪得消、死胎自下。

【加减】脾虚明显者加党参、黄芪、白术健脾益气，振奋脾阳，消除湿浊，促死胎外出。

【供选成药】不换金正气散：每袋15 g，每次 1 袋，每日 1~2 次，用生姜、大枣少许炖汤送服。

六、子满

子满，又称胎水肿满，指妊娠 5~6 个月后出现腹大异常、胸膈满闷，甚至遍身俱肿、喘息不得卧者。多因饮食不节、过食生冷或劳倦忧思伤脾、脾胃虚弱、土不制水、水停胞中所致。现代医学中的"羊水过多"属本病范围，可参考其证治分类辨证论治。

子满证候多见妊娠中期后腹部增大异常，胸膈满闷，呼吸短促，神疲体倦，四肢不温，小便短少，甚则喘不得卧。舌淡胖、苔白，脉沉滑无力。多因素体脾虚所致。治宜健脾利水，养血安胎。

【常用方药】鲤鱼汤加减。处方：

> 鲤鱼 1 条（约250 g）　　白术30 g　　白芍15 g　　当归10 g　　茯苓15 g
> 生姜10 g　橘红6 g　　黄芪30 g　　桑白皮30 g

方中鲤鱼行水消肿；白术、茯苓、生姜、橘红健脾理气，燥湿行水；当归、白芍养血安胎；黄芪补气利水；桑白皮平喘下气利水。

【供选成药】 ❶可选参苓白术散、补中益气丸、参苓健脾胃颗粒（第97页）；六君子丸、四君子丸（第188页）及其不同剂型制剂。❷益气六君丸：每50粒重3 g，每次6 g，每日3次。❸健脾养胃颗粒：每袋9 g，每次9 g，每日2次。

七、子肿

　　子肿，又称妊娠肿胀，即妊娠中晚期孕妇出现以肢体面目肿胀为主症者。古人根据肿胀的部位、性质和程度不同，又有子肿、子气、皱脚、脆脚等名称。其成因主要为过食生冷、忧思劳倦、肾气素虚或素多忧郁、气机不畅、脾虚不能运化水湿、水湿内停；或肾虚不能化气利水，或气滞湿停、浊阴下滞、溢于肌肤所致。其证有虚实之别，虚证又有脾虚和肾虚之分；实证为气滞湿郁证。现代医学中的妊娠水肿属于本病范围，妊娠高血压综合征轻症亦可参考其证治分类辨证论治。

（一）脾虚证

多见妊娠数月面目四肢浮肿，或遍及全身，皮薄光亮，按之凹陷不起，面色萎白无华，神疲气短懒言，口淡而腻，脘腹胀满，食欲不佳，小便短少，大便溏薄。舌淡体胖、边有齿痕，舌苔白润或腻，脉缓滑。治宜健脾除湿，行水消肿。

【常用方药】 白术散加减。处方：

> 白术15 g　　茯苓24 g　　大腹皮15 g　　生姜皮10 g　　陈皮10 g
> 砂仁6 g

方中白术健脾燥湿；茯苓健脾利湿；砂仁、生姜皮温中理气；大腹皮下气宽中行水；陈皮理气和中。

【加减】 ①肿势明显加猪苓、泽泻、防己利水消肿；②胸闷而喘加桑白皮、厚朴、杏仁宽中理气，降逆平喘；③少气懒言、神疲乏力，加白参、黄芪补脾益气；④腹胀甚加佛手片、枳壳理气消胀；⑤大便溏薄加白扁豆、煨木香健脾止泻；⑥心悸失眠加酸枣仁、首乌藤养心安神。

【供选成药】可选参苓白术散（第97页）、六君子丸（第188页）、益气六君子丸（第293页）及其不同剂型制剂。

（二）肾虚证

多见妊娠数月面浮肢肿，下肢尤甚，按之如泥，腰酸乏力，下肢逆冷，小便不利。舌淡、苔白润，脉沉迟。治宜补肾温阳，化气利水。

【常用方药】真武汤加减。处方：

> 炮附子10 g　　生姜10 g　　茯苓10 g　　白术10 g　　白芍10 g

方中炮附子温阳化气利水；生姜、白术、茯苓健脾燥湿；白芍开阴结，与阳药同用，引阳入阴，以消阴翳。

【加减】①腹胀加佛手片、枳壳行气；②腰痛甚加续断、桑寄生固肾安胎；③胸闷喘息加葶苈子、杏仁、苏子宣肺定喘；④便溏加扁豆、莲子健脾利水；⑤胎动不安加杜仲、桑寄生、苎麻根补肾安胎。

【供选成药】桂附地黄丸：详见第19页。

（三）气滞证

多见妊娠3~4个月后肢体肿胀，始于两足、渐延于腿、皮色不变、随按随起，胸闷胁胀，头晕胀痛。苔薄腻，脉弦滑。治宜理气行滞，除湿消肿。

【常用方药】天仙藤散加减。处方：

> 天仙藤15 g　　香附12 g　　陈皮6 g　　甘草6 g　　乌药15 g　　生姜10 g
> 紫苏叶15 g　　木瓜15 g

方中天仙藤行气祛风消肿；香附、乌药疏肝理气；紫苏叶宣肺行水；陈皮、木瓜、甘草理脾和胃。

【加减】①肿势重、腹胀纳呆，加茯苓、白术、大腹皮健脾行水；②肺气壅塞、气逆面肿，加桑白皮、杏仁、桔梗宣降肺气，利水消肿；③胸胁胀痛、情志不舒，加柴胡、佛手疏肝理气。

【供选成药】❶逍遥丸：详见第109页。❷其他可选香砂理中丸（第286页）、越鞠丸（第80页）及其不同剂型制剂。

八、子晕

子晕，又称妊娠眩晕。指妊娠中晚期，头晕目眩，或伴面浮肢肿，甚则昏眩欲厥者。多因阴血不足、肝阳上亢或痰浊上扰所致。现代医学中的妊娠高血压综合征或妊娠合并原发性高血压、可参考其证治分类辨证论治。

（一）阴虚肝旺证

多见于妊娠中后期出现头晕目眩，视物模糊，耳鸣失眠，心中烦闷，颜面潮红，口干咽燥，手足心热。舌红或绛、少苔，脉弦数。治宜滋阴补肾，平肝潜阳。

【常用方药】 杞菊地黄丸加减。处方：

熟地黄24 g	山茱萸12 g	山药15 g	泽泻10 g	茯苓10 g
牡丹皮10 g	枸杞子10 g	菊花10 g	石决明15 g	龟甲15 g
钩藤10 g	刺蒺藜10 g	天麻10 g		

方中六味地黄丸滋肾壮水；枸杞子、菊花清肝明目；龟甲、石决明育阴潜阳；钩藤、刺蒺藜、天麻平肝潜阳。

【加减】 ①热象明显加知母、黄柏滋阴泻火；②口苦心烦加竹茹、黄芩清热除烦；③水肿明显加防己利水消肿；④有动风之兆者加羚羊角镇肝息风。

【供选成药】 ❶可选杞菊地黄丸（第55页）、六味地黄丸（第155页）、左归丸（第192页）、归肾丸（第230页）及其不同剂型制剂。❷肝肾滋：每支10 g或每瓶100 g、200 g，每次10~20 g，每日2次。脾虚有痰湿者忌用，感冒时慎用。❸天麻首乌片：每片0.25 g，每次6片，每日3次。湿热内蕴、痰火壅盛者慎用。❹养阴降压胶囊：详见第51页。❺软脉灵口服液：每瓶120 mL，每次15 mL，每日2~3次。阴虚阳亢、痰热壅盛者忌用。❻健身宁片：每片0.3 g，每次6片，每日3次。大便溏泻及湿痰较盛者忌用。❼补脑安神片：每片0.3 g，每次2~3片，每日3次。心火亢盛失眠者忌用。❽复方首乌补液：每瓶200 mL，每次15 mL，每日2~3次。脾胃湿热者忌用。

（二）脾虚肝旺证

多见妊娠中晚期头晕头重目眩，胸闷心烦，呕逆泛恶，面浮肢肿，倦怠嗜睡。苔白腻，脉弦滑。治宜健脾化湿，平肝潜阳。

【常用方药】半夏白术天麻汤加减。处方：

| 法半夏10 g | 白术15 g | 天麻10 g | 茯苓10 g | 橘红6 g | 甘草5 g |
| 生姜5 g | 大枣10 g | 蔓荆子6 g | 钩藤6 g | 丹参6 g | |

方中法半夏燥湿化痰、降逆止呕；天麻、钩藤平肝息风；白术、茯苓健脾渗湿；橘红理气化痰；姜枣调和脾胃；甘草和中调药；丹参活血行滞，蔓荆子祛风止痛。

【加减】①头痛甚加僵蚕、白芷祛风止痛；②痰郁化火、兼头目胀痛者改用清痰四物汤。

【供选成药】❶半夏天麻丸、眩晕宁颗粒：详见第 50 页。❷天麻眩晕宁：合剂，每瓶100 mL，每次30 mL，每日 3 次。❸清凉丹：锭剂，每块（划分为 25 格）5 g，含服或嚼服，每次 1～2 格，必要时服。不宜久服。❹柴芍六君子丸：每包9 g，每次9 g，每日 2 次。

（三）气血虚弱证

多见妊娠后期头晕目眩，眼前发黑，心悸健忘，少寐多梦，神疲乏力，气短懒言，面色苍白或萎黄。舌淡，脉细弱。治宜益气养血。

【常用方药】八珍汤加减。处方：

当归10 g	川芎10 g	白芍10 g	熟地黄15 g	红参10 g
白术10 g	茯苓10 g	炙甘草6 g	钩藤6 g	制首乌10 g
石决明15 g				

方中地、芍、归、芎、参、术、苓、草八珍加制首乌调补气血；钩藤、石决明平肝潜阳。

【加减】①头晕眼花甚者去红参，加太子参益气阴，加枸杞子、蔓荆子养血平肝祛风；②心悸、少寐、健忘，加远志、酸枣仁、龙眼肉养心安神。

【供选成药】❶可选八珍丸（第 126 页）、归脾丸（第 32 页）、人参养荣丸（第 189 页）、十全大补丸（第 179 页）、八珍益母丸（第 233 页）、气血双补丸（第 262 页）、阿胶补血颗粒（第 23 页）及其不同剂型制剂。❷补血当归精：每瓶 200 mL，每次 15 mL，每日 2 次。外感表证未解时忌用。❸益气养元颗粒：每袋15 g，每次 1 袋，每日 3 次。感冒发热者忌用。❹益母草膏：详见第 238 页。❺螺旋藻片（胶囊）：片剂，每片含螺旋藻粉

0.35 g或0.2 g，每次3~5片（0.35 g者），或每次4~8片（0.2 g者）；胶囊，每粒0.35 g，每次2~4粒；均每日3次。❻补肝丸：每10粒重1 g，每次9 g，每日2次。阴虚阳亢者忌用。❼益身灵丸：每100粒重9 g，每次4 g，每日3次。实证、热证忌用。❽安康颗粒：每袋20 g，每次1袋，每日2~3次，空腹时服。邪实痰湿者忌用。

九、子痫

子痫，是指妊娠晚期或临产前及新产后，突然发生眩晕倒仆，昏不知人，两目上视，牙关紧闭，四肢抽搐，全身强直，甚至昏迷不醒为主症的病证。又称子冒或妊娠痫证。多因肝风内动或脾虚湿聚、郁久化热、痰热壅盛、上蒙清窍所致。现代医学中的重度妊娠高血压综合征中的子痫，可参考其证治分类辨证论治。

（一）肝风内动证

多在妊娠晚期或临产前及新产后头痛眩晕，突然发生四肢抽搐，昏不知人，牙关紧闭，角弓反张，时作时止，伴颜面潮红，口干咽燥。舌红或绛、苔无或花剥，脉弦细而数。治宜滋阴潜阳，平肝息风。

【常用方药】羚角钩藤汤加减。处方：

| 羚羊角4.5 g | 桑叶6 g | 菊花10 g | 川贝母10 g | 钩藤10 g |
| 茯神10 g | 白芍10 g | 甘草5 g | 淡竹茹15 g | 生地黄15 g |

方中羚羊角清热凉肝息风；钩藤清热平肝、息风止痉；菊花、桑叶辛凉疏泄、清热平肝息风；生地黄、白芍、甘草酸甘化阴、滋阴增液、柔肝舒筋；川贝母、淡竹茹清热化痰；茯神宁心安神。

【加减】①喉中痰鸣加竹沥、天竺黄、石菖蒲清热豁痰；②抽搐、昏迷、痰涎盛者，加安宫牛黄丸，或清化痰涎的中药送服。也可用紫雪或至宝丹；③高血压加石决明、赭石、龟甲镇肝息风。

【供选成药】❶止抽散：每包3 g，每次3 g，每日4次，3~5日为1个疗程。❷痰热盛者亦可选用紫雪（第65页）、局方至宝散（第60页）或安宫牛黄丸（第59页）及其不同剂型制剂。

（二）痰火上扰证

多在妊娠晚期及临产时或新产后头晕头重，胸闷泛恶，突然仆倒，昏不知人，全身抽搐，气粗痰鸣。舌红苔黄腻，脉弦滑而数。治宜清热开窍，豁痰息风。

【常用方药】牛黄清心丸加减。处方：

> 牛黄0.3 g　　朱砂0.5 g　　黄连5 g　　黄芩10 g　　栀子10 g　　郁金10 g
> 竹沥15 mL　　全蝎6 g　　　丹参10 g

方中牛黄、竹沥清心化痰开窍；黄芩、黄连、栀子清心肝之热；郁金开郁结、通气脉、消痰热；朱砂、丹参清心除烦；全蝎息风止搐。

【加减】病情严重者加服安宫牛黄丸，加强清热豁痰之功。

【供选成药】❶牛黄清心丸：详见第 67 页。❷羊痫风癫丸：每瓶 3 g，每次 3 g，每日 2 次。气虚者、脾胃虚寒者慎用。

十、子嗽

子嗽，又称妊娠咳嗽，以孕期咳嗽不已为主症。多因肺阴不足、虚火上火、灼伤肺津、肺失濡养，或脾胃虚弱、痰湿内生、痰饮射肺所致。现代医学中的妊娠合并呼吸道感染、急慢性支气管炎、肺结核属本病范围，可参考其证治分类辨证论治。

（一）阴虚肺燥证

多见妊娠期间咳嗽不已，干咳少痰或痰中带血，口干咽燥，失眠，盗汗，手足心热。舌红少苔，脉细滑数。治宜养阴润肺，止咳安胎。

【常用方药】百合固金汤加减。处方：

> 百合10 g　　生地黄10 g　　麦冬10 g　　白芍6 g　　　川贝母5 g　　甘草5 g
> 玄参5 g　　桔梗10 g　　　桑叶6 g　　　阿胶10 g　　炙百部5 g　　黑芝麻6 g

方中百合润肺止咳；玄参、麦冬养阴润燥；生地黄、黑芝麻滋补肝肾；川贝母、炙百部润肺化痰止咳；桑叶、桔梗、甘草清肺利咽；阿胶、白芍养血敛阴止血，且能安胎。

【加减】①痰中带血加侧柏叶、仙鹤草、墨旱莲养阴清热止血；②潮热盗汗加地骨皮、白薇养阴清热；③大便干结加生首乌润肠通便；④伴腰酸、腹坠有动胎之兆，加菟丝子、枸杞子、桑寄生、续断等滋肾安胎。

【供选成药】❶二冬膏：每瓶200 g，每次 9～15 g，每日 2 次。脾虚便溏、痰多湿盛的咳嗽慎用。❷川贝梨糖浆：每瓶150 mL，每次 20～30 mL，每日 3 次。咳嗽痰多者忌用。❸百合固金丸、养阴清肺膏：详见第10、第

11页。❹扶正养阴丸：每丸7.5 g，每次1丸，每日2次。外感咳嗽忌用。❺参麦地黄丸：每40粒重3 g，每次9 g，每日2次。感冒发热及痰多咳喘者忌用。❻秋梨润肺膏：每瓶100 g，每次15 g，每日2次，开水冲服。湿盛痰多者忌服。❼川贝银耳糖浆：每瓶100 mL，每次15 mL，每日3次。风寒、风热、痰饮咳喘和脾虚中满者忌用。

（二）脾虚痰饮证

多见妊娠期间咳嗽痰多，胸闷气促，甚至喘不得卧，神疲纳呆。舌质淡胖苔白腻，脉濡滑。治宜健脾除湿，化痰止咳。

【常用方药】六君子汤加减。处方：

党参15 g	白术10 g	茯苓10 g	甘草10 g	法半夏6 g
陈皮5 g	生姜6 g	大枣10 g	紫苏梗10 g	紫菀10 g

方中党参、白术、茯苓、甘草四君子调和健胃；陈皮、法半夏、紫菀、紫苏梗理气化痰止咳；生姜、大枣调和营卫而健脾运。

【加减】痰郁化火见咳嗽不爽、痰涎黄稠、面红口干、舌红苔黄腻、脉滑数者改用清金化痰汤。

【供选成药】❶可选六君子丸（第188页）或参苓白术散、参苓健脾胃颗粒（第97页）及其不同剂型制剂。❷二陈丸：详见第8页。❸健脾养胃颗粒：每袋9 g，每次1袋，每日2次。

十一、妊娠小便淋痛

小便淋痛，又称妊娠小便难或子淋。即妊娠期间出现尿频、尿急、淋漓涩痛等主症者。多因湿热下注或阴虚火旺、膀胱气化不行、水道不利所致。现代医学中的妊娠合并尿道炎、膀胱炎、肾盂肾炎等泌尿系统感染性疾病，属本病范围，可参考其证治分类辨证论治。

（一）阴虚津亏证

多见妊娠期小便频数，淋漓涩痛，量少色淡黄，午后潮热，手足心热，大便干结，颧赤唇红。舌红少苔，脉细滑数。治宜滋阴清热，润燥通淋。

【常用方药】知柏地黄丸加减。处方：

熟地黄24 g	山茱萸10 g	山药15 g	泽泻10 g	茯苓10 g
牡丹皮10 g	黄柏6 g	知母10 g		

方中熟地黄、山茱萸、山药、泽泻、茯苓、牡丹皮滋阴补肾；黄柏、知母清虚热、润燥通淋。

【加减】①潮热盗汗甚，加麦冬、地骨皮、生牡蛎滋阴清热敛汗；②小便带血，加小蓟、荠菜、墨旱莲养阴清热，凉血止血；③腰酸、胎动不安，加续断、桑寄生补肝肾而安胎；④失眠加莲子心、酸枣仁清心养肝安神。

【供选成药】❶可选知柏地黄丸（第 137 页）、归芍地黄丸（第 51 页）、六味地黄丸（第 155 页）、杞菊地黄丸（第 55 页）及其不同剂型制剂。❷大补阴丸：详见第 147 页。❸归肾丸：详见第 230 页。

（二）心火偏亢证

多见妊娠期间小便频数，尿少色黄，艰涩刺痛，面赤心烦，渴喜冷饮，甚至口舌生疮。舌红不润，少苔或无苔，脉细数。治宜清心泻火，润燥通淋。

【常用方药】导赤散加减。处方：

> 生地黄10 g　甘草梢6 g　木通5 g　淡竹叶10 g　玄参6 g　麦冬6 g

方中生地黄清热养阴生津；麦冬、玄参养阴生津降心火；木通上清心火，下利小便；淡竹叶清心除烦，引热下行；甘草梢直达病所，清热止淋且调和诸药。

【加减】①小便黄、热甚者，加栀子、黄芩、金钱草、车前子清热利尿通淋；②热邪伤阴见尿中带血者，加地榆、大蓟、小蓟、白茅根、藕节清热凉血止血；③口舌生疮加牡丹皮、黄连清心凉血；④失眠烦躁加钩藤、酸枣仁益肝，息风，安神；⑤大便秘结加柏子仁、火麻仁润肠通便；⑥全身发热加金银花、连翘、大青叶清热解毒。

【供选成药】❶泻肝安神丸：每 100 丸重6 g，每日 2 次。心脾两虚、心胆气虚不宜用。❷导赤丸：每丸重 3 g，每次 1 丸，每日 2 次。脾虚便溏者慎用。

（三）湿热下注证

多见妊娠期间突感尿频尿急尿痛，尿意不尽，欲解不能，小便短赤，小腹坠胀，胸闷纳少，带下黄稠量多。舌红苔黄腻，脉弦滑数。治宜清热利湿，润燥通淋。

【常用方药】加味五苓散化裁。处方：

焦栀子10 g	茯苓10 g	当归10 g	黄芩10 g	白芍10 g	甘草梢6 g
生地黄10 g	泽泻10 g	滑石10 g	木通5 g	车前子10 g	

方中焦栀子、黄芩、滑石、木通清热泻火通淋；茯苓、泽泻、车前子利湿通淋；白芍、甘草养阴清热、缓急止痛；当归、生地黄养血安胎。

【加减】①湿热盛者加黄连、黄柏清热利湿；②肾阴虚有热象者加知母、麦冬滋阴清热。

【供选成药】❶热淋清胶囊（颗粒、片、糖浆）：胶囊，每粒0.3 g，每次4~6粒；颗粒，每袋8 g或4 g（无糖型），每次1~2袋；片剂，每片0.35 g，每次3~6片；糖浆，每瓶100 mL或250 mL，每次10~20 mL；均每日3次。肝郁气滞、脾肾两虚所致的淋漓慎用。❷石淋通片：每片含干浸膏0.12 g，每次5片，每日3次。脾胃虚弱者不宜用。❸泌尿淋颗粒：每袋12 g，每次1袋，每日3次。❹复方石韦片：每片0.4 g，每次5片，每日3次。脾胃虚寒者忌用。❺八正合剂：详见第132页。❻肾舒颗粒：每袋15 g，每次30 g，每日3次。脾胃虚寒者忌用。

十二、妊娠小便不通

妊娠小便不通，古称转胞或胞转。指妊娠期间小便不通，甚至小腹胀急疼痛、心烦不得卧者。多因胎气下坠、压迫膀胱所致。

（一）肾虚证

多见妊娠小便频数不畅，继则闭而不通，小腹胀满而痛，坐卧不安，腰膝酸软，畏寒肢冷。舌淡苔薄润，脉沉滑无力。治宜温肾补阳，化气行水。

【常用方药】肾气丸加减。处方：

生地黄20 g	山药15 g	山茱萸10 g	泽泻10 g	茯苓10 g	桂枝10 g
巴戟天12 g	菟丝子12 g				

方中生地黄、山茱萸、山药滋补肝肾；泽泻、茯苓渗利水湿；桂枝温阳化气；巴戟天、菟丝子温肾扶阳，共奏化气行水之功。

【加减】①胎动不安加续断、桑寄生、枸杞子补肾安胎；②浮肿加大腹皮、陈皮健脾利湿。

【供选成药】❶可选右归丸（第40页）、桂附地黄丸（第19页）及其不同剂型制剂。❷参芪二仙片：每片0.4 g，每次4~8片，每日2~4次。

❸蛾苓丸：每 10 粒重 2.1 g，每次 9~12 粒，每日 2 次。湿热壅盛、尿闭不通者忌用。❹普乐安胶囊（片）：胶囊，每粒 0.375 g，每次 4~6 粒；片剂，每片 0.5 g，每次 3~4 片；均每日 3 次。湿热证和实热证及对本品过敏者忌用。❺金利油软胶囊：每粒含金利油 0.59 g，每次 8 粒，每日 2 次，首次服量加倍，早、晚餐前 1 小时空腹时服。

（二）气虚证

多见妊娠期间小便不通，或频数量少，小腹胀急疼痛，坐卧不安，面色萎白，神疲倦怠，头重眩晕。舌淡苔薄白，脉虚缓滑。治宜补中益气，升降举胎。

【常用方药】益气导溺汤加减。处方：

> 党参15 g　　白术15 g　　扁豆10 g　　茯苓10 g　　桂枝10 g　　炙升麻10 g
> 桔梗6 g　　　通草6 g　　　乌药10 g

方中党参、白术、扁豆、茯苓补气健脾以载胎；炙升麻、桔梗升提举胎；乌药温宣下焦之气；通草化气行水而通溺。

【加减】 ①胎动不安者加重白术用量；②浮肿加大腹皮、陈皮健脾利湿。

【供选成药】❶可选六君子丸（第 188 页）或补中益气丸、参苓白术散（第 97 页）及其不同剂型制剂。❷益气六君子丸：水蜜丸，每 50 粒重 3 g，每次6 g，每日 2 次。❸参苓健脾胃颗粒：详见第 97 页。❹健脾养胃颗粒：每袋9 g，每次 1 袋，每日 2 次。

十三、妊娠身痒

妊娠身痒，即孕妇出现与妊娠有关的皮肤瘙痒等症。多因血虚或外感风热所致。现代医学中的妊娠合并荨麻疹、妊娠肝内胆汁瘀积症等引起的全身瘙痒，可参照其证治分类辨证论治。但妊娠合并皮肤病，如风疹、妊娠疱疹、疱疹样脓疱病等，可导致宫内感染、致畸，甚至威胁胎儿生命，不属本节讨论范围。

（一）血虚证

多见妊娠期皮肤干燥瘙痒，无疹或有疹，疹色淡红，日轻夜甚或劳累加重，抑或全身剧痒，坐卧不安，抓破流血，面色㿠白，心悸怔忡或烦躁失眠。舌淡苔白，脉细滑弦。治宜养血祛风，滋养肝肾。

【常用方药】当归地黄饮子合二至丸或人参养荣汤。处方：

当归10 g	川芎10 g	白芍10 g	生地黄15 g	防风10 g
荆芥10 g	黄芪30 g	甘草6 g	刺蒺藜30 g	制首乌15 g
女贞子10 g	墨旱莲10 g			

方中生地黄、白芍、当归、川芎四物养血活血；荆芥、防风祛风解表；刺蒺藜疏风止痒；黄芪益气；制首乌、女贞子、墨旱莲滋养肝肾阴血。

【加减】①有风团者去当归，加乌豆衣、徐长卿、地肤子祛风止痒；②烦躁不安，夜间尤甚者，加龙齿、山茱萸、桑椹滋阴安神。

【供选成药】❶可选当归补血丸（第158页）、人参归脾丸（第31页）、归脾丸（第32页）、阿胶补血颗粒（第23页）及其不同剂型制剂。❷两仪膏：每瓶125 g，每次15 g，每日2次。气滞痰湿者忌用。❸新阿胶：详见第285页。

（二）风热证

多见妊娠期皮肤瘙痒，出现大小不等的风团，上半身尤甚，疹块色红有灼热感，剧痒，遇热加剧，伴咽喉肿痛，头痛。舌红、苔黄，脉浮滑数。若因鱼腥虾蟹等过敏，可伴腹胀，纳呆，泄泻。治宜疏风清热，养血安胎。

【常用方药】消风散加减。处方：

荆芥10 g	防风10 g	当归6 g	生地黄10 g	苦参10 g
苍术6 g	蝉蜕6 g	胡麻仁6 g	知母10 g	石膏15 g
甘草5 g	牛蒡子6 g	桑叶10 g	龙骨15 g	牡蛎15 g

方中荆芥、防风、蝉蜕、牛蒡子疏风透表；苍术疏风除湿；苦参清热燥湿；知母清热泻火；当归、生地黄、胡麻仁养血活血、滋阴润燥；甘草清热解毒、调和诸药；桑叶疏风清热；龙骨、牡蛎收敛，治疮疡痒疹。

【加减】①风热甚者加金银花、连翘疏风清热解毒；②血分热甚去当归，加赤芍、牡丹皮清热凉血；③食物过敏所致者，加紫苏叶、莱菔子、茵陈理气健胃以抗过敏。

【供选成药】❶消风止痒颗粒：每袋15 g或每块15 g，每次2袋，每日2~3次。阴血亏虚者不宜用。❷荆肤止痒颗粒：每袋3 g，每次1袋，每日2次。血虚风燥型瘙痒不宜用。

（三）营卫不调证

多见妊娠中晚期身痒以腹壁及大腿内侧瘙痒为甚，抓破后有血溢皮损。皮肤干燥，夜间或劳累后瘙痒加剧，腰酸，眼眶黑。舌淡暗、苔白，脉细滑尺弱。治宜补冲任，调营卫。

【常用方药】四物汤合桂枝汤加减。处方：

当归10 g　　　生地黄10 g　　　川芎10 g　　　桂枝10 g　　　白芍10 g
甘草6 g　　　　生姜10 g　　　　大枣10 g　　　制首乌10 g　　桑寄生10 g
地肤子10 g

方中当归、川芎、生地黄养血祛风；桂枝解肌发表祛风；白芍益阴敛营；生姜、大枣、甘草调和营卫、健脾运；制首乌、桑寄生补肝肾、益冲任；地肤子祛风止痒。

【加减】①头晕耳鸣、瘙痒剧烈者，加刺蒺藜、黑豆衣祛风止痒；②夜尿多加山茱萸、覆盆子补肾缩尿。

【供选成药】 ❶四物合剂：详见第 189 页。❷润燥止痒胶囊：每粒0.5 g，每次 4 粒，每日 3 次。糖尿病、肾病、肝病、肿瘤等疾病引起的皮肤瘙痒不宜用。

十四、妊娠贫血

妊娠贫血，多见倦怠乏力、气短、面色苍白等主症。检查：红细胞总数降低、血细胞比容下降。其病因主要为先天禀赋不足、后天脾胃虚弱、生化乏源和大病失血所致。现代医学中妊娠期间缺铁性贫血等属本病范围，可参照其证治分类辨证论治。

（一）气血两虚证

多见孕后面色萎黄，四肢倦怠，乏力，口淡纳差，腹胀便溏，或见妊娠浮肿，或腰酸，腹痛下坠。舌淡胖、苔白，脉缓无力。治宜补气养血。

【常用方药】八珍汤加减。处方：

当归10 g　　川芎10 g　　白芍10 g　　熟地黄15 g　　党参10 g　　白术10 g
茯苓10 g　　炙甘草6 g

方中党参、白术、茯苓、炙甘草四君子汤补气；熟地黄、白芍、当归、川芎四物汤补血，共奏气血双补。

【加减】①伴浮肿加炒扁豆、大腹皮、陈皮健脾利湿；②胎动不安加续断、桑寄生、枸杞子、菟丝子补肾安胎。

【供选成药】❶可选八珍丸（第 126 页）、归脾丸（第 32 页）、十全大补丸（第 179 页）、补中益气丸（第 189 页）、人参养荣丸（第 189 页）、人参归脾丸（第 31 页）及其不同剂型制剂。❷阿胶补血颗粒：详见第 23 页。❸气血双补丸：每瓶60 g或100 g，每次9 g，每日 2 次。脾肾虚弱者慎用。❹两仪膏：每瓶125 g，每次15 g，每日 2 次。气滞痰湿者忌用。

（二）心脾两虚证

多见孕后面色无华，心悸怔忡，失眠多梦，头昏眼花，唇甲色淡。舌淡苔少，脉细弱。治宜益气补血，健脾养心。

【常用方药】归脾汤加减。处方：

党参15 g	黄芪30 g	白术15 g	茯神15 g	酸枣仁10 g
龙眼肉30 g	木香10 g	远志5 g	生姜15 g	大枣10 g
炙甘草10 g	当归10 g			

方中党参、黄芪、白术、炙甘草、生姜、大枣补脾益气；当归养血生血；茯神、酸枣仁、龙眼肉养心安神；远志交通心肾、定志宁心；木香理气醒脾以防滋腻。

【加减】①心神不宁者加首乌藤、生龙齿镇静安神；②腹胀、便溏、纳呆者，加山药、扁豆、砂仁健脾祛湿。

【供选成药】❶可选归脾丸（第 32 页）、人参归脾丸（第 31 页）、八珍丸（第 126 页）及其不同剂型制剂。❷人参当归颗粒：每袋 3 g，每次 1 袋，每日 2 次。实证、热证、阴虚火旺者及外感表证未解时忌用。❸养血归脾丸：每瓶100 g，每次6 g，每日 2 次。外感表证未解时忌用。

（三）肝肾不足证

多见孕后常头晕目眩，腰膝酸软，或肢麻，痉挛，或胎儿小于孕月。舌暗红、少苔，脉细弦滑。治宜滋补肝肾。

【常用方药】大补元煎加减。处方：

红参10 g	山药15 g	熟地黄25 g	杜仲10 g	当归10 g
山茱萸10 g	枸杞子10 g	炙甘草6 g	制首乌15 g	桑寄生15 g
牛膝10 g	肉桂3 g			

方中红参、山药补气生血；当归养肝血；熟地黄、枸杞子、杜仲滋肾益阴；山茱萸敛阴；牛膝补肝肾而引药归经；肉桂温肾助阳；炙甘草健脾和中、调药性；制首乌、桑寄生滋肾养血安胎。

【加减】①便秘加柏子仁润肠通便；②失眠多梦加酸枣仁、柏子仁、远志养心安神。

【供选成药】❶可选六味地黄丸（第155页）、归芍地黄丸（第51页）、杞菊地黄丸（第55页）、左归丸（第192页）、归肾丸（第230页）及其不同剂型制剂。❷肝肾康糖浆：每瓶500 mL或每支10 mL，每次10 mL，每日3次。实热证忌用。❸再障生血片：每片0.3 g，每次5片，每日3次。实证发热者及对本品过敏者忌用。❹人参鹿茸丸：每丸6 g，每次1丸，每日3次。阴虚火旺者及实热证忌用。

十五、难产

难产，指妊娠足月、临产分娩困难者。古时有乳难、子难之称。其因产力异常、产道异常、胎儿或胎位异常。其中产道异常、胎儿及胎位异常非药物所能奏效，需手术助产。本节主要讨论"产力异常"。表现为宫缩无力，或气滞血瘀、碍胎外出，多见子宫收缩不协调、子宫收缩过强或产程过长。

（一）气血虚弱证

多见临产阵痛轻微，宫缩时间短而弱，间歇长，产程进展慢，或下血量多，色淡或胎膜早破，面色无华，神疲肢软，心悸气短。舌淡苔薄，脉大而虚或沉细而弱。治宜大补气血。

【常用方药】蔡松汀难产方加减。处方：

> 炙黄芪15 g　当归15 g　茯神12 g　党参15 g　龟甲15 g　川芎6 g
> 酒白芍15 g　枸杞子15 g　头煎顿服。

方中炙黄芪、党参、茯神补益中气；当归、川芎、酒白芍养血；枸杞子、龟甲滋肾添精、润胎助产。

【加减】宫口开全而产力不足，加服独参汤或含服人参片大补元气，以助产力。

【供选成药】补血催生丸：每丸4.5 g，每次1~2丸，每日2次。

（二）气滞血瘀证

可见产时腰腹疼痛剧烈，间歇不匀，宫缩虽强但无规律，久产不下，下血量少，色暗红，精神紧张，心情烦躁，胸闷脘胀，时欲呕恶，面色紫暗。舌暗红、苔薄白，脉弦大而至数不匀。治宜理气活血，化瘀催产。

【常用方药】催生饮加减。处方：

当归15 g　　川芎10 g　　大腹皮15 g　　枳壳6 g　　白芷10 g　　益母草15 g

方中当归、川芎活血；大腹皮、枳壳宽中行气下胎；白芷芳香通窍；益母草活血行瘀。

【加减】①气滞甚者加陈皮、柴胡、紫苏梗理气行滞；②血瘀甚者加桃仁、红花活血行瘀。

【供选成药】十一味能消丸：每丸1.5 g，每次1丸，每日2次。

肆 产后病

产后病，指产妇在新产后及产褥期内发生的与分娩或产褥有关的疾病。时限为1~3个月。常见的产后病有产后血晕、产后痉病、产后发热、产后小便不通、产后小便淋痛、产后腹痛、产后身痛、产后恶露不绝、产后汗证、缺乳、产后乳汁自出、产后抑郁、产后血劳等。其病因病机可归纳为四个方面，即亡血伤津、元气受损、瘀血内阻、外感六淫或饮食房劳所伤。其治疗应根据亡血伤津、元气受损、瘀血内阻、多虚多瘀的特点，本着"勿拘于产后，亦勿忘于产后"的原则，临证时须细心体察、结合病情进行辨证论治。常用的具体治法有补虚化瘀、清热解毒、益气固表、调理肾肝脾等。同时应注意产后用药"三禁"：禁大汗以防亡阳、禁峻下以防亡阴、禁通利小便以防亡津液。此外，对产后病中的危急重症，如产后血晕、产后痉病、产后发热等，临证时必当详察，及时明确诊断，必要时采用中西医结合救治，以免贻误病情。

一、产后血晕

产后血晕，即产妇分娩后突然头晕眼花，不能起坐，或心胸满闷、恶心呕吐、痰涌气急、心烦不安，甚则神昏口噤、不省人事为主症者。多因血虚气脱或血瘀气逆所致。本病属产后危证之一，常需采取多种抢救措施。现代医学中的产后出血引起的虚脱、休克、妊娠合并心脏病、产后心力衰竭，或羊水栓塞等病证，属产后血晕范围，可参考其证治分类辨证论治。

（一）血虚气脱证

多为产时或产后失血过多，突然昏厥，面色苍白，心悸愦闷，甚则昏不知人，眼闭口干，手撒肢冷，冷汗淋漓。舌淡无苔，脉微欲绝或浮大而虚。治宜益气固脱。

【常用方药】参附汤。处方：

红参15 g　炮附子10 g。（用优质红参另炖、附子先煎，取汁和匀顿服）

方中红参大补元气、固脱生津；炮附子温里散寒、回阳救逆。

【加减】阴道下血不止者加炮姜、荆芥穗炭止血。

【供选成药】❶止血复脉合剂：每支20 mL，每次 20～40 mL，每日 3～4 次。治血晕开始 2 小时内服 180 mL，第 3 至第 12 小时和12～24 小时分别服 90～180 mL，第 2 至第 7 日可根据病情恢复情况，全天给药 90～180 mL，分数次口服。❷参附注射液：详见第 19 页。

（二）痰阻气闭证

多见产后恶露不下或量少，少腹阵痛拒按，突然头晕眼花，不能起坐，甚则心下急满，气粗喘促，神昏口噤，不省人事，两手握拳，牙关紧闭，面色青紫。唇舌紫暗，脉涩。治宜活血逐瘀。

【常用方药】夺命散加减。处方：

没药10 g　血竭10 g　当归15 g　川芎15 g

方中没药、血竭活血行气、逐瘀止痛；当归、川芎增强活血行瘀。

【加减】胸闷呕吐加姜半夏、胆南星降逆化痰。

【供选成药】苏合香丸：详见第 38 页。

二、产后痉病

产后痉病，又称产后发痉或产后痉风。即在产褥期内，突然发生四肢抽搐、项背强直，甚至口噤不开、角弓反张者。多因产后失血伤津、心肝血虚、筋脉失于濡养所致。亦可因产时损伤感染邪毒、直窜经脉而引起。

（一）阴血亏虚证

多为产后失血过多，骤然发痉，头项强直，牙关紧闭，四肢抽搐，面色苍白或萎黄。舌淡红、少苔或无苔，脉虚细。治宜滋阴养血，柔肝息风。

【常用方药】三甲复脉汤加减。处方：

白芍15 g	阿胶10 g	龟甲12 g	鳖甲12 g	牡蛎12 g
麦冬15 g	生地黄20 g	炙甘草12 g	火麻仁6 g	天麻6 g
钩藤10 g	石菖蒲10 g			

方中白芍、阿胶、生地黄、麦冬滋阴养血；龟甲、鳖甲、牡蛎育阴潜阳；天麻、钩藤平肝息风；石菖蒲宁心开窍；炙甘草健脾和中。

【加减】①见气虚而喘者加党参益气；②自汗加煅龙骨、浮小麦收敛止汗；③心悸失眠加酸枣仁、柏子仁、茯神宁心安神。

【供选成药】❶阿胶补血膏：详见第 23 页。❷当归注射液：每支 2～5 mL，肌内注射，每次 2～5 mL，每日 2 次；静脉滴注，用 0.9%氯化钠注射液或葡萄糖注射液 20～40 mL 稀释；每日 1 次。血虚发热者忌用。孕妇和湿阻中满者及便溏者慎用。

（二）感染邪毒证

多见产后头项强痛，发热恶寒，牙关紧闭，口角抽动，面呈苦笑，继而项背强直，角弓反张。舌质淡红、苔薄白，脉弦大而浮。治宜解毒镇痉，理血祛风。

【常用方药】玉真散加减。处方：

| 制天南星6 g | 防风10 g | 白芷10 g | 天麻10 g | 羌活6 g |
| 制白附子6 g | 僵蚕6 g | 蜈蚣6 g | | |

方中天南星、白附子祛风化痰，定搐解痉；羌活、防风、白芷疏散风邪、导邪外出；天麻、僵蚕、蜈蚣息风解痉。

【加减】邪毒内传攻心、病情急重伴高热不退、抽搐频繁发作者，应采用中西医结合抢救措施、控制抽搐。

【供选成药】止抽散：每包6 g，每次 3 g，每日 4 次。

三、产后发热

产后发热，即产褥期内出现发热持续不退，或突然高热寒战，并伴有其他症状者。如产后 1～2 日内，由于阴血骤虚、阳气外浮，见轻微发热，而无其他症状，此乃营卫暂时失调，一般可自行消退，属正常生理现象。产后发热，多因感染邪毒、风寒袭表、产后出血过多或血瘀所致。如产时接生不慎、护理不洁，邪毒乘虚入侵胞宫、正邪交争；或产后元气受损、腠理不密、卫阳不固、外邪乘虚而入；或暑令中风暑邪；或产后恶露不畅、瘀血停滞、阻碍气机、营卫不通；或产时、产后失血过多、阴血骤虚，均可导致发热。现代医学中的产褥感染属本病范畴，可参考其证治分类辨证论治。

（一）感染邪毒证

多见产后高热寒战，热势不退，小腹疼痛拒按，恶露量或多或少、色紫暗如败酱、气臭秽，心烦口渴，尿少色黄，大便燥结。舌红苔黄，脉数有力。治宜清热解毒，凉血化瘀。

【常用方药】五味消毒饮合失笑散加减。处方：

> 金银花20 g　野菊花15 g　蒲公英15 g　紫花地丁15 g　天葵子15 g
> 蒲黄10 g　五灵脂10 g　牡丹皮10 g　赤芍10 g　鱼腥草15 g
> 益母草15 g

方中金银花、野菊花、蒲公英、天葵子、鱼腥草清热解毒排秽；蒲公英、五灵脂、益母草活血化瘀；牡丹皮、赤芍清热凉血活血。

【加减】①高热不退、大汗出、烦渴引饮、脉虚大而数者，改用白虎加人参汤；②持续高热、小腹疼痛剧烈、拒按、恶露不畅、秽臭如脓、烦渴引饮、大便燥结者，改用大黄牡丹皮汤加减。

【供选成药】❶清热解毒口服液：每支10 mL，每次 10~20 mL，每日 3 次。脾胃虚寒之腹痛便溏者慎用。❷银黄口服液：每支10 mL，每次 10~20 mL，每日 3 次。风寒咳嗽、寒痰咳喘、虚劳咳嗽者慎用。❸清解颗粒：每袋9.5 g，每次 2 袋，每日 2~3 次。脾胃虚寒、腹痛便溏者慎用。❹清热银花糖浆：每瓶150 mL，每次20 mL，每日 3 次。脾胃虚寒、腹疼便溏者慎用。❺清热醒脑灵片：每片0.4 g，每次 4 片，每日 2~3 次。孕妇及虚寒病证慎用。❻羚羊角口服液：每支10 mL，每次 5 mL，每日 2 次。脾胃虚寒之腹痛便溏者慎用。

（二）外感证

多见产后恶寒发热，鼻流清涕，头痛无汗，肢体酸痛。舌苔薄白，脉浮紧。治宜养血祛风，疏解表邪。

【常用方药】荆穗四物汤加减。处方：

> 荆芥6 g　　当归10 g　　川芎6 g　　酒白芍10 g　　熟地黄15 g　　防风10 g
> 紫苏叶5 g

方中熟地黄、酒白芍、当归、川芎四物汤养血扶正；荆芥、防风、紫苏叶疏风散寒解表。

【加减】①症见发热、微恶风寒、头痛身痛、咳嗽痰黄、口干咽痛、微汗或无汗者，改用银翘散；②邪入少阳见寒热往来、口干、咽干、目眩、默默不欲食者，用小柴胡汤加减；③产时逢炎热酷暑见身热多汗、口渴心烦、体倦少气者，改用清暑益气汤；④暑人心营、神昏谵语、灼热烦躁，甚或昏迷不醒，或猝然昏倒、不省人事、身热肢厥、气喘不语、牙关紧闭、舌绛脉数者，改用清营汤送服安宫牛黄丸或紫雪；⑤失治、误治致阳气暴脱、阴液衰竭而出现昏迷、汗出、肢厥、脉微欲绝等危候，改用生脉散合参附汤。

【供选成药】❶参苏丸（胶囊）：丸剂，每袋9 g，每次6～9 g，每日2～3次；胶囊，每粒0.45 g，每次4粒，每日2次。风热感冒及孕妇慎用。❷参苏感冒片：每片0.35 g，每次4～6片，每日3次。痰热咳嗽、气喘不宜用。❸败毒散：每袋9 g，每次6～9 g，每日1～2次，另加生姜、薄荷少许煎汤送服。❹荆防败毒丸：每100粒重10 g，每次9 g，每日2次。

（三）血瘀证

多见产后寒热时作，恶露不下或下亦甚少，色紫暗有块，小腹疼痛拒按。舌质紫暗或有瘀点，脉弦涩。治宜活血化瘀，和营退热。

【常用方药】生化汤加减。处方：

> 当归25 g　　　川芎10 g　　桃仁6 g　　炮姜3 g　　炙甘草5 g　　丹参10 g
> 牡丹皮10 g　　益母草15 g

方中当归补血活血、化瘀生新；川芎活血行气祛风；丹参祛瘀止痛；桃仁活血祛瘀；炮姜温经散寒；益母草收缩子宫、化瘀止痛；炙甘草和中、调和诸药。

【供选成药】❶生化丸：每丸9 g，每次1丸，每日3次。血热证不宜用。产后出血量多者慎用。❷新生化颗粒：每袋6 g，每次2袋，每日2～3次。血热、湿热恶露不下者慎用。❸妇康丸：大蜜丸，每丸9 g，每次2丸；水蜜丸，每袋9 g，每次1袋；均每日2次。恶露不绝血热证者及产后大出血者慎用。❹产后逐瘀片（亦称益母片）：每片0.3 g，每次 3 片，每日 3 次。❺产妇安颗粒（口服液）：颗粒，每袋6 g，每次6 g；口服液，每支 25 mL，每次 25 mL；均每日 2 次。血热证及产后出血量多者慎用。❻产后益母丸：每丸6 g，每次 1~2 丸，每日 2 次，黄酒送服。❼益母草膏：详见第 238 页。

（四）血虚证

多见产后低热不退，腹痛绵绵喜按，恶露量或多或少、色淡质稀，自汗，头晕心悸。舌质淡苔薄白，脉细数。治宜补血益气，和营退热。

【常用方药】补中益气汤加减。处方：

黄芪20 g	炙甘草10 g	红参6 g	当归10 g	陈皮6 g	升麻6 g
柴胡6 g	白术10 g	地骨皮10 g			

方中补中益气汤甘温除热；地骨皮甘寒清热。

【加减】阴虚火旺见午后潮热、颧红口渴、大便干燥、舌红苔少、脉细数者，改用加减一阴煎加白薇、青蒿、鳖甲。

【供选成药】❶地骨皮露：每瓶250 mL，每次 60~120 mL，每日 3 次。外感风寒发热及脾虚便溏者忌用。❷养血退热丸：每丸9 g，每次 1 丸，每日 2~3 次。感冒发热者忌用。❸清身饮颗粒：每袋9 g，每次 1 袋，每日 2~3 次。发热无汗者慎用。❹其他可选用杞菊地黄丸（第 55 页）、大补阴丸（第 147 页）、知柏地黄丸（第 137 页）、补中益气丸（第 97 页）、当归补血丸（第 158 页）及其不同剂型制剂。

四、产后腹痛

产后腹痛，指产后因子宫收缩引起的以小腹剧痛为主的病证。其中因瘀血引起的称"儿枕痛"。主要病因病机为气血运行不畅、迟滞而痛。但孕妇分娩后，由于子宫的缩复作用，小腹呈阵阵作痛，于产后 1~2 日出现，持续 2~3 日自然消失，属生理现象，一般不需治疗。

（一）气血两虚证

多见产后小腹隐隐作痛数日不止，喜按喜揉，恶露量少、色淡红、质稀无块，面色苍白，头晕眼花，心悸怔忡，大便干结。舌质淡、苔薄白，脉细弱。治宜补血益气，缓急止痛。

【常用方药】肠宁汤加减。处方：

> 当归15 g　熟地黄15 g　阿胶10 g　红参6 g　山药15 g　续断15 g
> 麦冬10 g　肉桂3 g　甘草5 g

方中当归、阿胶养血滋阴；熟地黄、麦冬滋阴润燥；红参、山药、甘草益气健脾和中；续断补养肝肾；肉桂温通血脉。

【加减】①血虚津亏便秘较重者，去肉桂加肉苁蓉、火麻仁润肠通便；②腹痛兼有下坠感加黄芪、白术益气升提；③腹痛喜热熨加吴茱萸、艾叶、小茴香、炮姜温阳行气，暖宫止痛。

【供选成药】❶归羊颗粒：每袋20 g，每次20~40 g，每日2次。阴虚火旺者慎用。❷八珍益母丸：详见第233页。❸气血双补丸：小蜜丸，每瓶60 g，每次9 g，每日2次。脾胃虚弱、消化不良者慎用。❹其他可选八珍丸（第126页）、十全大补丸（第179页）、人参养荣丸（第189页）及其不同剂型制剂。

（二）瘀滞子宫证

多见产后小腹疼痛拒按，得热痛缓，恶露量少，涩滞不畅，色紫暗有块，块下痛减，面色青白，四肢不温，或伴胸胁胀痛。舌质紫暗，脉沉紧或弦涩。治宜活血化瘀，温经止痛。

【常用方药】生化汤加减。处方：

> 当归25 g　川芎10 g　桃仁6 g　炮姜5 g　炙甘草6 g　益母草10 g

方中当归补血活血；川芎、桃仁、益母草活血止痛；炮姜温经散寒；甘草调和诸药。

【加减】①小腹冷痛、绞痛较甚，加小茴香、吴茱萸增强温经散寒之功；②瘀滞较甚见恶露血块多、块出痛减者，加五灵脂、炒蒲黄、延胡索增强化瘀止痛之效；③小腹胀痛加香附、乌药、枳壳理气行滞；④胸胁胀痛加郁金、柴胡疏肝理气止痛；⑤气短乏力、神疲肢倦加黄芪、党参益气补虚。

【供选成药】❶产后补丸：每瓶60 g，每次15 g，每日1~2次。❷生化丸：每丸9 g，每次1丸，每日3次。血热证不宜用。产后出血量多者慎用。❸新生化颗粒：每袋6 g，每次2袋，每日2~3次。血热、湿热恶露不下者慎用。❹其他可选用妇康丸（第311页），产后益母丸、产妇安颗粒（第312页），益母草膏（第238页）及其不同剂型制剂。

五、产后小便不通

产后小便不通，又称产后癃闭。多发生于产后 3 日内，亦可发生在产褥期中，以初产妇、滞产及手术后多见。以排尿困难、小便点滴而下，甚至癃闭不通、小腹胀急疼痛为主症。多因膀胱气化失司所致。

（一）气虚证

多见产后小便不通，小腹胀急疼痛，或小便清，点滴而下，倦怠乏力，少气懒言，语音低微，面色少华。舌质淡、苔薄白，脉缓弱。治宜补气升清，化气行水。

【常用方药】补中益气汤加减。处方：

> 黄芪20 g　　炙甘草10 g　　白参6 g　　当归6 g　　陈皮5 g　　柴胡10 g
> 白术10 g　　茯苓10 g　　桔梗6 g　　通草10 g

方中白参、黄芪益气；白术、甘草健脾和中；当归补血；陈皮理气；柴胡疏利枢机；桔梗开宣肺气；茯苓健脾利湿；通草通淋利尿。

【加减】多汗、烦渴咽干者加生地黄、五味子生津养阴。

【供选成药】可选补中益气丸、参苓白术散（第 97 页）和六君子丸（第 188 页）及其不同剂型制剂。

（二）肾虚证

多见产后小便不通，小腹胀急疼痛，或小便色白而清，点滴而下，面色晦暗，腰膝酸软。舌质淡、苔白，脉沉细无力。治宜温补肾阴，化气行水。

【常用方药】济生肾气丸加减。处方：

> 熟地黄25 g　　山药15 g　　山茱萸10 g　　牡丹皮10 g　　茯苓15 g
> 桂枝10 g　　泽泻10 g　　制附子6 g　　牛膝6 g　　车前子6 g

方中熟地黄、山药、山茱萸、牡丹皮、茯苓、桂枝、附子、泽泻温补肾阳；牛膝补肝肾、强腰膝；车前子渗湿利尿。

【加减】①腰膝酸软较甚加杜仲、续断、巴戟天补肾强腰；②头晕耳鸣加当归、鹿角胶、菟丝子补肾益精血；③产后小便量少、尿黄灼热、小腹胀痛不甚伴头晕耳鸣、手足心热，改用滋肾通关丸加减治疗。

【供选成药】可选济生肾气丸、桂附地黄丸（第 19 页）及其不同剂型制剂。

（三）血瘀证

多因产程不顺，产时损伤膀胱，致产后小便不通或点滴而下，尿色略混浊带血丝，小腹胀急疼痛。舌色正常或暗，脉涩。治宜活血化瘀，行气利水。

【常用方药】加味四物汤加减。处方：

| 熟地黄10 g | 川芎10 g | 白芍10 g | 当归10 g | 蒲黄6 g | 瞿麦10 g |
| 桃仁10 g | 牛膝10 g | 滑石10 g | 甘草梢5 g | 木香6 g | 木通6 g |

方中当归、川芎养血活血；熟地黄、白芍养血缓急止痛；蒲黄、桃仁、牛膝活血祛瘀；木通宣通气机；瞿麦、滑石、木通、甘草梢通利小便。

【加减】尿时刺痛加琥珀、海金沙利尿通淋。

【供选成药】❶可选第311、第312页生化丸、产后益母丸、益母草膏、新生化颗粒、妇康丸及其不同剂型制剂。❷产妇安口服液（颗粒）：口服液，每支20 mL，每次1支；颗粒，每袋6 g，每次1袋；均每日2次。血热证及产后出血量多者慎用。❸产后逐瘀片（亦名益母片）：每片0.3 g，每次3片，每日3次。❹产妇康颗粒：每袋10 g，每次2袋；20 g者每次1袋；每袋5 g（无糖型）者每次5 g；均每日3次。高血压、外感及局部感染者忌用。

六、产后小便淋痛

产后小便淋痛，又称产后淋痛、产后溺淋。多以产后出现尿频、尿急、淋漓涩痛等为主症。多因肾阴亏虚、阴虚火旺、热灼膀胱，或湿热客于脬中、热迫膀胱，或肝郁化热、移热膀胱、膀胱气化不利所致。现代医学中的产褥期泌尿系感染属本病范围，可参考其证治分类辨证论治。

（一）湿热蕴结证

多见产时不顺，产后突感小便短涩，淋漓灼痛，尿黄赤或混浊，口渴不欲饮，心烦。舌红苔黄腻，脉滑数。治宜清热利湿通淋。

【常用方药】加味五淋散加减。处方：

焦栀子10 g	茯苓10 g	当归10 g	白芍15 g	黄芩10 g
甘草6 g	生地黄15 g	泽泻10 g	车前子10 g	滑石10 g
木通10 g	益母草15 g			

方中车前子、木通、滑石利水通淋；焦栀子、黄芩、茯苓、泽泻清热利尿、渗湿通淋；当归、生地黄、白芍滋阴养血；甘草调和诸药、缓急止痛；益母草清热利水、化瘀通淋。

【加减】①热伤胞络、尿色红赤者，加白茅根、小蓟、地榆、墨旱莲清热利尿止血；②小便混浊者加萆薢、菖蒲分清别浊；③口渴引饮、舌红少津者，加知母、天花粉、石斛养阴生津。

【供选成药】❶八正合剂：详见第132页。❷分清五淋丸：每20丸重1 g，每次6 g，每日2~3次，灯心草煎汤送服。孕妇忌用。❸五淋丸：每100粒重6 g，每次6 g，每日3次。孕妇忌用。❹石淋通片：每片含干浸膏0.12 g，每次5片，每日3次。❺尿感宁颗粒：每袋15 g，每次1袋，每日3~4次。脾胃阳虚者忌用。❻泌尿淋颗粒：每袋12 g，每次1袋，每日3次。❼肾舒颗粒：每袋15 g，每次30 g，每日3次。❽其他可选复方石韦片（第301页）、清淋颗粒（第132页）、龙胆泻肝丸（第44页）及其不同剂型制剂。

（二）肾阴亏虚证

多见产后小便频数，淋漓不爽，尿道灼热疼痛，尿少色深黄，伴腰膝酸软，头晕耳鸣，手足心热。舌红苔少，脉细数。治宜滋肾养阴通淋。

【常用方药】化阴煎加减。处方：

| 生地黄15 g | 熟地黄15 g | 牛膝6 g | 猪苓10 g | 泽泻10 g | 黄柏10 g |
| 知母10 g | 绿豆10 g | 龙胆6 g | 车前子10 g | | |

方中生地黄、熟地黄滋阴补肾；知母、黄柏清热泻火；猪苓、泽泻、车前子、绿豆、龙胆清热利湿通淋；牛膝补肝肾引热下行。

【加减】①虚火内盛见潮热明显者，加地骨皮、白薇、玄参滋阴清热；②尿中带血者，加白茅根、小蓟、女贞子、墨旱莲清热凉血止血；③头晕耳鸣、心烦少寐者，加枸杞子、白芍、酸枣仁滋肾养血、安神。

【供选成药】❶可选知柏地黄丸（第137页）、杞菊地黄丸（第55页）、六味地黄丸（第155页）、归芍地黄丸（第51页）及其不同剂型制剂。❷其他可选大补阴丸（第147页）、归肾丸（第230页）及其不同剂型制剂。

（三）肝经郁热证

多见产后小便艰涩而痛，余沥不尽，尿色红赤，情志抑郁或心烦易怒，小腹胀满，甚或两胁胀痛，口苦而干，大便干结。舌红苔黄，脉弦数。治宜疏肝清热通淋。

【常用方药】沉香散加减。处方：

> 沉香6 g　　石韦6 g　　滑石10 g　　当归15 g　　王不留行10 g
> 瞿麦10 g　　赤芍10 g　　白术10 g　　冬葵子10 g　　炙甘草10 g

方中沉香理气行滞；石韦、滑石、瞿麦、冬葵子利尿通淋；当归、赤芍、王不留行养血化瘀；白术健脾行水；炙甘草缓急止痛，调和诸药。

【加减】①小腹胀满、胸胁胀满明显者，加青皮、枳壳、乌药疏肝行气；②恶露日久不止、小腹疼痛，加益母草、炒蒲黄、五灵脂活血祛瘀。

【供选成药】❶可选龙胆泻肝丸（第44页）、越鞠丸（第80页）及其不同剂型制剂。❷丹栀逍遥丸（片）：丸剂，每袋6 g，每次6 g；片剂，每片0.35 g，每次5~6片；均每日2次。脾胃虚寒、脘腹冷痛、大便溏薄者不宜用。孕妇、月经期妇女慎用。❸加味逍遥丸：详见第153页。

七、产后身痛

产后身痛，又称产后遍身疼痛、产后关节痛、产后痹症、产后痛风，俗称产后风；指产妇在产褥期内出现肢体或关节酸楚、疼痛、麻木、重着等为主症者。多因产后营血亏虚、经脉失养或风寒湿邪乘虚而入，稽留关节、经络所致。现代医学中的风湿、类风湿引起的关节痛、产后坐骨神经痛、多发性肌炎、产后血栓静脉炎出现类似症状者，可参考其证治分类辨证论治。

（一）血虚证

多见产后遍身关节酸楚，疼痛，肢体麻木，面色萎黄，头晕心悸。舌淡苔薄，脉细弱。治宜养血益气，温经通络。

【常用方药】黄芪桂枝五物汤加减。处方：

> 黄芪30 g　　白芍15 g　　桂枝10 g　　生姜10 g　　大枣20 g　　当归10 g
> 秦艽12 g　　丹参10 g　　鸡血藤15 g

方中黄芪益气固表；桂枝、白芍温经通络、调和营卫；当归、鸡血藤、秦艽、丹参养血通络；生姜、大枣和营卫、调诸药。

【加减】汗多加浮小麦、生麦芽敛汗。

【供选成药】❶产灵丸（亦名产灵丹）：小蜜丸，每100粒重21 g，每次20~40粒；大蜜丸，每丸6 g，每次1~2丸；均每日2次。孕妇忌用。❷妇科毛鸡酒：每瓶250 mL，每次30~50 mL，每日1~2次。孕妇忌用。❸当归注射液：详见第309页。❹当归流浸膏（丸、片）：流浸膏，每瓶200 mL，每次3~5 mL，每日2~3次。大蜜丸，每丸9 g，每次1丸；水丸及浓缩丸，每10粒相当当归原药材2.5 g，每次15~20粒；片剂，每片0.15 g，每次4~6片；均每日2次。血虚发热者忌用。湿阻中满、便溏者慎用。

（二）风寒证

多见产后肢体关节疼痛，屈伸不利，或痛无定处，或冷痛剧烈，宛如针刺，得热则舒，或关节肿胀，麻木，重着，伴恶寒怕风。舌苔薄白腻，脉濡细。治宜养血祛风，散寒除湿。

【常用方药】独活寄生汤加减。处方：

独活10 g	桑寄生10 g	秦艽12 g	防风10 g	细辛3 g	当归10 g
川芎10 g	生地黄15 g	杜仲10 g	牛膝10 g	白参6 g	茯苓12 g
甘草5 g	桂木6 g	白芍10 g			

方中独活祛风散寒、除湿止痛；秦艽、防风祛风胜湿；细辛、桂木温经透络散寒；桑寄生、杜仲、牛膝补肝肾；当归、白芍、川芎、生地黄养血和血；白参、茯苓、甘草健脾益气。

【加减】①疼痛无定处加羌活散寒，行气止痛；②疼痛剧烈加川乌温阳散寒止痛；③重着麻木、屈伸不利者加苍术、木瓜祛湿活络。

【供选成药】❶照山白片：每片相当原药材2.5 g，每次2片，每日2次。切勿过量、久用。孕妇忌用。❷产灵丸：小蜜丸，每100粒重21 g，每次20~40粒；大蜜丸，每丸6 g，每次1~2丸；均每日2次。❸天麻丸：水蜜丸，每瓶100 g，每次6 g；大蜜丸，每丸9 g，每次1丸；均每日2~3次。❹木瓜丸（片、酒）：浓缩丸，每10丸重1.8 g，每次30丸；片剂，每片0.6 g，每次4片；酒剂，每瓶250 mL，每次20~30 mL；均每日2次。孕妇忌用。湿热痹痛慎用。❺加味天麻胶囊，每粒0.25 g，每次6 g，每日2次。孕妇慎用。❻小活络丸：详见第211页。❼舒筋丸：每丸3 g，每次1丸，每日1次。孕妇忌用。❽疏风活络丸：每丸7.8 g，每次半丸，每日2次，或于临睡前服1丸。高血压患者及孕妇慎用。❾舒筋活络丸：每丸6 g，每次1~2丸，每日1~2次。❿独活寄生丸：详见第212页。

（三）血瘀证

多见产后身痛，尤以下肢疼痛麻木、发硬重着、肿胀、屈伸不利、小腿压痛，恶露量少，色紫暗夹血块，小腹疼痛拒按。舌暗苔白，脉弦涩。治宜养血活血，化瘀祛湿。

【常用方药】身痛逐瘀汤加减。处方：

秦艽6 g	川芎8 g	桃仁10 g	红花6 g	甘草6 g	羌活5 g
没药6 g	当归10 g	五灵脂6 g	香附5 g	牛膝10 g	地龙6 g
木瓜6 g	忍冬藤6 g	益母草15 g	毛冬青6 g		

方中当归、川芎养血和血；桃仁、红花、五灵脂、毛冬青、没药、益母草活血逐瘀；香附行气，使气行则血行；秦艽、羌活、忍冬藤、木瓜、地龙祛风胜湿、通络止痛；牛膝破血行瘀、强筋壮骨；甘草调和诸药。

【加减】①伴小腹冷者加肉桂、吴茱萸温经散寒止痛；②乳房胀痛者加香附、柴胡疏肝解郁。

【供选成药】❶生化丸：每丸9 g，每次 1 丸，每日 3 次。血热证不宜用。产后出血量多者慎用。❷新生化颗粒：每袋6 g，每次 2 袋，每日 2～3次。血热、湿热恶露不下者慎用。❸其他可选产后益母丸或产后逐瘀片（第312页）、血府逐瘀口服液（第36页）、小活络丸（第211页）及其不同剂型制剂。

（四）肾虚证

多见产后腰膝、足跟疼痛，艰于俯仰，头晕耳鸣，夜尿多。舌淡暗，脉沉细弦。治宜补肾养血，强腰壮骨。

【常用方药】养荣壮肾汤加减。处方：

当归10 g	川芎10 g	独活12 g	肉桂3 g	续断10 g	杜仲10 g
桑寄生15 g	防风10 g	生姜10 g	秦艽10 g	熟地黄15 g	

方中桑寄生、续断、杜仲补肾强腰壮筋骨；当归、川芎养血活血；熟地黄填精补血；独活、防风、肉桂、秦艽温经散寒、祛风胜湿通络；生姜发散风寒。

【加减】①乳房胀痛气滞者加香附疏肝理气止痛；②乳汁过少或乳汁不下者，加穿山甲、通草通经下乳。

【供选成药】❶青娥丸：每丸9 g，每次 1 丸，每日 2～3 次。❷加味青娥丸：每丸9 g，每次 1 丸，每日 2 次。阴虚火旺、实邪壅滞者忌用。❸打虎壮元丸：每 10 粒相当原药材1.5 g，每次 10 粒，每日 4 次。阴虚火旺、肾虚湿阻者忌用。❹其他可选壮腰健肾丸（第 228 页）、独活寄生丸（第 212 页）及其不同剂型制剂。

八、产后恶露不绝

产后恶露不绝，亦称恶露不尽、恶露不止。指产后血性恶露持续 10 日以上仍淋漓不尽者。多因产时用力过度、气血亏损，或瘀血滞留，以及血热妄行所致。现代医学中的产后子宫复旧不全、晚期产后出血与本病相似，可参考其证治分类辨证论治。

（一）气虚证

多见恶露过期不尽，量多色淡，质稀，无臭，且面色萎黄，神疲懒言，四肢无力，小腹空坠。舌淡苔薄白，脉细弱。治宜补气摄血固冲。

【常用方药】补中益气汤加减。处方：

| 黄芪20 g | 炙甘草10 g | 白参6 g | 当归6 g | 陈皮6 g | 升麻6 g |
| 柴胡6 g | 白术10 g | 艾叶6 g | 阿胶10 g | 益母草10 g | |

方用补中益气汤补益中气；加艾叶、阿胶温经养血止血；益母草祛瘀止血。

【加减】恶露日久不止、腰膝酸软、头晕耳鸣者，加菟丝子、金樱子、续断、巴戟天补肝肾，固冲任。

【供选成药】❶产泰：膏滋，每瓶360 mL，每次20 mL，每日 3 次。产后 4 小时即可服用。孕妇禁用。❷产复康颗粒：每袋10 g，每次20 g，每日 3 次。高血压、外感或局部有感染者忌用。❸胎产金丸（亦名胎产金丹）：大蜜丸，每丸9 g，每次 1 丸；小蜜丸，每 100 粒重30 g，每次 30 粒；均每日 2 次。温黄酒或温开水送服。❹产后康膏：每瓶200 g，每次30 g，每日 2 次，早、晚分服。❺百补增力丸：每丸 4.5 g，每次 1～2 丸，每日 2 次。❻益气止血颗粒：每袋20 g，每次 1 袋，每日 3～4 次。❼其他可选补中益气丸（第 97 页）、归脾丸（第 32 页）、产后益母丸（第 312 页）及其不同剂型制剂。

（二）血瘀证

多见恶露过期不尽，量时多时少，色暗有块，小腹疼痛拒按。舌紫暗或边有瘀点，脉沉涩。治宜活血化瘀止血。

【常用方药】生化汤加减。处方：

> 当归25 g　　川芎10 g　　桃仁6 g　　炮姜3 g　　炙甘草5 g　　益母草6 g
> 炒蒲黄6 g

方中生化汤补血化瘀；炒蒲黄、益母草祛瘀止血。

【加减】①气虚挟瘀致小腹空坠者，加党参、黄芪益气；②瘀久化热、恶露臭秽兼口干咽燥者，加马齿苋、蒲公英清热解毒；③腹胀、脉弦者，加郁金、川楝子、枳壳疏肝理气。

【供选成药】❶可选生化丸、新生化颗粒和妇康丸（第311页），或产后益母丸（第312页）、益母草膏（第238页）、产后逐瘀片（第312页）及其不同剂型制剂。❷产后补丸、产妇安颗粒：每瓶100 g，每次15 g，每日1～2次。❸产妇康颗粒：详见第315页。❹胎产金丸（胎产金丹）：大蜜丸，每丸9 g，每次1丸，小蜜丸，每100粒重30 g，每次30粒；均每日2次。温黄酒或温开水送服。❺三七片（胶囊）：片剂，每片0.5 g，每次2～6片，每日3次；胶囊，每粒0.3 g，每次6～8粒，每日2次。孕妇忌用。

（三）血热证

多见产后恶露过期不止，量较多，色紫红，质黏稠，有臭味，面色潮红，口燥咽干。舌质红，脉细数。治宜养阴清热止血。

【常用方药】保阴煎加减。处方：

> 生地黄15 g　　熟地黄15 g　　白芍10 g　　山药10 g　　续断10 g
> 黄芩10 g　　黄柏10 g　　甘草6 g　　益母草15 g　　重楼9 g
> 贯众9 g

方中生地黄清热凉血；熟地黄、白芍养血敛阴；黄芩、黄柏清热泻火；山药、续断补肝肾、固冲任；益母草、重楼、贯众清热凉血、化瘀止血；甘草调和诸药。

【加减】肝郁化瘀见恶露量多或少、色深红有块、两胁胀痛、心烦、口苦咽干，改用丹栀逍遥散加生地黄、墨旱莲、茜草清热凉血止血。

【供选成药】❶血复生片：每片0.42 g，每次3～6片，每日3次。热毒、瘀血证不宜用。❷江南卷柏片：每片含干浸膏0.32 g，每次5～6片，每日 3 次。❸维血宁颗粒：详见第 159 页。❹灯心止血糖浆：每瓶 200 mL，每次 20 mL，每日 3 次。器质性病变引起的子宫出血不宜用。❺血安胶囊：每粒 0.5 g，每次 4 粒，每日 3 次。❻其他可选知柏地黄丸（第 137 页）及其不同剂型制剂。

九、产后汗证

产后汗证，包括自汗、盗汗两种。产后涔涔汗出、持续不止者，称产后自汗；寐中汗出湿衣、醒来即止者，称产后盗汗。多因气虚腠理不密、卫阳不固，或阴虚内热、迫汗外泄所致。但不少妇女产后汗出较平时为多，尤以进食、运动后或睡眠时为著，则因产后气血骤虚所致，数日后营卫自调而缓解，不作病论。

（一）气虚证

多见产后汗出过多，不能自止，动则加剧，时有恶风身冷，气短懒言，面色萎白，倦怠乏力。舌质淡、苔薄白，脉细弱。治宜益气固表，和营止汗。

【常用方药】黄芪汤加减。处方：

| 黄芪30 g | 白术12 g | 防风10 g | 熟地黄15 g | 煅牡蛎30 g |
| 茯苓10 g | 麦冬10 g | 甘草6 g | 大枣20 g | |

方中黄芪、白术、茯苓、甘草健脾补气固表；熟地黄、麦冬、大枣养阴滋血；煅牡蛎固涩敛汗；防风走表，助黄芪、白术益气御风。

【加减】①自汗重者加浮小麦、麻黄根收敛止汗；②气短乏力者，重用黄芪，或加人参益气补虚。

【供选成药】❶玉屏风颗粒：详见第 4 页。❷黄芪片（颗粒、合剂）：片剂，每片含黄芪浸膏 0.27 g，每次 4~6 片，每日 3 次；颗粒，每袋 15 g，每次 1 袋；合剂，每支 10 mL，每次 1 支；均每日 2 次。❸黄芪止汗颗粒：每袋 20 g，每次 40 g，每日 2 次。❹参芪片：详见第 188 页。❺虚汗停颗粒：每袋 10 g，每次 1 袋，每日 3 次。外感发热、实热证忌用。❻强身口服液：每支 10 mL，每次 1 支，每日 3 次。实热证忌用。❼其他可选补中益气丸（第 97 页）及其不同剂型制剂。

（二）阴虚证

多见产后睡中汗出，甚至湿透衣衫，醒后即止，面色潮红，头晕耳鸣，口燥咽干，渴不思饮，或五心烦热，腰膝酸软。舌红苔少，脉细数。治宜益气养阴，生津敛汗。

【常用方药】生脉散加减。处方：

> 红参10 g　　麦冬10 g　　五味子6 g　　煅牡蛎30 g　　浮小麦30 g
> 山茱萸10 g　　糯稻根6 g

方中红参益气生津；麦冬、五味子、山茱萸滋阴敛汗；煅牡蛎固涩；浮小麦、糯稻根止汗。

【加减】①口燥咽干甚者加石斛、玉竹生津滋液；②五心烦热甚者加白薇、栀子清热除烦。

【供选成药】❶更年安片（胶囊、丸）：片剂，每片0.3 g，每次4～6片；胶囊，每粒0.3 g，每次3粒；丸剂，每袋1 g，每次1袋；均每日3次。孕妇忌用。脾肾阳虚者及糖尿病患者慎用。❷虚汗停颗粒：每袋10 g，每次1袋，每日3次。实热汗出者慎用。❸其他可选杞菊地黄丸（第55页）、知柏地黄丸（第137页）、大补阴丸（第147页）及其不同剂型制剂。

十、缺乳

缺乳，指产妇哺乳期内乳汁甚少或全无，亦称产后乳汁不行、产后乳汁不足。多因体虚、气血生化不足，或肝气郁结、乳汁运行受阻所致。亦有因素体肥胖、痰湿内盛或产后膏粱厚味、脾失健运、聚湿成痰、痰气阻滞乳脉乳络所致者。

（一）气血虚弱证

多见产后乳汁甚少或全无，乳汁稀薄，乳房柔软无胀感，面色少华，倦怠乏力。舌淡苔薄白，脉细弱。治宜补气养血，佐以通乳。

【常用方药】通乳丹加减。处方：

> 白参6 g　　黄芪15 g　　当归10 g　　麦冬10 g　　木通5 g　　桔梗6 g
> 猪蹄1～2只

方中白参、黄芪补气；当归、麦冬、猪蹄养血滋阴；桔梗、木通利气通脉。

【加减】①可用党参12 g易白参；②纳少者加砂仁健脾；③大便干结，加肉苁蓉通便；④通乳络，加路路通。

【供选成药】❶催乳丸：每丸9 g，每次1丸，每日3次。❷生乳汁：糖浆，每瓶200 mL，每次10 mL，每日2次。❸生乳片：每片0.4 g，每次3～5

片，每日 3 次。❹母乳多颗粒：每袋 18 g，每次 1 袋，每日 3 次。❺生乳灵：每瓶100 mL，每次30 mL，每日 2 次。孕妇禁用，肝郁气滞所致缺乳及糖尿病患者慎用。❻通乳颗粒：每袋15 g、30 g或 5 g（无糖型），每次30 g或10 g（无糖颗粒），每日 3 次。孕妇禁用，肝郁气滞所致缺乳慎用。❼阿胶生化膏：每瓶 200 mL 或 400 mL，每次20 mL，每日 2~3 次。产后虚弱现象不明显者忌用。

（二）肝郁气滞证

多见产后乳汁分泌少，甚或全无，乳房胀硬疼痛，乳汁稠，伴胸胁胀痛，情志抑郁，食欲差。苔薄黄，脉弦或弦滑。治宜疏肝解郁，通络下乳。

【常用方药】下乳涌泉散加减。处方：

当归10 g	白芍6 g	川芎6 g	生地黄10 g	柴胡10 g
青皮6 g	天花粉10 g	漏芦10 g	通草5 g	桔梗10 g
白芷6 g	穿山甲6 g	王不留行10 g	甘草6 g	

方中当归、白芍、川芎补血活血；生地黄、天花粉补血滋阴；青皮、柴胡疏肝散结；白芷散风通窍；桔梗、通草理气通络；漏芦、穿山甲、王不留行通经下乳；甘草调和脾胃。

【加减】①乳房胀痛甚者，加橘络、丝瓜络、香附增强理气通络之效；②乳房胀硬热痛、触之有块者，加蒲公英、夏枯草、赤芍清热散结；③乳房掣痛、伴高热恶寒，或乳房结块有波动感者应按乳痈论治。

【供选成药】❶乳泉颗粒：每袋15 g，每次 1 袋，每日 2 次。孕妇禁用，产后缺乳属气血虚弱者慎用。❷下乳涌泉散：每袋30 g，每次 1 袋，水煎 2 次，煎液混合后分 2 次服。孕妇禁用，产后缺乳属气血虚弱者慎用。❸催乳丸：每丸9 g，每次 1 丸，每日 3 次。

（三）痰浊阻滞证

多见乳汁甚少或无乳可下，乳房硕大或下垂不胀痛，乳汁不稠，形体肥胖，胸闷痰多，纳少便溏，或食多乳少。舌淡胖苔腻，脉沉细。治宜健脾化痰，通乳。

【常用方药】苍附导痰丸合漏芦散加减。处方：

茯苓15 g	法半夏10 g	陈皮6 g	甘草6 g	苍术10 g
香附10 g	制南星10 g	枳壳5 g	生姜10 g	神曲10 g
漏芦10 g	蛇蜕 3 g	瓜蒌10 g		

方中苍附导痰丸健脾化痰；漏芦散通乳。

【加减】气虚明显见倦怠乏力者，加黄芪、党参、白术益气健脾。

【供选成药】可选乳泉颗粒、催乳丸（见上证）及其不同剂型制剂。

十一、产后乳汁自出

乳汁自出，亦称漏乳，指产妇在哺乳期中，乳汁不经婴儿吸吮而自然溢出，甚至终日点滴不断者。多因阳明胃气不固、摄纳无权或肝火上逆、乳胀而溢。

（一）气虚失摄证

多见产后乳汁自出，量少质清稀，乳房柔软无胀感，面色无华，神疲乏力。舌质淡苔薄白，脉细弱。治宜益气固涩。

【常用方药】补中益气汤加减。处方：

| 黄芪20 g | 炙甘草10 g | 白参6 g | 当归6 g | 陈皮6 g | 升麻6 g |
| 柴胡6 g | 白术10 g | 芡实12 g | 五味子6 g | | |

方中补中益气汤补益中气；芡实、五味子固摄收敛。

【加减】①口干烦渴者，加石斛、乌梅生津止渴；②失眠加酸枣仁、首乌藤养血安神。

【供选成药】可选补中益气丸（第97页）、归脾丸（第32页）、人参归脾丸（第31页）及其不同剂型制剂。

（二）肝经郁热证

多见产后乳汁自出，量多质稠，乳房胀痛，情志抑郁或烦躁易怒，口苦咽干，大便秘结，小便黄赤。舌质红苔薄黄，脉弦数。治宜疏肝解郁，清热敛乳。

【常用方药】丹栀逍遥散加减。处方：

牡丹皮10 g	栀子10 g	当归10 g	白芍10 g	柴胡10 g
白术10 g	茯苓10 g	薄荷3 g	炙甘草6 g	生地黄10 g
夏枯草15 g	生牡蛎15 g			

方中丹栀逍遥散疏肝解郁清热，去生姜之辛散；加生地黄养阴滋血；夏枯草清热散结；生牡蛎平肝敛乳。

【加减】①失眠加首乌藤、柏子仁、酸枣仁养心安神；②便秘加大黄泄热通便；③乳房胀痛加佛手、瓜蒌、川楝子行气止痛。

【供选成药】❶可选丹栀逍遥丸（第77页）或越鞠丸（第80页）、加味逍遥丸（第153页）及其不同剂型制剂。❷六郁丸：每100粒重6 g，每日2次。孕妇忌用，年老体弱者慎用。

十二、产后抑郁

产后抑郁，是产褥期精神综合征中最常见的一种类型。以产妇在分娩后出现情绪低落、精神抑郁为主症。本病一般在产后一周开始出现，4~6周逐渐明显，平均持续6~8周，甚至长达数年。多因心脾两虚、瘀血内阻、肝气郁结。如产后思虑太过、脾气受损、气血生化不足、血不养心、心神失养；或产后元气亏虚、劳倦耗气、气虚无力运血、血滞成瘀；或产后胞宫瘀血停滞、败血上攻、闭于心窍；或性情忧郁、胆怯心虚、产后复因情志所伤而致。现代医学中的产褥期抑郁症属本病范围，可参考本病辨证论治。

（一）心脾两虚证

多见产后焦虑，抑郁，心神不宁，常悲伤欲哭，情绪低落，失眠多梦，健忘，精神萎靡；伴神疲乏力，面色萎黄，纳少便溏，脘闷腹胀。舌淡苔薄白，脉细弱。治宜健脾益气，养心安神。

【常用方药】归脾汤加减。处方：

白术20 g	茯神30 g	黄芪30 g	龙眼肉30 g	酸枣仁15 g
红参15 g	木香10 g	当归10 g	远志5 g	甘草8 g

方中红参、黄芪益气；白术、甘草健脾补中；当归补血；木香理气；茯神、远志、龙眼肉、酸枣仁养血安神。

【加减】恶露日久不止者，加龙骨、牡蛎、血余炭等收敛止血。

【供选成药】❶可选归脾丸（第32页）、人参归脾丸（第31页）及其不同剂型制剂。❷力加寿片：每片0.3 g，每次3片，每日2次。❸养心宁神丸（片）：蜜丸，每丸6 g，每次1丸；片剂，每片0.3 g，每次5片；均每日2次。❹刺五加脑灵液：每支10 mL，或每瓶100 mL，每次10 mL，每日2次。

（二）瘀血内阻证

多见产后抑郁寡欢，默默不语，失眠多梦，神思恍惚，恶露淋漓日久，色紫暗有块，面色晦暗。舌暗有瘀斑、苔白，脉弦或涩。治宜活血逐瘀，镇静安神。

【常用方药】调经散加减。处方：

> 当归15 g　　肉桂3 g　　没药10 g　　琥珀5 g　　赤芍10 g　　白芍15 g
> 细辛3 g　　麝香0.01 g

方中琥珀镇心安神、活血祛瘀；赤芍、没药活血祛瘀；肉桂温通血脉；当归、白芍养血活血；细辛、麝香开窍醒神。

【加减】神疲乏力、食少者，加黄芪、党参、山楂益气健脾，和胃消食。

【供选成药】❶七叶神安片：每片 50 mg 或 100 mg，每次 50~100 mg，每日 3 次。餐后服。孕妇忌用。❷产妇康颗粒：每袋10 g，每次6 g，每日 3 次。❸其他可选产后益母丸（第 312 页），生化丸、妇康丸（第 311 页）或益母草膏（第 238 页）及其不同剂型制剂。

（三）肝气郁结证

多见产后心情抑郁，心神不安，夜不入寐，或时噩梦，惊恐易醒，恶露量或多或少，色紫暗有块，胸闷纳呆，善太息。舌淡苔薄，脉弦。治宜疏肝解郁，镇静安神。

【常用方药】逍遥散加减。处方：

> 柴胡10 g　　当归10 g　　白芍10 g　　白术10 g　　茯苓10 g
> 甘草5 g　　煨生姜5 g　　薄荷3 g　　首乌藤10 g　　合欢皮10 g
> 磁石15 g　　柏子仁10 g

方中柴胡疏肝解郁；白芍养血敛阴、柔肝缓急；当归养血活血；茯苓、白术、甘草健脾益气；薄荷疏散郁遏之气、透达肝经郁热；煨生姜降逆和中、辛散达郁；甘草调和诸药、合芍药缓急止痛；首乌藤、合欢皮、柏子仁、磁石镇静安神。

【加减】①胸闷胀痛、气郁较甚者，加香附、郁金疏肝解郁；②肝郁化火者，加牡丹皮、柏子清热泻火；③恶露色紫暗有块者，加桃仁、红花活血祛瘀。

【供选成药】❶六郁丸：每100 粒重6 g，每日 2 次。孕妇忌用，年老体弱者慎用。❷朴沉化郁丸：每丸9 g，每次 1 丸，每日 2 次。肝胃郁火所致

胁痛、胃痛、呃逆者及孕妇慎用。❸更年宁：大蜜丸，每丸6 g，每次1~2
丸，每日2~3次；水蜜丸，每瓶60 g，每次4~8 g，每日1~2次。❹柴胡疏
肝丸：每丸10 g，每次1丸，每日2次。孕妇慎用。久郁气血不足者忌用。
❺舒肝理气丸：每5粒重1 g，每次3~6 g，每日3次。忌饮酒。阴虚者忌
用。❻其他可选用逍遥丸（第109页）、越鞠丸（第80页）及其不同剂型
制剂。

十三、产后血劳

产后血劳，多指产妇因产时或产后阴血暴失，导致月经停闭、
性欲丧失、生殖器官萎缩、表情淡漠、容颜憔悴、毛发枯黄脱落、
形寒怕冷、乍起乍卧、虚乏劳倦等一系列虚赢症状。多因精血亏损
或脾肾虚损所致。

（一）精血亏损证

多见产后月经闭止，毛发脱落，枯槁无华，头晕目眩，腰膝酸软，性欲
丧失，甚至生殖器官萎缩，阴道干涩。舌淡白苔少，脉沉细略数。治宜滋阴
养血，填精益髓。

【常用方药】人参鳖甲汤加减。处方：

红参6 g	桂木3 g	当归15 g	桑寄生10 g	茯苓10 g	白芍10 g
桃仁10 g	麦冬10 g	甘草5 g	熟地黄15 g	续断10 g	牛膝10 g
鳖甲15 g	黄芪15 g	紫河车5 g			

方中熟地黄、紫河车、鳖甲补精养血、滋肾益阴；红参、黄芪、桂木、
茯苓补气生血；白芍、当归、麦冬补血养阴；续断、桑寄生补肾强腰；桃
仁、牛膝活血化瘀；甘草调和诸药。

【加减】大便秘结加肉苁蓉、锁阳补益精血，润肠通便。

【供选成药】❶参茸大补膏：每瓶200 g，每次20~30 g，每日2次。
❷复方胎盘片：每片0.25 g，每次4片，每日3次。实证、热证不宜用。
❸二仙膏：每瓶500 g、400 g或250 g，每次20 g，每日2次。脾胃虚弱者，
应从小剂量开始，以防滋腻碍胃。❹卫生丸：每丸9 g，每次1丸，每日1~
2次。❺壮腰补肾丸：每丸10 g，每次1丸，每日2次。❻补肾康乐胶囊：
每粒0.25 g，每次3~4粒，每日3次，淡盐汤送服。孕妇及体实邪盛时慎
用。外感表证未解时不宜用。❼参鹿补膏：每瓶150 g，每次10 g，每日2

次。阴虚证忌用，感冒时停用。❽参茸固本片：每片 0.42 g，每次 5~6 片，每日 3 次。❾其他可选用人参养荣丸（第 189 页）、参茸补酒及其不同剂型制剂。

（二）脾肾虚损证

多见产后月经停闭，形寒怕冷，四肢不温，易感风寒，纳呆食少，腹泻便溏，容颜憔悴，毛发枯萎，肌肤不荣，或宫寒不孕，性欲丧失，子宫萎缩。舌淡苔白，脉沉细无力。治宜峻补脾肾，益气养血。

【常用方药】黄芪散加减。处方：

黄芪15 g	白术10 g	木香3 g	羚羊角1.5 g	红参6 g
当归10 g	桂木3 g	川芎10 g	白芍15 g	茯苓15 g
甘草5 g	紫河车5 g	仙茅10 g	淫羊藿10 g	

方中黄芪、白术、红参、茯苓、甘草健脾益气、资生化之源；当归、川芎、白芍补血调经；桂木、木香温元行气；紫河车滋肾填精；仙茅、淫羊藿补肾温阳。

【加减】大便秘结加肉苁蓉、锁阳等补益精血，润肠通便。

【供选成药】❶无比山药丸：每 40 丸重 3 g，每次9 g，每日 2 次。❷古汉养生精口服液：详见第 276 页。❸血宝胶囊：每粒0.3 g，每次 4~5 粒，每日 3 次。感冒者慎用。❹刺五加片（胶囊）：片剂，每瓶 100 片，每次 2~3 片；胶囊，每粒0.3 g，每次 2~3 粒；均每日 2 次。阴虚内热口渴、午后潮热或低热不退者忌用。❺参杞片：详见第 277 页。❻蛤蚧大补胶囊：每粒0.5 g，每次 3~5 粒，每日 2 次。阴虚阳亢或阴虚内热见口渴、午后潮热或低热不退者慎用。❼脾肾双补丸：每丸9 g，每次 1 丸，每日 2 次。❽健康补肾酒：每瓶250 mL，每次 20~30 mL，每日 2 次。风寒感冒者忌用。

（伍）妇科杂病

凡不属于经、带、胎、产疾病范围，而又与女性解剖、生理、病机特点密切相关的各种妇科疾病，统称为妇科杂病。常见的妇科杂病有癥瘕、盆腔炎、不孕症、阴痒、子宫脱垂、脏躁等。由于杂病范围广，故寒热湿邪、七情内伤、生活或体质因素等诸多原因均可导致疾病的发生。但最常见的病因病机是气滞血瘀、湿热瘀结、痰湿壅阻、肾虚、肝郁、脾虚及冲任、胞脉、胞络损伤及脏阴不足等。

杂病论治重在整体调补肾、肝、脾功能，调理气血，调治冲任、胞宫，以恢复其生理功能，并注意祛邪。常用治法有补肾、健脾、益气、祛瘀、化痰、消癥、清热解毒、甘润滋养及外用杀虫止痒等。

杂病大多病程日久、经年累月，治疗难图速愈，须较长时服药调治，并配合心理治疗，假以时日，方能显效。

一、癥瘕

癥瘕，是指少腹内有结块，伴有或胀或痛或满，或异常出血的一种病证。癥者有形可征，固定不移，痛有定处；瘕者假聚成形，聚散无常，推之可移，痛无定处。一般癥属血病，瘕属气病，但临床常难划分，故并称癥瘕。癥瘕有良性和恶性之分，本节仅论及良性癥瘕。病因主要是机体正气不足、风寒湿热之邪内侵；或七情、房室、饮食内伤、脏腑功能失调、气机阻滞，瘀血、痰饮、湿浊等有形之邪凝结不散，停聚小腹，日月相积，逐渐而成。现代医学所称的子宫肌瘤、卵巢肿瘤、盆腔炎性包块、子宫内膜异位症结节包块、结核性包块及宫外孕陈旧性血肿等，若非手术治疗，可参考其证治分类辨证论治。

（一）气滞血瘀证

多见下腹部结块，触之有形，按之痛或无痛，小腹胀满，月经先后不定，经血量多有块，经行难净，经色暗，精神抑郁，胸闷不舒，面色晦暗，肌肤甲错。舌质紫暗或有瘀斑，脉沉弦涩。治宜行气活血，化瘀消癥。

【常用方药】香棱丸加减。处方：

木香10 g	丁香5 g	三棱15 g	枳壳10 g	青皮10 g
川楝子15 g	小茴香10 g	莪术15 g	桃仁10 g	瞿麦10 g
预知子10 g	海藻10 g	上药干燥研粉为丸，用水飞朱砂粉盖衣于丸面。 每次3 g，每日2~3次。		

方中木香、丁香、小茴香温经理气，疏通活络气机；青皮、枳壳疏肝解郁，行气消胀；川楝子行气止痛、除下焦郁结；三棱破血中之气；莪术逐气分之血瘀，并有行气导滞之能；朱砂镇心宁神；桃仁、瞿麦、预知子、海藻活血利水，软坚消癥。

【加减】①经行量多，或经漏淋漓不止者，加炒蒲黄、五灵脂、血余炭化瘀止血；②月经后期量少加牛膝、泽兰活血调经；③经行腹痛加延胡索行气止痛。

【供选成药】❶桂枝茯苓丸：详见第 238 页。❷调经丸：每丸 7.5 g，每次 1 丸，每日 2 次。孕妇禁用。❸化癥回生片：详见第 115 页。❹止痛化癥胶囊：每粒0.3 g，每次 4 粒，每日 3 次。孕妇忌用。❺其他可选用血府逐瘀口服液（第 36 页）、少腹逐瘀丸（第 251 页）及其不同剂型制剂。

（二）痰湿瘀结证

多见下腹结块，触之不坚，固定难移，经行量多，淋漓难净，经间带下增多，胸脘痞闷，腰腹疼痛。舌体胖大，紫暗有瘀斑、瘀点，苔白腻，脉弦滑或沉涩。治宜化痰除湿，活血消癥。

【常用方药】苍附导痰丸合桂枝茯苓丸加减。处方：

茯苓15 g	法半夏10 g	陈皮6 g	甘草6 g	苍术10 g
香附12 g	制南星6 g	枳壳6 g	生姜6 g	神曲6 g
桂枝10 g	牡丹皮15 g	桃仁12 g	赤芍15 g	

方中苍附导痰丸除湿健脾；桂枝茯苓丸活血化瘀。

【加减】①脾胃虚弱、正气不足者，加党参、白术、黄芪益气健脾；②胸脘痞闷食少加鸡内金、麦芽、山楂消食导滞；③腰痛加桑寄生、续断补肾强腰；④下腹坠痛加槟榔；⑤顽痰胶结、日久不去者，加瓦楞子、昆布、急性子化痰散结。

【供选成药】❶可选桂枝茯苓丸（第 238 页）、化癥回生片（第 115 页）、六君子丸（第 188 页）、二陈丸（第 8 页）及其不同剂型制剂。❷西黄丸（胶囊）：丸剂每 20 粒重 1 g，每次 3 g；胶囊，每粒0.3 g，每次 4~6 粒；均每日 2 次。❸鳖甲煎丸：小蜜丸，每瓶60 g，每次 6~9 g，每日 2 次。❹小金丸：详见第 120 页。

（三）湿热瘀阻证

多见下腹部肿块，热痛起伏，触之痛剧，痛连腰骶，经行量多，经期延长，带下量多，色黄如脓，或赤白相兼，兼见身热口渴，心烦不宁，大便秘结。舌暗红有瘀斑、苔黄，脉弦滑数。治宜清热利湿，化瘀消癥。

【常用方药】大黄牡丹汤加减。处方：

大黄18 g	牡丹皮10 g	桃仁12 g	冬瓜子30 g	芒硝10 g
木通10 g	茯苓10 g			

方中牡丹皮、桃仁化瘀；大黄、芒硝通腑泄热；木通、冬瓜子、茯苓通利水湿。

【加减】亦可加入益母草、金刚藤。

【供选成药】❶抗宫炎片（胶囊）：片剂，每片0.25 g者每次6片，每片0.375 g者每次4片；胶囊，每片0.5 g，每次3粒；均每日3次。寒湿带下慎用。孕妇禁用。❷金刚藤糖浆：详见第255页。❸宫瘤清胶囊：每粒0.375 g，每次3粒，每日3次。经期停服。孕妇忌用。❹妇炎净胶囊：每粒0.4 g，每次3粒，每日3次。孕妇慎用。❺其他可选用龙胆泻肝丸（第44页）、妇科千金片或金妇康胶囊或妇乐颗粒（第255页）、桂枝茯苓丸（第238页）及其不同剂型制剂。

（四）肾虚血瘀证

多见下腹部结块，触痛，月经量或多或少，经行腹痛较剧，经色紫暗有块，婚久不孕或曾反复流产，腰酸膝软，头晕耳鸣。舌暗，脉弦细。治宜补肾活血，消癥散结。

【常用方药】补肾祛瘀方加减。处方：

淫羊藿10 g	仙茅10 g	熟地黄15 g	山药15 g	香附10 g
三棱10 g	莪术10 g	丹参12 g	鸡血藤12 g	

方中淫羊藿、仙茅补肾肝腰；熟地黄补肝肾阴血；山药平补肺脾肾；香附理气解郁调经；三棱、莪术、丹参、鸡血藤活血化瘀、消癥散结。

【加减】①腰脊酸软加桑寄生、续断、杜仲补肾壮腰；②经血量多加炒蒲黄、茜草、益母草化瘀止血；③腰痛甚加五灵脂、血竭、三七化瘀止痛；④盆腔结节包块者酌加桃仁、乳香、没药化瘀消癥。

【供选成药】❶丹黄祛瘀胶囊（片）：胶囊，每粒0.4 g，每次2~4粒；片剂，每片0.4 g，每次2~4片；均每日2~3次。孕妇禁用。❷宫瘤宁胶囊（颗粒）：胶囊，每粒0.45 g，每次4粒；颗粒，每袋4 g，每次1袋；片剂，每片0.3 g，每次6片；均每日3次。孕妇禁用。阴道出血量多者慎用。

二、盆腔炎

盆腔炎，即女性内生殖器官及其周围结缔组织、盆腔腹膜发生的炎症。本病证有急性、慢性之分。急性盆腔炎继续发展可引起弥漫性腹膜炎、败血症、感染性休克，严重者可危及生命。若在急性期未能得到彻底治愈，则可转为慢性盆腔炎，往往日久不愈并反复发作。盆腔的炎症可局限于一个部位，也可同时累及几个部位，最常见的是输卵管炎及输卵管卵巢炎，单纯的子宫内膜炎或卵巢炎较少见。

（一）急性盆腔炎

急性盆腔炎，指女性盆腔生殖器官及其周围结缔组织和腹膜的急性炎症。多因热毒，兼有湿瘀，多在产后、流产后或宫内手术处置后，或经期卫生保健不当，邪毒乘虚侵袭，稽留于冲任及胞宫脉络，与气血搏结、邪正交争、邪毒炽盛所致。

现代医学的急性子宫内膜炎、急性输卵管炎、输卵管积脓、输卵管卵巢脓肿、急性盆腔结缔组织炎、急性盆腔腹膜炎等，可参考其证治分类辨证论治。注意高热的急症处理，应迅速控制感染和炎症的扩散、选择广谱抗生素或联合用药，中药可选择鱼腥草注射液、双黄连粉针、穿琥宁注射液、醒脑静注射液等清热解毒、活血止痛或消肿排脓的药物。

1. **热毒炽盛证**　多见高热腹痛，恶寒或寒战，下腹疼痛拒按，咽干口苦，大便秘结，小便短赤，带下量多，色黄，或赤白相兼，质黏稠如脓血，味臭秽，月经量多或淋漓不净。舌红苔黄厚，脉滑数。治宜清热解毒，利湿排脓。

【常用方药】五味消毒饮合大黄牡丹汤加减。处方：

| 金银花30 g | 野菊花12 g | 蒲公英12 g | 紫花地丁12 g | 天葵子12 g |
| 大黄18 g | 牡丹皮10 g | 桃仁12 g | 冬瓜子30 g | 芒硝10 g |

方中五味消毒饮清热解毒；桃仁、牡丹皮祛瘀凉血；芒硝通泻肠道、使热毒从大便而解；冬瓜子排脓祛湿。

【加减】①带下臭秽者加椿根皮、黄柏、茵陈清热祛湿；②腹胀满加厚朴、枳实行气消胀；③里急后重加槟榔、枳壳理气；④月经量多不止加地榆、马齿苋止血；⑤盆腔形成脓肿，加红藤、皂角刺、白芷活血；⑥腹痛加延胡索、川楝子行气止痛；⑦身热不退加柴胡、甘草退热；⑧病在阳明见身热面红、恶热汗出、口渴、脉洪数者，可改用白虎汤加清热解毒之药；⑨热毒已入营血见高热神昏、烦躁谵语、腹痛不减、斑疹隐隐、舌红绛、苔黄燥、脉弦细数，用清营汤加减，清退营分血分热邪。

【供选成药】❶妇安欣妇宁颗粒：每袋 2 g，每次 1~2 袋，每日 2 次。孕妇慎用。❷金鸡胶囊：详见第 255 页。❸妇炎康颗粒（片）：颗粒，每袋 5 g，每次 1 袋；片剂，每片 0.35 g，每次 5 片；均每日 3 次。脾胃虚弱者慎用。❹其他可用金刚藤糖浆、金妇康胶囊、妇科千金片、妇乐颗粒、玉清抗宫炎片（第 255 页）和妇炎净胶囊（第 243 页）及其不同剂型制剂。

2. **湿热瘀结证** 多见下腹部疼痛拒按或胀痛，热势起伏，寒热往来，带下量多色黄，味臭秽，经量增多，经期延长，淋漓不止，大便溏或燥结，小便短赤。舌红有瘀点、苔黄厚，脉弦滑。治宜清热利湿，化瘀止痛。

【常用方药】仙方活命饮加减。处方：

金银花25 g	甘草6 g	当归10 g	赤芍6 g	炮穿山甲6 g
皂角刺6 g	天花粉6 g	浙贝母6 g	防风6 g	白芷6 g
陈皮6 g	乳香6 g	没药6 g	薏苡仁15 g	冬瓜子10 g

方中金银花、甘草清热解毒；防风、白芷发散湿邪；浙贝母、天花粉清热化痰；当归、赤芍、乳香、没药活血化瘀止痛；陈皮理气行滞；炮穿山甲、皂角刺引经入络、直达病所；薏苡仁、冬瓜子清利湿热。

【加减】①带多色黄加椿根皮、黄柏清热利湿止带；②便秘加大黄、枳实泄热通便；③腹痛重者加延胡索、川楝子、五灵脂活血祛瘀止痛。

【供选成药】❶可选桂枝茯苓丸（第 238 页），金刚藤糖浆、妇乐颗粒（第 255 页），妇炎净胶囊（第 243 页），龙胆泻肝丸（第 44 页）及其不同剂型制剂。❷固经丸：每瓶60 g，每次6 g，每日 2 次。脾胃虚寒者慎用。❸止带片：每片 0.42 g，每次 5~8 片，每日 2~3 次。❹苦参片：详见第 274 页。❺盆炎净颗粒：每袋 12 g，每次 1 袋，每日 3 次。寒湿带下量多及正虚者不宜用。

（二）慢性盆腔炎

慢性盆腔炎，为女性盆腔生殖器官及其周围结缔组织、盆腔腹膜发生慢性炎症性病变。常为急性盆腔炎未能彻底治疗，或患者体质虚弱、病程迁延所致。亦可无急性发病史，起病缓慢，病情顽固，反复不愈。本病多因邪热余毒残留，与冲任之气血相搏、凝聚不去，日久难愈，耗伤气血，虚实错杂。临床根据病变特点及部位的不同，分别称为慢性输卵管炎、输卵管积水、输卵管卵巢囊肿、慢性盆腔结缔组织炎。

1. **湿热瘀结证** 多见少腹部隐痛或疼痛拒按，痛连腰骶，低热起伏，经行或劳累时加重，带下量多，色黄，质黏稠，胸闷纳呆，口干不欲饮，大便溏或秘结，小便黄赤。舌体胖大、色红、苔黄腻，脉弦数或滑数。治宜清热利湿，化瘀止痛。

【常用方药】银甲丸加减。处方：

金银花30 g	连翘30 g	升麻10 g	红藤30 g	蒲公英30 g
鳖甲30 g	紫花地丁30 g	蒲黄10 g	椿根皮10 g	大青叶10 g
茵陈蒿10 g	琥珀10 g	桔梗10 g		

方中金银花、连翘、蒲公英、紫花地丁、红藤、大青叶、升麻清热解毒；茵陈蒿、椿根皮清热除湿；鳖甲、蒲黄、琥珀活血化瘀、软结散结；桔梗辛散排脓。亦可改用当归芍药散加减治疗。

【加减】①湿邪甚者加茯苓、厚朴、大腹皮祛湿行气；②便溏加白术、广藿香健脾祛湿。

【供选成药】❶抗宫炎片：每片0.25 g者每次6片；每片0.375 g者每次4片；均每日3次。孕妇忌用。❷其他可选金刚藤糖浆、金妇康胶囊、金鸡胶囊、妇乐颗粒（第255页）与桂枝茯苓丸（第238页）、盆炎净颗粒（第243页）及其不同剂型制剂。

2. 气滞血瘀证 多见少腹部胀痛或刺痛，经行时腰腹疼痛加重，经血量多有块，瘀块排出则痛减，带下量多，婚久不孕，经前情志抑郁，乳房胀痛。舌体紫暗有瘀斑瘀点、苔薄，脉弦涩。治宜活血化瘀，理气止痛。

【常用方药】膈下逐瘀汤加减。处方：

| 当归10 g | 川芎6 g | 赤芍6 g | 桃仁10 g | 红花10 g | 枳壳6 g |
| 延胡索6 g | 五灵脂6 g | 乌药6 g | 香附10 g | 牡丹皮6 g | 甘草10 g |

方中香附、乌药、枳壳理气行滞；当归、川芎、桃仁、红花、赤芍活血化瘀；延胡索、五灵脂化瘀定痛；牡丹皮凉血活血；甘草缓急止痛、调和诸药。

【加减】①因外感湿热滞留胞宫见低热起伏者，加败酱草、蒲公英、黄柏、土茯苓、柴胡清热利湿解毒；②疲乏无力、食少者，加白人参、白术、焦山楂、鸡内金益气健脾；③有炎性结块者，加皂角刺、三棱、莪术活血化瘀；④胸胁乳房胀痛加郁金、川楝子疏肝行气；⑤带下量多加薏苡仁、白芷祛湿止带。

【供选成药】❶可选血府逐瘀口服液（第36页）或四物益母丸、益母草流浸膏（第 282 页）及其不同剂型制剂。❷止痛化癥胶囊：每粒0.3 g，每次 4 粒，每日 3 次。孕妇忌用。❸田七痛经胶囊、得生丸：详见第 253 页。❹调经化瘀丸：每 10 粒重 2 g，每次 10 粒，每日 2 次。孕妇和虚证痛经者忌用。❺痛经灵颗粒：每袋25 g，月经来潮前 5 日开始服药，隔日服，每次 1~2 袋，每日 2 次，经期开始后连服。❻调经姊妹丸：每 30 丸重 3.2 g，每次 30 丸，每日 2 次。孕妇和虚证痛经者忌用。❼痛经口服液：每支10 mL，每次 10~20 mL，每日 2~3 次。

3. 寒湿凝滞证　多见小腹冷痛或坠胀疼痛，经行腹痛加重，喜热恶寒，得热痛缓，经行错后，经血量少色暗，带下淋漓，神疲乏力，腰骶冷痛，小便频数，婚久不孕。舌暗红、苔白腻，脉沉迟。治宜祛寒除湿，活血化瘀。

【常用方药】少腹逐瘀汤加减。处方：

| 小茴香3 g | 干姜3 g | 延胡索12 g | 没药10 g | 当归10 g |
| 川芎10 g | 肉桂3 g | 赤芍12 g | 蒲黄10 g | 五灵脂6 g |

方中肉桂、干姜、小茴香温经散寒；当归、川芎、赤芍养营活血；蒲黄、五灵脂、没药、延胡索化瘀止痛。

【加减】①腹中结块加鸡内金、桃仁、莪术活血散结；②四肢不温加制附子温阳；③小便短数加益智、乌药理气缩尿；④带下量多加茯苓、苍术祛湿止带；⑤腰骶痛加桑寄生、续断、牛膝补肾壮腰。

【供选成药】❶可选少腹逐瘀丸（第 251 页）、化癥回生片（第 115 页）及其不同剂型制剂。❷温经丸：每丸9 g，每次 1 丸，每日 2 次。❸妇宝片（颗粒）：片剂，每片0.35 g，每次 4 片，每日 3 次；颗粒，每袋10 g 或 5 g（无糖型），每次20 g，无糖型颗粒每次10 g，每日 2 次。孕妇忌用。虚寒腹痛及湿热带下慎用。❹艾附暖宫丸：详见第 234 页。❺茴香橘核丸：每袋 18 g，每次 6~9 g，每日 2 次。❻痛经片：每片含原药材 0.74 g，每次 8 片，每日 3 次。❼二益丸：每丸 4 g，每次 1~2 丸，每日 2 次。温黄酒与温开水送服。孕妇忌用。❽妇康宁片：每盒 36 片，每次 3 片，每日 2~3 次。孕妇忌用。

4. 气虚血瘀证　多见下腹部疼痛结块，缠绵日久，痛连腰骶，经行加重，经血量多有块，带下量多，精神不振，疲乏无力，食少纳呆。舌体暗红有瘀点瘀斑、苔白，脉弦涩无力。治宜益气健脾，化瘀散结。

【常用方药】理冲汤加减。处方：

黄芪15 g	党参15 g	白术12 g	山药15 g	天花粉12 g	知母 12 g
三棱10 g	莪术10 g	鸡内金10 g			

方中黄芪、党参、白术、山药健脾益气、扶正培元；三棱、莪术破瘀散结；天花粉、知母清热生津、解毒排脓；鸡内金健胃消癥结。

【加减】①腹痛不减加白芍、延胡索、蜈蚣养阴行气止痛；②腹泻去知母，重用白术健脾；③虚热未清加生地黄、天门冬滋阴清热；④腹部无结块者少用三棱、莪术；⑤肾气虚兼血瘀见少腹疼痛、绵绵不休、腰脊酸痛、膝软乏力、白带量多质稀、神疲、头晕目眩、性冷淡、舌暗苔白、脉细弱者改用宽带汤。

【供选成药】❶妇科回生丹（亦名妇科回生丸）：每丸9 g，每次 1 丸，每日 2~3 次。孕妇禁用。血热所致月经不调、痛经慎用。❷八珍益母丸：详见第 233 页。❸八宝坤顺丸：每丸9 g，每次 1 丸，每日 2 次。孕妇忌用，实热证慎用。❹女金片（丸）：片剂，每片0.5 g，每次 4 片；大蜜丸，每丸 9 g，每次 1 丸；水蜜丸，每 10 丸重 2 g，每次 5 g；均每日 2 次。孕妇禁用，湿热蕴结、阴虚火旺所致月经失调者慎用。

三、不孕症

不孕症，指育龄期女子婚后未避孕，有正常性生活，同居 2 年而未受孕者；或曾有过妊娠而后未避孕，又连续 2 年未再受孕者。前者为原发性不孕，古称"全不产"；后者为继发性不孕，古称"断绪"。虚者常因肾阴阳气血不足，实者多为肝气郁结或痰瘀为患，以致不能养精育胎或不能摄精成孕。现代医学认为女性原因引起的不孕症，主要和排卵功能障碍、盆腔炎症、盆腔肿瘤和生殖器官畸形等疾病有关。

（一）肾虚证

1. 肾气虚证　多见婚久不孕，月经不调或停闭，经量或多或少，色暗，头晕耳鸣，腰膝酸软，精神疲倦，小便清长。舌淡苔薄，脉沉细、两尺尤甚。治宜补肾益气，温养冲任。

【常用方药】毓麟珠加减。处方：

红参10 g	白术10 g	茯苓10 g	白芍10 g	当归20 g
川芎6 g	熟地黄20 g	炙甘草10 g	菟丝子30 g	杜仲10 g
鹿角霜10 g	花椒53 g			

方中红参、白术、茯苓、炙甘草、熟地黄、白芍、当归、川芎八珍双补气血、温养冲任；菟丝子、杜仲温养肝肾、调补冲任；鹿角霜、花椒温肾助阳。

【加减】阳气虚尚可加鹿角胶、紫河车。

【供选成药】❶毓麟珠：丸剂，每丸6 g，每次6~9 g，每日2次。❷乳鹿膏：每瓶50 g，每次10~20 g，每日2次。感冒期间停服，阴虚有热者忌用。❸其他可选六味地黄丸（第155页）、归芍地黄丸（第51页）、金匮肾气丸（第151页）、乌鸡白凤丸（第230页）、女宝胶囊（第239页）及其不同剂型制剂。❹参茸白凤丸：大蜜丸，每丸9.4 g，每次1丸；水蜜丸，每瓶60 g，每次6 g；均每日1次。血热证、痰阻胞脉证及孕妇慎用，感冒和食滞者忌用。❺归肾丸：每丸9 g，每次1丸，每日3次。腹泻便溏者慎用。

2. 肾阳虚证　多见婚久不孕，月经迟发或月经后推，或停闭不行，经色淡暗，性欲淡漠，小腹冷，带下量多，清稀如水，或子宫发育不良，头晕耳鸣，腰膝酸软，夜尿多，眼眶黑，面色暗斑，或环唇暗。舌质淡暗、苔白，脉沉细尺弱。治宜温肾暖宫，调补冲任。

【常用方药】温胞饮加减。处方：

| 巴戟天10 g | 补骨脂10 g | 菟丝子15 g | 肉桂粉0.5 g | 制附子6 g |
| 杜仲15 g | 白术10 g | 山药25 g | 芡实10 g | 红参6 g |

方中巴戟天、补骨脂、菟丝子、杜仲温肾助阳益精气；肉桂、制附子温补命门、助阳化阴；人参、白术益气健脾除湿；山药、芡实补肾涩精止带。

【加减】①肾阳虚无排卵不孕者，加龟角胶、熟地黄调补肾阴肾阳、促排卵以助孕；②子宫发育不良加紫河车、鹿角片或鹿茸片，以及桃仁、丹参、茺蔚子补肾活血、通补奇经以助子宫发育；③性欲淡漠者加淫羊藿、仙茅、石楠藤、肉苁蓉温肾填精。

【供选成药】❶可选右归丸（第40页）、桂附地黄丸（第19页）、参芪二仙片（第271页）及其不同剂型制剂。❷调经促孕丸：每100丸重10 g，每次5 g（50丸），每日2次。自月经周期第5日起连服20日，无周期者每月连服20日。孕妇及感冒期间忌用，阴虚火旺、月经量过多者慎用。❸苁蓉补肾丸：每袋12 g，每次6 g，每日2次。❹佳蓉片：每片0.23 g，每次4~5片，每日3次。❺全鹿丸：每10丸重1 g，每次6 g，每日2次。阴虚火旺者忌用。❻嫦娥加丽丸：小蜜丸，每次4粒，每日3次。2~3个月为1个疗程。

3. **肾阴虚证** 多见婚久不孕，月经常提前，经量少或月经停闭，经色较鲜红，或行经时间延长，甚至崩中或漏下不止，形体消瘦，头晕耳鸣，腰膝酸软，五心烦热，失眠多梦，眼花心悸，肌肤失润，阴中干涩。舌质稍红略干、苔少，脉细或细数。治宜滋肾养血，调补冲任。

【常用方药】养精种玉汤加减。处方：

> 熟地黄30 g　全当归30 g　白芍20 g　山茱萸20 g

方中重用熟地黄滋肾水；山茱萸滋肝肾；全当归、白芍补血养肝调经。

【加减】①肾虚肝郁见胁肋疼痛、喜叹息等症者，加柴胡、郁金、合欢皮疏肝解郁；②肾精亏虚加龟甲胶、知母、紫河车、制首乌、肉苁蓉、菟丝子、牡丹皮滋肾益精而制火；③形体消瘦、五心烦热、午后潮热者，加女贞子、墨旱莲、知母、牡丹皮、黄柏、龟甲滋阴清热。

【供选成药】❶可选左归丸（第192页）、六味地黄丸（第155页）、二至丸（第159页）、归肾丸（第230页）及其不同剂型制剂。❷龟甲养阴片：每片0.3 g，每次8~10片，每日3次，餐后服。实证和脾虚便溏者不宜用。❸安坤赞育丸：每丸9 g，每次1丸，每日2次。孕妇忌用。血热导致的月经失调、崩漏者及湿热带下者慎用。❹桑椹膏：详见第190页。❺龟甲胶：每盒250 g，每次3~10 g，每日2次，烊化兑服或黄酒化服。痰湿内盛者忌用。

（二）肝气郁结证

此证亦多见婚久不孕，月经或先或后，经量多少不一，或经来腹痛，或经前烦躁易怒，胸胁乳房胀痛，精神抑郁，善太息。舌暗红或舌边有瘀斑，脉弦细。治宜疏肝解郁，理血调经。

【常用方药】开郁种玉汤加减。处方：

> 当归15 g　　白芍12 g　　白术12 g　　茯苓10 g　　天花粉10 g
> 牡丹皮10 g　香附12 g

方中白芍养肝平肝；当归养血；白术健脾；茯苓健脾宁心；香附解郁；牡丹皮泻郁火；天花粉润燥生津。

【加减】①胸胁胀满甚者去白术，加玫瑰花、绿萼梅舒郁；②多梦、睡眠不安加酸枣仁、首乌藤益肝宁神；③乳房有块加王不留行、橘叶、橘核、路路通行气散结；④肝郁夹血瘀者加丹参疏肝祛瘀；⑤经行腹痛加蒲黄、五灵脂、川楝子、延胡索行气化瘀止痛。

【供选成药】 ❶可选逍遥丸（第 109 页）、加味逍遥丸（第 153 页）、舒肝丸或柴胡疏肝丸（第 257 页）及其不同剂型制剂。❷调经颗粒：每袋18 g，每次 1 袋，每日 2~3 次。❸平肝舒络丸：每丸6 g，每次 1 丸，每日 2次，温黄酒或温开水送服。孕妇忌用，阴虚风动、热病神昏者慎用。❹开郁顺气丸：每丸1.5 g，每次 1 丸，每日 2 次。孕妇慎用。❺肝郁调经膏：每瓶200 g，每次 20~40 g，每日 2 次。❻调经丸：每丸9 g，每次 1 丸，每日 2次。孕妇禁用。

（三）瘀滞胞宫证

其证多见婚久不孕，月经多推后或周期正常，经来腹痛，甚或呈进行性加剧，经量多少不一，经色紫暗有血块，块下痛减，有时经行不畅，淋漓难尽，或经间出血，或肛门坠胀不适，性交痛。舌质紫暗或舌边有瘀点、苔薄白，脉弦或弦细涩。治宜逐瘀荡胞，调经助孕。

【常用方药】 少腹逐瘀汤加减。处方：

| 小茴香1.5 g | 干姜3 g | 延胡索5 g | 没药3 g | 当归10 g | 川芎5 g |
| 肉桂3 g | 赤芍6 g | 蒲黄10 g | 五灵脂6 g | | |

方中肉桂、干姜、小茴香温经散寒；当归、川芎、赤芍养营活血；蒲黄、五灵脂、没药、延胡索化瘀止痛。使寒散血行，冲任、子宫血气调和。

【加减】 久瘀夹湿热者，酌加苍术、白术、薏苡仁、黄柏、败酱草、红藤化瘀并清利湿热。

【供选成药】 ❶可选少腹逐瘀丸（第 251 页）、血府逐瘀口服液（第 36页）、益母草膏或妇女调经丸（第 238 页）及其不同剂型制剂。❷调经活血片：每片0.35 g，每次 5 片，每日 3 次。孕妇禁用。气血不足所致的月经不调、痛经慎用。❸调经益母片：每片0.25 g或0.36 g，每次 2~4 片，每日 2次。❹益母丸：详见第 240 页。

（四）痰湿内阻证

其证多见婚久不孕，多自青春期开始即形体肥胖，月经推后，稀发，甚至停闭不行，带下量多，色白质黏无臭，头晕心悸，胸闷泛恶，面目虚浮或萎白。舌淡胖、苔白腻，脉滑。治宜燥湿化痰，行滞调经。

【常用方药】 苍附导痰丸加减。处方：

| 茯苓10 g | 法半夏10 g | 陈皮6 g | 甘草5 g | 苍术10 g | 香附10 g |
| 胆南星6 g | 枳壳6 g | 生姜15 g | 神曲10 g | | |

方中二陈汤燥湿除痰；苍术健脾燥湿；枳壳、香附行气化痰；胆南星清热化痰；生姜温肾；神曲健脾运。

【加减】 常加淫羊藿、巴戟天、黄芪、党参补肾健脾治本，或标本兼顾，以加强补肾调经助孕。

【供选成药】❶可选六君子丸、四君子丸（第188页）及其不同剂型制剂。❷二陈丸：详见第8页。

四、阴痒

阴痒，指妇女阴道内及外阴痒痛难忍、坐卧不宁，或伴带下增多等症。多因脏腑虚损、肝血不足，或肝经湿热所致。亦有因会阴局部损伤、带下尿液停积、湿蕴生热、湿热生虫所致者。本病类似于现代医学的外阴瘙痒症。多认为阴虱病、蛲虫病、真菌性阴道炎、滴虫性阴道炎、外阴皮肤病、尿液及化纤内裤刺激，以及糖尿病、黄疸、神经性皮炎等全身疾病均可导致阴痒。

（一）肝经湿热证

多见阴部瘙痒难忍，坐卧不安，外阴皮肤粗糙增厚，有抓痕，黏膜充血破溃，或带下量多，色黄如脓，或呈泡沫米泔样，或灰白如凝乳，味腥臭，伴心烦易怒，胸胁满痛，口苦口腻，食欲减退，小便黄赤。舌体胖大、色红苔黄腻，脉弦数。治宜清热利湿，杀虫止痒。

【常用方药】龙胆泻肝汤加减。处方：

| 龙胆10 g | 黄芩10 g | 栀子10 g | 泽泻12 g | 木通10 g | 车前子10 g |
| 当归6 g | 柴胡10 g | 甘草6 g | 生地黄10 g | | |

方中龙胆泻肝经火热之邪；柴胡、黄芩、栀子助龙胆清泻湿热；泽泻、木通、车前子引湿热之邪从小便而解；当归养血补肝、缓和诸药甘寒之性；甘草调和诸药。

【加减】①阴虫侵蚀者加鹤虱、川楝子、槟榔杀虫；②大便干燥加大黄、枳实通便；③小便短赤加瞿麦、滑石利尿；④外阴皮肤破溃，加蒲公英、野菊花、金银花、冰片清热解毒；⑤带下色黄呈泡沫状加茵陈蒿、椿根皮清热，呈凝乳状加土茯苓、萆薢解毒祛湿。

　　【供选成药】❶可选龙胆泻肝丸（第44页）及其不同剂型制剂。❷妇科止带片：每片0.25 g，每次5片，每日2次，餐后服。❸四妙丸：每15丸重1 g，每次6 g，每日2次。孕妇及月经过多者慎用。其他注意事项请参考第146页。❹洁尔阴洗液：每瓶220 mL，用本品10%浓度洗搽外阴及阴道后，再用消毒棉球浸取本品30%浓度液，塞入阴道深处，每日1次。❺妇炎净栓：每粒3 g，阴道给药，每次1粒，每日1~2次，放入阴道深处。❻三八妇乐洗剂：每瓶200 mL，每次10~20 mL，每日1~2次，外洗局部。❼西妮洗液：每瓶200 mL，每次10~20 mL，每日1~2次，外洗局部。

　　（二）肝肾阴虚证

　　多见阴道瘙痒难忍，干涩灼热，夜间加重，或会阴部肤色变浅白，皮肤粗糙，皲裂破溃，眩晕耳鸣，五心烦热，烘热汗出，腰膝酸软，口干不欲饮。舌红苔少，脉细数无力。治宜滋阴补肾，清肝止痒。

　　【常用方药】知柏地黄汤加减。处方：

熟地黄15 g	山茱萸10 g	山药15 g	泽泻10 g	茯苓10 g
牡丹皮10 g	知母6 g	黄柏6 g	当归10 g	栀子10 g
白鲜皮10 g				

　　方中六味地黄汤滋补肝肾之阴；知母、黄柏、栀子清泻肝火；当归养血祛风；白鲜皮止痒。

　　【加减】①赤白带下加白及、茜草、海螵蛸收敛止带；②白带量多加马齿苋、土茯苓祛湿止带；③烘热汗出加牡蛎、黄芩清热敛汗；④外阴干枯加制首乌、木瓜、甘草养阴润枯；⑤瘙痒不止加防风、徐长卿、薄荷疏风止痒。

　　【供选成药】❶可选知柏地黄丸（第137页）、六味地黄丸（第155页）、左归丸（第192页）、二至丸（第159页）及其不同剂型制剂。❷可选西妮洗液、洁尔阴洗液、三八妇乐液外用。❸日舒安：洗剂，每瓶150 mL，盒内放有湿巾，每包10片，振摇后以本品适量，用10倍量温开水稀释后，用湿巾擦洗患处。❹灭滴消炎栓：每粒2 g，每盒8粒，阴道给药，先将外阴洗净、拭干，每晚塞入1粒，8日为1个疗程。

五、阴疮

　　阴疮，指妇人外阴部结块红肿，或溃烂成疮、黄水淋漓、局部肿痛，甚至溃疡如虫蚀者。主要由热毒炽盛或寒湿凝滞，侵蚀外阴部肌肤所致。本病多见于现代医学所称的外阴溃疡、前庭大腺脓肿。

（一）热毒证

多见外阴部皮肤局部性焮红肿胀，破溃糜烂，灼热结块，脓苔稠黏，或脓水淋漓，并见身热心烦，口干，纳少，便秘尿黄。舌红苔黄腻，脉弦滑数。治宜清热利湿，解毒消疮。

【常用方药】龙胆泻肝汤加减。处方：

> 龙胆10 g　黄芩10 g　栀子10 g　泽泻12 g　木通10 g　车前子10 g
> 当归6 g　柴胡6 g　甘草6 g　生地黄10 g

方中龙胆清泄肝经火热；柴胡、黄芩、栀子助龙胆清泻肝火；泽泻、木通、车前子引湿热之邪从小便而解；当归养血活血。

【加减】①局部灼热疼痛，加金银花、败酱草、大黄清热解毒；②肿痛不宁加乳香、没药、川楝子活血行气止痛；③肿胀成脓未破，加穿山甲、皂角刺、红藤、白蔹托毒排脓；④会阴部一侧或双侧局限性红肿疼痛、灼热结块、酿脓未破、身热口渴、舌红苔黄属热毒壅盛者，改用仙方活命饮。

【供选成药】❶可选龙胆泻肝丸（第44页）、金鸡胶囊（第255页）与四妙丸（第146页）及其不同剂型制剂。❷妇科止带片：每片0.25 g。每次5片，每日2次，餐后服。❸加味二妙丸：每50粒重3 g，每次6 g，每日2次。❹日舒安：洗剂，每瓶150 mL，盒内放有湿巾，每包10片，振摇后以本品适量，用10倍量温开水稀释后，用湿巾擦洗患处。

（二）寒湿证

多见阴部肌肤肿溃，触之坚硬，色晦暗不泽，日久不愈，脓水淋漓，疼痛绵绵，伴面色萎白，精神不振，疲乏无力，畏寒肢冷，食少纳呆。舌淡苔白腻，脉沉细缓。治宜温经散寒，除湿消疮。

【常用方药】阳和汤加减。处方：

> 熟地黄30 g　麻黄6 g　鹿角胶10 g　白芥子6 g　肉桂3 g（研粉）
> 甘草5 g　炮姜6 g　防己10 g　黄芪30 g

方中熟地黄、鹿角胶滋阴补阳；肉桂、炮姜、麻黄、白芥子温通血脉，助阳活血；甘草解毒调和诸药；黄芪、防己化气行水除湿，且能托疮生肌。

【加减】寒湿证候较重者，可酌加苍术、石菖蒲、艾叶温散寒湿。

【供选成药】❶散结灵片（胶囊）：片剂，片芯重 0.2 g，每次 4 片；胶囊，每粒0.4 g，每次 3 粒；均每日 3 次。孕妇忌用。❷阳和解凝膏：黑膏药，每张净重1.5 g、3 g、6 g或9 g。外用：加温软化，贴于患处。阴虚阳实之证不宜用。

六、子宫脱垂

子宫脱垂，指子宫从正常位置沿阴道下降、宫颈外口达坐骨棘水平以下，甚至子宫全部脱出阴道口以外，亦称阴挺或阴脱。现代医学称子宫脱垂，常合并阴道前壁和后壁膨出。多与分娩损伤有关，产伤未复、中气不足，或肾气不固、带脉失约、日渐下垂脱出。

（一）气虚证

多见子宫下移或脱出于阴道口外，阴道壁松弛膨出，劳则加重，小腹下坠，身倦懒言，面色不华，四肢乏力，小便频数，带下量多、质稀色淡。舌淡苔薄，脉缓弱。治宜补中益气，升阳举陷。

【常用方药】补中益气汤加减。处方：

白参6 g	黄芪15 g	甘草5 g	当归10 g	陈皮6 g	升麻5 g
柴胡6 g	白术10 g	金樱子10 g	杜仲10 g	续断10 g	

方中人参、黄芪、甘草益气升提；白术健脾除湿；升麻、柴胡升阳；当归补血；陈皮理气；金樱子、杜仲、续断加强提系子宫之效。

【加减】①带下量多清稀加茯苓、车前子、莲子祛湿止带；②小便频数加益智、乌药、桑螵蛸补肾缩尿；③腰痛加菟丝子、桑寄生补肾壮腰；④小腹胀痛加香附、茴香行气止痛；⑤阴中痛加白芍、郁金、川楝子养阴行气止痛。

【供选成药】❶可选补中益气丸（第97页），归脾丸（第32页），六君子丸、四君子（第188页），人参健脾丸（第67页）及其不同剂型制剂。❷健脾资生丸：每50粒重3 g，每次9 g，每日2次。

（二）肾虚证

多见子宫下垂、日久不愈，头晕耳鸣，腰膝酸软冷痛，小腹下坠，小便频数、入夜尤甚，带下清稀。舌淡红，苔脉沉弱。治宜补肾固脱，益气升提。

【常用方药】大补元煎加减。处方：

> 红参6 g　　山药15 g　　熟地黄15 g　　杜仲10 g　　当归10 g
> 山茱萸10 g　　枸杞子10 g　　炙甘草6 g　　黄芪10 g

方中熟地黄、当归滋阴养血；山茱萸、枸杞子、杜仲补肾滋肾；红参、山药、黄芪、炙甘草益气升提、健脾固带而益生化之源。

【加减】①腰腹冷痛加茴香、补骨脂、肉桂补肾温阳；②日久气陷加升麻、芡实、金樱子升提收敛；③带下量多加白芷、牡蛎收敛止带；④小便频数加益智、桑螵蛸补肾缩尿；⑤便溏加炒白术、葛根健脾祛湿；⑥子宫脱出日久、局部破溃、红肿不消、黄水淋漓、灼热痒痛、带下量多、小便黄赤，可先以龙胆泻肝汤加减，清泄肝经湿热，再进补中益气汤。

【供选成药】可选大补元煎丸（第188页）及其不同剂型制剂。

七、妇人脏躁

　　妇人脏躁，指妇人无故悲伤欲哭、不能自控，精神恍惚，忧郁不宁，哈欠频作，甚则哭笑无常者。孕期发病者又称孕悲。本病相当于现代医学的癔症。

妇人脏躁证候表现为情绪低落，精神不振，神志恍惚，心中烦乱，夜卧不眠，发作时自欲悲哭，默默无语，不能自主，哈欠频作，甚则哭笑无常，伴口干，大便燥结。舌红或淡红、苔少，脉细弱而数或弦细。治宜养心安神，甘润健脾。

【常用方药】甘麦大枣汤加减。处方：

> 甘草10 g　小麦30 g　大枣 10 枚

方中甘草补中缓急、清泻心火；小麦养心血、安心神；大枣生津润肺、除躁。

【加减】①虚火上扰见心烦不眠，加黄连、竹茹清火除烦；②心血不足见夜卧多梦，加酸枣仁、丹参、茯神、制首乌养血活血安神；③手足蠕动、震颤，加珍珠母、钩藤、生地黄、当归养血息风；④咽干口燥加天花粉、石斛、白芍滋阴生津；⑤头晕耳鸣、腰膝酸软、心烦易怒、情志恍惚，或悲哭，或嬉笑无常，舌红、脉弦细略数者，可改用百合地黄汤合甘麦大枣汤；⑥兼痰浊闭塞清窍，可选加胆南星、石菖蒲、郁金、茯神等豁痰开窍。

【供选成药】❶六郁丸：每100粒重6 g，每日2次。孕妇忌用，年老体弱者慎用。❷脑乐静糖浆：每瓶 200 mL，每次30 mL，每日 3 次。痰涎壅盛者忌用。❸舒神灵胶囊：每粒0.3 g，每次 3~6 粒，每日 2~3 次。❹越鞠二陈丸：每 10 粒重0.5 g。每次 6~9 g，每日 2 次。阴虚肺燥所致干咳、潮热或咯血者忌用。❺其他可选逍遥丸（第 109 页）、加味逍遥丸（第 153 页）、越鞠丸（第 80 页）、调经颗粒（第 232 页）及其不同剂型制剂。❻柴胡疏肝丸：每丸 10 g，每次 1 丸，每日 2 次。久郁气血不足者不宜用，孕妇慎用。

第三篇

儿科临证处方

壹 新生儿病证

一、硬肿症

硬肿证是新生儿时期特有的一种严重疾病，是由多种原因引起的局部甚至全身皮肤和皮下脂肪硬化及水肿，常伴有低体温及多器官功能低下的综合征。其中只硬不肿者称新生儿皮脂硬化症；由于受寒所致者亦称新生儿寒冷损伤综合征。本病与古代医籍中的胎寒、五硬相似，现代医学称为新生儿硬肿症。此证在寒冷的冬春季节多见，如由早产或感染所引起，夏季亦可发病，但不同的硬肿症，临床证候有所不同。硬肿症多发生在出生后 7~10 日的新生儿，以胎怯患儿多见。本病重症预后较差，病变过程中可并发肺炎和败血症，严重者常合并肺出血等而引起死亡。病因有内因和外因之分，内因多为先天禀赋不足，阳气虚弱；外因多为环境温度过低，保温不足，感受寒邪所致，少数患儿为感受温热之邪而发病。治疗中可采取多种途径给药，内服与外治并用，病性危重时须中西医结合治疗。

（一）寒凝血涩证

多见肌肤硬肿、难以捏起，且多局限于臀、小腿、臂、面颊等部位，全身欠温，四肢发凉，肤色暗紫，或红肿如冻伤，吸吮无力。舌质暗红，指纹淡紫。多因体弱小儿中寒而致。治宜温经散寒，活血通络。

【常用方药】当归四逆汤加减。处方：

> 当归 3 g   红花 1 g   川芎 1 g   桃仁 3 g   丹参 3 g   白芍 3 g
> 桂枝 1.5 g 细辛 0.5 g

方中当归、红花、川芎、桃仁、丹参活血化瘀；白芍和血；桂枝、细辛温经散寒。

【加减】①硬肿甚者加郁金、鸡血藤活血行瘀；②虚甚者加白参、黄芪补气；③寒甚加制附子、干姜温阳散寒。亦可改用八珍汤加黄芪、附子、丹参、红花。

外治　生葱、生姜、淡豆豉各 30 g，捣碎混匀，酒炒，热敷于局部。

（二）阳气虚衰证

多见全身冰冷，僵卧少动，反应极差，气息微弱，哭声低怯，吸吮困难，面色苍白，肌肤板硬而肿，范围波及全身，皮肤暗红，尿少或无。唇舌色淡，指纹淡红不显。多因胎怯患儿感受寒邪，伤及脾肾阳气，元阳不振，血脉瘀滞所致。治宜温阳救逆，活血化瘀。

【常用方药】参附汤加味。处方：

> 红参 1.5 g 黄芪 3 g 制附子 2 g 巴戟天 3 g 桂枝 1.5 g 丹参 3 g
> 当归 3 g

方中红参、黄芪补气；制附子、巴戟天温肾阳；桂枝、丹参、当归温经活血。

【加减】①肾阳虚衰者加鹿茸（另吞服）0.3 g 补肾壮阳；②口吐白沫、呼吸不匀者加僵蚕、石菖蒲、胆南星化痰开窍；③血瘀明显者加桃仁、红花、赤芍活血化瘀；④小便不利加茯苓、猪苓、生姜皮利水消肿。

外治　当归、红花、川芎、赤芍、透骨草各 15 g，丁香 9 g，川乌、草乌、乳香、没药各 7.5 g，肉桂 6 g。研末加羊毛脂 100 g，凡士林 900 g，拌匀成膏。油膏均匀涂于纱布上加温后，敷于患处。每日 1 次。

三、胎黄

胎黄，又称胎疸，指婴儿出生以后皮肤、黏膜、巩膜发黄的一种病证。现代医学称为新生儿黄疸，包括新生儿生理性黄疸和血清胆红素增高的一系列疾病，如溶血性黄疸、胆道畸形、胆汁瘀阻、肝细胞性黄疸等。多因孕母湿热太盛，熏蒸于胎儿；或先天不足，脾阳不振，运化无权，寒湿阻遏而发病。

（一）常症

1. 湿热郁蒸证　多见面目皮肤发黄，色泽鲜明如橘皮色，哭声响亮，口渴唇干，尿黄，腹胀，大便秘结，呕吐，不欲吮乳，或有发热。苔黄腻，指纹紫滞。多因孕母素体湿盛遗于胎儿，或胎产之时、出生之后，婴儿感受湿热邪毒，湿从热化，湿热郁蒸，肝失疏泄所致。治宜清热利湿。

【常用方药】茵陈汤加味。处方：

> 茵陈 3 g　栀子 3 g　大黄 1.5 g　泽泻 3 g　车前子 3 g　黄芩 3 g
> 金钱草 1.5 g

方中茵陈、栀子、大黄清热利湿退黄；泽泻、车前子利水化湿；黄芩、金钱草清热解毒。

【加减】①热重者加虎杖、龙胆、黄连清热泻火；②湿重者加猪苓、茯苓、滑石渗湿利水，或加苍术、薏苡仁燥湿健脾；③呕吐加半夏、竹茹和中止呕；④腹胀加枳实、厚朴行气消痞。

亦可用茵陈 9 g、蒲公英 9 g、白茅根 30 g，水煎服。

【供选成药】茵陈五苓丸：每 20 粒重 1 g。每次 3 g，煎水喂服，每日 1~2 次。

外治　用黄柏 30 g，煎水去渣，水温适宜时给患儿浸浴，反复擦洗 10 分钟，每日 1~2 次；或用茵陈 20 g、栀子 10 g、大黄 2 g、甘草 3 g。煎汤 20 mL，保留灌肠。每日或隔日 1 次。

2. 寒湿阻滞证　多见面目皮肤发黄，色泽晦暗，持久不退，精神疲乏，四肢不温，腹胀纳差，大便溏薄色灰白，小便短少。舌质淡、苔白腻，指纹隐沉。多因小儿先天禀赋不足，脾阳虚弱，湿浊内生，或生后为湿邪所侵，湿从寒化，寒湿阻滞，肝失疏泄所致。治宜温中化湿。

【常用方药】茵陈理中汤加减。处方：

> 茵陈 3 g　干姜 1 g　白术 3 g　甘草 1.5 g　党参 3 g　薏苡仁 5 g
> 茯苓 3 g

方中茵陈利湿退黄；干姜、白术、甘草温中燥湿；党参益气健脾；薏苡仁、茯苓健脾渗湿。

【加减】①寒湿重者加附子温阳；②肝脾大、络脉瘀阻者加三棱、莪术活血化瘀；③食少纳呆加神曲、砂仁行气醒脾；④大便不畅而呈灰白色者加生大黄；⑤气血虚弱、面色苍白、精神萎靡者加黄芪、当归补益气血。

【供选成药】理中丸：蜜丸，每丸 9 g，每次 1/3 丸，新生儿每次 1/4～1/6 丸，溶融后喂服；水丸，每 9 粒重 1 g，每次 1.5～2 g；均每日 2 次。浓缩丸，每 8 丸相当于原药材 3 g，每次 2～4 丸，每日 3 次。忌生冷油腻酸性食物。阴虚内热者忌用。湿热中阻所致胃痛呕吐、泄泻不宜使用。

3. 气滞血瘀证　多见面目皮肤发黄，颜色逐渐加深，晦暗无华，右胁下痞块质硬，肚腹膨胀，青筋显露，唇色暗紫。舌见瘀点、苔黄，指纹紫滞。多因小儿禀赋不足，脉络阻滞，或湿热、寒湿蕴结肝经日久，气血郁阻所致。治宜行气化瘀消积。

【常用方药】血府逐瘀汤加减。处方：

> 柴胡 1 g　郁金 1.5 g　枳壳 1.5 g　桃仁 5 g　当归 3 g　赤芍 1.5 g
> 丹参 1.5 g

方中桃仁、赤芍、丹参活血散瘀；当归养血益阴；柴胡、枳壳、郁金疏肝理气散结。

【加减】①大便干结者加大黄；②皮肤瘀斑、便血者加牡丹皮、仙鹤草；③腹胀者加木香、香橼皮；④胁下癥块质硬者加炮穿山甲、水蛭。

（二）变证

1. 胎黄动风证　多见黄疸迅速加重，嗜睡神昏，抽搐。舌质红、苔黄腻，指纹淡紫。此证常在阳黄基础上发展而来，极低出生体重儿易发生此证，多因湿热内蕴，郁而化火，邪陷厥阴，蒙蔽心包所致。治宜平肝息风退黄。

【常用方药】茵陈汤合羚角钩藤汤加减。处方：

> 羚羊角 1.5 g　钩藤 5 g　天麻 3 g　茵陈 3 g　大黄 1.5 g　车前子 3 g
> 石决明 3 g　牛膝 3 g　僵蚕 1.5 g 栀子 3 g　黄芩 3 g

方中羚羊角、钩藤、天麻、僵蚕平肝息风；石决明咸寒质重，平肝潜阳；茵陈、栀子、大黄清热利湿退黄；黄芩清热泻火解毒；车前子利水化湿；牛膝引血下行，并能活血利水。

【供选成药】紫雪（散）：每瓶 1.5 g。可用于症见神昏、抽搐者，每次 0.2 g，溶于温开水中，喂服，每日 2 次。

2. **胎黄虚脱证**　多见黄疸迅速加重，面色苍黄，气促浮肿，神昏肢冷，胸腹欠温。舌淡苔白，指纹淡。本证为黄疸危证，多因阳气虚衰所致。治宜温阳益气固脱。

【常用方药】参附汤合生脉散加减。处方：

> 红参3 g　制附子3 g　干姜3 g　五味子2 g　麦冬3 g　茵陈3 g
> 金钱草3 g

方中红参大补元气；制附子、干姜温阳散寒；麦冬滋阴生津；五味子收涩敛阴；茵陈、金钱草利湿退黄。

三、脐部疾病

脐部疾病是小儿出生后断脐结扎护理不善，或先天脐部发育异常而发生的脐部病证。其中脐部湿润不干称为脐湿；脐部红肿热痛，流出脓水者称为脐疮；血从脐中溢出者称为脐血；脐部凸起者称为脐突。脐湿、脐疮、脐血多因接生断脐、护脐不当所致，脐突则与先天因素有关。脐部疾病发生在新生儿期，一般预后良好，但脐疮处置不当可酿成败血症等重症，脐血若与血液系统疾病有关则病性较重，脐突多预后良好。

（一）脐湿

多见脐带脱落以后，脐部创面渗出脂水、浸渍不干，或微见发红。舌质红，苔薄黄。多因断脐后护理不当，感受外邪所致。治宜收敛固涩。

【常用方药】龙骨散或渗脐散。处方：

> 煅龙骨30 g　枯矾15 g　麝香1 g

方中龙骨、枯矾收敛燥湿，以麝香止痛。研粉外用，分次干撒脐部。

【加减】局部红肿热痛加如意金黄散外敷。

（二）脐疮

多见脐带根部或脱落后的创面发红或肿痛，甚则糜烂，有少量脓性分泌物，严重时可向周围蔓延，脓水外溢，并见发热口渴，烦躁不安。唇红舌赤，苔黄腻，指纹紫。多因断脐后护理不当，感受外邪所致。治宜清热解毒，疏风散血，收敛止痒。

【常用方药】犀角消毒饮加减，或清热消毒散加减。处方：

> | 牛蒡子 3 g | 甘草 1.5 g | 金银花 6 g | 水牛角 1.5 g | 防风 1.5 g |
> | 荆芥 1.5 g | 黄连 1 g | 连翘 3 g | 蒲公英 5 g |

方中金银花、水牛角、甘草清解热毒；防风、荆芥、牛蒡子疏风散邪；加黄连、连翘、蒲公英清热解毒。

【加减】①大便秘结，舌苔黄燥者加大黄通腑泄热；②脐部渗出混有血液者加景天三七、紫草凉血止血。

亦可用鱼腥草 5 g，野菊花 5 g，水煎服。每日 3~4 次。

【供选成药】❶小儿化毒散：每袋 0.6 g。每次 1 袋，每日 1~2 次，新生儿每次 0.2~0.3 g，溶于温开水中喂服。体质虚弱、脾虚泄泻者忌用。❷安宫牛黄丸（散）：丸剂，每丸 3 g；散剂，每瓶 1.6 g。如症见神昏、抽搐，可取成人量的 1/4 量，溶融后喂服，每日 2 次。以清心开窍，平肝息风。❸紫雪（散）：详见第 350 页。

外治 ❶如意金黄散：适量，用清茶调敷，或用干粉外撒，以配合内服用药。❷防风 20 g、金银花 30 g，煎水，洗涤局部，拭干后，以渗脐散干扑脐部。

（三）脐血

断脐后，脐部有血渗出，经久不止。或见发热，面赤唇焦，舌红口干，甚则吐衄、便血，肌肤紫斑。或见精神萎靡，手足欠温。舌淡苔薄，指纹淡。由胎热内甚引起者治宜清热凉血止血，气不摄血者治宜益气摄血，结扎松脱者应重新结扎脐带。

【常用方药】

（1）胎热内盛者用茜根散加减。处方：

> | 生地黄 5 g | 牡丹皮 3 g | 赤芍 3 g | 水牛角 1.5 g | 紫草 3 g | 仙鹤草 3 g |

方中水牛角、生地黄、牡丹皮清热凉血；赤芍、紫草、仙鹤草活血止血。

（2）气不摄血者用归脾汤加减。处方：

> | 党参 3 g | 黄芪 5 g | 白术 3 g | 甘草 1 g | 山药 3 g | 大枣 1 枚 |
> | 当归 1 g | 血余炭 3 g | 藕节炭 3 g |

方中党参、黄芪、白术、甘草、山药健脾益气；大枣、当归养血补血；血余炭、藕节炭摄血止血。

【加减】①尿血者加大蓟、小蓟或蒲黄；②便血加槐花、地榆；③形寒肢冷加炮姜。

【供选成药】❶云南白药：每瓶 4 g。每次 0.5 g，溶于温开水中喂服，每日 2 次。❷三七片：每片 0.25 g、0.3 g、0.33 g 或 0.5 g。每次 1~2 片，溶于温开水中喂服，每日 2 次。

（四）脐突

脐突，又称脐疝，脐部呈半球状或囊状突起，虚大光浮，大如胡桃，以手按之，肿物可推回腹内，啼哭叫闹时又可重复突出，增大变硬，睡觉时变小变软或完全回纳。一般脐部皮色如常，精神、食欲无明显改变，亦无其他症状表现。但脐膨出可并发其他先天性畸形，如肛门闭锁、膀胱外翻等。本病大多能自行愈合。治疗多用压脐法外治，先将突出脐部的小肠脂膜推回腹内，再用纱布棉花包裹光滑质硬的薄片，垫压脐部，外用纱布扎紧。

如脂膜突出过大，或不能回纳，并见哭闹不安，或年龄已超过 2 岁仍不闭合者，或脐环超过 2cm 以上者，或内脏与脐疝囊有粘连者，应考虑手术治疗。如脐膨出的囊膜薄而透明者，应及早手术治疗。

贰 肺系病证

一、感冒

感冒，是小儿常见的外感时病。以发热恶寒，鼻塞流涕，喷嚏咳嗽为主要临床特征。感冒又称伤风。本病一年四季均可发生，以气候骤变及冬春时节发病率较高。任何年龄小儿皆可发病，婴幼儿更为常见。因小儿肺脏娇嫩，脾常不足，神气怯弱，感邪之后，除主症外易出现夹痰、夹滞、夹惊的兼证。

（一）风寒感冒证

多见发热恶寒无汗，头痛身痛，鼻塞流清涕，喷嚏，咳嗽，痰白清稀，喜偎母怀，不思乳食。舌淡红、苔薄白，咽部不红肿，脉浮紧，指纹浮红。多因风寒之邪束于肌表，郁于腠理，卫阳宣发受阻，肺气失宣，寒郁太阳经脉所致。治宜辛温解表。

【常用方药】荆防败毒散加减。处方：

> 荆芥 5 g   防风 5 g   羌活 2 g   紫苏叶 3 g   前胡 3 g   桔梗 3 g
> 甘草 3 g

方中荆芥、防风、羌活、紫苏叶解表散寒；前胡宣肺化痰；桔梗宣肺利咽；甘草调和诸药。

【加减】①头痛明显者加葛根、白芷散寒止痛；②恶寒重、无汗者加桂枝、麻黄解表散寒；③咳声重浊加白前、紫菀宣肺止咳；④痰多加半夏、陈皮燥湿化痰；⑤呕吐者加半夏、生姜、竹茹降逆止呕；⑥纳呆、舌苔白腻去甘草加广藿香、厚朴化湿除满；⑦外寒里热加黄芩、石膏清热泻火。

【供选成药】❶小儿清感灵片：每片 0.23 g。1 岁以内每次 1~2 片，1~3 岁每次 2~3 片，3 岁以上每次 3~5 片，每日 2 次。适于风寒束表，内有郁热的风寒感冒。❷解肌宁嗽丸：每丸 3 g。1 岁以内每次半丸，2~3 岁每次 1 丸，每日 2 次。痰热咳嗽者慎用。❸风寒感冒颗粒：每袋 8 g。1~2 岁每次 4 g，每日 2 次；3~5 岁每次 4 g，每日 3 次；6~14 岁每次 8 g，每日 2~3 次。❹小儿柴桂退热口服液（颗粒）：口服液，每支 10 mL，1 岁以内每次 5 mL，1~3 岁每次 10 mL，4~6 岁每次 15 mL，7~14 岁每次20 mL；颗粒，每袋 5 g，1 岁以内每次 2.5 g，1~3 岁每次 5 g，4~6 岁每次 7.5 g，7~14 岁每次 10 g；均每日 4 次，3 天为 1 个疗程。

（二）风热感冒证

多见发热重，恶风，有汗或少汗，头痛，鼻塞，流浊涕，喷嚏，咳嗽，痰稠色白或黄，咽红肿痛，口干渴。舌质红、苔薄黄，脉浮数或指纹淡紫。多因风热犯肺，卫表失和，肺失宣降，上扰清窍，上攻咽喉所致。治宜辛凉解表。

【常用方药】银翘散加减。处方：

> 连翘 6 g   金银花 6 g   大青叶 3 g   薄荷 1.5 g   桔梗 3 g   牛蒡子 3 g
> 荆芥 3 g   淡豆豉 1.5 g

方中金银花、连翘、大青叶解表清热；薄荷、桔梗、牛蒡子疏风散热，宣肺利咽；荆芥、淡豆豉辛温透表，助辛凉药疏表透邪外出。

【加减】①高热者加蚤休、贯众清热；②咳嗽重，痰稠色黄者加桑叶、瓜蒌皮、浙贝母宣肺止咳祛痰；③咽红肿痛者加虎杖、蒲公英、玄参清热利咽；④大便秘结加枳实、生大黄通腑泄热。

【供选成药】❶小儿风热清口服液：每支 10 mL，3 岁以下每次 10～20 mL；3～6 岁每次 20～40 mL；6～14 岁每次 30～60 mL；均每日 4 次，用时摇匀。❷小儿热速清口服液（颗粒）：口服液，每支 10 mL，1 岁以内每次 2.5～5 mL，1～3 岁每次 5～10 mL，3～7 岁每次 10～15 mL，7～12 岁每次 15～20 mL；颗粒，每袋 6 g，1 岁以内每次 1.5～3 g，1～3 岁每次 3～6 g，3～7 岁每次 6～9 g，7～12 岁每次 9～12 g；均每日 3～4 次。风寒感冒或脾胃虚弱者不宜用。❸双黄连栓（小儿消炎栓）：直肠给药。每次 1 粒，每日 2～3 次。❹小儿解表颗粒（口服液）：颗粒，每袋 8 g，1～2 岁每次 4 g，每日 2 次；3～5 岁每次 4 g，每日 3 次；6～14 岁每次 8 g，每日 2～3 次。口服液，每支 10 mL，1～2 岁每次 5 mL，每日 1 次；3～5 岁每次 10 mL，每日 2 次；6～14 岁每次 10 mL，每日 3 次。❺小儿退热宁口服液：每支 10 mL，3～5 岁每次 4～6 mL；5～10 岁每次 6～10 mL；10 岁以上每次 10～15 mL；均每日 3 次。❻小儿宝泰康颗粒：每袋 2.6 g、4 g 或 6 g。1 岁以内每次 2.6 g，1～3 岁每次 4 g，3～12 岁每次 8 g，每日 3 次。❼小儿退热颗粒（口服液）：颗粒，每袋 5 g，5 岁以内每次 5 g，5～10 岁每次 15 g；口服液，每支 10 mL，5 岁以内每次 10 mL，5～10 岁每次 20～30 mL；均每日 3 次。❽小儿清咽颗粒：每袋 6 g。1 岁以内每次 3 g，1～5 岁每次 6 g，5 岁以上每次 9～12 g，每日 2～3 次。风寒感冒患者、虚火慢性喉痹患者不宜用。❾儿感退热宁口服液：每支 10 mL。3～5 岁每次 4～6 mL，5～10 岁每次 6～10 mL，10 岁以上每次 10～15 mL，每日 3 次。❿小儿感冒宁糖浆：每瓶 100 mL。1 岁以内每次 5 mL，2～3 岁每次 5～10 mL，4～6 岁每次 10～15 mL，7～12 岁每次 15～20 mL，每日 3～4 次。⓫小儿金翘颗粒：每袋 5 g 或 7.5 g。5～7 岁每次 7.5 g，每日 3 次；8～10 岁每次 7.5 g，每日 4 次；11～14 岁每次 10 g，每日 3 次。脾胃虚寒者慎用。

（三）暑邪感冒证

亦称暑湿感冒。多见发热，无汗或汗出热不解，头晕，头痛，鼻塞，身重困倦，胸闷泛恶，口渴心烦，食欲不佳，或有呕吐，泄泻，小便短黄。舌质红、苔黄腻，脉数或指纹紫滞。多因暑湿束表困脾、湿阻中焦所致。治宜清暑解表。

【常用方药】新加香薷饮加减。处方：

香薷 3 g　金银花 5 g　连翘 3 g　厚朴 3 g　白扁豆 10 g

方中香薷发汗解表化湿；金银花、连翘清热解暑；厚朴行气和中，理气除痞；白扁豆健脾和中，利湿消暑。

【加减】①热重者加黄连、栀子清热；②湿重者加佩兰、广藿香祛暑利湿；③呕吐加半夏、竹茹降逆止呕；④泄泻加黄连、苍术清肠化湿。

【供选成药】❶小儿暑感宁糖浆：每瓶 100 mL。1 岁以内每次 5 mL，2~3 岁每次 5~10 mL，4~6 岁每次 10~15 mL，7~12 岁每次 15~20 mL，每日 3~4 次。脾虚久泻者应慎用，风寒或风热感冒者不宜用。❷香苏正胃丸：每丸 3 g，每次 1 丸，每日 1~2 次，1 岁以内用 1/3 丸。本品含朱砂，不宜过量、久服。风寒夹湿感冒及寒湿中阻泄泻、呕吐者应慎用。❸藿香正气软胶囊（颗粒、口服液）：软胶囊，每粒 0.45 g，每次 1~2 粒；颗粒，每袋 5 g，每次 2~3 g；口服液，每支 10 mL，每次 5 mL；均每日 2 次。感冒、热邪引起的霍乱、阴虚火旺者忌服。

（四）时疫感冒证

起病多急骤，全身症状重。高热恶寒，无汗或汗出不解，头痛心烦，目赤咽红，肌肉酸痛，腹痛，或有恶心呕吐。舌质红、苔黄，脉数。多因外感时疫毒邪，侵犯肺胃所致。治宜清热解毒。

【常用方药】银翘散合普济消毒饮加减。处方：

金银花 5 g	连翘 3 g	荆芥 3 g	羌活 3 g	栀子 3 g	黄芩 3 g
大青叶 5 g	桔梗 3 g	牛蒡子 3 g	薄荷 1.5 g		

方中金银花、连翘清热解毒；荆芥、羌活解表祛邪；栀子、黄芩清泄肺热；大青叶、桔梗、牛蒡子宣肺利咽；薄荷辛凉发散。

【加减】①高热者加柴胡、蚤休解表清热；②肌肉酸痛加白芷、葛根；③恶心、呕吐者加竹茹、半夏降逆止呕；④泄泻者加葛根、黄连、地锦草；⑤腹痛者加延胡索、白芍。

【供选成药】❶抗病毒口服液（颗粒）：口服液，每支 10 mL，小儿 7 岁以上每次 10 mL，4~7 岁每次 5~10 mL，3 岁以下每次 2~4 mL；颗粒，每袋 12 g，小儿 7 岁以上每次 1 袋，4~7 岁每次 1/2 袋，3 岁以下每次 1/4~1/3 袋；均每日 3 次。风寒感冒或体虚感冒不宜服用。❷儿童清热口服液：每支 10 mL。1~3 岁每次 10 mL，4~6 岁每次 20 mL，1 岁以内每次 3~5 mL，4 小时 1 次，热退停服。风寒感冒、过敏体质及脾虚大便稀溏者慎用。❸小儿清热宁颗粒：每袋 8 g。1~2 岁每次 4 g，每日 2 次；3~5 岁每次 4 g，每日 3

次；6~14 岁每次 8 g，每日 2~3 次。对外感温疫时邪尤宜。气虚、阴虚发热者忌用，脾胃不健、体质虚弱者慎用。❹连花清瘟颗粒：每袋 6 g。小儿 7 岁以上每次 1 袋，4~7 岁每次 1/2 袋，3 岁以下每次 1/4~1/3 袋，每日 3 次。风寒感冒者慎用。

（五）兼证

1. 夹痰　即感冒兼见咳嗽较剧，痰多，喉间痰鸣等症。有风寒夹痰证和风热夹痰证之分。风寒夹痰者，多由风寒束肺，肺失宣肃，津液不布所致，治宜辛温解表，温肺化痰；风热夹痰者，多因外感风热，灼津为痰所致，治宜辛凉解表，清肺化痰。

【常用方药】在疏风解表的基础上，辩证治疗：

（1）风寒夹痰证加用三拗汤、二陈汤，处方：

> 麻黄 3 g　苦杏仁 3 g　法半夏 5 g　陈皮 1.5 g

方中麻黄、苦杏仁宣肺止咳；法半夏燥湿化痰；陈皮理气健脾。

（2）风热夹痰证用桑菊饮加减，处方：

> 桑叶 5 g　菊花 3 g　连翘 4.5 g　芦根 3 g　桔梗 3 g　薄荷 1.5 g
> 瓜蒌 3 g　浙贝母 3 g

方中桑叶、菊花、薄荷疏表；连翘、芦根清热；桔梗、瓜蒌、浙贝母清肺化痰。

【供选成药】❶小儿清感灵片：详见第 354 页。❷小儿风热清口服液：详见第 355 页。❸小儿感冒茶：每块 6 g。1 岁以内每次 6 g，1~3 岁每次 6~12 g，4~7 岁每次 12~18 g，8~12 岁每次 24 g，每日 2 次。

2. 夹滞　感冒兼见脘腹胀痛，不思饮食，呕吐酸腐，口气秽浊，大便酸臭，或腹痛泄泻，或大便秘结，小便短黄。舌苔厚腻，脉滑。多因感冒时伴食滞中焦所致。治宜解表兼以消食导滞。

【常用方药】在疏风解表的基础上加用保和丸加减。处方：

> 山楂 6 g　神曲 3 g　鸡内金 3 g　莱菔子 3 g　枳壳 3 g

方中山楂、神曲、鸡内金消食化积；莱菔子、枳壳导滞消积。如大便秘结、小便短黄、壮热口渴加大黄、枳实通腑泄热，表里双解。

【供选成药】❶午时茶颗粒：每袋 6 g。每次 1/2~1 袋，每日 2~3 次。主要用于风寒感冒夹滞。❷健儿清解液：每支 10 mL。婴儿每次 4 mL，5 岁以内每次 8 mL，6 岁以上每次 10 mL，每日 3 次。主要用于风热感冒夹滞者。脾胃虚寒、大便稀溏者慎用。❸小儿百寿丸：每丸 3 g。每次 1 丸，每日 2 次，1 岁以内每次 1/3~1/2 丸。主要用于风热感冒夹滞者。本品含朱砂，不宜大剂量或长时间服药。❹香苏正胃丸：详见 356 页。❺消食退热糖浆：每瓶 60 mL、100 mL 或 120 mL。1 岁以内每次 5 mL，1~3 岁每次 10 mL，4~6 岁每次 15 mL，7~10 岁每次20 mL，10 岁以上每次 25 mL，每日 2~3 次。本品主要用于风热感冒夹滞者，风寒感冒、脾虚便溏者慎用。❻小儿豉翘清热颗粒：每袋 2 g。6 个月~1 岁每次 1~2 g，1~3 岁每次 2~3 g，4~6 岁每次 3~4 g，7~9 岁每次 4~5 g，10 岁以上每次 6 g，每日 3 次。

3. 夹惊　感冒兼见惊惕哭闹，睡眠不宁，甚至骤然抽风。舌质红，脉浮弦。多因感邪之后，热扰心肝所致。治宜解表兼以清热镇惊。

【常用方药】在疏风解表的基础上用镇惊丸加减。处方：

> 钩藤 6 g　僵蚕 5 g　蝉蜕 3 g

方中钩藤、僵蚕、蝉蜕清热镇惊。

【供选成药】❶小儿回春丸：每 5 粒重 3 g。1 岁以内每次 1 粒，1~2 岁每次 2 粒，3~4 岁每次 3 粒，10 岁以上每次 5 粒，每日 1~3 次，研碎后用温开水溶化送服。❷小儿金丹片：每片 0.2 或 0.3 g。1 岁以内每次 0.2~0.3 g，1 岁以上每次 0.6 g，每日 3 次。本品含朱砂，不宜过量、久服。小儿脾胃虚弱者慎用。❸七星茶：每盒 15 g。煎服，1 岁以上小儿每次 1 盒，1 岁以下减半，每日 2 次。❹复方小儿退热栓：直肠给药。1~3 岁每次1 粒，每日 1 次；3~6 岁每次 1 粒，每日 2 次。注意：本品含西药对乙酰氨基酚。

二、咳嗽

咳嗽是小儿常见的一种肺系病证。有声无痰谓之咳，有痰无声谓之嗽，有声有痰谓之咳嗽。本病相当于现代医学所称之气管炎、支气管炎。一年四季均可发生，以冬、春两季发病率为高。任何年龄小儿皆可发病，以婴幼儿为多见。小儿咳嗽有外感和内伤之分，但临床上外感咳嗽多于内伤咳嗽。

（一）外感咳嗽

1. 风寒咳嗽证　多见咳嗽频作，咽痒声重，痰白清稀，鼻塞流涕，恶寒无汗，或伴发热恶寒，全身酸痛。舌苔薄白，脉浮紧或指纹浮红。多由风寒之邪犯肺所致。治宜疏风散寒，宣肃肺气。

【常用方药】杏苏散加减。处方：

| 苦杏仁 3 g | 紫苏叶 3 g | 陈皮 3 g | 茯苓 5 g | 法半夏 3 g |
| 桔梗 3 g | 甘草 3 g | | | |

方中苦杏仁润燥止咳；紫苏叶发表散邪，宣发肺气；法半夏、陈皮燥湿化痰，理气行滞；茯苓渗湿健脾以杜生痰之源；甘草调和诸药，合桔梗宣肺利咽，为佐使之用。

【加减】①外寒重者加荆芥、防风、麻黄；②痰多清稀者加金沸草、苏子；③咽喉肿痛，声音嘶哑，舌质红，风寒化热者加鱼腥草、黄芩、枇杷叶。

【供选成药】❶解肌宁嗽丸：详见第 354 页。❷小儿宣肺止咳颗粒：每袋 8 g。1 岁以内每次 1/3 袋，1~3 岁每次 2/3 袋，4~7 岁每次 1 袋，8~14 岁每次 1.5 袋，每日 3 次。❸宝咳宁颗粒：每袋 5 g。每次 2.5 g，每日 2 次，1 岁以内每次 1~2 g。本品含苦杏仁，不宜长期过量服用。❹杏苏止咳颗粒：每袋 12 g。3 岁以内每次 4 g，3~7 岁每次 4~8 g，7 岁以上每次 8~12 g，每日 3 次。

2. 风热咳嗽证　多见咳嗽不爽，痰黄黏稠，不易咯出，鼻流浊涕，咽喉红肿，或伴发热恶风，头痛，微汗出，咽干口渴。舌苔薄黄，脉浮数或指纹浮紫。本证多由风热犯肺或风寒犯肺化热所致。治宜疏风清热，宣肃肺气。

【常用方药】桑菊饮加减。处方：

| 桑叶 5 g | 菊花 3 g | 苦杏仁 3 g | 桔梗 3 g | 薄荷 1.5 g | 连翘 3 g |
| 大青叶 3 g | 芦根 5 g | 甘草 2 g | | | |

方中桑叶、菊花疏散风热；薄荷、连翘、大青叶辛凉透邪，清热解表；苦杏仁、桔梗宣肺止咳；芦根清热生津；甘草调和诸药。

【加减】①肺热重者，加黄芩、金银花或石膏清宣肺热；②咽喉肿痛者，加玄参、射干、牛蒡子、蝉蜕、板蓝根利咽消肿；③咳重者，加枇杷叶、前胡清肺止咳；④痰多者，加浙贝母、瓜蒌皮化痰止咳；⑤风热挟湿者，加薏苡仁、半夏、陈皮宣肺、燥湿化痰。

【供选成药】❶急支糖浆：每瓶 200 mL。1 岁以内每次 5 mL，1~3 岁每次 7 mL，3~7 岁每次 10 mL，7 岁以上每次 15 mL，每日 3~4 次。本品含麻黄，心脏病患者、高血压者应慎用。❷蛇胆川贝液：每支 10 mL。1 岁以下每次 3 mL，1~3 岁每次 5 mL，3~5 岁每次 8 mL，5 岁以上每次 10 mL，每日 2 次。❸小儿咳喘灵颗粒（口服液）：颗粒，每袋 10 g，2 岁以内每次 1 g，3~4 岁每次 1.5 g，5~7 岁每次 2 g，每日 3~4 次；口服液，每支 10 mL，2 岁以内每次 5 mL，3~4 岁每次 7.5 mL，5~7 岁每次 10 mL，每日 3~4 次。风寒感冒及阴虚肺热咳嗽不宜用。❹小儿清热止咳口服液：每支 10 mL。1~2 岁每次 3~5 mL，3~5 岁每次 5~10 mL，6~14 岁每次 10~15 mL，每日 3 次，用时摇匀。❺小儿清肺化痰口服液（颗粒）：口服液，每支 10 mL，1 岁以内每次 3 mL，1~5 岁每次 10 mL，5 岁以上每次 15~20 mL，每日 2~3 次，用时摇匀；颗粒，每袋 6 g，1 岁以内每次 3 g，1~5 岁每次 6 g，5 岁以上每次 9~12 g，每日 2~3 次。风寒咳嗽、痰湿咳嗽、气阴不足、肺虚久咳脾虚泄泻者不宜用。❻小儿麻甘颗粒：每袋 10 g。1 岁以内每次 0.8 g，1~3 岁每次 1.6 g，4 岁以上每次 2.5 g，每日 4 次。脾肺气虚、阴虚肺热者慎用。❼小儿肺热咳喘颗粒（口服液）：颗粒，每袋 3 g，3 岁以下每次 3 g，每日 3 次，3 岁以上每次 3 g，每日 4 次，7 岁以上每次 6 g，每日 3 次；口服液，每支 10 mL，1~3 岁每次 10 mL，每日 3 次，4~7 岁每次 10 mL，每日 4 次，8~12 岁每次 20 mL，每日 3 次。风寒感冒及风寒闭肺喘咳及内伤咳嗽忌用。❽小儿清肺丸：每丸 3 g。1 岁每次 1.5 g（半粒），2 岁每次 3 g，3 岁每次 4.5 g，3 岁以上每次 5~6 g，每日 2 次。❾金诃安儿宁颗粒：每袋 3 g。1 岁以内每次 1.5 g，1~5 岁每次 3 g，5 岁以上每次 6 g，每日 3 次。❿健儿清解液：详见第 357 页。

（二）内伤咳嗽

1. 痰热咳嗽证　多见咳嗽痰多，色黄黏稠，难以咳出，甚则喉间痰鸣，发热口渴，烦躁不宁，小便短赤，大便干结。舌质红、苔黄腻，脉滑数或指纹紫。多由邪热灼津，痰热结于气道所致。治宜清热泻肺，宣肃肺气。

【常用方药】清金化痰汤加减。处方：

> 桑白皮 5 g　鱼腥草 10 g　黄芩 6 g　前胡 3 g　款冬花 3 g　栀子 5 g
> 浙贝母 3 g　橘红 3 g　　麦冬 5 g　甘草 3 g

方中桑白皮、前胡、款冬花肃肺止咳；黄芩、栀子、鱼腥草清泄肺热；浙贝母、橘红止咳化痰；麦冬、甘草润肺止咳。

亦可改用苇茎汤加桔梗、浙贝母、鱼腥草、黄芩、瓜蒌。

【加减】①痰多色黄，黏稠难咳者加瓜蒌皮、胆南星、葶苈子清肺化痰；②咳重，胸胁疼痛者加郁金、青皮理气通络；③心烦口渴加石膏、竹叶清心除烦；④大便秘结者加瓜蒌子、制大黄润肠通便。

【供选成药】❶羚羊清肺颗粒：每袋 6 g。1 岁以内每次 1 g，1~3 岁每次 2 g，3 岁以上每次 3 g，每日 2 次。❷小儿肺热平胶囊：每粒 0.25 g。6 个月以内小儿每次 0.125 g，7 个月至 1 岁每次 0.25 g，1~2 岁每次服 0.375 g，2~3 岁每次 0.5 g，3 岁以上每次 0.75 g，每日 3~4 次。本品含朱砂，不可长期过量服用。肾功能不正常者忌用。❸贝羚胶囊：每粒 0.3 g。3 岁以上每次 0.6 g，每日 3 次；1~3 岁每次 0.15~0.6 g，1 岁以内每次 0.1~0.15 g，每日 2 次。大便稀溏者不宜用。❹小儿咳喘颗粒：每袋 6 g。1 岁以内每次 2~3 g，1~5 岁每次 3~6 g，6 岁以上每次 9~12 g，均每日 3 次。本品含细辛，不宜长期过量使用。❺小儿清肺化痰口服液：详见上证。❻小儿久嗽丸：每丸 3 g。每次 3 g，每日 2 次，1 岁以内每次 1/3~1/2 丸。❼金振口服液：每支 10 mL。6 个月至 1 岁婴儿每次 5 mL，每日 3 次；2~3 岁每次 10 mL，每日 2 次；4~7 岁每次 10 mL，8~15 岁每次 5 mL，每日 3 次。风寒咳嗽及体虚久咳者忌用。❽羚贝止咳糖浆：每支 10 mL 或每瓶 100 mL。1 岁以内每次 2~4 mL，1~3 岁每次 5~10 mL，4~6 岁每次 10~15 mL，7~12 岁每次 15~20 mL，15 岁以上每次 20~30 mL，每日 3 次，餐后 30 分钟服用。

2. 痰湿咳嗽证　多见咳嗽重浊，痰多壅盛，色白而稀，喉间痰声辘辘，胸闷纳呆，神乏困倦。舌苔厚腻而白，脉滑。多由脾虚湿盛，聚生痰液，阻塞气道所致。治宜燥湿化痰，宣肃肺气。

【常用方药】三拗汤合二陈汤加减。处方：

> 炙麻黄 5 g　苦杏仁 5 g　茯苓 6 g　姜半夏 5 g　白前 3 g　陈皮 3 g
> 甘草 3 g

方中炙麻黄、苦杏仁、白前宣肺止咳；陈皮、姜半夏、茯苓燥湿化痰；甘草和中。

【加减】①痰涎壅盛者加苏子、莱菔子、芥子利气化痰；②湿盛者加苍术、厚朴燥湿健脾，宽胸行气；③咳嗽重者加款冬花、百部、枇杷叶宣肺化痰；④纳呆者加焦神曲、麦芽、焦山楂醒脾消食。

【供选成药】❶半夏露：每瓶 100 mL。每次 5~10 mL，每日 3 次。❷二陈丸（合剂）：浓缩丸，每 8 丸相当于原生药 3 g，1 岁以内每次 2 丸，1~3

岁每次 3 丸，4~6 岁每次 5 丸，6~7 岁每次 6~8 丸；合剂，每瓶 150 mL，每次 3~5 mL，1 岁以内每次 1~2 mL；均每日 3 次。咯血、吐血、阴虚、血虚者应忌用。本品辛香温燥易伤阴津，不宜长期服用。❸羚贝止咳糖浆：详见上证。❹小儿肺咳颗粒：每袋 2 g、3 g 或 6 g。1 岁以下每次 2 g，1~4 岁每次 3 g，5~8 岁每次 6 g，每日 3 次。高热咳嗽慎用。

3. 气虚咳嗽证　多见咳而无力，痰白清稀，面色苍白，气短懒言，语声低微，自汗畏寒。舌淡嫩、边有齿痕，脉细无力等。多因咳嗽日久不愈，正气亏损，肺气不足，肺失宣肃所致。治宜益气健脾，化痰止咳。

【常用方药】六君子汤加味。处方：

> 党参 8 g　　白术 6 g　　茯苓 8 g　　陈皮 3 g　　姜半夏 5 g　　百部 5 g
> 炙紫菀 5 g　甘草 3 g

方中党参健脾益气；白术、茯苓健脾化湿；陈皮、姜半夏燥湿化痰；百部、炙紫菀宣肺止咳；甘草调和诸药。

【加减】①气虚重者加黄芪、黄精益气补虚；②咳重痰多者加苦杏仁、川贝母、炙枇杷叶化痰止咳；③食少纳呆者加焦山楂、焦神曲和胃消食。

【供选成药】六君子丸：每包 9 g。每次 2~3 g，每日 2 次。有外感表证时应慎用。

4. 阴虚咳嗽证　多见干咳无痰，或痰少黏稠，或痰中带血，不易咳出，口渴咽干，咽痒声哑，夜间盗汗或午后低热。舌红少苔，脉细数等。多因久咳肺热伤津，肺阴受损所致。治宜养阴润肺，化痰止咳。

【常用方药】沙参麦冬汤加减。处方：

> 南沙参 6 g　　麦冬 6 g　　　桑白皮 6 g　　生地黄 8 g　　　玉竹 10 g
> 天花粉 8 g　　炙款冬花 5 g　炙枇杷叶 5 g　甘草 3 g

方中南沙参清肺火，养肺阴；麦冬、生地黄、玉竹清热润燥；天花粉、甘草生津保肺；桑白皮、炙款冬花、炙枇杷叶宣肃肺气。

亦可改用沙参麦冬汤加泻白散治之。

【加减】①阴虚重者加石斛、阿胶养阴清热；②咳嗽重者加炙紫菀、川贝母润肺止咳；③咳重痰中带血者加仙鹤草、白茅根、藕节炭清肺止血。

【供选成药】❶罗汉果止咳糖浆：每瓶 100 mL。1 岁以内每次 3 mL，1~3 岁每次 5 mL，4~6 岁每次 8 mL，7 岁每次 10~15 mL，每日 3 次。❷秋燥感冒颗粒：每袋 10 g。1 岁以内每次 2~3 g，1~3 岁每次 5 g，4~7 岁每次 8~10 g，每日 2~3 次。脾胃虚寒者忌用。❸川贝雪梨膏：每瓶 200 g。每次 5~10 g，1 岁以内婴儿每次 3~5 g，每日 3 次。脾虚便溏者慎用。❹罗汉果玉竹颗粒：每袋 12 g。每次 3~4 g，1 岁以内婴儿每次 2~3 g，每日 3 次。❺雪梨止咳糖浆：每瓶 100 mL。每次 5~6 mL，1 岁以内小儿每次 2~3 mL，每日 3 次。❻养阴清肺糖浆（丸）：糖浆，每瓶 100 mL，每次 5~10 mL，每日 2 次，1 岁以下每次 3~4 mL；蜜丸，每丸 9 g，每次 3~6 g，每日 2~3 次，3 岁以下每次 1~2.5 g。用于恢复期阴虚肺热证及痰中带血者。

三、肺炎喘嗽

肺炎喘嗽，是小儿时期常见的呼吸道疾病，一年四季均可发生，尤以冬、春两季为多。好发于婴幼儿，年龄越小，发病率越高，病情越严重。临床以发热、咳嗽、气促、痰鸣为主症。重症患儿，可因脓毒血症或严重缺氧而导致循环、神经、消化系统功能障碍，出现张口抬肩、呼吸困难、面色苍白、口唇青紫等症。本病有常证、变证之分。

本病相当于现代医学中的小儿肺炎。

（一）常证

1. 风寒闭肺证　多见恶寒发热，无汗，呛咳不爽，呼吸气急，痰稀色白，口不渴，咽不红。舌苔薄白或白腻，脉浮紧，指纹浮红。多因风寒犯肺，肺气郁闭，失于宣降所致。治宜辛温宣肺，化痰降逆。

【常用方药】华盖散加减。处方：

> 麻黄 2 g　苦杏仁 4.5 g　荆芥 3 g　防风 5 g　桔梗 3 g　白前 3 g
> 苏子 2 g　陈皮 2 g

方中麻黄、苦杏仁散寒宣肺；荆芥、防风解表散寒；桔梗、白前宣肺止咳；苏子、陈皮化痰平喘。

【加减】①恶寒身重加桂枝、白芷温散表寒；②痰多、苔白腻者加半夏、莱菔子化痰止咳；③寒邪外束，内有郁热见呛咳痰白、发热口渴、面赤心烦、苔白、脉数者，改用大青龙汤表里双解。

【供选成药】❶儿童清肺丸：每丸 3 g。3 岁以上每次 1 丸，3 岁以下每次 1/2 丸，每日 2 次。体弱久嗽及喘息并作者慎用。❷通宣理肺丸（口服液、颗粒）：蜜丸，每丸 9 g、6 g 或 3 g，小儿 7 岁以上每次 6~9 g，4~7 岁每次 3~6 g，3 岁以下每次 2~3 g；口服液，每支 10 mL，每次 5~10 mL，3

岁以下每次3~4 mL；颗粒，每包9 g，每次3~6 g；均每日2~3次。用于初咳期偏风寒但大便干燥者。

2. 风热闭肺证　多见发热恶风，咳嗽气急，痰多，痰黏稠或黄，口渴，咽红。舌红、苔薄白或黄，脉浮数，指纹浮紫或紫滞。多由风热之邪外侵，肺气郁阻，失于宣肃所致。治宜辛凉宣肺，降逆化痰。

【常用方药】银翘散合麻杏石甘汤加减。处方：

> 麻黄3 g　苦杏仁5 g　生石膏15 g　甘草2 g　金银花5 g　连翘3 g
> 薄荷1.5 g　桑叶3 g　桔梗3 g　前胡3 g

方中麻黄、苦杏仁、生石膏、甘草宣肺清热；金银花、连翘、薄荷解表清热；桑叶、桔梗、前胡宣肺止咳。

【加减】①发热、头痛、咽痛加牛蒡子、蝉蜕、板蓝根清热利咽；②咳嗽剧烈，痰多者加瓜蒌皮、浙贝母、天竺黄清化热痰；③热重者加黄芩、栀子、鱼腥草清肺泄泻。

【供选成药】❶双黄连口服液（颗粒）：口服液，每支10 mL，小儿7岁以上每次10 mL，4~7岁每次5~8 mL，3岁以下每次2~4 mL；颗粒剂，每袋5 g，6个月以下每次1.0~1.5 g，6个月~1岁每次1.5~2.0 g，1~3岁每次2.0~2.5 g，3岁以上每次2.5~5 g；均每日3次。外感风寒表证所致的发热忌用。❷可选用小儿咳嗽灵颗粒或小儿清肺化痰口服液、小儿麻甘颗粒、小儿肺热咳喘颗粒（详见第360页）。

3. 痰热闭肺证　本证为肺炎喘嗽中期，多见发热烦躁，咳嗽喘促，呼吸困难，气急鼻扇，喉间痰鸣，口唇青紫，面赤而渴，胸闷胀满，胸高抬肩，泛吐痰涎。舌质红、苔黄腻，脉洪数或弦滑。多因痰热闭阻于肺，肺失宣肃所致。治宜清热涤痰，开肺定喘。

【常用方药】五虎汤合葶苈大枣泻肺汤。处方：

> 麻黄3 g　苦杏仁4.5 g　前胡3 g　生石膏10 g　黄芩5 g　鱼腥草10 g
> 甘草2 g　桑白皮4.5 g　葶苈子1.5 g　苏子1.5 g　细茶叶适量

方中麻黄、苦杏仁、前胡宣肺止咳；生石膏、黄芩、鱼腥草、甘草清泄肺热；桑白皮、葶苈子、苏子泻肺涤痰；细茶肃肺化痰。

【加减】①热甚加栀子、虎杖清泄肺热；②热盛便秘、痰壅喘急者加生大黄或用牛黄夺命散涤痰泻火；③痰甚者加浙贝母、天竺黄、鲜竹沥清化痰热；④喘促而面唇青紫者加丹参、赤芍活血化瘀。

【供选成药】❶小儿肺热平胶囊、小儿咳喘颗粒：详见第361页。❷儿童清肺丸：详见第363页。❸小儿肺炎散：每包3 g。每次0.6~0.9 g，每日2次；3岁以下幼儿每次0.2~0.3 g。❹小儿肺热咳喘颗粒、小儿清肺化痰颗粒：详见第360页。

4. 毒热闭肺证 多见持续高热，咳嗽剧烈，气急鼻扇，甚至喘憋，涕泪俱无，鼻孔干燥，面赤唇红，烦躁口渴，溲赤便秘。舌红而干，舌苔黄腻，脉滑数等。多因肺热炽盛，郁滞不解，蕴生毒热，闭阻于肺所致。治宜清热解毒，泻肺开闭。

【常用方药】黄连解毒汤合三拗汤加减。处方：

炙麻黄4.5 g　苦杏仁4.5 g　枳壳1.5 g　黄连1 g　黄芩5 g　栀子5 g
生石膏10 g　　知母5 g　　　甘草2 g

方中炙麻黄、苦杏仁、枳壳宣肺开闭；黄连、黄芩、栀子清热解毒；生石膏、知母、甘草清解肺热。

【加减】①热毒重加虎杖、蒲公英、败酱草清热解毒；②便秘腹胀加生大黄、玄明粉通腑泄热；③口干鼻燥、涕泪俱无者加生地黄、玄参、麦冬润肺生津；④咳重者加前胡、款冬花宣肺止咳；⑤烦躁不宁者加白芍、钩藤清心宁神。

【供选成药】小儿肺热咳喘颗粒：详见第360页。

5. 阴虚肺热证 本证病程多较长，常见低热盗汗，干咳无痰，面色潮红。舌质红少津，舌苔花剥、苔少或无苔，脉细数等症。多因小儿久热久咳，耗伤肺阴所致。治宜养阴清肺，润肺止咳。

【常用方药】沙参麦冬汤加减。处方：

沙参5 g　　麦冬5 g　玉竹6 g　天花粉5 g　桑白皮5 g　炙款冬花3 g
白扁豆10 g 甘草3 g

方中沙参、麦冬、玉竹、天花粉养阴清肺；桑白皮、炙款冬花肃肺润燥止咳；白扁豆、甘草益气和胃。

【加减】①余邪留恋，低热反复者加地骨皮、知母、黄芩、鳖甲滋阴清热；②久咳者加百部、百合、枇杷叶、诃子敛肺止咳；③汗多加龙骨、牡蛎、酸枣仁、五味子敛阴止汗。

【供选成药】❶养阴清肺糖浆：详见第363页。❷蜜炼川贝枇杷膏：每瓶75 mL或100 mL。3岁以上小儿每次5 mL，3岁以下每次3~5 mL，每日3

次。❸小儿咳宁糖浆：每瓶 100 mL。1 岁以下每次 10 mL，1 岁以上每次 15 mL，每日 3 次。❹二冬膏：每瓶 100 g。3 岁以内每次 3~5 g，3 岁以上每次 5~10 g，每日 2 次。

6. 肺脾气虚证　多见低热起伏不定，面色少华，动则汗出，咳嗽无力，纳差便溏，神疲乏力。舌质偏淡、苔薄白，脉细无力等。多因小儿体质虚弱，感受外邪后累及于肺脾，病情迁延不愈所致。治宜补肺健脾，益气化痰。

【常用方药】人参五味子汤加减。处方：

> 白参 2 g　茯苓 8 g　白术 5 g　炙甘草 5 g　五味子 1.5 g　百部 3 g
> 橘红 2 g

方中白参、茯苓、白术、炙甘草益气健脾，培土生金；五味子敛肺止咳；百部、橘红止咳化痰。

【加减】①咳嗽痰多去五味子加半夏、陈皮、苦杏仁化痰止咳；②咳嗽重加紫菀、款冬花宣肺止咳；③虚汗多，动则汗出者加黄芪、龙骨、牡蛎固表止汗，如汗出不温加桂枝、白芍调和营卫；④大便不实加山药、炒扁豆健脾益气；⑤饮食不振者加焦山楂、焦神曲和胃消食。

【供选成药】玉屏风口服液（颗粒）：口服液，每支 10 mL，每次 5~10 mL，每日 2 次；颗粒，每袋 5 g，每次 2~5 g，每日 2~3 次。热病汗出忌用。阴虚盗汗者慎用。

（二）变证

1. 心阳虚衰证　多见面色骤然苍白，口唇发绀，呼吸困难或呼吸浅促，额汗不温，四肢厥冷，虚烦不安或神萎淡漠，右胁下出现痞块并渐增大。舌质略紫、苔薄白，脉细弱而数，指纹青紫，可达命关。多因肺为邪闭，气机不利，心阳不能运行敷布全身所致。治宜温补心阳，救逆固脱。

【常用方药】参附龙牡救逆汤加减。处方：

> 红参 4.5 g　制附子 5 g　龙骨 8 g　牡蛎 8 g　白芍 6 g　甘草 3 g

方中红参大补元气；制附子回阳救逆；龙骨、牡蛎潜阳敛阴；白芍、甘草和营护阴。

【加减】①气阳虚衰者，可改用独参汤或参附汤少量频吸以救急，还可用参附注射液静脉滴注；②如阴阳两竭加用生脉注射液静脉滴注，以益气养阴救逆；③出现面色苍白而青、唇舌发紫、右下胁痞块等血瘀较著者，酌加红花、丹参等活血化瘀之品，以助血行畅利。

本证病情严重，应及时采用中西医结合抢救治疗。

2. 邪陷厥阴证　多见壮热烦躁，神昏谵语，四肢抽搐，口噤项强，双目上视。舌质红绛，指纹青紫可达命关，或透关射甲。多因小儿感受风温之邪，化热化火，邪热内陷所致。治宜平肝息风，清心开窍。

【常用方药】羚角钩藤汤合牛黄清心丸加减。处方：

羚羊角 1.5 g　钩藤 8 g　茯神 6 g　白芍 5 g　生地黄 8 g　黄连 1 g
黄芩 6 g　　　栀子 6 g　郁金 5 g　甘草 3 g

方中羚羊角、钩藤平肝息风；茯神安神定志；白芍、生地黄、甘草滋阴、缓急解痉；黄连、黄芩、栀子清热泻火解毒；郁金解郁开窍。另服牛黄清心丸。

【加减】①昏迷痰多加石菖蒲、胆南星、竹沥、猴枣散等豁痰开窍；②高热神昏抽搐者可选加紫雪丹、安宫牛黄丸、至宝丹等。

【供选成药】❶小儿牛黄散（颗粒）：散剂，每瓶 0.9 g，1 岁以上每次 0.9 g，1 岁以下每次 0.3~0.6 g；颗粒，每袋 0.5 g，1 岁以上每次 0.5 g，1 岁以下每次 0.25~0.5 g；均每日 2 次。无发热、大便溏薄者应慎用。❷安宫牛黄丸（散）：蜜丸，每丸 3 g，3 岁以下每次 1/4 丸，4~6 岁每次 1/2 丸，小儿 7 岁以上每次 1 丸，每日 2~3 次；散剂，每瓶 1.6 g，小儿 7 岁以上每次 0.5~1 瓶，4~7 岁每次 1/2 瓶，1~3 岁每次 1/3 瓶，1 岁以下每次 1/4 瓶，每日 3 次。用于急性期各证。不可久服或过量服用。忌辛辣油腻食物。有过敏体质者慎用。❸局方至宝丸（散）：蜜丸，每丸 3 g，3 岁以内每次 1/4 丸，4~6 岁每次 1/2 丸；散剂，每瓶 2 g，3 岁以内每次 0.5 g，4~6 岁每次 1 g；均每日 1 次。脉弱体虚可用人参汤化服，痰涎壅盛者可用生姜汁化服。本品含朱砂、雄黄，不宜过量、久服。由肝阳上亢引起的昏厥，或温病神昏热盛阴亏者忌用。脱证及孕妇禁用。肝、肾功能不全者慎用。❹紫雪（散）：每瓶 1.5 g。1 岁小儿每次 0.3 g，5 岁以内每增 1 岁递增 0.3 g，每日 1 次。5 岁以上每次 1~1.5 g。高热神昏，难以口服者，可鼻饲给药，并采用综合疗法。热盛动风证、虚风内动者忌用。本品含朱砂，不宜过量久服；肝、肾功能不全者慎用。

四、哮喘

哮喘是小儿时期常见的一种反复发作的哮鸣气喘性肺系疾病。

哮指声响言，喘指气息言，哮必兼喘，故通称哮喘，常在清晨、夜间发作或加剧。以阵发性呼吸急促，喉间痰鸣，甚则张口抬肩，摇身撷肚，唇口青紫，不能平卧为主症。本病包括了现代医学所称的喘息性支气管炎、支气管哮喘。哮喘临床分发作期和缓解期，辨证主要从寒热虚实和肺脾肾三脏入手，发作期以邪实为主，但应分寒热，缓解期以正虚为主，但应分辨肺脾肾的不足及阴阳属性。

（一）发作期

1. **寒性哮喘证**　多见于咳嗽气促，喉间哮鸣，痰多白沫，面色苍白，口不渴或喜热饮，或恶寒发热无汗，或鼻塞流涕。舌苔白滑，脉浮紧或浮滑。多因风寒犯肺，肺气失宣，引动伏痰所致。治宜温肺散寒，涤痰定喘。

【常用方药】小青龙汤合三子养亲汤加减。处方：

> 麻黄 3 g　桂枝 3 g　干姜 1.5 g　姜半夏 4.5 g　白芥子 2 g　苏子 2 g
> 莱菔子 3 g 细辛 1 g　五味子 2 g

方中麻黄、桂枝宣肺散寒；细辛、干姜、姜半夏温肺化饮；白芥子、苏子、莱菔子行气化痰；五味子与细辛配伍，有敛肺平喘之功，但两者一般不单用于本证，以免留邪。本证尚可改用华盖散加减治之。

【加减】①咳甚者加紫菀、款冬花、旋覆花化痰止咳；②哮吼甚加射干、地龙解痉祛痰平喘；③如外寒不甚，表证不明显者，可改用射干麻黄汤加减。

【供选成药】❶小青龙口服液：每支 10 mL。3 岁以上每次 10 mL，每日 2 次。❷通宣理肺丸：详见第 363 页。

2. **热性哮喘证**　多见喘咳气促，声高息涌，喉间哮鸣，咳痰稠黄，胸膈满闷，发热汗出，面赤口干，咽红，尿黄便秘。舌质红、苔薄黄，脉浮数或弦数。多因外感风热，或风寒化热，引动伏痰所致。治宜清肺涤痰，止咳平喘。

【常用方药】麻杏石甘汤合苏葶丸加减。处方：

> 麻黄 3 g　生石膏 15 g　黄芩 5 g　杏仁 4.5 g　　前胡 3 g　葶苈子 1.5 g
> 苏子 2 g　桑白皮 5 g　　射干 3 g　瓜蒌皮 4.5 g 枳壳 2 g

方中麻黄、生石膏、黄芩宣肺清热；杏仁、前胡宣肺止咳；葶苈子、苏子、桑白皮泻肺平喘；射干、瓜蒌皮、枳壳降气化痰。

【加减】①喘急者加地龙清热解痉，化痰平喘；②痰多加胆南星、竹沥豁痰降气；③咳甚加炙百部、炙款冬花宣肺止咳；④热重加栀子、虎杖、鱼腥草清热解毒；⑤咽喉红肿加蚤休、山豆根、板蓝根解毒利咽；⑥便秘加瓜蒌子、枳实、大黄降逆通腑；⑦如表证不明显，喘息咳嗽，痰鸣、痰色微黄，可改定喘汤加减，方中白果与麻黄配伍，可起敛肺平喘作用。

【供选成药】❶哮喘颗粒：每包 10 g。每次 10 g，每日 2 次。❷清肺消炎丸：每 60 丸重 8 g。1 岁以内每次 10 丸，1~3 岁每次 20 丸，3~6 岁每次 30 丸，6~12 岁每次 40 丸，12 岁以上每次 60 丸，每日 3 次。❸葶贝胶囊：每粒 0.35 g。餐后服，3 岁以上每次 1 粒，3 岁以下每次 1/3~1/2 粒，每日 3 次。7 日为 1 个疗程。本品含麻黄，高血压、心脏病、青光眼患者慎用。❹小儿咳喘颗粒：详见第 361 页。❺小儿咳喘灵颗粒、小儿肺热咳喘颗粒：详见第 360 页。❻哮喘宁颗粒：每袋 10 g。5 岁以下儿童每次 5 g，5~10 岁每次 10 g，10~14 岁每次 20 g，每日 2 次。

3. **外寒内热证** 多见喘促气急，咳嗽痰鸣，鼻塞喷嚏，流清涕，或恶寒发热，咳痰黏稠色黄，口渴尿黄，大便干结。舌红、苔白，脉滑数或浮紧。多因外有风寒束表，内有痰热内蕴所致。治宜散寒清热，降气平喘。

【常用方药】大青龙汤加减。处方：

麻黄 3 g	桂枝 3 g	白芍 4.5 g	细辛 1 g	五味子 2 g
姜半夏 4.5 g	射干 3 g	生姜 3 g	生石膏 15 g	紫菀 3 g
葶苈子 1.5 g	苏子 2 g	甘草 3 g		

方中麻黄、桂枝、白芍散寒解表和营；细辛、五味子、姜半夏、生姜蠲饮平喘；重用生石膏清泄肺热；甘草和中；葶苈子、苏子、射干、紫菀化痰平喘。

【加减】①热重加栀子、鱼腥草清热；②痰热明显者加地龙、黛蛤散、竹沥清化痰饮。

【供选成药】❶小青龙口服液：详见第 368 页。❷桂龙咳喘宁胶囊：每粒 0.3 g。3 岁以上每次 2 粒，每日 3 次。寒热错杂，肾气不足者忌用。❸小儿咳喘颗粒：详见第 361 页。❹小儿宣肺止咳颗粒：详见第 359 页。

4. **虚实夹杂证** 多见喘促胸满，动则喘甚，持续不已，面色欠华，畏寒肢冷，神疲纳呆，小便清长，常伴咳嗽痰多，喉中痰鸣。舌淡苔薄白或白腻，脉细弱，指纹淡滞。病程一般较长。多因喘促经久不愈，耗损肺肾之气所致。治宜泻肺平喘，补肾纳气。

【常用方药】偏于上盛者，可用苏子降气汤加减。处方：

苏子 3 g	苦杏仁 4.5 g	前胡 4.5 g	法半夏 4.5 g	厚朴 4.5 g
陈皮 3 g	肉桂 1 g	当归 4.5 g	紫菀 3 g	款冬花 3 g

方中苏子、苦杏仁、前胡、法半夏降气化痰；厚朴、陈皮理气燥湿化痰；肉桂温肾纳气而行水饮；当归活血调营；紫菀、款冬花化痰平喘；或加人参、五味子益气敛肺。

偏于下虚者，可改都气丸合射干麻黄汤加减。以山茱萸、熟地黄、补骨脂益肾培元；山药、茯苓健脾益气；款冬花、紫菀温润化痰；半夏、细辛、五味子化饮平喘；麻黄、射干宣肺止咳平喘。

【加减】①动则气短难续者加胡桃肉、紫石英、诃子摄纳补肾；②畏寒肢冷加附子、淫羊藿温肾散寒；③畏寒腹满加花椒、厚朴温中除满；④痰多色白，频吐不绝者加白果、芡实补肾健脾、渗湿、化痰；⑤发热咳痰黄稠者加黄芩、冬瓜子、金荞麦清泄肺热。

【供选成药】❶降气定喘丸：每瓶 7 g。3 岁以上每次 1.5~2 g，每日2 次。本品含麻黄，高血压、心脏病、青光眼患者应慎用。❷苏子降气丸：每 13 粒重 1 g。3 岁以上每次 1.5~2 g，每日 1~2 次。外感痰热咳喘者忌用。

（二）缓解期

1. 肺脾气虚证　多见反复感冒，气短懒言，畏冷，自汗，倦怠无力，形瘦纳差，面色㿠白，便溏，或气喘哮鸣。舌质淡、苔薄白，脉细无力。多因肺虚表卫不固，脾虚运化失健所致。治宜健脾益气，补肺固表。

【常用方药】人参五味子汤合玉屏风散加减。处方：

白参 3 g	五味子 3 g	茯苓 5 g	白术 5 g	黄芪 8 g	防风 5 g
百部 5 g	橘红 3 g				

方中白参、五味子补气敛肺；茯苓、白术健脾补气；黄芪、防风益气固表；百部、橘红化痰止咳。

【加减】①汗出甚加煅龙骨、煅牡蛎固涩止汗；②痰多加法半夏、桔梗、僵蚕化痰；③食欲差加焦神曲、谷芽、焦山楂消食助运；④腹胀加木香、枳壳、槟榔理气降气；⑤便溏则宜加山药、炒白扁豆健脾化湿。

【供选成药】❶固本咳喘片：每片 0.4 g。3 岁以上每次 1 片，每日 2~3 次。外感咳嗽忌用；哮喘急性发作期不宜单独使用。❷玉屏风口服液：详见第 366 页。❸人参五味子颗粒：每袋 10 g。3 岁以上每次 1~2 g，每日 2 次。餐前服。

2. 脾肾阳虚证　多见咳痰清稀，时有喘鸣，面色晦暗，倦怠乏力，食欲不佳，气促多汗，形寒肢冷，小便清长，大便稀溏。舌淡少苔，脉缓无力。多因脾肾阳气亏虚所致。治宜健脾温肾，固摄纳气。

【常用方药】金匮肾气丸加减。处方：

熟地黄 10 g	山药 15 g	茯苓 8 g	制附子 4.5 g	山茱萸 3 g
五味子 3 g	核桃仁 10 g	淫羊藿 5 g	白果 5 g	肉桂 1 g
鹿角片 1.5 g				

方中制附子、肉桂、鹿角片、淫羊藿温补肾阳；山茱萸、熟地黄补益肝肾；山药、茯苓健脾；核桃仁、五味子、白果敛气固摄。

亦可改六君子汤合参蛤散治之。

【加减】①虚喘明显加蛤蚧、冬虫夏草补肾纳气；②咳甚加款冬花、紫菀止咳化痰；③夜尿多加益智、菟丝子、补骨脂补肾固摄。

【供选成药】❶金匮肾气丸：蜜丸，每丸 9 g，3 岁以上每次 1/3 丸；浓缩丸，每 8 丸相当于原生药 3 g，3 岁以上每次 2~3 丸；均每日 2 次。肺热津伤、胃热炽盛、阴虚内热者忌用。❷六君子丸：每袋 9 g。3 岁以上每次 2~3 g，每日 2 次。脾胃阴虚胃痛、痞满者，湿热泄泻者和痰热咳嗽者均不宜用。❸参蛤补肺胶囊：每粒 0.4 g。3 岁以上每次 1~2 粒，每日 2~3 次。❹补肾防喘片：素片每片 0.25 g。3 岁以上每次 1~2 片，每日 2~3 次。阴虚阳亢及外感痰热者禁用。❺固肾定喘丸：每瓶 35 g。3 岁以上每次 0.5~0.6 g，每日 2~3 次。可在发病预兆前服用，也可预防久喘复发。肺热壅盛及痰浊阻肺所致咳喘忌用。❻固本咳喘片：详见第 370 页。❼补金片：每片 0.25 g。3 岁以上每次 1~2 片，每日 2 次。感冒及肺热咳嗽者忌用。

3. 肺肾阴虚证　多见咳嗽时作，喘促乏力，咳痰不爽，面色潮红，夜间盗汗，消瘦气短，手足心热，夜尿多。舌质红、苔花剥，脉细数。多因素体阴虚，或热性哮喘日久不愈，或用药过于温燥，伤及肺肾之阴所致。治宜补肾敛肺，养阴纳气。

【常用方药】麦味地黄丸加减。处方：

| 熟地黄 10 g | 枸杞子 10 g | 山药 15 g | 茯苓 8 g | 麦冬 8 g | 百合 8 g |
| 牡丹皮 5 g | 山茱萸 3 g | 五味子 3 g | | | |

方中麦冬、百合润养肺阴；五味子益肾敛肺；山茱萸、熟地黄、枸杞子、山药补肾阳；牡丹皮泄热；茯苓健脾。

【加减】①盗汗甚加知母、黄柏育阴清热；②呛咳不爽者加百部、北沙参润肺止咳；③潮热加鳖甲、青蒿清虚热。

【供选成药】❶蛤蚧定喘胶囊：每粒0.5 g。3岁以上每次1粒，每日2次。本品含麻黄，高血压、心脏病、青光眼患者慎用。❷金水宝胶囊：每粒0.33 g。3岁以上每次1粒，每日3次。外感实证咳喘忌用。❸百令胶囊：每粒0.2或0.5 g。3岁以上每次0.2~0.6 g，每日3次。外感实证咳喘忌用。❹麦味地黄口服液：每支10 mL。3岁以上每次5 mL，每日2次。感冒患者忌用。

五、反复呼吸道感染

反复呼吸道感染，指感冒、扁桃体炎、支气管炎、肺炎等小儿常见病，在一段时间内反复感染发病。以6个月至6岁小儿，尤以1~3岁的幼儿多见，在冬春气候剧烈变化时尤易反复，夏天常有自然缓解趋势。多为正气不足，卫外不固，以致屡感外邪，邪毒久恋，稍愈又作，往复不已。

（一）肺脾气虚证

多见反复外感，动则多汗，少气懒言，面色少华，食少纳呆，或大便溏薄，唇口色淡。舌质淡红，脉细无力，指纹淡。多因肺气虚弱，宗气不足，卫外不固，脾虚运化失常所致。治宜健脾补肺。

【常用方药】玉屏风散加味。处方：

> 黄芪10 g　　白术5 g　　党参8 g　　山药10 g　　牡蛎5 g　　陈皮3 g
> 防风5 g

方中黄芪补气固表；白术、党参、山药健脾益气；牡蛎敛表止汗；陈皮健脾化痰；防风疏散风邪。

【加减】①余热未清者加大青叶、黄芩、连翘清退余热；②汗多加糯豆衣、五味子固表止汗；③食欲不佳加炒薏苡仁、茯苓健脾化湿；④便秘积滞加大黄、枳壳消积导滞。

【供选成药】❶玉屏风口服液：详见第366页。❷百令胶囊：详见上证。❸参苓白术丸（散、颗粒）：水丸，每袋18 g，枣汤或温开水送服，7岁以上儿童每次 3~6 g，3~7 岁每次 2~3 g，3 岁以下每次 1~2 g，每日 2 次；散剂，每袋 6 g，3 岁以上每次 2~3 g，每日 2~3 次，餐前服；颗粒，每袋 6 g，7 岁以上儿童每次 3~6 g，3~7 岁每次 2~3 g，3 岁以下每次 1~2 g，每日 2 次。湿热内蕴所致的泄泻、厌食、水肿及痰火咳嗽者忌用。❹六君子丸：详见第 371 页。❺童康片：每瓶 48 片。咀嚼服用，1 岁以下每次 1 片，1~3 岁每次 2 片，3~7 岁每次 3 片，每日 2 次。

（二）气阴两虚证

多见反复感冒，手足心热；或伴有低热，神疲盗汗，口渴，食少纳呆，便干。舌质红、苔少或花剥，脉细无力，指纹淡红。多因素体阴虚或疾病后期邪去正伤气虚卫外不固所致。治宜益气养阴。

【常用方药】生脉散加减。处方：

> 太子参 6 g　麦冬 6 g　五味子 3 g　白术 6 g　茯苓 10 g　牡蛎 10 g
> 鸡内金 5 g

方中太子参、麦冬益气养阴；五味子敛汗生津；白术、茯苓益气健脾；牡蛎敛阴止汗；鸡内金消食化积。

【加减】①偏气虚者加黄芪；②纳呆加焦山楂、焦麦芽；③汗多加浮小麦、糯稻根；④口干加天花粉、石斛；⑤手足心热或低热者加地骨皮、牡丹皮；⑥大便偏干加柏子仁、火麻仁。

【供选成药】槐杞黄颗粒：每袋 10 g。1~3 岁每次 5 g，3~12 岁每次 10 g，每日 2 次，餐前服用。感冒发热患儿不宜服用。

（三）肺胃实热证

多见反复感冒，口舌生疮，咽微红，口臭，汗多而黏，睡不安宁，大便干。舌质红、苔黄，脉滑数。多因肺胃蕴热或胃肠积热，遇感而发所致。治宜清泻肺胃。

【常用方药】凉膈散加减。处方：

> 连翘 12 g　黄芩 3 g　牛蒡子 6 g　薄荷 3 g　生石膏 20 g　大黄 3 g
> 淡竹叶 3 g　芦根 5 g　淡豆豉 5 g　甘草 3 g

方中连翘清热解毒，透散上焦之热；黄芩清胸膈郁热；大黄泻火通便，以荡涤中焦燥热内结；薄荷、牛蒡子清头目，利咽喉；淡豆豉解表除烦；生石膏、芦根、淡竹叶清热泻火；甘草缓和药性，调和诸药。

【加减】①咽易红者加胖大海、金果榄；②扁桃体易肿大者加僵蚕、玄参；③口舌易生疮者加栀子、通草；④舌苔厚加焦山楂、鸡内金。

【供选成药】清降片：每片 0.125 g。1 岁每次 1.5 片，每日 2 次；3 岁每次 2 片，每日 3 次；6 岁每次 3 片，每日 3 次。

叁 脾胃系病证

一、鹅口疮

鹅口疮，又名雪口，是以口腔黏膜、舌上散在或满布白屑为主要临床特征的一种口疾病。因其状如鹅口，故名鹅口疮。一年四季均可发生，常见于新生儿及体质虚弱、营养不良、久病久泻等小儿。主要病因为心脾积热。或体质虚弱，复感邪毒；或虚火上浮，熏发于口舌所致。严重者口内白屑满布，如雪花重叠，蔓延咽喉食道，可导致呼吸不利，吞咽困难的危重证候。

（一）心脾积热证

多见口腔白屑堆积，周围焮红较甚，面赤，唇红，或伴发热，烦躁，口干，拒奶，吮乳啼哭，小便短赤，大便干结。舌质红、苔腻，脉滑而数，指纹紫滞。多因胎毒内蕴，或口腔不洁，秽毒内积心脾，郁而发热所致。治宜清心泻脾。

【常用方药】清热泻脾散加减。处方：

> 生石膏 10 g 黄芩 6 g 生地黄 8 g 竹叶 3 g 黄连 1 g 栀子 3 g
> 灯心草 0.5 g 甘草 3 g

方中黄连、栀子清心泄热；黄芩、生石膏散脾经郁热；生地黄清热凉血；竹叶、灯心草清热降火，导热下行；甘草调和诸药。

【加减】①大便秘结加大黄通腑泄热；②口干喜饮加石斛、玉竹养阴生津。

【供选成药】❶小儿清热解毒口服液：每支 10 mL。每次 5~10 mL，每日 2~3 次。❷清胃黄连丸：每袋 9 g。每次 3~6 g，每日 2 次。不宜久服，以免损伤脾胃。❸白清胃散：每瓶 3 g。取适量吹敷患处，每日数次。❹导赤丸：每丸 3 g。每次 1/3~1/2 丸，每日 2 次，1 岁以内每次 1/4~1/3 丸。

本品含关木通，不宜大量或长期服用。脾虚便溏者忌用。

外 治 ❶生石膏 2.5 g，青黛、黄连、乳香、没药各 1 g，冰片 0.3 g。共研细末，瓶装储存。每次少许涂患处，每日 4～5 次。❷冰硼散、青黛散或珠黄散：取适量，涂敷患处，每日 3 次。

（二）虚火上浮证

多见口腔内白屑散在、周围红晕不显，颜面色红，五心烦热，形体虚弱，精神倦怠，口干不渴。舌红少苔，脉细数无力。多因先天禀赋不足，或喂养不当，或久病体虚，阴虚阳亢，水不制火所致。治宜滋阴降火。

【常用方药】知柏地黄汤加减。处方：

> 熟地黄 10 g　山药 10 g　茯苓 8 g　知母 6 g　黄柏 3 g　山茱萸 3 g
> 牡丹皮 3 g　泽泻 3 g

方中知母、黄柏滋阴降火；熟地黄、山茱萸滋阴补肾；山药、茯苓健脾养阴；牡丹皮、泽泻清肝肾之虚火。

【加减】①食欲不佳加乌梅、木瓜、生麦芽滋养脾胃；②便秘加火麻仁润肠通便。

【供选成药】❶知柏地黄丸：浓缩丸，每 8 丸相当于原生药 3 g，每次 2～3 丸，每日 3 次；大蜜丸，每丸 9 g，每次 1/4～1/3 丸，每日 2 次。宜空腹或餐前服。感冒者慎用，脾虚便溏、气滞中满者不宜用。❷大补阴丸：大蜜丸，每丸 9 g，每次 1/3～1/2 丸；水蜜丸，每瓶 120 g，每次 2～3 g；均每日 2～3 次。忌辛辣油腻食物。气虚发热者及火热实证者忌服。感冒者慎用。脾胃虚弱、痰湿内阻、脘腹胀满、食少便溏者慎用。

外 治 吴茱萸 15 g、胡黄连 6 g、大黄 6 g、生南星 3 g。共研成细粉。1 岁以内每次用 3 g，1 岁以上可用 5～10 g，用醋调成糊状，晚上涂于患儿足心，外加包扎，早晨起床后除去。本法除可用于本证外，心脾积热证亦可用。

二、口疮

口疮是以口腔黏膜、齿龈、舌体等处出现黄白色溃疡，疼痛流涎，或伴发热为特征的口腔疾病。若满口糜烂，色红作痛者，称为口糜；溃疡只发生在口唇两侧，称为燕口疮。以 2～4 岁的婴幼儿多见，一年四季均可发病，无明显的季节性。本病可单独发生，也可伴发于其他疾病。

（一）风热乘脾证

多以口颊、上腭、齿龈、口角溃烂为主，甚至满口糜烂，周围焮红，疼痛拒食，烦躁不安，口臭涎多，小便短赤，大便秘结，或伴发热。舌红、苔薄黄，脉浮数，指纹紫。多因外感风热邪毒，内应脾胃所致。治宜疏风散火，清热解毒。

【常用方药】银翘散加减。处方：

> 金银花6 g　连翘5 g　牛蒡子3 g　芦根5 g　薄荷1.5 g　板蓝根5 g
> 竹叶1.5 g　甘草3 g

方中金银花、连翘、板蓝根清热解毒；薄荷、牛蒡子疏风散郁火；竹叶、芦根清心除烦；甘草解毒调和诸药。

【加减】①发热不退加柴胡、黄芩、生石膏清肺胃之火；②大便秘结加生大黄、玄明粉泄热通便；③疮面色黄糜烂加黄连、薏苡仁清利湿热。

【供选成药】❶牛黄解毒丸（胶囊、片、软胶囊）：丸剂，每丸3 g，每次1/3~1/2丸，每日2~3次；胶囊，每粒0.3 g或0.4 g；每次0.3~0.4 g，每日2~3次；片剂，分大片和小片2种，每袋24片，大片每次1/2片，小片每次2/3片，每日2~3次；软胶囊，每粒0.4 g，每次1粒，每日2~3次。方中含雄黄，不宜过量、久服。阴虚热盛所致口疮、牙痛、喉痹者忌服。❷小儿豉翘清热颗粒：详见第358页。❸牛黄消炎灵丸（胶囊）：蜜丸，每丸1.9 g，每次1/4~1/3丸；胶囊，每粒0.4 g，每次1粒；均每日2次。❹牛黄上清丸（胶囊、片）：蜜丸，每丸6 g，每次1/3~1/2丸；胶囊，每粒0.3 g，每次1粒；片剂，每盒24片，每次1片；均每日2次。❺黄连上清丸（片）：蜜丸，每丸6 g，每次1/3~1/2丸；片剂，每瓶60片，每次1~2片；均每日2次。脾胃虚寒、大便溏泻者忌用。❻泄热合剂：每瓶100 mL。每次5 mL，每日2~3次。阳虚便溏者忌用。❼清火栀麦片（胶囊）：片剂，每片含原药材1 g，每次0.5~1片；胶囊，每粒0.25 g，每次1/2粒；均每日2次。

外治　❶冰硼散：每支3 g。取少许吹敷患处，每日数次。虚寒性溃疡不宜用。❷冰硼咽喉散：每瓶1.5 g。取少许吹敷患处，每日3~4次。

（二）心火上炎证

多见于舌上、舌边溃烂，色赤疼痛，饮食困难，心烦不安，口干欲饮，小便短黄。舌红、苔薄黄，脉数，指纹紫。多因过食辛辣炙煿厚味等，蕴而生热，热扰心神，心火内炽所致。治宜清心凉血，泻火解毒。

【常用方药】泻心导赤散加减。处方：

> 黄连 1.5 g　生地黄 8 g　淡竹叶 3 g　通草 3 g　甘草 3 g

方中黄连泻心火；生地黄凉血；淡竹叶清心热；通草导热下行；甘草调和诸药。

【加减】①尿少加车前子、滑石利尿泄热；②口渴甚加生石膏、天花粉清热生津；③大便秘结加生大黄、玄明粉通便泻火。

【供选成药】❶小儿化毒散：详见第 352 页。❷导赤丸：详见第 374 页。❸一清颗粒：每袋 7.5 g。每次 2.5 g。每日 3 次。阴虚火旺者慎用。不可过量、久服。忌辛辣油腻食物。❹清火栀麦片、泄热合剂、牛黄解毒丸：详见第 376 页。

外　治　冰硼散：每支 3 g。取少许涂敷患处，每日 3 次。

（三）脾胃积热证

多见口腔内溃疡较多，糜烂，色白或黄，溃疡较深，有的融合成片，甚则满口糜烂，红肿疼痛，拒食，口臭流涎，或伴发热，面赤口渴，小便短赤，大便秘结。舌红苔黄，脉数，指纹紫滞。多因调护不当，秽毒内侵，脾胃实火上攻，火热伤津所致。治宜清热解毒，通腑泻火。

【常用方药】凉膈散加减。处方：

> 连翘 12 g　黄芩 3 g　栀子 3 g　大黄 1.5 g　玄明粉 1.5 g　淡竹叶 3 g
> 薄荷 3 g　甘草 3 g

方中连翘清热解毒，透散上焦之热；黄芩清胸膈郁热；栀子通泻三焦，引火下行；大黄、玄明粉泻火通便，以荡涤中焦燥热内结；薄荷清头目、利咽喉；淡竹叶清上焦之热；甘草缓和药性，调和诸药。

【加减】①溃疡渗出物色黄者加金银花、蒲公英；②尿少加车前子、滑石；③口渴甚加芦根、天花粉；④疼痛较甚者加生地黄、牡丹皮；⑤烦躁加生石膏、郁金。

【供选成药】清降片：详见第 374 页。

（四）虚火上浮证

多见口腔溃烂，周围色不红或微红，疼痛不甚，反复发作或迁延不愈，神疲颧红，口干不渴。舌红、苔少或花剥，脉细数，指纹淡紫。多因禀赋不足，或患热病，或久泻不止，阴液耗损，水不制火所致。治宜滋阴降火，引火归元。

【常用方药】用六味地黄汤加肉桂治之。处方：

> 熟地黄 10 g　山茱萸 3 g　山药 10 g　茯苓 8 g　牡丹皮 6 g　泽泻 5 g
> 肉桂 0.5 g

方中熟地黄、山茱萸滋阴补肾；山药、茯苓补益脾阴；牡丹皮、泽泻泻肝肾虚火；加少量肉桂引火归元。

【加减】①心阴不足者加麦冬、五味子养心安神；②胃阴不足者加石斛、沙参养阴生津；③如久泻或吐泻之后患口疮，治宜气阴双补，可改七味白术散，重用葛根加乌梅、儿茶。

【供选成药】❶六味地黄丸（口服液、片剂）：蜜丸，每丸 9 g，小儿 7 岁以上每次 0.5~1 丸，4~7 岁每次 1/2 丸，3 岁以下每次 1/4~1/3 丸；水丸，每丸 6 g，小儿 7 岁以上每次 6 g，4~7 岁每次 3~6 g，3 岁以下每次 1~2 g；口服液，每支 10 mL，每次 5 mL；片剂，每片 0.55 g，小儿 7 岁以上每次 2~3 片，4~7 岁每次 1~2 片，3 岁以下每次 0.5~1 片；均每日 2 次。忌辛辣食物。脾虚便溏者慎用，感冒及实热证忌服。❷知柏地黄丸、大补阴丸：详见第 375 页。

外 治　❶取吴茱萸适量，捣碎，醋调敷涌泉穴，临睡前固定，第二天早晨除去。心火上炎证亦可用此法。❷锡类散：每小瓶 0.3 g。取少许涂敷患处，每日 3 次。

三、呕吐

呕吐是因胃失和降，气逆于上，胃中乳食上逆经口而出的一种病证。古人谓有声有物谓之呕。有物无声谓之吐，有声无物谓之哕。由于呕与吐常同时发生，故合称为呕吐。其发病无年龄及季节限制，但临床以婴幼儿多见，好发于夏秋季节。以脘腹胀满、恶心嗳气，呕吐酸馊或清稀黏液等为主要临床表现。小儿脾胃虚弱，外感风寒暑热之邪，或乳食积滞，停滞中脘，损伤脾胃；或因脾胃虚寒，胃阴不足，跌打惊恐，使胃失和降，胃气上逆而发生呕吐。

呕吐可见于现代医学的多种疾病，如消化道功能紊乱、胃炎、溃疡病、胆囊炎、胰腺炎、胆道蛔虫、急性阑尾炎、肠梗阻等消化系统疾病，肝炎等急性传染病，或颅脑疾患、尿毒症，以及中暑与食物、药物影响等。本篇所指的呕吐以消化道功能紊乱为主。

（一）寒邪犯胃证

多见突发呕吐，吐物清冷，胃脘不适或疼痛，伴恶寒，发热，鼻塞流涕。舌淡红、苔白，脉浮紧，指纹红。多因外感风寒之邪侵犯胃腑，扰动气机，胃失和降所致。治宜疏风散寒，化湿和中。

【常用方药】藿香正气散加减。处方：

> 广藿香3g　紫苏叶1.5g　厚朴3g　白芷2.5g　茯苓8g　苍术2g
> 法半夏3g　陈皮1g　　　生姜3g　大枣6g　甘草2g

方中广藿香、紫苏叶、白芷、生姜发表散寒，理气化湿；法半夏、陈皮、厚朴、苍术温燥寒湿，调理气机；茯苓、甘草、大枣健脾和胃。

【加减】①风寒偏重者加荆芥、防风、羌活；②夹有食滞，腹胀嗳酸者加焦山楂、木香、枳壳；③发热口苦咽干者加柴胡、黄芩。

【供选成药】❶藿香正气软胶囊：详见第356页。❷紫金锭（散）：锭剂，每锭重0.3g或3g，每次0.3~0.5g；散剂，每包0.6g，小儿3岁以下每次0.3g，4~7岁每次0.6g；均每日2次。本品性猛峻烈，气血虚弱者应忌用。含朱砂、雄黄等，肝肾功能不全者慎用。不宜过量、久服。

（二）乳食积滞证

多见呕吐物酸臭、有乳块或不消化食物，不思乳食，口气臭秽，脘腹胀满，哭吵不安，吐后觉舒，大便秘结或泻下酸臭。舌质红、苔厚腻，脉滑数有力，指纹紫滞。多因喂养不当，乳食停滞，脾胃失健所致。治宜消食导滞，和胃降逆止呕。

【常用方药】

（1）伤乳可用消乳丸加减。处方：

> 香附5g　神曲3g　麦芽3g　山楂5g　砂仁1.5g　陈皮1.5g
> 谷芽3g　甘草3g

方中麦芽、神曲、山楂消乳化积；香附、砂仁、陈皮理气止呕；谷芽、甘草和中。

（2）伤食可用保和丸加减。处方：

| 焦山楂 3 g | 焦神曲 3 g | 鸡内金 3 g | 莱菔子 1.5 g | 陈皮 1.5 g |
| 法半夏 1.5 g | 茯苓 5 g | 连翘 3 g | | |

方中焦山楂、焦神曲、鸡内金消食化积导滞；莱菔子、陈皮、法半夏理气降逆止呕；茯苓健脾渗湿；连翘清解郁热。

【加减】①呕吐较频加少许姜汁降逆止呕；②大便秘结加大黄、枳实通下导滞；③胃寒者去连翘加丁香、广藿香、白豆蔻温胃降逆；④食滞化热者加竹茹、黄连清胃泄热；⑤浊气犯胃，呕吐并见胸闷恶心、苔浊垢腻者加玉枢丹辟秽止呕；⑥因食鱼、蟹而吐者加紫苏叶解毒；⑦因食肉而吐者可重用山楂以消肉食之积。

【供选成药】❶保和丸：每瓶 6 g。每次 2 g，每日 1~2 次。体虚无积滞忌用。❷越鞠保和丸：每袋 6 g。每次 2 g，每日 1~2 次。❸开胸消食片：每片 0.3 g。每次 1~2 片，每日 2 次。气虚者忌用。❹开胃理脾丸：每丸 6 g。每次 2~3 g，每日 2 次。❺六神曲：每块 12 g。煎汤服，每次 2~3 g，每日 2 次。也可将本品研末入丸散中服。❻开胃山楂丸：每丸 9 g。每次 1/3~1/2 丸，每日 1~2 次。❼开胃健脾丸：每 10 粒重 1 g。每次 2~3 g，每日 2 次。❽小儿化食丸：每丸 1.5 g。1 岁以内每次 1.5 g。1 岁以上每次 3 g，每日 2 次。脾虚腹胀泄泻者慎用。忌辛辣油腻食物。❾小儿七星茶颗粒：每包 3.5 g。每次 3.5~7 g，每日 3 次。❿小儿化滞散：每包 3 g。红糖水冲服，1~3 岁每次 1.5 g，4~6 岁每次 3 g，1 岁以内每次 0.5~1 g，每日 2 次。脾胃虚弱，食积不化，大便稀溏者不宜用。⓫小儿胃宝丸（片）：水丸，每丸重 0.5 g，每支 3 g，每次 1~1.5 g，3 岁以上每次 1.5~3 g；片剂，每片 0.5 g，每次 2~3 片，3 岁以上每次 3~5 片；均每日 3 次。脾胃虚寒或食积内热者忌用。⓬小儿消食片：每片 0.25 g。1~3 岁每次 2~4 片，3~7 岁每次 4~6 片，每日 3 次。

（三）胃热气逆证

多见食入即吐，呕吐频繁，吐物酸腐，身热口渴，烦躁不寐，面赤唇红，小便短赤，大便酸臭。舌红苔黄，脉滑数，指纹紫滞。多因乳食不消，蕴而化热，热积于胃所致。治宜清热泻火，和胃降逆。

【常用方药】黄连温胆汤加减。处方：

| 姜半夏 6 g | 竹茹 6 g | 茯苓 8 g | 黄连 1.5 g | 陈皮 1.5 g | 枳实 1.5 g |
| 甘草 3 g | | | | | |

方中黄连清胃泻火；陈皮、枳实理气导滞；姜半夏、竹茹降逆止呕；茯苓、甘草和胃。

【加减】①食积者加神曲、山楂、麦芽消食化积；②大便不通加生大黄泄热通便；③口渴加天花粉、麦冬养胃生津；④呕吐甚加赭石降逆止呕；⑤虚热上犯、气逆不降呕吐者，可改橘皮竹茹汤或竹叶石膏汤。

【供选成药】❶左金胶囊：每粒 0.35 g。每次 1 粒，每日 2 次。脾胃虚寒及肝阴不足者忌用。本品属配合用药。❷加味左金丸：每 100 粒重 6 g。每次 1.5～2 g，每日 2 次。肝寒犯胃及体虚无热者不宜用。本品属配合用药。

【外用】鲜地龙数条，捣烂敷双足心，用布包扎，每日 1 次。

（四）脾胃虚寒证

多在食后良久方吐，或朝食暮吐，暮食朝吐，呕吐物多为清稀痰水或不消化乳食残渣，伴面色苍白，精神疲倦，四肢欠温，食少不化，腹痛便溏。舌淡苔白，脉迟缓无力，指纹淡。多因先天禀赋不足，脾胃素虚，或脾胃受寒，寒积于胃，中阳不运，胃失和降所致，治宜温中散寒，和胃止呕。

【常用方药】丁萸理中汤或丁香理中汤加减。处方：

> 党参 8 g　白术 6 g　干姜 1.5 g　丁香 1 g　吴茱萸 1.5 g　甘草 3 g

方中党参、白术、甘草补脾益胃，补养中气；干姜、丁香、吴茱萸温中散寒，降逆止呕。

【加减】①呕吐清水、腹痛绵绵、大便稀溏、四肢欠温者，加制附子、高良姜、肉桂温阳祛寒；②腹痛绵绵加香附、陈皮、柿蒂。

【供选成药】❶香砂养胃丸（颗粒）：水丸，每支 9 g，3 岁以上小儿每次 2～3 g；浓缩丸，每 8 丸相当于原药材 3 g，每次 2～3 丸；颗粒，每袋 5 g，每次 2 g；均每日 3 次。❷附子理中丸：小蜜丸，每瓶 120 g，每次 2～3 g；大蜜丸，每丸 9 g，每次 1/3～1/2 丸；均每日 2～3 次。浓缩丸，每 8 丸相当于原药材 3 g，每次 3～5 丸，每日 3 次。伤风感冒、阴虚阳盛及热证疼痛忌用。❸良附丸：每 100 粒重 6 g。每次 1～2 g，每日 2～3 次。胃部灼痛、口苦便秘之胃热者忌用；湿热中阻见胃痛、呕吐者不宜用。❹理中丸：详见第 350 页。❺安中片：每片 0.2 g。每次 1～1.5 片，每日 3 次。出血性溃疡、胃脘热痛者忌用。❻仲景胃灵丸：每袋 1.2 g。每次 0.2～0.4 g，每日 3 次。阴虚胃痛者忌用。❼丁蔻理中丸：每 26 粒重 1 g。每次 1.5～3 g，每日 2 次。

湿热中阻者慎用，感冒发热者忌用。

外治 大蒜5个、吴茱萸（研末）10 g。大蒜去皮捣烂，与吴茱萸拌匀，揉成大小适宜的药饼，外敷双足心，每日1次。

（五）肝气犯胃证

多见呕吐酸苦，或嗳气频频，每因情志刺激加重，胸胁胀痛，精神郁闷，易怒易哭。舌边红、苔薄腻，脉弦，指纹紫。多因环境不适，或所欲不遂，或被打骂，肝气不舒，横逆犯胃所致。治宜舒肝理气，和胃降逆。

【常用方药】解肝煎加减。处方：

> 白芍6 g　　紫苏叶1.5 g　　紫苏梗4.5 g　　砂仁1.5 g　　厚朴3 g
> 陈皮1.5 g　　法半夏4.5 g

方中白芍缓肝急；紫苏叶、紫苏梗舒肝气；砂仁、厚朴调理脾胃气机；陈皮、法半夏降逆止呕。

【加减】①肝火犯胃致吐可改用左金丸合四逆散清肝理气和胃；②火郁伤阴者加北沙参、石斛清胃养阴；③呕吐黄色苦水者加柴胡、黄芩清利肝胆。

【供选成药】❶加味左金丸：详见第381页。❷四逆散：每袋9 g。每次1/4~1/3袋，每日2次。泡或炖，取汤服。配合汤药应用。❸沉香舒郁丸：每丸6 g。每次1/3~1/2丸，每日2次。久病气虚者忌用。❹参柴颗粒：每袋5 g。每次1~2 g，每日3次。❺柴胡舒肝丸：每丸10 g。每次1/5~2/5丸，每日2次。肝胆湿热、食滞胃肠、脾胃虚弱者不宜用。❻戊己丸：每瓶60 g。每次1~2 g，每日2次。肝寒犯胃者不宜用。

四、腹痛

腹痛是指胃脘以下、肚脐四周以及耻骨以上部位发生的疼痛。包括大腹痛、脐腹痛、少腹痛和小腹痛。大腹痛，指胃脘以下脐部以上的腹部疼痛；脐腹痛，指脐周部位的疼痛；少腹痛，指小腹两侧或一侧疼痛；小腹痛指下腹部正中部位疼痛。

腹痛是小儿常见的一种病证。主要由于腹部受寒，或乳食积滞，损伤脾胃；或脏气虚寒，气滞血瘀所致。

（一）腹部中寒证

多见腹部疼痛，阵阵发作，痛处喜暖，得温则舒，遇寒痛甚，肠鸣辘辘，面色苍白，痛甚者额冷汗出，唇色紫暗，肢冷，或兼吐泻，小便清长。舌淡红、苔白滑，脉沉弦紧，指纹红。多因腹部受寒，或过食生冷寒凉之品，寒邪凝滞，气机不畅所致。治宜温中散寒，理气止痛。

【常用方药】养脏汤加减。处方：

> 当归6g　川芎1.5g　木香1.5g　丁香1.5g　香附4.5g　肉桂1g

方中木香、丁香、香附散寒并调理气机；当归、川芎温通血脉；肉桂温中散寒，使寒邪得以消散，气血畅行，阳气敷布，脏腑获得温养，腹痛得以缓解。

【加减】①腹胀加砂仁、枳壳理气消胀；②恶心呕吐加法半夏、广藿香和胃止呕；③泄泻加炮姜、煨肉豆蔻温中止泻；④抽掣阵痛加小茴香、延胡索温中和血止痛。

【供选成药】❶藿香正气软胶囊：详见第356页。❷纯阳正气丸：每支1.5g。每次0.3~0.5g，每日1~2次。方中含朱砂、硝石、硼砂、雄黄、金礞石，故不宜过量或久服。肝肾功能不全者慎用。湿热中阻所致的腹痛吐泻不宜用。❸安中片、良附丸：详见第381页。

外治　公丁香、白豆蔻各3g，肉桂2g，白胡椒4g，共研细末，过100目筛，装瓶备用。临用时取药末1~1.5g，填敷脐中，再外贴万应膏。本敷法既可用于腹部中寒，又可用于脾胃虚寒证。

（二）乳食积滞证

多见脘腹胀满，疼痛拒按，嗳腐呕吐，吐后痛减，或腹痛欲泻，泻后痛减，不思乳食，且吐物酸馊，粪便秽臭。舌质红、苔白腻或黄腻，脉滑数，指纹紫滞。多因乳食积于中焦，脾胃运化失常，气机壅塞不通所致。治宜消食导滞，行气止痛。

【常用方药】香砂平胃散加减。处方：

> 苍术2g　陈皮2g　厚朴3g　砂仁1.5g　香附5g　枳壳2g
> 山楂5g　神曲3g　麦芽3g　白芍5g　甘草3g

方中苍术、陈皮、厚朴、砂仁、香附、枳壳理气行滞；山楂、神曲、麦芽消食化积；白芍、甘草调中和营。

【加减】①腹胀明显、大便不通者加槟榔、莱菔子通导积滞；②食积蕴郁化热者加生大黄、黄连清热通腑，荡涤肠胃之积热。

【供选成药】❶山楂丸：每丸 9 g。每次 1/3 丸，每日 3 次。脾胃虚弱，无积滞而食欲不佳者不宜用。**❷**山楂化滞丸：每丸 9 g。每次 3~6 g，每日 1~2 次。无饮食积滞者忌用。**❸**木香槟榔丸：每 100 粒重 6 g。每次 1~2 g，每日 2~3 次。寒湿内蕴胃痛、痢疾及冷积便秘、脾胃虚弱者慎用。**❹**枳实导滞丸：每袋 18 g。每次 2~3 g，每日 2 次。忌食生冷食物。本品对积滞较重、郁而化热者较宜。**❺**健儿消食口服液：每支 10 mL。3 岁以内每次 5~10 mL，3 岁以上每次 10~20 mL，每日 2 次，用时摇匀。胃阴不足者慎用。**❻**复方消食颗粒：每袋 7 g。每次 3~7 g，每日 3 次，1 岁以内每次 2~3 g。胃阴不足者忌用。**❼**健脾消食丸：每丸 3 g。1 岁以内每次 1/2 丸，1~2 岁每次 1 丸，2~4 岁每次 1.5 丸，4 岁以上每次 2 丸，每日 2 次。脾胃虚弱无积滞者忌用。**❽**小儿消积丸：每 320 丸重 1 g。1~3 个月婴儿每次 5 丸，3~6 个月每次 10 丸，1~2 岁每次 30 丸，3~6 岁每次 50 丸，7~12 岁每次 80 丸，每日 2 次。如服药后大便次数过多，食欲不佳，应立即停药。体虚、滑泄、外感者忌用。不可过量、久服。**❾**食消饮颗粒：每袋 15 g。每次 3~5 g，每日 3 次。

（三）胃肠结热证

多见腹部胀满，疼痛拒按，大便秘结，烦躁不安，潮热口渴，手足心热。唇舌鲜红、舌苔黄燥，脉滑数或沉实，指纹紫滞。多因乳食停滞，或过食肥甘、辛热之品，入里化热，腑气不通所致。治宜通腑泄热，行气止痛。

【常用方药】大承气汤加减。处方：

> 生大黄 2 g　玄明粉 3 g　厚朴 3 g　枳实 2 g　木香 1.5 g　黄连 1 g
> 升麻 1.5 g

方中生大黄、玄明粉泄热通便，荡涤肠胃，活血祛瘀；厚朴行气破结，消痞除满；升麻、黄连清泄胃热；木香、枳实行气消痞。

【加减】①伤津口干、舌质红者加玄参、麦冬、生地黄养阴生津；②肝胆疏泄失常，肝热犯胃腹痛改用大柴胡汤加减。

【供选成药】❶调胃承气片：每片 0.55 g，相当于原方生药 1.5 g。每次 2~4 片，每日 2~3 次。**❷**通便宁片：每片 0.48 g。每次 1~2 片，每日 1 次。如服药 8 小时后不排便可再服 1 次。脾胃虚寒冷积便秘者忌服。体虚者忌长时用药。

（四）脾胃虚寒证

多见腹痛绵绵，时作时止，痛处喜按，得温则舒，得食则缓，面白少华，形体消瘦，精神倦怠，手足清冷，乳食减少，或食后腹胀，大便稀溏。舌淡苔白，脉沉细或沉缓，指纹淡红。多因素体阳虚，或过用寒凉之品，或病后体虚，寒自内生，损伤脾胃，气机不利所致。治宜温中理脾，缓急止痛。

【常用方药】小建中汤合理中汤加减。处方：

| 白芍 5 g | 桂枝 3 g | 甘草 3 g | 党参 8 g | 白术 5 g | 大枣 8 g |
| 生姜 3 g | 干姜 1.5 g | 饴糖 10 g | | | |

方中桂枝温经和营；白芍、甘草缓急止痛；饴糖、大枣、生姜、党参、白术甘温补中；干姜温中祛寒。

【加减】①气血不足明显者加黄芪、当归补益气血；②肾阳不足者加附子、肉桂以温补元阳；③伴呕吐清涎者加丁香、吴茱萸以温中降逆；④脾虚兼气滞者改用厚朴温中汤。

【供选成药】❶理中丸：详见第 350 页。❷附子理中丸、丁蔻理中丸：详见第 381 页。❸小建中合剂（口服液、颗粒）：合剂，每瓶 120 mL，每次 5~10 mL，每日 3 次，用时摇匀；口服液，每支 10 mL，每次 5~10 mL，每日 2~3 次；颗粒，每袋 15 g，每次 3~5 g，每日 3 次。阴虚内热胃痛者忌用。风热表证、脾胃湿热、胃肠道出血者均不宜用。❹黄芪健胃膏：每瓶 120 g。每次 5~10 g，每日 2 次。湿热中阻及阴虚内热所致消化道出血者忌用。❺桂附理中丸：大蜜丸，每丸 9 g，每次 1/3~1/2 丸；小蜜丸，每瓶 120 g，每次 2~3 g；均每日 2 次，姜汤送服。伤风感冒及实热证忌用。❻参桂理中丸：每丸 6 g。每次 0.5~1 丸，每日 1~2 次，姜汤送服。实热证忌用。❼虚寒胃痛胶囊（颗粒）：胶囊，每粒 0.4 g，每次 1~2 粒；颗粒，每袋 5 g 或 3 g，每次 1/3~1/2 袋；均每日 3 次。阴虚火旺者忌用。

外治 公丁香、白豆蔻各 3 g，肉桂 2 g，白胡椒 4 g，共研细末，过 100 目筛，储瓶备用。用时取药末 1~1.5 g，填敷脐中，再外贴万应膏。或用生葱头，捣烂炒熟敷肚脐。

（五）气滞血瘀证

多见腹痛经久不愈，痛有定处，痛如针刺，伴腹胀或有包块，按之痛剧，肚腹硬胀，青筋暴露，昼轻夜重，口唇色暗。舌有青紫斑，脉细涩或弦滑，指纹紫滞。多因跌打损伤，或术后腹内经脉损伤，或久病不愈，气机不利，血运受阻所致。治宜活血化瘀，行气止痛。

【常用方药】少腹逐瘀汤加减。处方：

> 当归 6 g　　川芎 3 g　　蒲黄 3 g　　延胡索 3 g　　赤芍 3 g　　没药 2 g
> 肉桂 1 g　　五灵脂 2 g　干姜 1.5 g　小茴香 1.5 g

方中肉桂、干姜、小茴香温通经脉；蒲黄、五灵脂、赤芍、当归、川芎活血散瘀；延胡索、没药理气活血，软坚止痛。

【加减】①兼胀痛者加川楝子、乌药理气止痛；②有癥块或有手术、外伤史者加三棱、莪术散瘀消癥。但此类药物易于伤津耗血，病去大半则应停服，康复期应加用黄芪、人参等补气药。

【供选成药】 ❶元胡止痛片（胶囊、颗粒、口服液）：片剂，每片 0.3 g，每次 2~3 片；胶囊，每粒 0.25 g，含原生药 0.67 g，每次 1~2 粒；颗粒，每包 5 g，每次 1/3~1/2 包；口服液，每支 10ml，每次 3~5 mL；均每日 2~3 次。脾胃虚寒及胃阴不足胃痛者忌用。❷荜铃胃痛颗粒：每袋 5 g。每次 1.5~2 g，每日 3 次。胃阴不足、脾胃虚寒所致的胃脘痛不宜用。❸九气拈痛丸：每 50 粒重 3 g，或每袋 18 g。每次 2~3 g，每日 2 次。❹陇马陆胃药片：每片 0.35 g。每次 1~2 片，每日 3 次，餐后服用。

五、泄泻

　　泄泻是小儿常见的一种病证，以大便次数增多，便质稀薄或如水样为主症。本病一年四季均可发生，以夏秋季节发病率为高，不同季节发生的泄泻，病症表现有所不同。2 岁以下小儿发病率高，因婴幼儿脾常不足，易于感受外邪，内伤乳食，或卒受惊恐，使脾胃功能失调，或脾肾阳虚，不能温运水谷而发生泄泻。暴泻伤阴耗气，久泻伤阳劫阴。甚至可造成气液耗损，阴竭阳脱的危候；亦可酿成疳证、五迟等慢性疾患。泄泻有常证、变证之分。

（一）常证

　　1. 湿热泄泻证　多见泻下急迫，大便稀薄，甚则呈水样、蛋花样，色黄或绿，腹痛即泻，量多次频，气味秽臭，或见少许黏液，发热口渴，烦躁不安，食欲不佳，或伴呕恶，神疲乏力，尿少色黄，肛门灼热发红。舌质红、苔黄腻，脉滑数，指纹色紫。多因调护失宜，外感暑热湿邪所致。治宜清热利湿。

　　【常用方药】葛根黄芩黄连汤加减。处方：

| 葛根 8 g | 黄连 2 g | 黄芩 5 g | 地锦草 5 g | 大豆黄卷 5 g | 甘草 3 g |

方中葛根解表退热，生津升阳；黄芩、黄连清解胃肠湿热；地锦草、大豆黄卷清肠化湿；甘草调和诸药。

【加减】①热重泻频者加鸡苏散、辣蓼、马鞭草清热解毒；②发热口渴者加生石膏、芦根清热生津；③湿重水泻者加车前子、苍术燥湿利水；④泛恶苔腻加广藿香、佩兰芳香化浊；⑤呕吐加竹茹、半夏降逆止呕；⑥腹痛加木香理气止痛；⑦食欲不佳加焦山楂、焦神曲运脾消食。

【供选成药】❶葛根芩连片（丸、微丸）：片剂，每片 0.6 g，每次 1~2 片，每日 3~4 次；丸剂，每袋 1 g，每次 1~1.5 g，每日 3 次；微丸，每袋 1 g，每次 1 g，每日 3 次。脾胃虚寒腹泻者、慢性虚寒性痢疾者忌用。不可过量、久服。严重脱水者应采取相应的治疗措施。❷苍苓止泻口服液：每支 10 mL。餐前服，6 个月内婴儿每次 5 mL，6 个月至 1 岁每次 5~8 mL，1~4 岁每次 8~10 mL，4 岁以上每次 10~20 mL，每日 3 次，3 日为 1 个疗程。❸小儿泻痢片：每片相当于原生药 0.5 g。1 岁以内每次 1 片，2~3 岁每次 2~3 片，4 岁以上每次 4~6 片，每日 3 次。❹泻痢消胶囊：每粒 0.35 g。每次 1~2 粒，每日 2~3 次。❺小儿泻速停颗粒：每袋 5 g 或 10 g。6 个月以下每次 1.5~3 g，6 个月~1 岁每次 3~6 g，1~3 岁每次 6~10 g，3~7 岁每次 10~15 g，7~12 岁每次 15~20 g，每日 3~4 次。❻小儿肠胃康颗粒：每袋 5 g。每次 5~10 g，每日 3 次。对盐酸小檗碱过敏者和有溶血性贫血史、葡萄糖-6-磷酸脱氢酶缺乏患儿及糖尿病患儿禁服。

2. 风寒泄泻证　多见大便清稀夹有泡沫，粪色淡黄，肠鸣腹痛，脘闷泛恶，或伴发热，咳嗽，鼻流清涕。舌淡苔薄白，脉浮紧，指纹淡红。多因外邪侵袭，风、寒之邪与湿邪相合所致。治宜解表散寒，化湿和中。

【常用方药】藿香正气散加减。处方：

| 广藿香 3 g | 紫苏叶 1.5 g | 厚朴 3 g | 白芷 2.5 g | 茯苓 8 g | 苍术 2 g |
| 法半夏 3 g | 陈皮 1 g | 生姜 3 g | 大枣 6 g | 甘草 2 g | |

方中广藿香、紫苏叶、白芷、生姜发表散寒，理气化湿；法半夏、陈皮、厚朴、苍术温燥寒湿，调理气机；茯苓、甘草、大枣健脾和胃。

【加减】①便稀色淡、泡沫多者加防风炭祛风止泻；②腹痛较甚、里寒较重者加干姜、砂仁、木香温中散寒理气；③腹胀苔腻加大腹皮顺气消胀；④夹食滞者去大枣、甘草，加焦山楂、鸡内金消食导滞；⑤小便短少加泽泻、车前子渗湿利尿；⑥恶寒鼻塞身重者加荆芥、防风，增强解表散寒之力。

【供选成药】❶藿香正气软胶囊：详见第 356 页。❷保济丸：每瓶 1.85 g 及 3.7 g。每次 0.6~1.2 g，每日 3 次。外感燥热者不宜用。❸六合定中丸：大蜜丸，每丸 9 g，每次 1/3~1/2 丸，每日 3 次；水蜜丸，每袋 18 g，每次 1~3 g，每日 2~3 次。❹香连片：每片 0.3 g。7 岁以下每次 1~2 片，7 岁以上每次 2~3 片，每日 3 次。虚寒者忌用。❺纯阳正气丸：详见第 383 页。

外　治　丁香 2 g、吴茱萸 30 g、胡椒 30 粒，共研细末。每次 1~3 g，用醋调成糊状，敷贴脐部，每日 1 次。或用鬼针草 30 g 加水适量，煎煮后倒入盆内，先熏蒸、后浸泡双足，每日 2~4 次。

3. **伤食泄泻证**　多见腹痛胀满，痛则欲泻，泻后痛减，粪便稀溏。夹有乳凝块或食物残渣，气味酸臭，常伴有嗳气酸馊，或有呕吐，不思饮食，夜卧不安。舌苔厚腻或微黄，脉滑实，指纹沉滞。多因饮食不节，过食生冷或难以消化食物，损伤脾胃所致。治宜消食导滞，和中止泻。

【常用方药】保和丸加减。处方：

```
焦山楂 8 g　焦神曲 3 g　鸡内金 3 g　法半夏 5 g　茯苓 8 g　连翘 3 g
陈皮 3 g
```

方中焦山楂、焦神曲、鸡内金消食化积导滞；陈皮、法半夏理气降逆；茯苓健脾渗湿；连翘清解郁热。

【加减】①腹痛加木香、槟榔理气止痛；②腹胀加厚朴、莱菔子消积除胀；③呕吐加广藿香、生姜和胃止呕。

【供选成药】❶保和丸：详见第 380 页。❷小儿增食丸：每丸 3 g。1 岁以内每次 1.5 g，1~3 岁每次 3 g，3~7 岁每次 4.5 g，7~12 岁每次 6 g，每日 2~3 次。❸小儿胃宝丸、小儿消食片、小儿化滞散：详见第 380 页。❹小儿香橘丸：每丸 3 g。1 岁以上每次 1 丸，每日 3 次，1 岁以内婴幼儿每次 1/3~1/2 丸。忌生冷、油腻食物。脾气虚弱无积滞者不宜用。❺小儿消积丸、健脾消食丸：详见第 384 页。❻磨积散：每瓶 3 g。每次 3 g，空腹红糖水送服，每日 2~3 次。1 岁以下婴幼儿每次 0.5~1.5 g。本品不可久服，病愈即止。本方药力峻猛，素体虚弱者忌用。❼胃肠安丸：每 50 粒重 0.2 g。1 岁以内每次 4~6 粒，每日 2~3 次；1~3 岁，每次 6~12 粒，每日 3

次；3 岁以上每次 12~16 粒，每日 3 次。本品含巴豆霜、朱砂，非实证者不可用。

4. 脾虚泄泻证　多见久泻不愈，或时泻时止，完谷不化，或大便稀溏，食欲不佳，面色萎黄，形体消瘦，精神困倦，睡时露睛。舌质淡红、苔薄白或薄腻，脉沉缓无力，指纹淡。多因脾虚运化失职，胃弱不能化生精微所致。治宜健脾益气，和胃止泻。

【常用方药】参苓白术散加减。处方：

> 党参 8 g　　白术 5 g　　茯苓 8 g　　山药 8 g　　莲子 10 g　　白扁豆 6 g
> 薏苡仁 8 g　砂仁 1.5 g　桔梗 3 g　　甘草 3 g

方中党参、白术、茯苓、甘草补脾益气；山药、莲子、白扁豆、薏苡仁健脾化湿；砂仁、桔梗理气和胃。

亦可改用七味白术散治之。

【加减】①胃纳呆滞、苔腻者加广藿香、苍术、陈皮、焦山楂芳香化湿，消食健运；②腹胀不舒者加木香、乌药理气消胀；③腹冷舌淡，粪中夹不消化物加炮姜温中散寒，暖脾健运；④久泻不止，内无积滞者加煨益智、肉豆蔻、石榴皮温脾固涩止泻。

【供选成药】❶小儿启脾丸：每丸 9 g。每次 1~2 丸，每日 2~3 次，1 岁以内每次 1/3~1/2 丸。忌生冷油腻食物。❷小儿健脾丸（散）：丸剂，每丸 3 g，每次 2 丸，每日 3 次；散剂，每包 10 g，1 岁以上每次 1.5 g，1 岁以内每次 0.5~1 g，每日 2 次。乳食内积、腹部胀满、吐泻酸臭属实证者不宜用。❸小儿止泻膏：每瓶 50 g 或 250 g。1 岁以内每次 10~15 g，1 岁以上每次 15~20 g，每日 3 次，5 日为 1 个疗程。❹小儿止泻安颗粒：每袋 3 g 或 10 g。1 岁以内每次 3 g，1~2 岁每次 6 g，每日 3 次；2~3 岁每次 12 g，每日 2 次。热泻者忌用，腹泻合并其他感染者不宜用。❺肥儿散：每袋 1 g。每次 0.5~1 g，1 岁以内每次 0.3~0.5 g，每日 3 次。❻小儿止泻灵胶囊（颗粒）：胶囊，每粒 0.25 g，2~3 个月婴儿每次 1 粒，4~6 个月每次 2 粒，7~9 个月每次 3 粒，10~12 个月每次 4 粒，1~2 岁每次 5 粒，3 岁以上每次 6 粒，1 个月以内婴儿每次 1 粒；颗粒，每袋 12 g 或 6 g，每次 3~6 g；均每日 3 次。忌辛辣油腻食物。发热者慎用，因感受外邪、内伤饮食或湿热引起的泄泻忌用。❼小儿腹泻宁糖浆：每瓶 100 mL。10 岁以上儿童每次 10 mL，10 岁以下每次 3~6 mL，每日 2 次。呕吐腹泻后舌红口渴、小便短赤者慎用。

外治 丁香2 g、吴茱萸30 g、胡椒30粒，共研细末。每次1 g，用醋调成糊状，敷贴脐部，每日1次。

5. 脾肾阳虚泄泻证　多见久泻不止，大便清稀，完谷不化，食入即泻，精神萎靡，形瘦畏寒，面色苍白。舌淡苔白，脉细弱，指纹色淡。多因久泻，脾伤及肾所致。治宜补脾温肾，固涩止泻。

【常用方药】附子理中汤合四神丸加减。处方：

> 制附子3 g　党参8 g　白术5 g　甘草3 g　干姜1.5 g　吴茱萸1.5 g
> 补骨脂3 g　肉豆蔻3 g

方中党参、白术、甘草健脾益气；干姜、吴茱萸温中散寒；制附子、补骨脂、肉豆蔻温肾暖脾，固涩止泻。

【加减】①脱肛者加炙黄芪、升麻升举中阳；②久泻滑脱不禁加诃子、石榴皮、赤石脂收敛固涩止泻。

【供选成药】❶附子理中丸：详见第381页。❷四神丸：每500粒约重30 g，每包18 g。每次2~3 g，每日1~2次，餐前服。胃肠湿热泄泻及腹痛者禁用。❸固本益肠片：每片0.32 g。每次2~4片，每日2~3次，30日为1个疗程。忌辛辣油腻食物。湿热痢疾、泄泻者忌用。❹补脾益肠丸：每瓶72 g、90 g或130 g。每次2~3 g，每日3次。胃肠实热、感冒发热者慎用。忌生冷油腻食物。❺桂附理中丸、参桂理中丸：详见第385页。❻泻痢固肠丸：每100粒重6 g。每次2~3 g，每日2次。忌生冷油腻食物。

（二）变证

1. 气阴两伤证　多见泻下黄水，小便短少甚至无尿，口渴唇红，目眶及囟门凹陷，皮肤干燥或枯瘪，形神萎倦，啼哭无泪。舌红少津，脉细数。多因重证泄泻后伤阴耗气所致。治宜健脾益气，清热敛阴。

【常用方药】人参乌梅汤加减。处方：

> 白参3 g　乌梅5 g　炙甘草5 g　木瓜5 g　莲子10 g　山药8 g

方中白参、炙甘草补气健脾；乌梅涩肠止泻；木瓜祛湿和胃；莲子、山药健脾止泻。

【加减】①泻下不止者加山楂炭、诃子、赤石脂涩肠止泻；②口渴引饮者加石斛、玉竹、天花粉、芦根养阴生津止渴；③大便热臭加黄连、辣蓼清解内蕴湿热。

【供选成药】儿宝颗粒（膏）：颗粒，每袋 5 g 或 15 g，1~3 岁每次 5 g，4~6 岁每次 7.5 g，6 岁以上每次 10 g；膏滋剂，每瓶 150 g，1~3 岁每次 10 g，4~6 岁每次 15 g，6 岁以上每次 20~25 g；均每日 2~3 次。食积内热厌食者忌用。

2. 阴竭阳脱证 多见便稀如水，泻下不止，次频量多，精神萎靡，表情淡漠，面色青灰或苍白，四肢厥冷，哭声低微，额上汗出。舌淡无津，脉沉细欲绝。多因久泻不止阴阳俱耗所致。治宜回阳救逆固脱。

【常用方药】生脉散合参附龙牡救逆汤加减。处方：

> 红参 5 g　麦冬 10 g　五味子 3 g　白芍 6 g　炙甘草 5 g　制附子 3 g
> 龙骨 5 g　牡蛎 5 g

方中红参大补元气；麦冬、五味子、白芍、炙甘草益气养阴、酸甘化阴；制附子回阳固脱；龙骨、牡蛎潜阳救逆。

【供选成药】❶生脉饮（颗粒）：口服液，每支 10 mL，小儿 7 岁以上每次 5~10 mL，4~7 岁每次 5 mL，3 岁以下每次 2~5 mL，每日 3 次；颗粒，每块 15 g（相当于生药 6 g），小儿 7 岁以上每次 0.5~1 块，4~7 岁每次 1/2 块，3 岁以下 1/4 块，每日 3 次。忌辛辣油腻食物。热邪尚盛者、咳嗽见有表证未解者忌用。❷四逆汤：口服液，每支 10 mL。每次 5 mL，每日 2~3 次。忌生冷油腻食物。本方性属温热，湿热、阴虚、实热之证禁用。凡热邪所致呕吐、腹痛、泄泻者均不宜用。本品不宜单独用于抗休克，应结合其他抢救措施。本品含附子，不宜过量、久服。

六、便秘

便秘是小儿常见的临床证候，以大便秘结不通，排便次数减少或间隔时间延长，或便意频而大便排出困难为主症，可单独存在，也可继发于其他疾病的过程中。本病可发生于任何季节，任何年龄。现代医学分为功能性便秘和器质性便秘，功能性便秘约占儿童便秘的 90% 以上。本病经治疗后，一般预后良好，日久不愈者，可引起脱肛、痔疮等疾病。本节主要论述功能性便秘，其他类型的便秘在明确病因诊断基础上，可参考本节内容进行辨治。本病治疗以润肠通便为基本法则，根据病因不同，分别采用消食导滞、清热润肠、理气通便、益气养血等治法。治疗时应注意通下不可太过，以免损伤正气。

（一）食积便秘证

多见大便秘结，不思饮食，兼见脘腹胀满，纳呆，或伴恶心呕吐，口臭，手足心热，小便黄少。舌红、苔黄厚，脉沉有力，指纹紫滞。多因饮食喂养不当，损伤脾胃，食积停滞传导失职，积久化热所致。治宜消积导滞通便。

【常用方药】枳实导滞丸加减。处方：

> 枳实 5 g　　焦神曲 5 g　　大黄 5 g　　黄连 1.5 g　　黄芩 3 g　　茯苓 3 g
> 白术 3 g　　焦山楂 5 g

方中大黄攻积泄热，使胃肠湿热积滞从大便而下；枳实行气消痞，除积化滞；焦神曲、焦山楂消食健脾和胃；黄芩、黄连清热燥湿，止泻止痢；茯苓淡渗利湿；白术甘苦温，健脾燥湿，兼顾正气。

【加减】①食积重者加炒麦芽、炒谷芽、炒莱菔子、鸡内金；②积滞化热者加连翘、胡黄连；③大便干结甚者加郁李仁、瓜蒌子。

【供选成药】枳实导滞丸：详见第 384 页。

（二）燥热便秘证

多见大便干结，面赤口臭，身热，小便短赤，或口干，口舌生疮。舌红、苔黄燥，脉滑实，指纹紫滞。多因热病伤阴或喜辛辣之品，燥热内结，腑气不通所致。治宜清热润肠通便。

【常用方药】麻子仁丸加减。处方：

> 火麻仁 10 g　　大黄 3 g　　厚朴 3 g　　枳实 3 g　　苦杏仁 3 g　　白芍 5 g
> 郁李仁 5 g　　瓜蒌子 5 g

方中火麻仁滋脾润燥，滑肠通便；大黄以生用为宜，泻下清热；苦杏仁、瓜蒌子肃降肺气，润肠通便；白芍养阴和里，有助于滋脾润燥，润肠通便；枳实、厚朴下气破结；加蜂蜜养胃润肠，共奏润肠通便之功。

【加减】①纳差口臭加炒莱菔子、焦山楂；②津伤口干加沙参、玄参、天花粉；③腹胀痛加广木香；④身热面赤加葛根、黄芩；⑤口舌生疮加黄连、栀子。

【供选成药】麻仁丸：大蜜丸，每丸 9 g，每次 2~3 g；水蜜丸，每次 1~2 g；均每日 2 次。不宜久服。

（三）气滞便秘证

多见大便秘结，欲便不得，或伴胸胁痞满，腹胀嗳气。舌红、苔薄白，脉弦，指纹滞。多因小儿久坐少动或情志不疏，气机郁滞，传导失职所致。治宜理气导滞通便。

【常用方药】六磨汤加减。处方：

> 木香 1.5 g　乌药 3 g　沉香 1 g　大黄 3 g　槟榔 3 g　枳实 3 g

方中木香调气；乌药顺气；沉香降气；大黄、槟榔、枳实破气行滞。

【加减】①胸胁痞满甚者加香附、瓜蒌；②嗳气频繁加紫苏梗、旋覆花、青皮；③口苦咽干，腹胀痛加青皮、厚朴。

【供选成药】木香槟榔丸：详见第 384 页。

（四）气虚便秘

多见大便并不干硬，虽有便意，但排便困难，用力努挣则汗出短气，便后神疲乏力，面色少华，肢倦懒言。舌淡苔薄，脉虚弱，指纹淡红。多因脾肺气虚，传送无力所致。治宜益气润肠通便。

【常用方药】黄芪汤加减。处方：

> 黄芪 5 g　火麻仁 3 g　陈皮 3 g　白蜜半匙

方中黄芪补脾肺之气；火麻仁、白蜜润肠通便；陈皮理气。

【加减】①汗出气短加北沙参、麦冬、五味子；②气虚下陷脱肛者，重用黄芪加升麻、柴胡；③肾阳不足，大便不干，排出困难，腹中冷痛者加党参、干姜、肉苁蓉。

【供选成药】❶补中益气丸（口服液）：水丸，每袋 9 g，小儿 7 岁以上每次 3~4 g，4~7 岁每次 1~3 g，3 岁以下每次 0.5~1 g；蜜丸，每丸 9 g，空腹服，小儿 7 岁以上每次 0.5~1 丸，4~7 岁每次 1/3~1/2 丸，3 岁以下每次 1/4~1/3 丸，每日 2~3 次；口服液，每支 10 mL，空腹服，每次 5~10 mL，每日 3 次，3 岁以下每次 3~5 mL。肾虚者不宜用。病后津气两伤者不宜单用。❷参苓白术丸：详见第 372 页。❸参苓健脾胃颗粒：每袋 10 g，相当于原药材 10 g。3~7 岁每次 3 g，7 岁以上每次 5 g，每日 2 次。湿热中阻所致纳呆、泄泻、呕吐者慎用。

（五）血虚便秘证

多见大便干结，艰涩难下，面色无华，心悸目眩，唇甲色淡。舌淡嫩、苔薄白，脉细弱，指纹淡。多因血虚失养，肠道失润所致。治宜养血润肠通便。

【常用方药】润肠丸加减。处方：

当归 3 g　　生地黄 5 g　　火麻仁 3 g　　桃仁 3 g　　枳壳 3 g

方中当归、生地黄滋阴养血；火麻仁、桃仁润肠通便；枳壳引气下行。

【加减】①大便干燥加玄参、麦冬、肉苁蓉；②心悸加酸枣仁、柏子仁；③唇甲色淡加阿胶；④口干心烦者加玄参、牡丹皮、栀子；⑤兼气虚者加黄芪、党参。

【供选成药】桑椹膏：每瓶 50 g。3 岁以上小儿每次 2~5 g，每日 2 次。感冒患者不宜用。

七、厌食

厌食，又称"食欲不振"，是小儿时期的一种常见病症，临床以较长时期厌恶进食，食量减少为特征。本病可发生于任何季节，但夏令暑湿之时，可使症状加重。各年龄儿童均可发病，以 1~6 岁为多见。城市儿童发病率较高。患儿除食欲减退外，一般无其他明显不适，预后良好。但长期不愈者，可使气血生化乏源，抗病能力下降，而易罹患他症，甚者影响生长发育而转化为疳证。本病治疗以运脾开胃为基本法则，脾运失健者，当以运脾和胃为要；脾胃气虚者，以健脾益气为先；脾胃阴虚者，以养胃育阴为主；肝脾不和者，则当疏肝理气助运。本病治疗中应注意消导不宜过峻，燥湿不宜过热，补益不宜呆滞，养阴不宜滋腻，以防损伤脾胃。在药物治疗时还应注意饮食的调养，纠正不良饮食习惯，方能取效。

（一）脾失健运证

多见食欲减退，厌恶进食，食量减少，或伴胸脘痞闷，嗳气泛恶，大便不调，食后偶见饱胀，形体瘦弱或尚可。舌淡红、苔薄白或薄腻，脉尚有力，指纹红。多因小儿先天不足，后天喂养不当，脾胃受纳、运化失健所致。治宜健脾助运，调和开胃。

【常用方药】不换金正气散加减。处方：

广藿香 3 g　　苍术 2 g　　枳壳 2 g　　陈皮 1.5 g　　神曲 3 g　　炒麦芽 5 g
焦山楂 5 g

方中苍术燥湿运脾；陈皮、枳壳、广藿香理气醒脾和中；神曲、炒麦芽、焦山楂消食开胃。

亦可改用香砂六君子汤加白豆蔻、炒谷芽、神曲治之。

【加减】①脘腹胀满加木香、厚朴、莱菔子；②暑湿困阻加荷叶、白扁豆花；③大便偏干加枳实、莱菔子；④大便稀溏加山药、薏苡仁。

【供选成药】❶小儿香橘丸：详见第388页。❷健儿乐颗粒：每袋10 g。3岁以下每次5 g，每日2次；3~6岁每次10 g，每日2次；7~12岁每次10 g，每日3次。忌辛辣厚味食物。脾胃虚寒所致的厌食、夜啼重者忌用。❸健儿消食口服液：详见第384页。❹保和丸：详见第380页。❺山麦健脾口服液：每支10 mL。每次10 mL，每日2~3次。❻儿康宁糖浆：每支10 mL或每瓶150 mL。1岁以内每次5 mL，1~2岁每次8 mL，3~5岁每次10 mL，每日3次。忌肥甘滋腻不易消化食物。10日为1个疗程。脾胃虚、气阴耗竭所致的疳证慎用。❼儿宝颗粒：详见第391页。❽小儿脾健灵糖浆：每瓶100 mL。1~3岁每次5 mL，4~7岁每次10 mL，每日3次，用时摇匀。❾小儿健脾散：每包10 g。1岁以上每次1.5 g，1岁以内每次0.5~1 g，每日2次。❿健儿糖浆：每瓶100 mL。1岁以内每次5 mL，1~2岁每次8 mL，3~5岁每次10 mL，每日3次。10日为1个疗程。忌肥甘油腻食物。⓫香砂养胃丸：详见第381页。

（二）脾胃气虚证

多见食欲减退或不思饮食，消化不良，面色少华，倦怠乏力，形体偏瘦，大便偏稀夹不消化食物。舌质淡红、苔薄白，脉缓无力，指纹淡紫。多因脾胃素虚，运化失职所致。治宜健脾益气，和胃助运。

【常用方药】异功散加味。处方：

> 党参8 g　　白术6 g　　茯苓8 g　　甘草3 g　　陈皮1.5 g　　佩兰3 g
> 砂仁1.5 g　神曲3 g　　鸡内金5 g

方中党参、白术、茯苓、甘草健脾益气；陈皮、佩兰、砂仁醒脾助运；神曲、鸡内金消食健运。

亦可改用参苓白术散加神曲、炒谷芽用之。

【加减】①苔腻便稀者去白术，加苍术、薏苡仁除湿健脾；②大便溏薄加炮姜、肉豆蔻温运脾阳；③饮食不化加焦山楂、炒谷芽、炒麦芽消食健运；④汗多易感冒加黄芪、防风益气固表；⑤情绪抑郁者加柴胡、佛手疏肝、行气解郁。

【供选成药】❶小儿健脾丸：详见第 389 页。❷健儿消食口服液：详见第 384 页。❸醒脾养儿颗粒：每袋 2 g。1 岁以内每次 2 g，每日 2 次；1~2 岁每次 4 g，每日 2 次；3~6 岁每次 4 g，每日 3 次；7~14 岁每次 6~8 g，每日 2 次。糖尿病患儿禁用，湿热泄泻者慎用。❹乐儿康糖浆：每瓶 100 mL。1~2 岁每次 5 mL，2 岁以上每次 10 mL，每日 2~3 次。❺健儿散：每袋 5.5 g。用水调服，3 岁以内每次 0.5 袋，每日 2 次；4~6 岁每次 1/2 袋，每日 3 次；7~12 岁每次 1 袋，每日 2 次。❻参苓白术丸：详见第 372 页。❼人参健脾丸：大蜜丸，每丸 6 g。每次 0.5~1 丸；小蜜丸，每 100 粒重 30 g，每次 10~15 粒；均每日 2 次。忌荤腥油腻黏滑不易消化食物。湿热积滞泄泻、痞满纳呆、口疮者不宜单独使用。❽启脾丸：每丸 3 g。每次 1 丸，3 岁以内每次 1/3~1/2 丸，每日 2~3 次。忌生冷油腻食物。湿热泄泻、虚寒冷泻不宜单独使用。

（三）脾胃阴虚证

多见形体消瘦，胃纳减少或食少饮多，或不思饮食，口渴心烦，手心发热，大便偏干，小便短黄，皮肤失润。舌红少津、苔少或花剥，脉细数，指纹色紫。多因素体阴虚或热病伤阴，脾胃阴液受损所致。治宜滋脾养胃，佐以助运。

【常用方药】养胃增液汤加减。处方：

沙参 6 g	麦冬 6 g	玉竹 6 g	石斛 5 g	乌梅 5 g	白芍 6 g
甘草 3 g	焦山楂 5 g	炒麦芽 5 g			

方中沙参、麦冬、玉竹、石斛养胃育阴；乌梅、白芍、甘草酸甘化阴；焦山楂、炒麦芽开胃助运。

亦可改用养胃汤加山药、石斛治之。

【加减】①口渴烦躁加天花粉、芦根、胡黄连清热生津除烦；②大便干结加火麻仁、郁李仁、瓜蒌子润肠通便；③夜寐不宁、手足心热加牡丹皮、莲子心、酸枣仁清热宁心安神；④食少、消化不良加谷芽、神曲生发胃气；⑤兼脾气虚弱者加山药、太子参补益气阴。

【供选成药】❶小儿胃宝丸：详见第 380 页。❷儿宝颗粒：详见第 391 页。❸参苓健脾胃颗粒：详见第 393 页。

（四）肝脾不和证

多见食少嗳气，厌恶进食，胸胁痞满，情绪急躁，面色少华，神疲乏力，大便不调。舌淡、苔薄白，脉弦细。多因情志失调，脾失运化，肝失疏泄所致。治宜疏肝健脾，理气助运。

【常用方药】逍遥散加减。处方：

柴胡 5 g　　紫苏梗 3 g　　当归 3 g　　　白芍 5 g　　白术 5 g　　茯苓 5 g
炒麦芽 3 g　焦山楂 3 g　　焦六神曲 3 g　甘草 3 g

方中柴胡、紫苏梗调气解郁疏肝；当归、白芍养血柔肝；白术、茯苓、甘草健脾中和；炒麦芽、焦山楂、焦六神曲健脾消食。

【加减】①烦躁不宁加连翘、钩藤；②夜寐不安加莲子心、栀子；③口苦泛酸加黄连、吴茱萸；④嗳气呃逆者加旋覆花、代赭石。

【供选成药】逍遥颗粒：每袋 15 g。每次 2~5 g，每日 2 次。

八、积滞

积滞，又名"食积"，系指小儿内伤乳食，停聚中焦，积而不化，气滞不行所形成的一种胃肠疾患。以不思乳食，食而不消，脘腹胀满，嗳腐呕吐，大便酸臭为特征。本病一年四季均可发生，尤以夏、秋季发病率较高。各种年龄均可发病，但以婴幼儿多见。禀赋不足、脾胃虚弱、人工喂养及病后失调者更易罹患。本病预后大多良好，个别患儿可因积滞日久，迁延失治，进一步损伤脾胃，导致气血生化之源不足，营养及生长发育障碍而转化为疳证，故有"积为疳母，有积不治，乃成疳证"之说。治疗以消食化积，理气行滞为主。实证消食导滞，化热者佐以清解积热，偏寒者，佐以温阳助运；积滞重者，宜泄热攻下，但应中病即止；虚实夹杂者，宜消补兼施，积重而脾虚轻者，宜消中兼补，积轻而脾虚重者，宜补中兼消，以达养正而积自除的目的。

（一）乳食内积证

多见不思乳食，嗳腐酸馊或呕吐食物、乳块，脘腹胀满疼痛，大便酸臭，烦躁不安，不时啼哭，睡卧不宁，手足心热。舌质红、苔白厚或黄厚腻，脉弦滑，指纹紫滞。多因调护失宜，喂养不当，脾胃受损所致。治宜消乳化食，和中导滞。

【常用方药】

1. 乳积者可用消乳丸加减。处方：

> 麦芽 3 g　砂仁 1 g　神曲 2 g　香附 1.5 g　陈皮 1.5 g　谷芽 3 g
> 茯苓 5 g

方中麦芽、砂仁、神曲消乳化积；香附、陈皮理气导滞；谷芽、茯苓和中健脾。

2. 食积者可用保和丸加减。处方：

> 山楂 3 g　神曲 1.5 g　鸡内金 3 g　莱菔子 2 g　香附 2 g　陈皮 1 g
> 砂仁 1 g　茯苓 5 g　法半夏 3 g　连翘 3 g

方中山楂、神曲、鸡内金、莱菔子消食化积，其中山楂善消肉积，神曲、鸡内金善消陈腐食积，莱菔子善消面食积滞。配香附、陈皮、砂仁行气宽中；茯苓、法半夏健脾化湿；连翘清解郁热。

【加减】①腹胀明显加木香、厚朴、枳实行气导滞除胀；②腹痛拒按、大便秘结加大黄、槟榔下积导滞；③恶心呕吐加竹茹、生姜和胃降逆止呕；④大便稀溏加白扁豆、薏苡仁健脾渗湿，消中兼补；⑤舌红苔黄、低热口渴加胡黄连、石斛、天花粉清热生津止渴。

【供选成药】❶化积口服液：每支 10 mL。1 岁以内每次 5 mL；2~5 岁每次 10 mL；均每日 2 次。5 岁以上每次 10 mL，每日 3 次。忌生冷油腻之品。干疳重证者不宜用。本品消导克伐之力较强，应中病即止，不宜久服。❷枳实导滞丸、小儿消积丸：详见第 384 页。❸清热化滞颗粒：每包 3 g。1~3 岁每次 3 g，4~7 岁每次 6 g，8~14 岁每次 9 g，每日 2~3 次。❹小儿消食片、小儿胃宝丸、小儿化滞散、小儿化食丸：详见第 380 页。❺四磨汤口服液：每支 10 mL。新生儿每次 3~5 mL，疗程 2 日；幼儿每次 10 mL，疗程 3~5 日；均每日 3 次。

外治　❶乳食内积：玄明粉 3 g、胡椒粉 0.5 g。研细粉拌匀。置于脐中，外盖纱布，胶布固定。每日换药 1 次。❷食积脘腹胀痛：神曲、麦芽、山楂各 30 g，槟榔、生大黄各 10 g，芒硝 20 g。共研细末，以麻油调之，敷于中脘、神阙穴，热敷 5 分钟后继续保留 24 小时。隔日 1 次，3 日为 1 个疗程。

（二）食积化热证

多见不思乳食，脘腹胀满，口干心烦，腹部皮肤灼热，手足心热，烦躁易怒，夜卧不宁，小便黄，大便臭秽或秘结。舌质红、苔黄腻，脉滑数，指纹紫。多因乳食积滞日久，化热伤津所致。治宜清热导滞，消积和中。

【常用方药】枳实导滞丸加减。处方：

大黄 5 g　枳实 3 g　焦六神曲 3 g　茯苓 2 g　白术 2 g　黄芩 2 g
黄连 1.5 g

方中大黄攻积泄热，使胃肠湿热积滞从大便而下；枳实行气消痞，除积化滞；焦六神曲甘辛温，消食健脾和胃；黄芩、黄连清热燥湿，止泻止痢；茯苓淡渗利湿；白术甘苦温，健脾燥湿，兼顾正气。诸药配伍，共奏消食导滞，清热祛湿之功。

【加减】①口渴气虚者加石斛、糯稻根；②盗汗加煅龙骨、煅牡蛎；③潮热不退加白薇、地骨皮；④烦躁、夜啼难眠加蝉蜕、钩藤；⑤腹部胀痛甚者加木香、槟榔；⑥腹部胀满甚者加厚朴、莱菔子；⑦泻下臭秽明显者加鸡内金、苍术；⑧大便秘结加瓜蒌子、槟榔。

【供选成药】❶枳实导滞丸：详见第 384 页。❷清热化滞颗粒：详见上证。

（三）脾虚夹积证

多见面色萎黄，神疲肢倦，不思乳食，食则饱胀，腹满喜按，大便稀溏或夹乳食残渣，气味酸臭，嗳气恶心，唇色淡。舌质淡、苔白腻，脉细滑或细数，指纹淡滞。多因脾胃虚弱，气血不充，因虚致积所致。治宜健脾助运，消食化滞。

【常用方药】健脾丸加减。处方：

白参 4 g　白术 5 g　茯苓 8 g　甘草 3 g　麦芽 3 g　山楂 5 g
神曲 3 g　陈皮 1.5 g　枳实 2 g　砂仁 1.5 g

方中白参、白术、茯苓、甘草健脾益气；麦芽、山楂、神曲消食化积；陈皮、枳实、砂仁醒脾、理气、化滞。

【加减】①呕吐加生姜、丁香、半夏温中和胃，降逆止呕；②大便稀溏加山药、薏苡仁、苍术健脾化湿；③腹痛喜按者加干姜、白芍、木香温中散寒，缓急止痛；④舌苔白腻加广藿香、佩兰醒脾化湿。

【供选成药】❶小儿香橘丸：详见第 388 页。❷婴儿健脾颗粒（口服液）：颗粒，每袋 2 g，1 岁以内每次 1 g，1~3 岁每次 4 g，4~7 岁每次 8 g，每日 2 次；口服液，每支 10 mL，6 个月以内每次 5 mL，6 个月~1 岁每次

10 mL, 1~2岁每次15 mL, 每日 3 次。忌肥甘油腻食物。风寒泄泻、湿热泄泻者忌用。❸小儿胃宝丸、小儿消食片: 详见第 380 页。❹健儿消食口服液: 详见第 384 页。❺二味枳术丸: 每包 6 g。每次 2~3 g, 每日 2 次。❻曲麦枳术丸: 每 20 粒重 1 g。每次 2~3 g, 每日 2 次。

外 治 酒糟100 g, 入锅内炒热, 分 2 次装袋, 交替放腹部热熨。每次 2~3 小时, 每日 1 次。

九、疳证

疳证, 是小儿常见的一种慢性病证。以面黄肌瘦, 毛发稀疏, 肚腹膨胀, 青筋显露; 或腹凹如舟, 大便不调, 饮食异常, 精神萎靡或烦躁为特征。多因乳食不节, 喂养不当, 脾胃受损, 水谷精微长期吸收障碍; 或其他疾病导致气液消耗过度, 以致肌肤失养, 气血不荣而引起。本病病程较长, 缠绵难愈, 不仅影响生长发育, 而且还易并发其他疾患, 严重者尚可导致阴竭阳脱, 变为险证, 故被古人视为恶候, 列为儿科四大要证之一。本病发病无明显季节性, 各种年龄均可罹患, 但临床上以 5 岁以下小儿多见。

(一) 常证

1. 疳气证 为疳证初起阶段, 多见形体较瘦, 面色少华, 毛发稀疏, 不思饮食, 精神欠佳, 性急易怒, 大便干稀不调。舌质略淡、苔薄微腻, 脉细有力。多因脾虚健运失司, 失于濡养所致。治宜调和脾胃, 益气助运。

【常用方药】资生健脾丸加减。处方:

党参8 g	白术5 g	山药10 g	茯苓8 g	薏苡仁8 g	泽泻4 g
广藿香3 g	砂仁1.5 g	白扁豆8 g	麦芽3 g	神曲3 g	山楂5 g

方中党参、白术、山药益气健脾; 茯苓、薏苡仁、泽泻健脾渗湿; 广藿香、砂仁、白扁豆醒脾开胃; 麦芽、神曲、山楂消食健运。

【加减】①食欲减退、腹胀苔厚腻者去党参、白术, 加苍术、鸡内金、厚朴运脾化湿, 消积除胀; ②烦躁、夜卧不宁加钩藤、黄连抑木除烦; ③大便稀溏加炮姜、肉豆蔻温运脾阳; ④大便秘结加火麻仁、决明子润肠通便。

【供选成药】❶肥儿丸 (片、散): 蜜丸, 每丸 3 g, 小儿 7 岁以上每次 3 g, 4~7 岁每次 2~3 g, 3 岁以下每次 0.5~1.5 g; 片剂, 每片 0.3 g, 每次 2 片, 3 岁以内每次 0.5~1.5 片; 均每日 1~2 次。散剂, 每袋 1 g, 每次

0.5~1 g，1 岁以内每次 0.3~0.5 g，每日 3 次。服药期间忌生冷油腻食物。本品为驱虫消积药，不能作为小儿保健品长期服用。❷小儿疳积糖：每袋10 g。清晨和临睡前服，2~4 岁每次 5 g，5 岁以上每次 10~15 g，每日 2 次。❸化积口服液：详见第 398 页。❹健脾康儿片：1 岁以内每次 1~2 片，1~3岁每次 2~4 片，3 岁以上每次 5~6 片，每日 2 次。忌生冷油腻食物。❺健脾消食丸：详见第 384 页。❻肥儿疳积颗粒：每袋 10 g。每次 5~10 g，每日2 次。❼疳积散：每包 10 g。用热米汤加少量糖调服。每次 3 g，每日 2 次；3 岁以内小儿每次 0.5~1.5 g。本品主要用于乳食积滞，或夹虫积所致的疳证，若属气液干涸、脾胃虚弱所致的"干疳"重症忌用。❽健儿素颗粒：每袋 10 g 或每瓶 100 g。每次 20~30 g，每日 3 次。忌生冷油腻食物。脾胃衰败、气阴耗伤所致疳积重症"干疳"者不宜用。❾健儿糖浆：详见第 395页。❿利儿康合剂：每瓶 50 mL。2 岁以下每次 5 mL，2~10 岁每次 10 mL，10 岁以上每次 15 mL，每日 3 次。忌生冷黏腻肥甘厚味食物。气阴耗竭、脾胃衰败的"干疳"重证及胃阴不足的厌食不宜使用。⓫乐儿康糖浆：详见第 396 页。

2. 疳积证　本证多由疳气发展而来，为疳证病情较重者。可见形体消瘦，面色萎黄，肚腹膨胀，甚至青筋暴露，毛发稀疏结穗，烦躁，夜卧不宁，或见揉眉挖鼻，吮指磨牙，动作异常，食欲减退或善食易饥，或嗜食异物。舌淡苔腻，脉沉细而滑。多因脾虚积滞内停，壅塞气机所致。治宜消积理脾，和中清热。

【常用方药】肥儿丸加减。处方：

| 白参 5 g | 白术 8 g | 茯苓 8 g | 黄连 1.5 g | 胡黄连 6 g | 神曲 3 g |
| 山楂 6 g | 麦芽 5 g | 鸡内金 5 g | 大腹皮 5 g | 槟榔 3 g | 甘草 3 g |

方中白参、白术、茯苓健脾益气；神曲、山楂、麦芽、鸡内金消食化滞；大腹皮、槟榔理气消积；黄连、胡黄连清心平肝，退热除烦；甘草调和诸药。

亦可改用参苓白术散加鸡内金、麦芽等治之。

【加减】①腹胀明显加枳实、木香理气宽中；②大便秘结加火麻仁、郁李仁润肠通便；③烦躁不安，揉眉挖鼻者加栀子、莲子心清热除烦，平肝抑木；④多饮善饥者加石斛、天花粉滋阴养胃；⑤恶心呕吐加竹茹、半夏降逆止呕；⑥胁下有痞块加丹参、郁金、穿心甲活血散结；⑦虫积明显者加苦楝皮、雷丸、使君子、榧子杀虫消积。但消积、驱虫药不可久用，只能中病即止。

【供选成药】 ❶小儿香橘丸、磨积散：详见第 388 页。❷儿童清热导滞丸：每丸 3 g。每次 1 丸，每日 3 次；1 岁以内婴幼儿每次 1/3～1/2 丸。脾胃虚弱，无虫积、内热者禁用。本品消导克伐，易伤正气，应中病即止，不可久服。❸婴儿素颗粒：每袋 10 g 或每瓶 100 g。每次 20～30 g，每日 2 次。忌生冷油腻食物。干疳重症者不宜用。❹化积散：每包 3 g。每次 3 g，每日 2 次；1 岁以内婴幼儿每次 0.3～1 g。本品不可多服、久服，以免克伐过甚，反伤脾胃。❺肥儿丸、利儿康合剂、疳积散、小儿疳积糖、肥儿疳积颗粒：详见上证。

外 治 ❶莱菔子适量研末，阿魏调和，敷于伤湿止痛膏上，外贴于神阙穴，每日 1 次，连用 7 日为 1 个疗程。用于疳积证腹部气胀者为宜。❷大黄、芒硝、栀子、杏仁、桃仁各 6 g，共研细末。加面粉适量。用鸡蛋清、葱白汁、醋、白酒少许，调成糊状，敷于脐部。每日 1 次，连用 3～5 日。用于疳积证腹部胀实者为宜。

3. 干疳证　为疳之重证。多见形体极度消瘦，皮肤干瘪起皱，大肉已脱，皮包骨头，貌似老人，毛发干枯，面色㿠白，精神萎靡，啼哭无力，腹凹如舟，不思饮食，大便稀溏或便秘。舌淡嫩、苔少，脉细弱。多因病证后期，气血俱虚，脾胃衰败，气血精微无以滋养所致。治宜补脾益气，养血活血。

【常用方药】 八珍汤或人参养荣汤加减。处方：

党参 8 g	黄芪 8 g	白术 6 g	茯苓 8 g	甘草 3 g	熟地黄 8 g
当归 6 g	白芍 8 g	川芎 2 g	陈皮 1.5 g	白扁豆 8 g	砂仁 1.5 g

方中党参（或白参）、黄芪、白术、茯苓、甘草补脾益气；熟地黄、当归、白芍、川芎养血活血；陈皮、白扁豆、砂仁醒脾开胃。

【加减】 ①如四肢欠温、大便稀溏者去熟地黄、当归，加肉桂、炮姜温补脾肾；②夜寐不安加五味子、钩藤宁心安神；③舌红口干加石斛、乌梅生津敛阴；④面色苍白、呼吸微弱、四肢厥冷、脉细欲绝者应急用独参汤或参附龙牡救逆汤回阳救逆，并应配合西药抢救。

【供选成药】 ❶十全大补丸（糖浆）：浓缩丸，每 8 丸相当于原生药 3 g，每次 2～4 丸；水蜜丸，每瓶 120 g，每次 2～3 g；大蜜丸，每丸 9 g，每次 1/3~1/2 丸；糖浆，每瓶 120 mL，每次 5~10 mL；餐前服，均每日 3 次。忌辛辣油腻生冷食物。体虚有热者忌用。感冒者慎用。❷人参养荣丸：每丸 6 g。每次 1/2 丸，每日 1~2 次。因心火亢盛、灼伤阴液所致的心悸、失眠等忌用。❸八珍颗粒：每袋 3.5 g（无糖）或 8 g。每次 1/2 袋，每日 2 次。忌辛辣油腻生冷食物。体实有热者忌用。感冒者慎用。❹益气养血口服液：每支 10 mL。每次 5~10 mL，每日 3 次。忌辛辣油腻生冷食物。湿热内蕴，痰火壅盛者禁用。❺人参归脾丸（片）：大蜜丸，每丸 9 g，每次 1/3~1/2 丸；片剂，每片 0.3 g，每次 2 片；均每日 2 次。忌生冷油腻食物。热邪内伏、阴虚脉数、痰湿壅盛者禁用。❻养血饮口服液：每支 10 mL。每次 5 mL，每日 1~2 次。忌辛辣油腻生冷食物。体实有热者忌用。感冒者慎用。❼益气养元颗粒：每袋 15 g。每次 5~10 g，每日 2~3 次。忌辛辣油腻生冷食物。体实有热者忌用。感冒者慎用。❽薯蓣丸：每丸 3 g。每次 0.5~1 丸，每日 2 次。忌生冷油腻之物。❾归脾糖浆：每瓶 150 mL。每次 5~10 mL，每日 2 次。有痰湿、瘀血、外邪者不宜用。

（二）兼证

1. 眼疳证　又称"肝疳"，俗名"疳积入眼"。多见两目干涩，畏光羞明，眼角赤烂，迎风流泪，隐涩难睁，甚至黑睛混浊、白翳遮睛，或有夜盲。舌质红、苔薄白，脉细。多由脾病及肝，肝血不足，不能濡养眼目所致。治宜养血柔肝，滋阴明目。夜盲者治宜清热平肝。

【常用方药】石斛夜光丸加减。处方：

石斛 5 g　天冬 5 g　　生地黄 6 g　　枸杞子 8 g　菊花 3 g　蒺藜 3 g
蝉蜕 2 g　木贼草 3 g　青葙子 4.5 g　夏枯草 4.5 g　川芎 3 g　枳壳 3 g

方中石斛、天冬、生地黄、枸杞子滋补肝肾；菊花、蒺藜、蝉蜕、木贼草退翳明目；青葙子、夏枯草清肝明目；川芎、枳壳行气活血。

夜盲者，可用羊肝丸治之。

【供选成药】❶石斛夜光丸：大蜜丸，每丸 9 g。每次 1/3~1/2 丸；小蜜丸，每瓶 10 g，每盒 5 瓶，每次 3~5 g；水蜜丸，每瓶 10 g，每盒 5 瓶，每次 2~3 g；均每日 2 次。忌辛辣食物。❷石斛明目丸：每 100 粒重 12 g。每次 2~3 g，每日 2 次。忌辛辣食物。❸羊肝丸：每丸 3 g。每次 0.5~1 丸，每日 3 次。如服后便溏不愈，反而加重或食欲减退者，应慎用或停服。❹黄连羊肝丸：每丸 9 g。每次 1/3~1/2 丸，每日 1~2 次。本品主要用于肝火旺盛，见有夜盲症者。❺明目地黄丸：大蜜丸，每丸9g，每次1/3~1/2丸；水蜜丸，每袋6g，每次2~3g；小蜜丸，每袋9g，每次3~5g；均每日2次。浓缩丸，每8丸相当于原生药3g，每次3~5丸，每日3次。

2. 口疮证　又称"心疮"，多见口舌生疮，齿龈溃烂甚至满口糜烂，秽臭难闻，吐舌，流涎，五心烦热或面赤，惊惕不安，小便短黄。舌质红、苔薄黄，脉细数。多由脾病及心，心失所养，心火上炎所致。治宜清热泻火，滋阴生津。

【常用方药】泻心导赤散加减。处方：

> 黄连1.5g　生地黄8g　麦冬5g　玉竹6g　淡竹叶3g　栀子3g
> 连翘3g　　灯心草1.5g

方中黄连、栀子、连翘清心泻火除烦；灯心草、淡竹叶清心利尿；生地黄、麦冬、玉竹滋阴生津。

【供选成药】❶导赤丸：详见第374页。❷泄热合剂：详见第376页。

外治　冰硼散或珠黄散涂搽患处，配合内治。

3. 疳肿胀证　可见足踝浮肿，甚至颜面及全身浮肿，面色无华，神疲乏力，四肢欠温，小便不利。舌淡嫩、苔薄白，脉沉迟无力。多因脾病及肾，阳气虚衰，气不化水，水湿泛滥肌肤所致。治宜健脾温阳，利水消肿。

【常用方药】防己黄芪汤合五苓散加减。处方：

> 防己4g　黄芪8g　白术6g　甘草3g　茯苓6g　猪苓3g　泽泻3g
> 桂枝3g

方中黄芪、白术、甘草健脾益气；茯苓、猪苓、泽泻、防己渗湿利水；桂枝温阳化气行水。

【加减】浮肿明显，腰以下为甚，四肢欠温，偏于肾阳虚者，改用真武汤加减。

【供选成药】❶五苓片：每片0.35g。每次1~2片，每日3次。❷肾炎消肿片：每片0.32g。小儿7岁以上每次3~4片，4~7岁每次2~3片，3岁以下每次0.5~1.5片，每日3次。忌生冷食物。阴虚津液不足者不宜用。❸肾炎温阳片：每片0.32g。小儿7岁以上每次2~3片，4~7岁每次1~2片，3岁以下每次1/3~1/2片；均每日3次。❹肾炎舒片：每片0.27g。每次1~2片，每日3次。

十、营养性缺铁性贫血

营养性缺铁性贫血,是由于体内铁缺乏致使血红蛋白合成减少而引起的一种小细胞低色素性贫血。多见于婴幼儿,尤以6个月至3岁最为常见。本病症在中医学中属"血虚"范畴,为儿科常见疾病。本病症轻度贫血可无自觉症状,轻中度贫血一般预后较好,重度贫血或长期轻中度贫血可导致脏腑功能失调,影响儿童生长发育,变生其他病症。多因先天禀赋不足、后天喂养不当、脾胃虚弱,或大病之后失于调养,或急慢性失血所致。治疗以健脾开胃,益气养血为主,根据病症佐以养心安神、滋养肝肾、温补脾胃等法。

(一)脾胃虚弱证

多见于轻度贫血,主要症状有食欲减退,神疲乏力,形体消瘦,面色萎黄,唇甲淡白,大便不调。舌淡苔白,脉细无力,指纹淡红等。多因脾胃虚弱,气血生化不足所致。治宜健运脾胃,益气养血。

【常用方药】六君子汤加减。处方:

> 党参8g　　黄芪8g　　当归5g　　大枣6g　　白术5g　　茯苓8g
> 法半夏5g　　陈皮1.5g　　生姜3g

方中党参、白术、茯苓健脾益气;黄芪、当归、大枣益气养血;陈皮、法半夏、生姜健脾温中。

【加减】①食欲减退加山楂、谷芽、鸡内金消食化积;②便秘加决明子、柏子仁、火麻仁润肠通便;③便溏食物不化加干姜、木香行气导滞;④如系钩虫病所致贫血可先服贯众汤(贯众、苦楝皮、土荆芥、紫苏)驱虫后,再以健脾养血。

【供选成药】❶小儿生血糖浆:每瓶100 mL。1~3岁每次10 mL,3~5岁每次15 mL,每日2次。服药期间忌饮茶和食用含鞣酸类食物与药物。❷健脾生血颗粒(片):颗粒,每袋7 g,餐后服,1岁以内每次2.5 g,1~3岁每次5 g,3~5岁每次7.5 g,5~12岁每次10 g;片剂,每片含硫酸亚铁($FeSO_4 \cdot 7H_2O$)100 mg,餐后服,1岁以内每次1/2片,1~3岁每次1片,3~5岁每次1.5片,5~12岁每次2片;均每日3次。忌饮茶。不宜与含鞣酸类药物合用。服药期间要改善饮食加强营养,合理添加蛋黄、瘦肉、肝、肾、豆类、绿色蔬菜及水果等。忌油腻辛辣食物。❸六君子丸：详见第371页。❹参苓白术丸：详见第372页。❺人参健脾丸：详见第396页。❻香砂六君子片：每片0.46g。每次2~3片，每日2~3次。❼薯蓣丸、人参养荣丸：详见第403页。❽四君子丸：每瓶60g。每次1~3g，每日3次。忌辛辣油腻生冷食物。阴虚或实热证忌用。

（二）心脾两虚证

多见面色萎黄或苍白，唇淡甲白，发黄稀疏，时有头晕目眩，心悸心慌，夜寐欠安，语声不振甚至低微，气短懒言，体倦乏力，食欲减退。舌淡红，脉细弱，指纹淡红。多因脾胃虚弱，气血生化不足，继而血不养心所致。本证与脾胃虚弱证的区别在于有心失所养而产生的头晕心悸，夜寐欠安，语声不振等证候。治宜补脾养心，益气生血。

【常用方药】归脾汤加减。处方：

> 黄芪8g　白参3g　白术5g　茯苓6g　当归5g　制何首乌6g
> 龙眼肉6g 远志2g　酸枣仁3g 首乌藤3g 木香1.5g 神曲3g

方中黄芪、白参、白术、茯苓健脾益气；当归、制何首乌、龙眼肉补血养心；远志、酸枣仁、首乌藤宁心安神；木香、神曲行气和中。

【加减】①血虚明显加鸡血藤、白芍补血养血；②食欲减退、便溏者减少当归用量，加苍术、陈皮、焦山楂健脾助运；③心慌、便秘加柏子仁、酸枣仁宁心润肠。

【供选成药】❶小儿生血糖浆、健脾生血颗粒：详见上证。❷归脾丸（合剂）：浓缩丸，每8丸相当于原药材3g，每次2~3丸；大蜜丸，每丸9g，每次1/3~1/2丸；水蜜丸，每瓶120g，每次2g；均每日3次。合剂，每瓶100mL，每次5~10mL，每日2~3次，用时摇匀。忌生冷油腻食物。阴虚火旺者忌服。有痰湿、瘀血、外邪者不宜用。❸益气养血口服液、人参归脾丸、人参养荣丸：详见第403页。❹复方扶芳藤合剂：每支15mL或每瓶120mL。每次5~10mL，每日2次。阴虚内热、肝阳上亢、痰火内盛所致的心悸不寐者禁用。❺升气养元糖浆：每瓶100mL。小儿7岁以上每次15~20mL，4~7岁每次10mL，3岁以下每次5~10mL，每日2次。体实有热者忌用。感冒者慎用。忌食辛辣油腻生冷食物。❻复方阿胶浆：每瓶装20mL、200mL或250mL。小儿7岁以上每次10~20mL，4~7岁每次5~10mL，3岁以下每次3~5mL；均每日2次。脾胃虚弱、呕吐泄泻、腹胀便溏、咳嗽痰多者慎用。

（三）肝肾阴虚证

多见于中重度贫血患儿，可见面色苍白，爪甲色白易脆，毛发枯黄，发育迟缓，头晕耳鸣目涩，腰膝酸软，两颧潮红，潮热盗汗，四肢震颤抽动。舌红、苔少或光剥，脉弦数或细数，指纹淡紫。多因血虚日久，累及肝肾，精血匮乏所致。治宜滋养肝肾，调补精血。

【常用方药】左归丸加减。处方：

> 龟甲 8 g　鹿角胶 2 g　菟丝子 4 g　牛膝 3 g　熟地黄 10 g　山药 8 g
> 枸杞子 8 g 山茱萸 3 g　阿胶 3 g　　山楂 5 g

方中龟甲、鹿角胶、菟丝子、牛膝大补精血；熟地黄、山药、山茱萸、枸杞子、阿胶滋阴补血；山楂健脾助消化。

【加减】①潮热盗汗加地骨皮、鳖甲、白薇养阴清热；②智力发育迟缓者加紫河车补肾益智；③眼目干涩加石斛、夜明沙、羊肝补肝明目；④四肢震颤加沙苑子、白芍、钩藤、地龙养肝息风。

【供选成药】❶益血生胶囊：每粒 0.25 g。每次 1~2 粒，每日 2~3 次。忌辛辣油腻食物。用于缺铁性贫血，可合用铁剂以增强疗效，并应结合病因治疗。阴虚火旺者慎用。感冒者慎用。❷归芍地黄丸：大蜜丸，每丸 9 g，每次 1/3~1/2 丸；水蜜丸，每瓶 60 g，每次 2~3 g；均每日 2~3 次。忌寒凉油腻食物。肾阳虚、脾虚湿困所致的头晕等症忌用。脾虚便溏者慎用。❸六味地黄丸：详见第 378 页。❹退龄颗粒：每包 10 g。餐前服，每次 2~5 g，每日 2~3 次。忌辛辣油腻生冷食物。体实及阳虚者忌用。感冒者慎用。❺田七补丸：小蜜丸，每 100 丸重 21 g，每次 10~15 丸，每日 3 次；大蜜丸，每丸 9 g，每次 0.5~1 丸，每日 2 次。本品不宜和感冒类药同服。忌生冷油腻食物。血热引起的失血及脾虚腹胀、便溏、咳嗽痰多者禁用。❻生血宝颗粒：每袋 8 g 或 4 g。每次 2~4 g，每日 2~3 次。忌辛辣油腻生冷食物。体实及阳虚者忌用，感冒者及脘腹痞满、痰多湿盛者慎用。❼升血灵颗粒：每袋 10 g（相当于原药材 8 g）。1 岁以内每次 5 g，1~3 岁每次 10 g，3 岁以上每次 15 g，每日 3 次。忌辛辣油腻生冷食物。实热证忌用，非缺铁性贫血不宜使用。感冒及脾胃虚弱者应慎用。❽益气维血颗粒：每袋 10 g。3 岁以下每次 5 g，3 岁以上每次 10 g，每日 2 次。忌辛辣油腻生冷食物。实证、热证不宜用。感冒慎用。

（四）脾肾阳虚证

本证为贫血重证，多见面色㿠白，唇舌爪甲苍白，精神萎靡不振，纳谷不香，或有大便溏泄，发育迟缓，毛发稀疏，四肢不温。舌淡苔白，脉沉细无力，指纹淡。多因久病精血亏虚，阴损及阳所致。治宜温补脾肾，填精养血。

【常用方药】右归丸加减。处方：

> 熟地黄8g　　枸杞子8g　　山药10g　　山茱萸10g　　仙茅6g
> 淫羊藿3g　　补骨脂3g　　菟丝子3g　　鹿角片1.5g　　焦山楂5g

方中熟地黄、山茱萸、枸杞子补肾养阴；仙茅、淫羊藿、补骨脂、菟丝子、鹿角片温肾助阳；山药、焦山楂健脾助消化。

【加减】①畏寒肢冷加制附子温补肾阳；②囟门晚闭者加龟甲、牡蛎、龙骨补肾壮骨；③毛发稀疏加党参、当归补血生发；④大便溏泄加益智温阳止泻；⑤下肢浮肿加茯苓、猪苓利湿消肿。

【供选成药】❶右归丸：每丸9g。每次1/3~1/2丸，每日3次。不宜过量、久服。忌生冷饮食。阴虚火旺、心肾不交、湿热下注者或外感寒湿或外感暑湿，以及食滞伤胃、肝气乘脾所致泄泻忌用。❷益肾灵颗粒（胶囊）：颗粒，每袋20g或8g（无糖），每次1/3~1/2袋，每日2~3次；胶囊，每粒0.33g，每次1~2粒，每日2~3次。忌辛辣食物。湿热下注、惊恐伤肾、肝气郁结、心火亢盛、心肾不交等所致病证不宜用。❸生血丸：每瓶5g，每10粒重1g。小儿7岁以上每次30~40粒，4~7岁每次10~20粒，3岁以下每次6~8粒，每日3次。阴虚内热见舌质红、苔少者慎用。❹归芪口服液：每支10mL。每次2~5mL，每日2次，餐前服。

肆 心肝系病证

一、夜啼

夜啼是指婴儿白天如常，能安静入睡，而入夜则啼哭不安，或时哭时止的一种病证。多因生后护理失宜，腹部中寒，寒凝气滞；或乳食不节，积热内生，上扰心神；或脏气怯弱，暴受惊恐，神志不安而引起。治疗原则以调整脏腑的虚实寒热，使脏气安和，血脉调匀为要。

啼哭是新生儿及婴儿的一种生理活动。在表达要求或痛苦，如饥饿、惊恐、尿布潮湿、衣被过冷或过热均可引起啼哭，如喂以乳食、安抚亲昵、更换潮湿尿布、调整衣被后，啼哭可很快停止，则不属病态。此处所讲的啼哭是指婴儿在夜间不明原因的反复啼哭。

（一）脾寒气滞证

多见哭声低绵无力，睡喜蜷曲，面色青白，腹喜摩按，四肢欠温，吮乳无力，不欲饮乳，小便清，大便溏薄。舌淡苔白，指纹青紫而滞。多因受寒受冷后，脾阳受损，寒凝气滞所致。治宜温脾散寒，行气止痛。

【常用方药】乌药散合匀气散加减。处方：

| 乌药3 g | 高良姜1.5 g | 砂仁1.5 g | 陈皮1.5 g | 木香1.5 g |
| 香附3 g | 白芍5 g | 炮姜3 g | 桔梗3 g | 甘草3 g |

方中乌药、高良姜、炮姜温中散寒；砂仁、陈皮、木香、香附行气止痛；白芍、甘草缓急止痛；桔梗载药上行，调畅气机。

【加减】①大便溏薄加党参、白术、茯苓健脾益气；②时有惊惕者加蝉蜕、钩藤祛风镇惊；③哭声微弱、胎禀怯弱、形体羸瘦者酌用附子理中汤治之，以温脾肾阳气。

【供选成药】❶附子理中丸：详见第381页。❷香砂理中丸：每丸9 g。每次1/3~1/2丸，每日2次。❸宝宝乐：每袋5 g。每次5~10 g，每日2~3次。

外治 ❶艾叶、干姜粉适量。炒热，用纱布包裹，熨小腹部，从上至下，反复多次。❷用丁香、肉桂、吴茱萸等量。研细末，置于普通膏药上，贴于脐部。

（二）心经积热证

多见哭声洪亮有力，见灯尤甚，哭时面赤唇红，烦躁不宁，身腹俱暖，或口中热，大便秘结，小便短赤。舌尖红、苔薄黄，指纹多青紫。多因心有积热，上扰神明所致。治宜清心导赤，泻火除烦。

【常用方药】导赤散加减。处方：

| 生地黄5 g | 淡竹叶3 g | 通草3 g | 甘草梢1.5 g | 灯心草1.5 g |

方中生地黄清热凉血；淡竹叶、通草清心降火；甘草梢泻火清热；灯心草引诸药入心经。

【加减】①大便秘结、烦躁不安加生大黄泄热通便、除烦；②腹部胀满、乳食不化加麦芽、莱菔子、焦山楂消食导滞；③热盛烦闹者加黄连、栀子泻火除烦。

【供选成药】❶导赤丸：详见第 374 页。❷一清颗粒：详见第 377 页。❸健儿乐颗粒：详见第 395 页。❹保赤丹：每丸 0.15 g。6 个月以下婴儿每次 5 丸，6 个月~2 岁，每超过 1 个月加 1 丸，2~7 岁每超过半岁加 5 丸，7~14 岁每次服 60 丸，轻症每日 1 次，重症每日 2 次。乳儿可在哺乳时将丸附着于乳头上，与乳汁一同吮下。若哺乳期已过，可将丸药嵌在小块柔软易消化食物中一齐服下。

（三）惊恐伤神证

多见猝然惊哭或梦中啼哭，声音尖短，神情不安，似见异物状，时作惊惕，紧偎母怀，面色时青时白，哭声时高时低，时急时缓，舌苔正常，脉数，指纹青紫。多因胎禀不足，复受惊恐，心神不宁所致。治宜定惊安神，补气养心。

【常用方药】远志丸加减。处方：

> 远志 3 g　　白参 3 g　　茯神 5 g　　龙齿 5 g　　茯苓 6 g　　石菖蒲 2 g

方中远志、石菖蒲、茯神、龙齿定惊安神；白参、茯苓补气养心。

亦可改用朱砂安神丸加减治之。

【加减】①睡中时时惊惕者加钩藤、菊花息风止惊；②喉间痰鸣加僵蚕、白矾、郁金化痰安神，也可用琥珀抱龙丸化痰安神。

【供选成药】❶柏子养心丸：小蜜丸，每袋 9 g 或每瓶 120 g，每次 3 g；水蜜丸，每袋 6 g 或每瓶 60 g，每次 2 g；大蜜丸，每丸 9 g，每次 2~3 g；均每日 2 次。阴虚火旺或肝阳上亢者禁用。大便溏泄者慎用。不宜与溴化物、亚铁类西药合用。本品含朱砂，不宜过量、久服。❷天王补心丸：小蜜丸，每瓶 60 g、100 g 或 250 g，每次 3 g；水蜜丸，每瓶 60 g、100 g 或 250 g，每次 2 g；均每日 2 次。脾胃虚寒、食少纳差、痰湿留滞见有大便溏泻、咳嗽声重者均不宜用。

二、汗证

汗是由皮肤排出的一种津液。汗液能润泽皮肤，调和营卫。小儿由于形气未充，腠理疏薄，加之生机旺盛、清阳发越，在正常生活中比成人容易出汗。如因天气炎热，或衣被过厚，或喂奶过急，或剧烈运动，出汗更多，而无其他疾病，不属病态。

汗证是指小儿在安静状态下、正常环境中，全身或身体某些部位出汗过多，甚至大汗淋漓的一种病证，多发生于 5 岁以内的小儿。

小儿汗证有自汗、盗汗之分。睡中出汗，醒时汗止者，称盗汗；不分寤寐，无故汗出者，称自汗。盗汗多属阴虚，自汗多为阳虚，但小儿汗证往往自汗、盗汗并见。故在辨别其阴阳属性时还应考虑其他证候。至于因温热病引起的出汗，或危重症阴竭阳脱、亡阳大汗者，不属本证论治之列。小儿汗证多因先天禀赋不足、后天调护失宜、病后失养、用药发散太过等所致。治疗上从虚实论治，虚则补之，实则泻之。

(一) 表虚不固证

多见自汗，恶风，或伴盗汗，以头部、肩部汗出明显，动则尤甚，神疲乏力，面色少华，平时易患感冒，或时有低热。唇舌色淡、苔薄白，脉浮缓或细弱，指纹色淡。多因素体肺脾气虚，腠理不密，表虚不固所致。治宜益气固表敛汗。

【常用方药】玉屏风散合牡蛎散加减。处方：

黄芪 8 g　白术 5 g　防风 3 g　牡蛎 5 g　浮小麦 8 g　麻黄根 5 g

方中黄芪益气固表；白术健脾益气；防风御风，调节开阖；牡蛎敛阴止汗；浮小麦养心敛汗；麻黄根收敛止汗。

【加减】①脾胃虚弱、纳呆便溏者加山药、炒白扁豆、砂仁健脾助消化；②汗出不止者于睡前用龙骨、牡蛎粉外扑，敛汗潜阳。

【供选成药】❶玉屏风口服液：详见第 366 页。❷复芪止汗颗粒：每袋 20 g。5 岁以下每次 20 g，每日 2 次；5~12 岁每次 20 g，每日 3 次。热病汗出及阴虚盗汗者慎用。❸屏风生脉胶囊：每粒 0.3 g。每次 1 粒，每日 2~3 次。❹参芪糖浆：每瓶 100 mL。每次 5~10 mL，每日 2 次。

(二) 营卫不和证

以自汗为主，或伴盗汗，汗出遍身而不温，畏寒恶风，不发热，或伴有低热，精神疲倦，食欲减退。舌质淡红、苔薄白，脉缓。多因卫强营弱或卫弱营强，营卫不和所致。治宜调和营卫。

【常用方药】黄芪桂枝五物汤加减。处方：

> 黄芪 8 g　　桂枝 3 g　　白芍 5 g　　生姜 3 g　　大枣 6 g　　浮小麦 8 g
> 煅牡蛎 5 g

方中黄芪益气固表；桂枝温通卫阳；白芍敛护营阴，生姜、大枣调和营卫；浮小麦、煅牡蛎敛阴止汗。

【加减】①精神倦怠、食欲减退、面色少华者加党参、山药健脾益气；②口渴、尿黄、虚烦不眠者加酸枣仁、石斛、柏子仁养心安神；③汗出恶风、表证未解者用桂枝汤祛风解表。

【供选成药】❶桂枝合剂（颗粒）：合剂，每瓶 100 mL 或每支 10 mL，每次 5~6 mL，用时摇匀；颗粒，每袋 10 g，每次 1/3~1/2 袋；均每日 3 次。本品主要用于表证未解见有自汗者。感冒无汗者或温病内热口渴者及湿热壅盛者不宜用。❷表虚感冒颗粒：每袋 10 g。每次 3~6 g，每日 2~3 次。本品多用于表证未解易出汗者。忌生冷油腻食物。❸风寒表虚感冒颗粒：每袋 8 g。每次 2~3 g，每日 3 次。用于表证未解，见有自汗者。

（三）气阴亏虚证

本证以盗汗为主，或伴自汗，形体消瘦，汗出较多，遍身湿润，精神不振，面色无华，心烦少寐，寐后汗多，或伴低热、口干、手足心灼热，哭声无力，口唇淡红。舌质淡、苔少或见剥苔，脉细弱或细数。多因热病或久病之后，气阴两伤所致。治宜益气养阴。

【常用方药】生脉散加减。处方：

> 白参 3 g(或党参 8 g)　　麦冬 6 g　　五味子 3 g　　酸枣仁 3 g　　黄芪 8 g
> 碧桃干 5 g

方中白参或党参益气生津；麦冬养阴清热；五味子、酸枣仁收敛止汗；黄芪、碧桃干益气固表。

【加减】①精神困倦、食少不眠、不时汗出、面色无华者，系阳气偏虚，去麦冬，加白术、茯苓益气健脾、固表。②睡眠中汗出，醒后则止，口干心烦，容易惊醒，口唇淡红，系心脾不足，脾虚血少，心失所养，可改用归脾汤合龙骨、牡蛎、浮小麦补养心脾，益气养血，敛阴止汗。③低热口干，手足心灼热者加白芍、地骨皮、牡丹皮敛阴清热。

【供选成药】❶生脉饮：详见第 391 页。❷黄芪生脉饮：每支 10 mL 或每瓶 100 mL。每次 5 mL，每日 2~3 次，餐后服。❸虚汗停颗粒：每袋 10 g。
4 岁以下每次 5 g，每日 2 次；4 岁以上每次 5 g，每日 3 次。忌辛辣油腻生
冷食物。实热汗出者忌用。❹龙牡壮骨散：每袋 5 g。2 岁以内每次 5 g，2~
7 岁每次 7 g，7 岁以上每次 10 g，每日 3 次。忌辛辣油腻食物。实热证慎
用。❺归脾丸：详见第 406 页。

外治 ❶五倍子粉适量，温水或醋调成糊状，每晚临睡前敷脐中，
用橡皮膏固定。❷龙骨、牡蛎粉适量，每晚睡前外扑。

（四）脾胃积热证

多见自汗或盗汗，以头部或四肢为多，汗出肤热，汗渍色黄，口臭，口
渴欲饮而饮之不多，食欲减退，大便不调，小便色黄。舌质红、苔黄腻，脉
滑数或濡数，指纹紫滞。多因脾胃湿热蕴积，热迫津液外泄所致。治宜清心
泻脾，清利湿热。

【常用方药】泻黄散加减。处方：

> 生石膏 10 g　栀子 5 g　防风 5 g　广藿香 3 g　麻黄 3 g　糯稻根 8 g
> 甘草 3 g

方中生石膏、栀子清泻脾胃积热；防风疏散伏热；广藿香化湿和中；甘
草调和诸药；麻黄、糯稻根收敛止汗。

【加减】①尿少色黄加滑石、车前草清热利湿；②汗渍色黄加茵陈蒿、
佩兰清化湿热；③口臭、口渴加胡黄连、牡丹皮清胃降火。

【供选成药】❶黄连清胃丸：每袋 10 g。每次 2~3 g，每日 2 次。胃无
实热或脾胃虚寒者忌服。❷复方牛黄清胃丸：每丸 4.5 g。每次 0.5~1 丸，
每日 2 次。忌辛辣油腻食物。脾胃虚寒者慎用。

三、病毒性心肌炎

病毒性心肌炎是由病毒感染引起的以局限性或弥漫性心肌炎
性病变为主的疾病。以神疲乏力，面色苍白，心悸，气短，肢冷，
多汗为临床特征。其发病年龄以 3~10 岁小儿为多。多因小儿素体
正气亏虚，风温、湿热邪毒侵袭所致。治疗以扶正祛邪为基本原
则。初期以祛邪、养心通脉为主；后期以扶正、养心通脉为主，祛
邪为辅。

（一）风热犯心证

多见发热或低热绵延，或不发热，鼻塞流涕，咽红肿痛，咳嗽有痰，肌痛肢楚，头晕乏力，心悸气短，胸闷胸痛。舌质红、苔薄，脉数或结代。多由外感风热邪毒，客于肺卫，袭肺损心所致。治宜疏风清热，解毒护心。

【常用方药】银翘散加减。处方：

> 金银花 6 g　薄荷 1.5 g　板蓝根 5 g　贯众 5 g　虎杖 3 g　玄参 3 g
> 太子参 5 g　麦冬 5 g　　淡豆豉 3 g

方中金银花、薄荷、淡豆豉清热透表；板蓝根、贯众、虎杖、玄参清热凉血解毒，太子参、麦冬益气养阴。

【加减】①邪毒炽盛者加黄芩、生石膏、栀子清热泻火；②胸闷胸痛加丹参、红花、郁金活血化瘀；③心悸、脉结代者加五味子、柏子仁养心安神；④腹痛泄泻加木香、白扁豆、车前子行气化湿止泻。

【供选成药】❶银翘解毒丸（颗粒）：蜜丸，每丸 3 g，每次 1/2 丸，每日 2~3 次，芦根汤或温开水送服；颗粒，每袋 15 g 或 2.5 g（含乳糖），每次 2.5 g。不含乳糖颗粒每次 5~10 g，每日 3 次，重症者加服 1 次。忌辛辣油腻生冷食物。风寒感冒者不宜用。❷银翘伤风胶囊：每粒 0.3 g。每次 1~2 粒，每日 3 次。忌辛辣生冷油腻食物。风寒感冒者忌用。❸金莲花片：每片相当于原药材 1 g。每次 1~2 片，每日 2~3 次。忌辛辣油腻食物。风寒感冒者忌用。❹金莲清热颗粒：每袋 5 g。1 岁以内每次 2.5 g，每日 3 次，高热时每日 4 次；1~15 岁每次 2.5~5 g，每日 4 次，高热时每 4 小时 1 次。外感风寒者慎用，忌辛辣油腻食物。虚寒泄泻者不宜用。❺羚翘解毒丸（片）：水丸，每袋 5 g，每次 2~3 g，每日 2~3 次；浓缩丸，每 8 丸相当于原药材 4 g，每次 3~4 丸，每日 3 次；大蜜丸，每丸 9 g，每次 1/3~1/2 丸，每日 2~3 次；片剂，每片 0.55 g。每次 1~2 片，每日 2 次，用芦根汤或温开水送服。忌生冷油腻食物。风寒感冒者慎用。❻羚羊感冒胶囊：每粒 0.42 g。每次 1~2 片，每日 2 次。忌辛辣油腻食物。风寒外感者慎用。

（二）湿热侵心证

多见寒热起伏，全身肌肉酸痛，恶心呕吐，腹痛泄泻，心悸胸闷，肢体乏力。舌质红、苔黄腻，脉濡数或结代。多由湿热邪毒蕴于脾胃，留滞不去，上犯于心所致。治宜清热化湿，宁心通脉。

【常用方药】葛根黄芩黄连汤加减。处方：

> 葛根 6 g　黄芩 5 g　　黄连 1.5 g　板蓝根 5 g　苦参 3 g　茯苓 8 g
> 郁金 3 g　　石菖蒲 2 g　陈皮 1.5 g

方中葛根清热解表；黄连、板蓝根清热解毒化湿；苦参、黄芩清化湿热；陈皮、石菖蒲、茯苓、郁金行气化湿安神。

【加减】①胸闷气憋加瓜蒌、薤白理气宽胸；②肢体酸痛加独活、羌活、木瓜祛湿通络；③心悸、脉结代者加丹参、珍珠母、龙骨宁心安神。

【供选成药】❶芩连片：每片 0.55 g。每次 1~2 片，每日 2~3 次。中焦虚寒及阴虚热盛者禁用，素体虚弱者慎用。❷葛根芩连片：详见第 387 页。

（三）气阴两虚证

多见心悸不宁、活动后尤甚，少气懒言，神疲倦怠，头晕目眩，烦热口渴，夜寐不安。舌红少苔，脉细数或促或结代。多因邪毒内舍于心，耗伤气阴，心脉失养所致。治宜益气养阴，宁心安神。

【常用方药】炙甘草汤合生脉散加减。处方：

> 炙甘草 5 g　党参 8 g　　桂枝 3 g　　生地黄 8 g　阿胶 3 g　　麦冬 5 g
> 五味子 3 g　酸枣仁 5 g　丹参 5 g

方中炙甘草、党参益气养心；桂枝温阳通脉；生地黄、阿胶滋阴养血；麦冬、五味子养阴敛阴；酸枣仁宁心安神；丹参活血化瘀。

【加减】①心脉不整加磁石、鹿衔草镇心安神；②便秘或大便偏干重用火麻仁，并加瓜蒌子、柏子仁、桑椹等养血润肠。

【供选成药】❶生脉饮：详见第 391 页。❷黄芪生脉饮：详见第 412 页。❸炙甘草合剂：每瓶 150 mL。每次 10~15 mL，每日 3 次。发热舌红绛者忌用，胃肠虚弱或腹泻下痢者不宜用。❹参麦五味子片：每片 0.26 g。每次 1~2 片，每日 3 次。❺玉丹荣心丸：每丸 1.5 g。1~3 岁每次 2 丸，3~6 岁每次 3 丸，6 岁以上每次 4 丸，每日 3 次。

（四）心阳虚弱证

多见心悸怔忡，神疲乏力，畏寒肢冷，面色苍白，头晕多汗，甚则肢体浮肿，呼吸急促。舌质淡肿或淡紫，脉缓无力或结代。多因病久损伤心阳，或素体虚弱，复感外邪，心阳不振所致。治宜温振心阳，宁心安神。

【常用方药】桂枝甘草龙骨牡蛎汤加减。处方：

> 桂枝 4.5 g　　炙甘草 5 g　　党参 8 g(或白参 3 g)　　黄芪 8 g　　龙骨 6 g
> 牡蛎 6 g

方中桂枝、炙甘草辛甘助阳；党参（或白参）、黄芪补益元气；龙骨、牡蛎重镇安神，敛汗固脱。

【加减】 ①形寒肢冷加附子、干姜温阳散寒；②肢体浮肿加茯苓、防己利水消肿；③头晕失眠加酸枣仁、五味子养心安神；④见寒厥休克者加制附子、干姜、麦冬、五味子回阳救逆，益气敛阴。

【供选成药】 ❶炙甘草合剂：详见上证。❷活力源口服液：每支 10 mL。每次 5~10 mL，每日 2~3 次。

（五）痰瘀互结证

多见心悸不宁、胸闷憋气、心前区痛如针刺，脘闷呕恶，面色晦暗，唇甲青紫。舌体胖、舌质紫暗，或舌边尖见有瘀点，舌苔腻，脉滑或结代。多因肺脾受损，痰浊内生，阻滞气机所致。治宜活血化瘀，豁痰开痹。

【常用方药】 瓜蒌薤白半夏汤合失笑散加减。处方：

> 瓜蒌 5 g　薤白 3 g　法半夏 5 g　姜竹茹 5 g　蒲黄 3 g　五灵脂 2 g
> 红花 2 g　郁金 3 g

方中瓜蒌、薤白、法半夏、姜竹茹化痰宽胸；蒲黄、五灵脂、红花、郁金活血化瘀，行气止痛。

【加减】 ①心前区疼痛较甚者加丹参、降香活血化瘀，理气止痛；②咳嗽痰多加白前、款冬花化痰止咳；③夜寐不宁加远志、酸枣仁宁心安神。

【供选成药】 ❶丹参片（口服液、膏、颗粒）：片剂，每瓶 100 片或每袋 60 片，每次 1~2 片，每日 3 次；口服液，每支 10 mL，每毫升含丹参生药 1.8 g，每次 5 mL，每日 2~3 次；膏滋剂，每瓶 100 g，每次 3~5 g，每日 2 次；颗粒，每袋 10 g（相当于原生药 10 g），每次 5 g，每日 2~3 次。有出血倾向者禁用，过敏体质慎用。❷双丹颗粒：每袋 5 g。每次 2~3 g，每日 2 次。❸丹七片：每片 0.3 g。每次 1~2 片，每日 3 次。❹失笑散：每包 9 g。布包煎服，每次 2~3 g，每日 1~2 次。❺荣心丸：每丸 1.5 g。1~3 岁每次 2 丸，3~6 岁每次 3 丸，6 岁以上每次 4 丸，每日 3 次。忌辛辣油腻刺激性食物。

四、注意力缺陷障碍（伴多动）

注意力缺陷障碍（伴多动），又称儿童多动症，是一种较常见的儿童时期行为障碍性疾病。以注意力不集中，自我控制差，动作过多，情绪不稳，冲动任性，伴有学习困难，但智力正常或基本正常为主要临床特征。本病男孩多于女孩，多见于学龄期儿童。发病与遗传、环境、产伤等有一定关系。其预后较好，绝大多数患儿至青春期可逐渐好转而痊愈。多因先天禀赋不足，后天失于护养，教育不当等所致。治疗以滋阴潜阳、补益心脾、清心平肝、泻火豁痰为主，根据兼证的不同，佐以化痰、清热、祛瘀等不同治法。

（一）心肝火旺证

多见急躁易怒，冲动任性，多动多语，注意力不集中，做事莽撞，大便秘结，小便色黄。舌质红或舌尖红、苔薄黄，脉弦或弦数。多因情志失调，五志化火，或素体热盛，喜食辛辣，助热生火，扰动心肝所致。治宜清心平肝，安神定志。

【常用方药】安神定志灵加减。处方：

> 柴胡 6 g　黄芩 6 g　决明子 6 g　连翘 6 g　天竺黄 3 g　石菖蒲 3 g
> 郁金 3 g　当归 5 g　远志 3 g　　龙齿 4.5 g

方中连翘、决明子、黄芩、柴胡清热平肝；天竺黄、石菖蒲豁痰定惊；郁金清心凉血；龙齿、远志安神定志；当归养血安神；

【加减】①急躁易怒加钩藤、珍珠母；②冲动任性，烦躁不安加栀子、青礞石；③大便干结，数日一行者加大黄、枳实、槟榔。

【供选成药】小儿黄龙颗粒：每袋 5 g。6~9 岁，每次 1 袋，10~14 岁每次 2 袋，每日 2 次。疗程为 6 周。

（二）肝肾阴虚证

以急躁易怒，冲动任性，五心烦热。舌红苔薄，脉细弦为特征。并可见多动难静，神思涣散，注意力不集中，记忆力欠佳，学习成绩低下，有的兼有遗尿、盗汗或大便秘结等症。多因肾阴亏虚，肝阳上亢所致。治宜滋养肝肾，平肝潜阳。

【常用方药】杞菊地黄丸加减。处方：

> 熟地黄 10 g　枸杞子 6 g　山药 10 g　茯苓 8 g　菊花 3 g　牡丹皮 3 g
> 泽泻 4.5 g　　龙齿 4.5 g　龟甲 8 g　　山茱萸 3 g

方中枸杞子、熟地黄、山茱萸滋补肝肾；山药、茯苓健脾宁心；菊花、牡丹皮、泽泻清肝肾之虚火；龙齿、龟甲定志安神。

【加减】①夜寐不安加酸枣仁、五味子养心安神；②盗汗加浮小麦、龙骨、牡蛎敛汗固涩；③急躁易怒加石决明、钩藤平肝潜阳；④大便秘结者加火麻仁、桑椹润肠通便。

【供选成药】❶静灵口服液：每支 10 mL。3～5 岁每次 5 mL；6～14 岁每次 10 mL；均每日 2 次。14 岁以上每次 10 mL，每日 3 次。忌各种酒类饮料及酒心巧克力等。心脾两虚、痰火扰心者不宜用，感冒发热时应停用。❷小儿智力糖浆：每支 10 mL。每次 10～15 mL，每日 3 次。忌辛辣油腻食物。痰热内扰所致的多动症不宜用。❸杞菊地黄丸（片、胶囊、口服液）：大蜜丸，每丸 9 g，每次 1/3～1/2 丸；水蜜丸，每瓶 60 g，每次 2～3 g；口服液，每支 10 mL，或每瓶 100 mL，每次 5 mL；均每日 2 次。片剂，每片 0.42 g，每瓶 60 g，每次 1～2 片，每日 3 次。胶囊，每粒 0.3 g，每次 2～3 粒，每日 2～3 次。忌生冷及酸性食物。脾虚便溏者慎用。❹六味地黄丸：详见第 378 页。❺知柏地黄丸：详见第 375 页。❻多动宁胶囊：每粒 0.38 g。每次 3～5 粒，每日 3 次。

（三）心脾两虚证

多见神思涣散，注意力不集中，神疲乏力，形体消瘦或虚胖，多动而不暴躁，睡眠不熟，记忆力差，或伴自汗盗汗，偏食纳少，面色无华。舌质淡、苔薄白，脉虚弱。多因脾虚气血生化不足，心神失养所致。治宜养心安神，健脾益气。

【常用方药】归脾汤合甘麦大枣汤。处方：

党参 8 g	黄芪 8 g	白术 5 g	当归 6 g	龙眼肉 10 g	茯神 5 g
浮小麦 5 g	炙甘草 5 g	远志 3 g	酸枣仁 3 g	木香 1.5 g	大枣 6 g

方中党参、黄芪、白术、大枣、炙甘草补脾益气；茯神、远志、酸枣仁、龙眼肉、当归、浮小麦养心安神；木香理气健脾。

【加减】①思想不集中者，加益智、龙骨养心安神；②睡眠不熟者，加五味子、首乌藤养血安神；③记忆力差，动作笨拙，苔厚腻者加半夏、陈皮、石菖蒲化痰开窍。

【供选成药】❶归脾丸：详见第 406 页。❷脑乐静：每瓶 200 mL。每次 10～15 mL，每日 3 次。痰涎壅盛不宜用。❸脑力静糖浆：每支 10 mL、20 mL，或每瓶 100 mL、168 mL。每次 5～10 mL，每日 3 次。忌饮浓茶、咖啡等兴奋性饮料。阴虚内热、痰热内盛所致的失眠或郁证慎用。❹安神健脑液：每支 10 mL。每次 5 mL，每日 3 次。忌饮浓茶、咖啡等兴奋性饮料。痰湿壅滞或痰火内盛者禁用。脾胃虚寒、腹胀便溏者不宜用。❺人参归脾丸：详见第 403 页。❻夜宁糖浆（颗粒）：糖浆，每瓶 250 mL，每次 10~20 mL；颗粒，每袋 20 g，每次 5~10 g；均每日 2 次。睡前不宜饮用浓茶、咖啡等兴奋性饮料。糖尿病患者不宜用。❼益心宁神片：每片 0.31 g。每次 2 片，每日 3 次。邪热内盛、痰瘀壅滞所致的失眠、心悸、健忘者慎用，胃酸过多者不宜使用。❽眠安宁口服液：每支 10 mL。每次 5~10 mL，每日 2 次。忌饮咖啡、浓茶等兴奋性饮料。痰火扰心、肝胆火旺所致的失眠心悸者不宜用。❾柏子养心丸：详见第 410 页。

（四）痰火内扰证

多见多动多语，烦躁不宁，冲动任性，难以制约，注意力不集中，胸中烦热，懊侬不眠，食欲减退，便秘尿黄，口苦。舌质红、苔黄腻，脉滑数。多因过食肥甘或辛辣之物，痰火内生，扰动心神所致。治宜清热泻火，化痰宁心。

【常用方药】黄连温胆汤加减。处方：

> 黄连 1.5 g　　法半夏 5 g　　胆南星 5 g　　竹茹 5 g　　瓜蒌 4.5 g　　枳实 2 g
> 茯苓 6 g　　　珍珠母 6 g　　石菖蒲 2 g

方中黄连清热泻火；法半夏、胆南星燥湿化痰；竹茹、瓜蒌清热化痰；枳实理气化痰；石菖蒲开窍化痰；茯苓、珍珠母宁心安神。

【加减】①烦躁易怒者加钩藤、龙胆平肝泻火；②大便秘结加大黄泄热通便。

【供选成药】清气化痰丸：每丸 9 g。每次 1/3 丸，每日 2 次。忌生冷辛辣燥热食物。风寒咳嗽、痰湿阻肺者慎服。

五、抽动障碍

抽动障碍，是起病于儿童或青少年时期的一种神经精神障碍性疾病。属于中医肝风、抽搐等范畴。以不自主、反复、突发、快速的、无节律性的一个或多个部位运动抽动或发声抽动为主要临床特征。本病男孩多于女孩，好发于 5~10 岁儿童。少数患儿青春期可自行缓解，有的可延续至成人。可伴随情绪行为症状，或共患一种或多种心理行为障碍，但智力一般不受影响。其病因是多方面的，与先天禀赋不足、饮食所伤、感受外邪、情志失调等因素有关。治疗以息风止动为治疗原则。实证以平肝息风、豁痰解郁为主；虚证以滋肾补脾、柔肝息风为主；虚实夹杂宜标本兼顾，攻补兼施。

（一）外风引动证

多见头面部抽动或秽语，挤眉眨眼，感冒后加重，常伴有鼻塞流涕，咽喉肿痛，或发热等外感表证。舌淡红、苔薄白，脉浮数。多因感受六淫之邪，外邪从阳化热，热引肝风，风邪上扰所致。治宜疏风解表，息风止动。

【常用方药】银翘散加减。处方：

> 金银花 5 g　连翘 5 g　牛蒡子 3 g　薄荷 1.5 g　桔梗 3 g　荆芥穗 3 g
> 木瓜 3 g　　伸筋草 5 g 天麻 3 g　　全蝎 1.5 g

方中金银花、连翘清热解毒，辛凉解表。薄荷、牛蒡子疏散风热，清利头目，解毒利咽；荆芥穗辛散表邪，透邪外出；木瓜、伸筋草舒筋活络；天麻、全蝎息风止痉，通络止痛；桔梗宣肺止咳。

【加减】①清嗓声明显者加金果榄、胖大海、玄参；②眨眼明显者加菊花、决明子；③吸鼻明显者加辛夷、苍耳子、白芷。

【供选成药】银翘解毒丸：详见第 414 页。

（二）肝亢风动证

多见摇头耸肩，挤眉弄眼，抽动频繁有力，声音高亢，急躁易怒，不时喊叫，自控能力差，伴面红目赤，头晕头痛，大便干燥，小便黄。舌红苔黄，脉弦数。多因五志过极，肝气郁结，肝阳上亢，化火生风所致。治宜平肝潜阳，息风止动。

【常用方药】天麻钩藤饮加减。处方：

> 天麻 3 g　　钩藤 5 g　　石决明 6 g　　栀子 3 g　　黄芩 3 g　　川牛膝 5 g
> 柴胡 3 g　　当归 5 g　　茯神 3 g　　　远志 3 g

方中天麻、钩藤平肝息风；石决明咸寒质重，平肝潜阳，除热明目；川牛膝引血下行，兼益肝肾，并能活血利水；当归补血活血；柴胡疏肝解郁；栀子、黄芩清肝降火，以折其亢；茯神、远志宁心安神。

【加减】①急躁易怒加夏枯草、白芍；②抽动明显加青礞石、羚羊角；③点头摇头者加葛根、蝉蜕；④喊叫声高者加山豆根、牛蒡子；⑤大便干结加大黄、决明子。

【供选成药】 ❶菖麻息风片：每片 0.53 g。4～6 岁，每次 1 片；7～11 岁，每次 2 片；12～14 岁，每次 3 片；均每日 3 次。疗程为 4 周。❷九味息风颗粒：每袋 6 g。4～6 岁，每次 1 袋；7～9 岁，每次 1.5 袋；10～14 岁，每次 2 袋；均每日 2 次。疗程 6 周。

（三）痰火扰神证

多见抽动秽语，喉中痰鸣，烦躁不安，口干口苦，大便秘结，小便黄。舌质红、苔黄腻，脉滑数。多因患儿素喜肥甘厚味，易生痰化热，痰热互结内扰，引动肝风心火所致。治宜清热化痰，息风止动。

【常用方药】 黄连温胆汤加减。处方：

黄连 1.5 g	清半夏 5 g	陈皮 3 g	竹茹 5 g	枳实 2 g	茯苓 6 g
天竺黄 3 g	僵蚕 1.5 g	石菖蒲 2 g	远志 2 g		

方中黄连清热燥湿，泻火解毒；清半夏除湿化痰，降逆和中；竹茹清胆和胃、止呕除烦；枳实降气和胃，同时可助竹茹清热化痰；天竺黄清热豁痰，凉心定惊；陈皮理气燥湿化痰；茯苓甘淡健脾渗湿，以杜绝生痰之源；僵蚕息风止痉，化痰散结；石菖蒲开窍豁痰醒神；远志祛痰开窍，宁心安神。

【加减】 ①秽语频出，喉中痰鸣者加青礞石、木蝴蝶；②眨眼频繁加谷精草、青葙子、密蒙花；③烦躁胸闷加淡竹叶、连翘、瓜蒌皮；④腹胀纳呆加厚朴、莱菔子、谷芽。

【供选成药】 牛黄抱龙丸：每丸 1.5 g。每次 1 丸，每日 1～2 次；1 岁以内婴幼儿每次 1/2～3/4 丸。忌辛辣油腻食物。本品含朱砂、雄黄，不宜过量、久服。脾胃虚寒所致慢惊风，或阴虚火旺所致虚风内动者慎用。小儿高热惊厥抽搐不止，应即时送医院抢救。

（四）脾虚肝旺证

多见抽动无力，时轻时重，喉出怪声，面色萎黄，精神倦怠，食欲减退，形体消瘦，性情急躁，夜卧不安，大便不调。舌质淡、苔薄白，脉细弦。多因体质较差，或久病体虚，脾气虚弱，肝亢风动所致。治宜扶土抑木，调和肝脾。

【常用方药】 缓肝理脾汤加减。处方：

党参 5 g	白术 5 g	茯苓 6 g	山药 5 g	柴胡 3 g	白芍 5 g
当归 3 g	陈皮 3 g	酸枣仁 3 g	甘草 3 g		

方中党参、白术、茯苓、甘草、山药健脾益气；白芍柔肝止痉；柴胡疏肝解郁；当归补血养血；陈皮理气健脾；酸枣仁养心安神；甘草调和诸药。

【加减】①抽动频数者加葛根、天麻；②肝气亢旺者加钩藤、生龙骨；③手足蠕动频繁加木瓜、伸筋草、鸡血藤；④腹部抽动明显加木瓜、枳壳，重用白芍、甘草；⑤食欲减退者加谷芽、焦山楂、鸡内金；⑥睡眠不安加柏子仁、珍珠母，兼心气虚者合用甘麦大枣汤。

【供选成药】导赤丸：详见第 374 页。

（五）阴虚风动证

多见形体消瘦，两颧潮红，五心烦热，性情急躁，挤眉眨眼，耸肩摇头，肢体震颤，夜卧不宁，大便干结。舌质红绛、舌苔光剥，脉细数。多因肝肾阴亏，阴虚生风所致。治宜滋阴潜阳，柔肝息风。

【常用方药】大定风珠加减。处方：

> 生地黄 8 g　阿胶 5 g　鸡子黄 1 个　白芍 5 g　龟甲 10 g　生牡蛎 6 g
> 麦冬 6 g　　火麻仁 3 g　鳖甲 8 g　　甘草 3 g

方中龟甲、鳖甲、生牡蛎滋阴潜阳；生地黄、阿胶、鸡子黄、麦冬、火麻仁、白芍柔肝息风；甘草调和诸药。

【加减】①心神不定、惊悸不安者加茯神、钩藤、炒枣仁养心安神；②血虚失养者加何首乌、玉竹、沙苑子、天麻养血柔肝。

【供选成药】❶杞菊地黄丸：详见第 418 页。❷大补阴丸：详见第 375 页。❸九味息风颗粒：详见第 421 页。

〰️ 六、惊风

惊风，俗称抽风，临床以抽搐、昏迷为主要症状，是小儿常见的急重病证之一。一般分急惊风和慢惊风两种。前者多因外感时邪，郁而化热，热极生风；或痰火湿浊，蒙蔽心包，引动肝风；或暴受惊恐而引起。后者多为大吐大泻，脾胃受损，肝木侮土，脾虚生风；或热病伤阴，肾阴不足，肝血亏损，阴虚风动所致。西医学称为小儿惊厥，好发于 1~5 岁儿童，可伴随在多种疾病之中。

（一）急惊风

急惊风，痰、热、惊、风四证俱备，临床以高热、抽风、昏迷为主要表现。证治分类为：

1. **外感风热证** 一般先见风热表证，很快发作抽风，持续时间不长，体温常在 38.5℃ 以上。起病急骤，先有发热头痛，鼻塞流涕，咳嗽咽痛，随即出现烦躁、神昏、惊风。舌苔薄白或薄黄，脉浮数，指纹青紫。多因风热外邪侵袭肺卫，郁于肌表，入里化热，扰乱心神所致。治宜疏风清热，息风定惊。

【常用方药】银翘散加减。处方：

> 金银花 6 g　　连翘 5 g　　荆芥 5 g　　防风 6 g　　牛蒡子 3 g　　钩藤 5 g
> 僵蚕 3 g　　　蝉蜕 3 g　　薄荷 1.5 g

方中金银花、连翘、薄荷、荆芥、防风、牛蒡子疏风清热；钩藤、僵蚕、蝉蜕祛风定惊。

【加减】①高热不退加生石膏、羚羊角粉清热息风；②喉间痰鸣加天竺黄、瓜蒌皮清化痰热；③咽喉肿痛、大便秘结加生大黄、黄芩清热泻火；④神志昏迷，抽搐较重者加服小儿回春丹清热定惊。

【供选成药】❶小儿回春丸：详见第 358 页。❷小儿急惊散：每包 1 g。每次 0.3 g，每日 2~3 次。1 岁以内婴幼儿每次 0.1 g。❸小儿解热丸：每丸 1 g。每次 1 丸，每日 2 次。1 岁以内婴幼儿每次 1/3~1/2 丸。❹羚羊角粉：每包 1 g。每次 0.3~0.6 g。可用于急惊风各证。❺羚翘解毒丸、银翘解毒丸：详见第 414 页。

2. **温热疫毒证** 本证起病急骤，出现高热不退，烦躁口渴，神志昏迷，反复抽搐，两目上视，头痛呕吐。舌质红、苔黄腻，脉数。多因温热疫毒未能及时清解，邪热扰心所致。治宜清心开窍，平肝息风。

【常用方药】羚角钩藤汤加减。处方：

> 羚羊角粉 1.5 g　钩藤 6 g　菊花 3 g　石菖蒲 2 g　川贝母 3 g　郁金 3 g
> 胆南星 5 g　　　黄芩 6 g　栀子 3 g　僵蚕 3 g　　龙骨 5 g

方中羚羊角粉、钩藤、僵蚕、龙骨、菊花平肝息风；石菖蒲、川贝母、郁金、胆南星豁痰清心；栀子、黄芩清热解毒。

【加减】①神昏抽搐较甚者加服安宫牛黄丸清心开窍；②便秘加大黄、芦荟通便泄热；③头痛剧烈加石决明、龙胆清热平肝。

【供选成药】❶安宫牛黄丸、局方至宝丸：详见第 367 页。❷牛黄清宫丸：每丸 2.2 g。每次 1/3~1/2 丸，每日 2 次。本品含朱砂、雄黄，不宜超量或久服。❸牛黄醒脑丸：每丸 3.5 g。3 岁以内每次 1/4 丸，4~6 岁每次

1/2 丸，每日 1 次。本品含朱砂、雄黄，不宜超量或久服。脾胃虚寒者慎用。❹牛黄清热胶囊（散）：胶囊，每粒 0.3 g，每次 1~2 粒，每日 1~2 次；散剂，每瓶 3 g，每次 1.5 g，每日 2 次，3 岁以下每次 0.5~1 g。本品含朱砂，不宜过量、久服。虚风内动者忌用。❺万氏牛黄清心丸（片）：大蜜丸，每丸 1.5 g 或 3 g，小儿 7 岁以上每次 1 丸，4~7 岁每次 1/2 丸，3 岁以下每次 1/3 丸，每日 2 次；片剂，每片 0.3 g，小儿 7 岁以上每次 2 片，4~7 岁每次 1 片，3 岁以下每次 1/3~1/2 片，每日 2~3 次。本品含朱砂，不宜超量、久服。虚风内动者忌用。属高热急症者，应采取综合治疗措施。❻牛黄镇惊丸：每丸 1.5 g。每次 0.5~1 丸，每日 1~2 次。本品含朱砂、雄黄，不宜过量、久服。忌辛辣肥甘厚味（乳母同忌）。风寒表证忌用，慢惊风禁用。❼八宝惊风散：每瓶 0.26 g。1 岁以下小儿每次 0.26 g，1~3 岁每次 0.52 g，每日 3 次，适用于 3 岁以下小儿。本品含金礞石、珍珠重镇潜阳及麝香、冰片等香窜开窍之品，不宜超量、久服。本品主要用于痰热急惊风，脾虚慢惊风者或寒痰停饮咳嗽者不宜用。小儿急惊风不宜单用本品，应配合采用其他救治措施。

3. 暑热疫毒证　多见于盛夏之季，起病较急，持续高热，神昏谵语，抽搐，头痛项强，恶心呕吐，口渴便秘。舌红苔黄，脉弦数。病情严重者高热不退，反复抽搐，神志昏迷，脉滑数。多因暑邪直中心包，扰乱神明所致。治宜清气凉营，息风开窍。

【常用方药】清瘟败毒饮加减。处方：

生石膏 10 g	知母 6 g	连翘 5 g	黄连 1.5 g	栀子 3 g
黄芩 6 g	赤芍 3 g	生地黄 8 g	水牛角 5 g	牡丹皮 3 g
羚羊角粉 1 g	钩藤 6 g	僵蚕 3 g	玄参 3 g	

方中生石膏、知母、连翘、黄连、栀子、黄芩清气解热；赤芍、玄参、生地黄、水牛角、牡丹皮清营保津；羚羊角粉、钩藤、僵蚕息风止惊。

【加减】①昏迷较深者选用牛黄清心丸或紫雪息风开窍；②大便秘结加大黄、玄明粉泄热通便；③呕吐加半夏或玉枢丹降逆止呕。

【供选成药】❶清瘟解毒片（丸）：片剂，每片 0.3 g，每次 2~3 片，每日 2~3 次；大蜜丸，每丸 9 g，小儿 7 岁以上每次 1 丸，4~7 岁每次 1/2 丸，3 岁以下每次 1/4~1/3 丸，每日 2 次。忌辛辣油腻食物。外感风寒者慎用。❷牛黄清心丸：水丸，每 20 粒重 1.5 g，每次 0.5~1 g；大蜜丸，每丸 3 g，每次 1/3~1/2 丸；均每日 1 次。本品含雄黄、朱砂，应中病即止，不宜过量、久服。❸紫雪（散）：详见第 367 页。❹紫金锭：详见第 379 页。❺牛黄清热胶囊：详见上证。

4. 湿热疫毒证 本证多见于夏秋季，由饮食不洁、感受湿热疫毒产生。初起即见高热，继而迅速神昏谵语，抽搐反复不止，腹痛呕吐，大便黏液或夹脓血。舌质红、苔黄腻，脉滑数。多因湿热疫毒壅阻肠腑所致。治宜清热化湿，解毒息风。

【常用方药】黄连解毒汤合白头翁汤加减。处方：

> 黄连 2 g　　黄芩 5 g　　黄柏 3 g　　栀子 3 g　　白头翁 5 g　　秦皮 5 g
> 马齿苋 6 g　羚羊角 1.5 g　钩藤 4.5 g

方中黄连、黄柏、栀子、黄芩清热泻火解毒；白头翁、秦皮、马齿苋清肠化湿；羚羊角、钩藤息风止痉。

【加减】①呕吐腹痛明显者加用玉枢丹辟秽解毒止呕；②大便脓血者用生大黄水煎灌肠，清肠泄毒；③本证如出现内闭外脱，见面色苍白，精神淡漠，呼吸浅促，四肢厥冷，脉微欲绝等症者，改用参附龙牡救逆汤灌服或参附注射液静脉滴注，回阳固脱急救。

【供选成药】紫金锭：详见第 379 页。

5. 暴受惊恐证 多见素体较弱，不发热或发热不高，神情紧张，频作惊惕或惊叫，抽搐，甚至惊厥，面色时红时青，睡眠不安或嗜睡，大便色青。舌苔薄，脉数，指纹青紫。多因小儿心神怯弱，暴受惊恐，神无所归所致。治宜镇惊安神，平肝息风。

【常用方药】琥珀抱龙丸加减。处方：

> 琥珀 1.5 g　石菖蒲 2 g　胆南星 5 g　天竺黄 1.5 g　远志 3 g　白参 3 g
> 茯苓 8 g　　全蝎 0.5 g　钩藤 3 g　　石决明 6 g

方中琥珀、远志镇惊安神；石菖蒲、胆南星、天竺黄豁痰开窍；白参、茯苓健脾益气；全蝎、钩藤、石决明平肝息风。

【加减】①呕吐加竹茹、姜半夏降逆止呕；②睡眠中肢体颤动，惊啼不安者加用磁朱丸重镇安神；③气虚血少者加黄芪、当归、酸枣仁益气养血安神。

【供选成药】❶小儿惊风散：每袋 1.5 g。1 岁以上每次 1.5 g，每日 2 次；1 岁以内婴幼儿每次 0.3~1 g。大便溏薄者慎用。❷琥珀抱龙丸：每丸1.8 g。1岁以内婴幼儿每次1/3丸，1~3岁每次1/2丸，3岁以上每次1丸，每日2次，开水化服。忌辛辣刺激油腻食物。本品含朱砂，不宜过量、久服。外伤瘀血证不宜单用本品。脾虚慢惊风及阴虚风动者及口鼻气冷、吐痰清稀、寒痰停饮咳嗽者不宜用。小儿高热惊厥抽搐不止，应即时送医院抢救。❸牛黄抱龙丸：详见第421页。❹羚羊角注射液：每支2 mL。肌内注射，每次2 mL，每日2次，1岁以内幼儿每次0.5~1 mL。忌辛辣油腻食物。脾虚慢惊风不宜用，有过敏性史及对本品过敏者忌用。

（二）慢惊风

慢惊风，来势较慢，抽搐无力，时作时止，反复难愈，常伴昏迷、瘫痪等症。

1. 脾虚肝旺证　以脾胃虚弱为主，常发生于婴幼儿，初期有精神萎靡，面色萎黄，嗜睡露睛等症状，继而脾不制肝而动风，出现反复发作，不欲饮食，大便稀溏，色带青绿，时有肠鸣，四肢不温，抽搐无力，时作时止。舌淡苔薄白，脉沉无力。多因久泻伤脾所致。治宜温中补虚，缓肝理脾。

【常用方药】缓肝理脾汤加减。处方：

> 白参3 g　　白术5 g　　茯苓6 g　　白芍5 g　　钩藤3 g　　干姜1.5 g
> 肉桂粉1 g　　炙甘草5 g

方中白参、白术、茯苓、炙甘草健脾益气；白芍、钩藤柔肝止痉；干姜、肉桂粉温运脾阳。

亦可改用理中汤加减治之。

【加减】①抽搐频发者加天麻、蜈蚣息风止痉；②腹泻日久将干姜改用煨生姜，加山楂炭、葛根温中止泻；③纳呆食少加焦神曲、焦山楂、砂仁开胃消食；④四肢不温，大便稀溏者改用附子理中汤温中散寒，健脾益气。

【供选成药】❶理中丸：详见第350页。❷附子理中丸：详见第381页。❸黄芪健中丸：每丸9 g。每次1/3~1/2丸，每日2次。

2. 脾肾阳虚证　多见精神萎靡，面色苍白或灰滞，喉间痰鸣，四肢厥冷，额汗不温，昏睡露睛；手足蠕蠕抽动，大便清冷不止。舌质淡、苔薄白，脉沉微无力。多因久吐久泻，损伤脾阳，日久及肾所致。治宜温补脾肾，回阳救逆。

【常用方药】固真汤合逐寒荡惊汤加减。处方：

> 黄芪6g　　红参3g　　白术5g　　山药8g　　茯苓6g　　炙甘草6g
> 制附子3g　肉桂1.5g　炮姜3g　　丁香1.5g

方中红参、白术、山药、茯苓、黄芪、炙甘草健脾补肾;制附子、肉桂、炮姜、丁香温补元阳。

慢惊风脾肾阳衰证为亡阳欲脱之证,上述症状但见一、二者,即应投以益气回阳固脱之剂,不能待诸证悉具时才用药,否则会延误投药时机,可危及患儿生命。

【加减】①汗多加龙骨、牡蛎、五味子收敛止汗;②恶心呕吐加吴茱萸、胡椒、半夏温中降逆止呕。

【供选成药】❶桂附理中丸:详见第385页。❷附子理中丸:详见第381页。❸四逆汤:详见第391页。

3. 阴虚风动证　多见虚烦神疲,低热不退,手足心热,形体消瘦,面色萎黄或时有潮红,肢体拘挛或强直,或角弓反张,抽搐时轻时重、时抽时止,耳聋失语,大便干结。舌红少津、苔少或无苔,脉细而数。多因急惊风后,热邪久羁,阴液亏耗所致。治宜育阴潜阳,滋水涵木。

【常用方药】大定风珠加减。处方:

> 白芍6g　　生地黄8g　　龟甲10g　　鳖甲8g　　生龙骨5g　　生牡蛎5g
> 火麻仁3g　当归6g　　五味子3g

方中白芍、生地黄、火麻仁、五味子、当归滋阴养血;龟甲、鳖甲、生龙骨、生牡蛎潜阳息风。

【加减】①日晡潮热者加地骨皮、银柴胡、青蒿清热除蒸;②抽搐不止加天麻、乌梢蛇息风止痉;③汗出较多加黄芪、浮小麦固表止汗;④肢体麻木,活动障碍者加赤芍、川芎、地龙活血通络;⑤筋脉拘急,屈伸不利者加黄芪、党参、鸡血藤、桑枝益气养血通络。

【供选成药】❶大补阴丸:详见第375页。❷天麻首乌片:每片0.25g。每次2片,每日3次。宜餐前或进食时同时服用。本品仅作为配合治疗。

七、痫病

痫病,亦称癫痫,是小儿常见的发作性神志异常疾病,俗称"羊痫风"。临床以突然昏倒,口吐涎沫,两目上视,肢体抽搐,惊掣啼叫或作猪羊叫声,喉中发出异声,片刻即醒,醒后一如常人为特征。本病多发生于 4 岁以上的儿童,具有反复性、发作性、自然缓解性的特点。本病的治疗应分标本虚实,频繁发作者治标为主,病久致虚者治本为重,癫痫持续状态须中西药配合抢救。

(一) 风痫

初次发作多因外感高热引起,年龄在 5 岁以下,尤以 3 岁以下幼儿多见。发作时突然昏倒,神志不清,颈项及全身强直,继而四肢抽搐,两目上视或斜视,牙关紧闭,啼叫吐涎,口唇及面部色青。舌苔白,脉弦滑。多因急惊风反复发作变化而来。治宜息风止痉。

【常用方药】定痫丸加减。处方:

羚羊角 1.5 g	天麻 6 g	钩藤 3 g	全蝎 1 g	蜈蚣 1.5 g
石菖蒲 2 g	胆南星 5 g	法半夏 5 g	远志 1.5 g	茯苓 8 g
川芎 3 g	枳壳 2 g	朱砂 0.15 g		

方中羚羊角、天麻、钩藤、全蝎、蜈蚣息风止痉;石菖蒲、胆南星、法半夏豁痰开窍;远志、茯苓、朱砂镇惊安神;川芎、枳壳活血行气。

亦可用泻青丸加减治之。

【加减】①伴高热加生石膏、连翘、黄芩清热息风;②大便秘结加大黄、玄明粉、芦荟泄热通便;③烦躁不安加黄连、竹叶清热安神;④久治不愈,出现肝肾阴虚动风证加白芍、龟甲、当归、生地黄滋阴柔肝止痉。

【供选成药】❶泻青丸:每丸 1.5 g。每次 1/2 丸,每日 2 次。肝血不足、阴虚阳衰者不宜用。❷癫痫宁片:每片相当于原药材 1.62 g。每次 2片,每日 2~3 次。本品含千金子,不可过量、久服。虚证患者慎用。一般在癫痫未发作时即给予药物治疗,对于发作频繁者,应按照癫痫的处理原则,可配合抗癫痫药治疗。如出现严重的癫痫发作或癫痫持续状态,应及时采取应急措施,避免延误病情。对于已经服用抗癫痫西药的患者,不能突然停药而改服中成药,以免诱发癫痫持续状态,应在加服中药有效后根据具体病情在专科医生指导下调整用药。❸牛黄清心丸:详见第 424 页。❹癫痫散:每瓶 3 g。每次 1/3~1/2 瓶,每日 2 次。服药后半日不可进食。

外治 吴茱萸敷贴:将生吴茱萸研细末加冰片少许,取生面粉适量,用凡士林调为膏状。贴敷时,先将吴茱萸涂在穴位上,覆盖纱布块,外用胶布固定(夏季纱布块宜小、透气好)。风痫者敷肝俞穴,其他或混合发作型以贴神阙穴为主,另可任选肝俞、脾俞穴之一。并根据症状适当加穴,如痰多加膻中，夜晚多发者加涌泉穴，热重者加大椎。隔日1次，每次12小时（从晚8时至早8时为佳）。治疗1个月为1个疗程，连续治疗12~16个疗程。

（二）痰痫

多见昏仆惊叫，或突然痴呆，神志恍惚，喉间痰鸣，口吐涎沫，手足抽搐不甚明显，或仅局部抽动，肢体疼痛，骤发骤止，日久不愈。舌苔厚腻，脉滑数或弦数。多因痰浊留滞，蒙蔽心窍所致。治宜豁痰开窍。

【常用方药】涤痰汤加减。处方：

> 胆南星6g　清半夏5g　茯苓8g　青礞石2g　石菖蒲3g　枳壳3g
> 川芎2g　　天麻6g　　朱砂0.15g

方中石菖蒲、胆南星、清半夏、茯苓、青礞石豁痰开窍；枳壳、川芎行气降逆活血；朱砂、天麻安神息风。

亦可改用二陈汤加减治之。

【加减】①眨眼、点头、发作频繁者加天竺黄、琥珀粉、莲子心清心祛痰；②头痛加菊花、苦丁茶疏风清热；③腹痛加白芍、甘草、延胡索、川楝子缓急、行气止痛；④呕吐加赭石、竹茹降逆止呕；⑤肢体疼痛加威灵仙、鸡血藤祛风通络止痛。

【供选成药】❶羊痫风丸：每100粒重6g。每次2~3g，每日1~2次。忌辛辣油腻食物。久病气虚、平素脾胃虚寒者应慎用。癫痫发作时应根据病情采取适当的应急措施。❷医痫丸：每袋3g。每次1/3~1/2袋，每日2~3次。忌辛辣肥甘厚味食品。本品含朱砂、雄黄，不可过量、久服。体虚正气不足者慎用，合并慢性胃肠病、心血管病、肝肾功能不全者忌用。如服药期间出现恶心呕吐、心率过缓等不适症状，应及时停药或采取其他措施救治。❸镇痫丸（片）：蜜丸，每丸3g，3~7岁每次1/3丸，7岁以上每次1/2丸，每日3次。片剂，每片相当于原药材1.42g，3~7岁每次1~2片，每日2~3次；7岁以上每次2片，每日3次，餐前服。❹癫痫散：详见上证。❺小儿抗痫胶囊：每粒0.5g。3~6岁每次5粒，7~13岁每次8粒，每日3次。忌牛羊肉、无鳞鱼及辛辣刺激食物。本品胶囊较大，患儿不习惯或吞服有困难者，可从胶囊中取出药粉冲服。少数患儿服药后出现食欲减退、恶心呕吐、腹痛腹泻等消化道症状，餐后服用或继续服药1~3周一般可自行消失。❻白金丸：每瓶3g。每次2~3g，每日2次，用石菖蒲汤或温开水送服。❼羊痫疯癫丸：每瓶 3 g。4~10 岁每次 1 g，10~15 岁每次 1.5 g，每日 2 次。

（三）惊痫

发作时以精神恐惧，昏仆惊叫为特点，或神志恍惚，面色时红时白，惊惕不安，四肢抽搐，平时胆小易惊，烦躁易怒，寐中不安或坐起喊叫，大便黏稠。舌淡红、苔白，脉弦滑、乍大乍小，指纹色青。多因惊吓病史或较强的精神刺激所致。治宜镇惊安神。

【常用方药】镇惊丸加减。处方：

钩藤 5 g	天麻 8 g	水牛角 6 g	牛黄 0.15 g	黄连 1.5 g
珍珠 1.5 g	茯神 8 g	酸枣仁 3 g	远志 3 g	石菖蒲 2 g
胆南星 5 g	朱砂 0.15 g	甘草 3 g	法半夏 5 g	

方中茯神、酸枣仁、远志、朱砂、珍珠宁心安神；石菖蒲、法半夏、胆南星豁痰开窍；钩藤、天麻息风止痉；水牛角、牛黄、黄连清火解毒；甘草调和诸药。但方中含朱砂，应按规定用量使用，不可多服、久服。

【加减】①抽搐发作频繁加蜈蚣、全蝎、僵蚕、白芍柔肝息风；②夜间哭闹加磁石、琥珀镇惊安神；③头痛加菊花、石决明清肝泻火。

【供选成药】❶珍黄安宫片：每片 0.24 g。每次 2~3 片，每日 2~3 次。本品含朱砂，不宜过量、久服。虚寒证及脾胃虚弱者慎用。对于高热不退、神志不清者，应视病情轻重综合采用其他治疗措施。❷养阴镇静片：每片 0.3 g。每次 2~3 片，每日 2~3 次。本品含朱砂，不宜过量、久服。实热或痰热不眠者忌用，有肝、肾等疾病者不宜服。❸万氏牛黄清心丸：详见第 424 页。❹琥珀抱龙丸：详见第 425 页。

（四）瘀痫

发作时多见头晕眩仆，神识不清，单侧或四肢抽搐，抽搐部位及动态较为固定，头痛，大便干硬如羊屎。舌红或见瘀点、舌苔少，脉涩，指纹沉滞。多因产伤或外伤史致脉络受损，瘀血阻滞脑窍所致。治宜活血化瘀，通窍定痫。

【常用方药】活血汤加减。处方：

桃仁 10 g	红花 6 g	川芎 6 g	赤芍 10 g	老葱 10 g	石菖蒲 6 g
天麻 10 g	羌活 10 g				

方中桃仁、红花、川芎、赤芍活血化瘀；老葱、石菖蒲豁痰通窍；天麻、羌活息风止痉。

【加减】 ①头痛剧烈、肌肤枯燥色紫者加三七、阿胶、丹参、五灵脂养血活血；②大便秘结加火麻仁、芦荟润肠通便；③频发不止者加失笑散化瘀散结。

【供选成药】 十香返生丹：每丸6 g。3~7岁每次1/3丸，7岁以上每次1/2丸，每日1~2次。

（五）虚痫

多见发病年久，屡发不止，年长女孩发作常与月经周期有关，行经前或经期易发作，时有眩晕，腰膝酸软，神疲乏力，少气懒言，四肢不温，睡眠不宁，伴智力迟钝，记忆力差。舌淡红、苔白，脉沉细无力，指纹淡红。多因痫病经久不愈伤于肾所致。治宜益肾填精。

【常用方药】 河车八味丸加减。处方：

紫河车5 g　生地黄5 g　茯苓5 g　山药6 g　制附子3 g　肉桂1.5 g
泽泻3 g　　五味子2 g　麦冬3 g　牡丹皮3 g

方中紫河车培补肾元；生地黄、茯苓、山药、泽泻补气健脾利湿；五味子、麦冬、牡丹皮清热养阴生津；制附子、肉桂温补肾阳。

【加减】 ①抽搐频繁加鳖甲、白芍滋阴息风；②智力迟钝加益智、石菖蒲补肾开窍；③大便稀溏加扁豆、炮姜温中健脾。

【供选成药】 ❶滋阴健肾丸：大蜜丸，每丸9 g；小蜜丸，每瓶100 g。3~7岁每次3 g，7岁以上每次4.5 g，每日2次。外感表证及热证忌用。❷河车补丸：每丸9 g。3~7岁每次1/3丸，7岁以上每次1/2丸，每日2~3次，空腹时服。阳虚证忌用。对于癫痫持续状态的患儿要采取严密的监护措施和救治措施，维持正常的呼吸、循环、血压、体温，并避免发生缺氧、缺血性损伤。

伍　肾系病证

一、水肿

水肿为儿科常见病证，临床以头面、眼睑、四肢，甚至全身浮肿及小便短少为特征，分阳水和阴水。多因感受风邪、水湿、疮毒，或禀赋不足，久病劳倦，肺、脾、肾功能失调所致。治疗以扶正祛邪为原则，阳水以发汗、利水、祛湿、清热为治疗大法，以祛邪为主；阴水以益气、温阳、健脾、补肾，兼以利水、活血为治法，以扶正为主。

水肿在儿科临床多见于急性肾炎和肾病综合征，急性肾炎可发病于任何年龄，多见于 3~12 岁儿童，一般于感染后发病，多由乙型溶血性链球菌引起；肾病综合征亦可发病于任何年龄，以 2~8 岁多见。

（一）常证

1. 风水相搏证　多见水肿自眼睑开始，迅速波及全身，以头面部肿势为著，皮色光亮，按之凹陷，随手而起，尿少色赤，微恶风寒，或伴发热，咽红咽痛，骨节酸痛，鼻塞咳嗽。舌质淡、苔薄白或薄黄，脉浮。多由外感风邪，客于肺卫，阻于肌表，导致肺气失宣，肃降无权，水液不能下达，以致风遏水阻，风水相搏，流溢肌肤所致。治宜疏风宣肺，利水消肿。

【常用方药】麻黄连翘赤小豆汤合五苓散加减。处方：

> 麻黄3g　　连翘6g　　苦杏仁6g　　茯苓6g　　猪苓6g　　泽泻6g
> 桂枝3g　　车前草6g　甘草3g

方中麻黄、桂枝发散风寒，宣肺利水；连翘清热解毒；配苦杏仁、茯苓、猪苓、泽泻、车前草等宣肺降气，利水消肿；甘草调和诸药。

【加减】①咳嗽气喘加葶苈子、苏子、射干、桑白皮等泻肺平喘；②偏风寒症见骨节酸楚疼痛者加羌活、防风疏风散寒；③偏风热症见发热汗出、口干或渴、苔薄黄者加金银花、黄芩疏风清热；④血压升高明显者去麻黄，加浮萍、钩藤、牛膝、夏枯草利水平肝泻火；⑤血尿严重加大蓟、小蓟、茜草、仙鹤草以凉血止血；⑥属风热蕴结于咽喉者用银翘散合五苓散加减以疏风清热，利咽解毒，利水消肿。

【供选成药】❶肾炎解热片：每片 0.32 g。小儿 7 岁以上每次 3~4 片，4~7 岁每次 1~2 片，3 岁以下每次 0.5~1 片，每日 3 次。忌辛辣肥甘油腻食物。❷五皮丸：每袋 18 g。小儿 7 岁以上每次 3~4 丸，4~7 岁每次 2~3 丸，3 岁以下每次 0.5~1 丸，每日 3 次。忌生冷油腻食物。❸小儿咽扁颗粒：每袋 8 g。1~2 岁每次 4 g，每日 2 次；3~5 岁每次 4 g，每日 3 次；6~

14 岁每次 8 g，每日 2~3 次。❹银黄颗粒（口服液）：颗粒，每袋 4 g，小儿 7 岁以上每次 1 袋，3 岁以下小儿每次 1/4 袋；均每日 2 次。4~7 岁每次 1/2 袋，每日 3 次。口服液，每支 10 mL，每次 5~10 mL，每日 2~3 次。忌辛辣肥甘油腻食物。❺小儿清咽颗粒：详见第 355 页。

2. **湿热内侵证** 多见头面肢体稍有浮肿，或水肿不显，小便黄赤而少，尿血，烦热口渴，口苦口黏，常有近期疮毒史。舌质红、苔黄腻，脉滑数。多因皮肤疮疖，邪毒内侵，湿热郁遏肌表，内犯肺脾，致使肺失通调，脾失健运，水无所主，流溢肌肤所致。治宜清热利湿，凉血止血。

【常用方药】五味消毒饮合小蓟饮子加减。处方：

野菊花 6 g 金银花 10 g 蒲公英 6 g 紫花地丁 6 g 小蓟 3 g 蒲黄 3 g
栀子 6 g   当归 5 g   猪苓 6 g   淡竹叶 3 g

方中金银花、野菊花、蒲公英、紫花地丁清热解毒；栀子清泄三焦之火；猪苓、淡竹叶利湿清热；小蓟、蒲黄、当归凉血止血并能散瘀，使血止而不留瘀。

【加减】①小便赤涩加白花蛇舌草、石韦、金钱草清热利湿；②口苦口黏加茵陈蒿、龙胆燥湿清热；③皮肤湿疹加苦参、白鲜皮、地肤子燥湿解毒，除风止痒；④大便秘结加生大黄泻火降浊；⑤口苦心烦加龙胆、黄芩泻火除烦。

【供选成药】❶四妙丸：每 15 粒重 20 g，小儿 7 岁以上每次服 6 g，4~7 岁每次服 3 g，3 岁以下每次 0.5~2.5 g，每日 2 次。阴虚或虚寒患儿慎服。❷小败毒膏：每瓶 62 g。每次 10 g，每日 2 次，1 岁以下小儿每次 3~5 g。忌辛辣食物。体质虚弱、脾胃虚寒、致大便稀溏者慎服。❸黄水疮散：每袋 12 g。取适量用香油调敷患处，每日 1 次。

3. **肺脾气虚证** 多见头面肿甚，面色苍白，气短乏力，纳呆便溏，自汗出，易感冒。舌淡胖，脉虚弱。多因肺虚则气不化精而化水，脾虚则土不制水而反克，导致水不归经而横溢肌肤，渗于脉络所致。治宜益气健脾，宣肺利水。

【常用方药】防己黄芪汤合五苓散加减。处方：

防己 6 g   黄芪 10 g   白术 6 g   桂枝 6 g   茯苓 3 g   泽泻 6 g
猪苓 5 g   车前子 5 g

方中黄芪、白术益气健脾；茯苓、泽泻、猪苓、车前子健脾利水；桂枝、防己宣肺通阳利水。

【加减】①浮肿明显加五皮饮，如生姜皮、陈皮、大腹皮以利水行气；②伴上气喘息、咳嗽者加麻黄、苦杏仁、桔梗宣肺止咳；③常自汗出而易感冒者重用黄芪，加防风、牡蛎，取玉屏风散之意，益气固表；④同时伴有腰脊酸痛，多为肾气虚之征，加用五味子、菟丝子、肉苁蓉等以滋肾气。

【供选成药】❶肾炎消肿片：详见第 404 页。❷五苓丸（片、散）：丸剂，每丸 0.35 g，小儿 7 岁以上每次 6 g，4~7 岁每次 3~6 g，3 岁以下每次 1~3 g，每日 2 次。片剂，每片 0.35 g，小儿 7 岁以上每次 3~4 片，4~7 岁每次 2~3 片，3 岁以下每次 0.5~1.5 片；散剂，每包 10 g，小儿 7 岁以上每次 1 包，4~7 岁每次 1/2 包，3 岁以下每次 2~4 g；均每日 3 次。❸昆明山海棠片：薄膜衣片，每片 0.29 g；糖衣片，片芯重 0.28 g。小儿 7 岁以上每次 1~2 片，4~7 岁每次 0.5~1 片，3 岁以下每次 1/4~1/3 片，每日 3 次。用于难治性肾病综合征激素依赖型，而中医辨证不局限于某一证型。服用本药可使部分患儿较顺利地撤减激素，但疗效出现较慢，一般 2~3 周才生效。出现严重不良反应时应及时停药。❹雷公藤多苷片：每片 10 mg。餐后服，每日 1 mg/kg，分 2~3 次，疗程 2~3 个月。多用于难治性肾病。❺雷公藤片：每片含雷公藤甲素 33μg。餐后服，每日 3.3μg/kg，分 2~3 次，8 周后可改为间歇给药，每周服 4 日停 3 日，疗程最短 8 周，最长半年，一般不超过 3 个月。多用于难治性肾病。服药期间应定期检查血、尿常规及心电图和肝肾功能。肝肾功能不全者禁用。

4. 脾肾阳虚证 多见全身明显浮肿、按之深陷难起、腰腹下肢尤甚，面白无华，畏寒肢冷，神疲蜷卧，小便短少不利，可伴有胸水、腹水，纳少便溏，恶心呕吐。舌质淡胖或有齿印、苔白滑，脉沉细无力。多因水湿内侵，影响脾阳之运化，脾虚及肾，命门火衰，无以温化水湿从膀胱而去所致。治宜温肾健脾，化气利水。

【常用方药】

（1）肾阳偏虚者，可用真武汤合黄芪桂枝五物汤加减。处方：

茯苓 6 g　　白术 6 g　　制附子 3 g　　干姜 3 g　　黄芪 10 g　　桂枝 6 g
猪苓 6 g　　泽泻 6 g

方中制附子、干姜温肾暖脾；黄芪、茯苓、白术益气健脾利水；桂枝、猪苓、泽泻通阳化气行水。

（2）脾阳偏虚者，可用实脾饮加减。药用：

> 白术 6 g　　茯苓 6 g　　厚朴 6 g　　木香 6 g　　草果 5 g　　制附子 3 g
> 干姜 3 g　　黄芪 10 g

方中制附子、干姜温补脾肾；黄芪、白术、茯苓健脾益气，淡渗利湿；草果、厚朴、木香行气导滞，化湿行水。

【加减】①肾阳虚重者加用淫羊藿、仙茅、巴戟天、杜仲等增强温肾阳之力；②水湿重者加五苓散，药用桂枝、猪苓、泽泻通阳利水；③兼有咳嗽、胸满、气促不能平卧者加用己椒苈黄丸，药用防己、椒目、葶苈子等泻肺利水；④兼有腹水者加牵牛子、带皮槟榔行气逐水。在温阳利水的同时，加用木香、槟榔、大腹皮、陈皮、沉香等助气化，加强利尿。

【供选成药】❶肾康宁片：每片 0.3 g。每次 2 片，每日 2～3 次。用于脾肾阳虚兼瘀水互结证。忌生冷食物。❷金匮肾气丸：详见第 371 页。❸济生肾气丸：大蜜丸，每丸 9 g，每次 3 g，每日 2～3 次；小蜜丸，每丸 0.2 g，小儿 7 岁以上每次 30～40 丸，4～7 岁每次 20～30 丸，3 岁以下每次 10～15 丸，每日 1 次。用于脾肾气虚证。凡阴虚火旺、有实火、津伤或表证未解者均禁用。服药期间少数患者可有胃肠反应。❹肾炎温阳片、肾炎舒片：详见第 404 页。❺附桂八味丸（片、胶囊）：小蜜丸，每瓶 120 g，小儿 7 岁以上每次 5～10 丸，4～7 岁每次 5 丸，3 岁以下每次 3～5 丸，每日 2～3 次；片剂，每片 0.42 g，小儿 7 岁以上每次 3～4 片，4～7 岁每次 2～3 片，3 岁以下每次 1～1.5 片，每日 2 次；胶囊，每粒 0.3 g，小儿 7 岁以上每次 3～4 粒，4～7 岁每次 2～3 粒，3 岁以下每次 0.5～1.5 片，每日 2 次。不宜过量。实证、热证禁用。脾胃虚寒证不宜服用。

（二）变证

1. 邪陷心肝证：多见肢体面部浮肿，头痛眩晕，烦躁不安，视物模糊，恶心呕吐，甚至抽搐，昏迷，尿短赤。舌质红、苔黄糙，脉弦数。多因湿热邪毒，郁阻脾胃，内陷厥阴，致使肝阳上亢，肝风内动，心窍闭阻所致。治宜平肝泻火，清心利水。

【常用方药】龙胆泻肝汤合羚角钩藤汤加减。处方：

> 龙胆 3 g　　黄芩 6 g　　栀子 6 g　　泽泻 6 g　　生地黄 5 g　　羚羊角粉 1.5 g
> 钩藤 3 g　　菊花 5 g　　白芍 6 g　　竹叶 5 g　　车前草 5 g

方中龙胆清肝经实火；黄芩、菊花清热解毒；羚羊角粉、钩藤、白芍平肝息风；栀子、生地黄、泽泻、车前草、竹叶清心利水。

【加减】①大便秘结者加生大黄、玄明粉通便泻火；②头痛眩晕较重者加夏枯草、石决明清肝火，潜肝阳；③恶心呕吐者加半夏、胆南星化浊降逆止呕；④昏迷抽搐者加服牛黄清心丸或安宫牛黄丸解毒息风开窍。

【供选成药】❶万氏牛黄清心丸：详见第 424 页。❷安宫牛黄丸（散）：详见第 367 页。❸紫雪（散）：详见第 367 页。

2. **水凌心肺证**　多见全身明显浮肿，频咳气急，胸闷心悸，不能平卧，烦躁不宁，唇指青紫。舌苔暗红、舌质白腻，脉沉细无力。多因水邪泛滥，上凌心肺，损及心阳，闭阻肺气，心失所养，肺失肃降所致。治宜泻肺逐水，温阳扶正。

【常用方药】己椒苈黄丸合参附汤加减。处方：

> 葶苈子 3 g　　大黄 3 g　　椒目 3 g　　防己 5 g　　红参 3 g　　附子 3 g
> 泽泻 5 g　　　桑白皮 10 g　茯苓皮 10 g　车前子 5 g

方中葶苈子、大黄泻肺逐水；防己、椒目、泽泻、桑白皮、茯苓皮、车前子利水消肿；红参、附子温阳扶正。

【加减】①见面色灰白，四肢厥冷，汗出脉微，是心阳虚衰之危象，应急用独参汤或参附龙牡救逆汤回阳固脱；②本证之轻证，也可改用三子养亲汤加减，以理肺降气，利水消肿。常用苏子、葶苈子、白芥子、香橼皮、大腹皮、陈葫芦、炙麻黄、苦杏仁、甘草等。

【供选成药】❶肾炎消肿片：详见第 404 页。❷五苓丸：详见第 434 页。

3. **水毒内闭证**　多见全身浮肿，尿少或尿闭，色如浓茶，头晕头痛，恶心呕吐，纳差，嗜睡，甚则昏迷。舌质淡胖、苔腻，脉弦。多因湿浊内盛，脾肾衰竭，三焦壅塞，气机升降失司，不得通泄，致使水毒内闭所致。治宜通腑降浊，解毒利尿。

【常用方药】温胆汤合附子泻心汤加减。处方：

> 姜半夏 3 g　　竹茹 5 g　　枳实 6 g　　陈皮 6 g　　茯苓 6 g　　制附子 3 g
> 黄芩 3 g　　　黄连 1.5 g　生大黄 3 g　车前子 5 g　生姜 3 g

方中生大黄、黄连、黄芩清实火，泄浊毒；姜半夏、陈皮、竹茹、枳实降气化浊；茯苓、车前子利水消肿；制附子、生姜温阳气，化湿浊。

【加减】呕吐频繁者，先服紫金锭辟秽止呕。不能进药者，可用上方浓

煎成 100~200 mL，待温，做保留灌肠，每日 1~2 次；也可用解毒保肾液以
降浊除湿解毒，药用生大黄、六月雪、蒲公英各 30 g，益母草 20 g，川芎
10 g，浓煎 200 mL，每日分 2 次保留灌肠。昏迷惊厥加用安宫牛黄丸或紫
雪，水溶化，鼻饲。

【供选成药】❶紫金锭：详见第 379 页。❷五苓丸：详见第 434 页。
❸肾炎消肿片：详见第 404 页。

二、尿血

尿血，是指小便中有血块或混有血液，排尿无疼痛为特征的一
种病证，又称溺血、溲血。肉眼可见血尿及现代镜下血尿均属尿血
范畴，小便根据血量多少可呈淡红色、鲜红色或伴有血块等。多因
感受风热、湿热之邪，或肾阴亏虚，脾失统摄，心火亢盛所致。治
疗应遵循"急则治其标，缓则治其本""扶正祛邪"的原则。实证
以疏风清热、清心泻火、清热利湿为主，佐以凉血止血；虚证以滋
阴、益气为主，配合活血止血。

（一）风热犯肺证

多见急性起病，病程短，尿血鲜红，伴发热，尿少，眼睑或全身浮肿，
或咽喉红肿疼痛，咳嗽。舌红、苔薄黄，脉浮数。多因风热犯肺，热邪下迫
膀胱，火盛迫血，肺失宣降，风水相搏所致。治宜疏风清热，凉血止血。

【常用方药】银翘散合小蓟饮子加减。处方：

```
金银花 6 g   连翘 3 g   桔梗 5 g   淡竹叶 3 g   荆芥炭 3 g   牛蒡子 3 g
淡豆豉 5 g   薄荷 1.5 g   小蓟 3 g   生地黄 5 g   蒲黄 3 g        滑石 5 g
甘草 3 g
```

方中金银花、连翘、淡竹叶清热解表；牛蒡子疏风清热；桔梗、甘草宣
肺止咳；薄荷、淡豆豉疏风解表，使邪热由肌表透泄；生地黄清热凉血；滑
石清热泻火；荆芥炭、小蓟凉血止血；蒲黄化瘀止血。

【加减】①发热加生石膏、葛根；②血尿明显加墨旱莲、仙鹤草；③咳
嗽加桑白皮、款冬花、黄芩；④咽喉肿痛加板蓝根、玄参。

【供选成药】银翘解毒丸：详见第 414 页。

（二）下焦湿热证

多见尿频尿急，小便短赤，尿色鲜红，尿道有灼热感，滴滴不爽，或伴

发热，肢体困重，大便黏腻，腰部酸痛。舌质红、苔黄腻，脉滑数或弦数。多因湿热之邪客于肾与膀胱，热甚灼络，湿热内蕴所致。治宜清热利湿，凉血止血。

【常用方药】八正散加减。处方：

> 萹蓄 5 g　　瞿麦 5 g　　车前子 3 g　　滑石 3 g　　大黄 2 g　　栀子 3 g
> 藕节 3 g　　小蓟 3 g　　灯心草 1.5 g　　生地黄 5 g 甘草 3 g

方中萹蓄、瞿麦、滑石、车前子清利湿热；栀子、灯心草、大黄泄热降火；生地黄清热凉血；藕节、小蓟凉血止血；甘草调和诸药。

【加减】①内热盛者加知母、黄柏、龙胆；②尿血量多加地榆炭、蒲黄；③少腹胀痛加延胡索、川楝子；④腰部酸痛加牛膝、杜仲、续断；⑤小便频数短少涩痛者加蒲公英、淡竹叶。

【供选成药】血尿胶囊：每粒 0.35 g。每次 1～3 粒，每日 3 次，餐后服。

（三）心火亢盛证

多见尿血鲜红，小便短赤，有灼热感，伴口舌生疮，心烦不寐，面赤，渴喜冷饮，大便干结。舌质红、舌尖起刺、苔黄，脉数有力。多因素体热盛，热移于下焦，伤及膀胱血络所致。治宜清心泻火，凉血止血。

【常用方药】导赤散合小蓟饮子加减。处方：

> 淡竹叶 3 g　　栀子 5 g　　　滑石 5 g　　生地黄 5 g　　小蓟 3 g　　蒲黄 3 g
> 藕节 3 g　　　牡丹皮 3 g　　甘草 3 g

方中栀子、淡竹叶清心火，滑石清热泻火，生地黄、牡丹皮清热凉血；小蓟、蒲黄、藕节凉血止血并能化瘀；甘草调和诸药。

【加减】①小便频数涩痛加蒲公英、紫花地丁、车前子；②不寐加莲子、灯心草、酸枣仁；③口舌糜烂加金银花、连翘、黄连；④口渴加麦冬、玄参；⑤尿血量多加紫草、茜草、白茅根。

【供选成药】导赤丸：详见第 374 页。

（四）阴虚火旺证

多见尿血反复，迁延不愈，色鲜红或淡红，乏力头晕，耳鸣心悸，手足心热，盗汗，虚烦不眠，或有反复咽红咽干。舌红少苔，脉细数。多因疾病后期，肾阴亏虚，相火妄动，灼伤肾络所致。治宜滋阴降火，凉血止血。

【常用方药】知柏地黄丸合二至丸加减。处方：

> 知母 6 g　黄柏 3 g　山茱萸 6 g　山药 6 g　生地黄 6 g　牡丹皮 5 g
> 泽泻 3 g　茯苓 3 g　女贞子 10 g　墨旱莲 6 g

方中知母、黄柏滋阴降火；生地黄、山茱萸、山药、牡丹皮、泽泻、茯苓"三补""三泻"，滋补肾阴、泻湿浊、清虚热；女贞子、墨旱莲滋阴清热，兼以止血。

【加减】①血尿日久不愈加仙鹤草、茜草凉血止血；②舌质暗红加三七、琥珀化瘀止血；③反复咽红加玄参、山豆根、板蓝根清热利咽。

【供选成药】❶知柏地黄丸：详见第 375 页。❷杞菊地黄丸：详见第 418 页。

（五）脾不统血证

多见久病尿血，颜色淡红，面色无华，体倦乏力，气短声微，纳呆便溏，甚至兼见齿衄、肌衄、便血。舌质淡、苔薄，脉细弱。多因素体脾虚，气虚统摄无权，血从膀胱外溢所致。治宜益气健脾，养血止血。

【常用方药】归脾汤加减。处方：

> 黄芪 6 g　党参 6 g　白术 5 g　茯神 6 g　炙甘草 5 g　当归 5 g
> 酸枣仁 3 g　龙眼肉 6 g　远志 3 g　木香 2 g　熟地黄 6 g　阿胶 3 g

方中党参、白术、炙甘草补气健脾；黄芪、当归益气生血；酸枣仁、远志、茯神、龙眼肉补益心脾，安神定志；木香行气醒脾；熟地黄、阿胶养血止血。

【加减】①纳少便溏加山药、薏苡仁、炒麦芽；②尿血量多加煅龙牡；③气虚下陷之少腹坠胀者，加升麻、柴胡，配合原方中的党参、黄芪、白术以益气升阳。

【供选成药】❶归脾丸：详见第 406 页。❷当归补血丸：每 10 粒约 1 g。每次 3 g，每日 2 次。❸人参归脾丸：详见第 403 页。

三、尿频

尿频是以小便频数为特征的疾病。临床以尿频、尿急、尿痛、排尿困难等为主症。病因主要为湿热，或脾肾气虚，或肾阴亏虚。湿热之邪蕴结下焦，使膀胱气化功能失常；脾肾气虚，中气下陷，下元不固，水失制约；肾阴不足，虚火内生，湿浊蕴结，客于膀胱，膀胱失约，而致尿频。治疗应分清虚实，实证宜清热利湿，虚证宜温补脾肾或滋阴清热，若本虚标实，虚实夹杂则需标本兼顾，攻补兼施。

现代医学中的泌尿系感染、结石、肿瘤、尿频综合征等疾病均可出现尿频，但儿科以尿路感染和白天尿频综合征最为常见，可参考本病辨证论治。

（一）湿热下注证

本证起病较急，小便频数短赤，尿道灼热疼痛，尿液淋漓混浊，小腹坠胀，腰部酸痛，婴儿则时时啼哭不安，常伴有发热、烦躁口渴、头痛身痛、恶心呕吐。舌质红、苔薄腻微黄或黄腻，脉数有力。多因湿热内蕴，下注膀胱，湿阻热郁，气化不利所致。治宜清热利湿，通利膀胱。

【常用方药】八正散加减。处方：

> 萹蓄 5 g　瞿麦 6 g　滑石 3 g　车前子 3 g　金钱草 5 g　栀子 3 g
> 大黄 2 g　地锦草 5 g　甘草 3 g

方中萹蓄、瞿麦、滑石、车前子、金钱草清利湿热；栀子、大黄泄热降火；地锦草解毒凉血；甘草调和诸药。

【加减】①发热恶寒加柴胡、黄芩解肌退热；②腹满便溏去大黄，加大腹皮、焦山楂消积导滞；③恶心呕吐加竹茹、广藿香降逆止呕；④小便带血，尿道刺痛，排尿突然中断者，常为砂石所致，加金钱草、海金沙、鸡内金、大蓟、小蓟、白茅根，加强清热利湿功能，以排石止血；⑤小便赤涩，尿道灼热刺痛，口渴烦躁，舌红少苔，为心经热盛，移于小肠，改用导赤散以清心火，利小便；⑥小便频数短涩，小腹作胀，为肝失疏泄，加柴胡、香附、川楝子以疏肝理气。

【供选成药】❶尿感宁颗粒：每袋 15 g。小儿 7 岁以上每次 0.5~1 袋，4~7 岁每次 1/2 袋，3 岁以下每次 1/4~1/3 袋，每日 3 次。❷三金胶囊（片）：胶囊，每粒 0.48 g，小儿 7 岁以上每次 1~2 粒，4~7 岁每次 1 粒，3 岁以下每次 1/3~1/2 粒，每日 3~4 次；片剂，每片 0.5 g，小儿 7 岁以上每次 2~3 片，4~7 岁每次 1~2 片，3 岁以下每次 1/3~3/4 片，每日 3 次。婴幼儿和有慢性腹泻或阴虚发热者不宜服用。❸热淋清颗粒：每袋 4 g（无糖型）或 8 g（含糖型）。小儿 7 岁以上每次 0.5~1 袋，4~7 岁每次 1/2~

1/3 袋，3 岁以下幼儿每次 1/4 袋，每日 2~3 次。忌烟酒及辛辣油腻食物。
④八正散（合剂）：散剂，小儿 7 岁以上每次 2.5~5 g，4~7 岁每次 2.5 g，3 岁以下每次 0.5~2 g；合剂，每瓶 200 mL，每次 5~10 mL；均每日 3 次。

（二）脾肾两虚证

本证病程日久，小便频数，滴沥不尽，尿液不清，神倦乏力，面色萎黄，食欲减退，甚则畏寒怕冷，手足不温，大便稀薄，眼睑浮肿。舌质淡、或有齿痕、苔薄腻，脉细弱。多因脾肾气虚，开阖失司，运化失常，膀胱失约所致。治宜温补脾肾，升提固摄。

【常用方药】缩泉丸加味。处方：

> 益智 6 g　山药 6 g　白术 6 g　薏苡仁 5 g　淫羊藿 5 g　乌药 6 g

方中益智、山药、白术、薏苡仁、淫羊藿温补脾肾，固精气，缩小便；乌药调气散寒，助气化，涩小便。

【加减】①脾气虚为主，症见神倦乏力、面黄纳差、便溏、尿液混浊者改用参苓白术散健脾益气，和胃渗湿；②肾阳虚为主症见面白无华、畏寒肢冷、下肢浮肿、脉沉细无力者改用济生肾气丸；③夜尿增多加桑螵蛸、生龙骨；④属肺脾气虚症见小便频数、点滴而出、不能自控、入睡自止、面色萎黄，容易出汗，神倦体瘦，食欲减退，舌淡苔白，脉缓弱，改用补中益气汤合缩泉丸加减。

【供选成药】❶济生肾气丸：详见第 435 页。❷参苓白术丸：详见第 372 页。❸补中益气丸：详见第 393 页。❹缩泉丸：每 20 粒重 1 g。餐前淡盐水或温开水送服，小儿 7 岁以上每次 4~5 g，4~7 岁每次 2~3 g，3 岁以下每次 1~2 g，每日 2 次。忌生冷辛辣油腻食物。感冒发热者不宜服用。

（三）阴虚内热证

本证病程日久，小便频数或短赤，低热盗汗颧红，五心烦热，咽干口渴。唇干舌红、舌苔少，脉细数。多因尿频日久不愈，湿热久恋不去，损伤肾阴，虚热内生所致。治宜滋阴补肾，清热降火。

【常用方药】知柏地黄丸加减。处方：

> 生地黄 5 g　女贞子 3 g　山药 6 g　山茱萸 5 g　泽泻 6 g　茯苓 3 g
> 知母 6 g　黄柏 6 g　牡丹皮 5 g

方中生地黄、女贞子、山药、山茱萸滋补肾阴；泽泻、茯苓降浊利湿；

知母、黄柏、牡丹皮配生地黄滋阴清热降火。

【加减】①仍有尿急、尿痛、尿赤加黄连、淡竹叶、萹蓄、瞿麦以清心火，利湿热；②低热加青蒿、地骨皮以退热除蒸；③盗汗加鳖甲、龙骨、牡蛎以敛阴止汗。

【供选成药】❶六味地黄丸：详见第 378 页。❷知柏地黄丸：详见第 375 页。

四、遗尿

遗尿又称尿床，是指 5 岁以上的幼童，不能自主控制排尿，睡中小便自遗、醒后方觉的一种病症。病因主要为肾气不足，膀胱虚寒，气化失调，闭藏失司，水道失于制约而遗尿。治疗以温补下元、固摄膀胱为基本治则。现代医学中的遗尿症属于本病范围。尿道或周围的异常刺激如包茎、尿道口狭窄、后尿道口瓣膜、外阴炎、肠寄生虫、便秘或不良习惯等引起的遗尿可参考本病辨证论治；某些全身性疾病如糖尿病、尿崩症、慢性肾炎、慢性肾盂肾炎，以及神经精神系统疾病如脊柱裂、脊髓膜膨出症等导致尿量增多而引起的遗尿也可参考本病辨证论治。

（一）肺脾气虚证

多见夜间遗尿，日间尿频而量多，经常感冒，面色少华，神疲乏力，食欲不振，大便溏薄。舌质淡红、苔薄白，脉沉无力。多因肺脾气虚则水道制约无权而膀胱不摄，即上虚不能制下所致。治宜补肺益脾，固涩膀胱。

【常用方药】补中益气汤合缩泉丸加减。处方：

| 党参 3 g | 黄芪 10 g | 白术 6 g | 陈皮 5 g | 当归 6 g | 升麻 3 g |
| 柴胡 5 g | 益智 6 g | 山药 6 g | 乌药 5 g | 甘草 3 g | |

方中党参、黄芪、白术、甘草补气；陈皮理气；当归养血；升麻、柴胡升提中气；益智、山药、乌药温脾固涩。

【加减】①寐深者加炙麻黄、石菖蒲宣肺醒神；兼有里热者加焦山栀清心火；②纳呆加生山楂、焦神曲开胃消食。

【供选成药】❶补中益气丸：详见第 393 页。❷健脾止遗片：每片 0.42 g。每次 2~3 片，每日 2~3 次。

（二）下元虚寒证

多见遗尿日久、次数较多、天气寒冷时加重、小便清长，面白少华，神疲乏力，形寒肢冷，腰膝酸软。舌质淡、苔白滑，脉沉无力。多因肾气虚弱，命火不足，下元虚寒，不能约束水道所致。治宜温补肾阳，固涩止遗。

【常用方药】菟丝子散加减。处方：

菟丝子6g　　巴戟天5g　　肉苁蓉5g　　制附子3g　　山茱萸6g
五味子5g　　牡蛎3g　　桑螵蛸5g

方中菟丝子、巴戟天、肉苁蓉、制附子温补肾阳以暖膀胱；山茱萸、五味子、牡蛎、桑螵蛸滋肾敛阴以缩小便。

【加减】①伴有寐深沉睡不易唤醒者加炙麻黄以醒神；②兼有郁热者酌加栀子、黄柏兼清里热。

【供选成药】❶五子衍宗丸（片）：蜜丸，每丸9g，小儿7岁以上每次6g，4~4岁每次3g，每日3次；片剂，每片0.3g，小儿7岁以上每次3~4片，4~7岁每次2~3片，3岁以下每次0.5~1.5片，每日2次。忌生冷油腻食物。❷缩泉丸：详见第441页。❸夜尿宁丸：每丸6g。小儿7岁以上每次6g，4~7岁每次3g，3岁以下每次1~2g，每日3次。❹锁阳固精丸：每丸9g。小儿7岁以上每次0.5~1丸，4~7岁每次1/2丸，3岁以下每次1/3~1/2丸，每日2次。不能盲目加大用量或长期服用，特别是较大儿童，以免引起阳亢现象。下焦湿热，相火妄动者不宜服用。❺遗尿散：每包5g。小儿7岁以上每次5g，4~7岁每次2.5g，3岁以下每次1~2g，每日2次。用于肾阳亏虚证。不能超量、久服。

（三）心肾不交证

多见梦中遗尿，寐不安宁，白天多动少静，难以自制，或五心烦热，形体较瘦。舌质红、苔薄少津，脉沉细而数。多因水火失济，心肾失交，膀胱失约所致。治宜清心滋肾，安神固脬。

【常用方药】导赤散合交泰丸加减。处方：

生地黄6g　　竹叶5g　　通草5g　　黄连3g　　肉桂3g　　甘草3g

方中生地黄、竹叶、通草、甘草清心火；黄连、肉桂交泰心肾。

【加减】①系阴阳失调而梦中遗尿者改用桂枝加龙骨牡蛎汤调和阴阳，潜阳摄阴。②肝经湿热，疏泄太过而致尿床者改用龙胆泻肝汤清热利湿，缓急止遗。

【供选成药】桑螵蛸散：每包6g。小儿7岁以上每次3~6g，4~7岁每次 3 g，3 岁以下每次 1~2 g，每日 2 次。用于心肾两虚证。下焦火盛、湿热困扰者不宜服用。

（四）肝经湿热证

多见睡中遗尿，小便量少，色黄味臊，性情急躁，目睛红赤，夜卧不宁或梦语。舌红、苔黄腻，脉滑数。多因湿热内蕴，郁于肝经，内扰心神，下迫膀胱，郁结化火所致。治宜清利湿热，泻肝止遗。

【常用方药】龙胆泻肝汤加减。处方：

> 龙胆 3 g　　黄芩 6 g　　栀子 5 g　　柴胡 6 g　　生地黄 5 g　　车前子 3 g
> 泽泻 3 g　　通草 3 g　　甘草 3 g

方中龙胆泻肝胆实火，清下焦湿热；黄芩、栀子苦寒泻火，燥湿清热；泽泻、通草、车前子清热利湿；生地黄滋阴养血，防苦燥渗利之品耗伤阴液；柴胡疏肝利胆；甘草调和诸药。

【加减】①夜卧不宁，梦语显著者加黄连、茯神；②舌苔黄腻加黄柏、滑石；③湿热化火，上犯心神，下迫小肠，开合失司者改用黄连温胆汤。

【供选成药】龙胆泻肝丸（片、口服液）：蜜丸，每丸 6 g，每次 1 丸，每日 2 次，3 岁以下每次 1/4~1/3 丸；片剂，每片 0.4 g，小儿 7 岁以上每次 3 片，4~7 岁每次 2~3 片，3 岁以下小儿每次 2 片；口服液，每支 10 mL，小儿 7 岁以上每次 10 mL，4~7 岁每次 5 mL，3 岁以下每次 2~5 mL；均每日 3 次。用于湿浊证见口苦而舌苔黄腻者。易伤脾胃，不宜久服。

五、五迟、五软

五迟、五软是小儿生长发育障碍的病症。临床以立迟、行迟、齿迟、发迟、语迟；头项软、口软、手软、足软、肌肉软为主症。病因主要为先天禀赋不足，后天失于调养。病机可概括为正虚与邪实两方面，正虚即五脏不足，气血虚弱，精髓不充；邪实即痰瘀阻滞心经脑络，心脑神明失主。治疗以补为主。现代医学中的佝偻病、大脑发育不全、脑性瘫痪、智能低下、脑白质营养不良等退行性脑病及出生后脑损伤属本病范围。

（一）肝肾不足证

多见筋骨萎弱，发育迟缓，坐起、站立、行走、生齿等明显迟于正常同龄小儿，头项、肌肉痿软，手足震颤，步态不稳，智能低下，或面容痴呆，失语失聪。舌质淡、舌苔少，脉沉细无力，指纹淡。多因肝肾亏虚，精血不足，不能营注于筋骨所致。治宜补肾填髓，养肝强筋。

【常用方药】加味六味地黄丸加减。处方：

> 熟地黄6g　山茱萸6g　鹿茸3g　五加皮6g　山药6g　茯苓3g
> 牡丹皮5g　麝香3g　泽泻3g

方中熟地黄、山茱萸滋养肝肾；鹿茸温肾益精；五加皮强筋壮骨；山药健脾益气；茯苓、泽泻健脾渗湿；牡丹皮凉血活血；麝香活血开窍。

【加减】①齿迟加紫河车、何首乌、龙骨、牡蛎补肾生齿；②立迟、行迟加牛膝、杜仲、桑寄生补肾强筋壮骨；③头项软者加锁阳、枸杞子、菟丝子、巴戟天补养肝肾；④易惊、夜卧不安加丹参、远志养心安神；⑤头型方大、下肢弯曲者加珍珠母、龙骨壮骨强筋。

【供选成药】❶杞菊地黄丸：详见第418页。❷补肾丸：每100粒重15g。每次10~15粒，每日2次，3岁以下每次4~8粒。❸七宝美髯丸：每丸9g。每次0.5~1丸，每日2次，3岁以下每次1/3~1/2丸。用于五迟证。❹三肾丸：每丸9g。每次0.5~1丸，每日2次，3岁以下每次1/3~1/2丸。用于五软证。

（二）心脾两虚证

多见语言发育迟滞，精神呆滞，智力低下，头发生长迟缓，发稀萎黄，四肢痿软，肌肉松弛，口角流涎，吮吸咀嚼无力，或见弄舌，纳食欠佳，大便秘结。舌淡胖、苔少，脉细缓，指纹色淡。多因心气虚弱，脑髓不充，神气不足；脾气亏虚，气血生化乏源，不能营养四肢肌肉、充养毛发、收摄津液所致。治宜健脾养心，补益气血。

【常用方药】调元散加减。处方：

> 白参6g　黄芪10g　白术6g　山药6g　茯苓5g　当归3g
> 熟地黄6g　白芍5g　川芎6g　石菖蒲6g　茯神3g　甘草3g

方中白参、黄芪、白术、山药、茯苓、甘草益气健脾；当归、熟地黄、白芍、川芎补血养心；石菖蒲、茯神开窍益智。

【加减】①语迟失聪加远志、郁金化痰解郁开窍；②发迟难长者加制何首乌、肉苁蓉养血益肾生发；③四肢痿软加桂枝温通经络；④口角流涎加益智温脾益肾固摄；⑤气虚阳衰者加肉桂、附子温壮元阳；⑥脉弱无力加五味子、麦冬养阴生脉。

【供选成药】❶十全大补丸：详见第 402 页。❷升气养元糖浆：详见第 406 页。

（三）痰瘀阻滞证

多见失聪失语，反应迟钝，意识不清，动作不自主，或有吞咽困难，口流痰涎，喉间痰鸣，或关节强硬，肌肉软弱，或有癫痫发作。舌体胖有瘀斑瘀点、苔腻，脉沉涩或滑，指纹暗滞。多因痰浊阻滞，蒙蔽清窍，心脑神明失主；瘀血阻滞心经脑络，元神无主，心窍昏塞，神识不明所致。治宜涤痰开窍，活血通络。

【常用方药】通窍活血汤合二陈汤加减。处方：

半夏 3 g	陈皮 6 g	茯苓 6 g	远志 6 g	石菖蒲 3 g	桃仁 6 g
红花 3 g	郁金 5 g	丹参 6 g	川芎 5 g	赤芍 5 g	麝香 0.5 g

方中半夏、陈皮、茯苓、远志、石菖蒲涤痰开窍；桃仁、红花、郁金、丹参、川芎、赤芍、麝香活血通络。

【加减】①心肝火旺而见惊叫、抽搐者加黄连、龙胆、羚羊角粉清心平肝；②大便干结加生大黄通腑涤痰；③躁动者加龟甲、天麻、生牡蛎潜阳息风；④并发癫痫者，参考瘀血痫治疗。

六、性早熟

性早熟是儿童提前呈现性发育征象的一种内分泌疾病。临床以女孩 8 岁以前、男孩 9 岁以前出现青春期特征即第二性征为主症。病因主要为多种疾病影响，过食某些滋补品、过食含生长激素合成饲料喂养的禽畜类食物，误服某些药物等。阴阳平衡失调，阴虚火旺，相火妄动，肝郁化火，导致"天癸"早至。现代医学中的性早熟属于本病范围。性征与真实性别一致者为同性性早熟，不一致者为异性性早熟。由于引发原因不同又分为中枢性（真性性早熟）和外周性（假性性早熟）性早熟两种。真性性早熟中无特殊原因可查明者，称为特发性真性（体质性）性早熟。

（一）阴虚火旺证

多见女孩乳房发育及内外生殖器发育，月经提前来潮，男孩生殖器增大，声音变低，有阴茎勃起，伴颧红潮热，盗汗，头晕，五心烦热。舌红少苔，脉细数。多因小儿阴阳平衡失调，肾阴不足，相火偏旺所致。治宜滋阴降火。

【常用方药】知柏地黄丸加减。处方：

> 知母6 g　生地黄5 g　山药6 g　山茱萸6 g　牡丹皮3 g　泽泻3 g
> 茯苓3 g　玄参3 g　龟甲3 g　黄柏3 g　龙胆3 g

方中知母、生地黄、玄参、龟甲、山药、山茱萸滋补肾阴；黄柏、龙胆、牡丹皮清热泻火；泽泻、茯苓健脾以滋肾，又取六味地黄丸中"三泻"之意，平其偏胜以治其标。

【加减】①五心烦热加竹叶、莲子心清心除烦；②潮热盗汗加地骨皮、白薇、五味子清退虚热；③阴道分泌物多加椿根白皮、芡实除湿止遗；④阴道出血加墨旱莲、仙鹤草清热凉血止血。

【供选成药】知柏地黄丸、大补阴丸：详见第375页。

（二）肝郁化火证

多见女孩乳房发育及内外生殖器发育、月经来潮，男孩阴茎及睾丸增大，声音变低，面部痤疮，有阴茎勃起和射精，伴胸闷不舒或乳房胀痛，心烦易怒，嗳气叹息。舌红苔黄，脉弦细数。多因肝经郁滞，日久化火，气机升降失司，湿热郁遏内蒸，导致"天癸"早至所致。治宜疏肝解郁，清心泻火。

【常用方药】丹栀逍遥丸加减。处方：

> 牡丹皮6 g　栀子5 g　柴胡10 g　枳壳6 g　龙胆3 g　夏枯草3 g
> 生地黄3 g　当归6 g　白芍6 g　甘草3 g

方中柴胡、枳壳疏肝解郁；牡丹皮、栀子清血中之伏火；龙胆、夏枯草泻肝经之实火，且清下焦之湿热；生地黄、当归、白芍养阴和血，以制肝火，祛邪而不伤正；甘草调和诸药。

【加减】①乳房胀痛加香附、郁金、瓜蒌皮疏肝解郁；②带下色黄味秽加黄柏清热燥湿。方中龙胆应从小剂量开始，逐渐加量，以免过量而戕伐胃气。

【供选成药】❶丹栀逍遥丸（散）：蜜丸，每丸10 g，每次3~6 g，每日2~3次；散剂，每包9 g，每次3~6 g，每日2次。少食生冷油腻和难消化食物。虚寒证忌服。❷龙胆泻肝丸：详见第444页。

（陆）传染病

一、麻疹

麻疹是指好发于冬春季节、多见于6个月至5岁小儿的一种急性出疹性传染病。临床以发热恶寒，咳嗽咽痛，鼻塞流涕，泪水汪汪，畏光羞明，口腔两颊近白齿处的麻疹黏膜斑，全身麻粒样大小的暗红色斑丘疹，疹退后糠麸样脱屑和色素沉着斑等为特征。病因为麻疹时邪从口鼻而入，先侵入肺，肺失宣肃而出现肺卫表证；或由表入里，蕴于肺脾，与气血相搏，发于肌肤而成。

麻疹有顺证与逆证之分。现代医学中的麻疹属于本病范围，而麻疹并喉炎、麻疹并肺炎、麻疹并脑炎可参考本病辨证论治。

（一）顺证

1. 邪犯肺卫证（初热期）　多见发热咳嗽，微恶风寒，喷嚏流涕，咽喉肿痛，两目红赤，泪水汪汪，畏光羞明，神烦哭闹，纳减口干，小便短少，大便不调，发热第2~3日，口腔两颊黏膜红赤，贴近白齿处可见麻疹黏膜斑周围红晕。舌质偏红、舌苔薄白或薄黄，脉象浮数。多因麻疹时邪从口鼻而入，侵袭肺卫，正邪相争，肺失宣肃所致。治宜辛凉透表，清宣肺卫。

【常用方药】宣毒发表汤加减。处方：

> 升麻6g　　葛根5g　　荆芥3g　　防风5g　　薄荷2g　　连翘5g
> 前胡6g　　牛蒡子3g　　桔梗6g　　甘草3g

方中升麻解肌透疹而解毒；葛根解肌透疹且生津；荆芥、防风、薄荷疏风解表透疹；连翘清热解毒；前胡、牛蒡子、桔梗、甘草宣肺利咽止咳。

【加减】①发热恶寒，鼻流清涕加紫苏叶、荆芥解表散寒；②发热烦躁，咽红口干者加金银花、蝉蜕疏风清热；③咽喉疼痛，乳蛾红肿加射干、马勃清利咽喉；④潮热有汗，精神疲倦，恶心呕吐，大便稀溏者加广藿香、佩兰解表化湿；⑤夜睡不安，尿黄短少加竹叶、通草利尿清热；⑥低热不退，舌红少津加生地黄、玄参、石斛养阴清热；⑦面色苍白，四肢欠温加太子参扶正透邪。疹欲透未出者，可另加浮萍、芫荽煎水外洗。

【供选成药】❶小儿紫草丸：每丸 1.8 g。每次 2 丸，每日 2 次，3 岁以下每次 0.5~1.5 丸，用于麻疹初起，麻毒内盛不透。❷妙灵丸：每丸 1.5 g。鲜芦根或鲜白茅根煎汤送服，每次 1 丸，每日 2 次，1 岁以下每次 1/4~1/3 丸。用于麻疹初热期喉中痰鸣较著者。❸救急散：每包 1.2 g 或 3 g。每次 0.6 g，每日 2 次，3 岁以下 0.3~0.5 g。用于麻疹初热期高热而大便干结者。❹双黄连口服液：详见第 364 页。❺五粒回春丸：每 250 粒重 30 g，每瓶内装 5 粒。每次 5 粒，每日 2 次，1 岁以下每次 1~3 粒。用于麻疹皮疹透出不利者。

2. 邪入肺胃证（出疹期）　　多见壮热持续，起伏如潮，肤有微汗，烦躁不安，目赤眵多，咳嗽阵作，皮疹布发，疹点由细小稀少而逐渐稠密，疹色先红后暗，皮疹凸起、触之碍手、压之退色，大便干结，小便短少。舌质红赤、苔黄腻，脉数有力。多因麻疹邪毒，由表入里，郁于肺脾，正气抗邪，邪正交争，麻毒外透所致。治宜清凉解毒，透疹达邪。

【常用方药】清解透表汤加减。处方：

金银花 10 g　　连翘 6 g　　桑叶 5 g　　菊花 3 g　　西河柳 6 g　　葛根 3 g　　蝉蜕 3 g　　牛蒡子 6 g　　升麻 3 g

方中金银花、连翘、桑叶、菊花辛凉清热解毒；西河柳、葛根、蝉蜕、牛蒡子发表透疹；升麻解毒透疹。

【加减】①壮热不退，烦躁不安加栀子、黄连、石膏清热泻火；②皮疹稠密，疹点红赤，紫暗成片者加丹皮、红花、紫草清热凉血；③神识昏沉嗜睡加石菖蒲、郁金化痰开窍；④壮热不退，四肢抽搐加羚羊角粉、钩藤清热息风；⑤低热不退，舌绛口干加生地、竹叶、玄参生津清热；⑥咳嗽气粗，喉间痰鸣加桔梗、桑白皮、杏仁清肺化痰；⑦齿衄鼻衄加藕节炭、仙鹤草、白茅根凉血止血；⑧身不发热，皮疹未透，或疹稀色淡加黄芪、太子参益气透疹。

【供选成药】❶五福化毒丸（片）：蜜丸，每丸 3 g，薄荷煎汤，鲜芦根煎汤，或温开水送服，每次 1~2 丸，每日 2 次，1 岁以下每次 1/3~1/2 丸；片剂，每片 0.1 g，3~6 岁每次 5 片，7~14 岁每次 7 片，每日 3 次。忌辛辣油腻食物。用于麻疹已经出透而全身中毒症状较重者。本品味苦寒偏凉，体质虚弱小儿不宜多服。❷赛金化毒散：每瓶 1.2 g。每次 0.6 g，每日 2 次。用于出疹期高热便秘咳嗽痰多者。❸小儿羚羊散：每包 1.5 g。1 岁每次 0.3 g，2 岁每次 0.375 g，3 岁每次 0.5 g，每日 3 次。

3. 阴津耗伤证（收没期）　多见麻疹出齐，发热渐退，精神疲倦，夜睡安静，咳嗽减轻，胃纳增加，皮疹依次渐回，皮肤可见糠麸样脱屑，并有色素沉着。舌红少津、苔薄净，脉细无力或细数。多因疹透之后，毒随疹泄，麻疹渐次收没，热去津伤所致。治宜养阴益气，清解余邪。

【常用方药】沙参麦冬汤加减。处方：

> 沙参6g　麦冬10g　天花粉6g　玉竹5g　白扁豆3g　桑叶3g
> 甘草3g

方中沙参、麦冬、天花粉、玉竹滋养肺胃津液；白扁豆、桑叶清透余热；甘草养胃益气。

【加减】①潮热盗汗，手足心热加地骨皮、银柴胡清退虚热；②神倦自汗，纳谷不香加谷芽、麦芽、鸡内金开胃健脾；③大便干结加瓜蒌子、火麻仁润肠通便。

【供选成药】❶二冬膏：详见第366页。❷犀角化毒丸：每丸3g。鲜白茅根煎汤送服或温开水送服，每次1丸，每日2次，1岁以下每次1/3~1/2丸。用于麻疹恢复期，余毒入血而见皮疹颜色过暗并伴烦躁甚至鼻衄者。❸玄麦甘桔颗粒：每袋10g。小儿7岁以上每次0.5~1袋，4~7岁每次1/4~1/2袋，3岁以下小儿每次1/4袋，每日3次。

（二）逆证

1. 邪毒闭肺证　多见高热不退，面色青灰，烦躁不安，咳嗽气促，鼻翼扇动，喉间痰鸣，唇周发绀，口干欲饮，大便秘结，小便短赤，皮疹稠密，疹点紫暗。舌质红赤、苔黄腻，脉数有力。多因麻疹邪毒壅盛，正不敌邪，麻毒郁肺；或六淫之邪乘机侵袭，犯卫袭肺；或因治疗失误；或因调护不当，致使邪毒内陷，炼津成痰，阻于肺络，闭阻肺窍所致。治宜宣肺开闭，清热解毒。

【常用方药】麻杏石甘汤加减。处方：

> 麻黄3g　石膏5g　苦杏仁6g　前胡5g　黄芩3g　虎杖5g
> 甘草3g　芦根6g

方中麻黄宣肺平喘；石膏清泄肺胃之热以生津；苦杏仁、前胡止咳平喘；黄芩、虎杖清肺解毒；甘草、芦根润肺止咳。

【加减】①频咳痰多加浙贝母、天竺黄、鲜竹沥清肺化痰；②咳嗽喘促加桑白皮、苏子、葶苈子降气平喘；③皮疹稠密，疹色紫暗，口唇发绀加丹参、紫草、桃仁活血化瘀；④壮热不退，痰稠色黄加栀子、鱼腥草清肺解毒；⑤大便干结，舌质红绛，苔黄起刺者加黄连、大黄，苦寒清热，泻火通腑，急下存阴。

【供选成药】❶小儿肺热咳喘颗粒：详见第360页。❷儿童清肺丸：详见第363页。❸至圣保元丸：每丸1g。1岁以下每次1/2丸，1~3岁每次1丸，每日2~3次。忌辛辣寒凉油腻厚味食物。不能超量或长期服用。新生儿忌服，脾胃虚寒之大便稀溏及肾功能不全者不宜服用。❹牛黄千金散：每瓶0.6g。每次0.6g，每日2次，3岁以下每次0.2~0.3g。本品含朱砂，不宜过量久服。肝肾功能不全者慎用。用于麻疹并肺炎而喘憋严重者。❺小儿羚羊散：详见第449页。

2. 邪毒攻喉证　多见咽喉肿痛，或溃烂疼痛，吞咽不利，饮水呛咳，声音嘶哑，喉间痰鸣，咳声重浊，声如犬吠，甚则吸气困难，胸高胁陷，面唇发绀，烦躁不安。舌质红赤、苔黄腻，脉象滑数。多因邪毒上攻，痰热互结，壅阻咽喉所致。治宜清热解毒，利咽消肿。

【常用方药】清咽下痰汤加减。处方：

> 玄参3g　　射干5g　　甘草3g　桔梗5g　　牛蒡子6g　金银花5g
> 板蓝根5g　葶苈子3g　瓜蒌6g　浙贝母3g　荆芥3g

方中玄参、射干、甘草、桔梗、牛蒡子清宣肺气而利咽喉；金银花、板蓝根清热解毒；葶苈子泻痰行水，清利咽喉；瓜蒌、浙贝母化痰散结；荆芥疏邪透疹。

【加减】①咽喉肿痛加六神丸清利咽喉；②大便干结加大黄、玄明粉泻火通腑；③出现吸气困难，面色发绀等喉梗阻征象时，应采取中西医结合治疗措施，必要时需做气管切开。

【供选成药】❶六神丸：每1000粒重3.125g。温开水吞服或含服，1岁每次1粒，2岁每次2粒，3岁每次3~4粒，4~8岁每次5~6粒，9~10岁每次8~9粒，10岁以上每次10粒，每日1~2次。按量服用，不宜过量、久服。新生儿禁用。对本品过敏者禁用。过敏体质者慎用。脾胃虚弱及心脏病患者慎用。❷双料喉风散：每瓶1.25g，喷瓶每瓶2.2g。吹敷用，口腔咽喉诸症每瓶分6次（或酌情增减）吹敷患处，每日3次。只适用于能合作的7岁以上小儿。使用时应先清洁患处，用药后30~60分钟后进食。用量稍大可出现恶心。忌辛辣鱼腥肥甘发物。

3. 邪陷心肝证　多见高热不退，烦躁谵妄，皮疹稠密，聚集成片，色泽紫暗，甚至神识昏迷、四肢抽搐。舌质红绛、苔黄起刺，脉数有力。多因邪毒壅遏化火，引动肝风；内陷心包，蒙闭清窍；邪毒炽盛，入营动血所致。治宜清营解毒，平肝息风。

【常用方药】羚角钩藤汤加减。处方：

羚羊角粉 1.5 g　钩藤 4.5 g　桑叶 3 g　菊花 5 g　茯神 3 g　竹茹 3 g
浙贝母 6 g　　　鲜地黄 6 g　白芍 6 g　甘草 3 g

方中羚羊角粉、钩藤、桑叶、菊花凉肝息风；茯神安神定志；竹茹、浙贝母化痰清心；鲜地黄、白芍、甘草柔肝养筋。

【加减】①痰涎壅盛加石菖蒲、陈胆南星、矾郁金、鲜竹沥清热化痰开窍；②大便干结加大黄、玄明粉清热通腑；③壮热不退、神识昏迷、四肢抽搐者选用紫雪、安宫牛黄丸等，以清心开窍，镇惊息风；④心阳虚脱，皮疹骤没，面色青灰，汗出肢厥者用参附龙牡救逆汤加味，急予固脱救逆。

【供选成药】❶紫雪（散）：详见第 367 页。❷万氏牛黄清心丸：详见第 424 页。❸牛黄至宝丸：每丸 4.5 g。每次 1 丸，每日 2 次，3 岁以下 1/3~1/2 丸。❹安宫牛黄丸：详见第 367 页。❺小儿羚羊散：详见第 449 页。

二、风疹

风疹是好发于冬春季节、多见于 1~5 岁小儿的一种急性出疹的传染病。临床以轻度发热，咳嗽，全身皮肤出现细沙样玫瑰色斑丘疹，耳后及枕部臀核（淋巴结）肿大为主症。病因为感受风疹时邪。风疹时邪自口鼻而入，郁于肺卫，与气血相搏，正邪相争，外泄肌肤，发生皮疹。现代医学亦称风疹。

（一）邪犯肺卫证

多见发热恶风，喷嚏流涕，轻微咳嗽，精神倦怠，饮食欠佳，皮疹先起于头面、躯干，随即遍及四肢，分布均匀，疹疏细小，疹色淡红，一般 2~3 日渐见消退，肌肤轻度瘙痒，耳后及枕部臀核肿大触痛。舌质偏红、苔薄白，或见薄黄苔，脉象浮数。多因时邪自口鼻而入，蕴于肌腠，与气血相搏，发于皮肤所致。治宜疏风解表清热。

【常用方药】银翘散加减。处方：

金银花 6 g　　　连翘 3 g　　　竹叶 3 g　　　牛蒡子 3 g　　　桔梗 5 g
荆芥 3 g　　　薄荷 3 g　　　淡豆豉 5 g　　　甘草 3 g

方中金银花、连翘、竹叶清热解表；牛蒡子疏风清热；桔梗、甘草宣肺止咳；荆芥、薄荷、淡豆豉疏风解表，使邪热由肌表透泄。

【加减】①耳后、枕部臖核肿胀疼痛加蒲公英、夏枯草、玄参以清热解毒散结；②咽喉红肿疼痛加僵蚕、木蝴蝶、板蓝根清热解毒利咽；③皮肤瘙痒不舒加蝉蜕、僵蚕祛风止痒；④左胁下痞块（脾脏）肿大加牡丹皮、郁金疏利少阳。

【供选成药】❶板蓝根颗粒（口服液）：颗粒，含糖型颗粒每袋 5 g 或 10 g，无糖型颗粒每袋 3 g，每次 1 包，每日 2~3 次，重证加倍；口服液，每支 10 mL，小儿 7 岁以上每次 10 mL，4~7 岁每次 5~10 mL，3 岁以下每次 3~5 mL，每日 3 次。非实火热毒者忌服。❷小儿清咽颗粒：详见第 355 页。❸银黄颗粒：详见第 433 页。❹双黄连口服液：详见第 364 页。❺小儿双清颗粒：每袋 2 g。1 岁以下每次 0.5~1 袋，1~3 岁每次 1~1.5 袋，4~6 岁每次 1.5~2 袋，小儿 7 岁以上每次 2~2.5 袋，每日 3 次。❻抗病毒口服液：详见第 356 页。

（二）邪入气营证

多见壮热口渴，烦躁哭闹，疹色鲜红或紫暗，疹点稠密，甚至可见皮疹融合成片或成片皮肤猩红，小便短黄，大便秘结。舌质红赤、苔黄糙，脉象洪数。多因感受邪毒较重，邪热由表入里，传入气营，燔灼肺胃所致。治宜清气凉营解毒。

【常用方药】透疹凉解汤加减。处方：

桑叶 6 g　　　薄荷 5 g　　牛蒡子 3 g　　蝉蜕 3 g　　连翘 5 g　　黄芩 5 g
紫花地丁 6 g　　赤芍 5 g　　紫草 6 g

方中桑叶、薄荷、牛蒡子、蝉蜕疏风清热，透疹达邪；连翘、黄芩、紫花地丁清热解毒，清气泄热；赤芍、紫草凉营活血，透热转气。

【加减】①口渴多饮加天花粉、鲜芦根清热生津；②大便干结加大黄、玄明粉泻火通腑；③皮疹稠密，疹色紫暗者，加生地黄、牡丹皮、丹参清热凉血。

【供选成药】❶小儿羚羊散：详见第 449 页。❷清开灵口服液（片剂、颗粒、注射液）：口服液，每支 10 mL，小儿 7 岁以上每次 10~20 mL，4~7 岁每次 5~10 mL，3 岁以下每次 2~4 mL，每日 2 次；片剂，每片 0.5 g，每次 0.5~1 片，每日 3 次；颗粒：每袋 3 g，每次 1 袋，每日 2~3 次；注射液，每支 10 mL，每次 10~20 mL 加 5% 葡萄糖注射液 100~250 mL 稀释后静脉滴注，每日 1 次。忌辛辣生冷油腻食物。虚寒证不宜使用，有心脏病或过敏体质者及阴虚或虚寒患儿慎服。

三、猩红热

猩红热为现代医学病名，中医学称之为疫痧、烂喉痧、疫疹等，是感受猩红热时邪引起的急性出疹性时行疾病。好发于冬春季节，多见于 2~8 岁小儿。为感受猩红热时邪，痧毒疫疬之邪乘时令不正之气，寒暖失调之时，机体脆弱之机，从口鼻侵入人体，蕴于肺胃二经，上熏咽喉，外窜肌表而发。

（一）邪侵肺卫证

多见发热骤起，头痛畏寒，肌肤无汗，咽喉红肿疼痛，常影响吞咽，皮肤潮红，痧疹隐隐。舌质红、苔薄白或薄黄，脉浮数有力。多因时邪犯肺，邪郁肌表，循经熏灼，上攻咽喉所致。治宜辛凉宣透，清热利咽。

【常用方药】解肌透痧汤加减。处方：

桔梗 3 g	射干 5 g	牛蒡子 5 g	荆芥 3 g	蝉蜕 5 g	葛根 5 g
金银花 6 g	连翘 3 g	大青叶 5 g	僵蚕 5 g	浮萍 6 g	淡豆豉 3 g
甘草 3 g					

方中桔梗、甘草、射干、牛蒡子清热利咽；荆芥、蝉蜕、浮萍、淡豆豉、葛根疏风解肌透表；金银花、连翘、大青叶、僵蚕清热解毒。

【加减】①乳蛾红肿加土牛膝根、板蓝根清咽解毒；②颈部瘰核肿痛加夏枯草、紫花地丁清热软坚化痰；③汗出不畅加防风、薄荷祛风发表。

【供选成药】❶时疫清瘟丸：每丸 9 g。鲜芦根汤或温开水送服，每次 1 丸，每日 2 次，3 岁以下每次 1/3~1/2 丸。❷小儿豉翘清热颗粒：详见第 358 页。❸冰硼散：每瓶 3 g。取药少许吹敷患处，每日 1~2 次。❹珠黄散：每支 0.3 g。取药少许吹入喉中，也可用凉开水冲服，6 个月以下每次 0.3 g，1 岁以下每次 0.5 g，1~2 岁每次 1 g，3~4 岁每次 1.5 g，4~6 岁每次 2 g，6 岁以上每次 3 g，每日 3 次。忌辛辣腥热食物。❺喉症丸：每 224 粒重 1 g。

含化，小儿 7 岁以上每次 5~10 粒，4~7 岁每次 3~5 粒，3 岁以下每次 2~3 粒，每日 2 次。勿超量服用。

（二）毒炽气营证

多见壮热不解，烦躁口渴，咽喉肿痛，伴有糜烂白腐，皮疹密布，色红如丹，甚则色紫如瘀点，疹由颈、胸开始，继而弥漫全身，压之退色。见疹后的 1~2 日舌苔黄糙，舌质起红刺；3~4 日后舌苔剥脱，舌面光红起刺，状如草莓；脉数有力。多因时邪热毒炽盛，燔于气营或内迫营血，津液被劫所致。治宜清气凉营，泻火解毒。

【常用方药】凉营清气汤加减。处方：

> 水牛角 1.5 g　赤芍 6 g　　牡丹皮 5 g　生石膏 3 g　黄连 1.5 g　黄芩 5 g
> 连翘 3 g　　　板蓝根 5 g　生地黄 6 g　石斛 6 g　　芦根 5 g　　玄参 5 g

方中水牛角、赤芍、牡丹皮、生石膏清气凉营；黄连、黄芩、连翘、板蓝根泻火解毒；生地黄、石斛、芦根、玄参清热护阴生津。

【加减】①丹痧布而不透，壮热无汗者加淡豆豉、浮萍发表透邪；②苔糙便秘，咽喉腐烂者加生大黄、玄明粉通腑泻火；③邪毒内陷心肝，出现神昏、抽搐等症可选紫雪、安宫牛黄丸清心开窍。

【供选成药】❶五福化毒丸：详见第 449 页。❷绿雪丹：每瓶 3 g。每次 0.5 g，每日 2 次。用于毒炽气营证伴大便干燥者。❸安宫牛黄丸：详见第 367 页。❹安脑牛黄片：每片 0.45 g。小儿 7 岁以上每次 4~6 片，4~7 岁每次 2~4 片，3 岁以下每次 0.5~1.5 片，每日 2~3 次。❺复方大青叶合剂：每瓶 10 mL。小儿 7 岁以上每次 10 mL，4~7 岁每次 5~10m，3 岁以下小儿每次 2.5~5 mL，每日 2~3 次。剂量可根据病情而加减，如病情重用量加倍，但用量过大可出现消化道反应。无实热、体质虚弱者慎服。❻冰硼散、珠黄散、喉症丸：详见上证。

（三）肺胃阴伤证

多见丹痧布齐后 1~2 天，身热渐退，咽部糜烂疼痛减轻，或见低热，唇干口燥，或伴有干咳，食欲减退。舌红少津、苔剥脱，脉细数，约 2 周后可见皮肤脱屑、脱皮。多因痧毒外透之后，肺胃阴津耗伤所致。治宜养阴生津，清热润喉。

【常用方药】沙参麦冬汤加减。处方：

> 沙参6g　麦冬5g　玉竹6g　天花粉5g　白扁豆6g　桑叶5g
> 甘草6g

方中沙参、麦冬、玉竹清润燥热而滋养肺胃之阴液；天花粉生津止渴；甘草清火和中；白扁豆健脾和胃；桑叶清疏肺中燥热。

【加减】①口干咽痛、舌红少津明显者加玄参、桔梗、芦根以养阴清热润喉；②大便秘结难解加知母、火麻仁清肠润燥；③低热不清加地骨皮、银柴胡、鲜地黄以清热。

【供选成药】❶二冬膏：详见第366页。❷金果饮：每瓶165 mL。小儿7岁以上每次10 mL，4~7岁每次5~10 mL，婴幼儿每次3~5 mL，每日3次。不适用于高热、痰多的实证病儿。❸玄麦甘桔颗粒：详见第450页。

四、水痘

　　水痘是由水痘时邪引起的一种以皮肤出疹为主的急性呼吸道传染病。好发于冬春季节，多见于6~9岁的儿童。病因为感受水痘时邪。时行邪毒由口鼻而入，蕴于肺脾，且与内湿相搏，外透于肌表，则发为痘疹。现代医学亦称水痘。

（一）邪伤肺卫证

多见发热轻微，或无热，鼻塞流涕，喷嚏，咳嗽，起病后1~2日出皮疹，疹色红润，疱浆清亮，根盘红晕，皮疹瘙痒，分布稀疏，此起彼伏，以躯干为多。舌苔薄白，脉浮数。多因时邪从口鼻而入，蕴郁肺脾，夹湿透于肌表所致。治宜疏风清热，利湿解毒。

【常用方药】银翘散加减。处方：

> 金银花6g　连翘3g　竹叶3g　薄荷3g　牛蒡子5g　桔梗5g
> 车前子5g　滑石6g　甘草3g

方中金银花、连翘、竹叶清热解毒；薄荷辛凉解表；牛蒡子、桔梗宣肺利咽；车前子、六一散清热利湿。

【加减】①咳嗽有痰加苦杏仁、浙贝母宣肺化痰；②咽喉疼痛加板蓝根、僵蚕清热解毒利咽；③皮肤瘙痒加蝉蜕、地肤子祛风止痒。

【供选成药】❶板蓝根颗粒：详见第453页。❷二妙丸：每60粒重3g。空腹时服，每次3~6g，每日2次，3岁以下每次1~2g。阴虚证禁用。忌炙煿肥甘食物。❸妙灵丸：详见第449页。❹清热灵颗粒：每袋15 g。小儿7岁以上每次1包，4~7岁每次2/3包，1岁以下小儿每次1/3包，每日3次。❺双黄连口服液：详见第364页。❻黄栀花口服液：每支10 mL。3岁以下每次5 mL，3~6岁每次10 mL，6~10岁每次15 mL，10岁以上每次20 mL，每日3次。

（二）邪炽气营证

多见壮热不退，烦躁不安，口渴欲饮，面红目赤，皮疹分布较密，疹色紫暗，疱浆混浊，甚至可见出血性皮疹、紫癜，大便干结，小便短黄。舌红或绛、苔黄糙而干，脉数有力。多因小儿素体虚弱，加之感邪较重，调护不当，邪盛正衰，邪毒炽盛，内传气营所致。治宜清气凉营，解毒化湿。

【常用方药】清胃解毒汤加减。处方：

> 升麻3 g　黄芩6 g　黄连3 g　石膏5 g　牡丹皮5 g　生地黄6 g
> 紫草5 g　栀子6 g　滑石5 g　青黛5 g　甘草3 g

方中升麻清热透疹；黄连、黄芩清热解毒；石膏清气分之热；牡丹皮、生地黄凉营清热；紫草、栀子、碧玉散清热凉营化湿。

【加减】①口舌生疮，大便干结加生大黄、全瓜蒌通腑泻火；②津液耗伤，口唇干燥加麦冬、芦根养阴生津。

【供选成药】❶牛黄清热胶囊：详见第424页。❷小儿金丹片：详见第358页。❸清开灵口服液：详见第453页。❹五福化毒丸：详见第449页。❺局方至宝丸：详见第367页。❻小儿清肺颗粒：每袋3 g。2~5岁，每次3 g，6~9岁，每次4.5 g，10~14岁，每次6 g，每日3次。

五、手足口病

手足口病是由感受手足口病时邪引起的急性发疹性传染病。好发于夏秋季节，多见于5岁以下的小儿。为感受手足口病时邪疫毒由口鼻而入，内侵肺脾，气化失司，水湿内停，与毒相搏，外透肌表，则发疱疹。现代医学亦称手足口病。

（一）风热外侵证

多见发热轻微，或无发热，或流涕咳嗽、纳差恶心、呕吐泄泻，1~2日后或同时出现口腔内疱疹，破溃后形成小的溃疡，疼痛流涎，不欲进食。随病情进展，手足掌心部出现米粒至豌豆大斑丘疹，并迅速转为疱疹，分布稀疏，疹色红润，根盘红晕不著，疱液清亮。舌质红、苔薄黄腻，脉浮数。多因时邪由口鼻而入，内侵肺脾，肺气失宣，卫阳被遏，脾失健运，胃失和降，水湿与邪毒相搏，外透肌表所致。治宜宣肺解表，清热化湿。

【常用方药】甘露消毒丹加减。处方：

金银花 6 g	连翘 3 g	黄芩 5 g	薄荷 3 g	白蔻仁 5 g	广藿香 3 g
石菖蒲 5 g	滑石 5 g	茵陈 5 g	板蓝根 3 g	射干 5 g	浙贝母 3 g

方中金银花、连翘、黄芩、薄荷清热解毒，宣肺透表；白蔻仁、广藿香、石菖蒲芳香化湿；滑石、茵陈清热利湿；板蓝根、射干、浙贝母解毒利咽，化痰止咳。

【加减】①恶心呕吐加紫苏梗、竹茹和胃降逆；②泄泻加泽泻、薏苡仁祛湿止泻；③高热加葛根、柴胡解肌退热；④肌肤痒甚加蝉蜕、白鲜皮祛风止痒。

【供选成药】❶清热解毒口服液：每支 10 mL。1 岁以下每次 2~3 mL，1~2 岁每次 4~5 mL，3~6 岁每次 6~8 mL，7~10 岁每次 10 mL，每日 3 次。用前摇匀。❷抗病毒口服液：详见第 356 页。❸黄栀花口服液：详见上证。❹双黄连口服液：详见第 364 页。❺锡类散：每瓶 0.48 g。取药少许吹喉中，每日 1~2 次。忌食辛辣食物。❻冰硼散、珠黄散：详见第 454 页。

（二）湿热蕴蒸证

可见身热持续，烦躁口渴，小便黄赤，大便秘结，手足、口部及四肢、臀部疱疹，痛痒剧烈，甚或拒食，疱疹色泽紫暗，分布稠密，或成簇出现，根盘红晕显著，疱液混浊。舌质红绛、苔黄厚腻或黄燥，脉滑数。多因邪毒蕴郁，气化失司，水湿内停，与毒相搏，熏蒸肌肤所致。治宜清热凉营，解毒祛湿。

【常用方药】清瘟败毒饮加减。处方：

黄芩 6 g	黄连 3 g	栀子 5 g	连翘 5 g	生石膏 6 g	知母 5 g
生地黄 5 g	赤芍 5 g	牡丹皮 5 g	大青叶 6 g	板蓝根 6 g	紫草 3 g

方中黄芩、黄连、栀子、连翘清热解毒祛湿；生石膏、知母清气泄热；生地黄、赤芍、牡丹皮凉血清热；大青叶、板蓝根、紫草解毒透疹。

【加减】①湿重去知母、生地黄，加滑石、竹叶清热利湿；②大便秘结加生大黄、玄明粉泄热通便；③口渴喜饮加麦冬、芦根养阴生津；④烦躁不安加淡豆豉、莲子心清心除烦；⑤邪毒炽盛、内陷厥阴而见壮热、神昏、抽搐者宜送服安宫牛黄丸或紫雪丹等。

【供选成药】❶清胃黄连丸：详见第 374 页。❷锡类散：详见上证。❸冰硼散、珠黄散：详见第 454 页。

六、流行性腮腺炎

流行性腮腺炎是由腮腺炎时邪引起的一种时行疾病。好发于冬春季节，多见于 3 岁以上的儿童。临床以发热、耳下腮部肿胀疼痛等为主症。为感受风温时邪壅阻少阳经脉，与气血相搏，凝滞于腮部而致腮腺肿痛。现代医学亦称流行性腮腺炎。流行性腮腺炎并脑膜脑炎、流行性腮腺炎并卵巢炎，流行性腮腺炎并胰腺炎，可参考本病辨证论治。

（一）常证

1. 邪犯少阳证　多见轻微发热恶寒，一侧或两侧耳下腮部漫肿疼痛，咀嚼不便，或有头痛咽红纳少。舌质红、苔薄白或薄黄，脉浮数。多因时邪病毒从口鼻而入，侵犯足少阳胆经所致。治宜疏风清热，散结消肿。

【常用方药】柴胡葛根汤加减。处方：

> 柴胡 6 g　葛根 3 g　　黄芩 6 g　　牛蒡子 3 g　桔梗 5 g　　金银花 5 g
> 连翘 3 g　板蓝根 5 g　夏枯草 5 g　赤芍 5 g　　僵蚕 6 g

方中柴胡、黄芩清利少阳；牛蒡子、葛根、桔梗疏风利咽；金银花、连翘清热解毒；板蓝根专解温毒；夏枯草、赤芍疏肝散结；僵蚕祛风通络散结。

【加减】①热甚加石膏清热；②咽喉肿痛加马勃、玄参、甘草清热利咽；③纳少呕吐加竹茹、陈皮清热和胃。

【供选成药】❶腮腺炎片：每片 0.3 g。每次 4~6 片，3 岁以下每次 1~2片，每日 3 次。❷蒲地蓝消炎口服液：1 支 10 mL。每次 10 mL，3 岁以下每次 2~5 mL，每日 3 次。❸双黄连口服液：详见第 364 页。❹银黄颗粒：详见第 433 页。❺板蓝根颗粒：详见第 453 页。❻金莲清热颗粒：详见第414 页。

2. 热毒壅盛证　多见高热，一侧或两侧耳下腮部肿胀疼痛，坚硬拒按，张口咀嚼困难，或有烦躁不安，口渴欲饮，头痛，咽红肿痛，颌下肿块胀痛，纳少，大便秘结，尿少而黄。舌质红、苔黄，脉滑数。多因时邪病毒盛于少阳胆经，循经上攻腮颊，气血凝滞不通所致。治宜清热解毒，软坚散结。

【常用方药】普济消毒饮加减。处方：

柴胡 6 g	黄芩 6 g	黄连 3 g	连翘 3 g	板蓝根 6 g	升麻 3 g
牛蒡子 3 g	马勃 6 g	桔梗 5 g	玄参 3 g	薄荷 3 g	陈皮 3 g
僵蚕 3 g					

方中柴胡、黄芩清利少阳；黄连、连翘、板蓝根、升麻清热解毒；牛蒡子、马勃、桔梗、玄参、薄荷清热利咽，消肿散结；陈皮理气，疏通壅滞；僵蚕解毒通络。

【加减】①热甚加生石膏、知母清热泻火；②腮部肿胀甚加夏枯草、蒲公英软坚散结；③呕吐加竹茹清胃止呕；④大便秘结加大黄、玄明粉通腑泄热。

【供选成药】❶赛金化毒散：每瓶 1.2 g。每次 0.6 g，每日 2 次。❷清瘟解毒片：详见第 424 页。❸普济消毒丸：每丸 6 g。小儿 7 岁以上每次 0.5～1 丸，4～7 岁每次 1/2 丸，3 岁以下每次 1/4～1/3 丸，每日 3 次。体质虚弱，脾胃虚寒者慎服。❹五福化毒丸：详见第 449 页。❺连花清瘟颗粒：详见第 357 页。❻复方大青叶合剂：详见第 455 页。

（二）变证

1. 邪陷心肝证　多见高热，耳下腮部肿痛，坚硬拒按，神昏嗜睡，项强，反复抽搐，头痛呕吐。舌红、苔黄，脉弦数。多因热毒炽盛，邪盛正衰，邪陷厥阴，扰动肝风，蒙蔽心包所致。治宜清热解毒，息风开窍。

【常用方药】清瘟败毒饮加减。处方：

栀子 3 g	黄连 3 g	连翘 5 g	水牛角 2.5 g	生地黄 6 g	生石膏 5 g
牡丹皮 5 g	赤芍 6 g	玄参 3 g	芦根 5 g	钩藤 6 g	僵蚕 3 g
竹叶 5 g	甘草 3 g				

方中栀子、黄连、连翘、甘草清热解毒；水牛角、生地黄、生石膏、牡丹皮、赤芍清热凉营；竹叶、玄参、芦根清热生津；钩藤、僵蚕平肝息风。

【加减】①头痛剧烈，恶心呕吐加龙胆、天竺黄、车前子清肝泻火；②神志昏迷加服至宝丹清热镇惊开窍；③抽搐频作加服紫雪解毒平肝息风。

【供选成药】❶安宫牛黄丸：详见第 367 页。❷安脑牛黄片：详见第 455 页。

2. **毒窜睾腹证** 多见腮部肿胀消退后，一侧或双侧睾丸肿胀，或脘腹、少腹疼痛，痛时拒按。舌红苔黄，脉数。多因邪毒内传，引睾窜腹所致。治宜清肝泻火，活血止痛。

【常用方药】龙胆泻肝汤加减。处方：

> 龙胆 3 g　黄芩 6 g　　黄连 3 g　柴胡 6 g　川楝子 3 g　荔枝核 5 g
> 栀子 5 g　延胡索 3 g　桃仁 3 g

方中龙胆、栀子清泻肝胆实火；黄芩、黄连清热解毒；柴胡、川楝子疏肝利胆；荔枝核、延胡索理气散结止痛；桃仁活血消肿。

【加减】①睾丸肿大明显者加青皮、莪术理气消肿；②脘腹痛甚伴呕吐去荔枝核，加郁金、竹茹、半夏清肝止呕；③少腹痛甚伴腹胀便秘者加大黄、枳壳、木香理气通腑。

【供选成药】龙胆泻肝丸：详见第 444 页。

七、流行性乙型脑炎

流行性乙型脑炎为感受乙型脑炎时邪（乙型脑炎病毒）而引起的一种急性传染性疾病。好发于 7 月、8 月、9 月盛夏季节，多见于 10 岁以下的小儿。临床以高热、抽搐、昏迷为主症。病因与蚊虫的滋生和传播密切相关。暑温时邪由皮毛而入，按卫气营血的规律发展，但传变迅速，卫气营血的界限常不分明；各期的病理变化又围绕着热、痰、风的演变与转化。

(一) 初期、极期（急性期）

1. **邪犯卫气证** 多见突然发热，微恶风寒，或但热不寒，头痛不舒，颈项强硬，无汗或少汗，口渴引饮，常伴恶心呕吐，或见抽搐，神烦不安或嗜睡。舌质偏红、苔薄白或黄，脉象浮数或洪数。多因时邪由皮毛而入，首先犯肺，表热蒸盛，肌表不宣所致。治宜辛凉解表，清暑化湿。

【常用方药】
(1) 证属卫分：新加香薷饮加减。处方：

> 香薷 5 g　连翘 3 g　金银花 6 g　淡豆豉 3 g　白扁豆花 3 g　厚朴 5 g

方中香薷解表透暑；连翘、金银花解表清热；淡豆豉、白扁豆花、厚朴化湿解暑。

（2）偏气分证：白虎汤加减。处方：

| 石膏6g | 知母5g | 大青叶6g | 黄芩6g | 玄参3g | 钩藤5g |
| 僵蚕3g | 竹茹5g | 广藿香5g | 甘草3g | | |

方中石膏清泄气分之热；知母、甘草协石膏清热而护阴；加大青叶、黄芩、玄参清热解毒；钩藤、僵蚕息风止痉；竹茹、广藿香化湿和胃。

【加减】①证在卫分兼胸闷作呕，舌苔白腻者加白蔻仁、佩兰化湿和胃；②表证明显者加荆芥、鲜荷叶、西瓜翠衣、菊花解暑透热；③颈项强直加葛根、蝉蜕解痉祛风；④卫分证未除，气分热已盛者选用银翘白虎汤；⑤偏气分证兼汗出热不解，神疲嗜睡者加佩兰、滑石、石菖蒲清暑化湿；⑥腹满苔腻加苍术、厚朴燥湿除满；⑦热盛便秘加大黄、瓜蒌通腑泄热，或用凉膈散表里双解。

【供选成药】❶小儿牛黄散：详见第367页。❷速效散：每瓶0.45g。白开水或乳汁送服，每次0.5~1瓶。用于1岁以下乙脑急性期各证。❸牛黄千金散、至圣保元丸：详见第451页。❹小儿回春丸：详见第358页。❺牛黄醒脑丸、万氏牛黄清心丸：详见第423、第424页。❻小儿羚羊散：详见第449页。

2. 邪炽气营证　多见壮热不退，头痛剧烈，呕吐频繁，口渴引饮，颈项强直，烦躁不安，或神昏谵语，四肢抽搐，喉间痰鸣，呼吸不利，大便干结，小便短赤。舌质红绛、苔黄腻，脉数有力。多因暑邪由卫表入里传入气营，或暑邪壅盛，直入气营，形成气营两燔、三焦火炽所致。治宜清气凉营，泻火涤痰。

【常用方药】清瘟败毒饮加减。处方：

| 生石膏6g | 水牛角2.5g | 生地黄6g | 知母6g | 牡丹皮5g | 黄连3g |
| 黄芩6g | 石菖蒲2.5g | 大青叶5g | 甘草3g | | |

方中生石膏、水牛角清气凉营；生地黄、知母、牡丹皮凉营滋阴；黄连、黄芩、石菖蒲、大青叶清热解毒；甘草甘平调和诸药。

【加减】①头项疼痛，哭吵不安加杭菊花、僵蚕、蔓荆子解热止痛；②呕吐频繁加生姜、竹茹和胃止呕；③抽搐频繁加羚羊角粉、钩藤，合安宫牛黄丸清热镇惊；④喉间痰鸣，烦躁谵语加天竺黄、鲜竹沥，合猴枣散化痰开窍；⑤高热，腹胀，便秘加生大黄、玄明粉泻火通腑；⑥口干唇燥，小便短赤加鲜地黄、西瓜汁清暑生津；⑦面白肢厥，呼吸不利加独参汤益气固脱；⑧汗出如珠，脉微欲绝者用参附龙牡救逆汤以回阳救逆。

【供选成药】❶琥珀抱龙丸：详见第425页。❷八宝惊风散：详见第424页。❸小儿牛黄散、局方至宝丸、安宫牛黄丸：详见第367页。❹清开灵口服液：详见第453页。❺琥珀镇惊丸：蜜丸，每丸2.6 g，百日内婴儿每次1/3丸，百日以上婴儿每次1/2丸，每日2次；水丸，每丸0.2 g，百日内婴儿每日2丸，百日以上婴儿每次2丸，每日2次。用于急性期痰热壅盛，神昏抽搐。❻镇惊定痉散：每包0.3 g。1~3岁每次0.3 g，3~5岁每次0.6 g，每日3次。用于5岁以下小儿乙脑急性期痰热内闭证。只在急证、热证时使用，脱证禁用。不能久服。不能与川乌、草乌、生附子等药或含这些药的中成药合用。

3. 邪入营血证　多见热势起伏不退、朝轻暮重，神识昏迷，两目上视，口噤项强，反复抽搐，四肢厥冷，胸腹灼热，二便失禁，或见吐衄，皮肤斑疹。舌质紫绛少津、苔薄，脉沉细数。多因暑邪进一步深入，邪正相争，正不胜邪，邪入营血，伤津耗阴所致。治宜凉血清心，增液潜阳。

【常用方药】犀角地黄汤合增液汤加减。处方：

| 水牛角2.5 g | 牡丹皮5 g | 赤芍3 g | 板蓝根5 g | 鲜地黄6 g |
| 玄参3 g | 麦冬10 g | 竹叶6 g | 连翘3 g | |

方中水牛角、牡丹皮、赤芍、板蓝根清营凉血解毒；鲜地黄、玄参、麦冬增液潜阳；竹叶、连翘清心除烦。

【加减】①高热不退加龙胆、黄连清热泻火；②频繁抽搐加羚羊角粉、钩藤息风止痉；③喉间痰鸣，神志模糊加天竺黄、石菖蒲、矾郁金化痰开窍；④昏迷不醒加服安宫牛黄丸清心开窍；⑤四肢厥冷加用参附注射液静脉滴注，脉微细欲绝者加用生脉注射液静脉滴注。

【供选成药】❶定搐化风锭：每丸1.5 g。每次1丸，每日2次。用于急性期各证。❷珠黄保生丸：每丸1.5 g。每次1丸，每日2次，1岁以下每次1/3~1/2丸。用于急性期高热痰盛抽搐便秘者。腹泻患儿忌服。❸神西丸：每丸9 g。小儿7岁以上每次1丸，4~7岁每次0.5~1丸，3岁以下小儿每次1/4~1/2丸，每日1~2次。忌辛辣刺激食物。只用于急病重症，不适用于慢性病。本病初起表证未解，或恢复期阴虚风动证忌服。❹紫草丸：每丸

1.5 g。小儿7岁以上每次 0.5~1 丸，4~7 岁每次 0.5 丸，3 岁以下每次 1/3~1/2 丸，每日 2 次。❺醒脑静注射液：每支 2 mL。小儿 7 岁以上每次 2~4 mL，4~7 岁每次 2 mL，3 岁以下每次 1 mL 加 10% 葡萄糖注射液 100~200 mL 静脉滴注，每日 1 次。本品含较多芳香发散药，开启后应立即使用，以免挥发而失效。

（二）恢复期、后遗症期

1. **阴虚内热证** 多见低热不退，或呈不规则发热，两颧潮红，手足心灼热，虚烦不宁，时有惊惕，咽干口渴，大便干结，小便短少。舌质红绛、苔光剥，脉象细数。多因暑邪渐退，阴液耗伤，余邪未尽所致。治宜养阴清热。

【**常用方药**】青蒿鳖甲汤合清络饮加减。处方：

> 青蒿 5 g　　地骨皮 6 g　鳖甲 3 g　生地黄 6 g　玄参 3 g　鲜芦根 5 g
> 丝瓜络 5 g　西瓜翠衣 5 g

方中青蒿、地骨皮内清虚热；鳖甲、生地黄、玄参养阴清热；鲜芦根、丝瓜络、西瓜翠衣清热生津除烦。

【**加减**】①大便秘结加瓜蒌子、火麻仁润肠通便；②虚烦不宁者加胡黄连、莲子心清心除烦；③惊惕虚烦者加钩藤、珍珠母安神除烦。

【**供选成药**】❶金果饮：详见第 456 页。❷清凉颗粒：每小袋 25 g，中袋 250 g，大袋 500 g。小儿 7 岁以上每次 1/2 小袋，4~7 岁每次 1/4 小袋，3 岁以下每次 1/6~1/5 小袋，每日 4~5 次。❸金梅颗粒：每袋 15 g。小儿 7 岁以上每次 1/2 袋，4~7 岁每次 1/3 袋，3 岁以下每次 1/5~1/4 袋，每日 2~3 次。❹清热养阴丸：每丸 6 g。每次 1~2 丸，每日 2 次，3 岁以下每次 0.5~1 丸。❺麻仁润肠丸：每丸 6 g。每次 1 丸，每日 2 次，3 岁以下每次 1/3~1/2 丸。用于本证见大便闭结者。

2. **营卫不和证** 多见身热时高时低，面色苍白，神疲乏力，多汗出而不温，四肢发凉，大便溏薄，小便清长。舌质胖嫩、舌淡苔白，脉象细数无力。多因病后失调，或余邪未尽，卫阳受损，卫外不固，营阴外泄所致。治宜调和营卫。

【**常用方药**】黄芪桂枝五物汤加减。处方：

> 黄芪 10 g　桂枝 5 g　白芍 6 g　白术 6 g　生龙骨 6 g　生牡蛎 6 g
> 浮小麦 5 g　生姜 3 g　甘草 3 g　大枣 3 枚

方中桂枝、生姜、白芍调和营卫；黄芪、白术、大枣、甘草健脾益气；生龙骨、生牡蛎、浮小麦敛阴止汗

【加减】①神疲乏力加太子参、怀山药益气健脾；②纳呆便溏加鸡内金、焦山楂和胃消食；③感寒流涕者加紫苏叶、防风解散表寒。

【供选成药】桂芍镇痫片：每片0.4 g。小儿7岁以上每次3~4片，4~7岁每次2~3片，3岁以下每次0.5~1.5片，每日3次。

3. 痰蒙清窍证 多见神识不清，或见痴呆，语言不利，或见失语，吞咽困难，口角流涎，喉间痰鸣。舌质胖嫩、苔厚腻，脉象濡滑。多因痰浊内闭，清窍被蒙所致。治宜豁痰开窍。

【常用方药】涤痰汤加减。处方：

胆南星6 g　　法半夏3 g　　天竺黄5 g　　石菖蒲6 g　　陈皮6 g　　郁金5 g
枳壳6 g　　　瓜蒌皮10 g

方中胆南星、法半夏、天竺黄、石菖蒲化痰开窍；陈皮、郁金、枳壳、瓜蒌皮理气化痰。

【加减】①四肢抽搐加全蝎、蜈蚣、僵蚕镇惊息风；②痰涎壅盛，喉间痰鸣可用礞石粉2份、硼砂粉1份、玄明粉1份，混匀，每服1~3 g，每日3次，以泄浊化痰。

【供选成药】❶苏合香丸：每丸3 g。小儿7岁以上每次1/2丸，4~7岁每次1/4丸，3岁以下每次1/5~1/4丸，每日1~2次。忌辛辣食物。本方药多辛散，不能久用，以免耗伤正气。热证、脱证不宜服用。❷安神温胆丸：每丸6 g。小儿7岁以上每次0.5~1丸，4~7岁每次1/2丸，3岁以下每次1/4~1/3丸，每日2次。忌辛辣刺激性食物。❸痫证镇心丸：每丸2 g。小儿7岁以上每次1丸，4~7岁每次1/2丸，3岁以下每次1/4~1/3丸，每日1~2次。本方含朱砂，大量久服可致汞中毒。体质虚弱者慎服，寒痰阻窍者勿用。❹治痫灵：每瓶50片。6个月~1岁每次1/3片，2~3岁每次1/2片，每日1~2次；4~7岁每次2/3片，8~12岁每次1片，每日2次；12~14岁每次1~1.5片，每日3次。❺玉真散：每袋3 g。小儿7岁以上每次1/2袋，4~7岁每次1/4袋，3岁以下每次1/6~1/5袋，每日2~3次。本方有较大毒性，其中白附子和天南星毒性较大，用量不当或误服可致咽喉部产生烧灼感、口舌麻木、黏膜糜烂水肿、流涎等，小儿用药要严格掌握剂量。

4. 痰火内扰证 多见嚎叫哭吵，狂躁不宁，手足躁动，或虚烦不眠，

神识不清，咽喉干燥，口渴欲饮。舌质红绛、苔黄腻，脉数有力。多因热郁肝胆，痰热互结，扰乱心神所致。治宜涤痰泻火。

【常用方药】龙胆泻肝汤加减。处方：

> 龙胆 3 g　栀子 5 g　黄芩 6 g　天竺黄 5 g　胆南星 5 g　青礞石 6 g
> 当归 6 g　生地黄 6 g　白芍 9 g　甘草 3 g

方中龙胆、栀子、黄芩泻火清心；天竺黄、胆南星、青礞石涤痰降气；当归、生地黄、白芍、甘草养阴安神。

【加减】①躁扰不眠加生龙骨、灵磁石、远志安神定志；②狂躁不宁加朱砂（水飞）0.1~0.2 g，每日 3 次，以镇惊安神。

【供选成药】❶礞石滚痰丸（片）：水丸，小儿 7 岁以上每次 3~6 g，4~7 岁每次 3 g，3 岁以下每次 0.5~2 g，每日 1~2 次；片剂，每片 0.32 g，小儿 7 岁以上每次 3~6 片，4~7 岁每次 2~4 片，3 岁以下 0.5~1.5 g，每日 1 次。本方药性较峻猛，久用有伤气耗血之弊。❷竹沥达痰丸：每 50 丸重 3 g。小儿 7 岁以上每次 3~4 g，4~7 岁每次 2~3 g，3 岁以下 0.5~1.5 g，每日 2 次。❸止痫散：每瓶 10 g。小儿 7 岁以上每次 5~8 g，4~7 岁每次 5 g，3 岁以下小儿每次 1~2.5 g，每日 2 次。脾胃虚寒者忌服。❹癫痫宁片：详见第 428 页。

5. 气虚血瘀证　多见面色萎黄，肢体不用，僵硬强直，或震颤抖动，肌肉萎软无力，神疲倦怠，容易出汗。舌质偏淡、苔薄白，脉象细弱。多因热病后气血受损，气虚血瘀，筋脉肌肉失养所致。治宜益气养阴，活血通络。

【常用方药】补阳还五汤加减。处方：

> 黄芪 6 g　当归 5 g　鸡血藤 5 g　川芎 3 g　红花 3 g　赤芍 3 g
> 桂枝 5 g　桑枝 3 g　地龙 3 g

方中黄芪、当归、鸡血藤益气养血；川芎、红花、赤芍活血化瘀；桂枝、桑枝、地龙通经活络。

【加减】①肢体强直加白芍、生地黄、乌梢蛇滋阴祛风；②肢体震颤加阿胶、鳖甲、鸡子黄养血息风；③肌萎瘦削加人参、茯苓、五加皮补气生肌。

【供选成药】复方地龙胶囊：每粒 0.2 g。小儿 7 岁以上每次 1~2 粒，每日 2~3 次。

6. 风邪留络证　多见肢体强直瘫痪，关节僵硬，或有角弓反张，或有癫痫发作。舌苔薄白，脉细弦。多因余邪未尽，风邪内窜，留注经络，气血痹阻所致。治宜搜风通络，养血舒筋。

【常用方药】止痉散加味。处方：

> 蕲蛇(或乌梢蛇)1.5 g　僵蚕 1.5 g　地龙 2 g　当归 5 g　生地黄 6 g
> 白芍 6 g　红花 5 g　鸡血藤 5 g　全蝎 1 g　蜈蚣 1 g

方中蕲蛇（或乌梢蛇）、全蝎、蜈蚣、僵蚕、地龙搜风通络；当归、生地黄、白芍滋阴柔筋；红花、鸡血藤活血化瘀。

【加减】①角弓反张者加葛根、钩藤舒筋活络；②癫痫发作者加羚羊角粉、胆南星、天麻、钩藤息风定痫。

【供选成药】全天麻胶囊：每粒 0.5 g，小儿 7 岁以上每次服 2~3 粒，4~7 岁每次服 1~2 粒，3 岁以下每次 0.5~1 粒，每日 3 次。用于恢复期风邪留络证。

八、百日咳

百日咳是由百日咳时邪（百日咳杆菌）引起的肺系传染病。好发于冬春季节，多见于 5 岁以下婴幼儿。病因为时行疠气侵入肺系，夹痰交结气道，肺失宣肃，气逆上冲而顿咳不已。

现代医学亦称百日咳。百日咳中耳炎、百日咳脑病、百日咳肺炎，可参考本病辨证论治。

（一）邪犯肺卫证（初咳期）

本病初起，一般均有咳嗽，喷嚏，鼻塞流涕，或有发热，2~3 日后咳嗽日渐加剧，日轻夜重，痰稀白、量不多，或痰稠不易咳出，咳声不畅，但尚未出现典型痉咳。舌苔薄白或薄黄，脉浮。多因时邪从口鼻而入，侵袭肺卫，肺卫失宣，肺气上逆所致。治宜疏风祛邪，宣肺止咳。

【常用方药】三拗汤加味。处方：

> 麻黄 3 g　苦杏仁 6 g　瓜蒌皮 5 g　浙贝母 6 g　桑叶 5 g
> 炙紫菀 5 g　枇杷叶 3 g　甘草 3 g

方中麻黄辛温宣肺；甘草佐麻黄辛甘发散肺卫之邪；苦杏仁、瓜蒌皮、浙贝母化痰止咳；桑叶、炙紫菀、枇杷叶宣肺止咳。

【加减】①风寒较重者加紫苏叶、百部、陈皮辛温宣肺化痰；②痰多色白加半夏、茯苓、枳壳燥湿化痰止咳；③风热较重者加菊花、连翘、黄芩祛风清热宣肺；④痰黄而黏稠加胆南星、鲜竹沥、黛蛤散清化痰热。

【供选成药】❶解肌宁嗽丸：详见第 354 页。❷通宣理肺丸：详见第 363 页。❸解肌清肺丸：每丸 3 g。芦根 60 g 煎汤送服，每次 1 丸，每日 2 次，1 岁以下每次 1/3~1/2 丸。用于初咳期偏风热者。❹止咳片：每片 0.3 g。3~5 岁每次 3~4 片，5~8 岁每次 5~6 片，8 岁以上每次 6~8 片，每日 2~3 次。❺清金理嗽丸：每丸 3 g。每次 1 丸，每日 2 次，1 岁以下每次 1/3~1/2 丸。用于初咳期肺经热盛，咳嗽烦渴咽痛者。❻珠珀猴枣散：每瓶 0.3 g。3 个月以内每次 0.1 g，3 个月~1 岁每次 0.15 g，1~4 岁每次 0.3 g，5 岁以上每次 0.45~0.6 g，每日 2 次。

（二）痰火阻肺证（痉咳期）

多见咳嗽连作，持续难止，日轻夜重，咳剧时咳后伴有深吸气样鸡鸣声，吐出痰涎及食物后，痉咳才能暂时缓解，但不久又复发作，轻则昼夜痉咳 5~6 次，重症多达 40~50 次，1 次痉咳多出于自发，有些外因如进食、用力活动、闻到刺激性气味、情绪激动时易引起发作。一般痉咳 3 周后，可伴有目睛红赤，两胁作痛，舌系带溃疡。舌质红、苔薄黄，脉数。多因疫邪化火，痰火胶结，气道阻塞，肺失宣肃，气逆上冲所致。治宜泻肺清热，涤痰镇咳。

【常用方药】桑白皮汤合葶苈大枣泻肺汤加减。处方：

```
桑白皮 6 g   黄芩 6 g   鱼腥草 5 g   浙贝母 6 g   葶苈子 5 g   苏子 3 g
胆南星 5 g   前胡 5 g   苦杏仁 6 g   百部 3 g        黄连 3 g   栀子 6 g
```

方中桑白皮、黄芩、鱼腥草、浙贝母清泄肺热，化痰止咳；葶苈子、苏子、胆南星降逆化痰；前胡、苦杏仁、百部肃肺止咳；黄连、栀子泻火泄热。

【加减】①痉咳频作加僵蚕、蜈蚣解痉镇咳；②呕吐频频，影响进食者加赭石、枇杷叶、紫石英镇逆降气；③两目红赤加龙胆清泄肝火；④胁痛加柴胡、郁金、桃仁疏肝活血；⑤咯血、衄血加白茅根、侧柏叶、三七凉血止血；⑥咳痰清稀加半夏、莱菔子燥湿涤痰；⑦呛咳少痰，舌红少苔者加沙参、麦冬润肺止咳。

【供选成药】❶清金化痰丸：每袋 18 g。每次 3~6 g，每日 2 次，3 岁以下每次 1~2 g。❷鹭鸶咳丸：每丸 1.2 g。梨汤送服，每次 1 丸，每日 2~3

次。❸百日咳片：每片 0.32 g。每岁每次 1 片，10 岁以上每次 10～15 片，每日 3 次。❹小儿清肺散：每袋 0.5 g。每次 1 袋，每日 2 次。

（三）气阴耗伤证（恢复期）

多见痉咳缓解，咳嗽逐渐减轻，仍干咳无痰，或痰少而稠，声音嘶哑，伴低热，午后颧红，烦躁，夜寐不宁，盗汗口干。舌红、苔少或无苔，脉细数。或表现为咳声无力，痰白清稀，神倦乏力，气短懒言，纳差食少，自汗或盗汗，大便不实，舌淡，苔薄白，脉细弱。多因痉咳期邪热痰火熏肺，肺之阴津耗伤，肺燥咽喉失濡所致。治宜养阴润肺，益气健脾。

【常用方药】

（1）肺阴亏虚证：沙参麦冬汤加减。处方：

> 沙参 6 g　麦冬 10 g　玉竹 6 g　石斛 6 g　桑叶 5 g　天花粉 5 g
> 炙冬花 6 g　川贝母 5 g　芦根 5 g　甘草 3 g

方中沙参、麦冬、玉竹、石斛润养肺阴；桑叶、天花粉、炙冬花、川贝母润肺止咳；芦根、甘草生津利咽。

（2）肺脾气虚证：人参五味子汤加减。处方：

> 党参 3 g　茯苓 6 g　白术 6 g　甘草 3 g　生姜 3 g　红枣 6 枚
> 五味子 3 g　百部 5 g　白前 6 g

方中党参、茯苓、白术、甘草、生姜、红枣健脾养胃；五味子敛肺纳气；百部、白前宣肺止咳。

【加减】①肺阴亏虚兼咳嗽时作加桔梗、苦杏仁宣肺止咳；②干咳无痰加百合、阿胶、生地润肺止咳；③盗汗甚加地骨皮、浮小麦、牡蛎清热敛汗；④声音嘶哑加木蝴蝶、胖大海、凤凰衣清咽开音；⑤大便干结加火麻仁、瓜蒌润燥通便；⑥肺脾气虚兼痰稀量多者加半夏、陈皮燥湿化痰；⑦咳嗽不止加川贝母、炙冬花化痰止咳；⑧不思饮食加砂仁、神曲、鸡内金助运开胃。

【供选成药】❶鸡苏丸：每袋 6 g。每次 3 g，每日 2 次，3 岁以下每次 1～2 g。用于恢复期偏肺阴亏虚者。痰湿壅盛、寒痰停饮犯肺所致的气喘咳嗽均应忌用。❷二冬膏：详见第 366 页。❸秋梨膏：每瓶装 62 g 或 124 g。每次 10 g，每日 2 次。忌食辛辣食物。用于恢复期偏肺阴亏虚者。❹人参保肺丸：每丸 6 g。每次 1 丸，每日 2 次，3 岁以下每次 1/3～1/2 丸。用于恢复期偏肺气不足者。❺百咳静糖浆：每瓶 100 mL 或 120 mL。1~2 岁每次服 5 mL，3~5 岁每次服 10 mL，5 岁以上每次服 20~25 mL，每日 3 次。用于恢复期肺脾气虚证。❻养阴清肺糖浆（丸）：详见第 367 页。❼鸡鸣丸：每袋 80 粒。白茅根 15 g 煎汤送服，小儿 7 岁以上每次 20~40 粒，3~7 岁每次 15~20 粒，每日 2 次，3 岁小儿每次 5~10 粒。用药注意同鸡苏丸。

(柒) 寄生虫病

一、蛔虫病

　　蛔虫病是感染蛔虫卵引起的小儿常见肠道寄生虫病。本病多见于 3~10 岁的儿童。临床以脐周疼痛，时作时止，饮食异常，大便下虫，或粪便镜检有蛔虫卵为主症。本病的发生，主要是吞入了感染性蛔虫卵所致。成虫寄生小肠，频频扰动，致肠腑不宁，气机不利，又劫夺水谷精微，妨碍正常的消化吸收，严重影响儿童生长发育。现代医学中的蛔虫病、胆道蛔虫症、蛔虫性肠梗阻可参考本病辨证论治。

（一）肠虫证

　　多见脐腹疼痛，轻重不一，乍作乍止；或不思饮食，或嗜异食；大便不调，或泻或秘，或便下蛔虫；面多黄滞，或见面部白斑，白睛蓝斑，唇内粟状白点，夜寐齿；甚者，腹部可扪及条索状物，时聚时散，形体消瘦，肚腹胀大，青筋暴露。舌苔花剥或腻、舌尖红赤，脉弦滑。多因蛔虫扰动胃腑，胃气上逆，脾失健运，脾胃失和，内生湿热所致。治宜驱蛔杀虫，调理脾胃。

　　【常用方药】使君子散加减。处方：

> 使君子 3 g　　芜荑 3 g　　苦楝皮 5 g　　槟榔 3 g　　甘草 3 g

　　方中使君子、芜荑、苦楝皮杀虫驱蛔，调理脾胃；槟榔杀虫下虫；甘草调和诸药。

　　【加减】①腹痛明显加川楝子、延胡索、木香行气止痛；②大便不畅加大黄、青皮或玄明粉杀虫泻下；③呕吐加竹茹、生姜降逆止呕。

　　【供选成药】❶化虫丸：每袋 18 g。清晨空腹或睡前用温开水送下，每次 2~6 g，3 岁以下每次 1~2 g，每日 1~2 次。❷复方鹧鸪菜散：每包 0.3 g。清晨空腹温开水送服，1 岁内每次 0.3 g，2~3 岁每次 0.45 g，4~6 岁每次 0.6 g，7~8 岁每次 0.9 g，10~14 岁每次 1.2 g，每日 1 次，连服 3 日。个别患儿可出现过敏性皮疹，应及时停药。❸使君子散（丸）：散剂，每包 5 g，小儿 7 岁以上每次 3~5 g，4~7 岁每次 2~3 g，3 岁以下每次 0.5~1.5 g，空腹时服，服药后 3~4 小时再进食；水丸，每 50 丸重 3 g，小儿 7 岁以上每次 3~6 g，4~7 岁每次 2~3 g，3 岁以下每次 0.5~1.5 g；均每日 1 次。不可过量和久服。忌辛辣及不易消化食物。本品有一定毒性，可出现呃逆、呕吐、眩晕等症状。出现不良反应时可饮米汤、甘草水，或以柿蒂、丁香煎水饮。❹磨积散：详见第 388 页。❺肥儿丸：详见第 400 页。

（二）蛔厥证

多见肠蛔虫症状。突然腹部绞痛，弯腰屈背，辗转不宁，肢冷汗出，恶心呕吐，常吐出胆汁或蛔虫；腹部绞痛呈阵发性，疼痛部位在右上腹或剑突下，疼痛可暂时缓解减轻，但又反复发作；重者腹痛持续而阵发性加剧，甚至出现黄疸。舌苔多黄腻，脉弦数或滑数。常因胃肠湿热，或腹中寒甚，或寒热错杂，使虫体受扰，入膈钻胆，气机逆乱所致。治宜安蛔定痛，继之驱虫。

【常用方药】乌梅丸加减。处方：

乌梅 3 g	细辛 3 g	椒目 3 g	黄连 3 g	黄柏 6 g	白参 6 g
附子 3 g	桂枝 6 g	当归 6 g	延胡索 3 g	白芍 6 g	干姜 3 g

方中乌梅味酸安蛔止痛；细辛、椒目辛能伏蛔；黄连、黄柏苦能下蛔；配伍使用，辛开苦降，和中止呕；干姜、附子、桂枝暖中散寒以安蛔；当归、白参扶持正气；延胡索、白芍行气缓急止痛。

【加减】①疼痛剧烈加木香、枳壳行气止痛；②兼便秘腹胀加生大黄、玄明粉、枳实通便驱虫；③湿热壅盛，胆汁外溢，发热，黄疸者去干姜、附子、桂枝等温燥之品，酌加茵陈蒿、栀子、郁金、黄芩、大黄、枳壳清热利湿，安蛔退黄。

【供选成药】乌梅颗粒：每袋 10 g。小儿 7 岁以上每次服 1 袋，4~7 岁每次 1/2 袋，3 岁以下每次 1/4~1/3 袋加 250 mL 温开水服用，每日 2 次。用于肠虫证、蛔厥证。服药同时勿服碱性饮料或碱性食物。有溃疡病或胃酸过多者慎用。

（三）虫瘕证

多见肠蛔虫症状。突然阵发性脐腹剧烈疼痛，部位不定，频繁呕吐，可呕出蛔虫，大便不下或量少，腹胀，腹部可扪及质软、无痛的可移动团块；病情持续不缓解者，见腹硬、压痛明显，肠鸣，无矢气。舌苔白或黄腻，脉滑数或弦数。多因大量蛔虫壅积肠中，扭结成团，阻塞肠腔所致。治宜通腑散结，驱虫下蛔。

【常用方药】驱蛔承气汤加减。处方：

> 大黄 3 g　　玄明粉 6 g　　枳实 6 g　　厚朴 6 g　　乌梅 3 g　　椒目 6 g
> 使君子 6 g　　苦楝皮 3 g　　槟榔 3 g

方中大黄、玄明粉、枳实、厚朴通腑散蛔；乌梅味酸制蛔，使蛔静而痛止；椒目味辛以驱蛔，性温以温脏祛寒；使君子、苦楝皮、槟榔驱蛔下虫。

【供选成药】❶胆蛔颗粒：每袋 20 g。小儿 7 岁以上每次 1 袋，4~7 岁每次 0.5~1 袋，3 岁以下每次 1/5~1/4 袋，每日 3 次，一般需连用 2 日。❷健儿药片：每片 50 mg。小儿 6 个月以上每次 1/2 片，1~2 岁每次 1 片，而后每周岁增加 1 片，13 岁至成人服用 12 片。本品含巴豆霜、雄黄，不宜超量、久服。

二、蛲虫病

现代医学亦称蛲虫病，是由蛲虫寄生人体所致的肠道寄生虫病。临床以夜间肛门及会阴附近奇痒并见到蛲虫为主症。病因为吞入感染期蛲虫卵。雌虫夜间在肛周皮肤的湿润区排卵，刺激皮肤而引起瘙痒。小儿用手指抓痒，手指及指甲内沾染虫卵，若再以手摄取食物，或吮吸手指，虫卵即被吞入消化道；此外，虫卵也可借污染的衣服被褥、玩具、尘埃等，直接或间接进入消化道，在小肠下段及大肠内发育为成虫。蛲虫寄生肠内造成脾胃受损，运化失司，湿热内生等一系列病理改变。

本证多见肛门、会阴部瘙痒，夜间尤甚，睡眠不宁，烦躁不安，或尿频、遗尿，或女孩前阴瘙痒，分泌物增多，或食欲减退，形体消瘦，面色苍黄。舌淡苔白，脉无力。多因蛲虫游行咬蚀，湿热下注；虫积日久，吸取精微，损伤脾胃，运化失司，气机不利所致。治宜杀虫止痒，结合外治。

【常用方药】驱虫粉。处方：

> 使君子粉 8 g   大黄粉 1 g

方中使君子粉杀虫，大黄粉泻下虫体，以 8∶1 比例混合。每次剂量 0.3 g×（年龄+1），每日 3 次，餐前 1 小时吞服，每日总量不超过 12 g，疗程为 7 日，此后每周服药 1～2 次，可防止再感染。

【加减】①湿热下注，肛周溃烂加黄柏、苍术、百部、苦参、地肤子清热燥湿，杀虫止痒；②尿频加黄柏、苍术、滑石清热燥湿，利水通淋；③腹痛加木香、白芍行气缓急止痛；④食少，面黄肌瘦加党参、茯苓、陈皮、砂仁、神曲健脾理气。

【供选成药】❶化虫丸：详见第 470 页。❷使君子散：详见第 471 页。❸肥儿丸：详见第 400 页。❹追虫丸：每袋 3 g 或 6 g。每次 3～6 g，晚上睡前服 1 次，次日清晨空腹再服 1 次，服药 3 小时后再进食，连服 3 日。不宜多服、久服，体弱儿应慎服。

捌 其他病证

一、发热

发热是儿科多种疾病中的症状，临床可有壮热、低热、潮热等不同的表现。因疾病不同，病因病机有异，因此小儿发热应按原发疾病进行辨病辨证治疗。小儿为稚阴稚阳之体，易发病，传变迅速，多种疾病因素均可致病机从阳化热而出现高热，尤其婴幼儿更易见，故本节重点讨论小儿高热。

小儿高热是指体温（腋温）高于 39℃ 为主要临床特征的儿科常见急症。分外感与内伤两大类。外感高热多因小儿脏腑娇嫩，调护失宜，六淫邪毒侵犯肺卫，束于肌表，郁于腠理，从阳化热，或外感邪毒入里化热，或温热疫毒直干于里所致。内伤高热多因小儿正气虚损，阴阳失调所致。

小儿体温的升高与疾病的严重程度不一定成正比，但体温过高或持续高热，易见痉、厥、闭、脱等危重证候，需及时对症救治。

（一）外感风热证

多见高热，微恶风，头痛，身痛，咳嗽咽红，鼻流浊涕，口渴。舌苔薄黄，脉浮数，指纹浮紫。多因风热之邪犯于肺卫，卫表失和所致。治宜辛凉解表。

【常用方药】银翘散加减。处方：

金银花6 g 连翘3 g 荆芥3 g 大青叶3 g 生石膏10 g 黄芩3 g
薄荷3 g 桔梗5 g 牛蒡子3 g 芦根5 g 甘草3 g

方中金银花、连翘疏风清热；荆芥、薄荷疏风解表，使邪热由肌表透泄；芦根、生石膏清心除烦；牛蒡子、桔梗清利咽喉；大青叶、黄芩清热解毒；甘草调和诸药。

【加减】①咽喉肿痛加玄参、岗梅根；②烦躁哭闹加淡竹叶；③伴惊厥者加僵蚕。

【供选成药】❶九味双解口服液：每支10 mL。1~2岁每次3 mL，每日2次；3~4岁每次5 mL，每日2次；5~6岁每次5 mL，每日3次；7~9岁每次10 mL，每日2次；10~14岁每次20 mL，每日2次。❷小儿热速清口服液：详见第355页。

（二）温热炽盛证

多见高热，头痛，大汗出，烦渴，面赤，气粗，神昏谵语，斑疹透露。舌质红绛、苔黄，脉洪大。多因邪热炽盛，热入营血，热炽迫津外泄，热扰心神所致。治宜清气凉营。

【常用方药】清瘟败毒饮加减。处方：

水牛角2.5 g 黄芩6 g 黄连1.5 g 连翘5 g 生石膏10 g
生地黄6 g 知母5 g 赤芍5 g 玄参5 g 淡竹叶5 g
栀子3 g 牡丹皮6 g 桔梗5 g

方中生石膏、知母清气分之热；水牛角、牡丹皮、赤芍清泻营分之毒，凉血散瘀；连翘疏风解毒；黄芩、黄连、栀子、淡竹叶泻火解毒；玄参、生地黄清热养阴；桔梗宣肺利咽。

【加减】大便秘结加大黄、玄明粉，注意中病即止。

【供选成药】❶清瘟解毒片：详见第424页。❷普济消毒丸：详见第460页。

（三）胃肠积热证

多见日晡潮热，腹胀拒按，呕吐酸腐，便秘，小便短赤，烦躁不安。舌质红、苔黄燥，脉沉大。多因胃肠燥热内结所致。治宜通腑泄热。

【常用方药】大承气汤加味。处方：

生大黄 2 g　　玄明粉 2 g　　厚朴 4 g　　枳实 2 g　　甘草 3 g

方中生大黄、玄明粉泄热通便，荡涤肠胃；厚朴行气破结，消痞除满；枳实行气消痞；甘草缓和药性，调和诸药。

【加减】①口渴加芦根、粉葛；②呕吐加竹茹、麦冬。

【供选成药】小儿化食丸：详见第 380 页。

（四）邪郁少阳证

多见寒热往来，胸胁苦满，口苦咽干，目眩，心烦喜呕，不思饮食。舌边红、苔薄白，脉弦数。多因邪入少阳所致。治宜疏解少阳。

【常用方药】小柴胡汤加减。处方：

柴胡 8 g　　黄芩 3 g　　半夏 3 g　　生姜 3 g　　大枣 1 枚　　甘草 3 g

方中柴胡透泄少阳之邪，疏泄气机之郁滞；黄芩清泄少阳半里之热；半夏、生姜和胃降逆止呕；大枣益气健脾；甘草助大枣扶正，且能调和诸药。

【加减】①胸胁疼痛加白芍、川楝子；②食少纳呆加神曲、广藿香；③小便短赤加通草。

【供选成药】小柴胡颗粒：每袋 10 g 或 2.5 g（无蔗糖）。每次 2~5 g 或 1~2 g（无蔗糖），每日 3 次。

二、夏季热

夏季热现代医学亦称夏季热。是指婴幼儿在暑天发生的特有的季节性疾病。多见于 6 个月至 3 岁婴幼儿，发病集中在 6 月、7 月、8 月三个月。临床以长期发热、口渴多饮、多尿、少汗或汗闭为主症。发病原因在于小儿体质不能耐受夏季炎暑。暑热内盛，灼伤肺胃，腠理开阖失司，气津两亏而发病。

（一）暑伤肺胃证

多见入夏后体温渐高，发热持续，气温越高，体温越高，皮肤灼热，少汗或无汗，口渴引饮，小便频数，甚则饮一溲一，精神烦躁，口唇干燥。舌质稍红、苔薄黄，脉数。多因暑热炽盛，内迫肺胃，耗气伤津，津伤则水源不足，水液无以输布，气伤则不能化水，水液下趋膀胱所致。治宜清暑益气，养阴生津。

【常用方药】王氏清暑益气汤加减。处方：

| 西瓜翠衣 6 g | 荷梗 6 g | 北沙参(或西洋参) 6 g | 石斛 6 g | 知母 5 g |
| 竹叶 5 g | 黄连 3 g | 粳米 3 g | 甘草 3 g | 麦冬 5 g |

方中西瓜翠衣、荷梗解暑清热；北沙参（或西洋参）、石斛、麦冬益气生津；知母、竹叶、黄连清热泻火；粳米、甘草益胃和中。

【加减】①烦躁明显者加莲子心、玄参清心安神；②神疲纳少加白术、麦芽健脾和胃；③舌苔白腻加广藿香、佩兰、扁豆花清暑化湿；④胃热亢盛，高热烦渴引饮者用白虎加人参汤；⑤烦渴欲呕，舌红苔少者，为暑气内扰，用竹叶石膏汤。

【供选成药】❶生脉饮：详见第 391 页。❷健儿清解液：详见第 357 页。❸小儿暑感宁糖浆、藿香正气软胶囊：详见第 356 页。❹水牛角浓缩粉：每包 3 g。小儿 7 岁以上每次 1～2 g，4～7 岁每次 0.5～1 g，3 岁以下每次 0.5 g，每日 3 次。用于暑伤肺胃证见高热者。虚证不宜服用。❺六一散：每袋 30 g。小儿 7 岁以上每次服 6 g，4～7 岁每次服 3 g，3 岁以下每次 1～2 g，每日 1～2 次。❻金梅颗粒：详见第 464 页。❼小儿热速清口服液：详见第 355 页。❽小儿保泰康颗粒：每袋 8 g。1 岁以下每次 1/3 袋，1～3 岁每次 1/2 袋，3 岁以上每次 1 袋，每日 3 次。忌辛辣油腻食物。❾清暑益气合剂（丸）：合剂，每瓶 250 mL，每次 10～20 mL；蜜丸，每丸 9 g，每次 0.5～1 丸；均每日 2 次。伤暑非气虚者不宜服用。

（二）上盛下虚证

多见精神萎靡或虚烦不安，面色苍白，下肢清冷，小便清长，频数无度，大便稀溏，身热不退，朝盛暮衰，口渴多饮。舌质淡、苔薄黄，脉细数无力。多因脾肾阳虚，肾失封藏，真阴不足，津亏不能上济于心，心胃之火并蒸于上，真阳独虚于下所致。治宜温补肾阳，清心护阴。

【常用方药】温下清上汤加减。处方：

| 附子 3 g | 黄连 3 g | 龙齿 3 g | 磁石 5 g | 补骨脂 6 g | 菟丝子 6 g |
| 覆盆子 5 g | 桑螵蛸 6 g | 益智 6 g | 石斛 5 g | 蛤粉 3 g |

方中附子下温肾阳；黄连上清心火；龙齿、磁石潜浮越之阳；补骨脂、菟丝子、覆盆子、桑螵蛸、益智温肾固涩；石斛、蛤粉清热护阴。

【加减】①心烦口渴，舌红赤者加淡竹叶、玄参、莲子心清心火，除烦热；②肾阴肾阳俱亏者改用白虎加人参汤合金匮肾气丸加减。

【供选成药】金匮肾气丸：详见第 371 页。

三、传染性单核细胞增多症

传染性单核细胞增多症简称"传单"，是由 EB 病毒引起的一种急性感染性疾病。以发热、咽峡炎、淋巴结及肝脾大，周围血常规异型淋巴细胞和单核细胞增多为主要临床表现。本病一般发病在秋冬季，多散发，偶流行。任何年龄均可发病，多呈良性经过，年长儿症状较重，严重病例可出现脑炎、格林巴利综合征、肺炎、呼吸道梗阻等并发症。患病后一般可获得终身免疫。多因外感温热病邪，热毒内传，灼津为痰，熬血成瘀，痰瘀互结，耗气伤阴所致。治疗以清热解毒，化痰祛瘀为主。

（一）邪郁肺胃证

多见发热，微恶风寒，咽红疼痛，颈部瘰疬，食欲不振，恶心呕吐。舌边尖红、苔薄白或薄黄，脉浮数。多因外感温热时邪，初犯肺卫，邪郁化热所致。治宜疏风清热，清肺利咽。

【常用方药】银翘散加减。处方：

金银花 6 g	连翘 3 g	牛蒡子 3 g	芦根 5 g	桔梗 5 g	荆芥 3 g
薄荷 3 g	淡豆豉 5 g	山慈菇 3 g	瓜蒌 3 g	甘草 3 g	

方中金银花、连翘疏风清热；荆芥、薄荷、淡豆豉疏风解表，使邪热由肌表透泄；芦根清心除烦；牛蒡子、桔梗清利咽喉；山慈菇、瓜蒌清肺化痰散结；甘草调和诸药。

【加减】①咽喉肿痛加马勃、射干、山豆根；②瘰疬较大加夏枯草、浙贝母、蒲公英；③皮疹色红加紫草、白鲜皮、蝉蜕。

【供选成药】❶银翘解毒丸：详见第 414 页。❷抗病毒口服液：详见第 356 页。

（二）气营两燔证

多见壮热口渴，咽喉肿痛，乳蛾肿大或溃烂，便秘口臭，面红唇赤，皮疹明显，瘰疬，胁下痞块。舌质红、苔黄糙，脉洪数。多因表邪不解，入于肺胃，热毒内炽所致。治宜清气凉营，解毒利咽。

【常用方药】清瘟败毒饮加减。处方：

生石膏 3 g	知母 5 g	甘草 3 g	黄连 1.5 g	黄芩 6 g
栀子 3 g	水牛角 2.5 g	牡丹皮 6 g	赤芍 5 g	玄参 5 g
生地黄 6 g	连翘 5 g	桔梗 5 g		

方中生石膏、知母清气分之热；水牛角、牡丹皮、赤芍清泻营分之毒，凉血散瘀；连翘疏风解毒；黄芩、黄连、栀子泻火解毒；玄参、生地黄清热养阴；桔梗宣肺利咽；甘草解毒，调和诸药。

【加减】①胁下痞块者合用清肝化痰丸加减；②发热目黄，皮肤黄染者合用茵陈蒿汤加减；③咳嗽气急，鼻扇，口唇发绀者合用麻杏石甘汤加减；④颈项强直，神识不清，肢体抽动；或瘫痪，口眼㖞斜，吞咽困难，失语斜视，痴呆迟钝者合用犀地清络饮加减。

【供选成药】❶五福化毒丸：详见第 449 页。❷安宫牛黄丸、紫雪（散）：详见第 367 页。❸小儿化毒丸（散）：丸剂，每 50 丸重 3 g，每次 0.6 g，3 岁以下每次 0.2~0.4 g，每日 1~2 次；散剂，每包 5 g，内服：每次 0.2~0.3 g，每日 1~2 次。外用：取粉末少许，涂敷患处。体质虚弱、脾虚泄泻者忌用。

（三）正虚邪恋证

多见病程日久，发热渐退或低热，瘰疬，胁下痞块明显缩小，乏力气短，口渴少饮，小便短赤，大便干结。舌淡或红、苔少或花剥，脉细弱。多因热病日久，气阴两伤，余邪未尽所致。治宜益气生津，清解余热。

【常用方药】青蒿鳖甲汤加减。处方：

青蒿 3 g	醋鳖甲 6 g	生地黄 5 g	盐知母 3 g	牡丹皮 5 g
桃仁 3 g	赤芍 3 g			

方中醋鳖甲滋阴退热；青蒿清热透络，引邪外出；生地黄滋阴凉血；盐知母滋阴降火；牡丹皮、赤芍、桃仁活血凉血。

【加减】①食欲减退加谷芽、麦芽；②瘰疬肿大经久不消者加玄参、牡蛎、夏枯草；③胁下痞块较大者加丹参、郁金、三棱、莪术；④小便黄赤，淋漓不尽加白茅根、大蓟、小蓟。

【供选成药】生脉饮：详见第 391 页。

四、皮肤黏膜淋巴结综合征

皮肤黏膜淋巴结综合征系现代医学病名，又称川崎病，是一种原因未明的以全身血管炎性病变为主要病理改变的急性发热性出疹性疾病。临床以不明原因发热、多形红斑、球结膜充血、草莓舌和颈淋巴结肿大、手足硬肿为主症。病因为温热邪毒。邪毒从口鼻而入，犯于肺卫，蕴于肌腠，内侵入气及营，扰血而传变。按中医辨证分以下证型。

（一）卫气同病证

多见发病急骤，持续高热，微恶风，口渴喜饮，目赤咽红，手掌足底潮红，躯干皮疹显现，颈部臖核肿大，或伴咳嗽，轻度泄泻。舌质红、苔薄，脉浮数。多因温热邪毒初犯肺卫，蕴于肌腠，迅即传入气分所致。治宜辛凉透表，清热解毒。

【常用方药】银翘散加减。处方：

金银花 6 g　　连翘 6 g　　薄荷 3 g　　青黛 5 g　　牛蒡子 3 g　　玄参 3 g
鲜芦根 5 g

方中金银花、连翘清热解毒；薄荷辛凉透表；青黛清热解毒；牛蒡子、玄参解毒利咽；鲜芦根养阴生津。

【加减】①高热烦躁口渴加生石膏、知母直清气分大热；②颈部淋巴结肿大加浙贝母、僵蚕化痰散结；③手足掌底潮红加生地、黄芩、丹皮凉血化瘀；④口渴唇干加天花粉、麦冬清热生津；⑤关节肿痛加桑枝、虎杖通经活血。

【供选成药】❶小儿化毒丸：详见第 478 页。❷清热化毒丸：每丸 3 g。每次 1/2 丸，每日 1~2 次。忌辛酸辣等刺激性食物。❸小儿羚羊散：详见第 449 页。❹小儿牛黄散：详见第 367 页。❺双黄连口服液：详见第 364 页。

（二）气营两燔证

多见壮热不退，昼轻夜重，咽红目赤，唇齿干裂，烦躁不宁或有嗜睡，肌肤斑疹，或见关节痛，或颈部臖核肿痛，手足硬肿，随后指趾端脱皮。舌质红绛、状如草莓，舌苔薄黄，脉数有力。多因热盛化火，内入肺胃，阳热亢盛，炽于气分，熏蒸营分，热毒痰邪凝阻经络所致。治宜清气凉营，解毒化瘀。

【常用方药】清瘟败毒饮加减。处方：

水牛角2.5 g　牡丹皮6 g　赤芍5 g　生石膏3 g　知母5 g　黄芩6 g
栀子3 g　　玄参5 g　　生地黄6 g

方中水牛角、牡丹皮、赤芍清泻营分之毒，凉血散瘀；生石膏、知母清气分之热；黄芩、栀子泻火；玄参、生地黄清热养阴。

【加减】①大便秘结加生大黄泻下救阴；②热灼伤阴者酌加麦冬、鲜石斛、鲜竹叶、鲜生地甘寒清热，护阴生津；③腹痛泄泻加黄连、木香、苍术、焦山楂清肠燥湿；④颈部瘰核增多明显者加夏枯草、蒲公英清热软坚化瘀。

【供选成药】❶五福化毒丸：详见第 449 页。❷绿雪丹：详见第 455 页。❸安宫牛黄丸：详见第 367 页。

（三）气阴两伤证

可见身热渐退，倦怠乏力，动辄汗出，咽干唇裂，口渴喜饮，指趾端脱皮或潮红脱屑，心悸，纳少。舌质红、苔少，脉细弱不整。多因热势渐去而气虚阴津耗伤所致。治宜益气养阴，清解余热。

【常用方药】沙参麦冬汤加减。处方：

沙参6 g　麦冬10 g　玉竹6 g　天花粉5 g　生地黄6 g　太子参3 g
白术6 g　白扁豆5 g　玄参5 g

方中沙参、麦冬、玉竹清润滋养；天花粉生津止渴；生地黄、玄参清热凉血；太子参气阴两补；白术、白扁豆益气和胃。

【加减】①纳呆加茯苓、焦山楂、焦神曲健脾开胃；②低热不退加地骨皮、银柴胡、鲜生地清解虚热；③大便硬结加瓜蒌子、火麻仁清肠润燥；④心悸、脉律不整加丹皮、丹参、黄芪益气活血化瘀。

【供选成药】❶生脉饮：详见第 391 页。❷二冬膏：详见第 366 页。❸清热养阴丸：详见第 464 页。❹宁心宝胶囊：每粒含菌丝粉 0.25 g。小儿 7 岁以上每次 1 粒，每日 3 次。用于本病见心悸者。只适用于能吞服胶囊的较大儿童。❺稳心颗粒：每袋 9 g。小儿 7 岁以上每次1/2袋，4～7 岁每次 1/4 袋，3 岁以下每次 1/6～1/5 袋，每日 3 次。用于气阴两虚兼心脉瘀阻证。实证、热证慎服。❻复脉定颗粒：每袋 15 g。小儿 7 岁以上每次 10 g，4~7 岁每次 5 g，3 岁以下小儿每次 2.5~5 g，每日 3 次。用于气虚血瘀，心悸，脉结代者。

五、紫癜

紫癜是小儿常见的一种出血性疾病。临床以血液溢于皮肤、黏膜之下，出现瘀点瘀斑、压之不退色为主症，常伴鼻衄、齿衄，甚至呕血、便血、尿血。小儿素体正气亏虚是发病之内因，外感风热时邪及其他异气是发病之外因。外受邪热，内伏血分，迫血妄行；或脾虚气弱，气不统摄，血不循经，均可引起紫癜出血。

现代医学中的过敏性紫癜和血小板减少性紫癜属于本病范围。

（一）风热伤络证

起病较急，全身皮肤紫癜散发，尤以下肢及臀部居多，呈对称分布、色泽鲜红、大小不一，或伴痒感，可有发热、腹痛、关节肿痛、尿血等。舌质红、苔薄黄，脉浮数。多因风热之邪与气血相搏，热伤血络，迫血妄行，溢于脉外，渗于皮下，甚至伤其阴络，碍滞气机，挟湿留注关节所致。治宜疏风散热，清热凉血。

【常用方药】连翘败毒散加减。处方：

| 薄荷 3 g | 防风 6 g | 牛蒡子 5 g | 连翘 5 g | 栀子 6 g | 黄芩 6 g |
| 升麻 3 g | 玄参 3 g | 当归 6 g | 赤芍 3 g | 紫草 3 g | |

方中薄荷、防风、牛蒡子疏散风邪；连翘、栀子、黄芩、升麻清热解毒；玄参、当归养血祛风；赤芍、紫草清热凉血。

【加减】①皮肤瘙痒加浮萍、蝉蜕、地肤子祛风止痒；②腹痛加延胡索、甘草缓急和中；③关节肿痛加桑枝、苍耳子、牛膝祛风通络；④尿血加小蓟、白茅根、藕节炭凉血止血。

【供选成药】❶雷公藤多苷片、雷公藤片：详见第 434 页。❷银黄颗粒：详见第 433 页。

（二）血热妄行证

起病较急，皮肤出现瘀点瘀斑，色泽鲜红，或伴鼻衄齿衄，便血尿血，血色鲜红或紫红，同时见心烦口渴，便秘，或伴腹痛，或有发热。舌红，脉数有力。多因热毒壅盛，迫血妄行，灼伤络脉，血液外渗所致。治宜清热解毒，凉血止血。

【常用方药】犀角地黄汤加减。处方：

> 水牛角 2.5 g　　生地黄 6 g　牡丹皮 6 g　赤芍 3 g　紫草 3 g　玄参 5 g
> 黄芩 6 g　　　　甘草 3 g

方中水牛角清心凉血；生地黄凉血养阴；牡丹皮、赤芍活血散瘀；紫草、玄参凉血止血；黄芩、甘草清热解毒。

【加减】①伴有齿衄鼻衄加炒栀子、白茅根凉血解毒；②尿血加大蓟、小蓟凉血止血；③大便出血加地榆炭、槐花收敛止血；④腹中作痛重用白芍、甘草缓急止痛；⑤出血过多，突然出现面色苍白，四肢厥冷，汗出脉微者，为气阳欲脱，急用独参汤或参附汤回阳固脱；⑥气阴两衰者则用生脉散以救阴生津，益气复脉。

【供选成药】❶水牛角浓缩粉：详见第 476 页。❷血康口服液：每支 10 mL。小儿 7 岁以上每次 10 mL，4~7 岁每次 5~10 mL，3 岁以下每次 5 mL，每日 3~4 次。

（三）气不摄血证

起病缓慢，病程迁延，紫癜反复出现，瘀斑、瘀点颜色淡紫，常有鼻衄、齿衄，面色苍黄，神疲乏力，食欲减退，头晕心慌。舌淡苔薄，脉细无力。多因久病不愈，气虚不能摄血，脾虚不能统血，血液不循常道而外溢肌肤所致。治宜健脾养心，益气摄血。

【常用方药】归脾汤加减。处方：

> 党参 6 g　　白术 6 g　　　茯苓 6 g　黄芪 10 g　当归 6 g　远志 6 g
> 酸枣仁 3 g　龙眼肉 3 g　木香 5 g　生姜 3 g　　大枣 5 枚　甘草 3 g

方中党参、白术、茯苓、甘草健脾益气；合黄芪、当归补气生血；配远志、酸枣仁、龙眼肉养血宁心；佐木香醒脾理气，补而不滞；生姜、大枣调和脾胃。

【加减】①出血不止加云南白药（冲服）、蒲黄炭、仙鹤草、阿胶以和血养血；②神疲肢软，四肢欠温，畏寒恶风，腰膝酸软，面色苍白者为肾阳亏虚，加鹿茸、肉苁蓉、巴戟天以温肾补阳。

【供选成药】❶养血当归精：每支 10 mL。小儿 7 岁以上每次 5~10 mL，4~7 岁每次 5 mL，3 岁以下每次 3~4 mL，每日 3 次。忌生冷油腻食物。用于气血两亏证。热证不宜服用。❷归脾丸：详见第 406 页。❸阿胶三宝膏：每瓶250 mL。小儿 7 岁以上每次 5~10 mL，4~7 岁每次 5 mL，3 岁以下每次 3~4 mL，每日 2 次。湿盛腹满，舌苔厚腻者忌服。❹归参补血片：每瓶 100 片。小儿 7 岁以上每次 2~3 片，4~7 岁每次 1~2 片，3 岁以下每次 0.5~1.5 片，每日 3 次。用于血小板减少性紫癜脾肾两亏，气血虚脱证。❺生血丸：详见第 408 页。❻阿胶补血口服液（颗粒）：口服液，每支 20 mL，小儿 7 岁以上每次 10~20 mL，4~7 岁每次 5~10 mL，3 岁以下每次 3~5 mL；颗粒，每袋 20 g，每次 1/2 袋；均每日 2 次。用于血小板减少性紫癜血虚证。❼复方阿胶浆：详见第 406 页。

（四）阴虚火妄证

多见紫癜时发时止，鼻衄齿衄，血色鲜红，低热盗汗，心烦少寐，大便干燥，小便黄赤。舌光红、苔少，脉细数。多因阴虚火炎，血随火动，渗于脉外所致。治宜滋阴降火，凉血止血。

【常用方药】大补阴丸加减。处方：

> 熟地黄 6 g　龟甲 3 g　黄柏 5 g　知母 5 g　猪脊髓 5 g　蜂蜜 6 g

方中熟地黄、龟甲滋阴潜阳以制虚火；黄柏、知母清泻相火；猪脊髓、蜂蜜填精润燥。

【加减】①鼻衄齿衄加丹皮、白茅根、焦栀子以凉血止血；②低热加银柴胡、地骨皮、青蒿以退虚热；③盗汗加煅牡蛎、煅龙骨、浮小麦以敛汗止汗。

【供选成药】❶荷叶丸：每丸 9 g。小儿 7 岁以上每次 1/3~1/2 丸，4~7 岁每次 1/4 丸，3 岁以下每次 1/6~1/5 丸，每日 2~3 次。忌生冷辛辣油腻食物。用于过敏性紫癜和血小板减少性紫癜血热证。❷乌鸡白凤丸：每丸 9 g。每次 1/2 丸，每日 2 次。用于血小板减少性紫癜气不摄血证、阴虚火旺证。❸知柏地黄丸：详见第 375 页。❹桃红四物片：每片含生药 1.25 g。小儿 7 岁以上每次 4~6 片，4~7 岁每次 2~4 片，3 岁以下每次 1~1.5 片，每日 2 次。用于过敏性紫癜见血瘀证。

六、湿疹

湿疹是由多种内外因素引起的一种具有明显渗出倾向的炎症性皮肤病。临床以皮损多形性、对称分布、剧烈瘙痒，有渗出倾向，反复发作为主症。多在出生后 1~3 个月发病，1~2 岁后逐渐减轻，大多可自愈，少数迁延不愈。多因禀性不耐，内有胎火湿热，外受风湿热邪侵袭，内外邪气相搏，郁于肌肤所致。治疗以祛风除湿止痒为主。

（一）湿热俱盛证

多见发病较快，皮损潮红，红斑水疱、丘疹，抓痒流滋，甚则黄水淋漓、糜烂，结黄色痂皮，瘙痒难忍，伴烦躁不安或啼哭不宁，食欲减退，大便干，小便黄赤。舌红苔黄腻，脉滑数。多因素体湿热内蕴，复感风湿热之邪，浸淫肌肤所致。治宜清热利湿，祛风止痒。

【常用方药】消风导赤汤加减。处方：

> 生地黄 6 g　金银花 6 g　土茯苓 6 g　牛蒡子 3 g　白鲜皮 5 g　蝉蜕 2 g
> 甘草 1 g　　薄荷 1 g　　灯心草 1 g

方中金银花、牛蒡子清解去胎毒；灯心草善走心经，息风泻火；蝉蜕、薄荷清散风热；生地黄清热滋阴；土茯苓、白鲜皮清热祛风利湿；甘草解毒和中。

【加减】①脂溢性加地骨皮、山楂、白花蛇舌草；②湿性加土茯苓、车前草、苍术、黄柏；③干性加太子参、麦冬、女贞子；④大便干结或臭秽加大黄、石膏；⑤伴有消化不良加山楂、炒麦芽、炒谷芽。

【供选成药】❶消风止痒颗粒：每袋 15 g，每盒 10 袋。1 岁以下小儿每日 1 袋；1~4 岁，每日 2 袋；5~9 岁，每日 3 袋；10~14 岁，每日 4 袋；15 岁以上，每日 6 袋。分 2~3 次服。❷防风通圣颗粒：每袋 3 g。每次 1 g，每日 2 次。脾虚便溏者忌用。

（二）脾虚湿盛证

多见发病较缓，皮疹暗红，继则成片水疱，渗液，瘙痒，抓破后结薄痂，伴大便稀溏，或完谷不化。舌淡、苔白或白腻，脉濡缓，指纹淡紫。多因素体虚弱，脾虚不运，湿邪内停所致。治宜健脾除湿止痒。

【常用方药】除湿胃苓汤加减。处方：

> 苍术 3 g　　厚朴 3 g　　陈皮 3 g　　甘草 1 g　　茯苓 3 g　　白术 3 g
> 猪苓 3 g　　泽泻 3 g　　滑石 3 g　　防风 3 g　　肉桂 1 g

方中平胃散（苍术、厚朴、陈皮、甘草）燥湿健脾；以五苓散（白术、泽泻、茯苓、猪苓、肉桂）健脾助阳，化气利水渗湿；滑石清热利湿；防风散肝舒脾，祛风胜湿。

【加减】①伴有消化不良加山楂、炒麦芽、炒谷芽；②吐乳明显加姜汁炒竹茹；③瘙痒甚加地肤子、白鲜皮、苦参；④水疱破后黄水多加土茯苓、鱼腥草。

【供选成药】❶参苓白术丸：详见第 372 页。❷三妙丸：每袋 6 g。每次 2~3 g，每日 2~3 次。

（三）血虚风燥证

多见病程久，反复发作，皮肤粗糙肥厚，皮疹干燥、脱屑，皮损色暗或色素沉着，苔藓样改变，或剧痒难忍，伴口干，夜寐不安，大便干结。舌淡、苔薄白或苔少，脉弦细，指纹淡。多因湿热久蕴，郁而化火，耗伤津血所致。治宜养血润燥，祛风止痒。

【常用方药】养血定风汤加减。处方：

> 生地黄 6 g　当归 6 g　制何首乌 5 g　川芎 3 g　赤芍 5 g　牡丹皮 3 g
> 天冬 5 g　　麦冬 5 g　僵蚕 3 g

方中当归、制何首乌、川芎、天冬、麦冬滋阴养血润燥；生地黄、赤芍、牡丹皮凉血清热；僵蚕祛风止痒。

【加减】①皮损粗糙肥厚严重者加丹参、鸡血藤、益母草；②口渴便干加天花粉、玄参；③夜寐不安加首乌藤、酸枣仁。

【供选成药】❶乌蛇止痒丸：每 10 丸 1.25 g。每次 5~10 丸，每日 2~3 次。❷润燥止痒胶囊：每粒 0.5 g。每次 1~2 粒，每日 3 次。不宜同时服用温热性药物。用药期间定期监测肝肾功能。

七、维生素 D 缺乏性佝偻病

维生素 D 缺乏性佝偻病系现代医学病名，简称佝偻病，是由于儿童体内维生素 D 不足，致使钙磷代谢失常的一种慢性营养性疾病。临床以正在生长的骨骺端软骨板不能正常钙化，造成骨骼病变为特征，以多汗夜啼，烦躁枕秃，肌肉松弛，囟门迟闭，甚至鸡胸肋翻，下肢弯曲为主症。病因主要为先天禀赋不足，后天护养失宜，脾肾两虚。脾虚则气血生化乏源，肾虚则骨髓不充，骨骼发育障碍。

（一）肺脾气虚证

初期多以非特异性神经精神症状为主，多汗夜惊，烦躁不安，发稀枕秃，囟门开大，伴有轻度骨骼改变，或体型虚胖，肌肉松软，大便不实，食欲减退，反复感冒。舌质淡、苔薄白，脉软无力。多因肺气不足而易罹患外感，脾气不足则水谷输布无权，全身失于濡养所致。治宜健脾益气，补肺固表。

【常用方药】人参五味子汤加减。处方：

> 黄芪 10 g　　党参 6 g　　白术 6 g　　茯苓 5 g　　甘草 3 g　　五味子 5 g
> 酸枣仁 3 g　　煅牡蛎 6 g　　陈皮 6 g　　神曲 5 g

方中黄芪健脾补肺益气；党参、白术、茯苓、甘草健脾益气；五味子、酸枣仁、煅牡蛎敛表止汗安神；陈皮、神曲调脾助运。

【加减】①湿重者白术易苍术以燥湿助运；②汗多加浮小麦、糯稻根敛汗；③夜惊烦躁酌加煅龙骨、合欢皮、首乌藤养心安神；④大便不实加山药、白扁豆以健脾助运。

【供选成药】❶玉屏风口服液：详见第 366 页。❷参苓白术丸、童康片：详见第 372、第 373 页。❸保儿康糖浆：每支 10 mL。1 岁以下每次 3 mL，1~3 岁每次 5 mL，4~6 岁每次 10 mL，每日 2 次。❹健脾散：每袋 80 g。小儿 7 岁以上每次 5.5 g，每日 2 次，4~7 岁每次 2.75 g，每日 3 次，3 岁以下小儿每次 0.75 g，每日 2 次。

（二）脾虚肝旺证

可见头部多汗，发稀枕秃，囟门迟闭，出牙延迟，坐立行走无力，夜啼不宁，易惊多惕，甚则抽搐，纳呆食少。舌淡苔薄，脉细弦。多因脾虚气弱，化源乏力，气血不足，肝失濡养所致。治宜健脾助运，平肝息风。

【常用方药】益脾镇惊散加减。处方：

> 白参（或党参 6 g）　白术 6 g　苍术 5 g　茯苓 6 g　煅龙骨 5 g　灯心草 5 g
> 煅牡蛎 6 g　　　钩藤 5 g　甘草 3 g

方中白参（或党参）补脾益气；白术、苍术、茯苓健脾助运；煅龙骨、灯心草安神镇惊；煅牡蛎、钩藤平肝息风；甘草调和诸药。

【加减】①汗出浸衣者加碧桃干、五味子固表止汗；②夜间哭吵加蝉蜕、竹叶清心降火；③睡中惊惕加珍珠母、僵蚕息风镇惊；④抽搐加全蝎、蜈蚣息风止痉。

【供选成药】❶导赤丸：详见第 374 页。❷小儿牛黄清心散：每袋

0.3 g。1 岁以下每次 1 袋，1～3 岁每次 2 袋，3 岁以上每次 2～5 袋，每日 1～2 次。风寒感冒及痘疹期间引起的内热发热忌服。

（三）肾精亏损证

可见明显的骨骼改变症状，如头颅方大，肋软骨沟，肋串珠，手镯足镯，鸡胸，漏斗胸等，"O"形或"X"形腿，出牙、坐立、行走迟缓，并有面白虚烦，多汗肢软。舌淡苔少，脉细无力。多因肾之精血不充，不能营注筋骨，导致骨骼发育障碍所致。治宜补肾填精，佐以健脾。

【常用方药】补肾地黄丸加减。处方：

> 紫河车 6 g　　熟地黄 6 g　　山茱萸 6 g　　枸杞子 5 g　　山药 6 g
> 茯苓 3 g　　　肉苁蓉 6 g　　巴戟天 6 g　　菟丝子 5 g　　远志 6 g

方中紫河车、熟地黄补肾填精；山茱萸、枸杞子柔肝补阴；山药、茯苓益气健脾；肉苁蓉、巴戟天、菟丝子温补肾阳；远志宁心安神等。

【加减】①烦躁夜惊加茯神、酸枣仁养血安神；②汗多加黄芪、煅龙骨、煅牡蛎益气止汗；③气虚乏力加黄芪、党参健脾益气；④纳少腹胀加苍术、佛手、砂仁运脾理气；⑤面白唇淡加当归滋阴养血等。

【供选成药】❶龙牡壮骨颗粒：每袋 5 g。2 岁以下每次 5 g，2～7 岁每次 5～7.5 g，小儿 7 岁以上每次 10 g，每日 3 次。不能超量服用，以免维生素 D 中毒。❷六味地黄丸：详见第 378 页。❸河车大造丸：每丸 9 g。淡盐汤送服，每次 3 g，每日 3 次。体虚便溏、食欲不振者不宜用。忌辛温燥烈之品。❹肾骨胶囊：每粒含钙 100 mg。小儿 7 岁以上每次 1～2 粒，4～7 岁每次 1 粒，3 岁以下每次 1/4～1/2 粒，每日 2～3 次。宜餐后服，勿与碱性食物或饮料同服。❺大补元煎：每丸 9 g。小儿 7 岁以上每次 1/2 丸，4～7 岁每次 1/3 丸，3 岁以下每次 1/4 丸，每日 3 次。

第四篇

外科临证处方

壹 疮疡

疮疡是指各种致病因素侵袭人体后引起的体表感染性疾病，以红、肿、热、痛、溃脓及功能障碍等局部症状为主，症状的出现及轻重受感邪性质、病程长短、病变范围和病位深浅等因素的影响。多因各种致病因素侵袭人体后，影响气血运行，使局部气血凝滞，经络阻塞，从而产生肿痛等症状。

疮疡按病理变化的不同阶段分为初期、中期、后期。初期较轻或范围较小的浅部疮疡，有时用外治法即可；中后期较重的疮疡常需内治和外治法相结合。内治法以消、托、补为总的治疗原则：即疮疡初期尚未成脓时，用消法使之消散，而清热解毒为疮疡最常用的治则；疮疡中期脓成不溃或脓出不畅，用托法以托毒外出；疮疡后期体质虚弱者，用补法以恢复正气，使疮疡早日愈合。外治法以消、腐、敛为总的治疗原则：即初期宜箍毒消肿；中期宜提脓祛腐，脓熟时宜切开排脓，并提脓祛腐；后期则宜生肌敛口。此外，在疮疡的治疗过程中，还应重视患者的精神调护、饮食宜忌等。

一、疖

疖是发生在肌肤浅表部位、范围较小的急性化脓性疾病。临床以肿势局限，突起根浅、色红、灼热、疼痛为主症。多因内郁湿火，外感风邪，蕴阻肌肤；或夏秋季感受暑湿热毒；或天气闷热，暑湿蕴蒸肌肤，破伤染毒所致。治以清热解毒为主。夏秋发病者须兼清暑化湿；虚实夹杂者，宜扶正固本与清热解毒并施；伴消渴病者，须积极治疗原发疾病。现代医学中的疖、头皮穿凿性脓肿、疖病属于本病范围。

内 治

（一）热毒蕴结证

本证好发于项后发际、背部、臀部，轻者一两个，多则可散发全身，或簇集一处，或此愈彼起，发热口渴，溲赤便秘。苔黄，脉数。治宜清热解毒。

【常用方药】五味消毒饮、黄连解毒汤加减。处方：

> 金银花 20 g　　野菊花 15 g　　蒲公英 15 g　　紫花地丁 10 g　　黄连 6 g
> 黄芩 10 g　　　栀子 10 g

方中黄连泻心胃之火；黄芩泻上焦之火；栀子通泻三焦之火，导火热下行从小便而出；金银花、野菊花、蒲公英、紫花地丁清热解毒，治疗疮之良药。

【加减】①毒盛肿甚加大青叶，重用黄连；②壮热口渴加竹叶、生石膏、知母清热生津；③大便秘结加生大黄、玄明粉泄热通腑；④热毒入血加赤芍、牡丹皮、生地黄以凉血解毒。

【供选成药】❶穿心莲片：每片含穿心莲干浸膏 0.105 g（小片），或 0.210 g（大片），每瓶 100 片。小片每次 2~3 片，每日 3~4 次；大片每次 1~2 片，每日 3 次。忌辛辣刺激及油腻食物。❷牛黄解毒片（丸）：片剂：小片每片 0.25 g，大片每片 0.3 g。小片每次 3 片，大片每次 2 片。大蜜丸，每丸重 3 g，每次 1 丸；水蜜丸，每 100 丸重 5 g，每次 2 g；均每日 2~3 次。水丸，每袋 4 g，每次 2 g，每日 3 次。孕妇、哺乳期妇女及婴幼儿禁用。脾胃虚弱、便溏者忌服。严重肝损害患者及急、慢性肾脏病患者慎用。本品含毒性中药，不可超量或长期服用。❸六神丸：每支 10 粒，每盒 6 支。成人每次 10 粒，每日 3 次；儿童减半量；婴儿服 1/3 量。孕妇禁用。新生儿禁用。对本品过敏者禁用。老年人、素体脾胃虚弱者、心脏病患者慎用。过敏体质者慎用。本品含多种毒性药物，不可超量和久服。服用不当可引起中毒，甚至死亡。❹紫金锭：每锭 0.3 g 或 3 g。磨服或捣碎冲服，每次 0.6~1.5 g，每日 2 次。小儿 3 岁以内每次 0.3 g；4~7 岁每次 0.6 g，每日 2 次。孕妇、老年体弱者忌服。❺六应丸：每瓶 30 粒。餐后服，成人每次 10 丸，儿童每次 5 丸，婴儿每次 2 丸，每日 3 次。

（二）暑热浸淫证

多发于夏秋季节，且多见于小儿及产妇。局部皮肤红肿结块，灼热疼痛，根脚很浅，范围局限，发热口干，便秘溲赤。苔薄腻，脉滑数。治宜清暑化湿解毒。

【常用方药】清暑汤加减。处方：

金银花 15 g	连翘 10 g	天花粉 10 g	六一散 10 g	车前草 10 g
泽泻 10 g	生地黄 10 g	赤芍 10 g	马齿苋 10 g	

方中六一散、车前草、泽泻清暑利湿，连翘、金银花、马齿苋清热解毒，天花粉清热生津、消暑止渴，生地黄、赤芍清热凉血。

【加减】①热毒盛加黄连、黄芩、生栀子等；②大便秘结加生大黄；③纳呆加广藿香、佩兰。

【供选成药】❶牛黄解毒片、穿心莲片、六神丸：详见上证。❷甘露消毒丸：每 50 粒重 3 g。每次 6～9 g，每日 2 次。❸三黄片：每片 0.25 g，每盒 48 片或 100 片。每次 4 片，每日 2～3 次。孕妇忌服。脾胃虚寒者慎用。❹六一散：每包 30 g。泡服或包煎服汤，每次 6～9 g，每日 1～2 次。

（三）体虚毒恋、阴虚内热证

疖肿常此愈彼起，不断发生。或散发全身各处，或固定一处，疖肿较大，易转变成有头疽，口干唇燥。舌质红、苔薄，脉细数。治宜养阴清热解毒。

【常用方药】仙方活命饮合增液汤加减。处方：

当归尾 10 g	生地黄 15 g	甘草 6 g	金银花 12 g	赤芍 12 g	白芍 12 g
天花粉 12 g	川贝母 12 g	白芷 9 g	玄参 12 g	麦冬 10 g	

方中金银花清热解毒，白芷疏散外邪，当归尾、赤白芍活血凉血散瘀，川贝母、天花粉清热散结，甘草化毒和中。增液汤中生地黄、玄参、麦冬育阴清热。

【加减】①脓腐不透加皂角刺、炮穿山甲；②阴虚口渴甚者加重天花粉、麦冬、玄参用量以养阴生津；③热毒甚者加紫花地丁、蒲公英、连翘。

【供选成药】❶大补阴丸：蜜丸，每丸 9 g，每次 1 丸，每日 2 次；水蜜丸，每瓶 100 g，每次 6 g，每日 2～3 次。脾胃虚弱者不宜服用。❷龟苓膏：

每瓶 150 g 或 300 g。每次 50~100 g，每日 2 次。脾胃虚寒者不宜用。❸知柏地黄丸：大蜜丸，每丸 9 g，每次 1 丸；水蜜丸，每袋 6 g，每次 6 g；小蜜丸，每袋 9 g，每次 9 g；均每日 2 次。浓缩丸，每 8 丸相当于原生药 3 g，每次 8 丸，每日 3 次。孕妇慎用。脾虚便溏、气滞中满者，或气虚发热及实热者，阳虚畏寒肢冷者不宜用。

（四）体虚毒恋、脾胃虚弱证

疖肿多泛发全身各处，成脓、收口时间均较长，脓水稀薄，面色萎黄，神疲乏力，纳少便溏。舌质淡或边有齿痕、苔薄，脉濡。治宜健脾和胃，清化湿热。

【常用方药】五神汤合参苓白术散加减。处方：

茯苓 15 g	金银花 10 g	车前子 12 g	炒白术 15 g	党参 6 g
炙甘草 6 g	山药 15 g	莲子 6 g	薏苡仁 10 g	白扁豆 10 g
紫花地丁 15 g				

方中金银花、紫花地丁清热解毒，茯苓、车前子分利湿热。以四君子平补胃气，配以白扁豆、薏苡仁、山药之甘淡渗湿，莲子之甘涩，辅以白术共凑健脾胃之功。

【加减】①久不收口、乏力气虚甚加黄芪；②纳呆食少加神曲、山楂健胃促食；③热毒较甚者改用防风通圣散去大黄、芒硝，加黄芪、党参、白术等。

【供选成药】人参养荣丸：大蜜丸，每丸 9 g，每次 9 g；水蜜丸，每瓶 100 g，每次 6 g；均每日 1~2 次，温开水送服。阴虚、热盛者忌用。孕妇慎用。

外 治

1. 初期 ❶六神丸：每 1000 粒重 3.125 g。每次 10~15 粒，用冷开水浸透，磨成药浆，取少许涂患处，每日 3~5 次，连用 5 日。❷复方片仔癀软膏：每支 5 g、10 g。涂于患处，每日 2~3 次。❸三黄膏：每袋 60 g。直接涂敷或摊于纱布上贴患处，每日换药 1~2 次。❹紫花地丁软膏：每支 12 g。直接涂敷患处，每日换药 1~2 次。❺金黄散：每袋 50 g。取药粉适量，用冷开水调敷患处，每日 1 次。疮疡已破者勿用。外敷面积须超过肿胀范围。

2. 成脓　切开排脓。

3. 溃后　❶九一丹：每瓶 1.5 g。撒于疮面，外盖贴太乙膏或黄连素软膏纱布。❷生肌玉红膏：每盒 14 g。疮面清洗后涂本膏，每日 1 次。用于溃疡伤口时有灼热感。使用本方时应忌食辛辣物。切勿入口。❸生肌散：每瓶 3 g。取适量药粉撒于疮面，外盖生肌白玉膏纱布，每日 1 次。用于脓腐已尽、久不收口，脓腐未尽者忌用。

其他疗法　根据病情选用抗菌药物；糖尿病患者控制血糖。

二、疗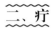

　　疗是一种发病迅速、易于变化而危险性较大的急性化脓性疾病。多发于颜面和手足等处，发于颜面部的易走黄而有生命危险，发于手足部的则易损筋伤骨而影响功能。根据发病部位和性质不同，分颜面部疗疮、手足部疗疮、红丝疗、烂疗、疫疗。现代医学中的疖、痈、气性坏疽、皮肤炭疽及急性淋巴管炎属于本病范畴。

（一）颜面部疗疮

颜面部疗疮是指发生于颜面部的急性化脓性疾病。临床以疮形如粟，坚硬根深，如钉之状为主症，病变迅速，全身热毒症状明显。多因脏腑蕴热，或感受风热火毒，或皮肤破损染毒，火热之毒蕴蒸肌肤，以致气血凝滞，火毒结聚，热盛肉腐引起。治宜清热解毒，火毒炽盛证则宜凉血清热解毒。外治根据初起、成脓、溃后，分别采用箍毒消肿、切开排脓、提脓祛腐、生肌收口等治疗，切忌早期切开引流。

内 治

1. **热毒蕴结证**　多见红肿高突，根脚收束，发热头痛。舌红苔黄，脉数。治宜清热解毒。

【常用方药】 五味消毒饮、黄连解毒汤加减。处方：

金银花 30 g	蒲公英 30 g	野菊花 10 g	大青叶 15 g	紫花地丁 10 g
天葵子 10 g	黄连 10 g	黄芩 10 g	栀子 10 g	甘草 6 g。

方中黄连泻心火兼泻中焦之火；黄芩泻上焦之火；栀子通泻三焦之火，导火热下行从小便而出；金银花、蒲公英、野菊花、紫花地丁、天葵子、大青叶、甘草清热解毒。

【加减】①恶寒发热加蟾酥丸 3 粒吞服；②壮热口渴加竹叶、生石膏、知母；③大便秘结加生大黄、玄明粉；④热毒入血加赤芍、牡丹皮、生地黄。

【供选成药】❶紫金锭、牛黄解毒片：详见第 489 页。**❷**三黄片：详见第 490 页。**❸**热毒清片：每袋 24 片或 48 片。每次 3~4 片，每日 3 次。**❹**片仔癀胶囊：每粒 0.3 g，每盒 6 粒。每次 2 粒，每日 3 次，1~5 岁儿童每次 1 粒，每日 3 次。孕妇忌服。创口上忌涂。

2. **火毒炽盛证**　多见疮形平塌，肿势散漫，皮色紫暗，焮热疼痛，发热头痛，烦渴呕恶，溲赤。舌红、苔黄腻，脉洪数。治宜凉血清热解毒。

【常用方药】犀角地黄汤、黄连解毒汤、五味消毒饮加减。处方：

水牛角 30 g (磨粉冲服)	生地黄 15 g	赤芍 10 g	牡丹皮 10 g
金银花 20 g	蒲公英 15 g	紫花地丁 15 g	天葵子 10 g
黄连 10 g	黄芩 10 g	栀子 10 g	生石膏 30 g

方中犀角地黄汤合生石膏清热凉血、化斑散瘀；黄连泻心火兼泻中焦之火；黄芩泻上焦之火；栀子通泻三焦之火，导火热下行从小便而出；金银花、蒲公英、紫花地丁、天葵子清热解毒。

【加减】①烦渴引饮加石斛、天花粉；②大便秘结加生大黄、玄明粉；③神昏谵语加安宫牛黄丸 1 粒；④脓出缓慢加皂角刺。

【供选成药】❶八宝五胆药墨：每锭 1.5 g、3 g 或 6 g。捣碎后用开水冲服，每次 0.5 g，每日 2 次。孕妇忌服。凡疔疮、痈肿表面已溃处禁用。本品含蟾酥等毒性中药，不宜超量及长时间服用。**❷**西黄丸：每 20 粒重 1 g。每次 3 g，每日 2 次。孕妇禁用。脾胃虚寒者及运动员慎用。脓溃外泄者勿服。**❸**牛黄清宫丸：每丸 2.2 g。每次 1 丸，每日 2 次。孕妇忌服。**❹**醒消丸：每瓶 3 g。每次 3 g，每日 2 次。孕妇忌服。

外　治

1. **初期**　**❶**六神丸、金黄散、复方片仔癀软膏、紫花地丁软膏：详见第 491 页。**❷**紫金锭：每锭 0.3 g 或 3 g。取适量，用醋磨外涂患处。每日 2~3 次。孕妇、老年体弱者忌用。**❸**梅花点舌丸：每 10 丸重 1 g。每次 1~2 粒，用醋化开，敷于患处。正虚体弱者慎用。孕妇禁用。不可多用。**❹**蟾酥锭：每块 3 g。取适量，用醋研磨涂患处。

2. **成脓**　切开排脓。

3. 溃后　同 492 页。

其他疗法　根据病情选用抗菌药物。

（二）手足部疔疮

手足部疔疮是发生在手足部的急性化脓性疾病。临床以局部红肿热痛，继而化脓，易损筋伤骨为主症。多因脏腑火毒炽盛和手足部外伤染毒，火毒之邪阻塞经络，气血凝滞，热盛肉腐，腐筋伤骨所致。治疗以清热解毒为主，根据发病部位及病变发展不同阶段特点，治疗时有所侧重。脓成后尽早切开排脓；愈后加强关节功能锻炼。现代医学中的甲沟炎、化脓性指头炎、化脓性腱鞘炎、掌中间隙感染、足底皮下脓肿等属于本病范围。

内　治

1. 火毒凝结证　多见局部红肿热痛，麻痒相兼，畏寒发热。舌红苔黄，脉数。治宜清热解毒。

【常用方药】五味消毒饮、黄连解毒汤加减。处方：

| 金银花 30 g | 蒲公英 30 g | 野菊花 10 g | 大青叶 15 g | 紫花地丁 10 g |
| 天葵子 10 g | 黄连 10 g | 黄芩 10 g | 栀子 10 g | 甘草 6 g |

方中黄连泻心火兼泻中焦之火；黄芩泻上焦之火；栀子通泻三焦之火，导火热下行从小便而出；金银花、蒲公英、野菊花、紫花地丁、天葵子、大青叶、甘草清热解毒。

【加减】①发于上肢加桑枝；发于下肢加牛膝；②大便秘结加生大黄、玄明粉；③热毒入血加牡丹皮、生地黄；④疼痛甚加乳香、没药。

【供选成药】❶六应丸、六神丸：详见第 489 页。❷三黄片：详见第 490 页。❸新癀片：每片 0.32 g，每盒 24 片。每次 2～4 片，每日 3 次。胃和十二指肠溃疡者、肾功能不全者、孕妇均应慎用。有消化道出血者忌用。❹片仔癀胶囊：详见第 493 页。

2. 热盛肉腐证　多见红肿明显，疼痛剧烈，痛如鸡啄，肉腐为脓。舌红苔黄，脉数。治宜清热透脓托毒。

【常用方药】五味消毒饮合透脓散加减。处方：

| 金银花 15 g | 野菊花 10 g | 黄芩 10 g | 黄连 6 g | 天葵子 10 g |
| 紫花地丁 10 g | 当归 10 g | 赤芍 10 g | 皂角刺 10 g | 炮穿山甲 10 g |

方中金银花、野菊花、黄芩、黄连、天葵子、紫花地丁清热泻火解毒；当归、赤芍和营消肿；皂角刺、炮穿山甲托毒透脓。

【加减】①烦渴引饮加天花粉；②大便秘结加生大黄、玄明粉；③热毒入血加牡丹皮、生地黄。

【供选成药】仙方活命片：每片 0.35 g。嚼碎后服用，每次 8 片，每日 1~2 次。脾胃虚弱者慎用。

3. 湿热下注证　多见足底部红肿热痛，恶寒发热，头痛纳呆。舌红、苔黄腻，脉滑数。治宜清热解毒利湿。

【常用方药】五神汤合萆薢渗湿汤加减。处方：

金银花 20 g	野菊花 20 g	紫花地丁 15 g	车前子 10 g	茯苓 10 g
川牛膝 10 g	黄柏 15 g	萆薢 10 g	牡丹皮 10 g	泽泻 10 g
甘草 6 g				

方中金银花、野菊花、紫花地丁、甘草清热解毒，为治疗疮要药；黄柏苦寒燥湿为治下焦湿热要药；车前子、茯苓、萆薢、泽泻清热利湿，导湿热邪毒从小便而出；牡丹皮凉血散瘀、通络止痛；川牛膝既可活血通络，又能导药下行，直达病所。

【加减】①湿热甚加马齿苋；②发热、口渴甚酌减萆薢、泽泻等利湿药，酌加黄芩、生地黄、生石膏、知母；③大便秘结加生大黄。

【供选成药】❶三黄片：详见第 490 页。❷西黄丸：详见第 493 页。❸黄柏胶囊：每粒 0.25 g。每次 3 粒，每日 3 次。❹三妙丸：每 50 粒约 3 g。温开水、姜汤或黄酒适量送服，每次 9 g，每日 2~3 次。妇女月经过多、孕妇忌服。阴虚者忌用。

外　治

1. **初期**　❶紫花地丁软膏、复方片仔癀软膏、三黄膏、金黄散：详见第 491 页。❷三黄散：每袋 50 g。取药粉适量，用蜂蜜或醋调敷患处，每日 1 次。❸芙蓉散：每袋 500 g。取药粉适量，用食醋调敷患处，每日 1 次。

2. **成脓**　切开排脓。

3. **溃后**　❶八二丹或七三丹药捻：插入疮孔中，外盖贴红油膏或黄连素软膏纱布，用于提脓祛腐。❷10% 黄柏溶液：浸泡患指，每次 10~20 分钟，每日 1~2 次。用于已损骨、久不收口者。❸生肌玉红膏、生肌散：详见第 492 页。

其他疗法 根据病情选用抗菌药物。

（三）红丝疗

红丝疗是发于四肢、皮肤呈红丝显露、迅速向上走窜的急性感染性疾病。临床以患处一条或数条"红线"、扪之发硬、压痛为主症。病因主要为先患痈疽疔疮和皮肤破损染毒。火毒之邪流注经脉，气血凝滞。现代医学中的急性淋巴管炎属于本病范围。

内 治

1. **火毒入络证** 多见患肢红丝较细，红肿疼痛。舌红、苔薄黄，脉濡数。治宜清热解毒。

【常用方药】五味消毒饮加味。处方：

金银花 20 g	野菊花 20 g	蒲公英 10 g	紫花地丁 10 g	天葵子 10 g
赤芍 15 g	牡丹皮 10 g	乳香 10 g	没药 10 g	

方中金银花、野菊花、蒲公英、紫花地丁、天葵子清热解毒；赤芍、牡丹皮凉血散瘀清热；乳香、没药和营止痛。

【加减】①发于上肢加桑枝；②发于下肢加牛膝；③大便秘结加生大黄、玄明粉；④热毒入血加生地黄。

【供选成药】❶六应丸、六神丸：详见第 489 页。❷七味新消丸：每瓶 2 g。每次 2 g，每日 2 次。胃十二指肠溃疡、体弱者慎服，孕妇忌服。❸珍珠黄胶囊：每粒 0.2 g，每盒 24 粒。每次 2 粒，每日 3 次。患处破烂出脓者不宜用。❹牛黄消炎丸（片）：丸剂，60 粒重 0.3 g，每次 10 粒；片剂，每片相当于原药材 0.05 g，每次 1 片；均每日 3 次。本品含毒性中药蟾酥、雄黄，服用不当极易引起中毒，不宜超量及久服。孕妇禁用，儿童忌用。

2. **火毒入营证** 多见患肢红丝粗肿明显，迅速向近端蔓延，寒战高热，头痛口渴。舌红、苔黄腻，脉洪数。治宜凉血清营，解毒散结。

【常用方药】犀角地黄汤、黄连解毒汤、五味消毒饮加减。处方：

水牛角 30 g	生地黄 20 g	赤芍 10 g	牡丹皮 10 g	金银花 20 g
蒲公英 15 g	紫花地丁 15 g	天葵子 10 g	黄连 10 g	黄芩 10 g
栀子 15 g	紫草 10 g	乳香 10 g	没药 10 g	

方中犀角地黄汤、紫草清热凉血、化斑散瘀；黄连泻心火兼泻中焦之火；黄芩泻上焦之火；栀子通泻三焦之火，导火热下行从小便而出；金银花、蒲公英、紫花地丁、天葵子清热解毒；乳香、没药和营止痛。

【加减】①壮热加紫雪 0.5 g，每日 3 次；②结块不散化脓加皂角刺、炮穿山甲。

【供选成药】❶醒消丸：详见第 493 页。❷六神丸：详见第 489 页。❸梅花点舌丸：每 10 丸 1 g。每次 3 丸，每日 1~2 次。按定量服用，不可多服。正虚体弱者慎用，孕妇禁用。❹片仔癀胶囊、八宝五胆药墨：详见第 493 页。

外 治

1. 初期　❶紫花地丁软膏、复方片仔癀软膏、三黄膏、金黄散：详见第 491 页。❷芙蓉散、三黄散：详见第 495 页。

2. 成脓　切开排脓。

3. 溃后　❶八二丹或九一丹药捻：插入疮孔中，外盖贴红油膏或黄连素软膏纱布，用于提脓祛腐。❷生肌玉红膏、生肌散：详见第 492 页。

其他疗法　①砭镰法；②根据病情选用抗菌药物。

（四）烂疗

烂疗是发于皮肉之间、腐烂甚剧、病势暴急的急性化脓性疾病。临床以伤口胀裂样剧痛、肿胀、迅速腐烂，疮面凹形如蝶，轻压伤口周围皮肤有捻发音为主症。病因主要为湿热火毒内蕴，皮肉破损，感染特殊毒气。毒聚肌肤，气血凝滞，热胜肉腐。须中西医结合抢救治疗。内治宜清热泻火、利湿解毒，并注意和营散瘀；外治宜广泛多处纵深切开，保持引流畅通。现代医学中的气性坏疽属于本病范围。

内 治

1. 湿火炽盛证　初起患肢沉重，有紧束感，逐渐胀裂样疼痛，疮口周围皮肤呈红色，肿胀发亮，按之陷下，迅速蔓延成片，1~2 日后肿胀剧烈，可出现水疱，皮肉腐烂，持续高热。舌红、苔薄黄，脉弦数。治宜清热泻火，解毒利湿。

【常用方药】黄连解毒汤合萆薢化毒汤加减。处方：

生地黄 20 g	牡丹皮 15 g	赤芍 15 g	黄芩 10 g	黄连 10 g
栀子 10 g	黄柏 10 g	川牛膝 10 g	萆薢 15 g	薏苡仁 20 g
紫花地丁 15 g	甘草 6 g			

方中生地黄、牡丹皮、赤芍凉血活血解毒；黄芩、黄连、黄柏、栀子清热燥湿泻火；萆薢、薏苡仁利湿化浊；紫花地丁清热解毒；川牛膝活血通滞，引诸药下行到达病位；甘草解毒且调和诸药。

【加减】①神昏谵语加水牛角粉冲服；②烦渴引饮加淡竹叶、生石膏、知母；③大便秘结加生大黄、枳实。

【供选成药】❶三黄片：详见第 490 页。❷八宝五胆药墨：详见第 493 页。❸新癀片：详见第 494 页。❹绿雪点舌丸：每 100 粒 6 g。用黄酒送服，每次 3 粒，每日 2 次。本品含雄黄、蟾酥、朱砂等有毒药物，不可超量及久服。孕妇禁用。❺麝香奇应丸：每 10 丸 3 g。打碎后服用，成人每次 3~5 丸，小儿每次 1~2 丸，3 岁以下每次 0.5~1 丸，每日 1~2 次。孕妇禁用。

2. 毒入营血证　多见局部胀痛，疮周高度水肿发亮，迅速呈暗紫色，间有血疱，肌肉腐烂，溃流血水，脓液稀薄、混有气泡溢出、气味恶臭，壮热头痛，神昏谵语，气促，烦躁不安，呃逆呕吐。舌红绛、苔薄黄，脉洪滑数。治宜凉血解毒，清热利湿。

【常用方药】犀角地黄汤、黄连解毒汤合三妙丸加减。处方：

水牛角 30 g	生地黄 20 g	赤芍 10 g	牡丹皮 10 g	金银花 20 g
蒲公英 15 g	紫花地丁 15 g	黄连 10 g	黄芩 10 g	栀子 15 g
紫草 10 g	黄柏 10 g	苍术 10 g		

方中犀角地黄汤、紫草清热凉血、化斑散瘀；黄连泻心火兼泻中焦之火；黄芩泻上焦之火；栀子通泻三焦之火，导火热下行从小便而出；金银花、蒲公英、紫花地丁清热解毒；黄柏、苍术清热燥湿。

【加减】①神昏谵语加安宫牛黄丸 1 粒；②便秘加生大黄、玄明粉；③结块不散化脓加皂角刺、炮穿山甲。

【供选成药】❶安宫牛黄丸：每丸 1.5 g 或 3 g。每次 3 g，每日 1 次。本品含朱砂、雄黄等毒性中药，不宜超量和久服。孕妇忌用，运动员及肝肾功能不全者慎用。❷醒消丸：详见第 493 页。❸活血解毒丸：每 100 丸 5 g。温黄酒或温开水送服，每次 3 g，每日 2 次。忌辛辣厚味食物。孕妇忌服。

外 治

1. 初、中期   ❶蟾酥合剂、煅石膏：按 1∶1 调匀成膏，外敷患处，外盖黄连膏纱布，直至腐肉脱落。用于祛腐平胬。❷银灰膏：外敷疮面，外盖黄连膏纱布。用于祛腐平胬。

2. 后期   ❶生肌玉红膏、生肌散：详见第 492 页。❷生肌八宝散：每袋 30 g。取适量药粉撒布疮面，外用软膏纱布盖贴，每日 1 次。疮面溃烂、脓腐不脱者忌用。

其他疗法   ①须紧急广泛切开引流；②早期应用大剂量抗革兰氏阳性菌抗菌药物；③支持疗法。

（五）疫疔

疫疔是接触疫畜染毒所致的急性传染性疾病。临床以初起如虫叮水疱，很快干枯坏死如脐凹，基底部出现黑痂为主症。病因主要为皮肤损伤、感染疫毒。疫毒阻于肌肤，以致气血凝滞，邪毒蕴结，皮肉腐坏。治疗宜清热解毒，和营消肿。

现代医学中的皮肤炭疽属于本病。

内 治

疫毒蕴结证   多见患部皮肤发痒，出现蚊迹样红斑，继则形成水疱，破溃后形成黑色溃疡，疮面凹陷，形如鱼脐，疮周肿胀，绕以绿色水疱，发热，骨节疼痛，甚则壮热神昏等。舌红苔黄，脉数。治宜清热解毒，和营消肿。

【常用方药】仙方活命饮合黄连解毒汤加减。处方：

金银花 30 g	连翘 15 g	赤芍 15 g	当归 10 g	生地黄 10 g
天花粉 10 g	蒲公英 30 g	紫花地丁 15 g	黄芩 10 g	黄柏 12 g
黄连 8 g	栀子 10 g	薏苡仁 30 g	乳香 10 g	没药 10 g
甘草 6 g				

方中金银花、连翘、蒲公英、紫花地丁清热解毒；赤芍、当归凉血和营；乳香、没药活血散瘀止痛；生地黄、天花粉清热养阴；黄芩、黄柏、黄连、栀子泻火解毒；薏苡仁利湿；甘草解毒和中。

【加减】①恶寒发热加蟾酥丸 3 粒吞服；②毒盛肿甚加大青叶，重用黄连；③大便秘结加生大黄、芒硝；④不易出脓加皂角刺、炮穿山甲。

【供选成药】 ❶蟾酥丸：每 33 粒重 1 g。陈酒或温开水送服，每次 3～5 粒，每日 2 次。孕妇忌服。❷仙方活命片：详见第 495 页。❸西黄丸：详见第 493 页。❹加味西黄丸：每袋 3 g。每次 3～6 g，每日 1 次。孕妇忌服。❺活血解毒丸：详见第 498 页。

外 治

1. 初、中期　❶升丹：用金黄膏或玉露膏外掺，敷贴患处。❷白降丹：水调点于黑痂处，外用黄连膏纱布包扎。❸10% 蟾酥合剂、白降丹：各等份，研极细末，用凉开水调成糊状外敷。❹独角膏：每张 5 g。加温软化，贴敷患处。

2. 后期　❶生肌散：每瓶 3 g。撒于疮面，外盖黄连膏纱布。疮面溃烂、脓腐不脱者忌用，每日 1 次。❷生肌八宝散：详见第 499 页。

其他疗法　应用大剂量抗革兰氏阳性菌抗菌药物。

三、痈

痈是指发于体表皮肉之间的急性化脓性疾病。临床以局部光软无头、红肿热痛、范围 6～9cm、发病迅速、易肿易脓、易溃易敛为主症，或伴有恶寒发热口渴等全身症状。因发病部位不同有颈痈、腋痈、肘痈、胯腹痈、委中毒、脐痈等。多因外感六淫邪毒，或皮肤外伤染毒，或脾胃湿热，热毒湿浊留阻肌肤，郁结不散，使营卫不和，气血凝滞，经络壅遏所致。治疗宜清热解毒，和营消肿，并结合发病部位辨证用药。外治按一般阳证疮疡治疗。现代医学中的皮肤浅表脓肿、急性化脓性淋巴结炎等属于本病范畴。

（一）颈痈

颈痈是发生在颈部两侧的急性化脓性疾病。临床以初起局部皮色不变，肿胀、灼热、疼痛，结块边界清楚为主症。病因主要为外感风温、风热之邪，或内伤情志、气郁化火，或脾胃湿热，或余毒流窜。外邪内热挟痰蕴结于少阳、阳明经络，气血凝滞，热盛肉腐。治疗以散风清热、解毒化痰为主。现代医学中的颈部急性化脓性淋巴结炎等属于本病。

内 治　风热痰毒证　多见颈旁结块，初起色白濡肿，形如鸡卵，灼热疼痛，逐渐红肿化脓，恶寒发热，头痛项强，咽痛口干，溲赤便秘。苔薄腻，脉滑数。治宜散风清热，化痰消肿。

【常用方药】 牛蒡解肌汤或银翘散加减。处方：

> 牛蒡子 10 g　薄荷 10 g　连翘 15 g　金银花 20 g　黄芩 10 g　栀子 10 g
> 夏枯草 10 g　桔梗 10 g　柴胡 10 g　川贝母 10 g

方中牛蒡子、薄荷、夏枯草、柴胡疏风清热、化痰散结；金银花、连翘清热解毒；黄芩清肺热，合栀子清少阳经热；桔梗、川贝母化痰散结。

【加减】 ①热盛加生石膏；②便秘加瓜蒌子、莱菔子、枳实；③肿块坚硬加玄参、赤芍、天花粉，减去牛蒡子、柴胡、薄荷；④成脓时加炮穿山甲、皂角刺。

【供选成药】 ❶水牛角解毒丸：每丸 2.1 g。每次 1 丸，每日 3 次。❷牛黄上清丸：大蜜丸，每丸 6 g，每次 1 丸；水丸，每 16 粒重 3 g，每次 3 g；水蜜丸，每 100 粒重 10 g，每次 4 g；均每日 2 次。孕妇、哺乳期妇女慎用，小儿、年老体弱、大便溏软者慎用。忌辛辣食物。❸芩连片：每片 0.55 g。每次 4 片，每日 2~3 次。❹清瘟解毒丸：每丸 9 g。每次 2 丸，每日 2 次。

外　治

1. 初期　❶紫花地丁软膏、复方片仔癀软膏、三黄膏、金黄散：详见第 491 页。❷三黄散、芙蓉散：详见第 495 页。❸泻毒散：每包 30 g。取适量用蜂蜜或醋调敷患处，每日 1 次。伤口已溃者不宜用。

2. 成脓　切开排脓。

3. 溃后　❶八二丹或九一丹药捻：详见第 497 页。❷生肌玉红膏、生肌散：详见第 492 页。

其他疗法　根据病情选用抗菌药物。

（二）腋痈

腋痈是发生于腋窝的急性化脓性疾病。临床以腋下暴肿、灼热、疼痛，皮色不红，发热恶寒，上肢活动不利为主症。病因主要为皮肤破损染毒，或有疮疡病灶，或肝脾郁热。毒邪炽盛，循经流窜至腋部，致气滞血壅，经脉阻滞。治疗以清肝解郁、消肿化毒为主，配合外治法。现代医学中的腋部急性化脓性淋巴结炎等属于本病。

内　治　肝郁痰火证　多见腋部暴肿热痛，全身发热，头痛，胸胁牵痛。舌红苔黄，脉弦数。治宜清肝解郁，消肿化毒。

【常用方药】柴胡清肝汤加减。处方：

> 柴胡 10 g 牛蒡子 10 g 黄芩 15 g　栀子 15 g 天花粉 10 g 生地黄 15 g
> 赤芍 15 g 当归 10 g　　金银花 10 g 连翘 10 g 甘草 6 g

方中柴胡、牛蒡子疏肝条达，通利经络；黄芩、栀子清泻肝经郁热；天花粉、生地黄、赤芍、当归清热和营消肿；金银花、连翘、甘草清热解毒。

【加减】①大便干结加生大黄、厚朴；②小便黄赤加车前草、泽泻；③呼吸不利加瓜蒌、枳壳；④成脓时，去柴胡、牛蒡子加黄芪、皂角刺、炮山甲。

【供选成药】❶泻青丸：每丸 1. g。每次 1 丸，每日 2 次。孕妇忌服。肝血不足、阴虚阳衰者不宜用。❷龙胆泻肝丸：水丸，每瓶 60 g，每次 3~6 g；蜜丸，每丸 6 g，每次 1~2 丸；均每日 2 次。孕妇忌服。脾胃虚弱者不宜久服。❸紫金锭：详见第 489 页。

外　治　参照"颈痈"。

其他疗法　参照"颈痈"。

（三）脐痈

脐痈是生于脐部的急性化脓性疾病。临床以初起脐部微肿，渐大如瓜，溃后脓稠无臭易敛，或脓水臭秽成漏为主症。病因主要为脐部湿疮，或搔抓染毒，或先天脐部发育不良，或心脾湿热下移于小肠。湿热化毒，结聚脐部，血凝毒滞。治疗以清火利湿解毒为主，溃膜成漏者应手术治疗。现代医学中的脐炎、脐肠管异常、脐尿管异常继发感染属于本病。

内　治

1. 湿热火毒证　多见脐部红肿高突，灼热疼痛，全身恶寒发热，纳呆口苦。舌苔薄黄，脉滑数。治宜清火利湿解毒。

【常用方药】黄连解毒汤合四苓散加减。处方：

> 黄连 10 g　黄柏 10 g　栀子 15 g　　生地黄 15 g　赤芍 10 g　茯苓 10 g
> 泽泻 10 g　重楼 10 g　鱼腥草 15 g 甘草 6 g

方中黄连、黄柏、栀子清心、肝、肾及三焦之热，苦寒直折，泻火解毒；重楼、鱼腥草、甘草清热解毒；生地黄、赤芍凉血清热；茯苓、泽泻利湿清热。

【加减】①热毒炽盛加马齿苋、败酱草、大青叶；②脓成或溃脓不畅加皂角刺、炮穿山甲。

【供选成药】❶三黄片：详见第490页。❷黄柏胶囊：详见第495页。

2. 脾气虚弱证　多见溃后脓出臭秽，或夹有粪汁，或排出尿液，或脐部胬肉外翻，久不收敛，面色萎黄，肢软乏力，纳呆，便溏。舌苔薄，脉濡。治宜健脾益气。

【常用方药】四君子汤加减。处方：

> 党参10 g　黄芪15 g　白术10 g　黄连10 g　陈皮6 g　苍术10 g
>
> 厚朴10 g　甘草6 g　鱼腥草15 g

方中党参、黄芪、白术健脾益气、固摄止漏；陈皮、苍术、厚朴燥湿化滞；黄连、鱼腥草、甘草清热解毒。

【加减】①热毒未清加金银花、马齿苋、大青叶；②脐周肿痒加苦参、白鲜皮、滑石。

【供选成药】❶八珍丸：大蜜丸，每丸9 g，每次1丸，每日2次；浓缩丸，每8丸相当于原生药3 g，每次8丸，每日3次；水蜜丸，每袋6 g，每次6 g，每日2次。体实有热者慎用。❷人参养荣丸：详见第491页。❸人参归脾丸：每丸9 g。每次1丸，每日2次。热邪内伏，阴虚火旺者慎用或忌用。忌食生冷食物。

外治　参照"颈痈"。

其他疗法　对反复发作或久不收口而成漏者可行手术治疗；根据病情选用抗菌药物。

（四）委中毒

委中毒是发生在腘窝委中穴的急性化脓性疾病。临床以初起木硬疼痛，皮色不红，小腿屈伸不利为主症。病因主要为湿热下注或患肢皮肤破损染毒。湿热蕴阻，经络阻隔，气血凝滞。治疗以清热利湿、和营祛瘀为主。初起重在消散，脓成宜透脓托毒，溃后气血已亏者则宜益气养血、生肌收口。现代医学中的腘窝部急性化脓性淋巴结炎属于本病。

内治

1. 气滞血瘀证　多见初起木硬疼痛，皮色如常或微红，活动稍受限，全身恶寒发热。舌苔白腻，脉滑数。治宜和营活血，消肿散结。

【常用方药】活血散瘀汤加减。处方：

当归尾 10 g	赤芍 10 g	桃仁 10 g	大黄(酒炒)6 g	川芎 10 g
苏木 10 g	牡丹皮 10 g	枳壳 10 g	瓜蒌 10 g	槟榔 3 g
金银花 30 g	牛膝 12 g	茯苓 10 g	车前子 15 g	

方中桃仁、赤芍、川芎活血化瘀，且川芎可行血中之气；当归尾养血和血，使瘀去而血不伤；大黄泄热活血；苏木、牡丹皮凉血散瘀，消肿止痛；金银花清热解毒；枳壳、槟榔、瓜蒌行气散结；茯苓、车前子分利湿热，牛膝可引药下行。

【加减】①湿热者加萆薢、薏苡仁、黄柏；②脓成加炮穿山甲、皂角刺；③溃后屈伸不利加伸筋草、桑枝。

【供选成药】❶云南白药胶囊：每粒 0.25 g。每次 1~2 粒，每日 4 次。孕妇禁用。经期及哺乳期妇女慎用。运动员慎用。❷丹七片：每片 0.3 g。每次 3~5 片，每日 3 次。❸七厘散：每瓶 1.5 g 或 3 g。成人每次 1~1.5 g，每日 1~3 次。孕妇禁用。

2. 湿热蕴阻证　多见腘窝部木硬肿胀，焮红疼痛，小腿屈曲难伸，全身恶寒发热，口苦且干，纳呆。舌苔黄腻，脉滑数。治宜清利湿热，和营活血。

【常用方药】活血散瘀汤合五神汤加减。处方：

金银花 20 g	川牛膝 10 g	紫花地丁 15 g	车前草 10 g	萆薢 10 g
黄柏 10 g	赤芍 15 g	牡丹皮 15 g	泽泻 10 g	

方中金银花、紫花地丁、黄柏清热解毒；赤芍、牡丹皮清热凉血活血；车前草、萆薢、泽泻清热利湿；川牛膝引药下行，宽筋并活血祛瘀。

【加减】①脓成加皂角刺、炮穿山甲；②屈伸不利加伸筋草、鸡血藤；③肿痛严重加天花粉、浙贝母、乳香、没药。

【供选成药】❶三黄片：详见第 490 页。❷三妙丸、黄柏胶囊：详见第 495 页。

3. 气血两亏证　起发缓慢，脓成难溃，溃后脓出如蛋清状，疮口收敛迟缓，小腿屈伸不利。舌质淡，苔薄或薄腻，脉细。治宜调补气血。

【常用方药】八珍汤加减。处方：

党参 10 g	白术 10 g	茯苓 10 g	当归 10 g	白芍 10 g
川芎 6 g	熟地黄 15 g	炙甘草 6 g	黄芪 15 g	鸡血藤 30 g

方中党参、白术、茯苓、炙甘草补脾益气；当归、白芍、熟地黄滋养心肝；川芎行气活血；加黄芪补气托毒；鸡血藤活血舒筋止痛。

【加减】脓成难溃加穿炮山甲、皂角刺、白芷。

【供选成药】❶八珍丸：详见第 503 页。❷人参养荣丸：详见第 491 页。

外 治 参见"颈痈"。

其他疗法 氦氖激光、二氧化碳激光照射；周林频谱仪、红外线治疗。

四、发

发，是指病变范围较痈大的急性化脓性疾病。其特点是初起无头、红肿蔓延成片、中央明显、四周较淡、边界不清、灼热疼痛，3~5 日中央色褐腐溃、周围湿烂，全身症状明显。常见的发有生于结喉处的锁喉痈、生于臀部的臀痈、生于手背部的手发背、生于足背的足发背。现代医学的蜂窝织炎属于本病范畴。

（一）锁喉痈

锁喉痈是发于颈前正中结喉处的急性化脓性疾病。临床以初起结喉处红肿绕喉、根脚散漫、坚硬灼热疼痛、范围较大，可并发喉风、重舌甚至惊厥等为主症，伴壮热口渴、头痛项强等全身症状。病因主要为外感风温风热挟痰毒之邪，或患痧痘、麻疹之后余毒未清。痰热上蕴结喉，气血凝滞，热盛肉腐。治疗以清热解毒、化痰消肿为主，初期兼疏风清热，中期佐凉血透脓，后期顾护气血津液及脾胃。成脓后应及早切开减压。

内 治

1. **痰热蕴结证** 多见红肿绕喉，坚硬疼痛，肿势散漫，壮热口渴，头痛项强，大便燥结，小便短赤。舌红绛、苔黄腻，脉弦滑数或洪数。治宜散风清热，化痰解毒。

【常用方药】普济消毒饮加减。处方：

牛蒡子 10 g	薄荷 10 g	僵蚕 10 g	升麻 10 g	黄芩 15 g	黄连 6 g
生石膏 30 g	生地黄 15 g	玄参 10 g	板蓝根 30 g	连翘 10 g	栀子 15 g

方中牛蒡子、薄荷、僵蚕疏风清热、化痰利咽；升麻专治头面上部风

毒；黄连、黄芩、栀子清泄肝肺积热；生石膏、生地黄、玄参清胃热养胃阴；板蓝根、连翘清热解毒。

【加减】①壮热口渴加鲜地黄、天花粉、生石膏；②便秘加枳实、生大黄、芒硝；③气喘痰壅加鲜竹沥、天竺黄、莱菔子；④高热、惊厥加安宫牛黄丸化服，或紫雪散吞服。

【供选成药】❶六应丸、六神丸、牛黄解毒片：详见第 489 页。❷牛黄上清丸：详见第 501 页。❸西黄丸、热毒清片：详见第 493 页。

2. **热盛肉腐证**　多见肿势限局，按之中软应指，脓出黄稠，热退肿减。舌红苔黄，脉数。治宜清热化痰，和营托毒。

【常用方药】仙方活命饮加减。处方：

牛蒡子 10 g	薄荷 3 g (后下)	浙贝母 10 g	栀子 10 g	桔梗 6 g
赤芍 10 g	僵蚕 10 g	金银花 15 g	紫花地丁 15 g	天花粉 15 g
当归 10 g	乳香 12 g	没药 12 g	连翘 9 g	黄芩 10 g
板蓝根 30 g	黄连 6 g	炮穿山甲 10 g	皂角刺 10 g	

方中牛蒡子、浙贝母、僵蚕、薄荷、桔梗清热化痰而利咽；黄芩、黄连、栀子清火泄热；当归、赤芍、乳没活血凉血；板蓝根、金银花、紫花地丁清、连翘清热解毒；天花粉养阴清热；炮穿山甲、皂角刺托毒透脓。

【加减】①烦渴引饮加石斛、生石膏；②大便秘结加生大黄、玄明粉。

【供选成药】❶六神丸：详见第 489 页。❷仙方活命片：详见第 495 页。

3. **热伤胃阴证**　多见溃后脓出稀薄，疮口有空壳，或脓从咽喉溃出，收口缓慢，胃纳不香，口干少津。舌光红，脉细。治宜清养胃阴。

【常用方药】益胃汤加减。处方：

沙参 15 g	麦冬 15 g	生地黄 15 g	玉竹 10 g	金银花 15 g	连翘 10 g
谷芽 10 g	党参 10 g	黄芪 15 g			

方中沙参、麦冬、生地黄、玉竹养阴清热益胃；加谷芽消导助运；党参、黄芪益气托毒，助脾胃津液的生化；金银花、连翘清解余毒。

【加减】①烦渴引饮加石斛、天花粉；②伴血虚加当归、芍药。

【供选成药】❶洋参胶囊：每粒 0.5 g。成人每次 2 粒，每日 2 次，儿童每次 1 粒，每日 1 次。服药期间忌食萝卜。❷西洋参口服液：每支 30 mL。每次 30 mL，每日 1~2 次。

外 治

1. 初期　❶三黄散、芙蓉散：详见第 495 页。❷金黄散：详见第 491 页。❸泻毒散：详见第 501 页。

2. 成脓　切开排脓。

3. 溃后　❶八二丹或九一丹药捻：详见第 497 页。❷生肌玉红膏、生肌散：详见第 492 页。

其他疗法　根据病情选用抗菌药物。

（二）臀痈

臀痈是发生于臀部肌肉丰厚处范围较大的急性化脓性疾病。临床以一侧初起疼痛、肿胀焮红，患肢步行困难，数日即色黑腐溃为主症。病因主要为湿热火毒内生，或注射时感染毒邪。湿热火毒相互搏结，逆于肉理，营气不从，腐肉化脓。治疗以清热解毒利湿为主。外治以切开排脓通畅为目的。

内 治

1. 湿火蕴结证　多见臀部先痛后肿，焮红灼热，或湿烂溃脓，恶寒发热，头痛骨楚，食欲减退。舌质红、苔黄或黄腻，脉数。治宜清热解毒，和营化湿。

【常用方药】黄连解毒汤合仙方活命饮加减。处方：

黄连 6 g	黄柏 15 g	栀子 12 g	板蓝根 30 g	当归 10 g
赤芍 10 g	牡丹皮 10 g	薏苡仁 15 g	茯苓 10 g	甘草 6 g

方中黄连、黄柏、栀子清热泻火，合板蓝根清热解毒；当归、赤芍、牡丹皮活血凉血散瘀；茯苓、薏苡仁清利湿热；甘草解毒和中。

【加减】①脓腐不易外出加皂角刺、炮穿山甲；②局部红热不显者加桃仁、红花、泽兰，减少清热解毒之品。

【供选成药】❶三黄片：详见第 490 页。❷三妙丸、黄柏胶囊：详见第 495 页。❸西黄丸：详见第 493 页。

2. 湿痰凝滞证　多见漫肿不红，结块坚硬。舌苔薄白或白腻，脉缓。治宜和营活血，利湿化痰。

【常用方药】桃红四物汤合仙方活命饮加减。处方：

金银花 30 g	当归尾 10 g	桃仁 12 g	红花 10 g	赤芍 10 g
乳香 6 g	没药 6 g	天花粉 6 g	浙贝母 6 g	泽兰 10 g
茯苓 12 g	车前子 10 g	甘草 6 g		

方中桃仁、红花、赤芍活血祛瘀，当归尾养血活血使瘀去而不伤正；乳香、没药散瘀止痛；金银花清热解毒；天花粉、浙贝母清热散结；泽兰、茯苓、车前子分利湿热化痰结；甘草解毒和中。

【加减】①酿脓加炮穿山甲、皂角刺；②初溃加桔梗、薏苡仁。

【供选成药】❶黄连解毒丸：每 10 丸 0.5 g 或 1.5 g。温开水送服，每次 3 g，每日 1~3 次。孕妇及脾胃虚寒者禁服。❷牛黄醒消丸：每丸 3 g。每次 3 g，每日 1~2 次。患在上部，睡前服；患在下部，空腹时服。孕妇忌服。

3. 气血两虚证　多见溃后腐肉大片脱落，疮口较深，形成空壳，收口缓慢，面色萎黄，神疲乏力，胃纳不香。舌质淡、苔薄白，脉细。治宜调补气血。

【常用方药】八珍汤加减。处方：

党参 10 g	白术 10 g	茯苓 10 g	当归 10 g	白芍 10 g
川芎 6 g	熟地黄 12 g	炙甘草 6 g	黄芪 15 g	

方中党参、白术、茯苓、炙甘草补脾益气；当归、白芍、熟地黄滋养心肝；川芎活血行气；黄芪补气托毒。

【加减】①脓成难溃加炮穿山甲、皂角刺、白芷；②阳虚加制附片、肉桂粉等。

【供选成药】❶八珍丸：详见第 503 页。❷人参养荣丸：详见第 491 页。

外治　参见"锁喉痈"。

其他疗法　参见"锁喉痈"。

（三）手发背

手发背是发生于手背部的急性化脓性疾病。临床以全手背漫肿，红热疼痛，手心不肿，日久损筋伤骨为主症。病因主要为湿火内生或外伤染毒。湿热结聚手背，气血壅滞，热盛肉腐。治疗时初起宜清热解毒、利湿消肿；脓成则透脓托毒；溃后则补益生肌。

内治

1. **湿热壅阻证** 多见手背漫肿，红热疼痛，化脓溃破，皮肤湿烂，易损筋伤骨，疮口难愈，壮热恶寒，头痛骨楚。舌苔黄腻，脉数。治宜清热解毒，和营化湿。

【常用方药】五味消毒饮合仙方活命饮加减。处方：

金银花 20 g　蒲公英 15 g　忍冬藤 15 g　紫花地丁 10 g　天花粉 10 g
赤芍 15 g　　浙贝母 10 g　当归 10 g　乳香 10 g　　　没药 10 g
桑枝 10 g

方中金银花、蒲公英、忍冬藤、紫花地丁清热解毒；当归、赤芍、天花粉、浙贝母和营消肿；乳香、没药和营止痛；桑枝为引经药。

【加减】①初起恶寒重加荆芥、羌活、升麻、前胡，去天花粉、赤芍；②热毒炽盛者去当归、乳香、没药加黄连、栀子、黄芩等；③大便秘结加生大黄、玄明粉；④小便短赤加白茅根、车前草；⑤成脓时加炮穿山甲、皂角刺、白芷。

【供选成药】❶三黄片：详见第 490 页。❷热毒清片、西黄丸：详见第 493 页。❸黄柏胶囊：详见第 495 页。

2. **气血不足证** 多见日久肿势不趋限局，溃后脓液稀薄，神疲乏力。舌质淡、苔薄，脉细。治宜调补气血。

【常用方药】托里消毒散加减。处方：

党参 10 g　白术 10 g　　茯苓 10 g　当归 10 g　　白芍 10 g　川芎 6 g
熟地黄 12 g　炙甘草 6 g　黄芪 15 g　金银花 15 g　蒲公英 20 g

方中党参、白术、茯苓、炙甘草补脾益气；当归、白芍、熟地黄滋养心肝；川芎活血行气；黄芪补气托毒；金银花、蒲公英清解余毒。

【加减】脓成难溃加炮穿山甲、皂角刺、白芷。

【供选成药】❶八珍丸：详见第 503 页。❷人参养荣丸：详见第 491 页。
❸北芪片：每片含黄芪浸膏 0.27 g。每次 4~6 片，每日 3 次。

外治 参见"锁喉痈"。

其他疗法 参见"锁喉痈"。

（四）足发背

足发背是发生于足背部的急性化脓性疾病。临床以全足背高肿焮红疼痛，足心不肿为主症。病因主要为外伤染毒或湿热下注。湿热毒邪蕴阻肌肤，气血凝结，热盛肉腐。治疗以清热利湿解毒为主。

内　治　湿热下注证：多见足背红肿弥漫，灼热疼痛，化脓溃破，寒战高热，纳呆，或泛恶。舌质红、苔黄腻，脉滑数。治宜清热解毒，和营利湿。

【常用方药】五神汤加减。处方：

金银花 30 g	土茯苓 30 g	紫花地丁 15 g	黄柏 15 g	车前草 10 g
川牛膝 15 g	赤芍 10 g	乳香 10 g	没药 10 g	甘草 6 g

方中金银花、土茯苓、紫花地丁、黄柏、甘草清热解毒；车前草、川牛膝清热利湿；赤芍清热和营；乳香、没药和营止痛。

【加减】①恶寒重加防风、荆芥；②纳呆、呕恶加青木香；③脓成加皂角刺、炮山甲；④溃后脓出，去乳香、没药、炮穿山甲、皂角刺加党参、黄芪、茯苓、白芷。

【供选成药】❶三黄片：详见第 490 页。❷三妙丸、黄柏胶囊：详见第 495 页。❸西黄丸：详见第 493 页。

外　治　参见"锁喉痈"。

其他疗法　参见"锁喉痈"。

五、有头疽

有头疽是发生于肌肤间的急性化脓性疾病。临床以初起局部焮热红肿胀痛，界限不清，中央有多个粟粒样脓头，溃后状如蜂窝，易向深部及周围扩散为主症。好发于项后、背部等皮肤厚韧之处，多见于老年人及消渴病患者。病因主要为外感风温湿热火毒之邪，内有脏腑蕴毒。内外邪毒相互搏结，凝聚肌表，以致营卫失和，气血凝滞，经络阻隔。治疗应明辨虚实，分证论治，并积极治疗消渴等原发疾病。现代医学中的痈属于本病范畴。

内　治

1. 火毒凝结证　多见局部红肿高突，灼热疼痛，根脚收束，迅速化脓，脓出黄稠，发热，口渴。舌苔黄，脉数有力。治宜清热泻火，和营托毒。

【常用方药】仙方活命饮加减。处方：

当归 10 g	赤芍 10 g	丹参 10 g	金银花 15 g	连翘 12 g
蒲公英 30 g	紫花地丁 30 g	陈皮 6 g	浙贝母 10 g	炮穿山甲 6 g
皂角刺 10 g	甘草 6 g			

方中金银花、连翘、紫花地丁、蒲公英清热解毒；当归、赤芍、丹参活血散瘀消肿；浙贝母清热散结；炮穿山甲、皂角刺透脓溃坚；陈皮理气；甘草化毒和中。

【加减】①有寒热加荆芥、防风；②便秘加生大黄、枳实；③溲赤加萆薢、车前子；④溃脓加黄连、黄芩、栀子。

【供选成药】❶连翘败毒丸：每 100 粒重 6 g。温开水送服，成人每次 6 g，小儿 1~4 岁每次 2 g，4~6 岁每次 4 g，每日 2 次。孕妇禁用，疮疡阴证及脾胃虚寒者慎用。❷热毒清片、西黄丸：详见第 493 页。❸三黄片：详见第 490 页。❹新癀片：详见第 494 页。❺仙方活命片：详见第 495 页。

2. 湿热壅滞证　多见局部红肿高突，灼热疼痛，根脚收束，迅速化脓脱腐，脓出黄稠，全身壮热，朝轻暮重，胸闷呕恶。舌苔白腻或黄腻，脉濡数。治宜清热化湿，和营托毒。

【常用方药】仙方活命饮加减。处方：

金银花 15 g	蒲公英 30 g	赤芍 10 g	天花粉 10 g	当归 10 g
浙贝母 10 g	白芷 10 g	炮穿山甲 10 g	紫花地丁 15 g	乳香 6 g
没药 6 g	甘草 6 g	黄柏 10 g	车前子 10 g	茯苓 10 g

方中当归、赤芍和营祛瘀；乳香、没药行瘀止痛；金银花、蒲公英、紫花地丁、甘草清热解毒；天花粉、浙贝母清热消肿；白芷、炮穿山甲透脓托毒外出；黄柏、车前子、茯苓清热利湿。

【加减】①表证明显者加防风、荆芥；②胸闷呕恶加广藿香、佩兰、厚朴。

【供选成药】同"火毒凝结证"。

3. 阴虚火炽证　多见肿势平塌，根脚散漫，皮色紫滞，脓腐难化，脓水稀少或带血水，疼痛剧烈，发热烦躁，口干唇燥，饮食少思，大便燥结，小便短赤。舌质红、苔黄燥，脉细弦数。治宜滋阴生津，清热托毒。

【常用方药】竹叶黄芪汤加减。处方：

黄芪 15 g　生地黄 12 g　麦冬 10 g　　石斛 10 g　当归 10 g　竹叶 6 g
生石膏 20 g黄连 3 g　　紫花地丁 30 g金银花 15 g皂角刺 10 g甘草 6 g

方中黄芪益气托毒；生石膏、生地黄、麦冬、石斛清热养阴、益气生津；金银花、黄连、紫花地丁、竹叶、甘草清热解毒；当归、皂角刺和营透脓托毒。

【加减】①便干加瓜蒌子、桃仁；②舌干少津加芦根；③疼痛剧烈加乳香、没药。

【供选成药】大补阴丸、龟苓膏、知柏地黄丸：详见第 490、第 491 页。

4. 气虚毒滞证　多见肿势平塌，根脚散漫，皮色灰暗不泽，化脓迟缓，腐肉难脱，脓液稀少，色带灰绿，闷肿胀痛，容易形成空腔，身热不扬，或伴有低热，口渴喜热饮，精神萎靡，面色少华。舌淡红、苔白或微黄，脉数无力。治宜扶正托毒。

【常用方药】八珍汤合仙方活命饮加减。处方：

党参 10 g　黄芪 30 g　白术 10 g　　茯苓 10 g 当归 10 g　熟地黄 15 g
金银花 15 g浙贝母 10 g天花粉 10 g白芷 10 g　皂角刺 10 g甘草 6 g

方中以八珍汤补气养血，匡扶正气以早期托毒外出；金银花清热解毒；天花粉、浙贝母清热消肿；白芷、皂角刺托毒透脓。

【加减】①脓出不畅加炮穿山甲；②阳气虚弱加制附子、肉桂粉；③疼痛剧烈加乳香、没药。

【供选成药】❶八珍丸：详见第 503 页。❷人参养荣丸：详见第 491 页。❸北芪片：详见第 509 页。

外　治

1. 初起　❶如意金黄散：每袋 12.5 g 或 50 g。用冷茶水或醋调敷，每日 1 次。疮疡已破者勿用。外敷面积须超过肿胀范围。❷三黄散、芙蓉散：详见第 495 页。❸泻毒散：详见第 501 页。❹冲和散（膏）：每袋 30 g。白酒或醋调敷患处，每日 1 次。适用于虚证。

2. 成脓　切开排脓。

3. 溃后　❶八二丹或七三丹药捻：详见第 495 页。❷生肌玉红膏、生肌散：详见第 492 页。

其他疗法　①根据病情选用抗菌药物；②糖尿病患者控制血糖。

六、流注

流注是发于肌肉深部的急性化脓性疾病。临床以局部漫肿疼痛，皮色如常，容易走窜，此处未愈，他处又起为主症。除头面、前后二阴、腕、踝等远端比较少见外，其余任何部位均可发生，尤多见于腰部、臀部、大腿后部、髂窝部等处。病因主要为感受暑湿，或患疔疮热疖，或跌打损伤，或产后恶露停滞等。正气不足，邪毒乘虚流窜血络，结于肌肉，使经络阻隔，气血凝滞，热盛肉腐成脓。治疗以清热解毒、和营通络为主。临床根据不同证型兼清暑化湿、凉血清热、活血化瘀等。溃后应清解余邪，不宜急于补虚，防止余毒未尽流窜他处。现代医学中的脓血症、多发性肌肉深部脓肿及髂窝脓肿属于本病。

内　治

1. **余毒攻窜证**　发病前多有疔疮、痈、疖等病史，局部漫肿疼痛，壮热、口渴，甚则神昏谵语。舌苔黄，脉洪数。治宜清热解毒，凉血通络。

【常用方药】黄连解毒汤合犀角地黄汤加减。处方：

> 黄连 6 g　　黄芩 10 g　　栀子 10 g　　黄柏 10 g　　金银花 15 g
> 蒲公英 15 g　天花粉 10 g　生地黄 15 g　赤芍 15 g　　牡丹皮 10 g
> 紫花地丁 10 g

方中黄连解毒汤泻火解毒、清化湿热；金银花、蒲公英、紫花地丁清热解毒；天花粉、生地黄、牡丹皮、赤芍凉血活血、化瘀消肿，天花粉、生地黄又有养阴生津、清降火毒的作用。

【加减】①脓成加当归、皂角刺、炮穿山甲，去生地黄；②神昏谵语加安宫牛黄丸化服，或紫雪散吞服；③胸胁疼痛，咳喘痰血加浙贝母、鲜竹沥、鲜茅根等；④大便秘结加大黄、芒硝。

【供选成药】❶安宫牛黄丸：详见第 498 页。❷八宝丹胶囊：每粒 0.3 g。每次 1~3 g，每日 2 次。忌食辛辣。孕妇忌服。❸五福化毒丸：每丸 3 g。每次 1 丸，每日 2 次。3 岁以下每次 1/4~1/3 丸。❹牛黄八宝丸：每丸 1.5 g。成人每次 2 丸，每日 2~3 次；1~2 岁每次半丸，每日 1 次。忌辛辣刺激食物。❺西黄丸：详见第 493 页。

2. **暑湿交阻证** 多发于夏秋之间，局部漫肿疼痛，恶寒发热，头胀，胸闷呕恶，周身骨节酸痛。舌苔白腻、脉滑数。治宜解毒清暑化湿。

【常用方药】清暑汤加减。处方：

> 金银花 15 g　　天花粉 15 g　　鲜广藿香 10 g　　鲜佩兰 10 g　　连翘 10 g
> 野菊花 10 g　　绿豆衣 10 g　　生地黄 10 g　　　赤芍 10 g　　　滑石 10 g
> 车前子 10 g　　甘草 10 g

方中鲜广藿香、鲜佩兰、滑石、车前子清暑利湿；金银花、连翘、野菊花、绿豆衣清热解毒；天花粉清热生津、消暑止渴；生地黄、赤芍清热凉血；甘草调和诸药。

【加减】①结块质硬加当归、丹参；②热重加紫花地丁，重用金银花、连翘；③脓成加皂角刺、炮穿山甲。

【供选成药】❶三黄片、六一散：详见第490页。❷醒消丸：详见第493页。❸甘露消毒丸：详见第490页。

3. **瘀血凝滞证** 因劳伤筋脉诱发者，多发于四肢内侧；跌打损伤诱发者，多发于伤处，见局部漫肿疼痛，皮色微红，或呈青紫，溃后脓液中夹有瘀血块；妇女产后恶露停滞而成者，多发于小腹及大腿等处；发病较缓，化脓时出现高热。舌苔薄白或黄腻，脉涩或数。治宜和营活血，祛瘀通络。

【常用方药】活血散瘀汤加减。处方：

> 当归尾 10 g　　赤芍 10 g　　　丹参 10 g　桃仁 10 g 红花 10 g 苏木 6 g
> 大黄 6 g (酒炒) 枳壳 6 g (麸炒) 蒲公英 15 g 瓜蒌 10 g 甘草 6 g

方中当归尾、赤芍、大黄、丹参、桃仁、红花、苏木活血化瘀；枳壳、瓜蒌行气通络；蒲公英清解余毒；甘草缓急调和诸药。

【加减】①劳伤筋脉加忍冬藤、黄柏、薏苡仁、萆薢等；②跌打损伤加三七；③产后瘀阻加制香附、益母草等；④发于髂窝部加苍术、薏苡仁、川牛膝；⑤脓成加炮穿山甲、皂角刺。

【供选成药】❶醒消丸：详见第493页。❷云南白药胶囊、丹七片：详见第504页。

外 治

1. 初期　❶如意金黄散：详见第512页。❷三黄散、芙蓉散：详见第495页。❸泻毒散：详见第501页。

2. **成脓**　切开排脓。

3. **溃后**　❶八二丹或七三丹药捻：详见第 495 页。❷外伤如意膏：每支 30 g。涂敷疮面，每日 1 次；或制成软膏纱布外敷，1~3 日换药 1 次。❸生肌玉红膏、生肌散：详见第 492 页。

其他疗法　根据病情选用抗菌药物。

七、发颐

发颐是热病后余毒结于颐颌间引起的急性化脓性疾病。临床以颐颌部肿胀疼痛，张口困难，身发寒热为主症。病因主要为外感风寒、风温之邪，或热病后遗毒于内，或情志郁结，饮食不节。外感邪毒与内生郁热相合，上蕴颐颌，气血凝滞。治以清热解毒为主。现代医学中的化脓性腮腺炎属本病。

内　治

1. **热毒蕴结证**　多见颐颌之间结块疼痛，张口不利，口颊部导管开口处红肿，压迫局部有黏稠的分泌物溢出，身热恶寒，口渴，小便短赤，大便秘结。舌苔薄腻，脉弦数。治宜清热解毒。

【常用方药】普济消毒饮加减。处方：

> 板蓝根 30 g　黄芩 15 g　金银花 12 g　生地黄 15 g　连翘 15 g　栀子 15 g
> 牛蒡子 10 g　僵蚕 10 g　黄连 10 g　　玄参 10 g　　薄荷 4 g　　桔梗 3 g
> 甘草 6 g

方中黄芩、黄连、栀子、金银花、甘草清解热毒；牛蒡子、连翘、薄荷、僵蚕散上部风热；玄参、生地黄、板蓝根加强清热解毒凉血之功，且玄参可顾护阴津；桔梗引药上行。

【加减】①漫肿不散加海藻；②便秘加瓜蒌子（捣碎）、生大黄（后下）、枳实；③热极动风加钩藤。

【供选成药】❶板蓝根颗粒：含糖型每袋 5 g 或 10 g，无糖型每袋 3 g。每次 5~10 g（含糖型），或每次 3~6 g（无糖型），每日 3~4 次。非实火热毒者忌服。对本品有过敏症状者应停服。糖尿病患者宜选用无糖型颗粒。❷六神丸、牛黄解毒片、紫金锭：详见第 489 页。❸腮腺炎片：每片 0.3 g。每次 6 片，每日 3 次。

2. **毒盛酿脓证** 多见颐颌间结肿疼痛渐增，甚至肿势延及面颊和颈项，焮红灼热，张口困难，继之酿脓应指，口内颊部导管开口处能挤出脓性分泌物，高热口渴。舌苔黄腻，脉弦数。治宜清热解毒透脓。

【常用方药】普济消毒饮加减。处方：

> 黄芩 15 g (酒炒)　黄连 15 g (酒炒)　甘草 10 g　玄参 10 g　连翘 15 g
> 板蓝根 15 g　马勃 5 g　薄荷 3 g　升麻 3 g　柴胡 10 g
> 皂角刺 10 g　赤芍 10 g　丹参 10 g　炮穿山甲 10 g　白芷 10 g
> 桔梗 10 g　陈皮 10 g

方中黄芩、黄连、甘草清解热毒；连翘、薄荷散上部风热；玄参、马勃、板蓝根加强清热解毒之功；桔梗、柴胡、升麻引药上行；陈皮理气疏壅；赤芍、丹参活血散瘀；白芷、皂角刺、炮穿山甲透脓溃坚。

【加减】①便秘加生大黄；②热盛伤津加石膏、北沙参。

【供选成药】❶醒消丸：详见第 493 页。❷八宝玉枢丸：每瓶 0.6 g。每次 0.6 g，每日 1 次。孕妇忌服。❸清瘟解毒丸：详见第 501 页。

3. **热毒内陷证** 多见颐颌间肿块多平塌散漫，肿势延及面颊和颈项，焮红灼热，疼痛剧烈，汤水难咽，壮热口渴，痰涌气粗，烦躁不安，甚至神昏谵语。舌质红绛、苔少而干，脉弦数。治宜清营解毒，化痰泄热，养阴生津。

【常用方药】清营汤合安宫牛黄丸加减。处方：

> 水牛角 30 g (磨粉冲服)　生地黄 15 g　玄参 10 g　竹叶 6 g　金银花 10 g
> 连翘 10 g　黄连 6 g　丹参 10 g　麦冬 10 g　另加安宫
> 牛黄丸 1 粒 (水化开，温服，神昏者鼻饲)

方中水牛角清营凉血；生地黄、玄参、麦冬养阴清热；金银花、连翘、黄连、竹叶清热解毒透邪；丹参活血散瘀；安宫牛黄丸清心解毒，开窍安神。

【加减】①便秘加生大黄；②酿脓加炮穿山甲、皂角刺；③动风抽搐加羚羊角、钩藤；④口干伤津加石斛、天花粉；⑤痰多加胆南星、瓜蒌。

【供选成药】❶紫雪（散）：每瓶 1.5 g。每次 1~2 瓶，每日 2 次，冷开水调服。1 岁幼儿每次 0.3 g，每增 1 岁递增 0.3 g，每日 1 次，5 岁以上小儿遵医嘱，酌情服用。忌辛辣油腻食物。孕妇忌用。❷安宫牛黄丸：详见第 498 页。❸牛黄醒脑丸：每丸 3.5 g。每次 1 丸，每日 1 次；小儿 3 岁以内每次 1/4 丸；4~6 岁每次 1/2 丸。孕妇及脾胃虚寒者慎用。本品含朱砂、雄黄，不宜超量及久服。❹清开灵注射液：每支 2 mL、10 mL。肌内注射，每次 2~4 mL；静脉滴注，每次 20~40 mL，以 10% 葡萄糖注射液 200 mL 或 0.9% 氯化钠注射液稀释后使用；均每日 1 次。注射液稀释后必须在 4 小时内使用。输液速度注意勿快，儿童以每分钟 20~40 滴为宜，成人以每分钟 40~60 滴为宜。有表证恶寒发热者、药物过敏史者慎用。❺双黄连注射液：每支 0.6 g。每次 0.6~1.2 g 加 5% 葡萄糖注射液 500 mL，静脉滴注，每日 1 次。素体脾胃虚寒者慎用或禁用。

4. 余毒未清证　多有反复发作病史，发作时颐颌部肿痛，触之似有条索状物，进食时更为明显，间歇期口内常有臭味，晨起后挤压腮腺部可见口内颊部导管开口处有黏稠的涎液或脓液溢出。舌苔薄黄或黄腻，脉滑。治宜清脾泄热，化瘀散结。

【常用方药】黄连解毒汤加减。处方：

黄芩 10 g	黄柏 10 g	栀子 10 g	连翘 12 g	夏枯草 10 g
丹参 6 g	莪术 6 g	金银花 15 g	鲜芦根 15 g	玄参 10 g

方中黄芩、黄柏、栀子清热泻火；金银花、连翘清解热毒；丹参、莪术活血散瘀；鲜芦根、玄参清热养阴生津；夏枯草清热散结。

【加减】①酿脓加炮穿山甲、皂角刺；②肿硬加浙贝母、牡蛎软坚散结。

【供选成药】❶新癀片：详见第 494 页。❷清解片：每片 0.3 g。每次 5 片，每日 3 次。

外　治

1. 初期　❶如意金黄散：详见第 512 页。❷三黄散、芙蓉散：详见第 495 页。❸泻毒散：详见第 501 页。

2. 成脓　切开排脓。

3. 溃后　❶八二丹或七三丹药捻：详见第 495 页。❷生肌玉红膏、生肌散：详见第 492 页。

其他疗法　根据病情选用抗菌药物。

八、丹毒

丹毒是患部皮肤突然发红成片、色如涂丹的急性感染性疾病。

临床以局部皮肤突然变赤，色如丹涂脂染，边界清楚，焮热肿胀为主症。病因主要为素体血分有热、外受湿热火毒。热毒相互搏结，蕴于肌肤而成。发于头面者，多夹风热；发于胸腹腰胯部者，多夹肝脾郁火；发于下肢者，多夹湿热；发于新生儿者，多由胎热火毒所致。疗以凉血清热、解毒化瘀为主。根据所发部位的不同，兼散风清火，清肝泻脾，利湿清热等。本病现代医学亦称丹毒。

内 治

1. 风热毒蕴证　多发于头面部，局部皮肤焮红灼热，肿胀疼痛，甚则发生水疱，眼胞肿胀难睁，发热恶寒，头痛。舌质红、苔薄黄，脉浮数。治宜疏风清热解毒。

【常用方药】普济消毒饮加减。处方：

> 黄芩 15 g　黄连 10 g　连翘 15 g　板蓝根 20 g　金银花 20 g　牛蒡子 15 g
> 僵蚕 10 g　升麻 10 g　薄荷 6 g　生地黄 15 g　玄参 10 g　　天花粉 10 g

方中牛蒡子、薄荷、升麻、僵蚕疏风清热；生地黄、玄参、天花粉清热凉血化斑；板蓝根、金银花、连翘、黄芩、黄连清热解毒。

【加减】①大便干结加生大黄（后下）、芒硝；②高热、口渴加生石膏、知母，减去疏风药。

【供选成药】❶牛黄上清丸：详见第 501 页。❷醒消丸：详见第 492 页。❸八宝玉枢丸：详见第 516 页。❹清瘟解毒丸：详见第 501 页。❺紫金锭：详见第 489 页。❻玉枢散：每瓶 0.6 g。每次 0.6~1.2 g，每日 1 次。小儿减半。孕妇忌服。

2. 肝脾湿火证　多见于胸腹腰胯部，局部皮肤红肿蔓延，摸之灼手，肿胀疼痛，口干口苦。舌质红、苔黄腻，脉弦滑数。治宜清肝泻火利湿。

【常用方药】柴胡清肝汤、龙胆泻肝汤或化斑解毒汤加减。处方：

> 龙胆 20 g　栀子 15 g　　黄芩 15 g　　柴胡 10 g　生地黄 15 g　玄参 15 g
> 天花粉 10 g 生石膏 20 g 车前草 10 g　泽泻 10 g　甘草 6 g

方中龙胆、栀子、黄芩、柴胡疏肝泄热；生地黄、玄参、天花粉、生石膏清热凉血、解毒化斑；车前草、泽泻清热利尿；甘草解毒且调和诸药。

【加减】①大便干结加生大黄、芒硝；②目睛红赤加菊花、夏枯草；③舌红苔少加知母、石斛。

【供选成药】泻青丸、龙胆泻肝丸：详见第 502 页。

3. 湿热毒蕴证　多见于下肢，局部皮肤红赤肿胀，灼热疼痛，或有水疱、紫斑，甚或皮肤坏死，反复发作可形成大脚风，发热口渴少饮，大便结，小便黄。舌质红、苔黄腻，脉滑数。治宜清热利湿解毒。

【常用方药】五神汤合草薢渗湿汤加减。处方：

金银花 20 g	紫花地丁 15 g	黄柏 15 g	草薢 15 g	川牛膝 10 g
车前草 10 g	茯苓 15 g	泽泻 10 g	苍术 10	牡丹皮 10 g
赤芍 10 g	紫草 10 g	白茅根 10 g		

方中金银花、紫花地丁、黄柏清热解毒；川牛膝、草薢、泽泻、茯苓、苍术、车前草清热利湿；牡丹皮、赤芍、紫草、白茅根清热凉血、活血化瘀。

【加减】①肿胀甚或象皮腿加薏苡仁、防己、赤小豆、丝瓜络、鸡血藤；②脓成加皂角刺、白芷。

【供选成药】❶三妙丸、黄柏胶囊：详见第 495 页。❷三黄片：详见第 490 页。❸西黄丸：详见第 493 页。

4. 胎火蕴毒证　多发于新生儿，见于臀部局部红肿灼热疼痛，常呈游走性，壮热烦躁，恶心呕吐。舌质红、苔黄。治宜清热凉血解毒。

【常用方药】犀角地黄汤合黄连解毒汤加减。处方：

水牛角 6 g	生地黄 3 g	牡丹皮 3 g	赤芍 3 g	玄参 3 g	知母 4 g
黄柏 3 g	栀子 5 g	黄芩 5 g	金银花 5 g	当归 5 g	紫草 3 g
甘草 3 g					

方中水牛角、生地黄、牡丹皮、赤芍凉血清热；当归、紫草活血凉血解毒；黄芩、黄柏、栀子、甘草泻火解毒、清化湿热；生地黄、玄参、知母清热护阴；金银花清热解毒。

【加减】①神昏谵语者加服安宫牛黄丸或紫雪；②抽搐加钩藤、僵蚕、天麻；③惊悸烦躁加琥珀。

【供选成药】❶安宫牛黄丸：详见第 498 页。❷牛黄醒脑丸：详见第 516 页。

外　治

1. 急性期　❶如意金黄散：详见第 512 页。❷三黄散、芙蓉散：详见第 495 页。❸泻毒散：详见第 501 页。❹玉枢散：每瓶 0.6 g。取适量用温开水调匀，涂敷患处，每日 1 次。常蘸水保持湿润。❺复方片仔癀软膏、紫花地丁软膏：详见第 491 页。

2. 慢性期 ❶阳和解凝膏：每张 1.5 g 或 3 g。加温软化，贴于患处，每周 1 次。❷冲和散：详见第 512 页。

其他疗法 ①砭镰法；②根据病情选用抗菌药物。

九、无头疽

无头疽是发生于骨与关节间的急性化脓性疾病的统称。其特点是多见于儿童，发病急骤，初起无头，发无定处，病位较深、漫肿、皮色不变，疼痛彻骨，难消、难溃、难敛。发于四肢长管骨者多损骨，发于关节者易造成畸形。临床常见的有附骨疽及环跳疽。

（一）附骨疽

附骨疽是一种毒气深沉、附着于骨的化脓性疾病。临床以局部胖肿，附筋着骨，推之不移，疼痛彻骨，溃后脓水淋漓，可形成窦道，损伤筋骨为主症。病因主要为外感风邪寒湿，或病后余毒湿热壅盛，或跌打损伤筋骨。邪热蕴蒸，致经络阻隔，毒凝筋骨。疗以清热解毒、化湿和营为主，分期辨证论治。现代医学中的急、慢性化脓性骨髓炎属于本病。

内 治

1. 湿热瘀阻证 多见患肢疼痛彻骨，不能活动，继则局部胖肿，皮色不变，按之灼热，有明显的骨压痛和患肢叩击痛，寒战高热。舌苔黄，脉数。治宜清热化湿，行瘀通络。

【常用方药】仙方活命饮合五神汤加减。处方：

金银花 20 g	川牛膝 10 g	紫花地丁 15 g	车前草 10 g	萆薢 10 g
黄柏 10 g	当归 10 g	赤芍 15 g	牡丹皮 15 g	白茅根 10 g
泽泻 10 g	甘草 6 g			

方中金银花、紫花地丁、黄柏、甘草清热解毒；当归、赤芍、牡丹皮、白茅根清热凉血活血；车前草、萆薢、泽泻清热利湿；川牛膝引药下行，宽筋、活血祛瘀。

【加减】①高热、烦渴加生石膏、知母泻阳明实热，清气分热邪；②恶寒重加荆芥、防风以发汗驱毒；③大便秘结加生地黄、玄参养阴生津，或加生大黄、玄明粉通腑泄热；④疼痛甚加乳香、没药和营止痛；⑤发于上肢加桑枝、姜黄，既能引药，又能通络。有损伤史者加桃仁、红花；⑥神志不清者加犀角地黄汤或安宫牛黄丸或紫雪。

【供选成药】❶醒消丸：详见第493页。❷小金丸（片）：糊丸剂，每粒0.6 g，每瓶4粒；或每粒0.06 g，每瓶40粒。捣碎，温黄酒或温开水送服。成人每次0.6 g，病重者每次1.2 g，小儿7岁以上每次0.3 g，7岁以下每次0.15~0.2 g，每日2次。片剂，每片0.36 g，成人每次4片，每日2次；儿童减半，婴儿用1/3量。孕妇禁用。肝肾功能不全者及运动员或脾胃虚寒者慎用。痈疽阳证之红肿热痛者不宜用。本品含制草乌，不宜长期使用。❸牛黄解毒片：详见第489页。❹西黄丸、片仔癀胶囊：详见第493页。❺抗骨髓炎片：每片0.4 g（相当于原药材3 g）。每次8~10片，每日3次。

2. 热毒炽盛证　在起病1~2周后，高热持续不退，患肢胖肿，疼痛剧烈，皮肤焮红灼热，内已酿脓。舌苔黄腻，脉洪数。治宜清热化湿，和营托毒。

【常用方药】黄连解毒汤合仙方活命饮加减。处方：

黄连6 g	黄柏10 g	栀子15 g	天花粉10 g	忍冬藤20 g
紫花地丁10 g	车前草10 g	川牛膝10 g	白茅根10 g	赤芍15 g
丹参15 g	炮穿山甲10 g	皂角刺10 g		

方中黄连、黄柏、栀子清热化湿、泻火解毒；忍冬藤、紫花地丁清热解毒；车前草、白茅根利湿清热；天花粉、赤芍、丹参、川牛膝化瘀通络；炮穿山甲、皂角刺透脓托毒。

【加减】①口渴加生石膏；②便秘加生大黄。

【供选成药】❶银黄片（颗粒、胶囊）：片剂，每片0.25 g，每次2~4片，每日4次；颗粒，每袋2 g或4 g，每次1~2袋，每日2次；胶囊，每粒0.3 g，每次2~4粒，每日4次。阴虚火旺者及脾胃虚寒者慎用。❷仙方活命片：详见第495页。

3. 脓毒蚀骨证　多见溃后脓水淋漓不尽，久则形成窦道，患肢肌肉萎缩，可摸到粗大的骨骼，以探针检查常可触到粗糙朽骨，乏力神疲，头昏心悸，低热。舌苔薄，脉濡细。治宜调补气血，清化余毒。

【常用方药】八珍汤合六味地黄汤加减。处方：

党参15 g	黄芪20 g	当归10 g	皂角刺10 g	金银花20 g
蒲公英10 g	茯苓10 g	桔梗10 g	牡丹皮10 g	生地黄15 g
地骨皮10 g				

方中党参、黄芪、当归调补气血、益气和营托毒；金银花、蒲公英清热解毒；茯苓健脾化湿；牡丹皮、生地黄、地骨皮养阴清热；黄芪、桔梗、皂角刺托毒透脓。

【加减】①阳虚致久不收口加鹿角胶、附子、煨姜、肉苁蓉；②气血亏虚加桑椹、鸡血藤、黄精、龟甲。

【供选成药】❶十全大补丸：大蜜丸，每丸 9 g，每次 1 丸，每日 2 次；水蜜丸，每瓶 100 g，每次 6 g，每日 2~3 次；浓缩丸，每 8 丸相当于原药材 3 g，每次 8~10 丸，每日 3 次。内有实热及阴虚火旺者不宜服用。❷北芪片：详见第 509 页。

外 治

1. 初期　❶金黄散：详见第 491 页。❷三黄散：详见第 495 页。❸泻毒散：详见第 501 页。❹冲和散：详见第 512 页。用于红肿不明显者。

2. 成脓　切开排脓。

3. 溃后　❶八二丹或七三丹药捻：详见第 495 页。❷生肌玉红膏、生肌散：详见第 492 页。❸珠黄八宝散：每瓶 1.6 g。取药适量直接涂敷患处，用纱布盖贴，每日 1 次。用于溃后余毒未尽、久不收口。对汞过敏和肾功能不全者忌用。

其他疗法　①手术治疗；②根据病情选用抗菌药物。

（二）环跳疽

环跳疽是发生于环跳穴（髋关节）的急性化脓性疾病。其特点是好发于儿童，男多于女，发病急骤，局部漫肿疼痛、影响关节屈伸，溃后难敛，易成残疾，全身症状严重。病因病机基本同附骨疽，也可由附骨疽脓毒流注关节而成。现代医学中的化脓性髋关节炎属于本病。

内 治　参见"附骨疽"。后期关节挛缩、肌肉萎缩、伸屈困难，或僵硬不能活动者。治宜益气化瘀、通经活络，以补阳还五汤加减。

外 治　脓成切开引流时以横切口为宜，也可做关节腔敏感抗菌药物冲洗，每日 1 次。其他参见"附骨疽"。

十、走黄与内陷

走黄与内陷是疮疡阳证疾病过程中，因火毒炽盛或正气不足，导致毒邪走散，内攻脏腑的危险证候。继发于疔疮的常称为走黄；因疽毒或疔以外的其他疮疡引起者称为内陷。

（一）走黄

走黄是疔疮火毒炽盛，早期失治，毒势未能及时控制，走散入营，内攻脏腑而引起的一种全身性危急疾病。临床以疮顶忽然凹陷，色黑无脓，肿势迅速扩散，伴见心烦作躁、神识昏愦等七恶症为主症。病因主要为早期失治，或挤压碰伤，或过早切开，或误食辛热之药及酒肉鱼腥，或加艾灸。火毒炽盛，毒邪走散，客入营血，内攻脏腑。应采用中西医结合治疗，原发病灶的处理是重要治疗环节。现代医学中的全身化脓性感染属于本病。

内治 毒盛入血证：多见原发病灶处忽然疮顶陷黑无脓，肿势软漫，迅速向周围扩散，边界不清，皮色转为暗红，寒战高热，头痛烦躁胸闷，四肢酸软无力。舌质红绛、苔黄燥，脉洪数或弦滑数。或伴见七恶症，或并发附骨疽、流注等。治宜凉血清热解毒。

【常用方药】五味消毒饮、黄连解毒汤、犀角地黄汤三方合方加减。处方：

水牛角 60 克(锉末先煎)	牡丹皮 10 g	赤芍 10 g	生地黄炭 15 g
玄参炭 15 g	金银花 15 g	紫花地丁 15 g	蒲公英 10 g
生石膏 30 g(先煎)	黄连 6 g	黄芩 10 g	栀子 12 g
青天葵 10 g	甘草 6 g		

方中犀角地黄汤合生石膏清热凉血、化斑散瘀；生地黄炭、玄参炭清血分热毒，牡丹皮、赤芍活血凉血，又可止血；金银花、紫花地丁、蒲公英、青天葵、黄连、黄芩、栀子加强清热解毒作用；甘草解毒和中。

【加减】①神识昏糊加紫雪或安宫牛黄丸；②咳吐痰血加浙贝母、天花粉、藕节炭、鲜茅根；③咳喘加鲜竹沥（炖温冲服）；④大便溏泄加地榆炭、黄芩炭；⑤大便秘结、苔黄腻、脉滑数有力加生大黄（后下）、玄明粉（冲服）；⑥阴液损伤加鲜石斛、玄参、麦冬；⑦惊厥加钩藤（后下）、龙齿（先煎）、茯神；⑧并发黄疸加生大黄（后下）、茵陈。

【供选成药】❶安宫牛黄丸：详见第 498 页。❷牛黄清宫丸：详见第 493 页。❸万氏牛黄清心丸：每丸 1.5 g 或 3 g。每次 3 g，每日 2 次。孕妇忌服。❹清开灵口服液：每支 10 mL。每次 20 mL，每日 2~3 次；体虚、便溏者慎用。❺清开灵注射液：详见第 516 页。

外　治　❶八二丹：撒于疮顶陷黑处，外盖黄金膏，四周用金黄散冷开水调制外敷。❷药制苍耳虫：每次 10~15 条，捣烂，外敷患部，盖贴金黄膏。

其他疗法　本病属危险重症，应采用中西医结合治疗积极抢救：①及时、彻底处理原发病灶；②早期、足量使用敏感、广谱抗菌药物；③补液，维持水、电解质平衡及酸碱平衡；④必要时少量多次输入新鲜血或血浆；⑤中毒性休克时，及时加用升压药或应用肾上腺皮质激素；⑥糖尿病患者，控制血糖水平。

（二）内陷

内陷是疮疡阳证疾患过程中，因正气内虚，火毒炽盛，导致毒邪走散，正不胜邪，毒不外泄，反陷入里，客于营血，内传脏腑的一种危急疾病。临床以疮顶忽然凹陷，或忽然干枯无脓，或疮面忽变光白板亮，伴邪盛热极或正虚邪盛或阴阳两竭的全身证候为主症。根据病变不同阶段的临床表现分为火陷、干陷和虚陷 3 种。发生于 1~2 候毒盛期的，称火陷；发生于 2~3 候溃脓期的，称干陷；发生于 4 候收口期的，称虚陷。病因主要为阴液不足，或气血两亏，或阴阳两竭。正不胜邪，毒邪反陷入里，客于营血，内犯脏腑。治疗应采取中西医结合治疗，扶正祛邪，审邪正之消长，随症治之。现代医学中的全身化脓性感染属于本病。

内　治

1. 邪盛热极证　多发于疽证 1~2 候的毒盛期。局部疮顶不高，根盘散漫，疮色紫滞，疮口干枯无脓，灼热剧痛，壮热口渴，便秘溲赤，烦躁不安，神昏谵语。舌质红绛、苔黄腻或黄糙，脉洪数、滑数或弦数。治宜凉血清热解毒，养阴清心开窍。

【常用方药】清营汤合黄连解毒汤、安宫牛黄丸或紫雪散加减。处方：

水牛角 30 g　玄参 10 g　生地黄 15 g　麦冬 10 g　天花粉 15 g　黄连 6 g
黄芩 10 g　　栀子 10 g　金银花 12 g　连翘 10 g　竹叶 10 g
炮穿山甲 15 g　皂角刺 15 g　加安宫牛黄丸 1 粒或紫雪散 1.5 g

方中水牛角、玄参、生地黄、麦冬、天花粉清营凉血，养阴清热；黄连、黄芩、栀子清营解毒泻火；金银花、连翘、竹叶解毒透热转气；炮穿山甲、皂角刺透脓托毒；安宫牛黄丸或紫雪散清心开窍安神。

【加减】①咳吐痰血加鲜茅根、鲜芦根；②痰多不畅加竹沥顿服；③痰红且腥或带脓痰加生石膏、沙参、浙贝母、鱼腥草；④发痉抽搐轻者加石决明、钩藤、白芍、牡蛎等，重者用蜈蚣、全蝎及羚羊角研粉冲服；⑤胸闷、纳呆、呕恶、苔厚而腻加陈皮、法半夏、苍术、厚朴；⑥腹胀满燥结加大黄、风化硝、枳实；⑦便溏纳呆加山楂、谷麦芽、神曲；⑧尿血加大、小蓟及侧柏叶；⑨口渴甚者加麦冬；⑩并发疽疸加绵茵陈、黄柏等。

【供选成药】❶安宫牛黄丸：详见第 498 页。❷牛黄清宫丸：详见第 493 页。❸万氏牛黄清心丸：详见第 523 页。❹牛黄安心丸：每丸 3.5 g。每次 1 丸，每日 2 次。孕妇忌服。忌食辛辣物。❺牛黄宁宫片：每片 0.34 g。每次 3~6 片，每日 3 次。凡属虚证及低血压者慎用。孕妇忌服。忌酸辣油腻食物。

2. 正虚邪盛证　多见于疽证 2~3 候的溃脓期。局部脓腐，疮口中央糜烂，脓少而薄，疮色灰暗，肿势平塌，散漫不聚，闷胀疼痛或微痛，发热或恶寒，神疲食少，自汗胁痛，神昏谵语，气息粗促。舌质淡红、舌苔黄腻或灰腻，脉象虚数。或体温反不高，肢冷，大便溏薄，小便频数，舌质淡，苔灰腻，脉沉细。治宜补养气血，托毒透邪，佐以清心安神。

【常用方药】托里消毒散合安宫牛黄丸。处方：

党参 10 g	黄芪 30 g	当归 12 g	川芎 10 g	白芍 10 g	皂角刺 10 g
桔梗 10 g	金银花 15 g	连翘 10 g	白芷 10 g	加安宫牛黄丸 1 粒	

方中党参、黄芪、当归、川芎、白芍补益气血，扶正抗邪；党参、黄芪、皂角刺、桔梗、白芷益气，托毒透脓举陷；金银花、连翘解毒透表；安宫牛黄丸清心开窍安神。

【加减】肢冷、便溏加附子温阳托毒。

【供选成药】❶十全大补丸：详见第 522 页。同时服用安宫牛黄丸（第 498 页），每次 1 丸（3 g），每日 2 次。❷北芪片：详见第 509 页。同时服用安宫牛黄丸，每次 1 丸（3 g），每日 2 次。

3. 脾肾阳衰证　多见于疽证 4 候的收口期。局部肿势已退，疮口糜肉已尽，而脓水稀薄色灰，或偶带绿色，新肉不生，状如镜面，光白板亮，不知疼痛，虚热不退，形神委顿，纳食日减，或有腹痛便泄，自汗肢冷，气息低促。舌质淡红、苔薄白或无苔，脉沉细或虚大无力。治宜温补脾肾。

【常用方药】附子理中丸加减。处方：

熟附子 10 g	红参 10 g	白术 10 g（炒）	干姜 6 g	黄芪 15 g
山药 12 g	谷芽 15 g（炒）	麦芽 15 g（炒）	炙甘草 6 g	

方中熟附子、干姜温脾祛寒；红参、黄芪大补元气；炒白术、山药健运脾胃，另加炒谷芽、炒麦芽增进健脾益气之功；炙甘草调和诸药和中。

【加减】①自汗肢冷加肉桂；②昏迷厥脱加高丽参（另煎服）、龙骨（先煎）、牡蛎（先煎）以敛阳固脱。

【供选成药】❶附子理中丸：每丸9 g。每次9 g，每日2次。孕妇忌用。湿热泄泻者忌用。❷归参补血片：每板15片，每盒装3板，每次5~7片，每日3次。孕妇禁用。❸生血丸：每瓶5 g。每次1瓶，每日3次。阴虚内热之舌质红、少苔者慎用。

4. 阴伤胃败证　多见于疽证4候的收口期。局部肿势已退，疮口腐肉已尽，而脓水稀薄色灰，或偶带绿色，新肉不生，状如镜面，光白板亮，不知疼痛，口舌生糜，纳少口干。舌质红绛、舌光如镜，脉细数。治宜生津益胃。

【常用方药】益胃汤加减。处方：

| 沙参15 g | 麦冬10 g | 生地黄20 g | 太子参15 g | 竹茹10 g |
| 谷芽10 g(炒) | 石斛10 g | 天花粉10 g | 金银花15 g | 紫花地丁10 g |

方中沙参、麦冬、生地黄、石斛、天花粉养阴生津、益胃；太子参益气生津、托毒；竹茹、炒谷芽化浊和降，健胃；金银花、紫花地丁清解余毒。

【加减】①兼气虚加黄芪、党参；②胃脘灼热明显加牡丹皮、地骨皮；③胃脘胀满明显加佛手、厚朴；④大便秘结加火麻仁、郁李仁。

【供选成药】西洋参口服液、洋参胶囊：详见第506页。

外　治　参见"有头疽"。

其他治疗　参见"走黄"。

十一、流痰

流痰是一种发于骨与关节间的慢性化脓性疾病。其特点是好发于儿童及青少年，多见于骨与关节，且以脊椎为多，其次为上、下肢，起病缓慢。临床以初起不红不热，漫肿酸痛，化脓迟缓，溃后脓水清稀夹有败絮状物，不易收口，易成窦道为主症。病因主要为先天不足或后天失调、肾亏髂空，或强令早坐，或跌仆损伤，外感风寒邪气。肾亏髂空，风寒痰浊乘虚而入，留滞筋骨关节，气血凝聚，经络阻隔，日久为病。治疗以扶正祛邪为主，根据疾病不同阶段的特点辨证论治，常规配合抗结核药物治疗。现代医学中的骨与关节结核属于本病。

内 治

1. **寒痰凝聚证** 多见初起病变关节外形既不红热，也不肿胀，仅感隐隐酸痛，继则关节活动障碍，动则痛甚。舌淡苔薄，脉濡细。治宜补肾温经，散寒化痰。

【常用方药】阳和汤加减。处方：

> 熟地黄 15 g　当归 10 g　鹿角胶 10 g　麻黄 10 g　桂枝 10 g　茯苓 10 g
> 白术 10 g　　蚕沙 10 g　白芥子 10 g　甘草 10 g

方中熟地黄、当归补养精血；鹿角胶温补肾阳，益精髓，壮筋骨；麻黄、桂枝达卫散寒，通气血，且使熟地黄、鹿角胶补而不滞；茯苓、白术健脾化痰；蚕沙散寒祛风除湿；白芥子温化寒痰，消肿止痛；甘草解毒，并调和诸药。

【加减】①寒象重加肉桂、炮姜、附子；②发于胸、腰椎加杜仲、川芎；③发于上肢加姜黄、桑枝；④发于下肢加牛膝。

【供选成药】❶阳和丸：每丸 3 g。每次 1~2 丸，每日 2 次。湿热证或阴虚火旺者忌用。❷小金丸：详见第 521 页。

2. **阴虚内热证** 多见发病数月后，患病部位渐渐漫肿，皮色微红，中有软陷，重按应指，午后潮热颧红，夜间盗汗，口燥咽干，或咳嗽痰血。舌红少苔，脉细数。治宜养阴清热托毒。

【常用方药】六味地黄丸合清骨散加减。处方：

> 银柴胡 15 g　鳖甲 10 g　秦艽 10 g　青蒿 10 g　地骨皮 10 g　知母 10 g
> 胡黄连 10 g　百合 10 g　麦冬 10 g　炙甘草 6 g

方中银柴胡、青蒿、秦艽清血热而除骨蒸；地骨皮、胡黄连、知母清肺、心、肾之虚火；鳖甲、百合、麦冬滋阴清热，治虚痨；炙甘草和中，以免苦寒药物损伤胃气。

【加减】①自汗不止加黄芪、浮小麦、煅龙骨、煅牡蛎以固表敛汗；②咳嗽痰血加南沙参、川贝母、牡丹皮、白茅根以润肺止咳止血。

【供选成药】❶壮骨丸：每丸 9 g。每次 9 g，每日 2~3 次。孕妇忌服。❷大补阴丸、龟苓膏、知柏地黄丸：详见第 490、第 491 页。

3. **肝肾亏虚证** 多见疮口流脓稀薄，或夹有败絮样物，形成窦道。病在四肢关节，患肢肌肉萎缩、畸形；病在脊椎，则强直不遂，甚至下肢瘫痪不用，二便潴留或失禁，腰脊酸痛，盗汗，形体消瘦。舌红苔薄，脉细数或虚数。治宜补益肝肾。

【常用方药】左归丸合香贝养荣汤加减。处方：

> 熟地黄 20 g 山药 12 g 山茱萸 10 g 白参 6 g 白术 12 g 茯苓 10 g
> 川芎 10 g   当归 12 g 浙贝母 10 g 香附 6 g 白芍 10 g 枸杞子 10 g
> 菟丝子 10 g 龟甲胶 12 g 牛膝 10 g   大枣 10 g 炙甘草 6 g

方中熟地黄滋肾填阴；枸杞子、山茱萸益精涩精；龟甲胶为血肉有情之品，可益精填髓；菟丝子、牛膝强腰膝、健筋骨；白参、白术、茯苓、山药补益脾肾；当归、川芎、白芍活血养血；浙贝母清热散结；香附理气止痛；参、草、枣之甘温可益气补虚。

【加减】①盗汗不止加黄芪、浮小麦、牡蛎（先煎）、龙骨（先煎）；②咳嗽痰血加南沙参、麦冬、百合、牡丹皮等；③腰脊酸痛加续断、杜仲、狗脊、巴戟肉。

【供选成药】❶六味地黄丸：大蜜丸，每丸 9 g，每次 9 g，每日 2 次；浓缩丸，每 8 丸相当于原药材 3 g，每次 8 丸，每日 3 次。水蜜丸，每袋 6 g，每次 6 g；小蜜丸，每袋 9 g，每次 9 g；均每日 2 次。体实、阳虚者慎用。感冒者或脾虚、气滞、食少纳呆者慎用。❷大补阴丸：详见第 490 页。

4. 气血两虚证 多见疮口流脓稀薄，日久不愈，面色无华，形体畏寒，心悸失眠，自汗。舌淡红、苔薄白，脉濡细或虚大。治宜补气养血。

【常用方药】人参养荣汤或十全大补汤加减。处方：

> 炙黄芪 30 g 党参 15 g 白术 15 g 茯苓 10 g 炙甘草 6 g 当归 15 g
> 熟地黄 15 g 白芍 15 g 大枣 6 g 陈皮 6 g   肉桂 5 g

方中党参、白术、茯苓、炙甘草、炙黄芪、大枣健脾益气，健脾则气血生化有源；当归、熟地黄、白芍补养阴血；肉桂温肾振奋脾阳、通利血脉，与补气补血药物一起鼓舞气血生长；陈皮配入补方之中，以健脾益气，并使补而不滞。

【加减】腰脊酸痛或合并下肢瘫痪，选加续断、狗脊、菟丝子、怀牛膝、鹿角粉等。

【供选成药】❶十全大补丸：详见第 522 页。❷人参养荣丸：详见第 491 页。

外 治

1. 初期　阳和解凝膏：每张 1.5 g 或 3 g。掺黑退消或桂麝散盖贴患处。
2. 成脓　切开排脓。
3. 溃后　❶五五丹药捻：插入疮孔中，外盖贴红油膏纱布，用于提脓祛腐。❷生肌玉红膏、生肌散：详见第 492 页。❸珠黄八宝散：详见第 522 页。

其他疗法　①手术治疗；②抗结核治疗；③混合感染给予敏感抗菌药物。

十二、瘰疬

瘰疬是一种发生于颈部的慢性化脓性疾病。临床以初起结核如豆，不红不痛，缓缓增大，相互融合成串，溃后脓水清稀夹有败絮状物，经久难敛，易成窦道为主症。病因主要为肺肾阴亏和肝气郁结。肝郁脾虚，痰湿内生；或肺肾阴亏，阴虚火旺，灼津为痰，痰火凝结而成。治疗以扶正祛邪为主，分期辨证论治。现代医学中的颈部淋巴结结核属于本病。

内 治

（一）气滞痰凝证

多见于瘰疬初期，肿块坚实，苔黄腻，脉弦滑。治宜疏肝理气，化痰散结。

【常用方药】开郁散加减。处方：

> 当归 12 g　　白芍 10 g　　夏枯草 10 g 柴胡 6 g 连翘 15 g　　茯苓 10 g
> 法半夏 10 g 浙贝母 15 g 玄参 10 g　　陈皮 6 g 生牡蛎 30 g 甘草 6 g

方中当归、白芍养血柔肝；柴胡、夏枯草疏肝散结，条达一身气机；夏枯草、浙贝母、连翘解毒散结；玄参、生牡蛎咸寒软坚散结；茯苓、法半夏、陈皮、甘草健脾化痰，以绝生痰之源。

【加减】①肝火偏胜加黄芩、栀子；②合并胀痛加橘核、青皮，质地坚硬加海藻、昆布、猫爪草；③肿块日久、局部有红晕、伴发热加金银花、黄芩、赤芍，去法半夏、陈皮；④脓成加黄芪、太子参、皂角刺、炮穿山甲，减去柴胡、夏枯草及牡蛎、玄参等药。

【供选成药】❶内消瘰疬丸：浓缩丸，每10丸重1.85 g，每次8丸，每日3次；水丸，每100粒重6 g或每瓶装9 g，每次9 g，每日1~2次。孕妇禁用。脾虚食少、大便溏泄者慎用。❷五海瘿瘤丸：每丸9 g。每次1丸，每日2次。孕妇忌服。❸消瘰夏枯草膏：每瓶60 g。每次15 g，每日2次。孕妇忌服。❹小金丸：详见第521页。❺消瘰丸：每瓶50 g。每次9 g，每日2次。

(二) 阴虚火旺证

多见核块渐增大，皮核相连，皮色暗红，午后潮热，夜间盗汗。舌红少苔，脉细数。治宜滋阴降火。

【常用方药】六味地黄丸合清骨散加减。处方：

> 熟地黄30 g 山茱萸12 g 山药12 g 泽泻10 g 茯苓10 g　牡丹皮10 g
> 银柴胡15 g 鳖甲10 g　秦艽10 g 青蒿10 g 地骨皮10 g 知母10 g
> 胡黄连10 g 百合10 g　麦冬10 g 炙甘草6 g

方中熟地黄、山茱萸滋养肝肾之阴；山药滋肾健脾；牡丹皮、茯苓、泽泻防滋补太过；银柴胡、青蒿、秦艽清血热而除骨蒸；地骨皮、胡黄连、知母清肺与心、肾之虚火；鳖甲、百合、麦冬滋阴清热，治虚痨；炙甘草和中，以免苦寒药物损伤胃气。

【加减】①自汗不止加黄芪、浮小麦、煅龙骨、煅牡蛎以固表敛汗；②咳嗽痰血加南沙参、川贝母、白茅根以润肺止咳止血；③脓成减少熟地黄，加黄芪、桔梗、皂角刺、炮穿山甲以托毒透脓。

【供选成药】❶大补阴丸、龟苓膏、知柏地黄丸：详见第490、第491页。❷夏枯草膏：每瓶100 mL。每次10~20 mL，每日2次。

(三) 气血两虚证

多见疮口脓出清稀，夹有败絮样物，形体消瘦，精神倦怠，面色无华。舌淡质嫩、苔薄，脉细。治宜益气养血。

【常用方药】香贝养荣汤加减。处方：

> 党参10 g　白术10 g　茯苓10 g　　当归10 g　白芍10 g　熟地黄15 g
> 川芎6 g　香附10 g　浙贝母10 g 桔梗10 g　炙甘草6 g

方中八珍汤补益气血；浙贝母、桔梗化痰散结解毒；香附理气止痛。本方侧重调补气血以"养荣",结合化瘀散结之品,共奏调补气血,解毒化痰之功。

【加减】①疼痛剧烈加乳香、没药、延胡索;②脓出量多加金银花、蒲公英;③心烦不寐加柏子仁、远志、酸枣仁;④兼脾虚加山药、广木香、砂仁。

【供选成药】❶人参养荣丸:详见第491页。❷八珍丸:详见第503页。❸北芪片:详见第509页。

外 治

1. 初期 ❶阳和解凝膏:每张1.5 g或3 g。掺黑退消或桂麝散盖贴患处。❷独角膏:每张5 g。加温软化,贴敷患处。

2. 成脓 千捶膏外贴或切开排脓。

3. 溃后 ❶五五丹药捻:详见第529页。❷生肌玉红膏、生肌散:详见第492页。❸拔脓净:取药粉适量,撒于疮面,外贴黑膏药或凡士林纱布,1~3日换1次。本品限用于腐肉不脱。❹珠黄八宝散:详见第522页。

其他疗法 ①手术扩创或挂线治疗;②抗结核治疗;③混合感染给予敏感抗菌药物。

十三、褥疮

褥疮,亦称"席疮",是指长期卧床不起的患者,由于躯体的重压与摩擦而引起的皮肤溃烂。临床以受压部初起红斑,继而溃烂,难以愈合为主症。病因主要为长期卧床和局部压迫摩擦。久卧伤气,气虚血行不畅,复因压迫及摩擦,致气虚血瘀,局部肌肤失养,皮肉坏死。治疗以外治为主,配合内治,积极治疗全身疾病。

内 治

(一) 气滞血瘀证

多见局部皮肤出现褐色红斑,继而紫暗红肿,或有破损。苔薄、舌边有瘀紫,脉弦。治宜理气活血。

【常用方药】血府逐瘀汤加减。处方:

当归12 g	生地黄10 g	桃仁12 g	红花6 g	赤芍10 g	川芎10 g
牛膝10 g	枳壳10 g	柴胡6 g	甘草6 g		

方中桃红四物汤活血化瘀而养血；四逆散行气和血而舒肝；牛膝通利血脉。

【加减】①气虚加党参、黄芪益气扶正；②气滞血瘀加延胡索活血行气。

【供选成药】❶血府逐瘀丸（胶囊）：蜜丸，每丸 9 g，每次 2 丸；胶囊剂，每粒 0.4 g，每次 6 粒；均每日 2 次。孕妇及无瘀血证者忌用。❷云南白药胶囊、丹七片：详见第 504 页。

（二）蕴毒腐溃证

多见褥疮溃烂，腐肉及脓水较多，或有恶臭，重者溃烂可深及筋骨，四周漫肿，发热或低热，口干苦，精神萎靡，不思饮食。舌红苔少，脉细数。治宜益气养阴，渗湿托毒。

【常用方药】生脉散、透脓散合萆薢渗湿汤加减。处方：

党参 10 g	麦冬 10 g	五味子 6 g	黄芪 20 g	川芎 10 g
当归 10 g	牡丹皮 10 g	皂角刺 10 g	炮穿山甲 10 g	萆薢 15 g
薏苡仁 30 g	黄柏 10 g	茯苓 10 g	泽泻 10 g	滑石 15 g

方中生脉散益气养阴；黄芪健脾益气；当归、川芎活血养血；牡丹皮清热散瘀；萆薢、薏苡仁、黄柏、茯苓、泽泻、滑石清热利湿；炮穿山甲、皂角刺托毒透脓。

【加减】①脓腐较多加金银花、败酱草、浙贝母清热解毒；②大便干结加火麻仁、郁李仁润肠通便。

【供选成药】❶西洋参口服液：详见第 506 页。❷北芪片：详见第 509 页。

（三）气血两虚证

多见疮面腐肉难脱，或腐肉虽脱，新肌色淡，愈合缓慢，面色无华，神疲乏力，纳差食少。舌淡苔少，脉沉细无力。治宜气血双补，托毒生肌。

【常用方药】托里消毒散加减。处方：

党参 10 g	黄芪 20 g	当归 10 g	川芎 10 g	白芍 12 g	白术 10 g
茯苓 10 g	白芷 10 g	皂角刺 10 g	金银花 15 g	甘草 6 g	

方中党参、黄芪、当归、川芎、白芍、白术、茯苓补益气血；金银花、甘草清解余毒；白芷、皂角刺消肿排脓。

【加减】①腐肉未脱，余毒未清加夏枯草、连翘等清解余毒；②阴虚内热加麦冬、玄参、地骨皮、鳖甲滋阴清热；③食少加神曲、山楂、麦芽、鸡内金、木香、枳壳。

【供选成药】❶人参养荣丸：详见第 491 页。❷十全大补丸：详见第 522 页。

外 治

1. 红斑未溃　红灵酒或红花酊，适量，外擦患部。
2. 溃后　❶京万红软膏：每支 10 g。用生理盐水清理创面，涂敷本品或将本品涂于消毒纱布上，敷盖创面，每日 1 次。❷外用应急软膏：每盒 10 g 或 15 g。取适量涂于患处及周围，每日 1 次。涂药后不要用塑料薄膜覆盖，如出现粟粒样皮疹、小水疱或疼痛，减少药量可自行消失，不影响继续治疗。❸象皮生肌膏：每瓶 250 g。直接涂敷，药厚 1~2mm，每日 1~2 次。❹外伤如意膏：详见第 515 页。❺老鹤草软膏：每克软膏含老鹤草（相当于生药量）1 g。涂敷患处，每日 1 次。❻八宝散：每瓶 0.6 g。取适量药粉撒于疮面，外盖生肌白玉膏纱布，每日 1~2 次。本品用于脓腐已尽、久不收口者。

其他疗法　对范围较大的褥疮可行手术治疗。

十四、窦道

窦道，亦称漏管，是一种只有外口而无内口相通的病理性盲管。临床以深部组织通向体表的管道，有一个或多个外口，管道或长或短，或直或弯为表现特点，以局部疮口常有脓性分泌物流出，疮周皮肤潮红、丘疹、糜烂、瘙痒不适为主症。病因主要为手术创伤，或异物残留，或兼有邪毒侵袭。创伤、异物、邪毒滞留，致局部气血凝滞，蕴蒸化脓，溃破成漏。治疗以外治为主，必要时配合辨证内治。

内 治

（一）余毒未清证

多见疮口脓水淋漓，疮周红肿疼痛，或瘙痒不适，轻度发热。苔薄黄或黄腻，脉数。治宜清热和营托毒。

【常用方药】仙方活命饮加减。处方：

金银花 20 g　连翘 10 g　天花粉 10 g　赤芍 15 g　丹参 15 g　当归 10 g
浙贝母 10 g　乳香 10 g　没药 10 g　甘草 6 g

方中金银花、连翘清热解毒；当归、赤芍、丹参、乳香、没药凉血活血消痈；天花粉、浙贝母养阴清热散结，甘草解毒和中。

【加减】①红肿疼痛明显加半枝莲、重楼等；②后期气血亏耗，用十全大补汤。

【供选成药】❶连翘败毒丸：详见第 511 页。❷仙方活命片：详见第 495 页。

（二）气血两虚证

多见疮口脓水量少不尽，肉芽色淡不泽，面色萎黄，神疲倦怠，纳少寐差。舌质淡、苔薄，脉细。治宜益气养血，和营托毒。

【常用方药】托里消毒散加减。处方：

> 党参 10 g　黄芪 20 g　当归 10 g　　川芎 10 g　　白芍 12 g　白术 10 g
> 茯苓 10 g　白芷 10 g　皂角刺 10 g　金银花 15 g　甘草 6 g

方中党参、黄芪、当归、川芎、白芍、白术、茯苓补益气血；金银花、甘草清解余毒；白芷、皂角刺消肿排脓。

【加减】①腐肉未脱、余毒未清加蒲公英、连翘清解余毒；②气血虚衰甚宜大补气血，处方十全大补汤。

【供选成药】❶人参养荣丸：详见第 491 页。❷十全大补丸：详见第 522 页。❸北芪片：详见第 509 页。

外 治　❶五五丹或千金散药线：插入疮孔中引流，外盖红油膏纱布，每日换药 1 次。用于蚀管拔毒。❷拔脓净：详见第 531 页。❸生肌玉红膏、生肌散：详见第 492 页。❹珠黄八宝散：详见第 522 页。

其他疗法　①手术治疗；②抗病原治疗（急性期用抗菌药物，结核性用抗结核性药物，放线菌病用抗真菌药）。

贰　乳房疾病

乳房疾病是指发生在乳房部位的疾病的统称。男女均可发病，女性发病率显著高于男性。主要因肝气郁结，或胃热壅滞，或痰瘀凝结，或肝肾不足，或乳汁蓄积，或外邪侵袭等，影响相关脏腑、经络的生理功能而产生病变。化脓性乳房疾病多由乳头开裂或凹陷畸形、感染邪毒，或嗜食厚味、脾胃积热，或情志内伤、肝气不舒，以致乳汁郁滞，排泄障碍，或痰浊壅滞，郁久化热，热胜肉腐而成脓肿。肿块性乳房疾病多因忧思郁怒，肝脾受损，气滞痰凝，或肝肾不足，冲任失调，气血运行失常，致气滞、血瘀、痰凝，阻滞乳络而成。临床辨证除观察乳房局部病变外，还须结合全身症状。治疗根据不同的病变性质行内治法、外治法，或内治与外治相结合。内治法主要包括疏风解表法、疏肝清热法、扶正托毒法、解郁化痰法、调摄冲任法、滋阴化痰法。外治法主要采用敷贴及手术治疗。

一、乳痈

乳痈是由热毒入侵乳房而引起的急性化脓性疾病。临床以乳房局部结块，红肿热痛，并恶寒发热为主症。病因主要为肝气不舒、胃热壅滞、外邪内侵、乳汁瘀积。邪热蕴结，闭阻乳络，蒸酿化脓。治疗强调及早处理，以消为贵，注重疏络通乳，并配合多种外治法。现代医学中的急性化脓性乳腺炎属于本病。

内 治

（一）肝胃郁热证

多见乳房肿胀疼痛，结块或有或无，皮色不变或微红，伴恶寒发热，周身酸楚，胸闷呕恶，口渴便秘。舌质红、苔薄白或薄黄，脉浮数或弦数。治宜疏肝清胃，通乳消肿。

【常用方药】瓜蒌牛蒡汤加减。处方：

牛蒡子 20 g	栀子 10 g	黄芩 9 g	金银花 10 g	连翘 12 g
蒲公英 30 g	全瓜蒌 30 g	橘叶 6 g	青皮 6 g	柴胡 10 g
紫花地丁 12 g	甘草 6 g			

方中牛蒡子、金银花、连翘、蒲公英、紫花地丁清热解毒；栀子、黄芩清热泻火；全瓜蒌、柴胡、橘叶、青皮疏肝行气解郁；甘草解毒和中，调和诸药。

【加减】①乳汁壅滞加路路通、漏芦等通乳；②肿块明显加赤芍、桃仁等化瘀散结；③新产妇恶露未尽加归尾、川芎、益母草以祛瘀；④大便秘结加生大黄或火麻仁通便。

【供选成药】❶莲蒲双清片：每片 0.25 g，每盒 24 片或 36 片。每次

2 片，每日 3 次。❷蒲公英颗粒（片）：颗粒，每包 4 g，每盒 15 包，每次 1 包，每日 3~4 次；片剂，每片 0.3 g，每次 3~5 片，每日 4 次。❸乳疮丸：每袋 9 g。每次 9 g，每日 2 次。❹炎可宁片：每片 0.3 g，每盒 24 片。每次 3~4 片，每日 3 次。孕妇忌服，脾胃虚弱者应慎用。❺七味新消丸：详见第 496 页。

（二）热毒炽盛证

多见乳房肿痛，皮肤娇红灼热，肿块变软，有应指感。或切开排脓后引流不畅，红肿热痛不消，有"传囊"现象，壮热，口渴喜饮，便秘溲赤。舌红、苔黄腻，脉洪数。治宜清热解毒，托里透脓。

【常用方药】瓜蒌牛蒡汤合透脓散加减。处方：

全瓜蒌 30 g	柴胡 10 g	当归 10 g	赤芍 20 g	蒲公英 30 g
紫花地丁 20 g	金银花 10 g	连翘 10 g	黄芪 10 g	王不留行 10 g
皂角刺 10 g	炮穿山甲 10 g	白芷 10 g	甘草 6 g	

方中全瓜蒌、柴胡疏肝行气解郁；当归、赤芍养血活血散瘀；黄芪益气托毒外出；蒲公英、紫花地丁、金银花、连翘清热解毒；王不留行通乳散结；白芷、炮穿山甲、皂角刺托毒排脓外出；甘草解毒和中。

【加减】①热甚加生石膏、知母等；②口渴甚加天花粉、鲜芦根等。

【供选成药】一粒珠：每丸 1.5 g。每次 1 丸，每日 2 次，重症加倍。孕妇忌服。本品含剧毒药，不可多服。

（三）正虚邪滞证

多见溃脓后乳房肿痛虽轻，但疮口脓水不断，脓汁清稀愈合缓慢或形成乳漏，伴全身乏力，面色少华，或低热不退，饮食减少。舌淡、苔薄，脉弱无力。治宜益气和营，托毒生肌。

【常用方药】托里消毒散加减。处方：

黄芪 30 g	党参 10 g	白术 10 g	当归 10 g	玄参 10 g	赤芍 10 g
金银花 20 g	陈皮 6 g	皂角刺 10 g	炮穿山甲 10 g		

方中黄芪、党参、白术益气健脾；当归、玄参、赤芍养阴补血；陈皮理气健脾燥湿；金银花清热解余毒；皂角刺、炮穿山甲托毒透脓。

【加减】①热毒甚加生石膏、知母、蒲公英等；②口渴甚加天花粉、鲜芦根等。

【供选成药】❶十全大补丸：详见第 522 页。❷八珍丸：详见第 503 页。❸北芪片：详见第 509 页。

（四）气血凝滞证

多见乳房结块质硬，微痛不热，皮色不变或暗红，日久不消。舌质正常或瘀暗、苔薄白，脉弦涩。治宜疏肝活血，温阳散结。

【常用方药】四逆散加减。处方：

柴胡 15 g	白芍 10 g	枳实 6 g	鹿角片 10 g	桃仁 10 g
制香附 10 g	丹参 15 g	益母草 10 g	路路通 10 g	甘草 6 g

方中柴胡、制香附疏肝解郁，透邪外出；白芍敛阴养血柔肝，以补养肝血，条达肝气，可使柴胡升散而无耗伤阴血之弊；枳实理气解郁，泄热破结；桃仁、丹参、益母草活血祛瘀消肿；路路通祛风活络；鹿角片温肾阳，行血消肿；甘草调和诸药。

【供选成药】乳块消颗粒（胶囊、片）：颗粒，每袋 5 g 或 10 g，每次 1 袋；胶囊，每粒 0.3 g，每次 4~6 粒；片剂，每片 0.36 g，每次 4~6 片；均每日 3 次。孕妇禁用。

外 治

1. 初期　❶如意金黄散：详见第 512 页。❷三黄散：详见第 495 页。❸泻毒散：详见第 501 页。❹疮炎灵软膏：每支 10 g。直接将药涂敷患处，每日 1 次。❺紫花地丁软膏：详见第 491 页。

2. 成脓　切开排脓。

3. 溃后　❶八二丹或九一丹药捻：详见第 497 页。❷生肌玉红膏、生肌散：详见第 492 页。

其他疗法　①感染严重时应用退乳药物；②根据病情选用抗菌药物。

【附】乳发

乳发是发生在乳房部肌肤之间，容易腐烂坏死的严重化脓性感染。临床以乳房局部焮红漫肿疼痛，毛孔深陷，大面积皮肉迅速腐烂坏死为主症。病因主要为火毒外侵、肝胃两经湿热蕴结。湿热火毒蕴结乳房，气血凝滞，化热酿毒成脓。

现代医学中的乳房部蜂窝织炎或乳房坏疽属于本病。

内　治　火毒蕴结证：多见乳房皮肤焮红漫肿，疼痛较甚，毛孔深陷，2~3日皮肤湿烂，继则发黑溃腐，发热头痛，便秘溲赤。舌红苔黄，脉滑数。治宜泻火解毒。

【常用方药】龙胆泻肝汤合黄连解毒汤加减。处方：

> 龙胆 10 g　栀子 10 g　　黄芩 10 g　柴胡 6 g　生地黄 10 g　赤芍 10 g
> 泽泻 10 g　车前子 10 g　黄连 10 g　黄柏 10 g　甘草 6 g

方中龙胆泻肝胆实火；黄芩、栀子、黄连、黄柏苦寒泻火；泽泻、车前子清热利湿；生地黄、赤芍凉血清热；柴胡引药入肝经；甘草调和诸药。

【加减】①便秘加生大黄、芒硝；②高热加生石膏、知母；③火毒内攻改用犀角地黄汤合黄连解毒汤；④神识昏糊加安宫牛黄丸或紫雪；⑤成脓时加炮穿山甲、皂角刺。

【供选成药】❶莲蒲双清片、蒲公英颗粒、乳疮丸、一粒珠：详见第535、第536页。❷梅花点舌丸：详见第497页。

外　治　参见"乳痈"。

其他疗法　根据病情选用抗菌药物。

二、粉刺性乳痈

粉刺性乳痈是一种以乳腺导管扩张、浆细胞浸润为病变基础的慢性非细菌感染的乳腺化脓性疾病。临床以乳头溢液，乳晕部肿块，化脓溃破后脓中夹有脂质样物质，晚期乳头内缩为主症。病因主要为肝郁不舒，肝肾虚损，乳头畸形、损伤等。肝气不疏，经脉不畅；肝肾虚损，冲任失调，乳络阻塞，气血转为痰浊；乳头内陷或损伤，乳络瘀滞。久则痰瘀凝聚，结块不散，化热化腐为脓。治疗注意内治与外治相结合，未溃偏重内治，已溃偏重外治。现代医学中的浆细胞性乳腺炎、肉芽肿性乳腺炎、乳腺导管扩张症属于本病。

内　治

（一）肝经蕴热证

多见乳头溢液或乳头凹陷有粉刺样物溢出，乳晕部结块红肿疼痛，按之灼热，伴发热头痛，便秘溲赤。舌红、苔黄腻，脉弦数或滑数。治宜疏肝清热，活血消肿。

【常用方药】柴胡清肝散加减。处方：

当归 15 g	赤芍 10 g	柴胡 10 g	香附 10 g	川楝子 10 g
青皮 6 g	郁金 15 g	丝瓜络 6 g	陈皮 10 g	延胡索 15 g
制乳香 10 g	制没药 10 g	山楂 10 g	甘草 6 g	白花蛇舌草 15 g

方中柴胡、赤芍、川楝子疏肝清热以和营；香附、郁金、陈皮、青皮、丝瓜络、延胡索行气止痛；当归养血活血；制乳香、制没药活血化瘀止痛；白花蛇舌草清热解毒；山楂消食行气散瘀；甘草和中解毒。

【加减】①结块明显加鬼箭羽、王不留行理气活血；②疼痛甚加蒲公英、夏枯草加重清热解毒；③心烦易怒加连翘、珍珠母、牡蛎清心镇静安神。

【供选成药】❶泻青丸：详见第 502 页。❷乳疬丸：详见第 536 页。❸梅花点舌丸：详见第 497 页。

（二）余毒未清证

多见脓肿自溃或切开后久不收口，脓水淋漓，形成乳漏，时愈时发，局部有僵硬肿块。舌质淡红或红、苔薄黄，脉弦。治宜益气扶正，和营托毒。

【常用方药】托里消毒散加减。处方：

黄芪 30 g	党参 10 g	白术 10 g	茯苓 12 g	当归 10 g
川芎 6 g	赤芍 10 g	金银花 10 g	陈皮 6 g	白芷 10 g
皂角刺 10 g	炮穿山甲 10 g	香附 10 g	延胡索 12 g	

方中黄芪、党参、白术、茯苓益气健脾；当归、川芎、赤芍养阴补血；陈皮、香附、延胡索行气止痛；金银花清热解余毒；白芷、皂角刺、炮穿山甲托毒透脓。

【加减】①疮周硬肿甚加连翘、牡蛎、白花蛇舌草清热解毒，软坚散结；②脓腐难净加薏苡仁、王不留行活血祛腐；③乳头溢血性液体加紫草、茜草凉血止血；④口渴、便秘加知母、玄参、刺猬皮、桑椹清热生津，润肠通便。

【供选成药】❶补中益气丸：大蜜丸，每丸 9 g，每次 1 丸；小蜜丸，每瓶 120 g，每次 9 g；水丸，每袋 6 g，每次 6 g；浓缩丸，每 8 丸相当于原药材 3 g，每次 8~10 丸；均每日 2~3 次。空腹或餐前服用。高血压患者慎用。有恶寒发热表证时不宜用。❷北芪片：详见第 509 页。

外　治

1. 初期　❶如意金黄散：详见第 512 页。❷三黄散：详见第 495 页。❸疮炎灵软膏：详见第 537 页。

2. 成脓　切开排脓。

3. 溃后　八二丹药捻：插入疮孔中引流，红油膏或金黄膏盖贴，提脓祛腐。

其他疗法　①挂线法；②根据病情选用抗菌药物。

三、乳痨

乳痨，又名乳痰，是乳房部的慢性化脓性疾病。临床以初起乳房内 1 个或数个结块如梅李、边界不清、皮肉相连、日久破溃、脓液清稀且夹有败絮样物为主症。病因主要为肺肾阴亏，或忧思过度、肝郁脾虚，或先患肺痨、瘰疬。阴虚火旺，灼津为痰，痰火凝结，耗伤气血津液，久而成痨。以常规抗痨治疗为主，中医以解郁化痰、软坚散结、养阴清热等方法治疗。现代医学中的乳房结核属于本病。

内　治

（一）气滞痰凝证

多见于初起阶段，乳房肿块形如梅李，不红不热，质地硬韧，不痛或微痛，推之可动，或心情不畅，胸闷胁胀。苔薄腻，脉弦滑。治宜疏肝解郁，滋阴化痰。

【常用方药】开郁散合消疬丸加减。处方：

> 柴胡 10 g　白术 10 g　茯苓 10 g　郁金 10 g　川楝子 10 g　香附 10 g
> 白芥子 10 g　全蝎 6 g　浙贝母 10 g　牡蛎 15 g　百部 10 g

方中柴胡、郁金、香附、川楝子疏肝解郁；白术、茯苓健脾利湿；白芥子善去寒痰；全蝎解毒消肿；浙贝母、牡蛎化痰软坚散结；百部抗痨润肺化痰。

【加减】①潮热加银柴胡、白薇；②疼痛甚加丹参、延胡索；③兼热象加金银花、连翘、蒲公英。

【供选成药】❶内消瘰疬丸、消瘰丸：详见第 530 页。❷小金丸：详见第 521 页。❸五海丸：每丸 3 g。每次 2 丸，每日 3 次。孕妇忌服。

（二）正虚邪恋证

多见于化脓或溃后阶段。乳房结块渐大，皮色暗红，肿块变软，溃后脓水稀薄夹有败絮状物质，日久不敛，伴有窦道，面色㿠白，神疲乏力，食欲减退。舌淡、苔薄白，脉虚无力。治宜托里透脓。

【常用方药】托里消毒散加减。处方：

炙黄芪 30 g	党参 10 g	白术 10 g	熟地黄 12 g	白芍 10 g
当归 10 g	茯苓 12 g	大枣 10 g	陈皮 6 g	木香 10 g
白芷 10 g	皂角刺 10 g	金银花 10 g	甘草 6 g	

方中党参、炙黄芪、白术、茯苓、大枣补脾益气；熟地黄、白芍、当归养阴补血；木香理气醒脾，陈皮行气，合用以防滋腻太过；金银花、甘草清热解余毒；白芷、皂角刺托毒透脓外出。

【加减】①脓水过多加丹参、蒲公英；②日久不敛加炮穿山甲；③气血双亏合用八珍汤加减。

【供选成药】❶归脾丸：大蜜丸，每丸 9 g，每次 1 丸；水蜜丸，每袋 6 g，每次 6 g；浓缩丸，每 8 丸相当于原药材 3 g，每次 8～10 丸；小蜜丸，每袋 9 g，每次 9 g；空腹时温开水送服，均每日 3 次。阴虚火旺者不宜用。外感或实热内盛者不宜用。❷八珍丸：详见第 503 页。❸北芪片：详见第 509 页。

（三）阴虚痰热证

多见溃后脓出稀薄，夹有败絮状物质，形成窦道，久不愈合，潮热颧红，干咳痰红，形瘦食少。舌质红、苔少，脉细数。治宜养阴清热。

【常用方药】六味地黄丸合清骨散加减。处方：

| 银柴胡 15 g | 生地黄 12 g | 鳖甲 10 g | 秦艽 10 g | 青蒿 10 g | 地骨皮 10 g |
| 知母 10 g | 胡黄连 10 g | 百部 10 g | 麦冬 10 g | 炙甘草 6 g | |

方中银柴胡、青蒿、秦艽清血热而除骨蒸；地骨皮、胡黄连、知母清肺、心、肾之虚火；生地黄、鳖甲、百部、麦冬滋阴清热，治虚痨；炙甘草调和诸药。

【加减】①自汗不止加黄芪、浮小麦、煅龙骨、煅牡蛎以固表敛汗；

②咳嗽痰血加南沙参、川贝母、牡丹皮、白茅根以润肺止咳止血。

【供选成药】❶大补阴丸、龟苓膏、知柏地黄丸：详见第 490、第 491 页。**❷**消瘰夏枯草膏：每瓶 60 g。每次 15 g，每日 2 次。孕妇忌服。**❸**小金丸：详见第 521 页。

外 治

1. 初期　阳和解凝膏：每张 1.5 g 或 3 g。掺黑退消外贴，2 日 1 换。
2. 成脓　切开排脓。
3. 溃后　**❶**七三丹药捻：插于疮孔中引流，提脓祛腐。**❷**生肌玉红膏、生肌散：详见第 492 页。**❸**珠黄八宝散：详见第 522 页。

其他疗法　①手术治疗；②抗结核治疗。

四、乳癖

　　乳癖是乳腺组织的既非炎症也非肿瘤的良性增生性疾病。临床以单侧或双侧乳房疼痛并出现肿块为主症。病因主要为情志不遂或冲任失调。肝气不疏，或冲任不调，则气滞痰凝血瘀，乳络阻塞，致乳房肿块、疼痛。治疗以止痛与消块为主，根据具体情况辨证论治。现代医学中的乳腺增生病属于本病。

内 治

（一）肝郁痰凝证

多见于青壮年妇女，乳房肿块随喜怒消长，质韧不坚，胀痛或刺痛，胸闷胁胀，善郁易怒，失眠多梦，心烦口苦。苔薄黄，脉弦滑。治宜疏肝解郁，化痰散结。

【常用方药】逍遥蒌贝散加减。处方：

柴胡 10 g	当归 10 g	白芍 12 g	茯苓 10 g	白术 12 g
香附 10 g	川楝子 10 g	青皮 10 g	陈皮 6 g	郁金 10 g
瓜蒌 12 g	浙贝母 10 g	法半夏 10 g		

　　方中柴胡、香附、郁金、川楝子疏肝解郁；当归、白芍养血活血；白术、茯苓健脾；陈皮、青皮理气开郁；瓜蒌、浙贝母、法半夏化痰散结。

【加减】①痛甚加预知子、橘叶理气止痛；②月经量少色暗、痛经加益母草、延胡索活血调经；③肿块较多加土贝母、莪术化痰活血软坚；④肿块质地硬加海藻、牡蛎、白花蛇舌草软坚散结解毒。

【供选成药】❶逍遥丸：水丸，每袋 6 g 或 9 g，每次 6~9 g，每日 1~2 次；大蜜丸，每丸 9 g，每次 1 丸，每日 2 次；浓缩丸，每 8 丸相当于原生药 3 g，每次 8 丸，每日 3 次。月经过多者不宜用；凡肝肾阴虚或湿毒瘀阻所致的胁痛慎用。❷加味逍遥丸：每 100 粒 6 g。每次 6 g，每日 2 次。忌气恼劳碌。忌食生冷油腻。虚寒体质者忌服，孕妇慎用。❸乳块消颗粒：详见第 537 页。❹乳癖消片（颗粒、胶囊）：片剂，每片 0.32 g，每次 5~6 片；颗粒，每袋 8 g，每次 1 袋；胶囊，每粒 0.32 g，每次 5~6 粒；均每日 3 次。孕妇禁用，阴疽流注者慎用。❺乳康片：每片 0.3 g（相当生药 1.5 g）。餐后服用，每次 2~3 片，每日 2 次。❻乳结康丸：每瓶 36 g。餐后服用，每次 6 g，每日 3 次。孕妇、哺乳期妇女禁用。有胃溃疡、胃炎史者遵医嘱用药。经期应停服。

（二）冲任失调证

多见于中年妇女，乳房肿块月经前加重，经后缓减，腰酸乏力，神疲倦怠，月经失调，量少色淡，或闭经。舌淡苔白，脉沉细。治宜调摄冲任。

【常用方药】二仙汤合四物汤加减。处方：

仙茅 10 g	淫羊藿 10 g	当归 10 g	白芍 12 g	菟丝子 10 g
巴戟天 10 g	女贞子 10 g	川芎 10 g		

方中仙茅、淫羊藿温补命门，调补冲任；巴戟天、菟丝子温补肾阳而强筋骨；当归、白芍、川芎养血柔肝，助二仙汤调补冲任；女贞子滋养肝肾之阴。

【加减】①肿块质地坚韧加白芥子、海藻、威灵仙化痰软坚；②腰酸乏力、头晕目眩较甚加墨旱莲、制何首乌、杜仲补益肝肾。

【供选成药】❶乳增宁片：每片 0.5 g。每次 4~6 片，每日 3 次。❷坤灵丸：每盒 30 粒。每次 15 粒，每日 2 次。❸乳宁胶囊：每粒 0.32 g。每次 4~6 粒，每日 3 次。

外　治　❶乳癖消贴膏：每块 7cm×7cm。贴敷患处，每次 1 贴，每日 1 次。个别患者可出现皮肤过敏。孕妇禁用。对橡皮膏及本药过敏者、皮肤有溃疡或破损者不宜贴敷。本品应密封，置阴凉处保存。❷阳和解凝膏：每张 1.5 g 或 3 g。掺黑退消或桂麝散盖贴，5 日 1 换。对外用药过敏者忌用。❸散结止痛膏：每张 8cm×9cm。贴敷患处，1~2 日换 1 次。❹化核膏：每贴 7 g。贴患处，每次 1 贴，3~5 日换药 1 次。

其他疗法 手术切除肿块。

五、乳疬

　　乳疬是男女儿童或中老年男性在乳晕部出现的疼痛性结块。临床以乳晕中央有扁圆形肿块、轻压痛为主症。病因主要为肝肾不足和情志不畅。以致冲任失调，肝失所养，气滞血瘀痰凝，乳络阻塞而成。现代医学中的乳房异常发育症属于本病。

内 治

（一）肝气郁结证

　　多见性情急躁，遇事易怒，乳房肿块疼痛，触痛明显，胸胁牵痛。舌红苔白，脉弦。治宜疏肝散结。

　　【常用方药】逍遥蒌贝散加减。处方：

> 柴胡 10 g　当归 10 g　赤芍 10 g　茯苓 10 g　香附 10 g　　川楝子 10 g
> 青皮 10 g　陈皮 10 g　郁金 10 g　瓜蒌 12 g　浙贝母 10 g　生牡蛎 10 g

　　方中柴胡、香附、郁金、川楝子疏肝解郁；当归、赤芍养血活血；茯苓健脾；陈皮、青皮理气开郁；瓜蒌、浙贝母化痰散结；生牡蛎软坚散结。

　　【加减】①痛甚加预知子、橘叶理气止痛；②肿块坚硬加海藻、海浮石、海蛤粉软坚散结。

　　【供选成药】❶逍遥丸、加味逍遥丸、乳结康丸：详见第 543 页。❷乳块消颗粒：详见第 537 页。

（二）肾气亏虚证

　　多见于中老年人。偏于肾阳虚，见面色淡白，腰腿酸软，容易倦怠，舌淡，苔白，脉沉弱；偏于肾阴虚，见头目眩晕，五心烦热，眠少梦多。舌红苔少，脉弦细。治宜补益肾气。

　　【常用方药】

　　（1）偏于肾阳虚者，用右归丸加小金丸。处方：

> 熟地黄 10 g　山药 10 g　山茱萸 10 g　枸杞子 10 g　　菟丝子 15 g
> 鹿角胶 10 g　当归 10 g　制附片 6 g　肉桂末 3 g（冲）　牡蛎 30 g

方中制附片、肉桂、鹿角胶温补肾阳；熟地黄、山茱萸、山药、枸杞子滋阴益肾，养肝补脾；当归补血养肝；牡蛎软坚散结。

（2）偏于肾阴虚者，用左归丸加小金丸。处方：

熟地黄 15 g	山药 10 g	枸杞子 15 g	山茱萸 10 g	牛膝 10 g
菟丝子 15 g	鹿角胶 10 g	龟甲胶 10 g	夏枯草 10 g	

方中熟地黄滋补肾阴；枸杞子、山茱萸、菟丝子、牛膝滋养肝肾之阴；鹿角胶、龟甲胶沟通任督二脉，益精补髓；山药滋养脾肾；夏枯草化痰散结。

【加减】①乳房胀痛较甚加预知子、郁金理气止痛；②肿块坚硬加海藻、海蛤粉软坚散结；③失眠多梦加酸枣仁、五味子、桑椹养心安神；④自汗、滑精加五味子、炙黄芪、金樱子收敛固涩；⑤腰膝软痛、精冷加巴戟天、仙茅温肾壮阳。

【供选成药】❶苁蓉补肾丸：每袋 12 g。每次 6 g，每日 2 次，温开水或淡盐汤送服。热证者忌用。❷河车补丸：每丸 9 g。每次 1 丸，每日 2~3 次，空腹温开水送服。

外治 同 543 页"乳癖"。

其他治疗 手术切除肿块。

六、乳核

乳核是发生在乳腺小叶内纤维组织和腺上皮的良性肿瘤。临床以乳中结核、形如丸卵、边界清楚、表面光滑、推之活动为主症。病因主要为情志内伤和冲任失调。以致气滞血瘀痰凝，乳络阻塞，积聚于乳房而成。现代医学中的乳腺纤维腺瘤属于本病。

内治

（一）肝气郁结证

多见肿块小，发展缓慢，不红不热，不觉疼痛，推之可移，胸闷叹息。苔薄白，脉弦。治宜疏肝解郁，化痰散结。

【常用方药】逍遥散加减。处方：

柴胡 10 g	当归 15 g	白芍 10 g	白术 10 g	茯苓 10 g	郁金 10 g
全蝎 6 g	川楝子 10 g	香附 10 g	白芥子 10 g	炮穿山甲 10 g	

方中柴胡、郁金、川楝子、香附疏肝解郁；当归、白芍养血柔肝；白术、茯苓健脾利湿，使气血生化有源；白芥子、全蝎通经络，化痰散结；炮穿山甲软坚散结。

【加减】 ①肿块坚实较大加三棱、莪术、海藻活血祛瘀、软坚散结；②痛经或经闭加丹参、益母草、延胡索活血调经。

【供选成药】 ❶逍遥丸、加味逍遥丸：详见第 543 页。❷小金丸：详见第 521 页。❸乳疾灵颗粒：每袋 14 g。每次 2 袋，每日 2 次。孕妇忌服。

（二）血瘀痰凝证

多见肿块大，坚硬木实，重坠不适，胸闷牵痛，烦闷急躁，或月经不调、痛经。舌质暗红、苔薄腻，脉弦滑或弦细。治宜疏肝活血，化痰散结。

【常用方药】 逍遥散合桃红四物汤加山慈菇、海藻。处方：

柴胡 10 g	川楝子 10 g	白术 12 g	茯苓 10 g	炙甘草 6 g
桃仁 10 g	红花 10 g	当归尾 10 g	赤芍 12 g	川芎 10 g
香附 10 g	白芥子 10 g	生牡蛎 20 g	山慈菇 15 g	海藻 20 g

方中柴胡、川楝子、香附疏肝解郁；当归尾、赤芍、川芎养血活血；桃仁、红花活血化瘀；白术、茯苓健脾利湿；白芥子、生牡蛎、山慈菇、海藻化痰软坚散结；炙甘草调和诸药。

【加减】 ①冲任不调加淫羊藿、墨旱莲、女贞子、制何首乌补益肝肾；②肿块数目多加土茯苓解毒散结；③血瘀痰凝过久而化热加夏枯草、栀子、橘叶等疏肝清火；④月经不调加肉苁蓉、淫羊藿温肾调经；⑤痛经加益母草、泽兰祛瘀止痛；⑥肿块较硬加莪术、石见穿祛痰消肿。

【供选成药】 ❶乳癖消片、乳结康丸：详见第 543 页。❷乳癖散结胶囊：每粒 0.55 g，每板 12 粒，每盒 3 板。每次 4 粒，每日 3 次。孕妇忌服。经量过多者和经期慎服。❸乳块消颗粒：详见第 537 页。❹五海瘿瘤丸：详见第 530 页。

外 治 同 543 页"乳癖"。

其他疗法 手术切除肿块。

七、乳岩

乳岩是指乳房部的恶性肿瘤。临床以乳房部出现不红、不痛、不热、质硬的肿块，推之不移，表面不光滑，凹凸不平，晚期溃烂，凹如泛莲为主症。病因主要为先天禀赋不足、情志内伤、饮食失节、冲任不调等。以致正气不足，气血两虚，毒邪蕴结，气血凝滞，痰浊瘀血互结，阻于乳中而成病。早期诊断是治疗的关键，原则上以手术治疗为主。但中医药治疗是乳岩治疗的重要部分，可提高病人生存质量，或延长生存期。现代医学中的乳腺癌属于本病。

内 治

（一）肝郁痰凝证

多见乳房部肿块皮色不变，质硬而边界不清，情志抑郁，或性情急躁，胸闷胁胀，或经前乳房作胀或少腹作胀。苔薄，脉弦。治宜疏肝解郁，化痰散结。

【常用方药】神效瓜蒌散合开郁散加减。处方：

瓜蒌 20 g	乳香 6 g	没药 6 g	柴胡 10 g	当归 10 g	白芍 15 g
白术 10 g	茯苓 10 g	香附 10 g	郁金 10 g	全蝎 6 g	白芥子 10 g
炙甘草 6 g					

方中柴胡、香附、郁金疏肝解郁；当归、白芍养血柔肝；白术、茯苓健脾利湿；瓜蒌行气化痰散结；乳香、没药活血化瘀止痛；全蝎、白芥子通经络，化痰散结；炙甘草调和诸药。

【加减】心烦易怒、头晕目眩加牡丹皮、栀子以清肝火。

【供选成药】❶小金丸：详见第 521 页。❷舒郁丸：每丸 9 g。每次 1 丸，每日 2 次。

（二）冲任失调证

多见乳房结块坚硬，经期紊乱，经前期乳房胀痛，或婚后从未生育，或有多次流产史。舌淡苔薄，脉弦细。治宜调摄冲任，理气散结。

【常用方药】二仙汤合开郁散加减。处方：

仙茅 10 g	淫羊藿 10 g	当归 12 g	巴戟天 10 g	黄柏 10 g
知母 12 g	白芍 10 g	柴胡 10 g	茯苓 12 g	白术 15 g
白芥子 10 g	香附 10 g	郁金 10 g	全蝎 6 g	

方中仙茅、淫羊藿温补命门，调补冲任；巴戟天温补肾阳；当归、白芍养血柔肝，助二仙调补冲任；黄柏、知母清肝热；柴胡、香附、郁金疏肝解

郁；白术、茯苓健脾利湿；白芥子、全蝎通络化痰散结。

【加减】①肿块质硬、腋下有肿块加白花蛇舌草、僵蚕、石见穿抗癌消肿；②质硬而无痛加王不留行、露蜂房、炮穿山甲。

【供选成药】❶慈桃丸：每丸 6 g。每次 1 丸，每日 2 次。❷右归丸：大蜜丸，每丸 9 g，每次 1 丸；小蜜丸，每 10 丸重 1.8 g，每次 9 g；水蜜丸，每 100 粒重 10 g，每次 6 g；均每日 2~3 次。餐前用淡盐汤或温开水送服。孕妇忌用。

（三）正虚毒盛证

多见乳房肿块扩大，溃后愈坚，渗流血水，不痛或剧痛，**精神萎靡**，面色晦暗或苍白，饮食少进，心悸失眠。舌紫或有瘀斑、苔黄，脉弱无力。治宜调补气血，清热解毒。

【常用方药】八珍汤加减。处方：

白参 8 g	白术 12 g	大枣 6 g	当归 10 g	川芎 6 g
赤芍 12 g	女贞子 15 g	墨旱莲 15 g	桑寄生 10 g	青皮 10 g
陈皮 10 g	香附 10 g	半枝莲 15 g	炙甘草 6 g	白花蛇舌草 15 g

方中白参、白术、大枣益气健脾；当归、川芎、赤芍、女贞子、墨旱莲、桑寄生养血柔肝；青皮、陈皮、香附疏肝理气、解郁散结；白花蛇舌草、半枝莲利湿解毒抗肿瘤；炙甘草调药和中。

【加减】①局部皮肤破溃、流脓渗血加血余炭、露蜂房、金银花、连翘解毒凉血；②破溃翻花、流脓恶臭加薏苡仁、土茯苓、仙鹤草清热祛湿；③气虚体弱加黄芪、太子参补益正气。

【供选成药】❶牛黄醒消丸：详见第 508 页。❷小金丸：详见第 521 页。❸飞龙夺命丸：每 800 重丸 30 g。葱白煎汤送服，每次 5 丸，每日 2 次。本品含毒性药，须按量服用。

（四）气血两亏证

多见于癌肿晚期或手术、放化疗后，形体消瘦，面色萎黄或㿠白，头晕目眩，神倦乏力，少气懒言，术后切口皮瓣坏死糜烂，时流渗液，皮肤灰白，腐肉色暗不鲜。舌质淡、苔薄白，脉沉细。治宜补益气血，宁心安神。

【常用方药】人参养荣汤加味。处方：

党参 10 g	白术 15 g	炙黄芪 30 g	炙甘草 6 g	陈皮 6 g
肉桂 5 g	当归 10 g	熟地黄 20 g	茯苓 10 g	远志 10 g
白芍 30 g	大枣 6 g	生姜 6 g	白花蛇舌草 15 g	石见穿 15 g

方中党参、白术、炙黄芪、炙甘草、大枣、生姜健脾益气；熟地黄滋养肝肾；肉桂温肾阳；当归、白芍养肝血；茯苓健脾利湿；远志宁心安神；陈皮疏肝理气；白花蛇舌草、石见穿解毒抗肿瘤。

【加减】①阳虚有寒加仙茅、淫羊藿等温阳祛寒；②痛甚加乳香、没药祛痰止痛；③红肿、血水淋漓加重楼、凤尾草、鹿衔草、紫草、蒲公英清热凉血；④失眠加茯神、酸枣仁养心安神。

【供选成药】❶十全大补丸：详见第522页。❷八珍丸：详见第503页。❸生血宝颗粒：每袋8g或4g。每次8g，每日2~3次。

（五）脾虚胃弱证

多见于手术或放化疗后，食欲减退，神疲肢软，恶心欲呕，肢肿倦怠。舌淡苔薄，脉细弱。治宜健脾和胃。

【常用方药】参苓白术散合理中汤加减。处方：

人参6g	干姜6g	茯苓15g	白术12g	山药10g
炙甘草6g	白扁豆10g	莲子15g	薏苡仁15g	砂仁10g

方中人参、白术、茯苓、炙甘草健脾益气；白扁豆、山药、薏苡仁、砂仁、莲子健脾和中理气；干姜温中祛寒。

【加减】①恶心呕吐加姜半夏、竹茹；②口渴加石斛、芦根清热生津。

【供选成药】❶参苓白术散（丸、颗粒）：散剂，每袋3g、6g、9g，每次6~9g，每日2~3次。丸剂，每100粒重6g，每次6g；颗粒，每袋3g或6g，每次1袋；均每日3次。❷理中丸：大蜜丸，每丸9g，每次9g，每日2次；浓缩丸，每8丸相当于原药材3g，每次8丸，每日3次。湿热中阻者及阴虚火旺者慎用。❸人参归脾丸：详见第503页。

外 治

1. 初起　阿魏消痞膏：每贴6g或12g。加温软化，贴于脐上或患处。孕妇禁用。

2. 溃后　❶藤黄膏：每盒30g。取适量涂于纱布上敷患处。❷海浮散：撒于疮面，坏死组织脱落后，改用生肌玉红膏、生肌散外敷。

其他疗法　①原则上以手术治疗为主；②辅助化疗。

叁 瘿

瘿是颈前结喉两侧肿块疾病的总称，相当于现代医学的甲状腺疾病。以颈前结喉处或为漫肿，或为结块，可随吞咽动作上下移动为特点。多因情志失调、水土因素、禀赋遗传、外感六淫等，导致脏腑经络功能失调，气滞、血瘀、痰凝结于颈部。治疗分药物治疗与手术治疗。瘿痈、桥本甲状腺炎宜药物治疗；气瘿、肉瘿及晚期石瘿亦可运用药物治疗；石瘿及其他瘿病肿物较大出现压迫症状或伴有甲亢等，则以手术治疗为主。

一、气瘿

气瘿是指颈前结喉部漫肿伴结块，是最常见的一种瘿病。因其患部肿块柔软无痛，可随喜怒而消长，故称为气瘿。俗称"大脖子病"。女性多见，好发于高原、山区等缺碘地区。以颈前结喉两侧弥漫性肿大，伴有结节，质地不硬，皮色如常，生长缓慢为主症。多因水土失宣，或情志郁结，或肾气亏损。导致损伤脾胃，痰湿中生；气滞痰凝，结于颈前。治疗以疏肝解郁，化痰软坚为主。现代医学中的单纯性甲状腺肿及部分地方性甲状腺肿属于本病。

内　治

（一）肝郁痰凝证

多见颈部弥漫性肿大，边缘不清，随喜怒消长，皮色如常，质软无压痛，肿块随吞咽动作上下移动，伴急躁易怒，善太息。舌质淡红、苔薄，脉沉弦。治宜疏肝解郁，化痰软坚。

【常用方药】四海舒郁丸加减。处方：

柴胡 10 g	昆布 10 g	海藻 10 g	青木香 3 g	陈皮 6 g
香附 10 g	黄药子 12 g	枳壳 6 g	海螵蛸 12 g	海蛤壳 20 g

方中以柴胡、香附、青木香、陈皮、枳壳疏肝理气；昆布、海藻、海螵蛸、海蛤壳化痰软坚，消瘿散结；黄药子散结消瘿。

【加减】①怀孕期或哺乳期去黄药子加菟丝子、制何首乌、补骨脂；

②胸闷、胁痛加郁金理气解郁；③咽颈不适加桔梗、牛蒡子、木蝴蝶、射干利咽消肿；④烦躁易怒、心悸多汗加栀子、牡丹皮、龙胆、五味子、麦冬；⑤结节明显加三棱、莪术、桃仁。

【供选成药】❶五海丸：详见第 541 页。**❷五海瘿瘤丸、内消瘰疬丸**：详见第 530 页。**❸芩芍丸**：每袋 18 g。每次 9 g，每日 2 次。**❹消瘿气瘰丸**：每袋 12 g。每次 6 g，每日 2 次。孕妇忌服。

（二）肝郁肾虚证

多见颈前结喉处漫肿、结块，伴腰酸，头晕，神疲乏力，月经不调。舌质淡，脉沉细。治宜疏肝补肾，调摄冲任。

【常用方药】四海舒郁丸合左归饮加减。处方：

海藻 10 g	昆布 10 g	木香 6 g	陈皮 6 g	夏枯草 10 g
土贝母 10 g	菟丝子 10 g	山茱萸 10 g	当归 15 g	鹿角胶 10 g

方中昆布、海藻化痰软坚，消瘿散结；夏枯草、土贝母清肝解毒，增强散结消肿作用；木香、陈皮理气化痰；当归调经止痛；菟丝子、山茱萸、鹿角胶补益肝肾。

【供选成药】❶夏枯草膏：详见第 530 页。**❷小金丸**：详见第 521 页。**❸左归丸**：小蜜丸，每瓶 100 g 或 120 g，每次 9 g，每日 2~3 次；水蜜丸，每瓶 60 g 或 100 g，每次 6 g，每日 2~3 次；大蜜丸，每丸 9 g，每次 1 丸，每日 2 次。餐前开水或淡盐汤送服。

其他疗法 肿块巨大、临床压迫症状明显者行手术治疗。

二、肉瘿

肉瘿是指瘿病中结喉肿块较局限而柔韧者，是瘿病中较常见的一种。临床以颈前喉结一侧或两侧结块、边缘清楚、柔韧而圆、如肉之团、随吞咽动而上下移动为主症。病因主要为忧思郁怒。气滞、痰浊、瘀血凝结而成结块。治以理气解郁，化痰软坚为主，必要时手术治疗。现代医学中的甲状腺腺瘤或囊肿属于本病。

内 治

（一）气滞痰凝证

多见颈部一侧或两侧肿块呈圆形或卵圆形，不红不热，随吞咽动作上下移动，或可有呼吸不畅或吞咽不利。苔薄腻，脉弦滑。治宜理气解郁，化痰软坚。

【常用方药】逍遥散合海藻玉壶汤加减。处方：

| 浙贝母 10 g | 郁金 10 g | 夏枯草 12 g | 法半夏 6 g | 黄药子 6 g |
| 玄参 12 g | 海藻 12 g | 昆布 10 g | 连翘 10 g | 陈皮 6 g |

方中郁金疏肝理气；玄参、浙贝母、陈皮、法半夏养阴软坚，化痰散结；昆布、海藻、夏枯草、黄药子、连翘清热软坚，散结消瘿。

【加减】①胸闷不适加香附、瓜蒌；②脉数、心悸、易汗加茯神、酸枣仁、熟地黄；③手、舌颤抖加钩藤、珍珠母、白芍；④能食善饥加生石膏、知母；⑤消瘦、乏力、便溏加白术、山药、白扁豆；⑥月经不调加鹿角片、肉苁蓉、益母草、菟丝子；⑦肿块坚硬加赤芍、露蜂房。

【供选成药】❶五海瘿瘤丸：详见第 530 页。❷芋艿丸、消瘿气瘰丸：详见第 551 页。❸消瘿五海丸：每丸 10 g。每次 1 丸，每日 2 次。孕妇忌服。

（三）气阴两虚证

多见颈部肿块柔韧，随吞咽动作上下移动，急躁易怒，汗出心悸，失眠多梦，消谷善饥，形体消瘦，月经不调，手部震颤。舌红苔薄，脉弦。治宜益气养阴，软坚散结。

【常用方药】生脉散合海藻玉壶汤加减。处方：

海藻 20 g	昆布 20 g	陈皮 10 g	白参 10 g	麦冬 12 g	玉竹 10 g
浙贝母 10 g	连翘 10 g	法半夏 10 g	青皮 10 g	郁金 10 g	川芎 6 g
当归 12 g	甘草 6 g	香附 10 g	海浮石 20 g		

方中海藻、昆布、海浮石化痰软坚，消瘿散结；青皮、陈皮、法半夏、浙贝母、连翘理气化痰散结；当归、川芎养血活血，白参、麦冬、玉竹益气养阴；郁金、香附疏肝理气解郁；甘草调和诸药。

【加减】①结块较硬及有结节，酌加黄药子、三棱、莪术、露蜂房、炮穿山甲、丹参；②郁久化火而见烦热、舌红苔黄、脉数加夏枯草、牡丹皮、玄参以清热泻火；③纳差便溏加白术、茯苓、山药健脾益气。

【供选成药】❶六味生脉片：每片含生药 0.835 g。每次 4~6 片，每日 2~3 次。感冒发热不宜服用。❷洋参胶囊：详见第 506 页。

外　治　阳和解凝膏掺黑退消或桂麝散外敷。

其他疗法　手术治疗。

三、瘿痈

瘿痈是瘿病中一种急性或亚急性炎症性疾患。临床以结喉两侧结块、色红灼热、疼痛肿胀，甚而化脓为主症。病因主要为初期外感风温和风热火毒，或肝郁胃热。热邪夹痰上攻，以致气血、痰热凝滞于颈前而成。后期热病伤阴耗气，致气阴两虚或阴损及阳。治疗初期以疏风清热、化痰散结为主；热退痛减后以疏肝清热、养阴散结为主；后期以益气温阳为主。现代医学中的急性或亚急性甲状腺炎属于本病。

内 治

（一）风热痰凝证

多见局部结块，疼痛明显，恶寒发热，头痛，口渴咽干。舌红苔薄黄，脉浮数或滑数。治宜疏风清热，化痰散结。

【常用方药】牛蒡解肌汤加减。处方：

牛蒡子 12 g	薄荷 6 g	荆芥 10 g	连翘 10 g	栀子 10 g
牡丹皮 10 g	石斛 12 g	玄参 10 g	夏枯草 12 g	

方中牛蒡子疏散风热，化痰解毒，通泄热毒，以治风热疮疡。辅以薄荷清轻凉散，善解风热之邪，荆芥轻扬温散，善除上部郁滞之风邪。连翘散结清热解毒，夏枯草清泻肝火，软坚散结；栀子泄热利湿；石斛清热生津；玄参泻火解毒，牡丹皮清热凉血。

【加减】①高热加生石膏、黄芩；②口渴加麦冬、生地黄；③声音嘶哑、吞咽困难加射干、青果、桔梗、蝉衣；④大便干结加火麻仁。

【供选成药】❶穿心莲片：详见第 489 页。❷芩连片、牛黄上清丸：详见第 501 页。

（二）肝郁内热证

多见身热渐退，颈前肿痛，伴胸闷不舒，急躁易怒，口苦咽干，怕热多汗。舌红少苔或苔薄黄，脉弦数。治宜疏肝清热，佐以养阴。

【常用方药】柴胡清肝汤加减。处方：

生地黄 12 g	当归 10 g	白芍 10 g	柴胡 10 g	黄芩 10 g
郁金 10 g	青皮 10 g	栀子 10 g	天花粉 10 g	牛蒡子 12 g
连翘 10 g	夏枯草 12 g	沙参 10 g	麦冬 10 g	甘草 6 g

方中柴胡、郁金、青皮疏肝行气解郁；辅以当归、生地黄、白芍养血柔肝；佐以天花粉清热散结；牛蒡子解毒利咽；黄芩、栀子、连翘清热泻火；夏枯草清肝软坚散结；沙参、麦冬养阴生津；甘草调和诸药。

【加减】①气促声嘶、吞咽疼痛加桔梗、射干、玄参；②形寒无力、神疲纳差加黄芪、党参、附子、猪苓、茯苓、白术；③肿块日久不消加海藻、昆布、丹参、赤芍、三棱、莪术等。

【供选成药】❶夏枯草膏：详见第530页。❷小金丸：详见第521页。

(三) 气虚阳虚证

多见颈前结块及疼痛消失，畏寒肢冷，腹胀纳呆，面目浮肿，气短乏力。舌淡苔薄白，脉沉。治宜益气温阳，健脾化痰。

【常用方药】阳和汤加减。处方：

熟地黄 20 g	炮姜 10 g	鹿角胶 10 g	白芥子 10 g	黄芪 15 g
党参 10 g	白术 10 g	茯苓 10 g	法半夏 10 g	甘草 6 g

方中熟地黄温补营血；鹿角胶温补肾阳、益精髓；炮姜温中有通；黄芪、党参补中益气；茯苓、白术健脾化痰；法半夏化痰散结；白芥子祛皮里膜外之痰；甘草解毒，并调和诸药。

【供选成药】阳和丸：详见第527页。

外 治

1. 初期　❶如意金黄散：详见第512页。❷三黄散：详见第495页。❸泻毒散：详见第501页。

2. 成脓　切开排脓。

3. 溃后　❶八二丹或九一丹药捻：详见第497页。❷生肌玉红膏、生肌散：详见第492页。

其他疗法　①根据病情使用抗菌药物；②适当补充液体。

四、慢性淋巴细胞性甲状腺炎

慢性淋巴细胞性甲状腺炎又称桥本甲状腺炎，是一种自身免疫性疾病。以甲状腺弥漫性肿大、表面光滑、质韧，伴甲状腺功能减退或亢进为主症。该病起病隐匿，发展缓慢，病程较长。多因七情失调，劳倦内伤及体质遗传所致。治疗以内治为主，仅甲状腺肿大时以消瘿散结为主，伴甲状腺功能异常时以扶正补虚为主。

内 治

（一）肝气郁滞证

多见颈前肿块质地中等或质硬，咽喉有梗阻感，伴情志不舒，胸闷，乏力，大便溏泄或不爽，女子月经不调。舌红苔薄黄，脉弦滑。治宜疏肝理气，软坚散结。

【常用方药】柴胡疏肝散加减。处方：

柴胡 10 g	陈皮 10 g	白芍 12 g	枳壳 15 g	香附 12 g
法半夏 10 g	夏枯草 10 g	牡蛎 15 g	甘草 6 g	

方中柴胡、香附疏肝解郁；白芍养血柔肝；法半夏、牡蛎、夏枯草化痰软坚散结；枳壳、陈皮理气和中；甘草调和诸药。

【供选成药】丹栀逍遥丸：每袋 3 g。每次服 6~9g，每日 2 次。孕妇及妇女月经期慎用。证属虚寒者忌用。

（二）血瘀痰结证

多见颈前肿块质地坚韧，或有结节感，咽喉有梗阻感及其他压迫感，轻度疼痛，食欲减退，大便干结。舌质暗或有瘀斑、苔微黄，脉沉细或弦滑。治宜活血祛瘀，化痰散结。

【常用方药】桃红四物汤加减。处方：

桃仁 15 g	红花 15 g	当归 10 g	赤芍 10 g	三棱 10 g
莪术 10 g	夏枯草 10 g	法半夏 10 g	香附 10 g	瓜蒌 10 g

方中桃仁、红花、三棱、莪术活血破瘀；当归、赤芍活血养血；法半夏、夏枯草化痰软坚；香附疏肝行气通滞；瓜蒌宽胸散结。

【供选成药】五海瘿瘤丸：详见第 530 页。

（三）气阴两虚证

多见颈前肿块质地中等或质韧，有轻度压迫感，伴眼突，心悸，神疲乏力，多汗易怒，口渴恶热，失眠多梦，形体消瘦，大便溏泄。舌红少苔，脉细数无力。治宜益气养阴，化痰散结。

【常用方药】生脉散合消瘰丸加减。处方：

党参 15 g	麦冬 10 g	五味子 6 g	玄参 10 g	浙贝母 10 g
牡蛎 20 g	夏枯草 10 g	黄芪 15 g	知母 10 g	沙参 10 g

方中党参、黄芪补中益气；知母、沙参、麦冬养阴生津；五味子敛肺生津；玄参滋阴凉血；牡蛎、浙贝母、夏枯草化痰软坚散结。

偏阴虚火旺者宜养阴降火，方选知柏地黄汤加减。

【供选成药】❶生脉饮口服液：每支 10 mL。每次 10 mL，每日 3 次，餐前服用。里实证及表证未解者慎用。脾胃虚弱、咳嗽痰多者慎用。❷益气养阴口服液：每支 10 mL。每次 10 mL，每日 2 次，早餐前晚餐后服用。糖尿病患者禁用。感冒发热患者不宜服用。虚寒泄泻者慎服。❸知柏地黄丸：详见第 491 页。❹消瘰丸：详见第 530 页。

（四）脾肾阳虚证

多见颈前肿块质韧，咽喉有梗阻感及压迫感，伴形寒肢冷，神疲乏力，气短，肢体肿胀，腹胀纳差，腰酸腿软，女子月经不调。舌胖嫩、边有齿痕、苔白，脉沉细弱。治宜温补脾肾，散寒化瘀。

【常用方药】金匮肾气丸合阳和汤加减。处方：

制附子 10 g	肉桂 3 g	山茱萸 12 g	熟地黄 20 g	牡丹皮 10 g
茯苓 10 g	泽泻 10 g	鹿角胶 10 g	白芥子 10 g	法半夏 10 g
黄芪 15 g	党参 10 g	甘草 6 g		

方中以金匮肾气丸温补肾阳；鹿角胶助金匮肾气丸温补肾阳、益精髓；黄芪、党参补中益气；法半夏化痰散结；白芥子祛皮里膜外之痰；甘草调和诸药。

【供选成药】❶金匮肾气丸：大蜜丸，每丸 6 g，每次 1 丸；水蜜丸，每 100 粒重 20 g，每次 4~5 g；均每日 2 次。淡盐水送服。孕妇禁用。湿热壅盛，风水泛溢之水肿者不宜用。本品含附子，不可过量和久服。❷济生肾气丸：水丸，每 40 粒约 3 g，每次 6 g；蜜丸，每丸 9 g，每次 1 丸；小蜜丸，每瓶 120 g，每次 9 g；水蜜丸：每瓶 120 g，每次 6 g；均每日 2~3 次。孕妇忌用。阴虚火旺或实火燥热、伤津、实火热聚者及表证未解者均禁用。

外　治　冲和膏或阳和解凝膏：外贴患处，每日 1 次。

五、石瘿

石瘿是指瘿病坚硬如石不可移动者。临床以结喉两侧结块、坚硬如石、凹凸不平、推之不移、发展迅速为主症。病因主要为情志内伤。肝脾气逆，痰湿内生，气滞血瘀，瘀血与痰湿凝结，上逆于颈部而成。治疗以手术为主。术后或不能手术者配合中药治疗。现代医学中的甲状腺癌属于本病。

内 治

（一）痰瘀内结证

多见颈部结块迅速增大，坚硬如石，凹凸不平，推之不移。舌暗红、苔薄黄，脉弦。治宜解郁化痰，活血消坚。

【常用方药】海藻玉壶汤合桃红四物汤加减。处方：

海藻 30 g	昆布 30 g	陈皮 10 g	浙贝母 10 g	连翘 10 g
法半夏 10 g	青皮 10 g	川芎 6 g	当归 12 g	白花蛇舌草 30 g
三棱 10 g	莪术 10 g	海浮石 30 g	黄药子 15 g	猫爪草 15 g
炙甘草 6 g				

方中海藻、昆布化痰软坚，消瘿散结；青皮、陈皮、法半夏、浙贝母、连翘、炙甘草理气化痰散结；当归、川芎养血活血；三棱、莪术活血化瘀；黄药子消瘤散结；白花蛇舌草、猫爪草清热散结抗肿瘤；海浮石化痰软坚散结。

【加减】①郁久化火灼伤阴津，症见烦躁易怒加夏枯草、野菊花、生牡蛎（先煎）；②心悸失眠加麦冬、远志、首乌藤；③有淋巴结转移加山慈菇、生牡蛎。

【供选成药】❶西黄丸：详见第 493 页。❷小金丸：详见第 521 页。❸琥珀黑龙丹：每丸 3 g。每次 1 丸，每日 1 次。❹复方斑蝥胶囊：每粒 0.25 g。每次 3 粒，每日 2 次。有出血倾向者慎用。妇女月经过多及孕妇忌用。本品含斑蝥，易致肝肾功能损害，不可过量和久服。

（二）瘀热伤阴证

多见石瘿晚期，或溃破流血水，或颈部他处发现转移性结块，或声音嘶哑，形倦体瘦。舌紫暗或见瘀斑，脉沉涩。治宜和营养阴。

【常用方药】通窍活血汤合养阴清肺汤加减。处方：

赤芍 10 g	川芎 6 g	桃仁 12 g	红花 10 g	麝香 0.15 g
生地黄 10 g	麦冬 10 g	玄参 15 g	牡丹皮 10 g	甘草 6 g
白花蛇舌草 20 g	猫爪草 15 g			

方中赤芍、川芎、桃仁、红花、牡丹皮活血化瘀而养血；麝香活血通经络，消肿止痛；生地黄、麦冬、玄参清热养阴；白花蛇舌草、猫爪草清热散结抗肿瘤；甘草解毒和中。

【加减】①气血亏损症见眩晕少气加黄芪、太子参；②口干声嘶加木蝴蝶、石斛；③肿块坚硬，酌加壁虎、青皮；④消瘦乏力加党参、黄精；⑤胸闷不适加枳壳、瓜蒌皮；⑥痰多略咳加浙贝母、法半夏；⑦胃纳不佳加神曲、炒麦芽。

【供选成药】❶夏枯草膏：详见第 530 页。❷小金丸：详见第 521 页。❸二至丸：每 40 粒重 3 g。空腹温开水送服，成人每次9g，每日 2 次。

外　治　阳和解凝膏，每贴 1.5 g 或 3 g。加温软化，掺阿魏粉敷贴患处。

其他疗法　①早期手术切除；②放射治疗。

㊃ 瘤、岩

瘤是瘀血、痰滞、浊气停留于机体组织间而产生的结块。多为生于体表的局限性肿块，一般没有自觉症状，发展缓慢。岩是发生于体表的恶性肿物的统称，为外科疾病中最为凶险者。以局部肿物质地坚硬，表面凹凸不平，皮色不变，推之不移，溃烂后如翻花石榴，色紫恶臭，疼痛剧烈为主症。瘤、岩是全身性疾病的局部表现，其发病原因较复杂，病因为六淫之邪乘虚内侵，或环境污染致气血凝结；或七情所伤，脏腑气机失于条畅；或正气虚弱，邪气留滞而致气滞血瘀，痰凝毒聚；或恣食辛辣厚味，脾胃受损，湿蕴日久而成湿毒。治疗应根据肿瘤性质、病程和全身状态，选择手术、放疗、化疗、中医药及生物治疗等方法。

一、血瘤

血瘤是指体表血络扩张，纵横丛集而形成的肿瘤。临床以病变局部色泽鲜红或暗紫，或呈局限性柔软肿块，边界不清，触之如海绵状为主症。病因主要为肾伏虚火，或心火妄动，或肝火燔灼，或脾不统血。火热迫血离经妄行而成血瘤。瘤体局限者可行手术切除。现代医学中的血管瘤属于本病。

内 治

(一) 心肾火毒证

多见于初生婴儿。肿块大小不一，色泽鲜红，边界不清，不痛不痒，伴五心烦热，面赤口渴，尿黄便干，口舌生疮。舌质红、苔薄黄，脉细数。治宜清心泻火，凉血解毒。

【常用方药】芩连二母丸合凉血地黄汤加减。处方：

黄芩 10 g	黄连 6 g	知母 10 g	浙贝母 10 g	川芎 6 g
当归 10 g	地榆 10 g	槐角 10 g	生地黄 10 g	羚羊角 5 g
侧柏叶 10 g	白茅根 30 g	天花粉 10 g	赤芍 10 g	枳壳 10 g
甘草 6 g				

方中黄芩、黄连清热泻火；地榆、槐角、侧柏叶、白茅根凉血止血；当归、川芎、赤芍养血活血；生地黄、知母、天花粉清热滋阴凉血；枳壳、浙贝母行气散结；羚羊角散血解毒；甘草调和诸药。

【加减】口舌生疮加玄参、淡竹叶清泻心火。

【供选成药】❶平消片（胶囊）：片剂，每片 0.23 g，每次 4~8 片；胶囊，每粒 0.23 g，每次 4~8 粒；均每日 3 次。孕妇禁用，运动员慎用。本品含马钱子、干漆等有毒中药，不可过量和久服。❷犀黄胶囊：每粒 0.25 g。每次 3 g，每日 2 次。❸大黄䗪虫丸：每丸 3 g。每次 1 丸，每日 2 次。孕妇禁用。皮肤过敏者停服。

(二) 肝经火旺证

多发于头面或大腿部，肿块呈丘疹或结节状，表面呈红色，易出血，常因情志不遂或郁怒而发生胀痛，心烦易怒，咽干口苦。舌质红、苔微黄，脉弦细数。治宜清肝泻火，凉血祛瘀。

【常用方药】丹栀逍遥散合凉血地黄汤加减。处方：

生地黄 20 g	当归尾 10 g	地榆 12 g	槐花 12 g	黄连 6 g
天花粉 15 g	牡丹皮 10 g	栀子 10 g	柴胡 10 g	郁金 10 g
枳实 10 g	白芍 12 g	茯苓 15 g	白术 12 g	甘草 6 g

方中柴胡、郁金、枳实疏肝行气解郁；当归尾、白芍养血柔肝；地榆、

槐花清热凉血止血；黄连、栀子清热泻火；生地黄、牡丹皮、天花粉清热滋阴凉血；白术、茯苓、甘草健脾益气。

【加减】①伴出血者加棕榈炭、血余炭；②伴目赤肝火旺者加龙胆。

【供选成药】❶平消片、犀黄胶囊：见上证。❷丹栀逍遥丸：详见第555页。

（三）脾统失司证

肿瘤体积不大，边界不清，表面色红，好发于下肢，质地柔软易出血，无疼痛，肢软乏力，面色萎黄，纳食不佳。舌质淡、苔白或白腻，脉细。治宜健脾益气，化湿解毒。

【常用方药】顺气归脾丸加减。处方：

陈皮 10 g　香附 10 g　山药 12 g　乌药 10 g　当归 10 g　白术 10 g
茯苓 12 g　黄芪 15 g　党参 15 g　木香 10 g　甘草 6 g

方中黄芪、党参、白术、山药、甘草健脾益气；茯苓健脾利湿；木香、乌药行气醒脾，陈皮、香附理气解郁；当归养血和血。

【加减】①出血不止加大黄芪用量加人参、三七、藕节炭；②偏于阳虚加制附片、肉桂粉；③纳差不思饮食加神曲、炒谷芽、炒麦芽；④气血双亏，用八珍汤或十全大补汤加减。

【供选成药】❶归脾丸：详见第541页。❷八珍丸：详见第503页。

外　治　❶五妙水仙膏：每瓶 5 g 或 10 g。涂敷患部，每日 1 次。防止正常皮肤受损；有特发性瘢痕疙瘩史者慎用或忌用。❷清凉膏合藤黄膏：涂敷患部，包扎固定，每日 1 次。

其他疗法　①手术切除；②冷冻疗法；③放射疗法。

二、肉瘤

肉瘤是发于皮里膜外，由脂肪组织过度增生而形成的良性肿瘤。临床以软似绵、肿似馒、皮色不变、不紧不宽、如肉之隆起为主症。病因主要为忧思郁怒，或饮食劳倦。忧思或饮食伤脾，脾气不行；或郁怒伤肝，气滞津停。津液聚而为痰，痰气郁结发为肉瘤。小的肉瘤可不处理，瘤体较大者宜手术切除，配合中医药治疗。现代医学中的脂肪瘤属于本病。

内 治

气郁痰凝证：多见肿块多为单个，少数为多发，大小不一，瘤体柔软如绵，推之可移，皮色不变，生长缓慢。舌淡苔白，脉滑。治宜理气健脾，化痰散结。

【常用方药】 化坚二陈丸合十全流气饮加减。处方：

茯苓 12 g	陈皮 10 g	当归 10 g	白芍 10 g	香附 10 g
木香 10 g	法半夏 10 g	山药 15 g	柴胡 6 g	白芥子 10 g
胆南星 12 g	海藻 15 g	昆布 15 g	枳壳 10 g	青礞石 9 g
甘草 6 g				

方中柴胡、枳壳、香附、陈皮疏肝理气；山药、茯苓健脾；当归、白芍养血柔肝；木香行气醒脾；法半夏开结散寒；白芥子去皮里膜外之痰；甘草调和脾胃；胆南星、海藻、昆布、青礞石化痰软坚散结。

【加减】 ①烦躁易怒加牡丹皮、栀子；②浮肿便溏加车前子、泽泻。

【供选成药】 ❶芋芳丸：详见第551页。❷逍遥丸、加味逍遥丸：详见第543页。

外 治 阳和解凝膏掺黑退消外贴。

其他疗法 手术切除。

三、筋瘤

筋瘤是一种浅表的静脉病变。好发于长久站立的工作者或孕妇，多见于下肢。以筋脉色紫、盘曲突起、状如蚯蚓、形成团块，抬高患肢或向远心方向挤压可缩小，患肢下垂放手顷刻充盈回复为主要表现。病因主要为长期站立负重，或多次妊娠、骤受风寒等。劳倦伤气，气滞血瘀，筋脉纵横，血壅于下，结成筋瘤；或寒湿侵袭，凝结筋脉，筋挛血瘀，成块成瘤。现代医学的下肢静脉曲张属于本病。

内 治

（一）劳倦伤气证

多见久站久行或劳累时瘤体增大，下坠不适感加重，气短乏力，脘腹坠胀，腰酸。舌淡苔薄白，脉细缓无力。治宜补中益气，活血舒筋。

【常用方药】补中益气汤加减。处方：

| 党参 10 g | 黄芪 20 g | 白术 12 g | 陈皮 6 g | 升麻 6 g | 柴胡 6 g |
| 当归 10 g | 生地黄 15 g | 赤芍 12 g | 川芎 6 g | 甘草 6 g | |

方中黄芪、党参、白术、甘草健脾益气；陈皮理气；生地黄、当归、川芎、赤芍养血滋阴；升麻、柴胡升举下陷之清阳。

【加减】①食少腹胀加山楂、山药、枳实理气消食；②局部皮破脂水频流、浸渍糜烂、瘙痒加白茅根、白鲜皮、茯苓皮、车前草、薏苡仁清热利湿。

【供选成药】❶补中益气丸：详见第 539 页。❷参苓白术散：详见第 549 页。

（二）寒湿凝筋证

多见瘤色紫暗，喜暖，下肢轻度肿胀，形寒肢冷，口淡不渴，小便清长。舌淡暗、苔白腻，脉弦细。治宜暖肝散寒，益气通脉。

【常用方药】暖肝煎合当归四逆汤加减。处方：

当归 10 g	枸杞子 15 g	小茴香 8 g	肉桂 5 g	乌药 10 g	沉香 8 g
茯苓 15 g	生姜 6 g	桂枝 8 g	白芍 12 g	细辛 3 g	大枣 8 g
甘草 6 g					

方中当归、枸杞子温补肝肾；白芍补血；肉桂、小茴香温肾散寒；桂枝、细辛温通散寒；乌药、沉香行气止痛；茯苓渗湿健脾；生姜、甘草、大枣益气健脾。

【加减】①痛甚、伴发热加黄芩、忍冬藤、地榆；②局部硬结不痛、下肢水肿严重加鸡血藤、桑枝、牛膝。

【供选成药】通经活血丸：每 100 粒 3 g。温开水送服，每次 4.5 g，每日 2 次。

（三）外伤瘀滞证

多见青筋盘曲，状如蚯蚓，表面色青紫，患肢肿胀疼痛。舌有瘀点，脉细涩。治宜活血化瘀，和营消肿。

【常用方药】活血散瘀汤加减。处方：

| 当归尾 10 g | 赤芍 10 g | 桃仁 12 g | 酒大黄 10 g | 川芎 10 g |
| 牡丹皮 10 g | 槟榔 10 g | 枳壳 10 g | 三七粉 3 g | |

方中当归尾、赤芍、桃仁、川芎、牡丹皮活血化瘀；枳壳、槟榔疏理气机；酒大黄逐瘀通便；三七散瘀消肿止痛。

【加减】①遇风冷痛剧加细辛、桂枝以散寒通络；②有瘀热加黄芩、金银花、栀子；③体质虚弱加黄芪、太子参；④肝郁气滞、烦躁易怒加柴胡、合欢皮；⑤阴虚眠差加生地黄、麦冬、女贞子、首乌藤。

【供选成药】❶云南白药胶囊、丹七片、七厘散：详见第504页。❷复方丹参片：每片0.32 g。每次3片，每日3次，餐后服用。孕妇禁用，肝肾功能异常者及脾胃虚寒者慎用，寒凝血瘀胸痹心痛者不宜用。

（四）火旺血燥证

多见下肢青筋盘曲，瘤体灼热，伴五心烦热，口渴。舌红苔黄，脉细数。治宜清肝泻火，养血生津。

【常用方药】清肝芦荟丸加减。处方：

当归15 g	生地黄15 g	白芍15 g	川芎10 g	丹参10 g	芦荟4 g
黄连5 g	枳壳6 g	牛膝10 g	忍冬藤10 g		

方中黄连清热解毒泻火；芦荟凉肝泄热通便；当归、丹参、川芎、枳壳活血化瘀理气；生地黄、白芍柔肝养血；牛膝引血下行；忍冬藤清热通络。

【加减】①局部红肿灼热硬结者加蒲公英、黄柏、金银花；②肢体肿胀加泽兰、防己。

【供选成药】龙胆泻肝丸：详见第502页。

外 治 患肢穿医用弹力袜或用弹力绷带包扎。并发湿疮、臁疮者，参见有关章节治疗。

其他疗法 ①手术治疗；②硬化剂注射疗法。

四、失荣

失荣是发于颈部及耳之前后的岩肿。临床以晚期面容憔悴，形体消瘦，状如失去活力的树木，枝枯皮焦为主症。病因主要为情志内伤，脏腑失调。忧思郁怒，肝郁气阻，气血逆乱与痰火凝结；脏腑失调，毒发于五脏之阴，痰瘀脏毒凝结于少阳、阳明之经而成。治疗应尽早选择放疗或手术治疗，同时配合中医辨证。现代医学中的颈部淋巴结转移癌和原发性恶性肿瘤属于本病。

内　治

（一）气郁痰结证

多见颈部或耳前、耳后有坚硬之肿块，肿块较大，聚结成团，与周围组织粘连而固定，有轻度刺痛或胀痛，颈项有牵扯感，活动转侧不利，患部皮色暗红微热，胸闷胁痛，心烦口苦。舌质红、苔微黄腻，脉弦滑。治宜理气解郁，化痰散结。

【常用方药】 化痰开郁方（经验方）。处方：

玄参 10 g	牡蛎 20 g	夏枯草 15 g	天竺黄 10 g	浙贝母 10 g
胆南星 12 g	柴胡 10 g	青皮 10 g	荔枝核 12 g	橘核 12 g
鹿衔草 20 g	半枝莲 15 g	射干 10 g		

方中柴胡、青皮疏肝解郁；玄参解毒散结；牡蛎、夏枯草软坚散结；荔枝核、橘核、浙贝母、天竺黄、胆南星、射干清热化痰散结；鹿衔草补虚活血通络；半枝莲清热抗肿瘤。

【加减】 ①发热加银柴胡、青蒿；②口干咽干加沙参、淡竹叶；③大便溏泻，去射干加砂仁、大枣。

【供选成药】 ❶西黄丸、醒消丸：详见第 493 页。❷小金丸：详见第 521 页。

（二）阴毒结聚证

多见颈部肿块坚硬，不痛不胀，尚可推动，患部初起皮色如常，以后可呈陈皮样变，畏寒肢冷，纳呆便溏。舌质淡、苔白腻，脉沉细或弦细。治宜温阳散寒，化痰散结。

【常用方药】 阳和汤加减。处方：

麻黄 6 g	熟地黄 20 g	白芥子 10 g	炮姜 10 g	甘草 6 g
肉桂 5 g	鹿角胶 10 g	制天南星 10 g	夏枯草 15 g	皂角刺 10 g

方中重用熟地黄温补营血；鹿角胶助熟地黄养血；炮姜、肉桂温中有通；麻黄开腠理以达表；白芥子祛皮里膜外之痰；制天南星、夏枯草化痰散结；皂角刺软坚散结；甘草化毒和中。

【加减】 ①气虚见乏力、便溏加党参、白术；②痰湿重见肿大明显加海藻、昆布、浙贝母、山慈菇化痰散结。

【供选成药】❶阳和丸：详见第527页。❷小金丸：详见第521页。

（三）瘀毒化热证

多见颈部岩肿迁延日久，肿块迅速增大，中央变软，周围坚硬，溃后渗流血水，状如翻花，并向四周漫肿，范围可波及面部、胸部、肩背等处，疼痛，发热，消瘦，头颈活动受限。舌质红、苔黄，脉数。治宜清热解毒，化痰散瘀。

【常用方药】五味消毒饮合化坚二陈丸加减。处方：

金银花 12 g	野菊花 12 g	紫花地丁 15 g	蒲公英 15 g	天葵子 10 g
白芥子 6 g	胆南星 12 g	海藻 15 g	昆布 15 g	枳壳 10 g
青礞石 10 g	三棱 12 g	莪术 12 g	甘草 6 g	

方中五味消毒饮清热解毒；白芥子、胆南星、青礞石祛痰开结；海藻、昆布软坚散结；枳壳行气助散结之力；三棱、莪术活血逐瘀；甘草解毒和中，调和诸药。

【加减】①苔黄厚腻、纳呆明显加广藿香、佩兰、薏苡仁；②有衄血加贯众炭、藕节炭、白茅根；③局部皮肤破溃、流脓渗血加血余炭、露蜂房、连翘；④破溃翻花、流脓恶臭加薏苡仁、土茯苓、仙鹤草清热祛湿。

【供选成药】❶抗癌平丸：每150粒重1 g。餐后半小时服，每次0.5~1 g，每日3次。❷犀黄胶囊：详见第559页。❸蟾酥丸：详见第500页。❹复方斑蝥胶囊：详见第557页。

（四）气血两亏证

多见颈部肿块溃破以后，长期渗流脓血，不能愈合，疮面苍白水肿，肉芽高低不平，胬肉翻花，低热乏力，消瘦。舌质淡、苔白或无苔，脉沉细。治宜补益气血，解毒化瘀。

【常用方药】八珍汤合四妙勇安汤加减。处方：

当归 10 g	川芎 10 g	芍药 12 g	熟地黄 10 g	白参 6 g
白术 12 g	金银花 30 g	露蜂房 10 g	连翘 10 g	玄参 10 g
茯苓 12 g	薏苡仁 15 g	仙鹤草 15 g	甘草 6 g	

方中以八珍汤补益气血；重用金银花清热解毒；玄参、连翘泻火解毒；茯苓、薏苡仁健脾渗湿；露蜂房攻毒软坚；仙鹤草泻火解毒止血；甘草解毒和中。

【加减】①气血亏甚加黄精、黄芪、鹿角胶、龟甲胶；②偏阳虚加肉桂粉、干姜；③食少纳呆加神曲、山楂、麦芽。

【供选成药】❶八珍丸：详见第503页。❷十全大补丸：详见第522页。❸生血宝颗粒：详见第549页。

外 治

1. 早期局部硬肿　阳和解凝膏加温软化，敷贴患处。
2. 岩肿溃破胬肉翻花　白降丹掺于疮面，盖贴太乙膏。

其他疗法　①尽早选择放射或手术治疗；②配合全身化疗。

五、肾岩

　　肾岩是岩肿生于阴茎。临床以阴茎头部出现硬结，溃后如翻花，渗水恶臭为主症。病因主要为包皮垢的刺激，肝肾阴虚，忧思郁怒。肝肾素亏，精血不足，又兼忧思郁怒，使相水内灼，水不涵木，肝经血燥，络脉空虚，虚火浊痰侵袭，积聚阴茎而成。治疗以手术为主，配合中医辨证治疗或其他疗法。现代医学中的阴茎癌属于本病。

内 治

（一）湿毒瘀结证

　　多见阴茎龟头或冠状沟出现丘疹或菜花状结节，逐渐增大，痒痛不休，溃后渗流血水，有的可发生腹股沟淋巴结肿大，畏寒乏力，小便不畅，尿道涩痛。舌质淡红、苔白微腻，脉沉弦。治宜利湿化浊，解毒化瘀。

【常用方药】三妙丸合散肿溃坚汤加减。处方：

> 柴胡 10 g　　升麻 10 g　　龙胆 15 g　黄芩 20 g　甘草 10 g　桔梗 15 g
> 昆布 15 g　当归尾 10 g　白芍 10 g　黄柏 15 g　葛根 10 g　黄连 6 g
> 三棱 10 g　天花粉 15 g　苍术 10 g　牛膝 10 g　白花蛇舌草 30 g
> 半枝莲 30 g

　　方中黄芩、黄连、黄柏、龙胆泻肝胆三焦相火；柴胡疏肝散郁，引药入肝胆之经络；升麻、葛根解毒升阳；天花粉、桔梗化痰排脓；当归尾、白芍养血活血；三棱行气破血；昆布软坚散结；白花蛇舌草、半枝莲清热解毒抗肿瘤；黄柏与苍术、牛膝合用专治下注之湿浊；甘草则化毒和中。

【加减】可酌加山豆根、土茯苓等。

【供选成药】❶抗癌平丸：详见第 565 页。❷三妙丸：详见第 495 页。

（二）火毒炽盛证

多见阴茎赘生结节，红肿胀痛，溃后状如翻花，渗出物腐臭难闻，发热口渴，大便秘结，小便短赤。舌质红、苔黄腻，脉弦数或滑数。治宜清热泻火，解毒消肿。

【常用方药】龙胆泻肝汤合四妙勇安汤加减。处方：

柴胡 10 g	龙胆 15 g	栀子 10 g	金银花 30 g	玄参 10 g
黄芩 15 g	泽泻 20 g	车前子 30 g	当归 10 g	生地黄 15 g
半边莲 30 g	猕猴桃根 20 g	龙葵 10 g	甘草 6 g	

方中龙胆、栀子、黄芩清泻肝火；柴胡疏泄肝热；泽泻、车前子利水祛湿；当归、生地黄养血柔肝；金银花、玄参活血通脉；半边莲、龙葵、猕猴桃根解毒消肿抗癌；甘草解毒调和诸药。

【加减】①体质不虚加夏枯草、白花蛇舌草、僵蚕；②虚火内炽者改用知柏地黄丸加减；③气滞血瘀、尿血加桃仁、丹参；④反复发作可加服二至丸。

【供选成药】❶龙胆泻肝丸：详见第 502 页。❷西黄丸：详见第 493 页。❸一粒珠：详见第 536 页。❹一粒止痛丸：每 10 丸重 0.9 g，痛时服，每次 1 丸。

（三）阴虚火旺证

多见于手术、放化疗后或病变晚期，阴茎溃烂脱落，口渴咽干，疲乏无力，五心烦热，身体消瘦。舌红、少苔，脉细数。治宜滋阴降火，清热解毒。

【常用方药】知柏地黄丸合大补阴丸加减。处方：

生地黄 30 g	玄参 30 g	女贞子 15 g	墨旱莲 15 g	知母 15 g
黄柏 20 g	熟地黄 20 g	山茱萸 12 g	山药 12 g	泽泻 10 g
牡丹皮 10 g	茯苓 10 g	白芍 15 g	丹参 20 g	白及 30 g
龙葵 15 g	白花蛇舌草 30 g		猕猴桃根 15 g	

方中以知柏地黄丸滋阴降火；生地黄、玄参、女贞子、墨旱莲加强滋水涵木之功；白芍柔肝；丹参活血；白及、龙葵、白花蛇舌草、猕猴桃根解毒

攻坚。

【加减】①腰痛尿血加三七粉、大蓟、小蓟；②口渴加石斛、天花粉；
③不寐加远志、合欢花。

【供选成药】❶大补阴丸、龟苓膏、知柏地黄丸：详见第490、第491页。

外　治

1. 初起　五五丹或千金散撒于疮面，红油膏外敷，每日1换。
2. 溃后　❶皮癌净：外敷，每日1次或2日1次，腐蚀癌肿。❷藤黄膏：外敷，每日1次或2日1次。腐蚀癌肿。❸生肌散：每瓶3 g，取适量药粉撒于疮面，外盖生肌玉红膏纱布，2~3日1次。用于癌肿平复、肉芽新鲜。

其他疗法　①手术治疗为主；②配合化疗、放疗。

伍　皮肤及性传播疾病

　　皮肤病指发生于人体皮肤、黏膜及皮肤附属器官疾病的统称。病种非常多，目前可以命名的具有不同临床特点的达2000余种，常见病有200余种。其病因复杂，但归纳起来不外乎内因、外因两类。多因气血失和，脏腑失调，邪毒结聚而致生风、生湿、化燥、致虚、致瘀、化热、伤阴等。治疗应根据皮肤病的病因病机、皮损特点、患者体质、病情轻重而采用辨证论治、内外合治的原则。

　　性传播疾病是指主要通过性接触、类似性行为及间接接触传播的一组传染性疾病，简称性病，又称为"花柳病"。病种包括非淋菌性尿道炎、生殖器疱疹、艾滋病、尖锐湿疣、传染性软疣等，总数达50多种。主要由性接触染毒所致，属特殊病种。

一、热疮

　　热疮是发热后或高热过程中在皮肤黏膜交界处所发生的急性疱疹性皮肤病。临床以皮肤黏膜交界处成群的水疱、基底潮红为主症。病因主要为外感风温热毒等。热毒蕴蒸皮肤而成；或因病久伤津，虚热内扰而反复发作。治疗以清热解毒养阴为主。初期以清热解毒治之，反复发作者以扶正祛邪并治。现代医学中的单纯疱疹属于本病。

内 治

（一）肺胃热盛证

多见群集小疱，灼热刺痒，轻度周身不适，大便干，小便黄。舌红苔黄，脉弦数。治宜疏风清热。

【常用方药】辛夷清肺饮合竹叶石膏汤加减。处方：

辛夷 10 g	黄芩 10 g	栀子 10 g	麦冬 10 g	生地黄 12 g
生石膏 20 g	知母 10 g	升麻 6 g	大青叶 10 g	金银花 15 g
甘草 6 g	桑叶 6 g	菊花 6 g	连翘 10 g	

方中辛夷、升麻疏风清热；黄芩、栀子、连翘、生石膏、知母泻肺胃之火；合大青叶、金银花、甘草清热解毒；桑叶、菊花清散风热；麦冬、生地黄养阴清热。

【加减】发于眼部重用菊花，加石决明、谷精草。

【供选成药】❶板蓝根颗粒：详见第 515 页。❷抗病毒口服液：每支 10 mL。每次 1 支，每日 3 次。孕妇、哺乳期妇女禁用，脾胃虚寒泄泻者慎服。本品不能长期或反复服用。❸牛黄上清丸：详见第 501 页。

（二）湿热下注证

多见疱疹发于外阴，灼热痛痒，水疱易破糜烂，发热，尿赤、尿频、尿痛。苔黄，脉数。治宜清热利湿。

【常用方药】龙胆泻肝汤加板蓝根、紫草、延胡索等。处方：

龙胆 12 g	栀子 10 g	黄芩 10 g	车前子 15 g	泽泻 10 g
柴胡 10 g	延胡索 10 g	生地黄 15 g	土茯苓 15 g	板蓝根 30 g
薏苡仁 15 g	紫草 10 g	甘草 6 g		

方中龙胆泻肝胆实火，清下焦湿热；栀子、黄芩苦寒泻火；泽泻、车前子、薏苡仁清热利湿；生地黄滋阴养血；柴胡引药入肝经；板蓝根、土茯苓清热解毒；延胡索、紫草活血散瘀；甘草调和诸药。

【加减】①大便秘结加生大黄；②湿重加大泽泻、车前子剂量；③热重加金银花，并酌增龙胆、栀子、黄芩剂量；④兼瘙痒者酌加白鲜皮、荆芥、防风。

【供选成药】❶龙胆泻肝丸：详见第502页。❷三妙丸：详见第495页。

（三）阴虚内热证

多见疱疹间歇发作，反复不愈，口干唇燥，午后微热。舌红苔薄，脉细数。治宜养阴清热。

【常用方药】增液汤加板蓝根、马齿苋、紫草、石斛、薏苡仁。处方：

| 生地黄20 g | 玄参15 g | 麦冬10 g | 天花粉10 g | 地骨皮15 g |
| 石斛10 g | 板蓝根20 g | 马齿苋15 g | 紫草10 g | 薏苡仁15 g |

方中生地黄、玄参、麦冬滋阴清热；天花粉、石斛养阴生津；地骨皮降火退虚热；薏苡仁清热利湿；紫草活血散瘀；板蓝根、马齿苋清热解毒。

【加减】①大便秘结加生大黄、芒硝以清热泻下，软坚润燥；②热重伤津明显加玉竹、黄精；③腹中胀满、纳呆、嗳气频作者加木香、柴胡、龙胆、乌药疏肝理气，泄热导滞；④烦热口干、口臭加金银花、菊花、知母、制何首乌以清热养阴生津，润肠通便。

【供选成药】❶知柏地黄丸、大补阴丸：详见第490、第491页。❷杞菊地黄丸：大蜜丸，每丸9 g，每次9 g，每日2次；浓缩丸，每8丸相当于原药材3 g，每次8丸，每日3次；水蜜丸，每袋6 g，每次6 g，每日2次；小蜜丸，每袋9 g，每次9 g，每日2次。脾胃虚寒者慎用。

外 治 ❶紫金锭：详见第493页。❷六神丸：详见第491页。❸青黛膏或黄连膏：外涂患处，每日2~3次。

其他疗法 ①抗病毒药物；②免疫疗法；③物理疗法（氦氖激光照射、频谱仪照射）。

二、蛇串疮

蛇串疮是一种皮肤上出现成簇水疱，呈带状分布，痛如火燎的急性疱疹性皮肤病。临床以皮肤上成簇水疱，呈带状分布，局部刺痛为主症。病因主要为情志内伤，或脾气虚弱，或外受火热毒邪。肝郁化火，脾虚生湿，复感毒邪，以致湿热火毒蕴结肌肤而成。治以清热利湿，行气止痛为主。初期以清热利湿为主，后期以活血通络止痛为主，体虚者以扶正祛邪与通络止痛并用。现代医学中的带状疱疹属于本病。

内 治

（一）肝经郁热证

多见皮损鲜红，灼热刺痛，疱壁紧张，口苦咽干，心烦易怒，大便干燥或小便黄。舌质红、苔薄黄或黄厚，脉弦滑数。治宜清泻肝火，解毒止痛。

【常用方药】龙胆泻肝汤加减。处方：

龙胆15 g	栀子12 g	黄芩15 g	柴胡10 g	生地黄15 g
赤芍10 g	泽泻15 g	延胡索10 g	大青叶20 g	紫草15 g
板蓝根15 g	没药10 g	木通10 g		

方中龙胆泻肝胆实火，清下焦湿热；栀子、黄芩苦寒泻火；泽泻、木通清热利湿；生地黄、赤芍滋阴养血；柴胡引药入肝经；板蓝根、大青叶清热解毒；延胡索、紫草活血散瘀；没药活血化瘀止痛。

【加减】①发于头面加牛蒡子、桑叶、野菊花；②发于眼部加石决明、谷精草；③发于胸肋部加郁金、川楝子；④发于上肢加姜黄；⑤起血疱加水牛角粉、牡丹皮；⑥疼痛明显加制乳香；⑦大便秘结加生大黄。

【供选成药】❶季德胜蛇药片：每片 0.4 g，每支 10 片，每盒 10 支。每次 5 片，每日 3 次。孕妇及哺乳期妇女禁用，脾胃虚寒者及心律失常、肝肾功能不全者慎用。含有毒中药，不可过量久服。❷紫金锭：详见第 489 页。❸泻青丸、龙胆泻肝丸：详见第 502 页。❹苦胆草片：每片 0.26 g。每次 4 片，每日 3 次。

（二）脾虚湿蕴证

多见皮损色淡，疼痛不显，疱壁松弛，口不渴，食少腹胀，大便时溏。舌淡、苔白或白腻，脉沉缓或滑。治宜健脾利湿，解毒止痛。

【常用方药】除湿胃苓汤加减。处方：

苍术10 g	白术15	厚朴10 g	陈皮6 g	茯苓20 g	板蓝根15 g
丹参10 g	茵陈10 g	泽泻10 g	车前子10 g	当归10 g	鱼腥草10 g

方中苍术、白术、厚朴、陈皮、茯苓健脾行滞除湿；茵陈、泽泻、车前子渗利水湿；板蓝根、鱼腥草清热解毒；丹参、当归活血行瘀止痛。

【加减】①发于下肢加牛膝、黄柏；②水疱大而多加土茯苓、萆薢；③胃纳欠佳加山楂、谷芽；④疼痛较甚，酌加制乳香、制没药、制三七粉。

【供选成药】香砂胃苓丸：每 15 粒 1 g。空腹温开水送服，成人每次 6 g，每日 2 次。用药期间应避风寒，忌生冷食物。

（三）气滞血瘀证

多见皮疹减轻或消退后，局部疼痛不止，放射到附近部位，痛不可忍，坐卧不安，重者可持续数月或更长时间。舌暗苔白，脉弦细。治宜理气活血，通络止痛。

【常用方药】柴胡疏肝散合桃红四物汤加减。处方：

桃仁 10 g	红花 6 g	当归 12 g	熟地黄 15 g	赤芍 10 g	川芎 10 g
丹参 15 g	郁金 10 g	柴胡 10 g	延胡索 20 g	地龙 6 g	香附 10 g

方中丹参合桃红四物汤养血而活血祛瘀；柴胡、郁金、香附行气解郁；延胡索活血散瘀止痛；地龙通络止痛。

【加减】①体质壮实加大黄以破瘀；②年老体虚加黄芪、党参以益气抗邪；③心烦眠眠差加珍珠母、牡蛎、栀子、酸枣仁安神镇静；④疼痛剧烈加制乳香、制没药、蜈蚣等祛瘀止痛。

【供选成药】❶复方丹参片：详见第 563 页。❷疗毒丸：每 10 粒重 1.35 g。每次 10 粒，每日 2 次。❸血府逐瘀丸：详见第 532 页。❹柴胡疏肝丸：每丸 9 g。空腹温开水送服，每次 9 g，每日 3 次。

外治 ❶青黛膏或黄连膏、四黄膏：涂敷患处，每日 2~3 次。❷六神丸、复方片仔癀软膏：详见第 491 页。❸紫金锭：详见第 493 页。❹季德胜蛇药片：每片 0.4 g，每支 10 片，每盒 10 支。适量，用 40~60 度白酒适量调成稀糊状搽患处，每日 4~8 次。❺重楼解毒酊：每瓶 30 mL。涂抹患处，每日 3~4 次。久置有少量沉淀，摇匀后使用。

其他疗法 ①针刺疗法；②抗病毒药物；③糖皮质激素；④止痛药物。

三、疣

疣是一种发生于皮肤浅表的良性赘生物。根据皮损形态及发病部位不同而名称各异，如疣目、扁瘊、鼠乳、跖疣、线瘊。病因主要为外感风热毒邪，忧思郁怒。忧怒伤肝，肝旺血燥，筋气不荣，风热毒邪外犯搏于肌肤而成。治以清热解毒散结为主。扁平疣、疣目宜内外合治，其余疣多采用外治为主。现代医学中的寻常疣、扁平疣、传染性软疣、掌趾疣和丝状疣等属于本病。尖锐湿疣归入性传播疾病内讨论。

内 治

（一）疣目

1. 风热血燥证　多见疣目结节如豆，坚硬粗糙，大小不一，高出皮肤，色黄或红。舌红苔薄，脉弦数。治宜养血活血，清热解毒。

【常用方药】治瘊方加减。处方：

> 熟地黄 20 g　制何首乌 20 g　杜仲 10 g　　白芍 12 g　　赤芍 12 g
> 桃仁 10 g　　红花 6 g　　　　牡丹皮 10 g　牛膝 10 g　炮穿山甲 10 g
> 香附 10 g　　夏枯草 10 g　　板蓝根 15 g

方中熟地黄、制何首乌、白芍滋阴养血；牡丹皮、赤芍凉血活血；桃仁、红花活血化瘀；杜仲、牛膝滋补肝肾；香附行气；板蓝根清热解毒；夏枯草、炮穿山甲散结消疣。

【加减】①烦躁易怒加珍珠母、赭石、磁石；②皮损质地坚硬加益母草、牡蛎；③新疣渐增，去熟地黄、制何首乌、杜仲加马齿苋、芦荟；④咽喉疼痛加牛蒡子解毒利咽；⑤大便秘结加生大黄通腑泻下。

【供选成药】抗病毒口服液：详见第 569 页。

2. 湿热血瘀证　多见疣目结节疏松，色灰或褐，大小不一，高出皮肤。舌暗红苔薄，脉细。治宜清化湿热，活血化瘀。

【常用方药】马齿苋合剂加减。处方：

> 马齿苋 10 g　　大青叶 15 g　紫草 12 g　　败酱草 20 g　　桃仁 10 g
> 红花 6 g　　　赤芍 12 g　　薏苡仁 30 g　冬瓜子 15 g

方中马齿苋、大青叶、败酱草清热解毒；紫草、桃仁、红花、赤芍活血凉血散瘀；薏苡仁、冬瓜子利水除湿。

【加减】①烦躁易怒加珍珠母、赭石、磁石；②湿热重加滑石；③脘痞食少纳呆加广藿香、佩兰、泽泻。

【供选成药】❶丹七片：详见第 504 页。❷三妙丸：详见第 495 页。

（二）扁瘊

1. 风热蕴结证　多见皮色淡红，数目较多，或微痒，或不痒，病程短，口干不欲饮。舌红、苔薄白或薄黄，脉浮数或弦。治宜疏风清热，解毒散结。

【常用方药】马齿苋合剂加减。处方：

马齿苋 15 g	大青叶 10 g	紫草 12 g	败酱草 20 g	桃仁 10 g
红花 6 g	赤芍 12 g	木贼草 20 g	郁金 10 g	浙贝母 10 g
板蓝根 20 g				

方中马齿苋、大青叶、败酱草、板蓝根清热解毒；紫草、桃仁、红花、赤芍活血凉血散瘀；郁金、浙贝母行气散结；木贼草疏散风热，并能行散郁热消滞。

【加减】①风热重而痒甚加木贼、蝉蜕、荆芥、防风；②大便秘结不通加生大黄、芒硝。

【供选成药】防风通圣丸：水丸，每20丸1 g，每次6 g；大蜜丸，每丸9 g，每次1丸；浓缩丸，每8丸相当原药材6 g，每次8丸；均每日2次。孕妇、体弱便溏者慎用。

2. 热瘀互结证 多见病程较长，皮疹较硬，大小不一，其色黄褐或暗红，不痒不痛。舌红或暗红、苔薄白，脉沉弦。治宜活血化瘀，清热散结。

【常用方药】桃红四物汤加减。处方：

当归 10 g	赤芍 10 g	桃仁 10 g	红花 6 g	生地黄 15 g
丹参 15 g	板蓝根 20 g	紫草 15 g	马齿苋 15 g	薏苡仁 30 g
浙贝母 10 g	生牡蛎 20 g	珍珠母 20 g		

方中桃红四物汤养血活血；丹参、紫草活血凉血散瘀；板蓝根、马齿苋清热解毒；薏苡仁清热利湿；浙贝母、生牡蛎、珍珠母清热软坚散结。

【加减】①烦躁不宁加赭石、磁石镇静安神；②肝虚血亏加山茱萸、白芍、制何首乌；③发于上部加桑叶、菊花、薄荷；④发于下部加龙胆、泽泻、牛膝；⑤疼痛明显加制乳香、制没药通络止痛。

外 治 各种疣均可选用木贼草、板蓝根、马齿苋、香附、苦参、白鲜皮、薏苡仁等中药，煎汤趁热洗涤患处，每天2~3次。

1. 疣目 ❶鸦胆子仁：取鸦胆子仁5粒，捣烂涂敷患部，用玻璃纸及胶布固定，3日换1次。❷五妙水仙膏：详见第560页。❸菱蒂：取菱蒂长约 3cm，洗去污垢，在患部不断涂擦，每次 2~3 分钟，每日 6~8 次。

2. 扁瘊　鸦胆子仁油：涂敷患部，每日 1 次。用于治疗散在扁瘊，防止正常皮肤受损。

3. 鼠乳　多采用外治法。用消毒针头挑破患处，挤尽白色乳酪样物，再用碘酒或浓石炭酸溶液点患处。若损害较多，应分批治疗，注意保护周围皮肤。

4. 跖疣　多采用外治法。乌梅肉用盐水浸泡 1 天，混为泥状，每次取少许敷贴患部。

其他疗法　①针灸、电灼、激光、冷冻、手术；②根据病情使用抗病毒药物。

四、黄水疮

黄水疮是一种发于皮肤有传染性的化脓性皮肤病。临床以暴露部位浅在性脓疱，黄色脓痂，自觉瘙痒为主症。病因主要为机体虚弱，暑邪湿毒侵袭。肌肤娇嫩，腠理不固，暑湿热邪袭于肌表熏蒸皮肤而成。以清暑利湿为主要治法，实证以祛邪为主，虚证以健脾为主。现代医学中的脓疱疮属于本病。

内　治

（一）暑湿热蕴证

多见皮疹而脓疱密集，色黄，四周有红晕，破后糜烂面鲜红，发热口干，便干尿黄。舌红苔黄腻，脉濡数或滑数。治宜清暑利湿解毒。

【常用方药】清暑汤加减。处方：

金银花 10 g	连翘 10 g	天花粉 15 g	淡竹叶 10 g	甘草 6 g
滑石 15 g	赤芍 12 g	紫花地丁 10 g	蒲公英 10 g	黄芩 10 g
马齿苋 15 g	广藿香 10 g			

方中天花粉、淡竹叶清暑解渴除烦；滑石、甘草、马齿苋清暑利湿；广藿香芳香化湿；金银花、连翘、蒲公英、紫花地丁、黄芩清热解毒；赤芍清热凉血。

【加减】①壮热烦躁加黄连、栀子清热除烦；②胸闷纳呆加陈皮、砂仁；③大便燥结加生大黄泻滞导热；④面目浮肿加桑白皮、猪苓、金钱草；

⑤发热明显加重楼、野菊花清热解毒。

【供选成药】❶六一散：详见第490页。❷穿心莲片、牛黄解毒片：详见第489页。❸热毒清片：详见第493页。

（二）脾虚湿滞证

多见皮疹少而脓疱稀疏，色淡黄或淡白，四周红晕不显，破后糜烂面淡红，食少，面白无华，大便溏薄。舌淡、苔薄微腻，脉濡细。治宜健脾渗湿。

【常用方药】参苓白术散加减。处方：

白参6 g	茯苓15 g	白术12 g	山药10 g	炙甘草6 g
白扁豆10 g	莲子15 g	薏苡仁15 g	冬瓜子10 g	砂仁10 g
野菊花20 g	金银花10 g	广藿香10 g		

方中金银花、野菊花清热解毒，广藿香芳香醒脾除湿；茯苓、冬瓜子分利湿热；四君子汤平补脾胃；白扁豆、薏苡仁、山药淡渗利湿，莲子辅白术健脾胃之功；砂仁芳香醒脾。

【加减】①脓疱反复不愈、食少懒言加黄芪益气解毒；②全身低热、自汗、舌质微红、脉细数去扁豆，加天花粉养阴清热；③尚有热毒见证加重金银花用量，加连翘、白花蛇舌草等。

【供选成药】参苓白术散：详见第549页。

外 治

1. 皮疹以水疱、脓疱为主　❶青黛散：用麻油调成糊状，涂敷患部，每日2~3次。❷青蛤散：每袋15 g。用花椒油调成糊状，涂敷患部，每日2~3次。❸黄水疮散：每袋12 g。以香油调敷患部，每日2~3次。❹颠倒散洗剂：外搽，每日4~5次。❺三黄洗剂：加入九一丹，混合摇匀，外搽，每日3~4次。

2. 糜烂脓痂较厚　❶5%硫黄软膏：涂敷患部，每日2~3次。❷红油膏：掺九一丹涂敷患部，每日1次。

3. 脓液多　10%黄柏溶液：湿敷或外洗患处，每日2~3次。

其他疗法　①早期系统使用抗菌药物；②必要时加强支持疗法；③并发肾炎时及早作相应处理或请内科会诊。

五、癣

癣是发生在表皮、毛发、指（趾）甲的浅部真菌性皮肤病。临床常见的癣病有白秃疮、肥疮、鹅掌风、脚湿气、圆癣、紫白癜风。病因主要为生活起居不慎，感染真菌，复因风湿热邪外袭，郁于肌理，淫于皮肤，以致起疹、流滋、瘙痒，病久郁热化燥，气血不和，皮肤失养成癣。治疗以杀虫止痒为主。癣病以外治为主；若皮损广泛，自觉症状较重，或抓破染毒者，以内治、外治相结合。可中西药合用。

内 治

（一）风湿毒聚证

多见于肥疮、鹅掌风、脚湿气，症见皮损泛发，蔓延浸淫，或大部分头皮毛发受累，黄痂堆积，毛发脱而头秃；或手如鹅掌，皮肤粗糙，或皮下水疱；或趾丫糜烂，浸渍剧痒。苔薄白，脉濡。治宜祛风除湿，杀虫止痒。

【常用方药】消风散加地肤子、白鲜皮、威灵仙，或苦参汤加白鲜皮、威灵仙。处方：

| 苦参 10 g | 蛇床子 20 g | 白芷 15 g | 金银花 30 g | 野菊花 20 g |
| 黄柏 15 g | 地肤子 15 g | 白鲜皮 20 g | 威灵仙 15 g | |

方中苦参、蛇床子、地肤子清热燥湿，止痒杀虫；黄柏、金银花、野菊花清热解毒，凉血消肿；白芷祛风止痒；白鲜皮、威灵仙祛风除湿止痒。

【加减】①痒重加防风；②局部潮湿、分泌物多加苍术。

【供选成药】❶苦参片：每片 0.35 g。每次 4~6 片，每日 3 次。❷三黄片：详见第 490 页。

（二）湿热下注证

多见脚湿气伴抓破染毒，症见足丫糜烂，渗流臭水或化脓，肿连足背，或见红丝上窜，甚或形寒高热。舌红苔黄腻，脉滑数。治宜清热化湿，解毒消肿。

【常用方药】萆薢渗湿汤合五神汤加减。处方：

萆薢 15 g	薏苡仁 15 g	黄柏 10 g	茯苓 10 g	牛膝 15 g
车前草 10 g	泽泻 10 g	牡丹皮 10 g	金银花 15 g	紫花地丁 15 g
滑石 15 g	苦参 10 g	白鲜皮 10 g	甘草 6 g	

方中金银花、紫花地丁清热解毒；牛膝、萆薢、泽泻、茯苓、薏苡仁、车前草、滑石清热利湿；牡丹皮凉血化瘀；苦参、黄柏清热燥湿；白鲜皮祛风除湿止痒；甘草调和诸药。

【加减】 ①肝经湿热重者加龙胆、栀子、黄芩；②痒重者加地肤子、防风、白芷；③大便秘结加生大黄（后下）；④湿热伤阴者加生地黄、山药。

【供选成药】 ❶黄柏胶囊、三妙丸：详见第495页。❷龙胆泻肝丸：详见第502页。

外 治

1. 白秃疮、肥疮　拔除病发。5%硫黄软膏或雄黄膏，涂敷患部，每日1～2次，连续2～3周。

2. 鹅掌风、脚湿气　❶水疱型：选用1号癣药水、2号癣药水、复方土槿皮酊外搽，每日2～3次。❷糜烂型：二矾汤或10%黄柏溶液浸泡15分钟，次以雄黄膏外搽，每日2～3次。❸脱屑型：5%硫黄软膏或雄黄膏，涂敷患部，每日2～3次。

3. 灰指甲　2号癣药水或复方土槿皮酊外搽，每次10分钟，每日2～3次；或鹅掌风浸泡方浸泡。

4. 圆癣　选用1号癣药水、2号癣药水、复方土槿皮酊外搽，每日2～3次。阴癣皮损有糜烂痒痛，用青黛膏外涂。

5. 紫白癜风　密陀僧散，用茄子片蘸药涂搽患处；2号癣药水或1%土槿皮酊外搽，每日2～3次。

其他疗法　使用抗真菌药物。

六、虫咬皮炎

虫咬皮炎为西医病名，相当于中医学的"恶虫叮咬"，指被致病虫类叮咬，接触其毒液或虫体的毒毛而引起的一种皮炎。临床以皮肤上丘疱疹、风团、红肿、疼痛为主症。病因主要为昆虫叮咬，或禀性不耐。虫毒侵入肌肤，与气血相搏而成。本病以预防为主，发病后以外治为主，病情重者内治与外治相结合。

内 治　热毒蕴结证：多见皮疹较多，成片红肿，水疱较大，瘀斑明显，发热头痛，恶心胸闷。舌红苔黄，脉数。治宜清热解毒，消肿止痒。

【常用方药】五味消毒饮合黄连解毒汤加地肤子、白鲜皮、紫荆皮。处方：

紫花地丁 20 g	蒲公英 20 g	金银花 15 g	野菊花 10 g	重楼 10 g
生地黄 10 g	白茅根 10 g	甘草 5 g	黄连 6 g	栀子 10 g
地肤子 10 g	白鲜皮 10 g	紫荆皮 10 g		

方中紫花地丁、蒲公英、金银花、野菊花、重楼清热解毒；黄连、栀子泻火解毒；生地黄、白茅根清热凉血；地肤子、白鲜皮、紫荆皮祛风除湿止痒，甘草解毒和中。

【加减】①大便干燥加生大黄、玄明粉；②湿重加茵陈、泽泻、薏苡仁、萆薢；③热重加白花蛇舌草、半枝莲、黄芩；④红斑明显加水牛角、牡丹皮、赤芍增强凉血解毒之力；⑤兼风热加荆芥、防风；⑥脘痞呕恶加广藿香、竹茹。

【供选成药】❶季德胜蛇药片：详见第 571 页。❷牛黄解毒片：详见第489 页。❸皮肤病血毒丸：每 100 丸 18 g。每次 20 丸，每日 2 次。感冒期间停服。孕妇忌服。

外 治

1. 以红斑、丘疹、风团为主　❶1% 薄荷三黄洗剂：三黄洗剂加薄荷脑1 g，外搽患处，每日 3～5 次。❷季德胜蛇药片：每片 0.4 g，每支 10 片，每盒 10 支。以水调成糊状，外涂患处，每日 2～3 次。❸牡丹皮酚软膏：涂敷患处，每日 2～3 次。

2. 水疱破后、糜烂红肿　先用 10% 黄柏溶液或三黄洗剂湿敷，再青黛膏涂搽或颠倒散洗剂外搽，每日 2～3 次。

其他疗法　①抗组胺药；②非特异性脱敏疗法；③抗感染；④必要时应用皮质激素。

七、疥疮

疥疮是由疥虫（疥螨）寄生在人体皮肤所引起的一种接触传染性皮肤病。临床以皮肤薄嫩部位丘疹、丘疱疹、小水疱、隧道、结节，夜间奇痒为主症。病因主要为生活起居不慎、接触疥虫。虫郁于肤，气血失和，湿热蕴结，外泛肌肤而成。以杀虫止痒为主要治法，须隔离治疗，以外治为主，一般不需内服药，如抓破染毒则内外合治。

内 治 湿热蕴结证：皮损以水疱为多，丘疱疹泛发，壁薄液多，破流脂水，浸淫糜烂，或脓疱多，或起红丝走窜。舌红苔黄腻，脉滑数。治宜清热化湿，解毒杀虫。

【常用方药】黄连解毒汤合三妙丸加地肤子、白鲜皮、百部、苦参。处方：

> 黄连 10 g　黄芩 10 g　　黄柏 10 g　　栀子 8 g　苍术 12 g　牛膝 12 g
> 苦参 20 g　地肤子 30 g　白鲜皮 30 g　百部 15 g

方中黄连、黄芩、黄柏、栀子泻火解毒；苍术、牛膝清热祛湿；苦参、百部燥湿杀虫；地肤子、白鲜皮祛风除湿止痒。

【加减】①急性期酌加蒲公英、连翘清热解毒；②瘙痒剧烈加萹蓄、土茯苓以加强杀虫止痒；③热重而渴加石膏、知母。

【供选成药】❶牛黄解毒片：详见第 489 页。❷苦参片：详见第 577 页。❸防风通圣丸：详见第 574 页。

外 治 ❶5%～20% 的硫黄软膏：外搽，小儿用 5%～10% 的浓度，成人用 10%～15% 的浓度，患病时间长的用 20% 的浓度，每日 2～3 次。❷硫黄、水银、雄黄：研粉，以油调敷，每日 1 次。❸优力肤乳剂、疥宁霜：外搽，每日 1 次。

八、日晒疮

日晒疮是皮肤受日光暴晒而引起的炎症性皮肤病。以皮肤暴晒部位焮红漫肿，甚至燎浆起疱，灼热痒痛为主症。多因禀赋不耐，腠理不密，不能耐受日光暴晒，热毒侵袭，灼伤皮肤，或盛夏暑湿与热毒之邪侵袭，与内湿相搏壅滞于肌肤所致。现代医学的日光性皮炎属于本病。

内 治

（一）热毒侵袭证

多见于夏季，暴露部位皮肤日晒后可见弥漫性潮红、肿胀，或红色丘疹集簇，甚至发生水疱、大疱，局部有刺痛、灼热、瘙痒感，可伴发热头痛、口渴，大便干结，小便短赤。舌质红或红绛、苔黄，脉数。治宜清热凉血解毒。

【常用方药】清营汤加减。处方：

生地黄 30 g	玄参 15 g	黄芩 10 g	栀子 10 g	知母 10 g
牡丹皮 15 g	赤芍 15 g	生石膏 20 g	野菊花 10 g	苍术 10 g
苦参 10 g	土茯苓 15 g	薏苡仁 15 g	青蒿 10 g	

方中生地黄、玄参清热养阴生津；生石膏、知母清热泻火；赤芍、牡丹皮凉血活血清热；黄芩、栀子、野菊花、土茯苓、薏苡仁清热解毒，利水除湿；苦参、苍术燥湿清热解毒；青蒿解暑清热。

【加减】身热、口渴、汗出者加白虎汤。

【供选成药】复方青黛胶囊（丸）：胶囊，每粒 0.5 g，每次 4 粒，每日 3 次；水丸，每袋 6 g，每次 6 g，每日 2~3 次。孕妇、脾胃虚寒及胃部不适者慎用。

（二）暑湿热毒证

日晒部位皮肤红肿，多见红色丘疹、小水疱、糜烂、渗液等，瘙痒较显著，伴身热不扬，头胀痛，胸闷纳呆，小便短赤。舌质红、苔白腻或黄腻，脉滑数或濡数。治宜清暑利湿解毒。

【常用方药】三石汤合清暑汤加减。处方：

| 金银花 15 g | 鲜扁豆花 6 g | 连翘 15 g | 青蒿 10 g | 牡丹皮 10 g |
| 赤芍 10 g | 广藿香 15 g | 香薷 10 g | | |

方中金银花、连翘清热解毒，疏散风热；鲜扁豆花、青蒿、广藿香解暑化湿；香薷发汗解暑；牡丹皮、赤芍凉血活血清热。

【加减】①皮损红肿明显者加白茅根；②头重如裹、胸脘痞闷者加鲜佩兰、厚朴。

【供选成药】六一散：详见第 490 页。

外　治

1. 轻者　凉水湿敷患处，再酌情选用炉甘石洗剂、氧化锌油等外涂。

2. 糜烂、渗液较多者　选用生石膏 30 g、地榆 30 g、金银花 20 g、甘草

10 g，水煎，待凉后湿敷患处，每日 2～3 次。

3. 脱皮痛痒明显者　湿润烧伤膏或青黛膏，外涂，每日 2～3 次。

九、湿疮

湿疮是一种过敏性炎症性皮肤病。临床以多形性损害、对称分布、剧烈瘙痒、倾向湿润、反复发作为主症。病因主要为禀性不耐，外受风湿热邪，或饮食不节等。过食辛辣刺激荤腥动风之物，脾胃受损，湿热内生；兼外受风邪，内外两邪相搏，风湿热邪浸淫淫肌肤而成。治疗以清热利湿止痒为主，急性者宜清热利湿，慢性者宜养血润肤。现代医学中的湿疹属于本病。

内　治

（一）湿热蕴肤证

多见发病快，病程短，皮损潮红，水疱、丘疱疹泛发，灼热瘙痒无休，破流脂水，心烦口渴，身热不扬，大便干，小便短赤。舌红、苔薄白或黄，脉滑或数。治宜清热利湿止痒。

【常用方药】龙胆泻肝汤合萆薢渗湿汤加减。处方：

> 龙胆 10 g　　栀子 15 g　　黄芩 10 g　　生地黄 15 g　　牡丹皮 10 g
> 赤芍 10 g　　萆薢 10 g　　泽泻 15 g　　车前草 15 g　　苦参 10 g
> 大青叶 15 g　白茅根 10 g

方中龙胆、栀子、黄芩泻火清热；大青叶清热解毒；生地黄、牡丹皮、赤芍凉血清热；萆薢、泽泻、车前草、白茅根、苦参利湿清热。

【加减】①发于上部加桑叶、菊花、蝉衣；②发于中部重用龙胆、黄芩；③发于下部重用泽泻、车前草；④水疱多、破后流滋多加土茯苓、鱼腥草；⑤瘙痒重加紫荆皮、地肤子、白鲜皮；⑥心烦口渴加生石膏、知母；⑦大便秘结加生大黄；⑧伴有青筋暴露加泽兰、牛膝。

【供选成药】❶湿毒清胶囊：每粒 0.5 g。每次 3～4 粒，每日 3 次。忌辛辣鱼腥厚味，忌饮酒。❷肤痒颗粒：每袋 9 g 或 18 g。每次 9～18 g，每日 3 次。消化道溃疡病患者慎用。❸苦参片：详见第 577 页。❹黄柏胶囊、三妙丸：详见第 495 页。❺龙胆泻肝丸：详见第 502 页。❻消风止痒颗粒：每袋 15 g，每盒 10 袋。成人每次 2 袋，每日 3 次；小儿 1 岁以内，每日 1 袋；

1~4 岁，每日 2 袋；5~9 岁，每日 3 袋；10~14 岁，每日 4 袋；15 岁以上，每日 6 袋。分 2~3 次服。

（二）脾虚湿蕴证

发病缓，皮损潮红，丘疹，鳞屑，瘙痒，抓后糜烂渗出，纳少易疲乏，腹胀便溏。舌淡胖、苔白腻，脉弦缓。治宜健脾利湿止痒。

【常用方药】除湿胃苓汤或参苓白术散加紫荆皮、地肤子、白鲜皮。处方：

茯苓 15 g	白术 10 g	厚朴 10 g	陈皮 6 g	太子参 8 g
泽泻 12 g	栀子 10 g	连翘 10 g	谷芽 15 g	车前子 12 g
神曲 15 g	紫荆皮 20 g	地肤子 20 g	白鲜皮 30 g	

方中太子参、茯苓、白术健脾益气；厚朴、陈皮行气；茯苓、泽泻、车前子渗利脾湿；栀子、连翘清热泻火解毒；神曲、谷芽消导积滞；紫荆皮、地肤子、白鲜皮祛风止痒。

【加减】①剧痒、滋水过多加浮萍、蒺藜、滑石、苦参；②大便溏薄加煨木香、葛根、炒山药；③纳差、神疲气短加人参、山药、炒麦芽。

【供选成药】❶湿毒清胶囊：详见第 582 页。❷参苓白术散：详见第 549 页。

（三）血虚风燥证

病程久，反复发作，皮损色暗或色素沉着，或皮损粗糙肥厚，剧痒难忍，遇热或肥皂水后瘙痒加重，口干不欲饮，纳差腹胀。舌淡苔白，脉弦细。治宜养血润肤，祛风止痒。

【常用方药】当归饮子或四物消风饮加丹参、鸡血藤、乌梢蛇。处方：

当归 10 g	制何首乌 15 g	白芍 12 g	生地黄 15 g	熟地黄 15 g
麦冬 10 g	蒺藜 10 g	钩藤 10 g	鸡血藤 20 g	丹参 10 g
陈皮 6 g	白鲜皮 30 g	乌梢蛇 15 g		

方中当归、制何首乌、白芍、鸡血藤、丹参养血活血；生地黄、麦冬、白芍养阴润燥；熟地黄滋养阴血；蒺藜、钩藤、白鲜皮、乌梢蛇祛风止痒；陈皮行气化滞。

【加减】①瘙痒不能入眠加珍珠母（先煎）、首乌藤、酸枣仁安神镇静；②腰酸肢软加烫狗脊、淫羊藿、菟丝子；③皮损粗糙、肥厚严重加地龙；

④糜烂、渗液加萆薢、土茯苓、泽泻。

【供选成药】❶乌蛇止痒丸：每10丸1.25 g。每次2.5 g（20丸），每日3次。孕妇禁用。糖尿病、肾病、肝病、肿瘤等病引起的皮肤瘙痒，不属本品适应范围。**❷**当归片合乌梢蛇片：每次各5片，每日2次。**❸**驴胶（阿胶）补血颗粒：每袋20 g。每次1袋，每日2次。

外 治

1. **急性湿疮** **❶**三黄洗剂：外搽或湿敷患处，每日2~3次。**❷**皮肤康洗液：每瓶50 mL。外洗或湿敷患处，每日2~3次。本品为外用药，切勿口服，若有皮肤过敏反应应停止使用。**❸**湿疹散：每袋30 g。取药粉适量，涂敷患处，每日1~2次。主要适用于红斑、丘疹、水疱皮疹，但渗出多者忌用。**❹**黄水疮散：每袋12 g。以香油调涂患处，每日1~2次。主要适用于红斑、丘疹、水疱皮疹，但渗出多者忌用。**❺**龟甲散：每瓶3 g。取药粉适量，涂敷患处，每日1~2次。

2. **亚急性湿疮** **❶**三黄洗剂：外搽患处，每日2次。**❷**青黛散：详见第576页。**❸**黄连油或蛋黄油：外搽患处，每日1次。适用于婴儿。

3. **慢性湿疮** **❶**青黛膏：涂敷患处，每日2~3次。**❷**5%硫黄软膏：外搽患处，每日2~3次。**❸**羌月乳膏：每管10 g。涂于患处，每日2~3次。**❹**消炎癣湿药膏：每盒8 g。涂搽患处，每日3次。本品含毒性药，不宜大面积使用。

其他疗法 ①抗组胺药；②非特异性脱敏疗法；③皮质激素用于急性严重泛发性湿疹；④抗感染。

十、接触性皮炎

接触性皮炎是指因皮肤或黏膜接触某些外界致病物质所引起的皮肤急性或慢性炎症反应。临床以接触部位红斑、肿胀、丘疹、水疱甚至大疱，灼热瘙痒甚至灼痛为主症。病因主要为先天禀赋不耐、接触致敏毒物。毒邪侵入肌肤，郁而化热，邪热与气血相搏而致。治以清热祛湿止痒为主，急性者宜清热祛湿，慢性者宜养血润燥。

本病为现代医学病名。中医无统一的病名，根据接触物质的不同及症状特点，可称之为"漆疮""膏药风""马桶癣"等。

内　治

（一）风热蕴肤证

多起病较急，好发于头面部，皮损色红，肿胀轻，其上为红斑或丘疹，自觉瘙痒，灼热，心烦口干，小便微黄。舌红、苔薄白或薄黄，脉浮数。治宜疏风清热止痒。

【常用方药】消风散加紫荆皮、僵蚕。处方：

荆芥 10 g	防风 10 g	牛蒡子 15 g	黄芩 12 g	连翘 15 g
蝉蜕 6 g	僵蚕 10 g	苦参 10 g	紫荆皮 10 g	当归 15 g
生地黄 15 g	生石膏 20 g	甘草 6 g		

方中荆芥、防风、牛蒡子、蝉蜕疏风透表；黄芩、连翘泻火解毒；苦参清热燥湿；生石膏清热护阴；生地黄、当归滋阴养血；僵蚕、紫荆皮祛风清热解毒；甘草调和诸药。

【加减】①糜烂广泛、渗液较多去牛蒡子，加车前子、薏苡仁、滑石清热利湿；②热象较重加重生石膏，加知母；夹湿加苍术。

【供选成药】❶消风止痒颗粒：详见第 582 页。❷防风通圣丸：详见第 574 页。❸凉膈散：每袋 15g。每次 9～15g，每日 2 次。脾胃虚寒，大便溏薄者忌用，孕妇慎服。

（二）湿热毒蕴证

起病急骤，皮损面积较广泛，其色鲜红肿胀、上有水疱或大疱，水疱破后则糜烂渗液、自觉灼热瘙痒，发热口渴，大便干，小便短黄。舌红苔黄，脉弦滑数。治宜清热祛湿，凉血解毒。

【常用方药】龙胆泻肝汤合化斑解毒汤加减。处方：

升麻 10 g	生石膏 20 g	连翘 15 g	牛蒡子 10 g	栀子 12 g
玄参 15 g	知母 15 g	淡竹叶 6 g	黄柏 15 g	黄连 6 g
人中黄 10 g	甘草 6 g			

方中生石膏、知母、甘草清热保津；黄连、黄柏、栀子清热泻火；牛蒡子清热解毒；人中黄清热凉血解毒；玄参、连翘解散浮游之火；淡竹叶、升麻引药上行。

【加减】①黄水多者加土茯苓、紫荆皮、马齿苋清热利湿；②红肿热痛明显去升麻、牛蒡子、淡竹叶，加牡丹皮、赤芍、生地黄、水牛角清热凉血；③大便秘结加生大黄（后下）；④瘙痒较明显加蝉蜕、白鲜皮。

【供选成药】❶湿毒清胶囊：详见第 582 页。❷三黄片：详见第 490 页。❸龙胆泻肝丸：详见第 502 页。❹苦参片：详见第 577 页。❺黄柏胶囊：详见第 495 页。

（三）血虚风燥证

病程长，病情反复发作，皮损肥厚干燥有鳞屑，或呈苔藓样变、瘙痒剧烈、有抓痕及结痂。舌淡红苔薄，脉弦细。治宜养血润燥，祛风止痒。

【常用方药】当归饮子合消风散加减。处方：

当归 15 g	川芎 10 g	白芍 12 g	生地黄 15 g	防风 10 g
蒺藜 10 g	荆芥 10 g	黄芪 15 g	甘草 6 g	制何首乌 12 g

方中荆芥、防风疏风透表；黄芪与当归、川芎、白芍、生地黄等合用补益气血；制何首乌补益精血；蒺藜祛风止痒；甘草和中调和诸药。

【加减】瘙痒甚加僵蚕、紫荆皮、徐长卿。

【供选成药】乌蛇止痒丸、当归片合乌梢蛇片：详见第 584 页。

外 治

1. 急性期　❶三黄洗剂、皮肤康洗液：详见第 584 页。❷青黛散：详见第 576 页。❸黄连膏：外涂患处，每日 2~3 次。用于皮损以红斑、丘疹为主者。❹10% 黄柏溶液：湿敷患处，每日 2~3 次。主要用于渗出、糜烂时。

2. 亚急性期（糜烂、结痂为主）　青黛散：适量，以麻油调涂患处，每日 2 次。

3. 慢性期（皮损肥厚粗糙、有鳞屑或呈苔藓样变）　❶5% 硫黄软膏：外搽患处，每日 2~3 次。❷羌月乳膏：每管 10 g。涂于患处，每日 2~3 次。

其他疗法　①抗组胺药；②非特异性脱敏疗法；③抗感染。

十一、药毒

药毒是指药物通过口服、注射或皮肤黏膜直接用药等途径，进入人体后所引起的皮肤或黏膜的急性炎症反应。临床以突然发病，皮损形态多样，颜色鲜艳为主症。病因主要为禀赋不耐、邪毒侵犯。药毒蕴蒸肌肤与气血相搏；或药毒化火，火毒炽盛，外伤皮肤，内攻脏腑。出现本病，应停用一切可疑致敏药物。治以清热利湿解毒为主，重症宜中西医结合治疗。现代医学中的药物性皮炎属于本病，亦称药疹。

内 治

（一）湿毒蕴肤证

多见皮疹为红斑、丘疹、风团、水疱，甚则糜烂渗液，表皮剥脱，灼热剧痒，口干，大便燥结，小便黄赤，或有发热。舌红、苔薄白或黄，脉滑或数。治宜清热利湿，解毒止痒。

【常用方药】萆薢渗湿汤加减。处方：

萆薢 15 g	薏苡仁 15 g	滑石 20 g	土茯苓 20 g	鱼腥草 30 g
牡丹皮 12 g	泽泻 10 g	通草 10 g	防风 10 g	黄柏 12 g
苦参 15 g	苍术 10 g			

方中萆薢、滑石、薏苡仁、泽泻、通草、土茯苓清热利湿；苦参、黄柏、苍术清热燥湿；鱼腥草清热解毒；防风、牡丹皮祛风凉血化斑。

【加减】①伴发热加生石膏；②肿胀糜烂加白茅根、茵陈；③剧烈瘙痒加白鲜皮；④大便燥结加生大黄。

【供选成药】❶湿毒清胶囊：详见第 582 页。❷苦参片：详见第 577 页。❸黄柏胶囊：详见第 495 页。

（二）热毒入营证

多见皮疹鲜红或紫红，甚则为紫斑、血疱，灼热痒痛，高热，神志不清，口唇焦燥，口渴不欲饮，大便干结，小便短赤。舌红绛、苔少或镜面舌，脉洪数。治宜清热凉血，解毒护阴。

【常用方药】清营汤加减。处方：

水牛角 60 g（先煎）	生地黄 30 g	玄参 15 g	牡丹皮 15 g	赤芍 15 g
紫草 15 g	麦冬 10 g	竹叶 10 g	金银花 15 g	连翘 15 g

方中水牛角清心凉血解毒；生地黄、玄参、麦冬清热养阴生津；赤芍、牡丹皮、紫草凉血活血清热；竹叶、金银花、连翘清热解毒、透热转气。

【加减】①神昏谵语加服紫雪或安宫牛黄丸；②尿血加大蓟、小蓟、侧柏叶凉血止血；③热盛加生石膏加强凉血清热；④黄疸加茵陈、大黄以利湿清热退黄。

【供选成药】❶复方青黛胶囊：详见第 581 页。**❷**浓缩水牛角片：每片含水牛角浓缩粉 0.3 g。每次 5~10 片，每日 2 次。

（三）气阴两虚证

多见于严重药疹后期，大片脱屑，低热，神疲乏力气短，口干欲饮。舌红、少苔，脉细数。治宜益气养阴清热。

【常用方药】增液汤合益胃汤加减。处方：

太子参 30 g	生地黄 30 g	玄参 15 g	麦冬 10 g	山药 15 g
陈皮 6 g	炒谷芽 20 g	石斛 10 g	金银花 10 g	黄芩 10 g

方中生地黄、玄参、麦冬、石斛养阴生津清热；太子参、山药、陈皮、炒谷芽健脾益气和胃；金银花、黄芩清解余热毒邪。

【加减】①神疲气短，食少纳呆加黄芪、白术；②兼气滞加枳壳；③兼心烦失眠加酸枣仁、首乌藤、远志以养心安神。

【供选成药】❶六味生脉片：详见第 552 页。**❷**益气养阴口服液：详见第 556 页。**❸**生脉注射液：每支 10 mL。肌内注射，每次 2~4 mL，每日 1~2 次；静脉滴注，每次 20~60 mL，用 5% 葡萄糖注射液 250~500 mL 稀释后使用。

外 治

1. 红斑、丘疹、风团为主，无渗出　**❶**三黄洗剂：外搽患处，每日 2~3 次。**❷**牡丹皮酚软膏：涂敷患处，每日 2~3 次。

2. 水疱、糜烂、渗出　黄柏溶液：冷湿敷患处，外涂紫草油或烫疮油，每日 1~2 次。

3. 脱屑、干燥　黄连膏或青黛膏：外涂患处，每日 1~2 次。

4. 口腔黏膜和外阴黏膜糜烂、溃疡　青黛散或锡类散、冰硼散：外吹患处，每日 1~2 次。

其他疗法　①抗组胺药；②非特异性脱敏疗法；③重症药疹，早期足量使用皮质类固醇激素；④必要时配合使用抗菌药物防治感染等。

十二、瘾疹

瘾疹，是一种皮肤出现红色或苍白色风团，时隐时现的瘙痒性、过敏性皮肤病。临床以一过性、局限性、水肿性风团伴剧痒为主症。病因主要为禀性不耐，或风寒风热外袭，或饮食不节，或情志内伤，或冲任不调，或病久气血亏虚等。以致风邪搏结于肌肤，与气血相搏而发风团。治疗上应寻找病因并予以去除，中医辨证论治为主，特殊类型者采用中西医结合治疗。现代医学中的荨麻疹属于本病。

内 治

（一） 风寒束表证

多见风团色白，遇寒加重，得暖则减，恶寒怕冷，口不渴。舌淡红、苔薄白，脉浮紧。治宜疏风散寒止痒。

【常用方药】麻黄桂枝各半汤。处方：

麻黄 10 g　　桂枝 6 g　　白芍 10 g　　生姜 10 g　　甘草 10 g
泽兰 10 g　　白鲜皮 10 g　　威灵仙 10 g　　陈皮 6 g

方中麻黄、桂枝、生姜祛风散寒；桂枝、白芍、甘草调和营卫；陈皮、泽兰、桂枝通络活血行滞；威灵仙、白鲜皮祛风止痒。

【加减】①恶寒怕冷加炙黄芪、炒白术、防风；②瘙痒重加炮穿山甲、皂角刺、乌梢蛇。

【供选成药】❶荆防颗粒：每袋 15 g。每次 1 袋，每日 3 次。本品内含蔗糖，糖尿病患者忌服。❷玉屏风颗粒：每包 5 g。每次 1 袋，每日 3 次。❸屏风生脉胶囊：每粒 0.33 g。每次 3 粒，每日 2~3 次。

（二） 风热犯表证

多见风团鲜红，灼热剧痒，遇热加重，得冷则减，发热恶寒，咽喉肿痛。舌质红、苔薄白或薄黄，脉浮数。治宜疏风清热止痒。

【常用方药】消风散加减。处方：

牛蒡子 10 g　薄荷 3 g　蝉蜕 10 g　防风 10 g　赤芍 10 g　生地黄 15 g
石膏 20 g　　知母 10 g　黄芩 10 g　苦参 10 g　甘草 6 g

方中牛蒡子、薄荷、蝉蜕、防风疏风解毒；生地黄、赤芍调和气血、凉血清热；石膏、知母清泄内热；黄芩、苦参、甘草清热止痒。

【加减】①风团鲜红灼热加牡丹皮；②口渴加玄参、天花粉；③瘙痒剧烈加蒺藜、珍珠母。

【供选成药】 ❶牛黄解毒片：详见第 489 页。❷防风通圣丸：详见第 574 页。

（三）胃肠湿热证

多见风团片大、色红、瘙痒剧烈，脘腹疼痛，恶心呕吐，神疲纳呆，大便秘结或泄泻。舌质红、苔黄腻，脉弦滑数。治宜疏风解表，通腑泄热。

【常用方药】 防风通圣散加减。处方：

| 防风 10 g | 麻黄 6 g | 薄荷 3 g | 荆芥 10 g | 生大黄 10 g | 厚朴 10 g |
| 枳壳 10 g | 黄芩 8 g | 川芎 6 g | 当归 12 g | 茵陈 15 g | 甘草 6 g |

方中麻黄、薄荷、防风、荆芥祛风宣表；生大黄、厚朴、枳壳通腑行滞；黄芩、茵陈、甘草清热利湿；当归、川芎和营活血。

【加减】 ①大便稀去大黄，加薏苡仁；②恶心呕吐加法半夏、茯苓、竹茹；③有肠道寄生虫加乌梅、使君子、槟榔。

【供选成药】 ❶肤痒颗粒：详见第 582 页。❷防风通圣丸：详见第 574 页。❸牛黄清胃丸：每丸 6 g。每次 2 丸，每日 2 次。

（四）血虚风燥证

多见反复发作、迁延日久、午后或夜间加剧，心烦易怒，口干，手足心热。舌红少津，脉沉细。治宜养血祛风，润燥止痒。

【常用方药】 当归饮子加减。处方：

| 当归 10 g | 白芍 10 g | 制何首乌 15 g | 川芎 10 g | 黄芪 15 g |
| 蒺藜 15 g | 白鲜皮 10 g | 生地黄 15 g | 麦冬 10 g | 党参 10 g |

方中着重以四物汤加何首乌补阴血；党参、黄芪补气生血；生地黄、麦冬养阴，柔养肌肤；蒺藜、白鲜皮疏风止痒。

【加减】 ①心烦失眠加炒酸枣仁、首乌藤；②风盛加僵蚕；③血热偏盛加紫草、牡丹皮；④兼有气虚加白术；⑤兼阴虚内热加地骨皮、牡丹皮。

【供选成药】 乌蛇止痒丸：详见第 584 页。

外 治 ❶三黄洗剂：外搽患处，每日 2~3 次。❷牡丹皮酚软膏：涂敷患处，每日 2~3 次。❸香樟木或蚕沙 30~60 g：煎汤，熏洗患处，每日 2 次。

其他疗法 ①抗组胺药；②非特异性脱敏疗法；③严重者短期内应用

皮质类固醇激素；④喉头水肿窒息严重者，必要时行气管切开术。

十三、猫眼疮

　　猫眼疮是以红斑为主，兼有丘疹、水疱等多形性皮损的急性炎症性皮肤病。临床以丘疹、水疱、紫癜、风团等多形性损害和具有虹膜样特征性红斑为主症。病因主要为禀性不耐，感受不耐之物；或风寒风热外袭，或饮食不节等。湿热邪毒蕴结于内，外感风寒风热之邪，搏结于肌肤而成。治疗上首先去除可疑致病因素，结合病情辨证论治。现代医学中的多形性红斑属于本病。

内 治

（一）风寒阻络证

　　每于冬季发病，红斑水肿、色暗红或紫红，发于颜面及手足时，形如冻疮，水肿明显，遇冷加重，得热则减，畏寒，小便清长。舌淡苔白，脉沉紧。治宜温经散寒，活血通络。

　　【常用方药】当归四逆汤加减。处方：

当归 10 g　桂枝 6 g　干姜 6 g　羌活 10 g　防风 10 g　白术 15 g
苍术 15 g　细辛 3 g　大枣 10 g　炙甘草 6 g

　　方中羌活、防风、细辛、白术、苍术祛风散寒除湿；当归、桂枝和营散瘀；苍术、干姜、炙甘草、大枣健脾温中散寒。

　　【加减】①畏寒肢冷明显加制附子、肉桂；②关节疼痛加独活、秦艽；③水肿明显加防己、车前子、泽泻等；④斑色紫暗加丹参、赤芍等。

　　【供选成药】❶昆明山海棠片：每片 0.29 g。每次 2 片，每日 3 次。肾功能不全者慎用。❷雷公藤多苷片：每片 10 mg。按每日 1~1.2 mg/kg，分 2~3 次服。孕妇忌用，心血管疾病及小儿慎用。❸当归丸：每丸 9 g。每次 1 丸，每日 2 次。

（二）风热蕴肤证

　　多以红斑、丘疹、小风团样损害为主，颜色鲜红、自觉瘙痒，发热，咽干咽痛，关节酸痛，便干溲黄。舌红苔薄黄，脉浮数。治宜疏风清热，凉血解毒。

　　【常用方药】消风散加减。处方：

> 荆芥 10 g　　蝉蜕 10 g　　防风 10 g　　牛蒡子 10 g　　浮萍 15 g
>
> 白鲜皮 10 g　生地黄 20 g　苦参 10 g　　土茯苓 30 g　　金银花 15 g
>
> 甘草 6 g

　　方中荆芥、防风、牛蒡子、蝉蜕疏风透表；浮萍疏散风热；金银花清热解毒；苦参清热燥湿；生地黄滋阴养血；土茯苓、白鲜皮祛风止痒祛湿；甘草和中并调和诸药。

　　【加减】①红斑鲜红伴灼热加牡丹皮、紫草、生石膏；②水肿、水疱明显加车前草、白茅根；③关节疼痛甚加秦艽、桑枝、鸡血藤；④咽干咽痛加板蓝根、玄参等。

　　【供选成药】❶消风止痒颗粒：详见第 582 页。❷昆明山海棠片、雷公藤多苷片：详见上证。

（三）湿热蕴结证

　　多见红斑水肿，色泽鲜红，水疱，或口腔糜烂，外阴湿烂，自感痒痛，或发热头重，身倦乏力，纳呆呕恶，溲赤，便秘，或黏滞不爽。舌红苔黄腻，脉弦滑。治宜清热利湿，解毒止痒。

　　【常用方药】龙胆泻肝汤加减。处方：

> 龙胆 10 g　柴胡 10 g　升麻 6 g　车前子 10 g　黄芩 12 g　　栀子 10 g
>
> 黄连 6 g　　当归 12 g　泽泻 12 g　生地黄 12 g　土茯苓 30 g　甘草 6 g

　　方中龙胆泻肝胆实火；黄芩、黄连、栀子清热泻火；泽泻、车前子清热利湿；生地黄、当归滋阴养血；柴胡、升麻引药入肝经；土茯苓清热利湿；甘草调和诸药。

　　【加减】①大便秘结加大黄；②伴恶心泛呕加法半夏、厚朴；③发热头重加广藿香、佩兰；④瘙痒甚加白鲜皮、蒺藜；⑤热盛加金银花、板蓝根。

　　【供选成药】❶昆明山海棠片、雷公藤多苷片：详见第 591 页。❷苦参片：详见第 577 页。❸湿毒清胶囊：详见第 582 页。

（四）火毒炽盛证

　　多起病急骤，高热恶寒，头痛无力，全身泛发红斑、大疱、糜烂、瘀斑，口腔、二阴破溃糜烂，恶心呕吐，关节疼痛，大便秘结，小便黄赤。舌质红苔黄，脉滑数。治宜清热凉血，解毒利湿。

　　【常用方药】犀角地黄汤加减。处方：

| 水牛角 60 g（先煎） | 生地黄 30 g | 赤芍 15 g | 紫草 15 g | 丹参 15 g |
| 白茅根 15 g | 牡丹皮 12 g | 茜草 12 g | 黄芩 12 g | |

方中水牛角清心凉血解毒；生地黄养阴清热凉血；黄芩清热泻火；丹参活血化瘀；赤芍、牡丹皮、紫草、茜草、白茅根凉血散瘀。

【加减】①高热、口干唇燥加生玳瑁、天花粉；②壮热不退加羚羊角粉 0.3 g 冲服，或用紫雪散 1~2 g 冲服；③大便秘结加生大黄；④恶心呕吐加姜半夏、竹茹。

【供选成药】❶昆明山海棠片、雷公藤多苷片：详见第 591 页。❷清开灵注射液：详见第 516 页。

外 治

1. 红斑、丘疹、水疱为主　三黄洗剂：外搽患处，每日 3~4 次，并外搽黄连膏。

2. 水疱、渗出明显　10% 黄柏溶液：湿敷患处，每日 3~4 次。

3. 黏膜溃破、糜烂　生肌散或锡类散：外吹患处，每日 2~4 次。

其他疗法　①抗组胺药；②重症者应考虑应用皮质类固醇激素；③保持水电解质平衡；④选择适当抗菌药物防治感染。

十四、瓜藤缠

瓜藤缠是一种发生于下肢的结节红斑性、皮肤血管炎性皮肤病。临床以散在性皮下结节，鲜红至紫红色、大小不等、疼痛或压痛为主症。病因主要为素体血分蕴热，外感湿邪。湿与热互结，蕴蒸肌肤，瘀阻经络而发红斑结节。治疗以活血化瘀、散结止痛为主，结合病证辨证论治，严重者采用中西医治疗结合治疗。现代医学的结节性红斑属于本病。

内 治

（一）湿热瘀阻证

多见发病急骤，皮下结节、略高出皮面，灼热红肿，头痛咽痛，关节痛，发热口渴，大便干小便黄。舌微红、苔白或腻，脉滑微数。治宜清热利湿，祛瘀通络。

【常用方药】 萆薢渗湿汤合桃红四物汤加减。处方：

> 萆薢 15 g　桃仁 10 g　红花 10 g　黄柏 10 g　牡丹皮 12 g　当归 10 g
> 生地黄 15 g 牛膝 10 g　赤芍 12 g　丝瓜络 20 g　薏苡仁 20 g　土茯苓 30 g

方中萆薢、黄柏、薏苡仁、土茯苓清热利湿；桃仁、红花活血化瘀；当归、赤芍养血；生地黄、牡丹皮清热凉血；牛膝活血散结，引药下行；丝瓜络活血祛风通络。

【加减】 ①头痛咽痛加牛蒡子、薄荷、山豆根；②热盛口干渴加生石膏、竹叶；③便秘加大黄；④关节痛加秦艽、桑枝、鸡血藤；⑤重症高热不退加羚羊角粉。

【供选成药】 ❶昆明山海棠片：详见第 591 页。❷龙胆泻肝丸：详见第 502 页。❸黄柏胶囊：详见第 495 页。

（二）寒湿入络证

多见皮损暗红、反复缠绵不愈，关节痛，遇寒加重，肢冷口不渴，大便不干。舌淡、苔白或白腻，脉沉缓或迟。治散寒祛湿，化瘀通络。

【常用方药】 阳和汤加减。处方：

> 熟地黄 20 g　麻黄 10 g　丹参 15 g　桃仁 10 g　红花 10 g　细辛 3 g
> 地龙 10 g　肉桂 5 g　炮姜 3 g　甘草 6 g

方中熟地黄温补营血；炮姜、肉桂温通血脉；地龙通络；麻黄、细辛开腠理透表；桃仁、红花、丹参活血化瘀；甘草化毒和中。

【加减】 ①关节酸痛加金毛狗脊、千年健、羌活、独活；②结节顽固难化加土贝母、槟榔、炮穿山甲、海藻；③结节压痛重加制乳香、制没药、制延胡索。

【供选成药】 ❶昆明山海棠片：详见第 591 页。❷阳和丸：详见第 527 页。

外　治

1. 皮下结节红肿疼痛　金黄散、三黄散或玉露膏：冷茶水或醋调和，外敷患处，每日 1 次。

2. 皮下结节红肿不明显　冲和散：用醋调和，外敷患处，每日 1 次。

其他疗法　①针刺疗法；②神灯照疗法、周林频谱仪照射、紫外线、音频电疗；③非甾体类抗炎药物；④炎症较重、疼痛剧烈者考虑皮质类固醇激素治疗。

十五、风瘙痒

风瘙痒是一种无明显原发性皮肤损害而以瘙痒为主要症状的皮肤感觉异常的皮肤病。临床以皮肤阵发性瘙痒，出现抓痕、血痂和苔藓样变等继发性损害为主症。病因主要为禀性不耐，饮食不节，或风邪外袭，或久病体弱等。过食辛辣油腻或饮酒，湿热壅盛，内不得疏泄，外不得透达，郁于皮肤腠理；或气血亏虚，血虚生风化燥，肌肤失养而成。治疗上首先去除一切可疑致病因素，中医以祛风清热凉血为主，并发内部疾病时宜标本兼顾，内外兼治。现代医学中的皮肤瘙痒症属于本病。

内 治

（一）风热血热证

多见皮肤瘙痒剧烈，遇热更甚，皮肤抓破后有血痂，心烦口渴，小便色黄，大便干燥。舌质红、苔薄黄，脉浮数。治宜疏风清热，凉血止痒。

【常用方药】消风散合四物汤加减。处方：

荆芥 10 g	防风 10 g	牛蒡子 15 g	川芎 6 g	赤芍 12 g
黄芩 12 g	连翘 15 g	蝉蜕 6 g	苦参 10 g	当归 15 g
生地黄 15 g	生石膏 20 g	紫草 15 g	甘草 6 g	

方中荆芥、防风、牛蒡子、蝉蜕疏风透表；黄芩、连翘泻火解毒；苦参清热燥湿；生石膏清热护阴；生地黄、赤芍、当归、川芎滋阴养血活血；紫草凉血散瘀；甘草解毒和中。

【加减】①血热盛加牡丹皮、浮萍；②风盛加全蝎、防风；③夜间痒甚加牡蛎、珍珠母。

【供选成药】❶消风止痒颗粒：详见第 582 页。❷防风通圣丸：详见第 574 页。❸凉膈散：详见第 585 页。

（二）湿热内蕴证

多见瘙痒不止，抓破后继发感染或湿疹样变，口干口苦，胸胁闷胀，纳谷不香，小便黄赤，大便秘结。舌质红、苔黄腻，脉滑数或弦数。治宜清热利湿止痒。

【常用方药】龙胆泻肝汤加减。处方：

> 龙胆 10 g　黄芩 12 g　栀子 12 g　泽泻 15 g　车前子 10 g　当归 10 g
> 生地黄 15 g　土茯苓 30 g　冬瓜皮 30 g　薏苡仁 15 g　甘草 6 g

方中龙胆泻肝胆实火；黄芩、栀子清热泻火；泽泻、车前子清热利湿；生地黄、当归滋阴养血；土茯苓、冬瓜皮、薏苡仁利水渗湿；甘草调和诸药。

【加减】①瘙痒剧烈加白鲜皮、紫荆皮、蒺藜；②大便秘结加大黄；③心烦口渴加生石膏、知母。

【供选成药】❶湿毒清胶囊、肤痒颗粒：详见第 582 页。❷金蝉止痒胶囊：每粒 0.5 g。每次 6 粒，每日 3 次，餐后服用。孕妇禁用，婴幼儿及脾胃虚寒者慎用。❸苦参片：详见第 577 页。❹龙胆泻肝丸：详见第 502 页。

（三）血虚肝旺证

老年人多见，病程较久，皮肤干燥，抓破后可有少量脱屑，血痕累累，情绪波动可引起发作或瘙痒加剧，头晕眼花，失眠多梦。舌红苔薄，脉细数或弦数。治宜养血平肝，祛风止痒。

【常用方药】当归饮子加减。处方：

> 当归 12 g　防风 12 g　稽豆衣 12 g　川芎 6 g　荆芥 10 g
> 熟地黄 20 g　白芍 12 g　蒺藜 15 g　制何首乌 15 g　麦冬 15 g

方中以四物汤与制何首乌、麦冬滋阴养血；荆芥、防风、蒺藜祛风止痒；稽豆衣平补兼能解毒利水。

【加减】①年老体弱者加黄芪、党参；②瘙痒甚者加全蝎、地骨皮；③皮损肥厚者加阿胶、丹参。

【供选成药】乌蛇止痒丸、驴胶（阿胶）补血颗粒：详见第 584 页。

外治　❶皮肤康洗液：详见第 584 页。❷重楼解毒酊：详见第 572 页。❸冰黄肤乐软膏：每支 15 g。涂搽患处，每日 3 次。治疗期间忌饮酒，忌辛辣刺激性食品。❹牡丹皮酚软膏：涂敷患处，每日 2~3 次。

其他疗法　①抗组胺药；②非特异性脱敏疗法；③镇静药。

十六、牛皮癣

牛皮癣是一种皮肤状如牛项之皮，厚而且坚的慢性瘙痒性皮肤病。临床以皮肤苔藓样变和阵发性剧烈瘙痒为主症。病因主要为风湿热邪侵扰，或外来机械刺激，或情志内伤等。风湿热邪阻滞肌肤，气滞血瘀；或蕴久化热，耗伤阴液，血虚生风化燥，肌肤失养。治以祛邪止痒，扶正润肤为主。现代医学中的神经性皮炎属于本病，又名慢性单纯性苔藓。

内　治

（一）肝郁化火证

多见皮疹色红，心烦易怒，失眠多梦，眩晕心悸，口苦咽干。舌边尖红，脉弦数。治宜疏肝理气，清肝泻火。

【常用方药】龙胆泻肝汤加减。处方：

| 龙胆 10 g | 柴胡 10 g | 车前子 10 g | 黄芩 12 g | 栀子 10 g | 当归 12 g |
| 泽泻 12 g | 丹参 10 g | 生地黄 12 g | 全蝎 5 g | 蜈蚣 5 g | 甘草 6 g |

方中龙胆泻肝胆实火；黄芩、栀子清热泻火；泽泻、车前子清热利湿；生地黄、当归滋阴养血；丹参活血化瘀；柴胡引药入肝经；全蝎、蜈蚣通络解毒；甘草调和诸药。

【加减】①心烦失眠加钩藤、珍珠母；②瘙痒剧烈加蒺藜、白鲜皮。

【供选成药】龙胆泻肝丸：详见第 502 页。

（二）风湿蕴肤证

多见皮损呈淡褐色片状，粗糙肥厚，剧痒时作，夜间尤甚。舌淡红、苔薄白或白腻，脉濡缓。治宜祛风利湿，清热止痒。

【常用方药】消风散加减。处方：

荆芥 10 g	蝉蜕 10 g	防风 12 g	牛蒡子 12 g	白鲜皮 12 g
生地黄 20 g	苦参 10 g	生石膏 30 g	土茯苓 30 g	金银花 15 g
甘草 6 g				

方中荆芥、防风、牛蒡子、蝉蜕疏风透表；金银花清热解毒；苦参清热燥湿；生石膏清内蕴之热；生地黄滋阴养血；土茯苓、白鲜皮祛风止痒祛湿；甘草和中并调和诸药。

【加减】①病久不愈者加丹参、三棱、莪术；②剧痒难忍加全蝎、蜈蚣。

【供选成药】❶苦参片：详见第 577 页。❷湿毒清胶囊：详见第 582 页。

❸防风通圣丸：详见第 574 页。❹郁金银屑片：每片 0.24 g。每次 3~6 片，每日 2~3 次。

（三）血虚风燥证

多见皮损色淡或灰白，状如枯木，肥厚粗糙似牛皮，心悸怔忡，失眠健忘，女子月经不调。舌淡、苔薄，脉沉细。治宜养血润燥，息风止痒。

【常用方药】当归饮子加减。处方：

| 当归 10 g | 川芎 8 g | 白芍 12 g | 生地黄 15 g | 制何首乌 20 g |
| 蒺藜 15 g | 秦艽 10 g | 白鲜皮 20 g | 胡麻仁 10 g | |

方中当归、川芎、制何首乌养血活血；白芍、生地黄、胡麻仁养阴润燥；蒺藜、秦艽、白鲜皮祛风止痒。

【加减】①失眠健忘加首乌藤、女贞子、石菖蒲；②月经不调加女贞子、墨旱莲、泽兰；③肥厚粗糙者加桃仁、红花、丹参。

【供选成药】乌蛇止痒丸、阿胶补血颗粒：详见第 584 页。

外　治　❶三黄洗剂：外搽患处，每日 3~4 次。❷冰黄肤乐软膏：详见第 596 页。❸核桃枝或叶：刀砍取汁，外搽患处，每日 1~2 次。用于皮损浸润肥厚剧痒者。

其他疗法　①针灸治疗；②抗组胺药；③皮质类固醇制剂和各种止痒制剂外用。

十七、白疕

　　白疕是一种常见的易于复发的炎症性皮肤病。临床以红斑、银白色鳞屑、薄膜现象及露滴样出血为主症。病因主要为素体血热，外感风寒湿热之邪，或饮食不节，或情志内伤等。风寒湿热阻于肌肤，蕴结不散；病久耗伤营血，生风化燥，肌肤失养。寻常型进行期以清热凉血解毒为主，静止期以养血滋阴润燥或活血化瘀、解毒通络为主，脓疱型、关节病型、红皮病型应中西医结合治疗。现代医学的银屑病属于本病。

内　治

（一）血热内蕴证

多见皮疹呈点滴状，发展迅速，颜色鲜红，层层银屑，瘙痒剧烈，抓之有点状出血，口干舌燥，咽喉疼痛，心烦易怒，大便干燥，小便黄赤。舌质红、苔薄黄，脉弦滑或数。治宜清热凉血，解毒消斑。

【常用方药】犀角地黄汤（犀角改服羚羊角粉）加减。处方：

羚羊角粉 5 g	生地黄 15 g	赤芍 10 g	槐花 10 g	紫草 15 g
白茅根 12 g	丹参 15 g	鸡血藤 30 g	大青叶 15 g	板蓝根 15 g
甘草 6 g	苦参 12 g			

方中羚羊角粉、生地黄、赤芍、槐花、紫草、白茅根、丹参、鸡血藤活血凉血；大青叶、板蓝根、甘草、苦参清热解毒。

【加减】①口苦烦躁加栀子、黄芩；②咽喉肿痛加山豆根、玄参；③因感冒诱发加金银花、连翘；④大便秘结加生大黄；⑤小便黄加泽泻、车前草。

【供选成药】❶消银片：每片 0.3 g，相当于原药材约 0.6 g。每次 5~7 片，每日 3 次。孕妇慎服。❷复方青黛胶囊：详见第 581 页。❸银屑胶囊（颗粒）：胶囊，每粒 0.45 g，每次 4 粒；颗粒，每袋 15 g（相当于原药材 27 g），每次 1 袋；均每日 2~3 次。❹克银丸：每丸 6 g。每次 2 丸，每日 2 次。❺银屑灵膏：每瓶 330 g。每次 33 g，每日 2 次。

（二）血虚风燥证

多病程较久，皮疹多呈斑片状，颜色淡红，鳞屑减少，干燥皲裂，自觉瘙痒，口咽干燥。舌质淡红、苔少，脉沉细。治宜养血滋阴，润肤息风。

【常用方药】当归饮子加减。处方：

| 当归 12 g | 鸡血藤 20 g | 丹参 10 g | 麦冬 10 g | 生地黄 15 g |
| 玉竹 15 g | 白鲜皮 20 g | 钩藤 15 g | 党参 10 g | 白术 12 g |

方中当归、鸡血藤、丹参补血活血；麦冬、生地黄、玉竹滋阴清热；党参、白术补气以生血；白鲜皮、钩藤祛风止痒。

【加减】①脾虚加茯苓；②风盛瘙痒明显加蒺藜、全蝎、乌梢蛇；③大便秘结加肉苁蓉、火麻仁、郁李仁；④口渴加天花粉、石斛；⑤午后低热加地骨皮、知母。

【供选成药】❶紫丹银屑胶囊：每粒 0.5 g，每盒 40 粒。每次 4 粒，每日 3 次。孕妇忌服。❷消银片：详见上证。

（三）气血瘀滞证

多见皮损反复不愈，皮疹多呈斑块状，鳞屑较厚，颜色暗红。舌质紫暗有瘀点、瘀斑，脉涩或细缓。治宜活血化瘀，解毒通络。

【常用方药】桃红四物汤加减。处方：

当归 10 g　丹参 10 g　桃仁 15 g　　红花 15 g　三棱 10 g　莪术 10 g
陈皮 6 g　　枳壳 10 g　鸡血藤 20 g　白花蛇舌草 15 g

方中当归、丹参、鸡血藤养血活血；桃仁、红花、三棱、莪术活血破瘀；白花蛇舌草化瘀解毒；陈皮、枳壳行气通滞。

【加减】①病程日久、反复不愈加土茯苓、全蝎、蜈蚣；②瘙痒甚加白鲜皮、乌梢蛇；③月经色暗、经前加重加益母草、泽兰。

【供选成药】❶白灵片：每片 0.34 g。每次 4 片，每日 3 次。孕妇忌服。同时使用外搽白灵酊涂患处，每日 3 次。❷复方丹参片：详见第 563 页。❸丹七片：详见第 504 页。

（四）湿毒蕴阻证

皮损多发生在腋窝、腹股沟等皱褶部位，红斑糜烂，痂屑黏厚，瘙痒剧烈，或掌跖红斑、脓疱、脱皮，关节酸痛、肿胀，下肢沉重。舌质红、苔黄腻，脉滑。治宜清利湿热，解毒通络。

【常用方药】萆薢渗湿汤加减。处方：

萆薢 10 g　　薏苡仁 15 g　　黄柏 10 g　　泽泻 10 g　　车前草 10 g
丹参 15 g　　牡丹皮 12 g　　鸡血藤 20 g　金银花 20 g　蒲公英 20 g
紫花地丁 15 g

方中萆薢、薏苡仁、泽泻、车前草渗利湿邪；金银花、蒲公英、紫花地丁、黄柏清热解毒；丹参、牡丹皮、鸡血藤活血通络。

【加减】①脓疱泛发加野菊花、半枝莲；②关节肿痛明显加羌活、独活、秦艽、忍冬藤；③瘙痒剧烈加白鲜皮、地肤子。

【供选成药】❶雷公藤多苷片：详见第 591 页。❷大活络丸：每 6 丸 3.6 g。温黄酒或温开水送服，每次 1~2 丸，每日 2 次。本品不可整丸吞服。孕妇忌服。❸黄柏胶囊：详见第 495 页。❹苦参片：详见第 577 页。

（五）火毒炽盛证

多见全身皮肤潮红、肿胀、灼热痒痛，大量脱皮，或有密集小脓疱，壮热，口渴，头痛畏寒，大便干燥，小便黄赤。舌红绛、苔黄腻，脉弦滑数。治宜清热泻火，凉血解毒。

【常用方药】清瘟败毒饮加减。处方：

生地黄 15 g	赤芍 12 g	牡丹皮 12 g	玄参 15 g	麦冬 10 g
金银花 15 g	连翘 15 g	紫花地丁 20 g	生石膏 40 g	知母 12 g
竹叶 10 g	甘草 6 g			

方中生地黄、赤芍、牡丹皮、生石膏、知母清热凉血消斑；玄参、麦冬、生地黄养阴清热；金银花、连翘、紫花地丁、竹叶、甘草清热解毒。

【加减】①寒战高热加生玳瑁；②大量脱皮、口干唇燥加天花粉、石斛；③心火盛加黄连、羚羊角粉、莲子心、生玳瑁；④肝胆火炽加龙胆、栀子；⑤大便秘结加生大黄。

【供选成药】❶复方青黛胶囊：详见第 581 页。❷牛黄解毒片：详见第 489 页。

外 治

1. 进行期、红皮病型　黄连膏或青黛膏：外搽患处，每日 1 次。

2. 静止期、退行期、斑块型　硫黄软膏或雄黄膏：外搽患处，每日 1 次。

3. 皱褶部皮损伴有渗液、脓疱型　三黄洗剂或 10% 黄柏溶液：外洗或湿敷，每日 2 次。

其他疗法　①针刺疗法；②选用抗菌药物、维生素类、免疫抑制剂、免疫调节剂；③静脉封闭疗法；④物理疗法。

十八、风热疮

风热疮是一种斑疹色红如玫瑰、脱屑如糠秕的急性自限性皮肤病。临床以躯干部玫瑰红斑片，上有糠秕样鳞屑为主症。病因主要为饮食不节，或七情内伤，或外感风热之邪。过食辛辣刺激，情志抑郁化火，致血分蕴热，复感风热外邪，内外合邪，风热凝滞，闭塞腠理而成。治疗以疏风清热止痒为主，初期宜疏风清热，后期养血活血为宜。现代医学中的玫瑰糠疹属于本病。

内 治

（一）风热蕴肤证

多见发病急骤，皮损呈圆形或椭圆形淡红色斑片，中心有细微皱纹，表面有少量糠秕状鳞屑，心烦口渴，大便干，尿微黄。舌红、苔白或薄黄，脉浮数。治宜疏风清热止痒。

【常用方药】消风散加减。处方：

荆芥 10 g	防风 10 g	蝉蜕 6 g	苦参 10 g	生地黄 15 g
赤芍 10 g	生石膏 30 g	知母 10 g	牛蒡子 10 g	板蓝根 15 g
僵蚕 10 g	紫荆皮 10 g			

方中荆芥、防风、牛蒡子、蝉蜕疏风透表；苦参清热燥湿；生石膏、知母清热泻火；生地黄、赤芍滋阴养血活血；僵蚕、板蓝根、紫荆皮祛风清热解毒。

【加减】①痒甚加白鲜皮、地肤子；②伴发热加薄荷；③咽干咽痛加桔梗、天花粉；④兼血热加紫草、牡丹皮；⑤瘙痒较剧加浮萍、蒺藜、白鲜皮。

【供选成药】❶消风止痒颗粒：详见第 582 页。❷牛黄解毒片：详见第 489 页。❸抗病毒口服液：详见第 569 页。

（二）风热血燥证

多见皮疹为鲜红或紫红色斑片，鳞屑较多，皮损范围大，瘙痒较剧，有抓痕、血痂。舌红、苔少，脉弦数。治宜清热凉血，养血润燥。

【常用方药】凉血消风散加水牛角粉、牡丹皮。处方：

水牛角 30 g	生地黄 30 g	当归 10 g	赤芍 12 g	牡丹皮 12 g
紫草 15 g	桃仁 10 g	荆芥 10 g	蝉蜕 6 g	蒺藜 10 g
生石膏 30 g	知母 10 g	甘草 6 g		

方中水牛角清热凉血；荆芥、蝉蜕疏风透表；生石膏、知母清热泻火，润燥生津；蒺藜补肝肾之阴；生地黄、当归、赤芍滋阴，养血活血；桃仁、牡丹皮、紫草活血凉血化瘀；甘草解毒和中。

【加减】①瘙痒较剧加白鲜皮、地肤子；②兼气虚加黄芪、太子参。

【供选成药】消风止痒颗粒：详见第 582 页。

外 治 ❶皮肤康洗液、三黄洗剂：详见第 584 页。❷5% ~ 10% 的硫黄膏：每盒 30 g。外涂，每日 3~4 次。❸2 号癣药水：外擦，每日 3~4 次。

其他疗法 ①针刺疗法；②抗组胺药物；③伴感染时应用抗菌药物。

十九、紫癜风

紫癜风是一种特发性炎症性皮肤病。临床皮损以高起的紫红色多角形扁平丘疹、粟粒至绿豆大小或更大、境界清楚、表面有蜡样薄膜，可见白色光泽小点或细浅的白色网状条纹为典型特点。多因感受风湿热之邪，搏于肌肤所致；或久病血虚生风生燥，或肝肾阴虚，肌肤失于濡养而成；或久病不愈，肝气郁滞，气滞血瘀，郁阻肌肤所致。治疗初期以疏风除湿，清热止痒为主，后期以养血滋阴，活血化瘀为主。现代医学的扁平苔藓属于本病。

内 治

（一）风湿热证

多见皮疹广泛，为紫红色扁平丘疹，自觉瘙痒，伴黏膜损害，糜烂，溃疡，乏力纳呆。舌质红、苔薄腻，脉濡或数。治宜祛风止痒，清热燥湿。

【常用方药】消风散加减。处方：

荆芥 10 g	防风 10 g	当归 10 g	生地黄 15 g	苦参 10 g
苍术 10 g	蝉蜕 10 g	火麻仁 10 g	牛蒡子 10 g	知母 10 g
生石膏 20 g	木通 10 g			

方中荆芥、牛蒡子、蝉蜕、防风疏风透表解毒；生地黄、当归调和气血，凉血清热；苍术祛风燥湿；生石膏、知母清泄内热；苦参清热燥湿；木通清心除烦；火麻仁润肠通便。

【加减】①口腔黏膜损害加淡竹叶；②外阴黏膜损害加黄柏、车前子。

【供选成药】消风止痒颗粒：详见 582 页。

（二）血虚风燥证

多见皮肤干燥，皮疹暗红，或融合成片状、环状、线状等，瘙痒甚，伴咽干口燥。舌红少苔，脉沉细。治宜养血滋阴，润肤息风。

【常用方药】当归饮子加减。处方：

当归 10 g	白芍 10 g	川芎 10 g	生地黄 15 g	蒺藜 15 g
防风 10 g	荆芥 10 g	制何首乌 15 g	黄芪 15 g	鸡血藤 10 g
丹参 10 g	甘草 6 g			

方中着重以四物汤加制何首乌补阴血；黄芪补气生血；生地黄调和气血、凉血清热；蒺藜疏风止痒；鸡血藤、丹参补血活血；荆芥、防风疏风透表解毒；甘草调和诸药。

【供选成药】❶乌蛇止痒丸：详见第 584 页。❷润燥止痒胶囊：每粒 0.5 g。每次 4 粒，每日 3 次。孕妇慎用。用药期间不宜同时服用温热性药物，并应定期监测肝肾功能。

（三）气滞血瘀证

多见皮疹融合成肥厚性斑片，色褐红或紫红色，皮肤粗糙，瘙痒明显。舌质紫或边有瘀点，脉涩。治宜行气活血，解毒止痒。

【常用方药】逍遥散合桃红四物汤加减。处方：

当归 12 g	白芍 12 g	川芎 10 g	柴胡 15 g	白术 10 g
茯苓 15 g	生地黄 15 g	桃仁 10 g	红花 10 g	金银花 15 g
白花蛇舌草 15 g	白鲜皮 10 g			

方中柴胡疏肝理气；当归、白芍养阴柔肝；生地黄调和气血、凉血清热；川芎、桃仁、红花活血散瘀；白术、茯苓健脾去湿；白花蛇舌草、金银花清热解毒；白鲜皮祛湿止痒。

【供选成药】血府逐瘀丸：详见第 532 页。

（四）肝肾阴虚证

多见皮疹较局限，颜色较暗，或中央萎缩，阴虚湿热下注则皮疹多发于阴部，以肛门、龟头等处为主，伴腰膝酸软。舌红少苔，脉沉细数。治宜滋阴降火。

【常用方药】知柏地黄丸加减。处方：

生地黄 15 g	山茱萸 10 g	山药 10 g	泽泻 10 g	茯苓 10 g
牡丹皮 10 g	知母 12 g	黄柏 10 g	女贞子 15 g	墨旱莲 15 g

方中知柏地黄汤滋阴降火；女贞子、墨旱莲滋补肝肾。

【供选成药】❶知柏地黄丸：详见第 491 页。❷六味地黄丸：详见第 528 页。

外　治　❶皮损瘙痒明显者外搽苦参酊、百部酊。❷皮损泛发者外搽三黄洗剂。❸黏膜溃疡者锡类散外吹或外涂患处。或用金银花 30 g、甘草 10 g，煎水漱口或湿敷。

其他疗法 ①针刺疗法；②抗组胺药；③严重者或顽固难愈者可酌情使用激素、免疫抑制剂或羟氯喹。

二十、白驳风

白驳风是指以大小不同、形态各异的皮肤变白为主要临床表现的局限性色素脱失性皮肤病。临床以皮肤上大小不等、形态各异、边界清楚的白斑为主症。病因主要为七情内伤，感受风邪，或肝肾不足，或跌打损伤等。肝郁气滞，精血不足，复受风邪，搏于肌肤，气血失和，血不养肤；或跌打损伤，气滞血瘀，脉络阻滞，毛窍闭塞，肌肤腠理失养酿成白斑。治以调和气血，疏通脉络为主。现代医学中的白癜风属于本病。

内 治

（一）肝郁气滞证

多见白斑散在渐起，数目不定，心烦易怒，胸胁胀痛，夜眠不安，月经不调。舌质正常或淡红、苔薄，脉弦。治宜疏肝理气，活血祛风。

【常用方药】逍遥散加减。处方：

> 柴胡 10 g　当归 15 g　　白芍 15 g　白术 15 g　茯苓 15 g　熟地黄 20 g
> 郁金 15 g　补骨脂 10 g　白芷 15 g　制何首乌 20 g

方中柴胡、郁金疏肝行气解郁，当归、白芍养阴柔肝；白术、茯苓健脾去湿；熟地黄、补骨脂、制何首乌滋养肝肾，白芷行气活血。

【加减】①心烦易怒加牡丹皮、栀子；②月经不调加益母草；③发于头面加蔓荆子、菊花；④发于下肢加木瓜、牛膝。

【供选成药】逍遥丸、加味逍遥丸：详见第 543 页。

（二）肝肾不足证

多见于体虚或有家族史的患者，病史较长，白斑局限或泛发，头晕耳鸣，失眠健忘，腰膝酸软。舌红少苔，脉细弱。治宜滋补肝肾，养血祛风。

【常用方药】六味地黄丸加减。处方：

> 熟地黄 20 g　山茱萸 12 g　山药 12 g　当归 15 g　白芍 15 g　川芎 10 g
> 补骨脂 15 g　蒺藜 15 g

方中熟地黄、山茱萸、补骨脂滋养肝肾之阴；山药健脾；当归、白芍、川芎、蒺藜养血活血祛风。

【加减】①神疲乏力加党参、白术；②真阴亏损加阿胶；③手足心热加沙参、麦冬、牡丹皮；④白斑晦暗、四肢不温加麻黄、丹参、鸡血藤、全蝎。

【供选成药】❶白蚀丸：每袋 2.5 g。每次 2.5 g，每日 3 次。10 岁以下小儿服量减半。服药期间患处宜常日晒。孕妇禁用。❷固肾生发丸：每袋 2.5 g。每次 2.5 g，每日 2 次。❸六味地黄丸：详见第 528 页。

（三）气血瘀滞证

多见有外伤，病史缠绵，白斑局限或泛发，边界清楚，局部刺痛。舌质紫暗或有瘀斑、瘀点，苔薄白，脉涩。治宜活血化瘀，通经活络。

【常用方药】通窍活血汤加减。处方：

桃仁 10 g	红花 10 g	赤芍 12 g	川芎 10 g	当归 12 g	苏木 10 g
补骨脂 15 g	三七粉 6 g	大枣 10 g	甘草 6 g		

方中桃红四物汤养血活血化瘀；三七粉、苏木化瘀；补骨脂滋补肝肾；大枣、甘草补益脾胃；甘草调和诸药。

【加减】①跌打损伤后而发加制乳香、制没药；②局部刺痛加炮穿山甲、白芷；③发于下肢加牛膝。

【供选成药】❶白灵片：详见第 600 页。❷白癜风丸：每丸 6 g。每次 1~2 丸，每日 2 次。❸血府逐瘀丸：详见第 532 页。

外 治 ❶30% 补骨脂酊：外搽患处，同时配合日光照射 5~10 分钟，或紫外线照射 2~3 分钟，每日 1 次。❷密陀僧散：干扑患处，或用醋调成糊状外搽，每日 2 次。❸外搽白灵酊：每瓶 30 mL。涂搽患处，每日 3 次。

其他疗法 ①梅花针叩刺；②日光浴及理疗；③泛发性损害，可选用皮质类固醇激素。

二十一、黧黑斑

黧黑斑是指由于皮肤色素改变而在面部呈现局限性褐色斑的皮肤病。临床以面部黄褐色斑片，对称分布为主症。病因主要为情志不畅，或肝肾不足，或饮食不节等。肝郁气滞，郁久化热，灼伤阴血，气滞血瘀；或肝肾不足，水火不济，虚火上炎，肤失所养而成。

治疗以疏肝健脾，补肾化瘀为主。现代医学的黄褐斑属于本病。

内 治

（一）肝郁气滞证

多见于女性，斑色深褐，弥漫分布，烦躁不安，胸胁胀满，经前乳房胀痛，月经不调，口苦咽干。舌红苔薄，脉弦细。治宜疏肝理气，活血消斑。

【常用方药】逍遥散加减。处方：

> 柴胡 10 g　川芎 10 g　　香附 10 g　　白芍 10 g　厚朴 10 g　枳实 10 g
> 陈皮 10 g　延胡索 10 g　牡丹皮 10 g　砂仁 6 g

方中川芎、白芍、牡丹皮养血柔肝；柴胡、香附、厚朴、枳实疏肝理气；陈皮、砂仁和中理气；延胡索行气止痛。

【加减】①口苦咽干、大便秘结加栀子、郁金；②月经不调加女贞子、当归；③斑色深褐而面色晦暗加桃仁、红花、益母草。

【供选成药】❶逍遥丸：详见第 543 页。❷妇科千金片：每片 0.32 g。每次 6 片，每日 3 次。忌辛辣油腻。

（二）肝肾不足证

多见斑色褐黑，面色晦暗，头晕耳鸣，腰膝酸软，失眠健忘，五心烦热。舌红少苔，脉细。治宜补益肝肾，滋阴降火。

【常用方药】六味地黄丸加减。处方：

> 熟地黄 20 g　　山茱萸 12 g　　山药 12 g　　牡丹皮 10 g　　茯苓 10 g
> 泽泻 10 g　　墨旱莲 15 g　　女贞子 15 g　　丹参 15 g

方中熟地黄、山茱萸、山药滋阴补肾；泽泻、茯苓淡渗利湿去肾浊；牡丹皮、丹参养血敛阴活血；女贞子、墨旱莲滋阴补肝肾。

【加减】①阴虚火旺明显，熟地黄改生地黄加知母、黄柏；②失眠多梦加生龙骨、生牡蛎、珍珠母；③褐斑日久色深加僵蚕。

【供选成药】❶六味地黄丸：详见第 528 页。❷龟苓膏：详见第 490 页。❸金匮肾气丸：详见第 556 页。

（三）脾虚湿蕴证

多见斑色灰褐，状如尘土附着，疲乏无力，纳呆困倦，月经色淡，白带量多。舌淡胖边有齿痕，脉濡或细。治宜健脾益气，祛湿消斑。

【常用方药】参苓白术散加减。处方：

> 党参 10 g　　黄芪 15 g　　白术 10 g　　茯苓 10 g　　白扁豆 10 g
> 山药 10 g　　薏苡仁 30 g　　砂仁 10 g　　莲子 15 g

方中党参、黄芪、白术、茯苓健脾益气；白扁豆、山药、薏苡仁、砂仁、莲子健脾和中理气。

【加减】①月经量少色淡加当归、益母草；②食后腹胀气滞加枳壳、木香；③胃纳差加神曲、炒谷芽、炒麦芽。

【供选成药】❶补中益气丸：详见第 539 页。❷参苓白术散：详见第 549 页。❸归脾丸：详见第 541 页。❹八珍丸：详见第 503 页。❺陈夏六君子丸：每丸 9 g。每次 1 丸，每日 2 次。胃阴虚、口舌干燥、脘腹作胀者不宜用。孕妇忌服。

（四）气滞血瘀证

多见斑色灰褐或黑褐，有慢性肝病，月经色暗有血块，痛经。舌暗红有瘀斑，脉涩。治宜理气活血，化瘀消斑。

【常用方药】桃红四物汤加减。处方：

> 熟地黄 15 g　　川芎 10 g　　当归 30 g　　白芍 10 g　　赤芍 10 g　　桃仁 10 g
> 红花 10 g　　桂枝 6 g　　僵蚕 10 g

方中熟地黄、白芍、当归补精血，调冲任；桃仁、红花、赤芍活血化瘀；桂枝、川芎辛散温通，活血通络上行于面；僵蚕祛风、化痰散结。

【加减】①血热去熟地黄加用生地黄；②胸胁胀痛加柴胡、郁金；③痛经加香附、乌药、益母草。

【供选成药】❶复方丹参片：详见第 563 页。❷丹七片：详见第 504 页。❸化瘀祛斑胶囊：每粒 0.32 g。每次 5 粒，每日 2 次。宜持续服用 1~2 个月。

外治　❶玉容散粉末：搽面，早、晚各 1 次。❷茯苓粉：每次 1 匙，洗面或外搽，早晚各 1 次。

其他疗法　①针刺疗法；②口服大剂量维生素 C。

三十二、粉刺

粉刺是一种发生于颜面、胸背等处毛囊与皮脂腺的慢性炎症性皮肤病。临床以丘疹如刺，可挤出白色碎米样粉汁为主症。病因主要为素体阳热偏盛，饮食不节，风热之邪外袭。素体阳热偏盛，复受风邪加之过食辛辣肥甘厚味，使肺胃积热循经上蒸而成。治以清热祛湿为主，配合化痰散结、活血化瘀，内治与外治相结合。现代医学中的痤疮属于本病。

内 治

（一）肺经风热证

多见丘疹色红，或有痒痛，或有脓疱，口渴喜饮，大便秘结，小便短赤。舌质红、苔薄黄，脉弦滑。治宜疏风清肺。

【常用方药】枇杷清肺饮加减。处方：

枇杷叶 15 g	焦栀子 10 g	连翘 10 g	赤芍 12 g	桑白皮 10 g
黄芩 10 g	生地黄 15 g	野菊花 15 g	槐花 15 g	白花蛇舌草 20 g

方中枇杷叶、桑白皮、黄芩、焦栀子清泄肺热；连翘、野菊花、白花蛇舌草清热解毒；槐花清泄大肠热，则可除肺热；赤芍、生地黄凉血活血、清热消斑。

【加减】①皮脂溢出多加薏苡仁、白术；②结节囊肿难消加夏枯草、海藻、牡蛎；③痒甚加苦参；④口渴喜饮加生石膏、天花粉；⑤大便秘结加生大黄；⑥脓疱多加紫花地丁；⑦经前加重加香附、益母草、当归。

【供选成药】❶黄连上清丸：每丸 6 g。每次 1~2 丸，每日 2 次。忌食辛辣食物。孕妇慎用，脾胃虚寒者禁用。❷上清丸：每丸 9 g。每次 1~2 丸，每日 2 次。孕妇慎用。脾胃虚寒者禁用。❸穿心莲片：详见第 489 页。❹功劳去火片：每片 0.3 g。每次 5 片，每日 3 次。仅适用于实热火毒、三焦热盛之证。虚寒者慎用。❺化瘀祛斑胶囊：详见第 608 页。

（二）肠胃湿热证

多见颜面、胸背部皮肤油腻，皮疹红肿疼痛，或有脓疱，口臭，大便干结，小便溲黄。舌红苔黄腻，脉滑数。治宜清热除湿解毒。

【常用方药】茵陈蒿汤加减。处方：

茵陈 30 g	栀子 15 g	生大黄 8 g	薏苡仁 10 g	泽泻 10 g
白茅根 20 g	连翘 10 g	蒲公英 10 g	生地黄 15 g	生石膏 20 g
知母 12 g	白花蛇舌草 20 g			

方中栀子、生大黄清泄肠热；生地黄、生石膏、知母清胃热；连翘、蒲公英、白花蛇舌草清热解毒；茵陈、薏苡仁、泽泻、白茅根清热利湿。

【加减】①腹胀、舌苔厚腻加生山楂、鸡内金、枳实；②脓疱多加野菊花、金银花。

【供选成药】❶复方珍珠暗疮片：每片 0.3 g。每次 4 片，每日 3 次。❷牛黄解毒片：详见第 489 页。❸防风通圣丸：详见第 574 页。

（三）痰湿瘀滞证

多见皮疹颜色暗红，以结节、脓肿、囊肿、瘢痕为主，或见窦道经久难愈，纳呆腹胀。舌质暗红、苔黄腻，脉弦滑。治宜除湿化痰，活血散结。

【常用方药】二陈汤合桃红四物汤加减。处方：

| 当归 10 g | 赤芍 12 g | 陈皮 6 g | 枳壳 10 g | 海藻 10 g | 昆布 10 g |
| 桃仁 10 g | 红花 6 g | 法半夏 10 g | 茯苓 12 g | | |

方中法半夏、茯苓、陈皮燥湿化痰；枳壳理气散滞；海藻、昆布化痰软坚散结；桃仁、红花活血化瘀；当归、赤芍活血养血。

【加减】①伴痛经加益母草、泽兰；②伴囊肿成脓加浙贝母、炮穿山甲、皂角刺、野菊花；③伴结节、囊肿难消加三棱、莪术、皂角刺、夏枯草。

【供选成药】❶丹七片：详见第 504 页。❷血府逐瘀丸：详见第 532 页。

外 治 颠倒散洗剂或痤疮洗剂、5% 硫黄霜：外搽患处，每日 2 ~ 3 次。

其他疗法 ①针罐疗法；②抗菌药物、维生素类、维甲酸类、锌制剂等药物。

二十三、白屑风

白屑风是指发生在皮脂腺丰富部位的慢性炎症性皮肤病。青壮年患者为多，临床以皮肤油腻，毛囊口棘状隆起，糠状鳞屑，头皮毛发油腻、瘙痒、叠起白屑、脱去又生为主症。病因主要为素体湿热内蕴，感受风邪所致。精神因素、嗜食辛辣油腻、B 族维生素缺乏、嗜酒等可加重本病。治疗根据皮疹干性和湿性的临床特点，干性者以养血润燥为主，湿性者以清热祛湿为主，内治与外治相结合。现代医学中的脂溢性皮炎属于本病。

内 治

(一) 风热血燥证

多发于头面部，为淡红色斑片，干燥，脱屑，瘙痒，受风加重，或头皮瘙痒，头屑多，毛发干枯脱落，口干口渴，大便干燥。舌质偏红、苔薄白，脉细数。治宜祛风清热，养血润燥。

【常用方药】消风散合当归饮子加减。处方：

> 当归 10 g 胡麻仁 15 g 生地黄 15 g 天花粉 12 g 苦参 20 g
> 制何首乌 15 g 川芎 6 g 威灵仙 20 g 蒺藜 15 g

方中制何首乌、当归、胡麻仁、生地黄、川芎养血祛风；生地黄合天花粉养阴清热；苦参清热止痒；威灵仙、蒺藜祛风止痒。

【加减】①皮损颜色较红加牡丹皮、金银花、青蒿；②瘙痒重加白鲜皮；③皮损干燥明显加玄参、麦冬。

【供选成药】❶消风止痒颗粒：详见第 582 页。❷三黄丸：每袋 6 g。每次 6 g，每日 1 次。孕妇禁服。❸清解片：详见第 517 页。

(二) 湿热蕴结证

多见皮损为潮红斑片，有油腻性痂屑，甚至糜烂，渗出，口苦，口黏，脘腹痞满，小便短赤，大便臭秽。舌质红、苔黄腻，脉滑数。治宜清热利湿，健脾和胃。

【常用方药】参苓白术散合茵陈蒿汤加减。处方：

> 茵陈 30 g 生栀子 15 g 生大黄 8 g 薏苡仁 10 g 茯苓 15 g
> 党参 6 g 炒白术 15 g 炙甘草 6 g 山药 15 g 莲子 6 g
> 白扁豆 10 g 威灵仙 20 g 蒺藜 15 g

方中生栀子、生大黄清泄肠热；茵陈、薏苡仁清热利湿；四君子汤平补胃气；白扁豆、薏苡仁、山药淡渗利湿；莲子辅白术健脾胃；威灵仙、蒺藜祛风止痒。

【加减】①糜烂渗出较甚加土茯苓、苦参、马齿苋；②热盛加桑白皮、黄芩。

【供选成药】❶参苓白术散：详见第 549 页。❷防风通圣丸：详见第

574 页。❸龙胆泻肝丸：详见第 502 页。

外　治

1. 干性发于头皮　白屑风酊或侧柏叶酊：外搽患处，每日 3 次。
2. 干性发于面部　颠倒散洗剂或痤疮洗剂：外搽患处，每日 2 次。
3. 湿性皮损有少量渗出　10% 黄柏溶液：外洗或湿敷患处，每次 30 分钟，湿敷后，外搽青黛膏，每日 2~3 次。

其他疗法　①针灸疗法；②西药局部治疗；③镇静止痒剂、维生素类等。

二十四、酒齄鼻

　　酒齄鼻，现代医学称酒渣鼻，是一种主要发生于面部中央的以红斑和毛细血管扩张为特点的慢性皮肤病。临床以颜面部中央伴丘疹、脓疱、鼻赘为主症。病因主要为肺经积热，嗜酒，或饮食不节，或风寒外袭。肺胃积热，酒气熏蒸，复遇风寒之邪，气血凝滞而成。治以清泄肺胃积热，理气活血化瘀为主。

内　治

（一）肺胃热盛证

多见于红斑型，红斑多发于鼻尖或两翼，压之褪色，嗜酒，口干便秘。舌红苔薄黄，脉弦滑。治宜清泄肺胃积热。

【常用方药】枇杷清肺饮加减。处方：

枇杷叶 15 g	桑白皮 15 g	黄芩 10 g	黄连 6 g	栀子 10 g
生石膏 20 g	知母 10 g	生地黄 15 g	川牛膝 10 g	桔梗 6 g
菊花 10 g	甘草 6 g			

　　方中枇杷叶、桑白皮、黄芩、菊花、桔梗宣清肺热；生石膏、知母、生地黄清泄胃热；黄连清心热；栀子清肝胆之热；川牛膝清胃热，引热下行；甘草泻火解毒，调和诸药。

　　【加减】出现痤疮样丘疹脓疱加重黄芩、黄连、栀子，并加金银花、紫花地丁、白花蛇舌草。

　　【供选成药】❶牛黄上清丸：详见第 501 页。❷化瘀祛斑胶囊：详见第 608 页。

（二）热毒蕴肤证

多见于丘疹脓疱型，在红斑上出现痤疮样丘疹、脓疱，毛细血管扩张明显，局部灼热，口干便秘。舌红苔黄，脉数。治宜清热解毒凉血。

【常用方药】黄连解毒汤合凉血四物汤加减。处方：

生地黄 30 g	生石膏 30 g	侧柏叶 15 g	赤芍 15 g	牡丹皮 10 g
当归 10 g	黄芩 10 g	栀子 10 g	升麻 6 g	甘草 6 g
黄连 6 g				

方中黄连、黄芩、栀子清解热毒；生石膏清肺胃积热；生地黄、当归滋阴养血；赤芍、牡丹皮、侧柏叶凉血化瘀；升麻引药上于头面；甘草化毒和中。

【加减】①脓疱明显加紫花地丁、蒲公英；②鼻赘形成加丹参、莪术、夏枯草。

【供选成药】❶热毒清片：详见第 493 页。❷牛黄解毒片：详见第 489 页。❸栀子金花丸：每瓶 30 g。每次 6 g，每日 1 次。孕妇慎用。❹皮肤病血毒丸：详见第 579 页。

（三）气滞血瘀证

多见于鼻赘型，鼻部组织增生，呈结节状、毛孔扩大。舌略红，脉沉缓。治宜活血化瘀散结。

【常用方药】通窍活血汤加减。处方：

赤芍 10 g	牡丹皮 10 g	桃仁 12 g	红花 10 g	当归尾 10 g
香附 8 g	白芷 10 g	生地黄 15 g	虎杖 15 g	川芎 6 g
白花蛇舌草 30 g		甘草 6 g		

方中桃仁、红花活血化瘀；当归尾、赤芍、生地黄、牡丹皮养血活血；香附、白芷、川芎行气活血；白花蛇舌草、虎杖清热利湿解毒；甘草解毒和中并调和诸药。

【加减】①伴有脓疱加蒲公英、金银花、紫花地丁；②大便秘结加枳壳、厚朴、黄连；③酒热熏蒸加葛花、苦参。

【供选成药】❶血府逐瘀丸：详见第 532 页。❷丹七片：详见第 504 页。❸复方丹参片：详见第 563 页。❹丹参酮片：每片含 0.2 g 丹参。每次 2~4 片，每日 3 次。❺疗毒丸：详见第 572 页。

外　治

1. **鼻部红斑、丘疹**　一扫光或颠倒散洗剂：外搽患处，每日 3 次。

2. **鼻部脓疱**　四黄膏外涂患处，每日 2~3 次。

3. **鼻赘形成者**　先三棱针刺破放血，再颠倒散外敷。

其他疗法　①针刺疗法；②内服 B 族维生素、甲硝唑、四环素等；③鼻赘型可采用手术治疗。

二十五、油风

　　油风是一种头部毛发突然发生斑块状脱落的慢性皮肤病。临床以毛发突然斑块状脱落，脱发区皮肤感觉正常、无自觉症状为主症。病因主要为饮食不节，或情志不畅，或跌仆损伤，或肝肾不足等。过食辛热厚味，或肝郁化火，损阴耗血，血热生风，风热上窜颠顶，毛发失养而脱落；或跌仆损伤、瘀血阻络，或肾阴不足、精血不充，发失濡养而成。治疗实证以清热通瘀为主，虚证以补摄为主，结合适当的外治或其他疗法。现代医学中的斑秃属于本病。

内　治

（一）血热风燥证

多见突然脱发成片，偶有头皮瘙痒，或头部烘热，心烦易怒，急躁不安。苔薄，脉弦。治宜凉血息风，养阴护发。

【常用方药】四物汤合六味地黄汤加减。处方：

生地黄 15 g	女贞子 15 g	桑椹 15 g	牡丹皮 10 g	白芍 10 g
山茱萸 10 g	玄参 12 g	黑芝麻 12 g	菟丝子 12 g	当归 15 g
侧柏叶 20 g	生赭石 20 g			

　　方中生地黄、山茱萸、女贞子、桑椹、菟丝子、黑芝麻滋阴益肾；当归、白芍、牡丹皮养血柔肝；玄参、生赭石凉血息风；侧柏叶凉血生发，专治血热脱发。

　　若风热偏胜、脱发迅猛者，宜养血散风、清热护发，改用神应养真丹。处方：

当归 12 g	菟丝子 12 g	天麻 12 g	川芎 10 g	羌活 10 g
白芍 15 g	制何首乌 15 g	熟地黄 20 g	黑芝麻 20 g	

方中熟地黄、菟丝子滋阴益肾；当归、白芍、制何首乌益气养血柔肝；天麻、川芎、羌活祛风活血；黑芝麻滋肝肾而黑发生发。

【加减】①心悸失眠加酸枣仁、远志、珍珠母；②脱发多而迅猛加制白附子、芫蔚子。

【供选成药】❶六味地黄丸：详见第 528 页。❷二至丸：详见第 558 页。

（二）气滞血瘀证

多病程较长，头发脱落前先有头痛或胸胁疼痛等症，夜多恶梦，烦热难眠。舌有瘀点、瘀斑，脉沉细。治宜通窍活血。

【常用方药】通窍活血汤加减。处方：

赤芍 10 g	川芎 10 g	桃仁 12 g	红花 10 g	冰片 0.2 g	白芷 10 g
鸡血藤 30 g	枳壳 10 g	柴胡 10 g	葱白 8 g		

方中赤芍、川芎、桃仁、红花、鸡血藤活血化瘀通络；枳壳、柴胡行气活血；冰片、白芷、葱白通络。

【加减】①瘀滞明显加丹参、地龙；②兼气血不足加熟地黄、当归、党参、黄芪；③伴头身困重、纳呆呕恶、痰瘀互阻加胆南星、法半夏、莱菔子、瓜蒌。

【供选成药】❶血府逐瘀丸：详见第 532 页。❷丹七片：详见第 504 页。❸复方丹参片：详见第 563 页。❹疗毒丸：详见第 572 页。

（三）气血两虚证

多见于病后或产后，头发呈斑块状脱落，并呈渐进性加重，毛发稀疏枯槁易脱，唇白心悸，气短懒言，倦怠乏力。舌淡，脉细弱。治宜益气补血。

【常用方药】八珍汤加减。处方：

当归 12 g	熟地黄 12 g	白芍 12 g	党参 12 g	白术 12 g
黄芪 15 g	茯苓 15 g	女贞子 15 g	制何首乌 15 g	桑椹 15 g
黄精 15 g	川芎 6 g	制白附子 6 g	炙甘草 6 g	

方中党参、黄芪、白术、茯苓、炙甘草健脾益气；熟地黄、白芍、女贞子、制何首乌、桑椹滋阴益肾；黄精滋阴补脾胃；当归、川芎、制白附子养

血祛风。

【加减】①瘙痒脱屑，去熟地黄加生地黄；②食欲减退加陈皮、鸡内金；③脱发多而迅猛加天麻、茺蔚子。

【供选成药】❶养血生发胶囊：每粒0.5 g。每次4粒，每日2次。湿热内蕴或气血瘀滞型脱发忌用，脾虚湿盛之腹满便溏者慎用。❷八珍丸：详见第503页。❸十全大补丸：详见第522页。

（四）肝肾不足证

多见病程日久，平素头发焦黄或花白，发病时呈大片均匀脱落，甚或全身毛发脱落，头昏耳鸣目眩，腰膝酸软。舌淡苔薄，脉细。治宜滋补肝肾。

【常用方药】七宝美髯丹加减。处方：

制何首乌15 g	菟丝子12 g	枸杞子12 g	茯苓15 g	补骨脂15 g
党参10 g	白术10 g	当归10 g	女贞子15 g	桑椹15 g
熟地黄20 g				

方中制何首乌、熟地黄、当归补血；菟丝子、补骨脂、党参、白术、茯苓补脾肾精气；女贞子、桑椹、枸杞子补肝肾阴精。

【加减】①肝肾亏虚甚加阿胶、紫河车；②头晕耳鸣加覆盆子；③阴虚阳亢加龟甲、龙骨、牡蛎；④遗精相火妄动加黄柏、牡蛎。

【供选成药】❶生发片：每片0.35 g（相当于原药材1.14 g）。每次6片，每日3次。忌食油腻、糖、辣椒，忌饮酒，禁食狗肉、蛇肉、雄鸡肉。❷生发丸：大蜜丸，每丸9 g，用淡盐开水送服，每次1丸；水蜜丸，每瓶120 g，每次6 g；均每日3次。❸斑秃丸：大蜜丸，每丸9 g，每次1丸；水蜜丸，每次5 g；均每日3次。感冒、发热、腹泻时应停用。❹七宝美髯丸：每丸9 g。每次1丸，每日2次。

外 治 ❶鲜毛姜（或生姜）：切片，烤热后涂搽脱发区，每日数次。❷生发酊：每瓶20 mL。涂擦患处，每日2~3次。本品有毒，切勿入口。❸5%~10%斑蝥酊、10%补骨脂酊或10%辣椒酊：涂搽脱发区，每日数次。

其他疗法 ①七星针击刺；②重症全秃、普秃，可服皮质激素。

二十六、红蝴蝶疮

红蝴蝶疮是一种可累及皮肤和全身多脏器的自身免疫性疾病。

临床常见类型为盘状红蝴蝶疮和系统性红蝴蝶疮。盘状红蝴蝶疮主要为皮肤损害，多为慢性局限性；系统性红蝴蝶疮除有皮肤损害外，可累及全身多系统、多脏器，病变呈进行性经过，预后较差。病因主要为先天禀赋不足，肝肾亏损等。肝肾不足，阴虚火旺；或情志不畅，郁久化热；兼腠理不密，外热入侵。两热相搏，瘀阻脉络，外伤于肌肤，内燔灼营血而成。治以补益肝肾、活血化瘀、祛风解毒为主，临床多采用中西医结合治疗。现代医学中的红斑狼疮属于本病。

内 治

（一）热毒炽盛证

相当于系统性红蝴蝶疮急性活动期，面部蝶形红斑，色鲜艳，皮肤紫斑，关节肌肉疼痛，高热抽搐，烦躁口渴，大便干结，小便短赤。舌红绛、苔黄腻，脉洪数或细数。治宜清热凉血，化斑解毒。

【常用方药】犀角地黄汤合黄连解毒汤加减。处方：

水牛角 30 g	生地黄 15 g	赤芍 15 g	牡丹皮 15 g	玄参 10 g
天花粉 10 g	黄芩 10 g	黄连 6 g	栀子 10 g	金银花 15 g
白花蛇舌草 20 g				

方中水牛角、生地黄、赤芍、牡丹皮凉血清热消斑；生地黄、玄参、天花粉养阴清热；黄芩、黄连、栀子、金银花、白花蛇舌草清热解毒。

【加减】①高热神昏加安宫牛黄丸或服紫雪、至宝丹；②出血甚加侧柏叶；③热甚动风抽搐加羚羊角、钩藤、珍珠母。

【供选成药】❶昆明山海棠片、雷公藤多苷片：详见第 591 页。❷清开灵口服液：详见第 523 页。

（二）阴虚火旺证

多见斑疹暗红，关节痛，足跟痛，不规则发热或持续性低热，手足心热，心烦失眠，疲乏无力，自汗盗汗，面浮红，月经量少或闭经。舌红、苔薄，脉细数。治宜滋阴降火。

【常用方药】六味地黄丸合二至丸加减。处方：

生地黄 15 g	熟地黄 20 g	女贞子 15 g	牡丹皮 10 g	茯苓 10 g
泽泻 10 g	山药 12 g	山茱萸 12 g	墨旱莲 20 g	鱼腥草 30 g

方中熟地黄、山茱萸、山药滋阴养肝肾；牡丹皮、茯苓、泽泻防滋补太过；女贞子、墨旱莲加强滋补肝肾；生地黄滋阴降火；鱼腥草清解火毒。

【加减】①阴虚火旺者，去熟地黄，生地黄量加为 30 g，并加知母、黄柏；②口干渴，大便秘结者加黄精、天花粉、生大黄。

【供选成药】❶昆明山海棠片、雷公藤多苷片：详见第 591 页。❷龟苓膏、知柏地黄丸：详见第 490、第 491 页。❸六味地黄丸：详见第 528 页。

（三）脾肾阳虚证

多见眼睑、下肢浮肿，胸胁胀满，尿少或尿闭，面色无华，腰膝酸软，面热肢冷，口干不渴。舌淡胖、苔少，脉沉细。治宜温肾助阳，健脾利水。

【常用方药】桂附八味丸合真武汤加减。处方：

> 熟附子 12 g　茯苓 10 g　猪苓 10 g　白术 10 g　白芍 15 g　肉桂 5 g
> 熟地黄 20 g　山茱萸 12 g　山药 12 g　巴戟天 12 g　泽泻 12 g

方中熟附子、肉桂、巴戟天温肾助阳；熟地黄、山茱萸滋阴益肾；茯苓、白术、山药健脾利水；猪苓、泽泻利水渗湿；白芍缓急利小便。

【加减】①伴下利去白芍加干姜；②呕吐去熟附子加生姜；③心烦失眠加炒酸枣仁、远志。

【供选成药】济生肾气丸、金匮肾气丸：详见第 556 页。

（四）脾虚肝旺证

多见皮肤紫斑，胸胁胀满，腹胀纳呆，头昏头痛，耳鸣失眠，月经不调或闭经。舌紫暗或有瘀斑，脉细弦。治宜健脾清肝。

【常用方药】四君子汤合丹栀逍遥散加减。处方：

> 柴胡 10 g　青皮 10 g　党参 12 g　白术 15 g　当归 10 g　赤芍 10 g
> 茯苓 12 g　牡丹皮 10 g　川楝子 10 g　丹参 15 g　栀子 10 g　青蒿 20 g
> 大血藤 30 g

方中柴胡、青皮、川楝子疏肝解郁；青蒿清肝热；牡丹皮、栀子清泻肝火；党参、白术、茯苓健脾益气；当归、赤芍养血活血；大血藤、丹参、牡丹皮活血凉血。

【加减】①见肝阳上扰之头晕眼花者加菊花、生赭石、生牡蛎；②皮肤瘀斑重者加桃仁、红花；③兼有神疲少气者加黄芪、黄精。

【供选成药】❶昆明山海棠片、雷公藤多苷片：详见第 591 页。❷加味逍遥丸：详见第 543 页。

（五）气滞血瘀证

多见于盘状局限型及亚急性皮肤型红蝴蝶疮，红斑暗滞，角质栓形成及皮肤萎缩，倦怠乏力。舌暗红、苔白或光面舌，脉沉细涩。治宜疏肝理气，活血化瘀。

【常用方药】逍遥散合血府逐瘀汤加减。处方：

柴胡 10 g	枳壳 12 g	当归 12 g	赤芍 10 g	川楝子 10 g
郁金 10 g	桃仁 12 g	红花 12 g	秦艽 10 g	漏芦 10 g
连翘 10 g	白花蛇舌草 30 g			

方中柴胡、枳壳、川楝子、郁金疏肝理气散结；当归、赤芍、桃仁、红花活血通络散瘀；秦艽、漏芦、连翘、白花蛇舌草清热解毒通络。

【加减】①颜面红斑色红加鸡冠花、玫瑰花；②胁肋疼痛加白芍、丹参、枸杞子；③肝脾不和之恶心、呕吐、便溏加白术、茯苓、谷芽、神曲；④月经不调加益母草、泽兰。

【供选成药】❶昆明山海棠片、雷公藤多苷片：详见第 591 页。❷血府逐瘀丸：详见第 532 页。

外 治

1. 红斑皮损　白玉膏或黄柏霜：涂敷患处，每日 1~2 次。
2. 黏膜糜烂、溃疡　青吹口散：麻油调制，涂敷患处，每日 2~3 次。

其他疗法　对急性发作或重型病例，宜选用皮质类固醇激素、免疫抑制剂等治疗。

二十七、淋病

淋病属现代医学病名，中医称之为花柳毒淋。是由淋病双球菌引起的泌尿生殖系感染的性传播疾病。临床以尿频、尿急、尿痛、尿道口溢脓为主症。病因主要为不洁性交，淫毒侵袭。湿热秽浊之气由下焦前阴窍口入侵，阻滞于内，气血循行受阻，湿热熏蒸，气化失司而成。治疗以西药抗感染为主，按规范及时、足量用药。中西医结合治疗对慢性淋病及有合并症状淋病有一定的优势。

内 治

（一）湿热毒蕴证（急性淋病）

多见尿道口红肿，尿液混浊如脂，尿道口溢脓，尿急，尿频，尿痛，淋漓不止，严重者尿道黏膜水肿，附近淋巴结红肿疼痛，女性宫颈充血、触痛，并有脓性分泌物，可有前庭大腺红肿热痛，伴有发热。舌红苔黄腻，脉滑数。治宜清热利湿，解毒化浊。

【常用方药】龙胆泻肝汤酌加土茯苓、大血藤、萆薢。处方：

龙胆 10 g	泽泻 10 g	车前子 10 g	当归 10 g	柴胡 10 g
生地黄 20 g	黄芩 10 g	栀子 10 g	金钱草 30 g	土茯苓 15 g
萆薢 10 g	大血藤 30 g	甘草 6 g		

方中龙胆清泻肝火；黄芩、栀子清肝泻火；柴胡疏肝解郁；当归、生地黄滋养阴血；车前子、泽泻、土茯苓、萆薢清热利湿；大血藤清热活血散瘀；金钱草清热通淋；甘草化毒和中。

【加减】①尿中带血加白茅根、大蓟、小蓟；②伴高热加生石膏、知母；③口苦泛恶加广藿香、滑石。

【供选成药】❶龙胆泻肝丸：详见第 502 页。❷黄柏胶囊：详见第 495 页。❸分清五淋丸：每丸 6 g。每次 6 g，每日 3 次。❹五淋丸：每 100 丸 6 g。每次 6 g，每日 2 次。❺三金片：小片相当于原药材 2.1 g，大片相当于原药材 3.5 g。小片每次 5 片，大片每次 3 片，每日 3~4 次。❻八正合剂：每瓶 100 mL、120 mL 或 200 mL。每次 20 mL，每日 3 次。忌生冷油腻。孕妇及久病体弱慎用。

（二）阴虚毒恋证（慢性淋病）

多见小便不畅，短涩，淋漓不尽，女性带下多，或尿道口见少许黏液，酒后或疲劳易复发，腰酸腿软，五心烦热，食少纳差。舌红少苔，脉细数。治宜滋阴降火，利湿祛浊。

【常用方药】知柏地黄丸酌加土茯苓、萆薢。处方：

知母 10 g	黄柏 10 g	熟地黄 20 g	山茱萸 12 g	山药 15 g
牡丹皮 10 g	泽泻 12 g	茯苓 15 g	墨旱莲 10 g	女贞子 10 g
土茯苓 30 g	萆薢 15 g			

方中六味地黄丸、墨旱莲、女贞子滋阴养肝肾；知母、黄柏滋阴降火；土茯苓、萆薢清热利湿、解毒祛浊。

【加减】 ①伴阳痿、早泄加仙茅、淫羊藿；②气短乏力加黄芪、太子参；③腰酸不适加杜仲、牛膝；④伴尿道狭窄加乌药、小茴香；⑤女性白带量多加苍术。

【供选成药】 ❶知柏地黄丸：详见第 491 页。❷参麦地黄丸：每 40 粒 3 g。每次 9 g，每日 3 次。凡脾胃虚弱，食入难化，呕吐泄泻，腹胀便溏、咳嗽痰多者慎服。❸六味地黄丸：详见第 528 页。

外　治　矾冰液或 10% 黄柏溶液：浸洗局部，每日 3 次。

其他疗法　按规范方案及时、足量使用抗菌药物治疗。

二十八、梅毒

梅毒为现代医学病名。中医称之为疳疮、花柳病等。是由梅毒螺旋体引起的一种全身性、慢性性传播疾病。临床表现复杂，早期主要为皮肤黏膜损害，晚期可造成骨骼及眼部、心血管、中枢神经系统等多器官组织的病变，危险性大。病因主要为感染淫秽疫毒。邪之初染，疫毒结于阴器及肛门等处，发为疳疮；流于经脉，则生横痃；后期疫毒内侵，伤及骨髓、关窍、脏腑，变化多端，证候复杂。治疗以早期、足量、规范使用抗菌药物为首选。中医作为辅助治疗手段。

内　治

（一）肝经湿热证

多见于一期梅毒，外生殖器疳疮质硬而润，或伴有横痃，杨梅疮多在下肢、腹部、阴部，口苦口干，小便黄赤，大便秘结。舌质红、苔黄腻，脉弦滑。治宜清热利湿，解毒驱梅。

【常用方药】 龙胆泻肝汤酌加土茯苓、虎杖。处方：

龙胆 15 g	柴胡 10 g	车前子 10 g	生地黄 15 g	栀子 15 g
黄芩 10 g	当归 6 g	土茯苓 40 g	虎杖 15 g	甘草 6 g

方中龙胆清泻肝火；黄芩、栀子清肝泻火；柴胡疏肝解郁；当归、生地

黄滋养阴血；车前子、土茯苓清热利湿；虎杖清热活血散瘀；甘草化毒和中。

【加减】疳疮红肿明显加金银花。

【供选成药】龙胆泻肝丸：详见第 502 页。

（二）血热蕴毒证

多见于二期梅毒，周身起杨梅疮，色如玫瑰，不痛不痒，或见丘疹、脓疱、鳞屑，口干咽燥，口舌生疮，大便秘结。舌质红绛、苔薄黄或少苔，脉细滑或细数。治宜凉血解毒，泄热散瘀。

【常用方药】清营汤合桃红四物汤加减。处方：

水牛角 40 g	生地黄 15 g	玄参 10 g	金银花 10 g	连翘 10 g
黄连 6 g	丹参 15 g	桃仁 10 g	红花 10 g	当归 10 g
川芎 6 g	赤芍 12 g	紫草 15 g	土茯苓 30 g	

方中水牛角清营凉血；生地黄、玄参养阴清热；金银花、连翘、黄连清热解毒；桃仁、红花、丹参活血化瘀；当归、川芎养血柔肝；紫草、赤芍凉血散瘀；土茯苓清热利湿。

【加减】内热壅盛加黄芩、栀子。

【供选成药】❶大败毒胶囊：每粒 0.5 g，每盒 20 粒或 30 粒。每次 5 粒，每日 4 次。孕妇忌服。❷活血解毒丸：详见第 498 页。

（三）毒结筋骨证

多见于杨梅结毒，患病日久，在四肢、头面、鼻咽部出现树胶肿，关节、骨骼作痛，疼痛夜甚，行走不便，肌肉消瘦。舌质暗、苔薄白或灰或黄，脉沉细涩。治宜活血解毒，通络止痛。

【常用方药】五虎汤加减。处方：

五灵脂 20 g	木鳖子 10 g	炮穿山甲 30 g	白芷 10 g	熟大黄 10 g
虎杖 10 g				

方中五灵脂活血消瘀散积；木鳖子攻毒散结消肿；熟大黄、虎杖、白芷清热解毒散瘀；炮穿山甲软坚散结。

【加减】①瘀阻盛加乳香、没药、桂枝；②热毒较甚者加入大量土茯苓；③痛甚加羌活、独活、三七、川牛膝。

【供选成药】❶大败毒胶囊：详见上证。❷活血解毒丸：详见第 498 页。

（四）肝肾亏损证

多见于三期梅毒脊髓痨者，患病可达数十年之久，逐渐两足瘫痪或痿弱不行，肌肤麻木或虫行作痒，筋骨窜痛，腰膝酸软，小便困难。舌质淡、苔薄白，脉沉细弱。治宜滋补肝肾，填髓息风。

【常用方药】地黄饮子加减。处方：

熟地黄 15 g	巴戟天 10 g	山茱萸 12 g	肉苁蓉 10 g	肉桂 5 g
附子 10 g	茯苓 10 g	远志 6 g	石菖蒲 10 g	麦冬 10 g
五味子 6 g	石斛 10 g	薄荷 3 g	生姜 6 g	大枣 6 g

方中熟地黄、山茱萸滋补肾阴；肉苁蓉、巴戟天温壮肾阳；附子、肉桂温养真元，摄纳浮阳；麦冬、石斛、五味子滋阴敛液；石菖蒲、远志、茯苓交通心肾，开窍化痰；薄荷、姜枣均为药引。

【加减】①有闪电样疼痛加威灵仙、红花、木瓜、川牛膝、独活、羌活；②命门火衰、督脉阳虚较甚加鹿角胶、淫羊藿、锁阳；③虚阳上越加枸杞子、制何首乌。

【供选成药】❶大补阴丸：详见第 490 页。❷六味地黄丸：详见第 528 页。

（五）心肾亏虚证

多见于心血管梅毒患者，症见心慌气短，神疲乏力，下肢浮肿，唇甲青紫，腰膝酸软，动则气喘。舌质淡有齿痕、苔薄白而润，脉沉弱或结代。治宜养心补肾，祛瘀通阳。

【常用方药】苓桂术甘汤加减。处方：

茯苓 15 g	桂枝 10 g	白术 10 g	甘草 6 g	制附子 10 g	薤白 10 g
桔梗 6 g	丹参 15 g				

方中茯苓健脾去痰化饮；桂枝温阳化饮且平冲降逆；白术健脾燥湿；制附子、薤白温通心阳；丹参祛瘀通心脉；桔梗引药上行；甘草益气和中。

【加减】①余毒未清加土茯苓；②口干咽燥加麦冬、生地黄。

【供选成药】天王补心丸：水蜜丸，每瓶 60 g、100 g 或 250 g，每次 6 g。小蜜丸，每瓶 60 g、100 g 或 250 g，每次 9 g。大蜜丸，每丸 9 g，每次 1 丸；均每日 2 次。浓缩丸，每 8 丸相当于原药材 3 g，每次 8 丸，每日 3 次。

外　治

1. 疳疮、杨梅疮　鹅黄散或珍珠散：撒敷疮面，每日 3 次。

2. 横痃、杨梅结毒未溃　❶未溃：用冲和散，醋、酒各半调成糊状外敷；❷溃破：先用五五丹掺在疮面上，外盖生肌玉红膏，每日 1 次；❸腐脓已净：用生肌散掺在疮面上，外盖生肌玉红膏，每日 1 次。

其他疗法　及早、足量、规范使用青霉素类药物进行驱梅疗法。

二十九、艾滋病

　　艾滋病属现代医学病名。中医称之为疫疠、虚劳等。全称获得性免疫缺陷综合征，是由人类免疫缺陷病毒（HIV）感染所致的传染病。临床以严重细胞免疫缺陷，症状多样，易患条件性感染和少见的恶性肿瘤为特征，病死率高，传染性强，是当今世界头号性传播疾病。病因主要为正气亏虚和感染湿邪淫毒。正气日虚，邪气渐盛，邪盛与正虚共存、夹杂，最终正气衰竭，五脏受损，阴阳离绝。目前尚无特效的治疗方法，现代医学主要以免疫调节、抗病毒及综合疗法为主，中医中药已运用于该病的防治。

内　治

（一）肺卫受邪证

多见于急性感染期，发热，微畏寒，微咳身痛，乏力咽痛。舌质淡红、苔薄白或薄黄，脉浮。治宜宣肺祛风，清热解毒。

1. 风热型

【常用方药】银翘散加减。处方：

金银花 10 g	连翘 10 g	桔梗 15 g	薄荷 3 g	竹叶 10 g
甘草 6 g	荆芥穗 10 g	淡豆豉 5 g	牛蒡子 10 g	大青叶 20 g

方中金银花、连翘、牛蒡子、大青叶清热透邪解毒；荆芥穗、薄荷、淡豆豉助君药开皮毛逐邪；桔梗宣肺利咽；竹叶清上焦热；甘草清热解毒。

【加减】①咳嗽、咽痛加苦杏仁、玄参、岗梅根；②腹痛腹泻加广藿香、白芷；③热甚痰稠加黄芩、知母、瓜蒌皮。

【供选成药】❶板蓝根颗粒：详见第 515 页。❷维 C 银翘片：每片

0.38 g。每次 2 片，每日 3 次。小儿、年老体弱者、孕妇及哺乳期妇女慎用。

2. 风寒型

【常用方药】荆防败毒散加减。处方：

> 羌活 10 g　独活 10 g　柴胡 10 g　前胡 10 g　枳壳 10 g　茯苓 6 g
> 荆芥 10 g　防风 10 g　桔梗 6 g　川芎 6 g　甘草 6 g

方中羌活、独活发散风寒湿邪；川芎行血祛风；荆芥、防风、柴胡疏散风邪透表；枳壳降气；桔梗开肺；前胡祛痰；茯苓渗湿；甘草调和诸药。

【加减】①恶寒重加麻黄、桂枝；②头痛重加白芷；③项背强痛重加葛根；④咳嗽有痰加陈皮、苦杏仁。

【供选成药】❶川芎茶调散（丸）：散剂，每袋 30 g，餐后清茶冲服，每次 3~6 g；水丸，每 20 粒重 1 g，每次 3~6 g；均每日 2 次。孕妇慎服。❷正柴胡饮胶囊（颗粒）：胶囊，每粒 0.3 g，每次 2 粒；颗粒，每袋 10 g，每次 1~2 袋；均每日 3 次。孕妇禁用，风热感冒者不适用。

（二）气血亏虚证

多见于潜伏期（无症状 HIV 感染），平素体质虚弱，面色苍白，畏风寒，易感冒，声低气怯，时有自汗。舌质淡，脉虚弱或细弱。治宜气血双补。

【常用方药】八珍汤或归脾汤加减。处方：

> 当归 10 g　川芎 6 g　白芍 12 g　熟地黄 15 g　白参 6 g　白术 15 g
> 茯神 10 g　甘草 6 g　黄芪 30 g　龙眼肉 10 g　酸枣仁 15 g　远志 10 g

方中白参、白术、黄芪、甘草补脾益气；茯神、酸枣仁、龙眼肉养心安神；远志宁心定志；熟地黄、当归、川芎、白芍滋养阴血。

【加减】①自汗腰冷、呼吸微弱加附子、干姜；②口干少津加麦冬、玉竹、沙参；③心悸不宁加桂枝、生牡蛎。

【供选成药】❶归脾丸：详见第 541 页。❷八珍丸：详见第 503 页。

（三）肝郁气滞证

多见于潜伏期（无症状 HIV 感染），平素性格内向，情感脆弱，情绪易抑郁，得知自己感染 HIV 后，更是焦虑恐惧，胸胁胀闷，失眠多梦，不能控制自己的情绪，甚至产生轻生念头，妇女可有月经不调，乳房少腹结块，查体可较早出现淋巴结肿大。舌苔薄白，脉弦。治宜疏肝理气。

【常用方药】柴胡疏肝散加减。处方：

> 柴胡 10 g　　川芎 6 g　　香附 12 g　　枳壳 15 g　白芍 12 g　陈皮 10 g
> 当归 10 g　　白术 15 g　　茯苓 10 g　　甘草 6 g

方中柴胡、香附疏肝解郁；当归、白芍养血柔肝；川芎行气活血；白术、茯苓健脾利湿；枳壳、陈皮理气和中；甘草健脾调和诸药。

【加减】①肝郁化火致头晕头痛，去香附、陈皮加菊花、黄芩、钩藤、赭石；②肢体肿胀加泽兰、泽泻、槟榔；③狂躁不安加磁石、琥珀、石菖蒲。

【供选成药】丹栀逍遥丸：详见第 555 页。

（四）痰热内扰证

多见于潜伏期（无症状 HIV 感染），平素饮食不节，或嗜食辛辣厚腻，易于心烦急躁，口苦吞酸，呕恶嗳气，失眠目眩头晕。苔腻而黄，脉滑数。治宜化痰清热，理气和中。

【常用方药】温胆汤加减。处方：

> 法半夏 10 g　陈皮 6 g　茯苓 15 g　枳实 10 g　竹茹 10 g　甘草 6 g
> 生姜 6 g

方中法半夏降逆和胃，燥湿化痰；竹茹清热化痰；枳实行气消痰；陈皮理气燥湿；茯苓健脾燥湿，生姜、甘草益脾和胃，调和诸药。

【加减】①眩加夏枯草；②心烦易怒加牡丹皮、合欢皮；③大便不通加火麻仁、苦杏仁；④有热加黄连；⑤兼虚者去竹茹加熟地黄、白参、五味子、酸枣仁、远志。

【供选成药】安神温胆丸：每丸 10g。每次 1 丸，每日 2 次。孕妇忌服。

（五）痰湿蕴结证

多见于发病期，艾滋病机会性感染之上呼吸道感染或肺炎（包括 PCP）初、中期可参考此型论治。咳嗽喘息，痰多色黄，发热，头痛胸痛，口干口苦，皮疹或疱疹，或大热大渴，大汗出，日晡潮热。舌红苔白或兼黄，脉浮数或弦数。治宜清热解毒，宣肺化痰。

【常用方药】清金化痰汤合麻杏石甘汤加减。处方：

> 法半夏 10 g　苦杏仁 10 g　　胆南星 10 g　陈皮 6 g　　瓜蒌子 15 g
> 黄芩 10 g　　枳实 12 g　　　茯苓 15 g　　竹茹 12 g　麻黄 6 g
> 生石膏 30 g　石菖蒲 10 g　　甘草 6 g

方中法半夏燥湿化痰；胆南星、竹茹、石菖蒲、苦杏仁、瓜蒌子清热化痰；黄芩清热解毒；陈皮理气燥湿；枳实行气消痰；茯苓健脾燥湿；麻黄、生石膏合用清泄肺热；甘草调和诸药。

【加减】①兼见皮肤湿疣者，去茯苓、陈皮加白花蛇舌草、重楼、土茯苓；②皮肤斑疹、舌质瘀斑者加牡丹皮、桃仁、紫草。

【供选成药】❶羚羊清肺散：每袋 1 g。每次 1 g，每日 2 次。孕妇及风寒咳嗽及脾胃虚寒者忌服。❷二母宁嗽丸：每丸 9 g。每次 9 g，每日 2 次。风寒咳嗽或痰多持续咳痰者不宜用。

（六）气阴两虚证

多见于发病期，艾滋病呼吸系统机会性感染（包括 PCP）之后期。低热盗汗，五心烦热，干咳少痰，痰稠黏难咳出，乏力，口干咽燥，午后或夜间发热，或骨蒸潮热，心烦少寐，颧红尿黄，或面色㿠白，气短心悸，头晕，咳嗽无力，咳痰困难或夹血丝，或恶风，多汗，皮肤受风后起痒疹如粟粒或成片状。舌质干红、少苔，脉细数。治宜补肺益气，滋肾养阴。

【常用方药】生脉散合百合固金汤加减。处方：

白参 8 g	麦冬 12 g	五味子 6 g	熟地黄 20 g	百合 15 g
甘草 6 g	生地黄 15 g	浙贝母 10 g	白芍 12 g	玄参 10 g
桔梗 6 g				

方中生地黄、熟地黄滋阴补肾；白参补肺扶元气；生地黄兼能凉血；麦冬、百合、浙贝母润肺养阴，化痰止咳；玄参滋阴凉血清虚火；五味子敛肺止咳；白芍养血益阴；桔梗宣肺止咳化痰；甘草调和诸药。

【加减】①低热盗汗加地骨皮、白薇；②大便干结加瓜蒌、火麻仁；③气虚征象明显加黄芪、太子参、白术；④咳痰不利、痰少而黏加瓜蒌、苦杏仁。

【供选成药】❶生脉饮口服液：详见第 556 页。❷生脉胶囊：每粒 0.3 g。每次 1 粒，每日 3 次。❸养阴清肺丸（膏剂）：蜜丸，每丸 9 g，每次 1 丸，每日 2 次；膏剂，每瓶 30~60 g，每次 15 g，每日 2~3 次。忌食辛辣油腻之物。咳嗽痰多或舌苔厚腻者应慎用。❹贞芪扶正胶囊：每6粒相当于原生药 12.5 g。每次 6 粒，每日 2 次。

（七）气虚血瘀，邪毒壅滞证

多见于发病期，艾滋病见周围神经炎，带状疱疹后遗症，脂溢性皮炎等。乏力气短，躯干或四肢有固定痛处或肿块，甚至肌肤甲错，面色萎黄或暗黑，口干不欲饮，午后或夜间发热，或自感身体某局部发热，或热势时高时低，遇劳而复发或加重，自汗易感冒，食少便溏，或肢体麻木，甚至偏瘫，或脱发。舌质紫暗或有瘀点、瘀斑，脉涩。治宜益气活血，化瘀解毒。

【常用方药】补中益气汤合血府逐瘀汤加减。处方：

黄芪20 g	桃仁10 g	红花10 g	当归10 g	生地黄15 g	川芎6 g
赤芍12 g	牛膝6 g	枳壳10 g	甘草6 g	白参6 g	陈皮10 g
桔梗10 g	升麻3 g	柴胡8 g	白术12 g		

方中桃仁、红花活血化瘀；当归、生地黄、川芎、赤芍养阴血；黄芪、白参、白术补脾益气；柴胡、枳壳、陈皮疏肝行气；牛膝活血散瘀；升麻、桔梗均为引经药；甘草调和诸药。

【加减】①腹痛口淡加桂枝、白芍、饴糖；②腹痛泄泻、无肛门灼热感加干姜、白蔻仁、广藿香；③纳呆、脘痞易呕加法半夏、厚朴、吴茱萸。

【供选成药】❶血府逐瘀丸：详见第532页。❷补中益气丸：详见第539页。

（八）肝经风火，湿毒蕴结证

多见于发病期，艾滋病见周围神经炎，带状疱疹后遗症，脂溢性皮炎等。疱疹，口疮不易愈合，皮肤瘙痒或糜烂、溃疡，或小水泡，疼痛灼热，或发于面部躯干，或发于口角、二阴，口苦，心烦易怒。苔腻质红，脉滑数。治宜清肝泻火，利湿解毒。

【常用方药】龙胆泻肝汤加减。处方：

| 龙胆10 g | 黄芩10 g | 栀子10 g | 泽泻10 g | 车前子10 g | 当归10 g |
| 生地黄15 g | 柴胡8 g | 甘草6 g | 白鲜皮30 g | 地肤子20 g | |

方中龙胆清肝经火热；黄芩、栀子清泄下焦之火；柴胡疏肝解郁；生地黄、当归滋阴养血；车前子、泽泻利水湿；白鲜皮、地肤子祛风除湿止痒；甘草调和诸药。

【加减】①水疱多、破后流滋多加土茯苓、鱼腥草；②瘙痒重加紫荆皮。

【供选成药】❶龙胆泻肝丸：详见第502页。❷防风通圣丸：详见第574页。

（九）气郁痰阻，瘀血内停证

多见于发病期，艾滋病出现的卡波西肉瘤，或淋巴瘤紫色丘疹和结节，或颈部淋巴结核等。瘰疬肿块，按之不痛或轻痛，抑郁寡欢，病情常随情绪而变化，善太息，胸胁胀满，梅核气，或大便不爽，妇女可见月经不畅或痛经或兼血块。舌淡红、苔薄白，脉弦。治宜利气化痰，解毒散结。

【常用方药】消瘰丸合逍遥丸加减。处方：

海藻 15 g	昆布 15 g	牡蛎 20 g	玄参 10 g	法半夏 10 g
陈皮 6 g	连翘 12 g	浙贝母 10 g	川芎 6 g	茯苓 12 g
桔梗 6 g	当归 10 g	柴胡 10 g	白术 12 g	芍药 12 g

方中海藻、昆布、牡蛎、浙贝母化痰软坚散结；柴胡疏肝行气解郁；法半夏、陈皮燥湿化痰；当归、川芎、芍药养血和血；连翘清解瘀热；玄参滋阴凉血；白术、茯苓健脾燥湿化痰；桔梗开利肺气化痰，并能引药上行。

【加减】体质弱，合用补气、滋阴、养血之品，如党参、黄芪、熟地黄等。

【供选成药】❶内消瘰疬丸：详见第 530 页。❷牛黄解毒片：详见第 489 页。

（十）脾肾亏虚，湿邪阻滞证

多见于发病期，艾滋病以消化道为主的各种慢性疾病。腹泻便溏，脘闷食少，大便如稀水，间歇发作；或持续不断而迁延难愈，或泄泻清稀，甚则如水，腹痛肠鸣，恶寒发热，泻下急迫；或腹痛，大便不爽，粪色黄而臭，肛门灼热，烦热口渴，小便短黄；或泻下粪臭如败卵，得泻而痛减，伴不消化之物，脘腹痞满，嗳腐酸臭；或大便时溏时泻，时发时止，日久不愈，水谷不化，稍进油腻等难消之物或凉食则发，食少腹胀，面色萎黄；或五更泄泻，甚则滑泄不禁，迁延反复，形寒肢冷，腰膝酸软，腹痛绵绵，下腹坠胀，脱肛；或恶心呕吐，食欲减退，腹痛腹胀，泄泻频多，经久不愈；或伴腰酸腿软，消瘦羸弱，毛发疏落，耳聋耳鸣。舌淡苔白或黄腻或厚腻秽浊，脉沉细或滑数，或濡缓。治宜和胃健脾，利湿止泻。

【常用方药】参苓白术散加减。处方：

党参 10 g	白术 15 g	茯苓 12 g	桔梗 8 g	砂仁 10 g
白扁豆 10 g	山药 20 g	莲子 20 g	薏苡仁 15 g	黄连 6 g

方中以四君子汤平补胃气；白扁豆、薏苡仁、山药淡渗利湿；莲子辅白术健脾胃；黄连清热燥湿；砂仁芳香醒脾促运化；桔梗载药上行。

【加减】①时见腹痛加木香；②久泻不止，而无夹杂积滞者加煨诃子肉、赤石脂；③大便稀或水谷不化者加干姜；④兼里寒而腹痛者加干姜、肉桂。

【供选成药】❶参苓白术散：详见第549页。❷葛根芩连微丸：每袋1 g。成人每次3 g，小儿每次1 g，每日3次。泄泻腹部冷痛者忌用。❸四神丸：每500粒约重30 g，每袋6 g。每次6 g，每日2次。忌食生冷油腻。

（十一）元气虚衰，肾阴亏涸证

多见于发病期，艾滋病晚期恶液质。消瘦脱形，乏力身摇，水谷难入，四肢厥逆，神识似清似迷，冷汗淋漓；或喘脱息高，耳鸣重听，齿摇发脱，排尿困难，鸡鸣泄泻，下利清谷或洞泄不止；或口腔舌面布满腐糜；或面色苍白，疲惫腰酸，两耳不聪，小便频数，夜尿增多，甚至失禁；女子月经不行，带下清稀或子宫脱垂，口干咽燥，声音嘶哑。舌苔灰或黑或舌光剥无苔，脉沉弱或虚大无力或脉微欲绝。治宜大补元气，滋阴补肾。

【常用方药】补天大造丸加减。处方：

白参10 g	白术12 g	当归10 g	熟地黄20 g	山药15 g
泽泻10 g	茯苓10 g	枸杞子10 g	山茱萸12 g	紫河车15 g
菟丝子10 g	鹿角胶15 g	龟甲胶15 g		

方中紫河车补肾填精；白参、白术、茯苓、山药益气健脾；鹿角胶、菟丝子、枸杞子补益肝肾；当归、熟地黄、山茱萸、龟甲胶滋养阴血；泽泻、茯苓渗湿利水。

【加减】①阴虚内热甚者加牡丹皮；②阳虚内寒者加肉桂；③骨蒸加地骨皮、知母、牡丹皮；④气虚加黄芪；⑤肾虚加覆盆子、小茴香、巴戟天；⑥腰腿疼痛加苍术、萆薢、锁阳、续断。

【供选成药】❶参麦注射液：每支10 mL或20 mL或50 mL。肌内注射，每次2~4 mL，每日1次；静脉滴注，每次10~60 mL（用5%葡萄糖注射液250~500 mL稀释）。阴盛阳衰者不宜用。❷六味地黄丸：详见第528页。❸左归丸：详见第551页。❹参芪丸：每8丸相当于原药材3 g。每次8~10丸，每日3次。

其他疗法 ①针刺疗法；②西医免疫调节剂、抗病毒制剂及对症处理等综合疗法，能部分控制病情的发展，延长存活时间，提高患者的生存质量。

陆 肛肠疾病

肛肠疾病为现代医学病名，传统中医统称为痔疮或痔瘘。是指发生于肛门、直肠部位的疾病。临床以便血、肿痛、脱垂、坠胀、流脓、便秘、便频、分泌物等为主症，病因不同，表现的症状及轻重程度也不同。常见的有痔、肛隐窝炎、肛裂、肛痈、肛漏、脱肛、息肉痔、锁肛痔等。肛肠疾病致病因素非常之多，常见的有风、湿、燥、热、气虚、血虚、血瘀等，可单独致病，也可多种因素同时存在。治疗以外治及手术治疗为主，以内治调理为辅。内治一般用于疾病初期或不需手术治疗者，或伴有严重的心、肝、肾脏疾病及年老体弱不宜手术者。外治法一般包括熏洗法、敷药法、塞药法。

一、痔

痔是直肠末端黏膜下和肛管皮下的静脉丛发生扩大、曲张所形成的柔软静脉团。根据发病部位的不同，分为内痔、外痔和混合痔。

（一）内痔

内痔是指肛门齿线以上，直肠末端黏膜下的痔内静脉丛扩大曲张和充血所形成的柔软静脉团。临床以便血、痔核脱出、肛门不适感为主症。病因主要为饮食不节，久泻久痢，久坐久立，负重远行，便秘努责，妊娠，或风湿热燥之邪等。过食辛辣醇酒厚味，燥热内生，下迫大肠；或便秘努责等致血行不畅，气血纵横，经脉交错，结滞不散而成。内治法多适用于Ⅰ、Ⅱ期内痔，或内痔嵌顿伴有继发感染，或年老体弱者，或伴其他严重慢性疾病不宜手术者。外治疗法适用于各期内痔及术后。

内 治

1. 风伤肠络证　多见大便带血、滴血或喷射状出血，血色鲜红，大便秘结或有肛门瘙痒。舌质红、苔薄黄，脉数。治宜清热凉血祛风。

【常用方药】凉血地黄汤加减。处方：

当归 10 g	赤芍 10 g	生地黄 15 g	槐角 15 g	地榆 15 g	黄芩 10 g
黄连 6 g	天花粉 10 g	荆芥 10 g	升麻 6 g	枳壳 10 g	甘草 6 g

方中当归、赤芍和血润燥；生地黄、槐角、地榆清热凉血止血；黄芩、黄连清热燥湿；天花粉生津止渴；荆芥祛风止血；升麻升阳举陷；枳壳理气导滞通便；甘草调和诸药。

【加减】①便血甚加地榆炭、侧柏叶；②炎症甚加黄柏；③便秘加槟榔、大黄等。

【供选成药】❶槐角丸：大蜜丸，每丸 9 g，每次 1 丸；水蜜丸，每次 6 g；小蜜丸，每次 9 g；均每日 2 次。阳虚便秘、脾胃虚寒者不宜用。❷地榆槐角丸：每丸 9 g。每次 1 丸，每日 2 次。忌食辛辣食物。孕妇忌服。❸化痔片：每瓶 54 片。每次 6 片，每日 3 次。Ⅰ期内痔，连用本品 3~4 日，同时使用痔疮外洗药；Ⅱ期内痔，连服本品 5~6 日，同时使用痔疮外洗药。❹脏连丸：大蜜丸，每丸 9 g，每次 1 丸；水蜜丸，每次 6~9 g；小蜜丸，每次 9 g；均每日 2 次。❺止红肠辟丸：每丸 9 g。每次 1~2 丸，每日 2 次。❻化痔灵片：每片 0.3 g。每次 4 片，每日 3 次。

2. 湿热下注证　多见便血色鲜红、量较多，肛内肿物外脱，可自行回纳，肛门灼热，重坠不适。苔黄腻，脉弦数。治宜清热利湿止血。

【常用方药】脏连丸加减。处方：

> 地榆炭 20 g　　黄连 10 g　　黄芩 10 g　　生大黄 10 g　　荆芥炭 10 g
> 生槐米 20 g　　火麻仁 20 g　生地黄 20 g　赤芍 10 g

方中黄连、黄芩清热燥湿；生地黄、赤芍养血；生槐米、地榆炭凉血止血；荆芥炭养血止血；生大黄通腑泄热；火麻仁润肠通便。

【加减】①出血多重用地榆炭加仙鹤草；②湿热重加滑石、黄柏；③热重加芒硝；④合并肛门湿疹加苦参、蛇床子；⑤肛门坠胀加木香、枳壳。

【供选成药】❶脏连丸：详见上证。❷痔宁片：每片 0.48 g。每次 3~4 片。每日 3 次。孕妇慎用。

3. 气滞血瘀证　多见肛内肿物脱出，甚或嵌顿，肛管紧缩，坠胀疼痛，甚则内有血栓形成，肛缘水肿，触痛明显。舌质红、苔白，脉弦细涩。治宜清热利湿，行气活血。

【常用方药】止痛如神汤加减。处方：

> 秦艽 15 g　　苍术 10 g　桃仁 12 g　皂角刺 10 g　防风 10 g　黄柏 10 g
> 当归尾 10 g　泽泻 12 g　槟榔 10 g　大黄 10 g

方中苍术、黄柏、秦艽、泽泻、槟榔、大黄清热利水湿；桃仁、当归尾活血化瘀；防风祛风止痒；皂角刺托毒消肿。

【加减】①下坠加升麻、柴胡；②燥热便干难出加玄参、麦冬、瓜蒌子、火麻仁；③疼痛甚加制乳香、延胡索。

【供选成药】❶化痔片：详见第 632 页。❷痔宁片：详见上证。❸痔速宁片：每片 0.3 g。每次 4 片，每日 3 次。

4. 脾虚气陷证　多见肛门松弛，内痔脱出不能自行回纳，需用手还纳，便血色鲜或淡，头晕气短，面色少华，神疲自汗，纳少便溏。舌淡、苔薄白，脉细弱。治宜补中益气，升阳举陷。

【常用方药】补中益气汤加减。处方：

黄芪 30 g	党参 30 g	升麻 10 g	柴胡 6 g	白术 10 g	当归 10 g
白芍 10 g	茯苓 10 g	甘草 6 g	槐花 10 g	生地黄 12 g	

方中黄芪、党参、白术、茯苓、甘草健脾益气；生地黄、当归、白芍养血滋阴；升麻、柴胡升举下陷之清阳；槐花清热凉血止血。

【加减】①脾虚甚重用黄芪、升麻；②内痔嵌顿严重重用黄芪加五倍子；③便血不止加仙鹤草、陈棕炭。

【供选成药】❶补中益气丸：详见第 539 页。❷十全大补丸：详见第 522 页。❸人参归脾丸：详见第 503 页。

外　治　❶荣昌肛泰（贴片）：每片 7.5cm×7.5cm（每片 0.5 g，每盒 4 片）。每次 1 片，每日 1 次。洗净脐（神阙穴）周围皮肤，擦干，将药片对准脐部，粘贴牢固。过敏性体质者慎用。孕妇应在医生指导下应用。❷复方消痔栓：每粒 2 g。作为治疗痔疮的辅助用药，每次 1 粒，每日 1~2 粒。塞入肛内时宜轻柔适度，以免刺激疼痛或滑出。孕妇禁用，肛裂患者不宜使用。内痔喷射状出血或出血过多应其他紧急处理。❸消痔栓：每枚 2 g。每次 1 枚，每晚洗净肛门，将药塞入。孕妇禁用。❹消痔锭：每枚 2 g。每次 1 枚，洗净肛门，将药塞入肛内，每日 1~2 次。❺九华痔疮栓：每板 5 粒（每盒 1 板，或每盒 2 板）。每次 1 粒，每日 1 次；痔疮严重或出血量较多者，早、晚各用1粒。大便后或临睡前用温水洗净肛门，将栓剂尽量深地塞入肛门。用药后可有欲解大便之意，或大便次数增加，此为药物通便作用所致，为正常反应。用药期间忌食辛辣等刺激性食物。❻治痔灵栓：每粒 3 g（含枯矾 0.1 g）。直肠给药，每次 1 粒，每日 2 次。用前排空大便。如有痔核脱出，应先将脱出物塞入肛内再给药。❼痔漏外洗药：每袋 48 g。每次取药粉 1 袋加水 1000 mL，煮至 500~700 mL，趁热熏洗患处或坐浴，每次 15~20 分钟，每日 2 次。适用于痔核发炎、水肿、糜烂或溃疡，以及脱出嵌顿、肿痛不收、肛门瘙痒。

其他疗法　①枯痔钉疗法；②硬化剂注射疗法；③结扎疗法。

（二）外痔

外痔发生于齿状线以下，多由痔外静脉丛扩大曲张、痔外静脉丛破裂或反复感染、结缔组织增生而成的疾病。临床以自觉肛门坠胀、疼痛、有异物感为主症。可分为炎性外痔、静脉曲张性外痔、血栓性外痔和结缔组织性外痔。病因主要为内痔反复脱出，或产育、排便、负重努挣。经脉阻滞，瘀结不散而成。治疗早期以清热解毒消肿为主，内治与外治相结合。

内　治

1. 湿热下注证　多见静脉曲张性外痔，便后肛缘肿物隆起不缩小，坠胀明显，甚则灼热疼痛，便秘溲赤。舌红苔黄腻，脉滑数。治宜清热利湿，活血散瘀。

【常用方药】萆薢化毒汤合活血散瘀汤加减。处方：

> 黄柏 20 g　茯苓 15 g　泽泻 10 g　滑石 30 g　薏苡仁 15 g　萆薢 15 g
> 牡丹皮 10 g

方中黄柏、茯苓、泽泻、滑石清热利水渗湿；薏苡仁健脾利湿；萆薢利湿化浊止痛；牡丹皮凉血散瘀。

【加减】①燥热加麦冬、玄参、瓜蒌子、火麻仁、天花粉；②实热加大黄、芒硝；③湿热加滑石、葛根；④便秘加大黄；⑤瘀滞加三棱、莪术、桃仁；⑥伴肛门湿疹加苦参。

【供选成药】❶化痔片：详见第 632 页。❷痔速宁片：详见第 633 页。

2. 血热瘀阻证　多见于血栓性外痔，肛缘肿物突起，局部可触及硬结节，其色暗紫，疼痛剧烈难忍，肛门坠胀，口渴便秘。舌紫、苔薄黄，脉弦涩。治宜清热凉血，散瘀消肿。

【常用方药】凉血地黄汤合活血散瘀汤加减。处方：

> 川芎 6 g　　当归 10 g　　赤芍 12 g　　红花 10 g　　五灵脂 10 g
> 苏木 10 g　　生地黄 20 g　黄芩 10 g　　连翘 10 g　　枳壳 10 g
> 生大黄 10 g　皂角刺 30 g

方中川芎、当归、赤芍、红花、五灵脂、苏木活血散瘀；生地黄清热凉血；黄芩、连翘清热散结；枳壳理气；生大黄通便逐瘀；皂角刺软坚消肿。

【加减】灼热疼痛或有滋水加黄柏、泽泻。

【供选成药】❶化痔灵片：详见第632页。❷清解片：详见第517页。❸三七化痔丸：每瓶30 g。每次3 g，每日2~3次。

3. 湿热蕴结证　多见于炎性外痔，肛缘肿物肿胀疼痛，咳嗽、行走、坐位均可使疼痛加重，大便干结，小便溲赤。舌质红、苔薄黄或黄腻，脉滑数或浮数。治宜清热，祛风，利湿。

【常用方药】止痛如神汤加减。处方：

秦艽 15 g　苍术 10 g　桃仁 12 g　防风 10 g　黄柏 10 g　当归尾 10 g
泽泻 12 g　槟榔 10 g　大黄 10 g

方中苍术、黄柏、秦艽、泽泻、槟榔、大黄清热利水湿；桃仁、当归尾活血化瘀；防风祛风止痒。

【加减】①小便溲赤者加木通、滑石；②燥热便干难出者加玄参、麦冬、瓜蒌子、火麻仁。

【供选成药】❶痔宁片：详见第632页。❷痔速宁片：详见第633页。

外　治　❶治痔灵栓：详见第633页。❷消痔膏或九华膏、马应龙麝香痔疮膏或黄连素软膏：苦参汤熏洗后，外敷，每日1~2次。

其他疗法　①结缔组织外痔，手术切除；②静脉曲张性外痔，做静脉丛剥离术；③血栓性外痔，行血栓外痔剥离术。

（三）混合痔

混合痔是指同一方位的内外痔静脉丛曲张，相互沟通吻合，使内痔部分和外痔部分形成一整体者。临床兼有内痔、外痔的双重症状。病因主要为内痔反复脱出，或经产努挣。经脉横解，瘀结不散而成。

内治参见"内痔"。外治参见"外痔"。必要时行外痔剥离、内痔结扎术。

二、肛痈

肛痈是肛管直肠周围间隙发生急慢性感染而形成的脓肿。临床以局部红肿热痛，或溃破流脓，伴高热为主症。病因主要为饮食不节，或破损染毒。过食厚味辛辣、湿热内生，或肌肤破损，热毒结聚，经络阻塞，血败肉腐而成。现代医学中的肛门直肠周围脓肿属于本病。

内　治

（一）热毒蕴结证

多见肛门周围突然肿痛，持续加剧，恶寒发热，便秘溲赤，肛周红肿，触痛明显，质硬，皮肤焮热。舌红、苔薄黄，脉数。治宜清热解毒。

【常用方药】仙方活命饮合黄连解毒汤加减。处方：

金银花 12 g	天花粉 10 g	浙贝母 10 g	黄芩 10 g	栀子 10 g
当归尾 10 g	赤芍 10 g	制乳香 10 g	制没药 10 g	陈皮 6 g
防风 10 g	白芷 10 g	甘草 6 g		

方中金银花、甘草、天花粉、浙贝母、黄芩、栀子清热解毒散结；当归尾、赤芍活血通络；制乳香、制没药散瘀止痛；防风、白芷祛风消肿；陈皮行气化滞。

【加减】①热重、肿痛甚加连翘、蒲公英、紫花地丁、牡丹皮；②大便干结加大黄、芒硝；③小便赤热加六一散、牛膝。

【供选成药】❶牛黄解毒片、六神丸：详见第 489 页。❷连翘败毒丸：详见第 511 页。❸二妙丸：每 60 粒 3 g，每袋 250 粒。每次 6~9 g，每日 2 次。忌食炙烤肥甘之品。阴虚者禁用。

（二）火毒炽盛证

多见肛周肿痛剧烈、持续数日、痛如鸡啄、难以入寐、肛周红肿，按之有波动感或穿刺有脓，恶寒发热，口干便秘，小便困难。舌红、苔黄，脉弦滑。治宜清热解毒透脓。

【常用方药】透脓散加减。处方：

金银花 15 g	连翘 10 g	甘草 6 g	天花粉 10 g	当归尾 10 g
赤芍 10 g	炮穿山甲 10 g	皂角刺 10 g		

方中金银花、连翘、天花粉、甘草清热解毒；当归尾、赤芍活血祛瘀；炮穿山甲、皂角刺溃坚透脓。

【加减】①跳痛明显加蒲公英、紫花地丁；②疼痛明显加制乳香、制没药；③高热持续不退加人工牛黄、紫雪丹。

【供选成药】❶新癀片：详见第 494 页。❷西黄丸：详见第 493 页。
❸仙方活命片：详见第 495 页。

（三）阴虚毒恋证

多见肛周肿痛、皮色暗红，成脓时间长，溃后脓出稀薄，疮口难敛，午后潮热，心烦口干，盗汗。舌红少苔，脉细数。治宜养阴清热，祛湿解毒。

【常用方药】青蒿鳖甲汤合三妙丸加减。处方：

| 青蒿 10 g | 鳖甲 15 g | 生地黄 15 g | 知母 10 g | 牡丹皮 10 g |
| 苍术 15 g | 黄柏 10 g(酒炒) | 牛膝 10 g | 女贞子 20 g | 墨旱莲 20 g |

方中青蒿退虚热；鳖甲滋补真阴；女贞子、墨旱莲滋阴补肝肾；生地黄、知母养阴清热；黄柏、苍术清利湿热；牛膝活血利水；牡丹皮凉血活血。

【加减】①肺虚加沙参、麦冬；②脾虚加白术、山药、白扁豆；③肾虚加龟甲、玄参，生地黄改熟地黄。

【供选成药】❶知柏地黄丸：详见第 491 页。❷百合固金丸：每丸 9 g。每次 9 g，每日 2 次。❸六味地黄丸：详见第 528 页。

外 治

1. 初起　❶实证：金黄散或三黄散，冷开水或醋调敷患处，每日 1 次。位置深隐者，金黄散调糊灌肠。❷虚证：冲和散，水调外敷患处，每日 1 次。

2. 成脓　早期手术切开引流。

3. 溃后　九一丹纱条引流；脓液已净，生肌白玉膏外敷；日久成瘘，按"肛漏"处理。

其他疗法　①手术治疗；②抗病原治疗。

三、肛漏

肛漏是指直肠或肛管与周围皮肤相通所形成的瘘管。临床以局部反复流脓、疼痛、瘙痒为主症。病因主要为肛痈溃后。溃后余毒未尽，留连肉腠，疮口不合，日久成漏。一般以手术治疗为主，内治法多用于手术前后以增强体质，减轻症状，控制炎症发展。现代医学中的肛瘘属本病。

内 治

（一）湿热下注证

多见肛周经常流脓液，脓质稠厚，肛门胀痛，局部灼热，肛周有溃口，按之有索状物通向肛内。舌红苔黄，脉弦或滑。治宜清热利湿。

【常用方药】二妙丸合萆薢渗湿汤加减。处方：

> 萆薢 15 g　　薏苡仁 30 g　　牡丹皮 10 g　　黄柏 10 g　　茯苓 10 g
> 泽泻 10 g　　通草 10 g　　滑石 30 g

方中黄柏、茯苓、滑石、泽泻、通草清热利水渗湿；薏苡仁健脾利湿；萆薢利湿化浊止痛；牡丹皮凉血散瘀。

【加减】①热毒重加金银花、连翘、紫花地丁、半枝莲；②痛甚加牛膝、延胡索；③脓多加大血藤、败酱草；④痒甚加苦参、防风；⑤大便秘结加生大黄、芒硝。

【供选成药】❶二妙丸：详见第 636 页。❷连翘败毒丸：详见第 511 页。❸四季青片：每片重 0.62 g。每次 5 片，每日 3 次。❹牛黄解毒片：详见第 489 页。

（二）正虚邪恋证

多见肛周流脓液，质地稀薄，肛门隐隐作痛，外口皮色暗淡，漏口时溃时愈，肛周有溃口，按之质较硬，或有脓液从溃口流出，且多有索状物通向肛内，神疲乏力。舌淡苔薄，脉濡。治宜托里透毒。

【常用方药】托里消毒散加减。处方：

> 黄芪 15 g　白参 10 g　金银花 15 g　当归 12 g　白芍 12 g　茯苓 12 g
> 白术 10 g　白芷 10 g　皂角刺 10 g　甘草 6 g

方中白参、黄芪、茯苓、白术益气托毒；当归、白芍养血活血；金银花、甘草清热解毒；白芷、皂角刺止痛排脓。

【加减】①脓少淋漓加薏苡仁、白扁豆、泽泻；②痒甚加苦参、防风；③瘢痕明显加煅牡蛎、浙贝母；④口干心烦加天花粉、莲子心。

【供选成药】❶十全大补丸：详见第 522 页。❷北芪片：详见第 509 页。

（三）阴液亏损证

多见肛周溃口，外口凹陷，漏管潜行，局部常无硬索状物可扪及，脓出稀薄，潮热盗汗，心烦口干。舌红少苔，脉细数。治宜养阴清热。

【常用方药】青蒿鳖甲汤加减。处方：

鳖甲 15 g　青蒿 15 g　生地黄 15 g　知母 10 g　牡丹皮 10 g　百部 12 g
白及 10 g　龟甲 15 g　地骨皮 10 g　黄芩 10 g　山药 12 g

方中青蒿、地骨皮退虚热；鳖甲、龟甲滋补肝肾真阴；生地黄、知母养阴清热；山药健脾益气；牡丹皮凉血活血；百部滋阴润肺；黄芩清解余热；白及收敛消肿生肌。

【加减】①肺虚加沙参、麦冬；②脾虚加白术；③食欲减退加焦山楂、炒麦芽、砂仁；④畏寒肢冷、疮周晦暗加肉桂、白芥子；⑤失眠少寐加首乌藤、远志、炒酸枣仁；⑥自汗盗汗加麻黄根、生牡蛎（先煎）、浮小麦；⑦骨蒸潮热加银柴胡、胡黄连。

【供选成药】❶六味地黄丸：详见第 528 页。❷麦味地黄丸：大蜜丸，每丸 9 g，每次 1 丸，每日 2 次；小蜜丸，每次 9 g；均每日 2 次。❸补金片：每片 0.25 g。每次 5~6 片，每日 2 次。忌辛、辣食物。

外　治

1. 外口闭合、局部红肿　苦参汤坐浴后，外敷金黄膏或黄连膏。
2. 瘘口引流不畅　九一丹或八二丹药线，插入管内引流。
3. 肛周皮肤湿疹　青黛散，外扑疮面。

其他疗法　①以手术治疗为主，常用的有挂线疗法、切开疗法、切开与挂线相结合等；②使用抗菌药物。

四、肛裂

肛裂为现代医学病名，属于中医学中的钩肠痔、裂痔等范畴。是肛管的皮肤全层纵行裂开并形成感染性溃疡者。临床以肛门周期性疼痛、出血、便秘为主症。病因主要为阴虚津乏，或血热肠燥。肠失濡养，大便秘结，排便努挣，肛门皮肤裂伤，湿热侵入，染毒而成。治疗以纠正便秘、止痛和促进溃疡愈合为目的，早期一般采用保守治疗。

内 治

（一）血热肠燥证

多见大便 2~3 日 1 次，质干硬，便时肛门疼痛，便时滴血或手纸染血，裂口色红，腹部胀满，溲黄。舌偏红，脉弦数。治宜清热润肠通便。

【常用方药】凉血地黄汤合脾约麻仁丸加减。处方：

> 生地黄 30 g　　当归尾 10 g　　赤芍 10 g　　槐花 10 g　　火麻仁 10 g
> 全瓜蒌 30 g　　地榆 10 g

方中生地黄、槐花、地榆凉血止血；当归尾、赤芍化瘀止痛；火麻仁、全瓜蒌润肠通便。

【加减】①大便秘结加生大黄、玄明粉；②局部红肿加蒲公英、败酱草；③痛甚加防风、延胡索。

【供选成药】❶地榆槐角丸、脏连丸：详见第 632 页。❷麻仁丸：大蜜丸，每丸 9 g，每次 1 丸；水蜜丸，每瓶 60 g，每次 6 g；均每日 2 次。年老、体弱者不宜久服。❸通幽润燥丸：每丸 9 g。每次 9 g，每日 2 次。❹四红丹：每丸 9 g。每次 1 丸，每日 2 次。

（二）阴虚津亏证

多见大便干结，数日一行，便时疼痛，点滴下血，裂口深红，口干咽燥，五心烦热。舌红、苔少或无苔，脉细数。治宜养阴清热润肠。

【常用方药】润肠汤加减。处方：

> 当归 10 g　　生地黄 15 g　　玄参 10 g　　麦冬 12 g　　火麻仁 20 g
> 桃仁 10 g　　甘草 6 g

方中当归补血润肠；生地黄、玄参、麦冬养阴生津润燥；火麻仁、桃仁润燥滑肠通便；甘草补脾，调和诸药。

【加减】①便血加阿胶、地榆、白茅根、仙鹤草；②大便秘结加生大黄、玄明粉、枳实；③口干咽燥加天花粉、芦根。

【供选成药】❶润肠丸：每 4 丸相当于原药材 1.5 g。每次 8 丸，每日 3 次。❷五仁丸：每 50 粒 3 g。每次 3 g，每日 2 次。

（三）气滞血瘀证

多见肛门刺痛明显，便时便后尤甚，肛门紧缩，裂口色紫暗。舌紫暗，脉弦或涩。治宜理气活血，润肠通便。

【常用方药】六磨汤加红花、桃仁、赤芍。处方：

槟榔 10 g	沉香 10 g	木香 10 g	乌药 10 g	大黄 10 g	枳壳 10 g
桃仁 10 g	红花 10 g	赤芍 15 g			

方中乌药疏肝行气；沉香、木香、枳壳、槟榔行气化滞；大黄通腑泄热；桃仁、红花活血化瘀；赤芍凉血活血散瘀。

【加减】①持续疼痛不减加金银花、紫花地丁；②痛处广泛伴失眠、神经衰弱加浮小麦、莲子心、合欢皮；③肛门局部红肿触痛、有波动加黄芪、炒皂角刺、炮穿山甲、白芷；④裂口不鲜难愈加阿胶、熟地黄。

【供选成药】❶四磨汤：每支 10 mL。每次 20 mL，每日 3 次，疗程 1 周。❷丹七片：详见第 504 页。❸复方丹参片：详见第 563 页。

外　治　❶治痔灵栓：详见第 633 页。❷马应龙麝香痔疮膏、九华膏或生肌玉红膏：涂搽患处，每日 1~2 次。

其他疗法　手术治疗（扩肛法、切开疗法、肛裂侧切术、纵切横缝法）。

五、脱肛

脱肛是直肠黏膜、肛管、直肠全层和部分乙状结肠向下移位而脱出肛门外的一种疾病。临床以直肠黏膜及直肠反复脱出肛门外伴肛门松弛为主症。常见于儿童和老年人，儿童可在 5 岁前自愈。病因主要为气血不足。气虚下陷，固摄失司，以致肛管直肠向外脱出。治疗以补气升提为主。虚证为主者，治以补中升陷，益气升提；实证为主者，治以清化湿热；虚实夹杂者，当虚实兼顾。现代医学中的直肠脱垂属于本病。

内　治

（一）脾虚气陷证

多见便时肛内肿物脱出，色淡红，肛门坠胀，大便带血，神疲乏力，食欲不振，甚则头昏耳鸣，腰膝酸软。舌淡苔薄白，脉细弱。治宜补气升提，收敛固涩。

【常用方药】补中益气汤加减。处方：

> 党参 30 g　黄芪 30 g　升麻 10 g　　柴胡 6 g　当归 10 g　　白术 12 g
> 炙甘草 3 g　大枣 10 g　金樱子 12 g　续断 10 g　五倍子 12 g　诃子 12 g

方中重用黄芪、党参，配合白术、炙甘草、大枣共凑健脾益气之功；当归补血润肠；柴胡、升麻升举阳气；续断补益肝肾；金樱子、五倍子、诃子收涩固脱。

【加减】①脱垂较重而不能自行还纳宜重用升麻、柴胡、党参、黄芪；②腰酸耳鸣加山茱萸、覆盆子；③血虚加熟地黄、阿胶；④虚寒加肉桂、炮姜、制附子；⑤夹热加黄连、黄芩、槐花；⑥气滞加香附、木香；⑦久泻久痢加补骨脂；⑧出血加地榆、槐花、侧柏叶；⑨腹胀纳呆加鸡内金、神曲、炒麦芽、山药。

【供选成药】❶补中益气丸：详见第 539 页。❷十全大补丸：详见第 522 页。❸人参养荣丸：详见第 491 页。❹金匮肾气丸：详见第 556 页。❺北芪片：详见第 509 页。

（二）湿热下注证

多见肛内肿物脱出，色紫暗或深红，甚则表面溃破、糜烂，肛门坠痛，肛内指检有灼热感。舌红苔黄腻，脉弦数。治宜清热利湿。

【常用方药】萆薢渗湿汤加减。处方：

> 萆薢 15 g　　薏苡仁 30 g　　牡丹皮 10 g　　黄柏 10 g　　苍术 10 g
> 茯苓 10 g　　泽泻 10 g　　　通草 10 g　　　滑石 30 g　　凤尾草 15 g

方中黄柏、茯苓、泽泻、滑石、通草清热利水渗湿；苍术健脾燥湿；薏苡仁健脾利湿；萆薢利湿化浊止痛；牡丹皮凉血散瘀；凤尾草清热渗湿散瘀。

【加减】①出血多加地榆、槐花、侧柏炭；②肿痛、灼热加金银花、紫花地丁、蒲公英；③分泌物多加苦参、车前子。

【供选成药】❶槐角丸、脏连丸：详见第 632 页。❷黄连解毒丸：详见第 508 页。❸二妙丸：详见第 636 页。

外治　❶熏洗：苦参汤先熏后洗。❷外敷：五倍子散或马勃散外敷。

其他疗法　①注射法（黏膜下注射法、直肠周围注射法）；②针刺疗法；③手术治疗。

六、息肉痔

息肉痔是指直肠内黏膜上的赘生物，是一种常见的直肠良性肿瘤。临床以肿物蒂小质嫩，其色鲜红，便后出血为主症。病因主要为饮食不节，或外感风邪。过食辛辣厚味，脾胃受损，湿热下迫大肠，肠道气机不利，瘀血浊气凝聚；或风气客于肠中，气血搏结而成。治疗宜早期手术切除，根据病情辅以中药辨证内服，多发性息肉者配合外治法。现代医学中的结直肠息肉属于本病。

内 治

（一）胃肠湿热证

多见大便不爽，小腹胀痛，便内有鲜血或黏液，气味臭秽。舌红苔黄，脉滑数。治宜清热利湿，解毒散结。

【常用方药】萆薢渗湿汤加减。处方：

| 萆薢 15 g | 薏苡仁 30 g | 牡丹皮 10 g | 黄柏 10 g | 茯苓 10 g |
| 泽泻 10 g | 通草 10 g | 滑石 30 g | | |

方中黄柏、茯苓、滑石、泽泻、通草清热利水渗湿；薏苡仁健脾利湿；萆薢利湿化浊止痛；牡丹皮凉血散瘀。

【加减】①腹泻加黄连、马齿苋；②便血加地榆、槐角、炒荆芥、茜草；③疼痛甚加乌药、橘核；④兼瘀阻加蒲黄、五灵脂。

【供选成药】槐角丸、地榆槐角丸、止红肠辟丸：详见第632页。

（二）脾胃虚弱证

多见腹痛绵绵，大便稀薄，常伴有泡沫和黏液，息肉脱出不易还纳，面色萎黄，纳差消瘦。舌淡、苔薄白，脉弱。治宜补益脾胃。

【常用方药】参苓白术散加减。处方：

| 党参 10 g | 黄芪 15 g | 白术 10 g | 茯苓 10 g | 白扁豆 10 g |
| 山药 10 g | 薏苡仁 30 g | 砂仁 10 g | 莲子 15 g | |

方中党参、黄芪、白术、茯苓健脾益气；白扁豆、山药、薏苡仁、砂仁、莲子健脾和中理气。

【加减】①血虚明显加阿胶、当归、熟地黄；②肛门松弛重用黄芪加葛根、升麻；③兼气郁加柴胡、香附、枳壳；④兼血瘀加丹参、桃仁、红花。

【供选成药】❶十全大补丸：详见第522页。❷人参归脾丸：详见第503页。❸补中益气丸：详见第539页。

（三）气滞血瘀证

多见肿物脱出肛外，不能回纳，疼痛甚，息肉表面紫暗。舌紫，脉涩。治宜活血化瘀，软坚散结。

【常用方药】少腹逐瘀汤加减。处方：

| 小茴香6 g | 干姜3 g | 延胡索10 g | 没药10 g | 当归10 g | 川芎6 g |
| 肉桂6 g | 赤芍15 g | 蒲黄6 g | 五灵脂10 g | | |

方中肉桂、干姜、小茴香温经散寒；当归、川芎、赤芍养营活血；蒲黄、五灵脂、没药、延胡索化瘀止痛。

【加减】息肉较大或多发时加半枝莲、半边莲、白花蛇舌草。

【供选成药】少腹逐瘀丸：每丸6 g。每次6 g，每日2次，温黄酒送服。孕妇、气虚崩漏者忌服。

外 治 多发性息肉：乌梅12 g，五倍子、五味子各6 g，牡蛎、夏枯草各30 g，海浮石12 g，紫草、贯众各15 g，浓煎为150~200 mL，每次50 mL，保留灌肠，每日1次。

其他疗法 ①注射疗法；②结扎法；③电烙法；④病变肠段切除术。

七、锁肛痔

锁肛痔是发生在肛管直肠的恶性肿瘤。临床以早期便血、大便习惯改变，晚期肛门狭窄、排便困难为主症。病因主要为饮食不节，或情志不畅，或久泻久痢等。忧思抑郁，气机逆乱，血浊瘀凝、湿热邪毒蕴结于下；或嗜酒或过食辛辣，久泻久痢，损伤脾胃，湿热内生，酿久成毒，流注大肠，积聚凝结成块。本病一经诊断，宜及早采取根治性手术治疗。中医药辅助治疗能有效提高5年生存率，降低放疗、化疗不良反应，改善生活质量。现代医学的肛管直肠癌属于本病。

内 治

(一) 湿热蕴结证

多见肛门坠胀，便次增多，大便带血，色泽暗红，或夹黏液，或下痢赤白，里急后重。舌红、苔黄腻，脉滑数。治宜清热利湿。

【常用方药】槐角地榆丸加减。处方：

白花蛇舌草 30 g	半枝莲 30 g	龙葵 30 g	黄药子 10 g
金银花 15 g	紫花地丁 15 g	乳香 6 g	没药 6 g	当归 12 g
桃仁 10 g	薏苡仁 10 g	土茯苓 20 g	槐角 10 g	地榆 10 g

方中白花蛇舌草、半枝莲、龙葵、黄药子清热解毒抗癌；金银花、紫花地丁清热解毒；薏苡仁、土茯苓祛湿；当归、桃仁、乳香、没药活血祛瘀；槐角、地榆清热凉血止下血。

【加减】①毒热炽盛酌加草河车、肿节风、木鳖子、苦参；②肿块硬加夏枯草、海蛤壳、海藻、昆布、生牡蛎、山慈姑、刘寄奴、五灵脂等；③便血加仙鹤草、血余炭、蜂房、棕榈炭、三七；④里急后重加黄连、木香、槟榔、酒大黄；⑤泻利不止加炒乌梅、石榴皮、诃子肉、赤石脂。

【供选成药】❶香连丸：每 12 丸约 1 g。每次 3~6 g，每日 2~3 次。❷地榆槐角丸、槐角丸：详见第 632 页。

(二) 气滞血瘀证

多见肛周肿物隆起，触之坚硬如石，疼痛拒按，或大便带血，色紫暗，里急后重，排便困难。舌紫暗，脉涩。治宜行气活血。

【常用方药】桃红四物汤合失笑散加减。处方：

生地黄 10 g	当归 10 g	白芍 10 g	川芎 6 g	桃仁 10 g
红花 6 g	枳实 10 g	五灵脂 10 g	蒲黄炭 10 g	莪术 10 g
三棱 10 g	炮穿山甲 10 g	乳香 6 g	没药 6 g	

方中四物汤养血；桃仁、红花、五灵脂、蒲黄炭活血化瘀止血；莪术、三棱破血软坚；枳实行气化滞；乳香、没药活血通络止痛；炮穿山甲通经络、消肿散结。

【加减】①大便秘结加麻仁丸；②气血亏虚者去桃仁加黄芪、党参、熟地黄；③便血多加地榆、侧柏炭、仙鹤草；④疼痛甚加延胡索、郁金。

【供选成药】❶化癥回生口服液：每支 10 mL。每次 10 mL，每日2~3次。❷平消片：详见第 559 页。❸复方斑蝥胶囊：详见第 557 页。

（三）气阴两虚证

多见面色无华，消瘦乏力，便溏或排便困难，便中带血，色泽紫暗，肛门坠胀，心烦口干，夜间盗汗。舌红或绛、苔少，脉细弱或细数。治宜益气养阴，清热解毒。

【常用方药】四君子汤合增液汤加减。处方：

> 黄芪 20 g　党参 10 g　白术 15 g　生地黄 15 g　玄参 10 g　麦冬 10 g　石斛 10 g　金银花 10 g　黄芩 10 g　白花蛇舌草 20 g

方中黄芪、党参、白术健脾益气；生地黄、玄参、麦冬、石斛滋阴；金银花、黄芩清解热毒；白花蛇舌草清热解毒抗癌。

【加减】①脾虚湿盛纳呆加山药、薏苡仁、茯苓、白扁豆、鸡内金；②肾虚寒凝、肢冷加淫羊藿、狗脊、制附子、肉桂粉；③阴虚甚加北沙参、五味子、制何首乌、山茱萸。

【供选成药】❶生脉饮口服液：详见第 556 页。❷生脉胶囊、贞芪扶正胶囊：详见第 627 页。

外　治

1. **灌肠疗法**　败酱草、白花蛇舌草各 30 g，水煎 80 mL，保留灌肠，每次 40 mL，每日 2 次。

2. **敷药法**　肛管癌溃烂者外敷九华膏或黄连膏等。

其他疗法　①根治性切除术；②新辅助治疗；③辅助治疗；④针灸治疗等。

柒　泌尿男性生殖系疾病

一、子痈

子痈是指睾丸及附睾的化脓性疾病。临证中分急性子痈与慢性子痈，以睾丸或附睾肿胀疼痛为主症。病因主要为外感六淫，或房事不洁，外染湿热秽毒，或饮食不节，过食辛辣肥甘，或跌仆闪挫，或情志不畅等。湿热之邪下注肝肾之络，结于肾子，气血凝滞，郁而化热，热盛肉腐成脓。肝郁气结或肾子受损，经脉不利，血瘀痰凝，发于肾子而成慢性子痈。急性子痈在辨证论治的同时，可配合使用抗菌药物；慢性子痈多用中医药治疗。现代医学中的急、慢性附睾炎或睾丸炎属于本病。

内　治

(一) 湿热下注证

多见于成年人，睾丸或附睾肿大疼痛，阴囊皮肤红肿，焮热疼痛，少腹抽痛，局部触痛明显，脓肿形成时按之应指，恶寒发热。苔黄腻，脉滑数。治宜清热利湿，解毒消肿。

【常用方药】枸橘汤合龙胆泻肝汤加减。处方：

| 枸橘 20 g | 川楝子 10 g | 陈皮 6 g | 赤芍 10 g | 龙胆 10 g |
| 茵陈 20 g | 黄柏 10 g | 泽泻 10 g | 栀子 10 g | 川牛膝 10 g |

方中枸橘、川楝子、陈皮疏肝和胃、消肿止痛；赤芍凉血散瘀；龙胆、茵陈清泄肝胆湿热；黄柏、泽泻清利下焦湿热；栀子通泄三焦湿热，导郁热从小便出；川牛膝通络并引药下行。

【加减】①红肿甚加金银花、紫花地丁；②疼痛剧烈加延胡索、川楝子；③已成脓加炮穿山甲、皂角刺。

【供选成药】❶龙胆泻肝丸：详见第 502 页。❷牛黄解毒片：详见第 489 页。❸西黄丸：详见第 493 页。❹复方穿心莲片：每片 0.37 g。每次 4 片，每日 3 次。

(二) 气滞痰凝证

多见附睾结节，子系粗肿，轻微触痛，或牵引少腹不适。舌淡或有瘀斑、苔薄白或腻，脉弦滑。治宜疏肝理气，化痰散结。

【常用方药】橘核丸加减。处方：

| 橘核 10 g | 川楝子 10 g | 木香 6 g | 桃仁 15 g | 延胡索 10 g | 益母草 10 g |
| 肉桂 3 g(冲服) | | 厚朴 10 g | 枳实 10 g | 海藻 10 g | 昆布 10 g |

方中橘核、川楝子、木香疏肝解郁，行气散结；桃仁、延胡索、益母草活血化瘀消肿；益母草并能利湿解毒；肉桂散寒止痛；厚朴、枳实消积化

痰；海藻、昆布咸润软坚散结消肿。

【加减】①肿痛甚加三棱、莪术；②郁久化热加龙胆、茵陈、车前子。

【供选成药】❶橘荔散结丸：每丸 9 g。每次 1 丸，每日 3 次。❷茴香橘核丸：每 100 丸重 6 g。每次 6~9 g，每日 2 次。

外 治

1. **急性子痈** ❶初期：金黄散或三黄散，冷开水或醋调敷患处，每日 1 次。❷成脓：切开排脓。❸溃后：九一丹或八二丹药线引流，脓液已净，生肌白玉膏外敷。

2. **慢性子痈** ❶冲和散：水调外敷患处。❷葱归溻肿汤：坐浴。

其他疗法 ①急性子痈宜早期使用抗菌药物治疗；②反复发作的慢性子痈可行睾丸或附睾切除术。

二、囊痈

囊痈是发于阴囊部位的急性化脓性疾病。临床以阴囊红肿疼痛，皮紧光亮，形如瓢状为主症。病因主要为肝经湿热，或饮食不节，或外感湿毒。湿热毒邪蕴结阴囊，气血瘀滞，郁久热盛，肉腐成脓。治疗多以清热利湿为主，早期宜配合抗菌药物治疗。现代医学的阴囊蜂窝织炎属于本病。

内 治

湿热下注证：多见阴囊红肿焮热，坠胀疼痛，拒按，酿脓时局部胀痛，跳痛，指压有应指感，发热，口干喜冷饮，小便赤热。舌红、苔黄腻或黄燥，脉弦数或紧数。治宜清热利湿，解毒消肿。

【常用方药】龙胆泻肝汤加减。处方：

龙胆 15 g	栀子 10 g	牡丹皮 10 g	生地黄 15 g	柴胡 6 g	泽泻 10 g
黄柏 10 g	当归 10 g	车前子 15 g	金银花 15 g	延胡索 10 g	

方中龙胆清泄肝经火热；柴胡疏肝解郁；栀子、金银花、黄柏清下焦火热；生地黄、当归、牡丹皮滋阴养血活血；泽泻、车前子清利湿热；延胡索行气活血止痛。

【加减】脓成加炮穿山甲、皂角刺。

【供选成药】❶龙胆泻肝丸：详见第 502 页。❷当归龙荟丸：每 100 粒 6 g。空腹温开水送下，每次 6 g，每日 2 次。7 岁以上儿童服成人 1/2 量，3~7 岁儿童服成人 1/3 量。孕妇禁用。

外 治　详见第 648 页。

其他治疗　抗感染治疗。

三、子痰

　　子痰是发于肾子的疮痨性疾病。临床以附睾慢性硬结、逐渐增大，化脓溃破后脓液稀薄如痰并夹有败絮样物质，易成窦道为主症。病因主要为素体肝肾阴虚，或脾虚湿盛。肝肾亏虚，脉络空虚，或脾气虚弱，痰湿乘虚凝聚，结于肾子而成。痰浊不消，郁久化热，热盛肉腐成脓。在辨证论治的同时，应用西药抗结核治疗 6 个月以上。现代医学的附睾结核属于本病。

内 治

（一）浊痰凝结证

多见于初起硬结期，肾子处坠胀不适，附睾硬结，子系呈串珠状肿硬。苔薄，脉滑。治宜温经通络，化痰散结。

【常用方药】阳和汤加减，配服小金丸。处方：

| 鹿角胶 10 g | 生地黄 20 g | 白芥子 6 g | 炮姜 6 g | 肉桂 3 g |
| 川贝母 10 g | 玄参 10 g | 生牡蛎 30 g | 荔枝核 20 g | |

方中鹿角胶、白芥子温阳散结；生地黄、玄参滋阴；荔枝核、生牡蛎化痰散结；炮姜、肉桂温通经脉；川贝母化痰散结。

【加减】①红肿发热加蒲公英、连翘；②湿热下注之阴囊潮湿加泽泻、牛膝、黄柏；③附睾结块坚硬如石加丝瓜络、香附、夏枯草或制草乌（先煎）、山慈菇；④破溃形成窦道加小茴香、乌药、川楝子。

【供选成药】❶阳和丸：详见第 527 页。❷小金丸：详见第 521 页。

（二）阴虚内热证

多见于中期成脓期，病程日久，肾子硬结逐渐增大并与阴囊皮肤粘连，阴囊红肿疼痛，触之可有应指感，低热盗汗，倦怠。舌红少苔，脉细数。治宜养阴清热，除湿化痰，佐以透脓解毒。

【常用方药】滋阴除湿汤合透脓散加减。处方：

当归 10 g	白芍 12 g	知母 15 g	黄柏 10 g	地骨皮 12 g
薏苡仁 15 g	泽泻 10 g	川贝母 10 g	猫爪草 15 g	皂角刺 15 g
炮穿山甲 15 g	金银花 10 g	蒲公英 15 g		

方中当归、白芍、知母、黄柏、地骨皮滋阴清热；薏苡仁、泽泻、川贝母、猫爪草除湿化痰；皂角刺、炮穿山甲、金银花、蒲公英透脓解毒。

【加减】①盗汗甚加牡蛎；②腰酸甚加桑寄生；③有阴虚潮热症状加青蒿、龟甲。

【供选成药】❶知柏地黄丸：详见第 491 页。❷杞菊地黄丸：详见第 570 页。❸六味地黄丸：详见第 528 页。❹河车大造丸：每丸 9 g。每次 1 丸，每日 2 次。❺青蒿鳖甲片：每片 0.45 g。每次 4~6 片，每日 3 次。

（三）气血两亏证

多见于后期溃脓期，脓肿破溃，脓液稀薄夹有败絮样物质，疮口凹陷，形成漏管，反复发作，经久不愈，虚热不退，面色无华，腰膝酸软。舌淡苔白，脉沉细无力。治宜益气养血，化痰消肿。

【常用方药】十全大补汤加减，兼服小金丸。处方：

炙黄芪 30 g	党参 15 g	白术 15 g	茯苓 10 g	炙甘草 6 g	当归 15 g
熟地黄 15 g	白芍 15 g	大枣 6 g	陈皮 6 g	肉桂 5 g	

方中党参、白术、茯苓、炙甘草、炙黄芪、大枣健脾益气；当归、熟地黄、白芍补养阴血；肉桂温肾振奋脾阳、通利血脉；陈皮配入补方之中，以健脾益气，并使补而不滞。

【加减】①腰膝冷痛、阴囊发凉加麻黄、仙茅；②尿频、尿浊、尿痛加石韦、萆薢、泽泻。

【供选成药】❶十全大补丸：详见第 522 页。❷人参养荣丸：详见第 491 页。❸八珍丸：详见第 503 页。

外 治

1. 初期　冲和散：冷开水或醋调敷患处，每日 1~2 次。

2. 成脓　及时切开排脓。

3. 溃后　七三丹或八二丹药线引流，外盖黄连油膏纱布，每日 1 次；窦道形成，腐蚀平胬药物制成药线置入窦道；脓液已净，生肌白玉膏外敷。

其他疗法　①联合应用抗结核药物治疗 6 个月以上；②对肿块较大、久治不愈的，行附睾切除术。

四、阴茎痰核

阴茎痰核是指阴茎海绵体白膜发生纤维化硬结的一种疾病。临床以阴茎背侧可触及条索或斑块状结节，阴茎勃起时伴有弯曲或疼痛为主症。病因主要为肝肾阴虚，或饮食不节，或外伤。阴虚火旺，灼津为痰；或饮食不节，浊痰内生；玉茎损伤，瘀血阻滞。气血痰浊搏结宗筋而成结节。本病疗程较长，应内治与外治相结合行综合治疗。现代医学的阴茎硬结症属于本病。

内　治　痰浊凝结证：多见阴茎背侧可触及条索状结块，皮色不变，温度正常，无明显压痛，阴茎勃起时可发生弯曲或疼痛。舌淡、边有齿印，苔薄白，脉滑。治宜温阳通脉，化痰散结。

【常用方药】阳和汤合化坚二陈丸加减。处方：

鹿角胶 10 g	熟地黄 20 g	白芥子 6 g	炮姜 6 g	肉桂 3 g	茯苓 10 g
陈皮 6 g	法半夏 10 g	香附 10 g	乌药 10 g	僵蚕 15 g	甘草 6 g

方中熟地黄温补营血；鹿角胶填精补髓；炮姜、肉桂温通经脉；白芥子祛皮里膜外之痰；茯苓健脾渗湿；陈皮行气燥湿和胃；法半夏燥湿化痰散结；香附主入肝经，乌药主入肾经，且两药理气导滞；僵蚕化痰散结；甘草调药和中。

【加减】脾虚较著加苍术、白术。

【供选成药】❶阳和丸：详见第 527 页。❷小金丸：详见第 521 页。❸散结灵片：每片 0.3 g。每次 4 片，每日 2 次。孕妇慎用。热证、实证患者忌用。

外　治　❶阳和解凝膏掺黑退消外贴。❷活血止痛散：每袋 1.5 g。冷开水调敷患处，每日 1~2 次。

其他疗法　①手术切除；②注射疗法；③X 线局部照射。

五、水疝

水疝是指阴囊内有水湿停滞，以不红不热、状如水晶为特征的一种疾病。临床表现为阴囊肿大，多为单侧发生，可触及光滑而柔软的肿物，呈球形或梨形，一般无压痛。治疗以疏肝健脾、益肾除湿为主。兼瘀者化瘀，兼热者泄热。并可配合外治、穿刺等疗法。现代医学的睾丸或精索鞘膜积液属本病。

内 治

（一）肾气亏虚证

多见于先天性水疝的婴幼儿，阴囊肿大，亮如水晶，不红不热不痛，卧时缩小，站时增大。舌淡、苔薄白，脉细弱。治宜温肾通阳，化气行水。

【常用方药】济生肾气丸、真武汤加减。处方：

熟地黄 20 g	山药 12 g	山茱萸 12 g	泽泻 10 g	茯苓 10 g
牡丹皮 10 g	肉桂 3 g	制附子 10 g	车前子 10 g	牛膝 12 g
白术 10 g	白芍 15 g	巴戟天 12 g	淫羊藿 15 g	

方中制附子、肉桂、巴戟天、淫羊藿温肾助阳；熟地黄滋补肾阴，山茱萸、山药滋补肝脾，辅助滋补肾中之阴；茯苓、白术健脾利水；泽泻、茯苓、车前子、牛膝健脾益肾，利水渗湿；牡丹皮、白芍清肝养血。

【加减】少腹胀痛者加乌药、木香、小茴香。

【供选成药】济生肾气丸：详见第 556 页。

（二）寒湿凝聚证

多见阴囊肿胀逐渐加重，久则皮肤顽厚，肿胀严重时阴茎内缩，影响排尿和性交，阴囊潮湿，坠胀不适，伴腰酸乏力。舌淡、苔白腻，脉沉弦。治宜疏肝理气，祛寒化湿。

【常用方药】陈苓汤、加减导气汤、水疝汤等加减。处方：

法半夏 15 g	陈皮 10 g	茯苓 12 g	白术 12 g	猪苓 10 g
泽泻 10 g	肉桂 3 g	川楝子 10 g	小茴香 6 g	橘核 6 g
牛膝 15 g	薏苡仁 15 g	甘草 6 g		

方中法半夏、陈皮理气燥湿化痰；肉桂、小茴香散寒止痛，温经通脉；川楝子、橘核疏肝理气止痛；茯苓、白术健脾利水；猪苓、泽泻、茯苓、薏苡仁、牛膝健脾益肾，利水渗湿；甘草调和诸药。

【供选成药】茴香橘核丸：详见第 648 页。

（三） 湿热下注证

多见阴囊肿大，皮肤潮湿而红热，小便短赤，或有睾丸肿痛及全身发热。舌红苔黄，脉滑数或弦数。治宜清热化湿。

【常用方药】大分清饮、清解汤加减。处方：

茯苓 15 g	泽泻 10 g	木通 10 g	猪苓 10 g	栀子 15 g	枳壳 10 g
车前子 10 g	薄荷 6 g	蝉蜕 10 g	生石膏 20 g	甘草 6 g	

方中茯苓、泽泻、木通、猪苓、车前子清热利湿，导湿热邪毒从小便而出；栀子、生石膏清热泻火；薄荷、蝉蜕疏风解毒；枳壳理气行滞消胀；甘草调和诸药。

【供选成药】银黄片：详见第 521 页。

（四） 瘀血阻络证

多见睾丸损伤或睾丸肿瘤病史，阴囊肿大坠痛，睾丸胀痛，积液可呈红色。舌紫暗或有瘀点，脉沉涩。治宜活血化瘀，行气利水。

【常用方药】活血散瘀汤合桃红四物汤加减。处方：

当归尾 10 g	赤芍 10 g	桃仁 12 g	大黄 10 g（酒炒）	川芎 10 g
牡丹皮 10 g	槟榔 10 g	枳壳 10 g	牛膝 12 g	车前子 15 g
苏木 10 g	瓜蒌 10 g	红花 10 g	泽泻 10 g	薏苡仁 15 g

方中桃仁、红花、赤芍、川芎活血化瘀，且川芎可行血中之气；当归尾养血和血，使瘀去而血不伤；大黄逐瘀通便；苏木、牡丹皮凉血散瘀，消肿止痛；枳壳、瓜蒌、槟榔行气散结；薏苡仁、泽泻、车前子清利湿热，牛膝可引药下行。

【加减】痛甚加延胡索、没药。

【供选成药】丹七片：详见第 504 页。

外 治

1. **敷药法** 湿热型用金黄散，以水调敷患处。寒湿型用回阳玉龙膏，以酒蜜调敷患处。

2. **热熨法** 婴儿水疝或继发性水疝属寒证者，用小茴香、橘核各100 g，研粗末炒热，装布袋内热熨患处，每次 20~30 分钟，每日 2~3 次。

其他疗法 ①药物注射法；②手术治疗。

六、尿石症

尿石症，又称泌尿系结石，属西医病名，中医称之为石淋。包括肾、输尿管、膀胱和尿道结石。临床以腰腹疼痛，血尿，小便涩痛，或尿出砂石为主症。病因主要为肾气亏虚，或饮食不节，或情志内伤等。肾虚则膀胱气化不利，尿液通利失常，久则杂质结聚；加之摄生不慎，感受湿热之邪，或饮食不节，湿热内生，蕴结膀胱，煎熬尿液，结为砂石。对于结石直径在 1cm 以下且表面光滑、无肾功能损害者，可采用中药排石治疗；结石较大者可先行体外震波碎石，再配合中药治疗。初起宜宣通清利，日久则配合补肾活血、行气导滞。

内 治

（一）湿热蕴结证

多见腰痛或小腹痛，或尿流突然中断，尿频，尿急，尿痛，小便混赤，或为血尿，口干欲饮。舌红、苔黄腻，脉弦数。治宜清热利湿，通淋排石。

【常用方药】三金排石汤加减。处方：

鸡内金 15 g	金钱草 60 g	海金沙 50 g	石韦 15 g	川牛膝 10 g
黄芪 20 g	生地黄 15 g	栀子 12 g	沉香 10 g	

方中鸡内金、金钱草、海金沙清、利、溶并用，为主药；石韦、生地黄、栀子清热利湿；川牛膝、沉香行气活血止痛、引药下行；黄芪补气利水，并防通利太过。

【加减】①疼痛较甚加延胡索、桃仁；②尿血加大蓟、小蓟、白茅根；③腰膝酸软、食少便溏、脾肾两虚加党参、白术、熟地黄、山药，川牛膝易怀牛膝；④结石日久不消，头晕身倦、气短乏力、口干咽燥、手足心热属气阴两虚加太子参、麦冬、熟地黄、山茱萸、知母。

【供选成药】❶金钱胆通颗粒：每袋 8 g。每日 4 次，第 1 次 2 袋，后 3 次各服 1 袋。孕妇慎用。❷结石通：每瓶 100 片。每次 5 片，每日 3 次。孕妇、肾阴不足者忌服。❸排石颗粒：每袋 20 g。每次 20 g，每日 3 次。❹五淋化石丸：每 10 丸 2.5 g（相当于总药材 3 g）。每次 5 丸，每日 3 次。❺石淋通片：每片含干浸膏 0.12 g。每次 5 片，每日 3 次。❻八正合剂：详见第 620 页。

（二）气血瘀滞证

多见发病急骤，腰腹胀痛或绞痛，疼痛向外阴部放射，尿频，尿急，尿黄或赤。舌暗红或有瘀斑，脉弦或弦数。治宜理气活血，通淋排石。

【常用方药】 金铃子散合石韦散加减。处方

> 延胡索 10 g　　川楝子 10 g　　瓜蒌 10 g　　桃仁 10 g　　石韦 10 g
> 瞿麦 10 g　　车前子 15 g　　茯苓 15 g　　冬葵子 10 g　甘草 5 g
> 金钱草 30 g　　海金沙 30 g

方中石韦、冬葵子、瞿麦、茯苓、车前子清热利尿，通淋排石；川楝子、延胡索、瓜蒌行气化滞；桃仁活血化瘀；金钱草、海金沙利尿通淋排石；甘草调和诸药。

【加减】 ①腰腹绞痛难忍加牛膝；②尿血甚加白茅根、侧柏叶、小蓟、生地黄、藕节。

【供选成药】 ❶琥珀消石颗粒：每袋 15 g（相当于原药材 35 g）。每次 30 g，每日 2 次。❷肾石通颗粒：每袋 15 g。每次 1 袋，每日 2 次。

（三）肾气不足证

多见结石日久，留滞不去，腰部胀痛，时发时止，遇劳加重，疲乏无力，尿少或频数不爽，或面部轻度浮肿。舌淡苔薄，脉细无力。治宜补肾益气，通淋排石。

【常用方药】 济生肾气丸加减。处方：

> 熟地黄 20 g　　山药 12 g　　山茱萸 12 g　　泽泻 10 g　　茯苓 10 g
> 牡丹皮 10 g　　肉桂 3 g　　制附子 10 g　　怀牛膝 15 g　车前子 15 g
> 金钱草 20 g　　海金沙 20 g

方中肾气丸温肾化气，利水消肿；金钱草、车前子、海金沙利尿通淋排石。

【加减】 ①肾积水加桑寄生、荠菜；②脾肾阳虚加白术、巴戟天等；③肝肾阴虚加玄参、龟甲、墨旱莲等。

【供选成药】 济生肾气丸：详见第 556 页。

其他疗法　　①病因治疗；②对症处理；③总攻疗法；④体外震波碎石或手术治疗。

七、男性不育症

男性不育属现代医学病名。中医称之为男子绝子、无子、无嗣等。男性不育症是指育龄夫妇同居 2 年以上，性生活正常，未采取

任何避孕措施，女方有受孕能力，由于男方原因而致女方不能怀孕的一类疾病。病因主要为肾气亏虚，或情志不畅，或饮食不节，或气血两虚等。肾气虚弱，命门火衰，致阳痿不举或无力射精；或房劳伤肾或病久伤阴致精少精清，或阴虚火旺、相火偏亢而遗精、早泄或精稠不化。或肝气郁结致宗筋痿而不举，或气郁化火灼伤肾水而致肝木失养、宗筋弛缓不举。或饮食不节，损伤脾胃，湿热之邪蕴于下焦，致阳痿、遗精、早泄、死精。或气血不足，元气大伤，血虚则无以生精，气虚则阳事不兴。

内　治

（一）肾阳虚衰证

多见性欲减退，阳痿早泄，精子数少，成活率低，活动力弱，或射精无力，腰酸腿软，疲乏无力，小便清长。舌质淡、苔薄白，脉沉细。治宜温补肾阳，益肾填精。

【常用方药】金匮肾气丸合五子衍宗丸加减。处方：

> 熟地黄 20 g　　山药 12 g　　　山茱萸 12 g　　泽泻 10 g　　　茯苓 10 g
> 牡丹皮 10 g　　肉桂 3 g　　　熟附子 10 g　　枸杞子 15 g　　菟丝子 15 g
> 五味子 6 g　　覆盆子 10 g　　车前子 10 g

方中以金匮肾气丸温补肾阳；枸杞子、菟丝子补肾益精、益阴兼扶阳；五味子、覆盆子固肾理精、助阳止遗；车前子泻肾理虚火。

【加减】①肥胖加荷叶蒂、山楂；②兼气虚加黄芪、党参、白术；③兼血虚加当归、白芍。

【供选成药】❶五子衍宗丸：每 100 粒 60 g。每次 9 g（15 粒），每日 2 次。❷金匮肾气丸：详见第 556 页。❸菟丝子丸：每丸 9 g。每次 9 g，每日 3 次。❹三肾丸：每丸 6 g。淡盐水送服，每次 1~2 丸，每日 2 次。❺苁蓉补肾丸：详见第 545 页。❻男宝胶囊：每粒 0.3 g。每次 2~3 粒，每日 2 次，早晚服。阴虚阳亢者禁用。服药期间应节制房事。

（二）肾阴不足证

多见遗精滑泄，精液量少，精子数少，精子活动力弱或精液黏稠不化，畸形精子较多，头晕耳鸣，手足心热。舌质红、少苔，脉沉细。治宜滋补肾阴，益精养血。

【常用方药】左归丸合五子衍宗丸加减。若阴虚火旺，宜滋阴降火，可用知柏地黄汤加减。处方：

> 熟地黄 20 g　　山药 10 g　　　山茱萸 10 g　　鹿角胶 10 g　　龟甲胶 10 g
> 牛膝 6 g　　　枸杞子 15 g　菟丝子 15 g　　五味子 6 g　　　覆盆子 10 g
> 车前子 10 g

方中熟地黄滋肾阴；山茱萸涩精敛汗；龟鹿二胶益髓填精；牛膝强腰健骨；山药滋补脾肾；枸杞子、菟丝子补肾益精、益阴兼扶阳；五味子、覆盆子固肾理精、助阳止遗；车前子泻肾理虚火。

【加减】①精关不固加龙骨、牡蛎、芡实等；②阴不潜阳加玳瑁、珍珠母等；③兼气虚加党参；④阴虚火旺合二至丸；⑤低热盗汗加青蒿、地骨皮、浮小麦。

【供选成药】❶五子衍宗丸：详见上证。❷大补阴丸：详见第 490 页。❸知柏地黄丸：详见第 491 页。❹人参鹿茸丸：每丸 9 g。每次 1 丸，每日 1~2 次。

（三）肝郁气滞证

多见性欲低下，阳痿不举，或性交时不能射精，精子稀少，活力下降，精神抑郁，两胁胀痛，嗳气泛酸。舌质暗、苔薄，脉弦细。治宜舒肝解郁，温肾益精。

【常用方药】柴胡疏肝散合五子衍宗丸加减。处方：

> 柴胡 10 g　　香附 10 g　　当归 12 g　　白芍 15 g　　牡丹皮 10 g
> 白术 10 g　　茯苓 15 g　　郁金 10 g　　青皮 10 g　　枸杞子 15 g
> 菟丝子 15 g　五味子 6 g　　覆盆子 10 g　车前子 10 g

方中柴胡、郁金、香附、青皮疏肝行气解郁；当归、白芍、牡丹皮养阴血；白术、茯苓健脾益气；枸杞子、菟丝子补肾益精、益阴兼扶阳；五味子、覆盆子固肾理精、助阳止遗；车前子泻肾理虚火。

【加减】①肝郁化热加栀子；②血瘀重加泽兰、鬼箭羽；③射精不能加炮穿山甲、蜈蚣；④少腹睾丸掣痛加荔枝核、橘核、小茴香、延胡索；⑤腰痛加桑寄生、续断、桑椹。

【供选成药】❶丹栀逍遥丸：详见第 555 页。❷济生橘核丸：每袋 9 g（约 150 粒）。空腹时温酒或淡盐汤送服，每次 1 袋，每日 2 次。❸田七花精：每袋 10 g 或 3 g。每次 1 袋，每日 3~5 次。

（四）湿热下注证

多见阳事不兴或勃起不坚，精子数少或死精子较多，小腹急满，小便短赤。舌苔薄黄，脉弦滑。治宜清热利湿。

【常用方药】程氏萆薢分清饮加减。处方：

萆薢 10 g	石菖蒲 10 g	黄柏 10 g	茯苓 15 g	车前子 15 g
薏苡仁 30 g	泽泻 10 g	白术 10 g	通草 10 g	滑石 30 g

方中萆薢、石菖蒲清利湿浊；黄柏、车前子、泽泻、薏苡仁、通草、滑石清利湿热；白术、茯苓健脾祛湿。

【加减】①热偏盛加莲子心；②湿偏盛加苍术、半边莲；③死精、畸形精子多加土茯苓、重楼；④精液中有脓细胞加蒲公英、大血藤。

【供选成药】龙胆泻肝丸：详见第 502 页。

（五）气血两虚证

多见性欲减退，阳事不兴，或精子数少，成活率低，活动力弱，神疲倦怠，面色无华。舌质淡、苔薄白，脉沉细无力。治宜补益气血。

【常用方药】十全大补汤加减。处方：

黄芪 15 g	党参 10 g	当归 10 g	川芎 10 g	白术 10 g
熟地黄 10 g	山药 15 g	菟丝子 10 g	枸杞子 10 g	核桃仁 10 g
巴戟天 10 g	鹿角胶 10 g	杜仲 10 g	山茱萸 10 g	甘草 5 g

方中黄芪、党参、白术、山药、甘草健脾益气；熟地黄、山茱萸、当归、川芎滋养阴血；鹿角胶填精益髓；菟丝子、巴戟天、枸杞子温补肾阳；杜仲、核桃仁补肾强腰。

【加减】①肾阳虚加制附子、肉桂；②肾阴虚加女贞子、墨旱莲、地骨皮；③兼湿热加萆薢、黄柏、滑石；④纳差食少加神曲、炒麦芽；⑤遗精频繁加五味子、覆盆子。

【供选成药】❶十全大补丸：详见第 522 页。❷人参养荣丸：详见第 491 页。❸全鹿大补丸：大蜜丸，每丸 10 g，每次 1 丸，每日 2 次；水蜜丸，每瓶 60 g，每次 6 g，每日 2 次。有实热者慎用。❹巴戟补肾丸：小蜜丸，每瓶 60 g，每次 9 g；大蜜丸，每丸 9 g，每次 1 丸；均每日 2 次。肾阴虚患者不宜服。

其他疗法 ①根据病情可选用绒毛膜促性腺激素、睾酮、氯米芬、精氨酸、维生素类、硫酸锌糖浆等；②必要时可做人工授精；③因精索静脉曲张所致不育、保守治疗无效者，可考虑手术。

八、阳痿

阳痿是指男性除未发育成熟或已到性欲衰退时期，性交时阴茎不能勃起，或虽勃起但勃起不坚，或勃起不能维持，不能进行或完成性交全过程并持续 3 个月以上的一种疾病。其成因多为淫欲过度，致命门火衰，精气虚冷；或思虑忧郁，损伤心脾；或情志失调，惊恐伤肾所致。也有湿热下注，宗筋弛纵而成病者。对于因发热、过度劳累、情绪反常等因素造成的一时性阴茎勃起障碍，则不能视为病态。现代医学的勃起功能障碍属于本病。

内 治

（一）肝气郁结证

多见阳事不兴，或举而不坚，心情抑郁，烦躁易怒，胸胁胀满，善太息。苔薄白，脉弦。治宜疏肝解郁。

【常用方药】逍遥散加减。处方：

柴胡 10 g	枳实 10 g	薄荷 6 g	当归 10 g	白芍 15 g
炙甘草 10 g	蒺藜 10 g	川楝子 6 g	延胡索 10 g	丹参 10 g
蜈蚣 5 g				

方中柴胡、川楝子、蒺藜疏肝理气；枳实破气消积；当归、白芍养血柔肝；延胡索、丹参活血祛瘀止痛；蜈蚣通络止痛；加薄荷少许，疏散郁遏之气，透达肝经郁热；炙甘草健脾益气，调和诸药。

【加减】①口苦口干、急躁易怒、目赤尿黄者加牡丹皮、栀子、龙胆；②见有血瘀之象者加川芎、赤芍。

【供选成药】❶逍遥丸、加味逍遥丸：详见第 543 页。❷四逆散：每袋 9 g。每次 9 g，每日 2 次。开水泡或煮后取汤服。肝血虚者不宜用，阳虚寒厥者禁用。❸解郁安神颗粒：每袋 5 g。每次 5 g，每日 2 次。❹舒眠胶囊：每粒 0.4 g，每盒 24 粒。每次 3 粒，每日 2 次。

（二）肾阳不足证

多见阳事不举，或举而不坚，精薄清冷，神疲倦怠，畏寒肢冷，面色无华，头晕耳鸣，腰膝酸软，夜尿清长。舌淡苔白，脉沉细而弱。治宜温肾助阳。

【常用方药】赞育丸加减。处方：

> 巴戟天 10 g　　淫羊藿 10 g　　韭菜子 6 g　　熟地黄 20 g　　山茱萸 6 g
> 枸杞子 15 g　　当归 12 g　　肉桂 3 g

方中巴戟天、肉桂、淫羊藿、韭菜子壮命门之火；熟地黄、山茱萸、枸杞子、当归滋阴养血，从阴求阳。

亦可改用右归丸、全鹿丸加减治之。

【加减】①滑精频繁，精薄清冷者加覆盆子、金樱子、益智；②火衰不甚，精血薄弱者用左归丸治之。

【供选成药】❶右归丸：详见第 548 页。❷全鹿丸：蜜丸，每 40 粒重 3 g。每次 6~9 g，每日 2 次。孕妇、阴虚火旺者及感冒者慎用。❸蚕蛾公补片：每片 0.23 g（相当于原药材 0.64 g）。每次 3~6 片，每日 3 次。湿热壅盛所致阳痿、早泄及痰湿内阻、瘀阻胞宫所致不孕忌用。服药期间忌房事。❹回春胶囊：每粒 0.3 g。每次 4 粒，每日 3 次。阴虚火旺者慎用。感冒者及使用中如出现烦热、咽痛等症，应当停服。❺健阳胶囊：每粒 0.4 g，每盒 30 粒。黄酒或温开水送服。每次 3 粒，每日 2 次，早、晚服。30 日为 1 个疗程。❻仙乐雄胶囊：每粒 0.3 g。每次 1~2 粒，每日 3 次。下焦湿热、阴虚火旺、惊恐伤肾所致阳痿忌用。服药期间忌房事，忌饮酒。❼参桂鹿茸丸：大蜜丸，每丸 9 g；小蜜丸，每瓶 120 g；均每次 9 g，每日 2~3 次。孕妇慎用，非气血两虚的病证及有外感表证时不宜用。❽苁蓉补肾丸：详见第 545 页。❾男宝胶囊：详见第 656 页。❿参茸鞭丸：每 10 粒 2.3 g。每次 10 粒，每日 2 次，淡盐水或白开水送服。病程较长者，可连服 15~30 日，一般在服药 15 日后，应停药 2 日再服。孕妇忌用，高血压者慎用。⓫七鞭回春胶囊：每粒 0.3 g。每次 3 粒，每日 2 次。⓬鹿肾丸：每丸 9 g。每次 9 g，每日 2 次，淡盐水送服。服药期间应节制房事。孕妇及湿热下注等实证忌用。

（三）心脾两虚证

多见阳痿不举，早泄，神疲乏力，面色萎黄，心悸，失眠多梦，食欲不振，腹胀便溏。舌淡、苔薄白，脉细弱。治宜补益心脾。

【常用方药】归脾汤加减。处方：

白术 10 g	茯苓 10 g	黄芪 15 g	党参 10 g	当归 10 g
熟地黄 15 g	酸枣仁 10 g	远志 6 g	淫羊藿 10 g	补骨脂 10 g
九香虫 6 g	阳起石 5 g			

方中党参、黄芪、白术、茯苓补气健脾；当归、熟地黄、酸枣仁、远志养血安神；淫羊藿、补骨脂、九香虫、阳起石温补肾阳。

亦可改用大补元煎、七福饮加减治之。

【加减】①睡眠不酣加首乌藤、合欢皮、柏子仁；②胸脘胀满，泛恶纳呆加法半夏、厚朴、竹茹。

【供选成药】❶归脾丸：详见第 541 页。❷归脾养心丸：每瓶 100 g。每次 9 g，每日 2 次。❸壮肾安神片：每片 0.3 g。每次 3~5 片，每日 3 次，空腹温开水送服。服药期间忌房事。❹宁心补肾丸：每丸 11.3 g。每次 1 丸，每日 2 次。有外感表证时忌用。❺大补元煎：每丸 9 g。成人每次 9 g，每日 3 次。

（四）惊恐伤肾证

多见阳痿不举，心悸易惊，胆怯多疑，夜多恶梦，常有被惊吓史。苔薄白，脉弦细。治宜益肾宁神。

【常用方药】启阳娱心丹加减。处方：

红参 6 g	菟丝子 10 g	当归 10 g	白芍 10 g	远志 6 g	茯神 10 g
龙齿 12 g	石菖蒲 5 g	柴胡 10 g	香附 6 g	郁金 10 g	

方中红参、菟丝子、当归、白芍益肾补肝；远志、茯神、龙齿、石菖蒲宁心安神；柴胡、香附、郁金理气解郁。

【加减】①惊悸不安，梦中惊叫者加磁石；②久病入络，经脉瘀阻者加蜈蚣、露蜂房、丹参、川芎。

【供选成药】蚕蛾公补片：详见第 660 页。

（五）湿热下注证

多见阴茎痿软，阴囊潮湿，瘙痒腥臭，睾丸坠胀作痛，小便热赤，脘闷胁胀，肢体困倦，泛恶口苦。舌质红、苔黄腻，脉滑数。治宜清利湿热。

【常用方药】龙胆泻肝汤加减。处方：

龙胆 6 g	柴胡 6 g	泽泻 10 g	栀子 10 g	木通 10 g
车前子 10 g	黄芩 10 g	牡丹皮 10 g	土茯苓 10 g	香附 6 g
当归 6 g	生地黄 15 g	牛膝 10 g		

方中龙胆、牡丹皮、栀子、黄芩清肝泻火；木通、车前子、泽泻、土茯苓清利湿热；柴胡、香附疏肝理气；当归、生地黄、牛膝凉血坚阴。

亦可改用二妙丸或四妙丸加减治之。

【加减】①阴部瘙痒，潮湿重者加地肤子、苦参、蛇床子；②湿盛困遏脾肾阳虚者改用右归丸合平胃散；③湿热灼伤肾阴，阴虚火旺者改用知柏地黄丸。

【供选成药】❶龙胆泻肝丸：详见第 502 页。❷二妙丸：详见第 636 页。❸三妙丸：详见第 495 页。❹四妙丸：每 15 粒重 1 g。每次 6 g，每日 3 次。虚寒痿证、风寒湿痹等忌用。

其他疗法　①针灸治疗；②手术治疗；③口服昔多芬类、激素类药物等。

九、血精

血精是指精液中夹有血液的疾病，又称精血、行房出血等。以性交时射出的精液或不因性交而外遗的精液中含有血液，可伴有下腹部及会阴部不适，或性欲减退、早泄等为主症。多因热入精室，或外伤跌仆，或脾肾气虚，血失统摄，导致精室血络受损，血溢脉外，随精并出。治疗以止血为原则，根据虚实及热、瘀之不同，辨证论治。现代医学的急、慢性精囊炎属于本病。

内　治

（一）湿热下注证

多见精液红色或暗红色或棕褐色，少腹、会阴及睾丸部疼痛不适，射精时加剧，可伴有尿频、尿急、排尿灼热感，小便黄热，淋漓不尽。舌红、苔黄腻，脉滑数或洪数。治宜清热利湿，凉血止血。

【常用方药】龙胆泻肝汤加减。处方：

> 龙胆 6 g　栀子 10 g　黄芩 10 g　柴胡 6 g　生地黄 15 g　车前子 10 g
> 泽泻 10 g　木通 10 g　当归 6 g　甘草 6 g

方中龙胆、栀子、黄芩清肝泻火；木通、车前子、泽泻清利湿热；柴胡疏肝理气；当归、生地黄补血凉血；甘草调和诸药。

【加减】①出血较重加大蓟、小蓟；②疼痛较甚加乌药、川楝子；③火毒较甚加水牛角、牡丹皮。

【供选成药】龙胆泻肝丸：详见第 502 页。

（二）阴虚火旺证

多见精血相混，色鲜红，夹有碎屑状陈旧血块，或镜下精液中有红细胞，会阴部坠胀或阴茎中灼痛，伴腰膝酸软，潮热盗汗，头晕耳鸣，心烦口干，小便短黄。舌红少津、苔薄黄、脉细数。治宜滋阴降火，凉血止血。

【常用方药】知柏地黄丸合二至丸加减。处方：

生地黄 30 g	山茱萸 12 g	山药 12 g	泽泻 10 g	牡丹皮 10 g
茯苓 10 g	知母 15 g	黄柏 15 g	女贞子 15 g	墨旱莲 15 g

方中以知柏地黄丸滋阴降火；女贞子、墨旱莲加强滋水涵木之功。

【加减】出血甚者加蒲黄炭、棕榈炭。

【供选成药】知柏地黄丸：详见第 491 页。

（三）瘀血阻络证

多见精中带血，血色暗红，夹有血丝、血块，射精时精道疼痛较重，有阴部外伤史，伴少腹、会阴及睾丸部疼痛。舌质紫暗或有瘀点、苔薄，脉涩。治宜活血止血，祛瘀止痛。

【常用方药】桃红四物汤合失笑散加减。处方：

桃仁 10 g	红花 6 g	当归 10 g	川芎 10 g	生地黄 15 g
五灵脂 10 g	蒲黄炭 10 g			

方中桃仁、红花活血化瘀；生地黄清热凉血；当归、川芎活血养血；五灵脂、蒲黄炭化瘀止血。

【加减】疼痛甚者加三七粉、牛膝。

【供选成药】❶失笑散：每包 9 g，布包煎服。每次 6~9 g，每日 1~2次。孕妇禁用，脾胃虚弱者慎用，血虚及无瘀血者不宜用。❷血府逐瘀丸：详见第 532 页。

（四）脾肾两虚证

多见精液淡红，或镜下见红细胞，伴性欲减退，阳痿早泄，面色无华，神疲乏力，腰膝酸软，失眠多梦。舌淡胖，脉细无力。治宜补肾健脾，益气摄血。

【常用方药】大补元煎合归脾汤加减。处方：

> 红参 10 g　黄芪 15 g　山药 10 g　　熟地黄 15 g　白术 10 g　茯苓 10 g
>
> 当归 10 g　远志 6 g　　枸杞子 10 g　山茱萸 10 g　杜仲 10 g

方中红参、黄芪、白术、茯苓、山药补气健脾；当归、熟地黄、远志养血安神；枸杞子、杜仲、山茱萸补益肝肾。

【加减】①出血明显加血余炭、阿胶；②遗精早泄加芡实、金樱子。

【供选成药】❶归脾丸：详见第 541 页。❷归脾养心丸：详见第 661 页。

外　治

1. 湿热下注者　野菊花、苦参、马齿苋、败酱草、马鞭草各 30 g，水煎坐浴，每晚 1 次。

2. 保留灌肠　用金黄散 15~30 g 加山芋粉或藕粉适量，水 200 mL 调成糊状，微冷后灌肠，每日 1 次。

其他疗法　①针灸治疗；②心理治疗；③止血药物及抗菌药物治疗。

十、精浊

精浊是精室在邪毒或其他致病因素作用下产生的一种疾病。临床以尿频、尿急、尿痛，偶见尿道溢出少量乳白色液体，伴会阴、小腹胀痛为主症。好发于中青年男性。急性者多因饮食不节，嗜食醇甘厚味，酿生湿热，或因外感湿热之邪，壅聚于下焦而成。慢性者多因相火妄动，所愿不遂，或忍精不泄，或湿热内侵，或房室不洁，精室空虚所致。治疗宜综合治疗，注意调护。辨证以肾虚、湿热、瘀滞为主，辅以疏肝解郁。现代医学的前列腺炎属于本病。

内　治

（一）湿热蕴结证

多见尿频、尿急、尿痛，尿道有灼热感，排尿终末或大便时偶有白浊，会阴、腰骶、睾丸、少腹坠胀疼痛。苔黄腻，脉滑数。治宜清热利湿。

【常用方药】八正散合龙胆泻肝汤加减。处方：

> 龙胆 10 g　　栀子 10 g　　车前子 15 g　　生地黄 10 g　　赤芍 10 g
>
> 黄柏 10 g　　薏苡仁 30 g　草薢 10 g　　牛膝 10 g　　泽泻 15 g
>
> 茯苓 15 g　　柴胡 10 g　　甘草 5 g

方中龙胆清泄肝经火热；柴胡疏肝行气；栀子、黄柏清下焦热；生地黄、赤芍滋阴养血；车前子、泽泻、茯苓、薏苡仁、萆薢清热利水湿；牛膝清热活血散瘀；甘草解毒和中。

【加减】①兼暑湿表证加滑石、薄荷；②湿热重加败酱草、土茯苓、金钱草、虎杖；③有血精加白茅根、茜草、小蓟；④射精疼痛加延胡索、川楝子、制乳香、制没药。

【供选成药】❶前列欣胶囊：每粒 0.5 g，每瓶 50 粒。每次 4~6 粒，每日 3 次。❷八正合剂、分清五淋丸、五淋丸、三金片：详见第 620 页。❸荡涤灵：每袋 20 g。每次 1 袋，每日 3 次。

（二）气滞血瘀证

多见病程较长，少腹、会阴、睾丸、腰骶部坠胀不适，疼痛，排尿不净感。舌暗或有瘀斑、苔白或薄黄，脉沉涩。治宜活血祛瘀，行气止痛。

【常用方药】前列腺汤加减。处方：

丹参 30 g	桃仁 10 g	红花 6 g	赤芍 10 g	王不留行 10 g
川牛膝 10 g	青皮 10 g	川楝子 10 g	乌药 10 g	败酱草 15 g
蒲公英 15 g				

方中桃仁、红花、丹参、赤芍、王不留行活血化瘀，且王不留行又能利尿通淋；川牛膝引药下行；青皮、川楝子、乌药行气导滞，且善走肝肾二经；败酱草、蒲公英清热解毒，更增行滞化瘀之力。

【加减】①腰酸乏力甚加续断；②血尿及血精加三七粉、白茅根；③疼痛甚加炮穿山甲、乳香、没药。

【供选成药】❶尿塞通片：每片 0.35 g，每瓶 60 片。每次 4~6 片，每日 3 次。❷前列欣胶囊：详见上证。❸前列舒乐颗粒：每袋 10 g。每次 6 g，每日 3 次。❹前列康片（胶囊）：片剂，每次 3~4 片，每日 3 次；胶囊，每粒 0.35 g，每次 3~4 粒，每日 3 次。❺男康片：每片 0.32 g（相当于原生药 12 g）。每次 4~5 片，每日 3 次。

（三）阴虚火旺证

多见排尿或大便时偶有白浊，尿道不适，遗精或血精，腰膝酸软，五心烦热，失眠多梦。舌红少苔，脉细数。治宜滋阴降火。

【常用方药】知柏地黄汤加减。处方：

> 知母 12 g 黄柏 10 g 熟地黄 20 g 山茱萸 10 g 山药 10 g 牡丹皮 10 g
>
> 泽泻 10 g 茯苓 10 g 萆薢 10 g   石菖蒲 10 g 莲子心 10 g

方中知柏地黄汤滋阴降火；萆薢、石菖蒲分清化浊利窍；莲子心清心养心安神。

【加减】①失眠、多梦，精浊溢出甚加龙骨、牡蛎、酸枣仁；②五心烦热加栀子、地骨皮；③腰膝酸软加续断、桑寄生、杜仲；④遗精早泄加金樱子、芡实；⑤滴白重加益智、乌药。

【供选成药】❶前列舒丸：水蜜丸，每 10 丸 3 g，每次 5～12 g；大蜜丸，每丸 9 g，每次 1 丸；均每日 3 次。尿闭不通者不宜用。❷龟苓膏、知柏地黄丸：详见第 491 页。

（四）肾阳虚损证

多见于中年人，排尿淋漓，腰膝酸痛，阳痿早泄，形寒肢冷。舌淡胖、苔白，脉沉细。治宜补肾助阳。

【常用方药】济生肾气丸加减。处方：

> 熟地黄 20 g   山药 12 g   山茱萸 12 g   泽泻 10 g   茯苓 10 g
>
> 牡丹皮 10 g   肉桂 3 g   制附子 10 g   车前子 10 g 牛膝 12 g

方中制附子、肉桂温肾助阳；熟地黄滋补肾阴，山茱萸、山药滋补肝脾，辅助滋补肾中之阴；泽泻、茯苓、车前子、牛膝健脾益肾，利水渗湿；牡丹皮清肝泻火。

【加减】①肾阳虚甚加沙苑子、鹿角胶、菟丝子、巴戟天；②尿滴白重加芡实、桑椹；③性欲减退及阳痿加淫羊藿、蛇床子、蜈蚣；④少腹及会阴疼痛加制乳香、延胡索、乌药、小茴香。

【供选成药】❶前列通片：每瓶 72 片。每次 4～6 片，每日 3 次。忌油腻生冷之品。❷前列康片、前列舒乐颗粒：详见第 671 页。❸济生肾气丸：详见第 556 页。

外 治 ❶金黄散：15～30 g，水 200 mL，调煮成薄糊状，微冷后做保留灌肠，每日 1 次。❷野菊花栓：每粒 2.4 g。塞入肛门内 3～4cm，每次 1 粒，每日 1～2 次。❸前列安栓：每盒 5 粒。肛门给药，每次 1 粒，每日 1 次。药物推入肛门后，可有便意感、腹痛等不适症状，可将栓剂外涂植物油或将栓剂推进更深些，待直肠适应后，症状可减轻或消失。平时多饮水，多排尿，保持大便通畅，预防重复感染。不宜长时间骑自行车、骑马及久坐。节房事，勿穿紧身裤（尤其睡眠时）。❹前列闭尔通：肛门给药，每天睡前和晨起排便后分别用药 1 枚。

其他疗法 ①抗病原治疗如合理选用抗菌药物；②针灸治疗；③手术治疗；④理疗、局部超短波透热或局部有效抗菌药物离子透入治疗。

十一、精癃

精癃是中老年男性的常见疾病之一。临床以小便频数、排尿困难，滴沥不尽，甚或尿潴留或尿失禁为主症。病因主要为肾元亏虚，脾气虚弱，或情志不畅，或外感湿热等。脾肾亏虚，推动乏力，不能运化水湿，致痰湿凝聚，阻于尿道而成；或肝气郁结，气血瘀滞，阻塞尿道；或外感湿热，或饮食不节酿生湿热，流注下焦，蕴结膀胱，而致膀胱气化不利、小便不通。治疗以补肾益气，活血利尿为主，出现并发症时宜采用中西医综合治疗。现代医学的良性前列腺增生症属于本病。

内 治

（一）湿热下注证

多见小便频数黄赤，尿道灼热或涩痛，排尿不畅，甚或点滴不通，小腹胀满，或大便干燥，口苦口黏。舌暗红、苔黄腻，脉滑数或弦数。治宜清热利湿，消癃通闭。

【常用方药】八正散加减。处方：

> 木通 15 g　瞿麦 20 g　车前子 20 g　萹蓄 20 g　滑石 20 g　栀子 15 g
> 泽泻 15 g　大黄 10 g　白花蛇舌草 30 g　蒲公英 30 g　生地黄 15 g

方中木通、瞿麦、车前子、萹蓄通利小便；栀子清化三焦之湿热；滑石、泽泻清利下焦之湿热；大黄通便泻火；白花蛇舌草、蒲公英清热解毒；生地黄滋养肾阴。

【加减】①小腹胀满、大便秘结甚加槟榔、枳实；②少腹挛急、尿急尿痛加木香、琥珀末（冲服）、乌药；③舌苔黄厚腻加苍术、黄柏；④少腹、会阴部疼痛加乌药、延胡索、川楝子。

【供选成药】❶前列欣胶囊：详见第 665 页。❷癃清片：每片 0.6 g。每次 8 片，每日 3 次。体虚胃寒者慎服。

（二）脾肾气虚证

多见尿频，滴沥不畅，尿线细，甚或夜间遗尿或尿闭不通，神疲乏力，纳谷不香，面色无华，便溏脱肛。舌淡苔白，脉细无力。治宜补脾益气，温肾利尿。

【常用方药】补中益气汤加减。处方：

> 黄芪 15 g　党参 15 g　白术 10 g　茯苓 15 g　车前子 15 g　柴胡 10 g
> 甘草 5 g　　当归 10 g　菟丝子 10 g 肉苁蓉 10 g 补骨脂 15 g　升麻 6 g

方中党参、黄芪、白术、甘草补中益气；车前子、茯苓利水渗湿；柴胡、升麻升举下陷之清阳；当归养血活血；菟丝子、肉苁蓉、补骨脂温补肾阳。

【加减】①脾胃气虚兼见腹胀、嗳气或呕吐腹泻、舌苔白腻者，加法半夏、木香、砂仁；②尿涩痛加琥珀末（冲服）。

【供选成药】❶前列通片：详见第 666 页。**❷**前列舒乐颗粒、前列康片：详见第 665 页。**❸**无比山药丸：每 40 丸 3 g。每次 9 g，每日 2 次。

（三）气滞血瘀证

多见小便不畅，尿线变细或点滴而下，或尿道涩痛，闭塞不通，或小腹胀满隐痛，偶有血尿。舌质暗或有瘀点瘀斑、苔白或薄黄，脉弦或涩。治宜行气活血，通窍利尿。

【常用方药】沉香散加减。处方：

> 当归尾 10 g　　炮穿山甲 15 g　　桃仁 10 g　　大黄 6 g　　　红花 10 g
> 牛膝 10 g　　　石韦 15 g　　　　车前子 10 g　肉桂 3 g

方中当归尾、炮穿山甲、桃仁、大黄、红花、牛膝活血祛瘀、行滞散结，以通利水道；石韦、车前子直接通利水道以利小便；肉桂通阳化气以利小便。

【加减】①伴血尿加大蓟、小蓟、三七、白茅根；②病久血虚、面色不华加鸡血藤、黄芪；③小便一时性不通、胀闭难忍加麝香少许吞服。

【供选成药】❶尿塞通片、前列舒乐颗粒：详见第 665 页。**❷**前列欣胶囊：详见第 665 页。

（四）肾阴亏虚证

多见小便频数不爽，尿少热赤，或闭塞不通，头晕耳鸣，腰膝酸软，五心烦热，大便秘结。舌红少津、苔少或黄，脉细数。治宜滋补肾阴，通窍利尿。

【常用方药】知柏地黄丸加丹参、琥珀、王不留行、地龙等。处方：

熟地黄 20 g	山药 10 g	山茱萸 20 g	茯苓 10 g	牡丹皮 10 g
泽泻 10 g	黄精 20 g	知母 15 g	黄柏 15 g	地龙 12 g
王不留行 15 g	乌药 10 g	丹参 10 g	琥珀 10 g	

方中知柏地黄丸滋阴降火；黄精滋阴填精；地龙、王不留行活血通络；丹参、琥珀活血化瘀；黄柏配乌药，使滋阴不碍利水，通阳以助气化。

【加减】①骨蒸潮热、头晕耳鸣加龟甲、鳖甲；②兼见小便热痛加虎杖、白花蛇舌草、连翘；③前列腺体质硬加三棱、赤芍、莪术、鳖甲；④口干渴加天花粉；⑤大便秘结加大黄；⑥夹湿加滑石、车前子、木通等。

【供选成药】❶前列舒丸：详见第 666 页。**❷**大补阴丸：详见第 490 页。**❸**知柏地黄丸：详见第 491 页。

（五）肾阳不足证

多见小便频数、夜间尤甚，尿线变细，余沥不尽，尿程缩短，或点滴不爽，甚则尿闭不通，精神萎靡，面色无华，畏寒肢冷。舌质淡润、苔薄白，脉沉细。治宜温补肾阳，通窍利尿。

【常用方药】济生肾气丸加减。处方：

熟地黄 20 g	山药 10 g	山茱萸 10 g	茯苓 10 g	泽泻 10 g
赤芍 10 g	皂角刺 10 g	车前子 10 g	川牛膝 10 g	益智 15 g
王不留行 15 g	淫羊藿 15 g	肉桂 3 g		

方中淫羊藿、肉桂温补肾阳；山茱萸、熟地黄、山药滋补肾阴；泽泻、茯苓利水；赤芍、皂角刺、王不留行、川牛膝活血祛瘀，利尿通淋，引血下行；车前子利水通淋；益智温肾祛寒，缩尿止遗。

【加减】①肾阳虚见畏寒肢冷痛甚加制附子、仙茅；②脾虚纳少倦怠加党参、黄芪、白术；③大便不通加肉苁蓉、菟丝子；④腰膝酸软加续断、杜仲；⑤尿频明显加金樱子、覆盆子；⑥会阴部疼痛、前列腺体质硬加桃仁、当归、红花。

【供选成药】❶癃闭舒胶囊：每粒 0.3 g，每板 12 粒，每盒 3 板。每次 3 粒，每日 2 次。**❷**济生肾气丸：详见第 556 页。**❸**五苓片：每片 0.35 g。每次 4~5 片，每日 3 次。

外 治　急性尿潴留：❶脐疗法：食盐 250 g，炒热，布包熨脐腹部，冷后再炒再熨。❷灌肠法：大黄 15 g、泽兰 10 g、白芷 10 g、肉桂 5 g，煎汤 150 mL，每日保留灌肠 1 次。❸必要时行导尿术。

其他疗法　①选用 α 受体阻滞剂；②物理疗法如微波、射频、激光；针灸疗法；③手术治疗。

十二、前列腺癌

前列腺癌为西医病名，属于中医学癥瘕范畴。是好发于老年男性的恶性肿瘤，常见于 50 岁以上男性。早期因症状不明显易被漏诊，发病率近年来呈上升趋势，癌肿侵犯膀胱颈或阻塞尿道时，可出现尿频、尿急、尿流缓慢、排尿不尽等症状，严重者可出现急性尿潴留、血尿、尿失禁等。多因正气亏虚，气血阻络导致局部气滞、血瘀、痰凝、湿聚、热毒等互结而成。治疗根据本病的临床分期及患者自身因素采用合适的治疗方案，配合中医辨证论治及其他治疗方法。

内 治

（一）湿热蕴结证

多见小便频数，色黄，尿道刺痛或灼热，排尿淋漓不尽，可见大便干燥，口苦口黏。舌质暗红、苔黄腻，脉滑数或弦数。治宜清热利湿，解毒通淋。

【常用方药】八正散加减。处方：

> 车前子 20 g　瞿麦 20 g　萹蓄 20 g　滑石 20 g　栀子 15 g　大黄 10 g
> 白花蛇舌草 30 g　　　　半枝莲 30 g　木通 15 g　甘草 6 g

方中木通、瞿麦、车前子、萹蓄通闭利小便；栀子清化三焦之湿热；滑石清利下焦之湿热；大黄通便泻火；白花蛇舌草、半枝莲清热解毒；甘草调和诸药。

【供选成药】❶癃清片：详见第 667 页。❷八正合剂：详见第 620 页。

（二）脾肾亏虚证

多见尿频，排尿无力，小便淋漓不畅，尿线变细，甚至尿闭不通，神疲乏力，面色无华，纳差，大便溏泻。舌淡苔白，脉细无力。治宜补益脾肾，解毒化瘀。

【常用方药】补中益气汤加减。处方：

黄芪 15 g	白参 10 g	白术 10 g	柴胡 10 g	陈皮 10 g
升麻 6 g	甘草 5 g	当归 10 g	菟丝子 10 g	肉苁蓉 10 g
补骨脂 15 g	半枝莲 30 g	白花蛇舌草 30 g		

方中白参、黄芪、白术、甘草补中益气；柴胡、升麻升举下陷之清阳；陈皮理气和中，于补气之中佐以理气，使补而不滞；当归养血补虚，气血同源，养血以助益气；菟丝子、肉苁蓉、补骨脂温补肾阳；白花蛇舌草、半枝莲清热解毒。

【供选成药】❶前列舒乐颗粒：详见第 665 页。❷补中益气丸：详见第 539 页。

（三）痰瘀闭阻证

多见小便点滴不出，尿血，面色晦暗，纳差，大便黏滞。舌紫暗、苔白腻，脉涩。治宜祛瘀化痰，软坚散结。

【常用方药】膈下逐瘀汤加减。处方：

五灵脂 6 g	当归 9 g	川芎 6 g	桃仁 9 g	牡丹皮 6 g	赤芍 6 g
乌药 6 g	延胡索 3 g	甘草 9 g	醋香附 4.5 g	红花 9 g	枳壳 4.5 g

方中桃仁破血行滞而润燥，红花活血祛瘀以止痛；赤芍、川芎助君药活血祛瘀；当归养血益阴；延胡索、五灵脂化瘀定痛；醋香附、乌药、枳壳理气行滞；牡丹皮凉血活血；甘草缓急止痛，调和诸药。

【供选成药】❶少腹逐瘀丸：详见第 644 页。❷血府逐瘀丸：详见第 532 页。

（四）气血两虚证

多见于疾病晚期，消瘦，神疲乏力，面色无华。舌淡苔白，脉细弱。治宜补益气血，培补肾元。

【常用方药】十全大补汤加减。处方：

红参 6 g	肉桂 3 g	川芎 6 g	熟地黄 12 g	茯苓 9 g
白术 9 g	炙甘草 3 g	炙黄芪 12 g	当归 9 g	酒白芍 9 g

方中红参大补元气，健脾养胃；炙黄芪、白术、炙甘草补气健脾；熟地黄、当归、酒白芍补养阴血；肉桂温肾振奋脾阳、通利血脉；茯苓健脾安神；川芎活血行气，使补而不滞。

【供选成药】 ❶十全大补丸：详见第 522 页。❷人参养荣丸：详见第 491 页。

其他治疗 ①手术治疗；②内分泌治疗；③外放疗及化疗。

捌 周围血管疾病

周围血管疾病为西医病名，中医统称为脉管病。是指发生于心、脑血管以外的血管疾病。分为动脉病和静脉病。动脉病包括血栓闭塞性脉管炎、动脉硬化性闭塞症、多发性大动脉炎、动脉瘤、动脉栓塞、肢端动脉舒缩功能紊乱疾病等；静脉病包括血栓性浅静脉炎、深静脉血栓形成、深静脉瓣膜功能不全、静脉曲张等。常见症状有疼痛、皮肤温度及颜色异常、感觉异常、结构异常、溃疡和坏疽等。病因可分为内因和外因两大类，内因多包括饮食不节、情志内伤、脏腑经络功能失调、劳伤虚损等，外因主要为外感六淫、特殊毒邪及外伤等。其病机特点主要为血瘀。内治以活血化瘀为主，外治可酌情选用熏洗、箍围、浸渍、热烘等。

一、臁疮

臁疮是指发生于小腿臁骨部位的慢性皮肤溃疡。临床以小腿下部内外侧溃疡，经久难愈，愈后不久又溃为主症。病因主要为经久站立或过度负重、破损染毒。久站或过度负重，劳累耗气，致络脉失畅，瘀血稽留络脉，肌肤失养，久而化热；外因皮肤破损染毒，湿热蕴结而成，疮口经久不愈。治疗以益气活血为主。现代医学的慢性下肢溃疡属于本病。

内 治

（一）湿热下注证

多见小腿青筋怒张，局部发痒，红肿，疼痛，继则破溃，滋水淋漓，疮面腐暗，口渴，便秘，小便黄赤。苔黄腻，脉滑数。治宜清热利湿，和营解毒。

【常用方药】二妙丸合五神汤加减。处方：

| 金银花 30 g | 紫花地丁 30 g | 苍术 10 g | 黄柏 10 g | 茯苓 10 g |
| 车前子 10 g | 牛膝 10 g | 赤芍 15 g | 牡丹皮 10 g | 甘草 6 g |

方中苍术、黄柏清下焦湿热；茯苓、车前子利水渗湿；金银花、紫花地丁清热解毒；赤芍、牡丹皮清热凉血；牛膝活血并引药下行；甘草解毒和中，调和诸药。

【加减】①肢体肿胀明显加防己、泽泻；②大便秘结加生大黄；③疼痛加乳香、没药；④脓液多加野菊花。

【供选成药】❶二妙丸：详见第 636 页。❷三妙丸：详见第 495 页。❸四妙丸：详见第 662 页。

（二）气虚血瘀证

多病程日久，疮面苍白，肉芽色淡，周围皮色黑暗，板硬，肢体沉重，倦怠乏力。舌淡紫或有瘀斑、苔白，脉细涩无力。治宜益气活血，祛瘀生新。

【常用方药】补阳还五汤合四妙汤加减。处方：

| 黄芪 30 g | 当归尾 10 g | 赤芍 10 g | 地龙 6 g | 川芎 6 g | 桃仁 10 g |
| 红花 6 g | 苍术 15 g | 黄柏（酒炒）10 g | 牛膝 6 g | 薏苡仁 10 g |

方中黄芪大补脾胃之元气；当归尾活血；川芎、桃仁、赤芍、红花活血祛瘀；地龙通经活络；苍术、黄柏、薏苡仁清热利水湿；牛膝活血引药下行。

【加减】①阳虚加制附子、肉桂粉；②瘀象明显加莪术、丹参；③疼痛明显加金银花、蒲公英。

【供选成药】❶十全大补丸：详见第 522 页。❷当归补血丸：每丸 9 g。每次 9 g，每日 3 次。忌辛辣生冷油腻食物。高血压患者慎用。月经提前量多、色深红或经前、经期腹痛拒按、乳房胀痛者不宜服用。

外 治

1. 初期 ❶局部红肿、溃破渗液较多：10% 黄柏溶液，外洗或湿敷，每日 3~4 次。❷局部红肿、渗液量少：金黄膏，薄敷，每日 1 次。❸疮周并发湿疹：老鹤草软膏，涂敷患处；或青黛膏，薄贴，均每日 1 次。

2. 后期　❶腐肉不脱：少量九一丹，撒布于疮面上，外盖金黄膏。❷脓腐干净、露新肉者：生肌散掺撒疮面，外盖生肌玉红膏，1~2 日换 1 次；或蜂蜜纱布外盖。

其他疗法　①患肢抬高和应用弹力绷带缠敷；②病因治疗；③手术治疗。

二、青蛇毒

青蛇毒是发生于肢体浅静脉的血栓性、炎性病变。临床以肢体浅静脉呈条索状突起、色赤、形如蚯蚓、硬而疼痛为主症。病因主要为脾虚失运、情志抑郁、外伤等。湿热蕴结、肝气郁滞、外伤血脉等因素，致气血运行不畅，留滞脉中。治疗早期以清热利湿为主，后期以活血散瘀为主。同时积极治疗原发疾病，并配合外治疗法。现代医学的血栓性浅静脉炎属于本病。

内　治

（一）湿热瘀阻证

多见患肢肿胀，发热，皮肤发红，胀痛，喜冷恶热，或有条索状物，或微恶寒发热。苔黄腻或厚腻，脉滑数。治宜清热利湿，解毒通络。

【常用方药】四妙勇安汤加减。处方：

玄参 10 g	生地黄 15 g	金银花 25 g	连翘 20 g	蒲公英 30 g
紫花地丁 20 g	当归 10 g	赤芍 10 g	红花 10 g	猪苓 15 g
车前子 10 g	泽泻 10 g	滑石 10 g	甘草 6 g	

方中金银花、连翘、蒲公英、紫花地丁清热解毒；生地黄、玄参养阴清热；当归、赤芍养血活血；红花活血化瘀；猪苓、泽泻、车前子、滑石清热利水；甘草调和诸药。

【加减】①发于上肢加桑枝；②发于下肢加牛膝；③红肿消退、疼痛未减，结节素条状硬化加炮穿山甲、莪术、地龙、忍冬藤。

【供选成药】❶活血解毒丸：详见第 498 页。❷三黄片：详见第 490 页。❸三妙丸：详见第 495 页。❹四妙丸：详见第 662 页。❺毛冬青胶囊：每粒

0.3 g。每次 3 粒,每日 3 次。

(二) 血瘀湿阻证

多见患肢疼痛、肿胀、皮色红紫,活动后则甚,小腿部挤压刺痛,或见条索状物,按之柔韧或似弓弦。舌有瘀点、瘀斑,脉沉细或沉涩。治宜活血化瘀,行气散结。

【常用方药】活血通脉汤加鸡血藤、忍冬藤。处方:

丹参 30 g	当归 10 g	赤芍 10 g	桃仁 10 g	川芎 10 g
鸡血藤 20 g	忍冬藤 10 g	牛膝 15 g	金银花 15 g	

方中桃仁活血化瘀;当归、川芎、赤芍、丹参养血活血;牛膝活血散瘀,引药下行;金银花清解瘀热;鸡血藤、忍冬藤活血通络止痛。

【加减】①发于上肢加桂枝;②发于下肢兼服四虫丸;③气虚加黄芪、党参、茯苓、白术;④阴虚肝旺加夏枯草、远志、知母、珍珠母、生龙骨、生牡蛎;⑤血瘀证明显 (皮色发暗、舌瘀) 加丝瓜络、水蛭、三棱、莪术;⑥阳虚、脉微细、肢端发凉加附子、干姜、肉桂。

【供选成药】❶血府逐瘀丸:详见第 532 页。❷复方丹参片:详见第 563 页。❸丹七片:详见第 504 页。

(三) 肝郁蕴结证

多见胸腹壁有条索状物,固定不移,刺痛,胀痛,或牵掣痛,胸闷,嗳气。舌质淡红或有瘀点、瘀斑,苔薄,脉弦或弦涩。治宜疏肝解郁,活血解毒。

【常用方药】柴胡清肝汤或复元活血汤加减。处方:

生地黄 10 g	当归 12 g	白芍 15 g	川芎 6 g	柴胡 15 g	黄芩 10 g
金银花 15 g	栀子 10 g	连翘 10 g	郁金 10 g	香附 10 g	枳壳 10 g

方中柴胡、香附、郁金、枳壳疏肝行气解郁;金银花、黄芩、栀子清热解毒;连翘散郁火;生地黄、当归、白芍、川芎养血活血。

【加减】疼痛重加三棱、鸡血藤、忍冬藤等。

【供选成药】❶丹栀逍遥丸:详见第 555 页。❷复方丹参片:详见第 563 页。❸丹七片:详见第 504 页。

外 治

1. 初期　消炎软膏或金黄散软膏,外敷患处,每日 1 次。

2. 后期　可用熏洗疗法。当归尾 12 g，白芷、羌活、独活、桃仁各 9 g，红花 12 g，海桐皮 9 g，威灵仙 12 g，艾叶 15 g，生姜 60 g。水煎后熏洗。

其他疗法　①手术切除病灶及物理疗法；②针灸疗法。

三、股肿

股肿是指血液在深静脉血管内发生异常凝固而引起静脉阻塞、血液回流障碍的疾病。临床以肢体肿胀、疼痛、局部皮温升高和浅静脉怒张为主症。病因主要为创伤或产后长期卧床。手术外伤及产后伤气、久卧、久坐等，致肢体气血运行不畅，气滞血瘀，脉络滞塞不通，营血回流受阻，水津外溢，聚而为湿。治疗早期以清热利湿、活血化瘀为主，后期以健脾利湿、活血化瘀为主。一般采用中西医结合治疗。现代医学的下肢深静脉血栓形成属于本病。

内治

（一）湿热下注证

多发病急，下肢粗肿，局部红热，疼痛，活动受限。舌质红、苔黄腻，脉弦滑。治宜清热利湿，活血化瘀。

【常用方药】四妙勇安汤加味。处方：

金银花 30 g　玄参 30 g　当归 15 g　赤芍 15 g　　牛膝 30 g　黄柏 10 g
苍术 10 g　　茯苓 10 g　防己 10 g　炮穿山甲 10 g　甘草 10 g

方中重用金银花清热解毒；玄参泻火解毒；当归、赤芍活血散瘀；黄柏、苍术清利湿热；茯苓、防己利水渗湿；牛膝活血且引药下行；炮穿山甲活血通络；甘草解毒和中，调和诸药。

【加减】①患肢疼痛重用金银花加蒲公英、乳香、没药；②便秘加大黄、芒硝（冲服）；③全身发热明显加生石膏、知母、漏芦；④急性患儿患肢粗肿胀痛严重，重用活血化瘀药物。

【供选成药】❶毛冬青胶囊：详见第 674 页。❷新消片：每片 0.3 g。每次 5 片，每日 2 次。

（二）血脉瘀阻证

多见下肢肿胀，皮色紫暗，有固定性压痛，肢体青筋怒张。舌质暗或有瘀斑、苔白，脉弦。治宜活血化瘀，通络止痛。

【常用方药】活血通脉汤加减。处方：

当归 30 g	赤芍 10 g	桃仁 10 g	丹参 30 g	红花 10 g
金银花 20 g	牛膝 10 g	乳香 10 g	没药 10 g	炮穿山甲 10 g
延胡索 10 g	甘草 3 g			

方中桃仁、红花活血化瘀；当归、赤芍、丹参活血养血；金银花清解瘀热；乳香、没药、延胡索、炮穿山甲活血通络止痛；牛膝引药下行；甘草解毒和中。

【加减】①疼痛严重加王不留行；②局部压痛拒按加三棱、莪术、水蛭；③素体阳虚、畏寒肢冷去金银花加桂枝、细辛、附子；④气虚加党参、黄芪、白术。

【供选成药】❶丹七片：详见第 504 页。❷复方丹参片：详见第 563 页。

（三）气虚湿阻证

多表现为下肢肿胀日久，朝轻暮重，活动后加重，休息抬高下肢后减轻，皮色略暗，青筋迂曲，倦怠乏力。舌淡边有齿印、苔薄白，脉沉。治宜益气健脾，祛湿通络。

【常用方药】参苓白术散加减。处方：

党参 15 g	黄芪 15 g	白术 12 g	莲子 10 g	白扁豆 10 g
茯苓 12 g	山药 15 g	薏苡仁 10 g	砂仁 10 g	牛膝 10 g
当归 10 g	鸡血藤 15 g	丹参 10 g		

方中以四君子汤平补胃气；白扁豆、薏苡仁、山药淡渗利湿；莲子辅黄芪、白术健脾益气；砂仁芳香醒脾；当归、丹参养血活血；牛膝引药下行；鸡血藤活血通络止痛。

【加减】①纳呆加神曲；②患肢发冷、肤色紫暗加附子、桂枝；③患肢发热、肤色潮红加金银花、紫花地丁；④腰酸腿软加菟丝子、续断。

【供选成药】❶补中益气丸：详见第 539 页。❷参苓白术散：详见第 549 页。

外　治

1. 急性期　❶金黄散：详见第 491 页。❷芒硝 500 g、冰片 5 g：共研成粉状，混合后装入纱布袋中，敷于患肢小腿肚及小腿内侧，待芒硝结块干结时重新更换，连用数日。

2. **慢性期**　活血止痛散：每袋 1.5 g。熏洗患处，每次 30~60 分钟，每日 1~2 次。

__其他疗法__　①早期（72 小时内）手术取栓和溶栓及抗凝、祛聚、降黏、扩血管等疗法；②对于急性肺栓塞和疼痛性股肿采用各种方法抢救。

四、脱疽

脱疽是指发于四肢末端，严重时趾（指）节坏疽脱落的一种慢性周围血管疾病。临床以初起患肢末端发凉、怕冷、苍白、麻木，间歇性跛行，继则疼痛剧烈，日久患趾（指）坏死变黑，甚至脱落为主症。病因主要为脾气不健、肾阳不足、寒湿外受。脾肾阳气不足，不能温养四肢，复受寒湿之邪，则气血凝滞，经络阻塞而成。轻症治疗可单用中药或西药；重症则宜中西医结合治疗。中医治疗以活血化瘀为主。现代医学的血栓闭塞性脉管炎、动脉硬化性闭塞症和糖尿病足属于本病。

内　治

（一）寒湿阻络证

多见患趾（指）喜暖怕冷，麻木，坠胀疼痛，多走则疼痛加剧，稍歇痛减，皮肤苍白，触之发凉，跗阳脉搏动减弱。舌淡、苔白腻，脉沉细。治宜温阳散寒，活血通络。

【常用方药】阳和汤加减。处方：

熟地黄 30 g	赤芍 15 g	牛膝 15 g	肉桂 5 g	白芥子 10 g
熟附子 10 g	炙甘草 10 g	鹿角霜 10 g	地龙 12 g	炙麻黄 6 g
干姜 3 g				

方中熟地黄温补营血；鹿角霜填精补髓；干姜、肉桂温通经脉；炙麻黄开达透表；白芥子祛皮里膜外之痰；熟附子、干姜温阳散寒；赤芍活血；牛膝引药下行；地龙通络止痛；炙甘草化毒和中。

【加减】①兼有瘀血加鸡血藤、桃仁、红花、䗪虫；②发于上肢加姜黄、桂枝；③血虚明显加当归、丹参；④气虚较盛加黄芪、党参。

【供选成药】❶阳和丸：详见第527页。❷独活寄生丸：每丸9g。每次9g，每日2次。孕妇慎用。风湿热痹者忌用。❸毛冬青片：每片含黄酮苷100mg。每次4~5片，每日3次。服用后如出现出血现象要停用。

（二）血脉瘀阻证

多见患趾（指）坠胀疼痛加重，夜难入寐，步履艰难，患趾（指）皮色暗红或紫暗、下垂更甚，皮肤发凉干燥，肌肉萎缩，趺阳脉搏动消失。舌暗红或有瘀斑、苔薄白，脉弦涩。治宜活血化瘀，通络止痛。

【常用方药】桃红四物汤加减。处方：

| 桃仁10g | 红花6g | 当归10g | 川芎10g | 丹参10g |
| 赤芍10g | 鸡血藤15g | 炮穿山甲10g | 地龙10g | |

方中桃仁、红花活血化瘀；当归、川芎、赤芍、丹参活血养血；鸡血藤、炮穿山甲、地龙活血通络止痛。

【加减】①发于上肢加姜黄、桂枝；②发于下肢加牛膝；③痛甚加乳香、没药；④挟湿加苍术、薏苡仁、赤小豆。

【供选成药】❶血府逐瘀丸：详见第532页。❷脉管炎片：每片0.3g。每次4~8片，每日3次。孕妇忌服。❸血塞通片：每片100mg、50mg或25mg。每次50~100mg，每日3次。❹丹参片：每片0.3g。每次3片，每日3次。孕妇忌服。❺抗栓保荣胶囊：每粒0.3g。餐后服，成人每次10粒，每日1次。小儿及孕妇忌服。❻抗栓胶囊：每粒0.3g。每次5~8粒，每日3次。

（三）湿热毒盛证

多见患肢剧痛，日轻夜重，局部肿胀，皮肤紫暗，浸淫蔓延，溃破腐烂，肉色不鲜，身热口干，便秘溲赤。舌红、苔黄腻，脉弦数。治宜清热利湿，活血化瘀。

【常用方药】四妙勇安汤加黄柏、丹参、川芎、赤芍、牡丹皮、牛膝。处方：

| 金银花30g | 蒲公英20g | 当归10g | 丹参10g | 川芎10g | 赤芍15g |
| 牡丹皮10g | 黄柏15g | 牛膝15g | 玄参30g | 甘草12g | |

方中金银花、蒲公英、玄参清热解毒；黄柏、牛膝清热利湿；当归、丹参、川芎活血通络；赤芍、牡丹皮凉血散瘀；甘草清热解毒并调和诸药。

【加减】①痛甚加炮穿山甲、乳香、没药；②便秘加生大黄、火麻仁；③热毒甚加连翘、黄芩；④破溃渗液明显加防己、赤小豆、茯苓、泽泻；⑤神昏谵语等全身中毒症状加服安宫牛黄丸1粒。

【供选成药】❶毛冬青片：详见第679页。❷通塞脉片：每片0.35 g（含干浸膏0.35 g）。每次5~6片，每日3次。阴寒证者慎用。

（四）热毒伤阴证

多见皮肤干燥，毫毛脱落，趾（指）甲增厚变形，肌肉萎缩，趾（指）呈干性坏疽，口干欲饮，便秘溲赤。舌红苔黄，脉弦细数。治宜清热解毒，养阴活血。

【常用方药】顾步汤加减。处方：

黄芪 30 g	党参 15 g	石斛 20 g	当归 15 g	丹参 15 g	鸡血藤 20 g
牛膝 15 g	金银花 20 g	蒲公英 15 g	紫花地丁 15 g		甘草 10 g

方中黄芪、党参健脾益气；石斛养阴生津；当归、丹参养血活血；金银花、蒲公英、紫花地丁清热解毒；鸡血藤、牛膝活血通络；甘草解毒和中。

【加减】①患肢热甚加栀子、黄芩；②瘀滞明显加赤芍、泽兰、地龙；③胸闷纳呆加郁金、大豆卷、蚕沙、麦芽；④重着加木瓜、防己、草薢。

【供选成药】❶脉管炎片、丹参片：详见第679页。❷通塞脉片：详见上证。

（五）气阴两虚证

多病程日久，坏死组织脱落后疮面久不愈合，肉芽暗红或淡而不鲜，倦怠乏力，口渴不欲饮，面色无华，形体消瘦，五心烦热。舌淡尖红、少苔，脉细无力。治宜益气养阴。

【常用方药】黄芪鳖甲汤加减。处方：

黄芪 15 g	鳖甲 15 g	天冬 10 g	地骨皮 10 g	秦艽 10 g
白参 10 g	茯苓 10 g	紫菀 10 g	知母 15 g	生地黄 10 g
白芍 10 g	桑白皮 10 g	桔梗 10 g	柴胡 6 g	甘草 6 g

方中黄芪、白参、茯苓健脾益气；生地黄、白芍养血柔肝；鳖甲、天冬滋阴；桑白皮、地骨皮、柴胡、秦艽、知母清虚热；紫菀、桔梗开肺气使药入肺；甘草健脾和中，调和诸药。

【加减】①瘀肿疼痛较甚加牛膝、鸡血藤、丹参；②兼肾阴虚加山茱黄、枸杞子；③阴虚火旺加银柴胡、胡黄连；④口渴加天花粉、石斛；⑤虚烦不眠、多梦易惊加首乌藤、合欢皮、龙骨、牡蛎。

【供选成药】❶虎潜丸：每丸9g。每次9g，每日2次。❷六味生脉片：详见第552页。❸益气养阴口服液：详见第556页。❹人参固本丸：每丸9g。每次1丸，每日2次。

外 治

1. 未溃 ❶红灵酒：少许，揉擦患肢足背、小腿，每次20分钟，每日2次。❷冲和膏或回阳玉龙膏：外敷患处，每日1次。本用法仅适用于初中期红热不明显者。❸如意金黄散或消炎软膏：外敷患处，每日1次。适用于患处红肿热痛者。

2. 已溃 ❶黄连素软膏或紫草油纱布：外敷疮面，每日换药1~2次。❷全蝎膏：外敷疮面，每日1次。仅适用于疮面脓腐难脱，脓液清稀，肉芽不鲜，疼痛明显者。摊贴药膏面积不宜超过疮口范围，以免刺激正常皮肤。❸八宝丹：每粒3g。研末，掺撒溃疡面，外敷生肌玉红膏或象皮生肌散调麻油。本品仅适用于疮面肉芽组织生长缓慢、久不收口者。❹白珍珠散：撒于疮面，外敷黄连素软膏，每日1次。本品仅适用于疮面肉芽组织紫暗者。❺冰片锌氧油（冰片2g，氧化锌油98g）：软化创面硬痂皮，依次清除坏死痂皮，先除软组织，后除腐骨。本品仅适用于溃疡面积较大、坏死组织难以脱落者。

其他疗法　①手术治疗（坏死组织清除术、坏死组织切除缝合术、截肢术）；②血运重建术；③基础疾病的治疗；④糖尿病足积极控制血糖、防治感染。

五、淋巴水肿

淋巴水肿为现代医学病名，中医称之为大脚风、象皮腿。是指淋巴液回流障碍导致淋巴液在皮下组织持续积聚，甚至引起纤维组织增生的一种慢性进展性疾病。临床以下肢肿胀，早期多呈凹陷性水肿，休息或患肢抬高后水肿减轻，后期患部皮肤及皮下组织纤维增生，皮肤粗糙增厚，坚如象皮为主症。多因摄生不慎，久居湿地，寒湿之邪入侵，留恋不去，日久化热，流注下肢，阻塞经络；或脾虚水停，痰湿内生，阻遏气机，经络阻塞不通，气血瘀滞不行所致。根据发病原因分为原发性淋巴水肿、继发性淋巴水肿。

内 治

(一) 脾虚湿阻证

多见患肢水肿明显，肿痛，压之凹陷，不随手而起。舌质淡胖、边有齿痕，苔白腻，脉濡。治宜健脾利湿，活血通络。

【常用方药】人参健脾丸合参苓白术散加减。处方：

白参 10 g	白术 15 g	茯苓 12 g	陈皮 6 g	木香 6 g	桔梗 8 g
砂仁 10 g	黄芪 15 g	当归 10 g	酸枣仁 10 g	远志 6 g	白扁豆 10 g
莲子 20 g	薏苡仁 15 g				

方中以白参、白术、茯苓、黄芪补中益气、健脾渗湿；白扁豆、薏苡仁、莲子健脾止泻；当归、酸枣仁补心血、安神；远志、木香增强益气补血、健脾安神作用；陈皮理气和中，于补气之中佐以理气，使补而不滞；砂仁芳香醒脾促运化；桔梗载药上行。

【加减】①阳虚偏甚者加炮姜、肉桂；②下肢肿胀明显加泽兰、猪苓；③皮肤紫暗加鸡血藤、赤芍。

【供选成药】❶人参健脾丸：大蜜丸，每丸 6 g，每次 0.5～1 丸；小蜜丸，每 100 粒重 30 g，每次 10～15 粒。均每日 2 次。❷参苓白术散：详见第549 页。

(二) 湿热下注证

多见患肢皮肤焮红灼热，肿胀，疼痛，边界清晰，伴寒战，发热，骨节酸痛。舌质红、苔黄腻，脉滑数。治宜清热利湿，活血消肿。

【常用方药】萆薢渗湿汤合五神汤加减。处方：

茯苓 10 g	牛膝 15 g	车前草 10 g	紫花地丁 15 g	萆薢 15 g
薏苡仁 15 g	黄柏 10 g	牡丹皮 10 g	泽泻 10 g	滑石 15 g
通草 10 g	甘草 6 g			

方中茯苓、牛膝、萆薢、泽泻、薏苡仁、车前草、滑石、通草清热利湿；紫花地丁清热解毒；牡丹皮凉血化瘀；黄柏清热燥湿；甘草调和诸药。

【加减】患肢红肿痛甚且发热恶寒者加蒲公英、连翘、金银花。

【供选成药】❶黄柏胶囊：每粒 0.25 g。每次 3 粒，每日 3 次。❷三妙丸：详见第 495 页。❸龙胆泻肝丸：详见第 502 页。

(三）痰瘀阻滞证

多见患肢肿胀，增粗变硬，皮肤粗糙，随按随起，状如象皮，伴慢性溃疡，久不愈合，或伴胸胁胀痛，面色少华，神疲乏力。舌质淡暗或有瘀斑、苔薄白，脉弦涩或沉涩。治宜健脾化痰，活血通络。

【常用方药】桃红四物汤合四君子汤加减。处方：

桃仁9g	红花6g	当归9g	赤芍9g	川芎6g	丹参9g
党参9g	白术9g	茯苓9g	夏枯草15g	地龙6g	炙甘草6g

方中桃仁、红花、赤芍活血祛瘀，川芎、丹参、当归养血活血，行气止痛；四君子汤益气健脾；夏枯草化痰散结；地龙清热通络。

【加减】①患肢粗肿坚硬较重者加皂角刺、昆布、海藻；②伴有气虚明显者加黄芪、人参。

【供选成药】❶脉管炎片：详见第679页。❷血府逐瘀丸：详见第532页。

外治　中药熏洗：桂枝10g，鸡血藤、金银花、苏木、红花各15g，透骨草30g，千年健、乳香、没药、干姜各15g，花椒100g，樟脑15g（分2次后下）。将上药装入布袋内，缝制好，撒以小量白酒或黄酒，用水2000 mL煎汤，以热气熏患处，待药液温度适宜时，再淋洗或泡洗患处。每剂用2日，每日1次，每次30分钟以上。

㈨ 其他外科疾病

一、冻疮

冻疮是人体遭受寒邪侵袭所引起的局部性或全身性损伤。临床以局部肿胀紫红、痛痒溃烂为主症，严重者可导致肢体坏死或死亡。根据冻伤程度可分为Ⅰ度（红斑性冻疮）、Ⅱ度（水疱性冻疮）、Ⅲ度（腐蚀性冻疮）、Ⅳ度（坏死性冻疮）。病因主要为寒冷外袭。寒冷之邪外袭，耗伤阳气，收束经脉，致肢体失于温煦，血脉不通，气血凝滞而成冻疮。治疗以温经散寒，补阳通脉为主。Ⅰ度、Ⅱ度冻疮以外治为主，Ⅲ度、Ⅳ度冻疮内外兼治，全身性冻伤要立即抢救复温。现代医学的冻伤属于本病。

内　治

（一）寒凝血瘀证

多见局部麻木冷痛，肤色青紫或暗红，肿胀结块，或有水疱，发痒，手足清冷。舌淡苔白，脉沉或沉细。治宜温经散寒，养血通脉。

【常用方药】当归四逆汤或桂枝加当归汤加减。处方：

> 桂枝 15 g　当归 12 g　白芍 10 g　甘草 3 g　生姜 6 g　大枣 10 枚　细辛 3 g　赤芍 15 g　丹参 20 g　红花 6 g

方中桂枝温经通阳，辛散寒邪；配白芍调和营卫；生姜助桂枝以散寒；大枣助白芍以和营；甘草调和诸药；细辛增散寒之力；当归活血通经散滞；红花、丹参、赤芍活血化瘀。

【加减】①发于上肢加桑枝、姜黄；②发于下肢加川牛膝；③气血虚弱加黄芪、鸡血藤。

【供选成药】❶阳和丸：详见第 527 页。❷少腹逐瘀丸：详见第 644 页。

（二）寒盛阳衰证

多见时时寒战，四肢厥冷，感觉麻木，幻觉幻视，意识模糊，蜷卧嗜睡，呼吸微弱，甚则神志不清。舌淡紫苔白，脉微欲绝。治宜回阳救脱，散寒通脉。

【常用方药】四逆加人参汤或参附汤加味。处方：

> 红参 10 g　干姜 10 g　附子 6 g　炙甘草 3 g　肉桂 5 g　当归 12 g　赤芍 6 g

方中附子、干姜、肉桂温阳逐寒；红参大补元气；当归、赤芍养血活血；炙甘草既可和中，又可缓解温阳药物的峻猛之性。

【加减】①佐以姜糖茶等热饮料频饮；②休克加生龙骨、生牡蛎、白芍。

【供选成药】❶人参补气胶囊：每粒 0.5 g。每次 2 粒，每日 2 次。❷四逆汤口服液：每支 10 mL。每次 10~20 mL，每日 3 次。❸参附注射液：每支 10 mL 或 50 mL。静脉滴注，每次 20~100 mL，用 5% 或 10% 葡萄糖注射液 250~500 mL 稀释。不宜与中药半夏、瓜蒌、川贝母、浙贝母、白蔹、白及、藜芦等同时使用。脑出血急性期、孕妇慎用。

（三）寒凝化热证

多见冻伤后局部坏死，疮面溃烂流脓，四周红肿色暗，疼痛加重，发热口干。舌红苔黄，脉数。治宜清热解毒，活血止痛。

【常用方药】四妙勇安汤加味。处方：

金银花 20 g	当归 15 g	玄参 10 g	蒲公英 15 g	紫花地丁 10 g
丹参 15 g	乳香 6 g	没药 6 g	甘草 6 g	

方中金银花、蒲公英、紫花地丁清热解毒；玄参滋阴清热；当归、丹参养血活血；乳香、没药活血化瘀止痛；甘草化毒和中。

【加减】①气虚加黄芪；②疼痛甚加延胡索，并加重乳香、没药用量。

【供选成药】❶连翘败毒丸：详见第 511 页。❷牛黄解毒片：详见第 489 页。

（四）气血虚瘀证

多见神疲体倦，气短懒言，面色少华，疮面不敛，疮周暗红漫肿，麻木。舌淡、苔白，脉细弱或虚大无力。治宜益气养血，祛瘀通脉。

【常用方药】人参养荣汤或八珍汤合桂枝汤加减。处方：

红参 10 g	白术 10 g	茯苓 10 g	甘草 3 g	当归 15 g	赤芍 12 g
川芎 10 g	黄芪 15 g	桂枝 10 g	鸡血藤 15 g		

方中红参、黄芪、白术、茯苓、甘草健脾益气；当归、赤芍、川芎滋阴养血；桂枝温通血脉；鸡血藤活血通络止痛。

【加减】①瘀血征象明显加桃仁、红花；②疼痛甚加乳香、没药；③纳呆食少加神曲、炒麦芽；④兼阳气虚加制附子，肉桂粉。

【供选成药】❶十全大补丸：详见第 522 页。❷人参养荣丸：详见第 491 页。❸八珍丸：详见第 503 页。❹当归补血丸：详见第 673 页。

外治

1. Ⅰ度、Ⅱ度冻疮 ❶冻疮未溃膏：5cm×7cm 或 7cm×10cm。贴于患处。用于冻疮未溃。禁用于有紫疱、破溃者。用药后周围有红肿、皮疹者停用。❷冻可消搽剂：每支 20 g。温水洗后，取适量搽于患处，每日 1～2 次。用于未溃烂的冻疮；禁用于有紫疱、破溃者；用药后周围有红肿、皮疹者停用。❸阳和解凝膏：每张 1.5 g 或 3 g。加温软化，贴于患处。用于未溃冻疮。禁用于有紫疱、破溃者。❹外用应急软膏、京万红软膏：详见第 533 页。❺生肌玉红膏：详见第 492 页。

2. Ⅲ度冻疮 ❶75%酒精或碘伏液：消毒患处及周围皮肤。❷有水疱或血疱：用注射器抽液后，红油膏纱布包扎保暖。❸有溃烂：红油膏掺八二丹外敷。❹腐脱新生：红油膏掺生肌散或生肌玉红膏外敷。

其他疗法 ①急救和复温；②休克者给予抗休克治疗；③根据病情给予输液、吸氧、纠正酸碱失衡和电解质紊乱、维持营养、改善血循环等；④Ⅲ度以上冻疮注射破伤风抗毒素，并应用抗生素防治感染；⑤较大的疮面需植皮；⑥严重肢体坏疽者行截肢术。

二、烧伤

烧伤是由于热力（火焰、灼热的气体、液体或固体）、电能、化学物质、放射线等作用于人体而引起的一种局部或全身急性损伤性疾病。临床以局部灼痛、红斑、肿胀、水疱、焦痂，重者可危及生命为主症。病因主要为火热毒邪。火毒聚伤肌肤，经络瘀阻闭塞，则红肿热痛，或有瘀斑，或有焦痂。瘀热蕴结，则热盛肉腐成脓。重者毒邪内陷，火毒攻心，侵入营血，引起全身危险重证。小面积轻度烧伤可单用外治法；大面积重度烧伤须内外兼治及中西医结合治疗。内治以清热解毒，益气养阴为主；外治正确处理烧伤创面，保持创面清洁，预防和控制感染。

内 治

（一）火毒伤津证

多见壮热烦躁，口干喜饮，便秘尿赤。舌红绛而干、苔黄或黄糙，或舌光无苔，脉洪数或弦细数。治宜清热解毒，益气养阴。

【常用方药】黄连解毒汤、金银花甘草汤、犀角地黄汤或清营汤加减。处方：

黄连 15 g	黄柏 12 g	黄芩 15 g	栀子 12 g	金银花 15 g
牡丹皮 12 g	玄参 12 g	地榆 15 g	紫花地丁 15 g	生大黄 10 g

方中黄连、黄柏、黄芩、栀子通泻三焦之火；生大黄通腑泄热；金银花、紫花地丁清热解毒；牡丹皮、玄参、地榆清热凉血。

【加减】①口干甚者加鲜石斛、天花粉等；②尿赤加白茅根、淡竹叶等。

【供选成药】❶复方双花口服液：每支 10 mL。每次 20 mL，每日 3 次。❷羚翘解毒丸：每丸 9 g。餐后温开水送下，每次 1~2 丸，每日 2 次。❸白虎合剂：每瓶 100 mL。每次 20~30 mL，每日 3 次，服时摇匀。

（二）阴伤阳脱证

多见神疲倦卧，面色苍白，呼吸气微，表情淡漠，嗜睡，自汗肢冷，体温不升反低，尿少，全身或局部水肿，创面大量液体渗出。舌淡暗苔灰黑、或舌淡嫩无苔，脉微欲绝或虚大无力等。治宜回阳救逆，益气护阴。

【常用方药】四逆汤、参附汤合生脉散加味。处方：

红参 10 g	麦冬 15 g	熟附子 10 g	五味子 15 g	石斛 10 g
金银花 15 g	沙参 15 g	生地黄 10 g	知母 10 g	

方中红参大补元气；熟附子温补阳气；生地黄、麦冬、沙参、石斛滋阴生津；知母清热养阴；五味子收涩敛阴；金银花清解热毒。

【加减】冷汗淋漓加煅龙骨、煅牡蛎、黄芪、白芍、炙甘草。

【供选成药】❶人参补气胶囊、四逆汤口服液、参附注射液：详见第 684 页。❷生脉袋泡茶：每袋 4 g。每次 1 袋，每日 3 次。❸生脉注射液：详见第 588 页。

（三）火毒内陷证

多见壮热不退，口干唇燥，躁动不安，大便秘结，小便短赤。舌红绛而干、苔黄或黄糙，或焦干起刺，脉弦数等。若火毒传心，可见烦躁不安，神昏谵语；若火毒传肺，可见呼吸气粗，鼻翼扇动，咳嗽痰鸣，痰中带血；若火毒传肝，可见黄疸，双目上视，痉挛抽搐；若火毒传脾，可见腹胀便结，便溏黏臭，恶心呕吐，不思饮食，或有呕血、便血；若火毒传肾，可见浮肿，尿血或尿闭。治宜清营凉血解毒。

【常用方药】清营汤或黄连解毒汤合犀角地黄汤加减。处方：

水牛角 30 g (锉末先煎)	生地黄 30 g	丹参 12 g	牡丹皮 10 g
玄参 10 g 麦冬 12 g	金银花 12 g	连翘 10 g	黄连 10 g
生栀子 10 g	黄芩 10 g	甘草 6 g	赤芍 10 g

方中水牛角、玄参、生地黄、麦冬清营凉血，养阴清热；黄连、黄芩、生栀子清营解毒泻火；金银花、连翘解毒透热转气；丹参、牡丹皮、赤芍凉血活血清热；甘草调和诸药。

【加减】①神昏谵语加服安宫牛黄丸或紫雪丹；②气粗咳喘加生石膏、知母、贝母、桔梗、鱼腥草、桑白皮、鲜芦根；③抽搐加羚羊角粉（冲）、钩藤、石决明；④腹胀便秘、恶心呕吐加大黄、玄明粉、枳实、厚朴、大腹皮、木香；⑤呕血、便血加地榆炭、侧柏炭、槐花炭、白及、三七、藕节炭；⑥尿少或尿闭加白茅根、车前子、淡竹叶、泽泻；⑦血尿加大蓟、小蓟、黄柏炭、琥珀等。

【供选成药】❶紫雪：详见第516页。❷安宫牛黄丸：详见第498页。

（四）气血两虚证

多见于疾病后期，火毒渐退，低热或不发热，精神疲倦，气短懒言，形体消瘦，面色无华，纳差，自汗盗汗，创面肉芽色淡，愈合迟缓。舌淡、苔薄白或薄黄，脉细弱。治宜补气养血，兼清余毒。

【常用方药】托里消毒散或八珍汤加金银花、黄芪。处方：

| 白参 10 g | 白术 10 g | 白芍 12 g | 茯苓 10 g | 当归 15 g |
| 黄芪 15 g | 金银花 15 g | 蒲公英 15 g | 野菊花 15 g | 木香 6 g |

方中白参、黄芪、白术、茯苓健脾益气；木香行气健脾；当归、白芍滋阴养血；金银花、蒲公英、野菊花清解余毒。

【加减】纳差食少神曲、麦芽、鸡内金、薏苡仁、砂仁。

【供选成药】❶八珍丸：详见第503页。❷人参养荣丸：详见第491页。❸当归丸：详见第591页。❹驴胶补血颗粒：每袋20 g。每次1袋，每日2次。

（五）脾虚阴伤证

多见于疾病后期，火毒已退，脾胃虚弱，阴津耗损，面色萎黄，纳呆食少，腹胀便溏，口干少津，或口舌生糜。舌暗红而干、苔花剥或光滑无苔，脉细数。治宜补气健脾，益胃养阴。

【常用方药】益胃汤合参苓白术散加减。处方：

| 沙参 15 g | 麦冬 10 g | 玉竹 10 g | 生地黄 10 g | 西洋参 10 g |
| 石斛 6 g | 山药 12 g | 白扁豆 15 g | 野蔷薇 10 g | |

方中西洋参、山药健脾益气生津；生地黄、沙参、麦冬、玉竹滋阴益气；石斛养胃阴；白扁豆甘淡渗湿；野蔷薇芳香理气醒脾。

【加减】①嗳气呃逆加竹茹、法半夏、柿蒂；②腹胀便泄改用参苓白术散加减。

【供选成药】❶参苓白术散：详见第549页。❷参术健脾丸：每50丸3 g。每次6~9 g，每日2次。❸二冬膏：每瓶62 g或125 g。每次9~15 g，每日2次。❹人参固本丸：详见第681页。

外治

1. 清创术　严格遵守无菌操作，尽量清除创面沾染。用37℃左右的2%黄柏溶液或2%黄连水冲洗创面，轻拭创面污垢或异物。水疱未破者，抽出疱内液体；水疱已破者，剪去破损外皮。根据情况予以包扎或暴露。

2. Ⅰ度、Ⅱ度烧伤　❶湿润烧伤膏：每支20 g。将药直接涂于创面，厚薄1mm，每日1次。❷外用应急软膏、京万红软膏、象皮生肌膏、老鹤草软膏：详见第533页。❸烧伤药膏：每瓶30 g。制成油纱布贴敷或直接涂于患处，每日1~2次。❹烧伤愈疡膏：每筒500 g。直接涂敷创面，或制成油纱布敷贴创面，每日1次。❺烫疮油：每瓶50 mL。疮面清疮后，用消毒棉签将药液均匀涂于患处，以湿润而不流淌为度（约1.5 mL/1%体表面积）。第1日涂2次，以后每日1次。❻紫草油：每瓶100 g。直接涂患处，每日2~3次；或制成油纱布，盖贴疮面，外用无菌纱布包扎，每日1次。❼烧伤灵：每瓶50 mL或100 mL。喷涂于清洁疮面上，每1~2小时1次，疮面暴露。用于头、面部灼伤时，勿将药液喷于口腔、眼内。

3. Ⅲ度烧伤　分批多次切痂并植皮；亦可外用水火烫伤膏、创灼膏等脱痂。

其他疗法　①现场急救（迅速脱离热源、保护受伤部位、镇静止痛、保持呼吸道通畅等）；②肌内注射破伤风抗毒素、输液恢复血容量、纠正酸碱平衡和水电解质紊乱、应用抗菌药物预防感染等治疗。

三、毒蛇咬伤

毒蛇咬伤是指人体被毒蛇咬伤，其毒液由伤口进入人体内而引起的一种急性全身性中毒性疾病。临床以局部疼痛、肿胀、出血或水疱或坏死，短期内出现全身性的中毒症状为主症。病因主要为风、火邪毒。毒蛇咬伤人体后，毒邪从伤口而入，侵蚀肌肤，入于经络或营血，内攻脏腑而发生中毒。毒蛇咬伤是一种严重的疾病，能否及时有效地进行抢救和处理，对疾病转归和预后影响较大。治疗应内外并治、排毒解毒、防毒内陷扩散。中医一般采用祛风解毒、凉血止血、利尿通便等治法。

内 治

（一）风毒证

多见局部伤口无红肿痛，仅有皮肤麻木感，头昏眼花，嗜睡气急，严重者呼吸困难，四肢麻痹，张口困难，眼睑下垂，神志模糊甚至昏迷。舌质红、苔薄白，脉弦数。治宜活血通络，祛风解毒。

【常用方药】 活血驱风解毒汤（经验方）。处方：

当归 10 g	川芎 6 g	红花 10 g	威灵仙 10 g	白芷 10 g
防风 10 g	僵蚕 15 g	重楼 20 g	半边莲 20 g	紫花地丁 20 g

方中当归、川芎、红花活血通络；威灵仙、白芷、防风、僵蚕祛风通络；重楼、半边莲、紫花地丁解毒通络。

【加减】 ①早期加车前草、泽泻；②大便不畅加生大黄、厚朴；③咬伤在下肢加独活；④咬伤在上肢加羌活；⑤视物模糊、瞳孔散大加青木香、菊花；⑥动风抽搐加蜈蚣、蝉衣、全蝎等；⑦胸闷、呼吸困难加山梗菜、枳壳；⑧气喘痰鸣加川贝母、葶苈子、法半夏、竹沥（冲服）。

【供选成药】 ❶蛇犬化毒散：每丸约 0.3 g。每次 3~6 g，每日 2~3 次。❷蛇伤解毒片：每片 0.3 g。第 1 日（即 24 小时内）服 4~5 次，首次 9~12 片，病情严重者可服 18 片，以后每隔 3~4 小时 1 次，每次 6~9 片。第 2、第 3 日每次 6~9 片，每日 3 次。第 4 日起每次 6 片，每日 2 次，直至完全消肿为止。小儿半量。❸广东蛇药：轻、中型患者，第 1 次服 14~20 片，以后每小时服 7~14 片，病情好转后改为每日 4 次，每次 7 片。重危患者第 1 次 20 片。❹季德胜蛇药片：详见第 571 页。❺上海蛇药片：每片 0.42 g，第 1 次服 10 片，以后每 4 小时服 5 片，病情减轻后可改为每 6 小时服 5 片，一般疗程为 3~5 日。

（二）火毒证

多见局部肿痛严重，常有水疱、血疱或瘀斑，严重者局部组织坏死，恶寒发热，烦躁，咽干口渴，胸闷心悸，肋胀胁痛，大便干结，小便短赤或尿血。舌质红、苔黄，脉滑数。治宜泻火解毒，凉血活血。

【常用方药】 龙胆泻肝汤合五味消毒饮加减。处方：

龙胆 10 g	栀子 10 g	黄芩 10 g	黄柏 10 g	生地黄 15 g
赤芍 12 g	牡丹皮 15 g	金银花 20 g	紫花地丁 30 g	蒲公英 30 g
半边莲 30 g	重楼 30 g			

方中龙胆、栀子、黄芩、黄柏苦寒直折，泻火解毒，清泄三焦之火毒；生地黄、赤芍、牡丹皮清热、凉血活血、护阴化斑；金银花、紫花地丁、蒲公英、半边莲、重楼清热解毒。

【加减】①高热、汗出、口渴加生石膏、知母；②热甚伤津加天花粉、玄参、麦冬；③大便秘结加生大黄；④小便短赤、血尿加白茅根、茜草、车前草、泽泻；⑤咯血加仙鹤草、黄芩炭；⑥便血加地榆、槐花；⑦发斑、衄血加犀角；⑧烦躁抽搐加羚羊角、钩藤；⑨局部肿胀甚加赤小豆、冬瓜皮、泽泻；⑩火毒挟湿见头晕头重、困倦胸闷、腹胀欲呕加茵陈、泽泻、广藿香、白豆蔻。

【供选成药】❶上海蛇药片、蛇伤解毒片：详见上证。❷穿心莲丸：每100丸 6 g。每次 50 丸，每日 2 次。❸季德胜蛇药片：详见第 571 页。

(三) 风火毒证

多见局部红肿较重，创口剧痛，或有水疱、血疱、瘀斑、瘀点或伤处溃烂，头晕头痛眼花，寒战发热，胸闷心悸，恶心呕吐，大便秘结，小便短赤，严重者烦躁抽搐，甚至神志昏愦。舌质红、苔白黄相兼，后期苔黄，脉弦数。治宜清热解毒，凉血息风。

【常用方药】黄连解毒汤合五虎追风散加减。处方：

黄连 10 g	黄芩 10 g	栀子 10 g	黄柏 10 g	蝉衣 10 g	僵蚕 15 g
全蝎 6 g	防风 20 g	生地黄 10 g	牡丹皮 10 g	半边莲 30 g	重楼 30 g

方中以黄连解毒汤清气分之热，解三焦之毒；蝉衣、僵蚕、全蝎、防风祛风通络；生地黄、牡丹皮凉血活血；半边莲、重楼清热解蛇毒。

【加减】①吞咽困难加玄参、山豆根、射干；②胸闷、呕逆加竹茹、法半夏；③烦躁不安或抽搐加羚羊角、钩藤、珍珠母；④瞳孔缩小、视物模糊加青木香、菊花；⑤大便秘结加生大黄；⑥小便短赤或尿闭加车前草、白茅根、泽泻；⑦神志昏愦加服安宫牛黄丸。

【供选成药】❶上海蛇药片、蛇伤解毒片：详见第 690 页。❷季德胜蛇药片：详见第 571 页。

（四） 蛇毒内陷证

多见毒蛇咬伤后失治误治，高热，躁狂不安，惊厥抽搐或神昏谵语，局部伤口由红肿突然变为紫暗或紫黑，肿势反而消减。舌质红绛，脉细数。治宜清营凉血解毒。

【常用方药】清营汤加减。处方：

羚羊角 10 g	生地黄 15 g	玄参 15 g	竹叶 10 g	金银花 10 g
连翘 10 g	麦冬 10 g	紫花地丁 30 g	半边莲 30 g	重楼 30 g

方中羚羊角、生地黄清热凉血；金银花、连翘、紫花地丁、半边莲、重楼清热解毒；竹叶、麦冬清心泻火；玄参、生地黄、麦冬养阴生津。

【加减】①神昏谵语、惊厥抽搐加服安宫牛黄丸或紫雪；②正气耗散、心阳衰微而出现面色苍白、淡漠神昏、汗出肢冷宜改用参附汤。

【供选成药】❶安宫牛黄丸：详见第 498 页。❷醒脑静注射液：每支 2 mL 或 10 mL。每次 2~4 mL，每日 1~2 次，肌内注射或静脉注射。静脉注射时用 50% 葡萄糖注射液 20 mL 稀释。❸紫雪：详见第 516 页。

外 治

1. 局部常规处理　早期结扎、冲洗伤口、扩创排毒。

2. 局部用药　❶如意金黄散：详见第 512 页。❷季德胜蛇药片、上海蛇药片等：研末，以水调成糊状，外敷伤口周围，每日 1 次。外敷面积须超过肿胀范围。

其他疗法　①一般支持疗法（静脉补液、抗休克、输血、常规使用破伤风抗毒素、肾上腺皮质激素的使用）；②应用抗蛇毒血清；③及时抢救危重症（如呼吸衰竭、肾衰竭、心力衰竭）。

四、破伤风

破伤风是指皮肉破伤，风毒之邪乘虚侵入而引起发痉的一种急性疾病。临床以肌肉强直性痉挛和阵发性抽搐为主症。病因主要为皮肉破损和感受风毒。皮破血损，营卫空虚，风邪乘虚侵入，着于肌肤，传播经络，入里传肝，引动肝风内动，筋脉失养而成。破伤风的发生发展极为迅速，死亡率高，须坚持中西医结合综合疗法。中医治疗以息风、镇痉、解毒为主，西医治疗应尽快消除毒素来源及中和体内游离毒素，有效控制和解除痉挛，保持呼吸道通畅等。

内 治

（一）风毒在表证

多见轻度吞咽困难和牙关紧闭，全身肌肉痉挛，或只限于破伤部位局部肌肉痉挛，抽搐较轻，间歇期较长。舌苔薄白，脉弦数。治宜祛风镇痉。

【常用方药】玉真散合五虎追风散加减。处方：

> 胆南星 12 g　防风 15 g　白芷 10 g　天麻 10 g　羌活 10 g　制白附子 3 g
> 蝉蜕 6 g　　葛根 15 g　僵蚕 20 g　全蝎 6 g　红蓖麻根 60 g

方中制白附子、胆南星祛风化痰，解痉止痛；羌活、防风、白芷、蝉蜕疏散经络中风邪；天麻、僵蚕、全蝎、红蓖麻根息风止痉；葛根解肌和营。

【加减】①抽搐严重加蜈蚣、地龙、钩藤；②新生儿破伤风，内服撮风散 0.3~0.6 g，每日 3~4 次。

【供选成药】❶玉真散：每瓶 3 g。黄酒送服，每次 1~1.5 g，每日 2~3 次。孕妇忌用。❷玉真散胶囊：每粒 0.5 g。每次 2~3 粒。孕妇忌用。❸保安万灵丸：每丸 7.5 g。温黄酒送服，每次 1 丸，每日 1 次。如有恶寒身热，用莲须、葱白 9 个煎汤送服。服后避风。孕妇忌服。体力过虚者慎用。

（二）风毒入里证

多发作频繁而间歇期短，全身肌肉痉挛、抽搐，牙关紧闭，角弓反张，高热，大汗淋漓，面色青紫，呼吸急促，痰涎壅盛，或胸闷腹胀，大便秘结，小便短赤或尿闭。舌红或红绛、苔黄或黄糙，脉弦数。治宜祛风止痉，清热解毒。

【常用方药】木萸散加减。处方：

> 木瓜 30 g　吴茱萸 10 g　　制南星 10 g　　防风 10 g　　白芷 10 g
> 天麻 10 g　制白附子 3 g　全蝎 6 g　　蜈蚣 6 g　　地龙 10 g
> 僵蚕 10 g　钩藤 10 g

方中制南星、制白附子祛风化痰，解痉止痛；防风、白芷疏散经络中风邪；僵蚕、天麻、全蝎、蜈蚣、地龙、钩藤息风通络止痉；木瓜、吴茱萸舒筋活络解除痉挛。

【加减】①高热加黄芩、黄连、金银花、生石膏；②伤津烦渴加沙参、生地黄、知母、麦冬、天花粉；③大便秘结加生大黄、枳实、芒硝；④小便短赤加淡竹叶、车前子、白茅根；⑤产后或外伤失血过多加黄芪、当归、熟地黄、白芍。

【供选成药】❶玉真散、玉真散胶囊：详见上证。❷五虎追风散：每袋 3 g。温黄酒调服，每次 3~6 g，每日 2~3 次。❸止痉散：每袋 3 g。温开水调服，每次 1.5~3 g，每日 1~2 次。

（三）阴虚邪留证

多见于疾病后期，抽搐停止，倦怠乏力，头晕心悸，口渴，面色苍白或萎黄，时而汗出，牙关不适，偶有痉挛或屈伸不利，或肌肤有蚁行感。舌淡红，脉细弱无力等。治宜益胃养津，疏通经络。

【常用方药】沙参麦冬汤加减。处方：

玄参 10 g	生地黄 12 g	麦冬 10 g	北沙参 30 g	石斛 10 g
木瓜 10 g	忍冬藤 20 g	葛根 15 g	丝瓜络 20 g	玉竹 10 g

方中生地黄、玄参、麦冬、北沙参、玉竹、石斛滋阴润燥；木瓜、丝瓜络舒筋活络，解除痉挛；葛根解肌和营；忍冬藤清解余热并能通经活络。

【加减】①低热盗汗加青蒿、地骨皮、浮小麦；②口燥咽干重用麦冬加天花粉。

【供选成药】❶生脉饮：每支 10 mL。每次 10 mL，每日 3 次，餐前服用。里实证、表证未解者及脾胃虚弱、咳嗽痰多者慎用。❷两仪膏：每瓶 125 g 或 250 g。每次 15 g，每日 2 次。

外 治 玉真散：每瓶 3 g。取适量，外敷患处，隔日换药 1 次。孕妇忌用。

其他疗法 ①使用破伤风抗毒素；②立即彻底清创；③应用抗菌药物；④解除痉挛；⑤纠正水及电解质代谢失调；⑥防止并发症；⑦针刺疗法。

五、肠痈

肠痈是指发生于肠道的痈肿。临床以转移性右下腹疼痛和右下腹局限而固定的压痛为主症。病因主要为饮食不节、寒温不适、忧思抑郁、暴急奔走或跌仆损伤等。以上因素导致肠道功能失调，传化不利，运化失职，糟粕积滞，生湿生热，遂致气血不和，败血浊气壅遏而成。中医治疗以通腑泄热为主。初期（急性单纯性阑尾炎）、酿脓期轻证（轻型急性化脓性阑尾炎）及右下腹出现包块者（阑尾周围脓肿），采用中药治疗效果较好。特殊类型阑尾炎及炎症反复发作和病情严重者，及时采取手术治疗。现代医学的急、慢性阑尾炎属于本病。

内 治

（一）瘀滞证

多见转移性右下腹痛，呈持续性、进行性加剧，右下腹局限性压痛或拒按，恶心纳差，轻度发热。苔白腻，脉弦滑或弦紧。治宜行气活血，通腑泄热。

【常用方药】大黄牡丹汤合红藤煎剂加减。处方：

> 川楝子 10 g　　木香 10 g　　牡丹皮 10 g　　桃仁 10 g　　延胡索 10 g
> 白花蛇舌草 30 g　　金银花 30 g　　大血藤 30 g　　生大黄 15 g　　甘草 6 g

方中川楝子、木香行气；牡丹皮、桃仁、延胡索祛瘀；白花蛇舌草解毒利湿；金银花、大血藤清热解毒；生大黄通腑泄热；甘草解毒和中。

【加减】①气滞重之脘腹胀满加青皮、枳实、厚朴；②瘀血重加丹参、赤芍；③恶心加姜半夏、竹茹。

【供选成药】❶阑尾消炎片：每片 0.25 g。每次 10~15 g，每日 3 次。孕妇慎用。❷阑尾灵颗粒：每袋 12 g。每次 12 g，每日 3~4 次。❸二丁颗粒：每袋 10 g。每次 20 g，每日 3 次。❹野菊花注射液：每支 2 mL，每盒 4 支；或每支 5 mL，每盒 4 支。肌内注射，每次 2~4 mL，每日 2 次。本品不宜与其他药物在同一个容器内混合使用。

（二）湿热证

多见腹痛加剧，右下腹或全腹压痛、反跳痛，腹皮挛急，右下腹可摸及包块，壮热纳呆，恶心呕吐，便秘或腹泻。舌红苔黄腻，脉弦数或滑数。治宜通腑泄热，利湿解毒。

【常用方药】复方大柴胡汤加减，或大黄牡丹汤合红藤煎剂加减。处方：

| 生大黄 12 g | 大血藤 30 g | 败酱草 30 g | 蒲公英 30 g | 薏苡仁 30 g |
| 白花蛇舌草 30 g | | 黄柏 10 g | 厚朴 6 g | 冬瓜子 30 g |

方中薏苡仁利湿消肿；配以败酱草，排脓破血；生大黄通腑泄热；蒲公英、大血藤、白花蛇舌草清热解毒排脓；冬瓜子清肠中湿热，排脓消痈；厚朴行气消胀；黄柏清下焦湿热。

【加减】①大便燥结加芒硝（冲服）；②阑尾包块形成加桃仁、赤芍；③湿热重加黄连、黄芩；④湿重加广藿香、佩兰；⑤瘀滞重加当归、莪术。

【供选成药】❶阑尾消炎片：详见上证。❷西黄丸：详见第 493 页。

（三）热毒证

多见腹痛剧烈，全腹压痛，反跳痛，腹皮挛急，高热不退或恶寒发热，时时汗出，烦渴，恶心呕吐，腹胀便秘或似痢不爽。舌红绛而干、苔黄厚干燥或黄糙，脉洪数或细数。治宜通腑排脓，养阴清热。

【常用方药】大黄牡丹汤合透脓散加减。处方：

川楝子 10 g	牡丹皮 15 g	桃仁 10 g	冬瓜子 30 g	薏苡仁 30 g
金银花 10 g	蒲公英 15 g	大血藤 30 g	皂角刺 15 g	炮穿山甲 15 g
生大黄 15 g				

方中川楝子行气；牡丹皮、桃仁祛瘀；冬瓜子、薏苡仁清热利湿、排脓散结；金银花、蒲公英、大血藤、皂角刺、炮穿山甲清热解毒透脓；生大黄通腑泄热。

【加减】①持续性高热，热在气分加白虎汤；②热在血分加犀角地黄汤或黄连解毒汤；③腹胀加厚朴、青皮；④腹痛剧烈加延胡索、广木香；⑤口干舌燥加生地黄、玄参、石斛、天花粉；⑥大便似痢不爽加广木香、黄连；⑦大便秘结加甘遂末 1 g 冲服；⑧小便不爽加白茅根、车前子；⑨热毒伤阴损阳加熟附子、干姜。

【供选成药】❶清热解毒丸：每 50 粒 3 g。成人每次 6 g，每日 2 次。阴性疮疽或脾胃虚寒者禁用，孕妇忌用。❷热毒清片：详见第 493 页。

外　治　❶金黄散或玉露散、双柏散：用水或蜜调成糊状，外敷右下腹，每日 2 次。❷二龙膏：外贴右下腹，1~2 日换药 1 次。

其他疗法　①选用有效抗菌药物；②手术治疗；③针刺疗法；④输液纠正水及电解质紊乱；⑤胃肠减压等。

六、胆石症

胆石症是指湿热浊毒与胆汁互结成石，阻塞于胆道而引起的疾病。我国胆石症发病率约在 5.6%，女性略高于男性，并随年龄增长而增加。临床多见腹痛、发热、寒战、黄疸及消化道反应等。多因情志不遂，饮食失节，或蛔虫上扰，气机不畅，或久病耗阴，或精血亏损，水不涵木，导致肝失疏泄，郁久化热，湿热蕴结于肝胆，湿热浊毒与胆汁互结，久结成石而发病。治疗以疏肝利胆、清热利湿、通里攻下、活血解毒为主。急性发作期应以攻邪为主，通降为先，若病性危重者应选择手术和中西医结合治疗。

内 治

（一）肝郁气滞证

多见右上腹间歇性绞痛或闷痛，有局限性压痛，有时可向右肩背部放射，伴发热，口苦口干，小便黄，食欲减退。舌质淡红、苔薄白或微黄，脉弦紧。治宜疏肝利胆，理气开郁。

【常用方药】金铃子散合大柴胡汤加减。处方：

> 柴胡 24 g 黄芩 9 g 枳实 9 g 大黄 6 g 白芍 9 g 法半夏 9 g
> 大枣 4 枚 生姜 15 g 川楝子 9 g 延胡索 9 g

方中柴胡配黄芩和解清热，除少阳之邪；轻用大黄配枳实以内泄阳明热结，行气消痞；白芍柔肝缓急止痛；法半夏、生姜和胃降逆；大枣与生姜相配，调和脾胃；川楝子、延胡索疏肝理气止痛。

【加减】①右上腹痛甚者加木香、郁金、陈皮；②出现口渴、小便黄者加金钱草、蒲公英。

【供选成药】柴胡舒肝丸：每丸 10 g。每次 1 丸，每日 2 次。

（二）肝胆湿热证

多见右上腹持续性胀痛，多向右肩背部放射，右上腹肌紧张、有压痛，有时可摸到肿大之胆囊，伴高热恶寒，口苦口干，恶心呕吐，纳差食欲，身目发黄。舌质红、苔黄腻，脉弦滑或弦数。治宜疏肝利胆，清热利湿。

【常用方药】茵陈蒿汤合大柴胡汤加减。处方：

> 茵陈 18 g   栀子 12 g   柴胡 12 g   黄芩 9 g   大黄 6 g   枳实 9 g
> 法半夏 9 g   白芍 9 g

方中茵陈清利肝胆湿热；栀子清热降火；大黄泄热逐瘀；柴胡配黄芩和解清热；白芍柔肝缓急止痛；法半夏和胃降逆；枳实行气消痞。

【加减】热毒症状较重者加金钱草、蒲公英、黄连。

【供选成药】❶消炎利胆片（颗粒、胶囊）：薄膜衣小片，每片 0.26 g，相当于饮片 2.6 g，每次 6 片；薄膜衣大片，每片 0.52 g，相当于饮片 5.2 g，每次 3 片；糖衣片，片芯重 0.25 g，相当于饮片 2.6 g，每次 6 片；颗粒，每袋 2.5 g，每次 1 袋；胶囊，每粒 0.45 g，每次 4 粒；均每日 3 次。孕妇及肝肾功能不全者慎用，脾胃虚寒者或合并胆道梗阻时不宜用。不宜过量久服。❷金钱胆通颗粒：详见第 654 页。

（三）肝胆脓毒证

多见右上腹硬满灼痛、拒按，或可触及肿大的胆囊，壮热不止，黄疸加深。舌质红绛、苔黄燥，脉弦数。严重者四肢厥冷，脉微细而数。治宜泻火解毒，养阴利胆。

【常用方药】茵陈蒿汤合黄连解毒汤加减。处方：

> 茵陈 20 g   栀子 12 g   大黄 6 g   黄连 6 g   黄芩 10 g   黄柏 10 g
> 甘草 6 g

方中茵陈清利肝胆湿热；黄连、黄芩、黄柏、栀子泻火解毒，清利湿热；大黄泄热逐瘀；甘草缓和药性。

【加减】①热毒症状重者加板蓝根、生地黄、金银花、蒲公英；②热极伤阴而口干舌绛者加玄参、麦冬、石斛；③恶心呕吐明显者加姜半夏、竹茹、陈皮；④四肢厥冷，脉微欲绝者加人参、附子。

【供选成药】茵胆平肝胶囊：每粒 0.5 g。每次 2 粒，每日 3 次。胆道完全阻塞者忌服。

（四）肝阴不足证

多见胁肋隐痛，缠绵不已，可向右肩背部放射，遇劳加重，口干咽燥，心烦热，眼干涩，头晕目眩。舌红少苔，脉弦细。治宜滋阴柔肝，养血通络。

【常用方药】一贯煎加减。处方：

> 生地黄 20 g   枸杞子 15 g   川楝子 5 g   沙参 10 g   麦冬 10 g   当归 10 g

方中生地黄滋肾养阴，滋水涵木，又可清虚热；枸杞子滋阴补肝；当归补肝和血；沙参、麦冬滋养肺胃，养阴生津；川楝子疏肝理气，以顺肝之条达。

【加减】①两目干涩、视物昏花者加草决明、女贞子；②头晕目眩者加黄精、钩藤、天麻、菊花；③心中烦热、口苦甚者加栀子、牡丹皮、首乌藤、远志。

【供选成药】归芍地黄丸：水蜜丸，每瓶60 g，每次6 g；小蜜丸，每瓶100 g，每次9 g；大蜜丸，每丸9 g，每次1丸。均每日2~3次。

外 治 外敷法：取芒硝30 g、生大黄60 g，研细末，大蒜头1个，米醋适量，共捣成糊状，布包外敷于胆囊区。

其他疗法 ①合理选用抗菌药物；②纠正水电解质和酸碱平衡、止痛等对症支持治疗；③口服鹅去氧胆酸或熊去氧胆酸行溶石治疗；④针灸疗法；⑤手术治疗等。

七、痛风

痛风是由于体内嘌呤代谢障碍、尿酸生成过多和/或尿酸排泄减少，导致血中尿酸浓度增高所引起的一组异质性疾病。多见于40岁以上的男性，女性患者可在绝经后发作，发病率随年龄而增加。根据其自然病程可分为无症状高尿酸血症期、急性期、间歇期、慢性期四期。其临床特点主要为高尿酸血症，特征性急性关节炎反复发作，关节滑液的血细胞内可找到尿酸钠结晶。严重者可导致关节活动障碍和畸形、泌尿系结石及痛风性肾病。多因先天禀赋不足，过食肥甘厚味，日久伤脾，或阴寒湿毒侵袭皮肉筋脉，湿壅下焦，致湿热毒瘀交互而成。以脾肾两虚为本，湿热毒瘀为标。治疗时应标本兼顾，急则治其标，缓则治其本，内治与外治相配合。急性期宜清热除湿、活血通络；缓解期以补益肝肾、通络活血为主。

内 治

(一) 湿热阻痹 (急性期)

多见下肢小关节红肿热痛、拒按，触之局部灼热，得凉则舒，伴发热口渴、心烦，小便黄。舌红、苔黄腻，脉滑数。治宜清热除湿，活血通络。

【常用方药】四妙散合宣痹汤加减。处方：

> 威灵仙 15 g   羊角灰 9 g   白芥子 3 g   苍耳子 4.5 g   防己 10 g
> 杏仁 10 g   滑石 10 g   连翘 10 g   栀子 10 g   薏苡仁 15 g
> 法半夏 10 g   蚕沙 10 g   赤小豆 20 g

方中四妙散祛风除湿，通络止痛；防己、杏仁、薏苡仁、滑石、赤小豆、蚕沙清热利湿，通络宣痹；连翘、栀子清热除湿；法半夏化痰散结。

【供选成药】滑膜炎颗粒（片）：颗粒，每 1 g 相当于饮片 3 g，每次 1 袋；片剂，每片 0.5 g，每次 3 片；均每日 3 次。孕妇及寒湿痹阻、脾胃虚寒者慎用。糖尿病患者禁用。

（二）风寒湿痹（慢性期）

多见肢体、关节呈游走性疼痛，或关节剧痛，痛处不移，或肢体关节重着肿痛，肌肤麻木，阴雨天加重。舌苔薄白，脉弦紧或濡缓。治宜温经散寒，祛风化湿。

【常用方药】乌头汤加减。处方：

> 制川乌 3 g   麻黄 10 g   白芍 12 g   甘草 6 g   黄芪 10 g

方中制川乌、麻黄温经散寒，通络镇痛；白芍、甘草缓急止痛；黄芪益气固表，利血通痹。

【供选成药】❶寒湿痹颗粒：每袋 10 g。每次 10~20 g，每日 2~3 次。孕妇忌服，高热者禁用。❷正清风痛宁片：每片含盐酸青藤碱 20 mg。每次 1~4 片，每日 3 次，2 个月为 1 个疗程。孕妇及哺乳期妇女，或有哮喘病史及对青藤碱过敏者或支气管哮喘、肝肾功能不全者禁用。定期复查血常规。❸小活络丸：大蜜丸，每丸 3 g，每次 1 丸，每日 2 次，温黄酒或温开水送服；浓缩丸，每 6 丸相当于原生药 2.3 g，每次 6 丸，每日 1~2 次，温黄酒或温开水送服。孕妇及哺乳期妇女禁用；湿热瘀阻，阴虚有热者，脾胃虚弱者慎用，严重心脏病、高血压、肝肾疾病者不宜用。不宜长期过量服用。❹木瓜丸：每 10 丸 1.8 g。每次 30 丸，每日 2 次。孕妇忌服。

（三）痰瘀阻滞（痛风石病变期）

多见关节肿胀，甚至关节周围漫肿，局部酸麻疼痛，或见"块瘰"硬结不红，伴目眩，面部浮肿，胸脘痞闷。舌暗胖大、苔白腻，脉缓或弦滑。治宜活血化瘀，化痰通络。

【常用方药】身痛逐瘀汤加减。处方：

| 秦艽 3 g | 川芎 6 g | 桃仁 9 g | 红花 9 g | 甘草 6 g | 羌活 3 g |
| 没药 6 g | 当归 9 g | 五灵脂 6 g | 香附 3 g | 牛膝 9 g | 地龙 6 g |

方中当归、川芎养血活血；桃仁、红花、五灵脂、没药活血逐瘀；香附行气，使气行则血行；秦艽、羌活、地龙祛风胜湿，通络止痛；牛膝破血行瘀，强筋壮骨；甘草调和诸药。

【供选成药】小活络丸：详见上证。

（四）肝肾阴虚（痛风肾期）

多见病久屡发，关节痛如被杖，局部变形，昼轻夜重，肌肤麻木不仁，步履艰难，筋脉拘急，屈伸不利，头晕耳鸣，颧红口干。舌红少苔，脉弦细或细数。治宜补益肝肾，通络止痛。

【常用方药】独活寄生汤加减。处方：

独活 9 g	桑寄生 6 g	杜仲 9 g	牛膝 9 g	细辛 3 g	秦艽 12 g
茯苓 12 g	肉桂 5 g	防风 9 g	川芎 6 g	人参 6 g	炙甘草 6 g
当归 9 g	白芍 9 g	生地黄 12 g			

方中独活祛下焦风寒湿邪而除痹痛；细辛、防风、秦艽、肉桂祛风胜湿，宣痹止痛；桑寄生、牛膝、杜仲补肾，祛风湿，壮筋骨；当归、白芍、生地黄、川芎养血活血；人参、茯苓、炙甘草补气健脾。

【供选成药】独活寄生丸：详见第 679 页。

外 治

1. **膏药外敷** 消肿止痛膏或风火软膏，外敷患处。

2. **散剂外敷** 当归散（组成：防风、当归、藁本、独活、荆芥穗、牡荆叶各 30 g），打为粗粉，盐 120 g 同炒热，装袋熨患处。

3. **药酒外搽** 伸筋草、透骨草各 12 g，桂枝 9 g，羌活、独活各 12 g，川乌、草乌各 9 g，当归 12 g，紫草、红花、桑枝、虎杖、络石藤各 9 g，土鳖虫 6 g。上药用高粱酒 1.5 kg 浸泡 1 周。用此酒外擦患处，每次 10 分钟，每日 2~3 次。

其他治疗 ①针刺治疗；②非甾体抗炎药、利水仙碱、糖皮质激素、促尿酸排泄药、抑制尿酸生成药等对症治疗；③肾脏病变的治疗。

第 ⑤ 篇

眼科临证处方

壹　胞睑疾病

　　胞睑疾病属于外障眼病范畴，为一类常见的、多发的眼病。主要临床表现为：胞睑红热肿痛，生疮溃脓；睑弦红赤、烂、痒，倒睫；睑内面血脉红赤模糊，条缕不清，颗粒丛生，或肿核如豆等症。临诊时在审辨局部证候的同时，应结合全身证候追溯病因病机，以便从本治疗。如属风热外袭所致，当以祛风清热解毒为主；属脾胃热毒上攻所致，当以清脾泻火解毒为主；属湿热上攻所致，当以清热利湿为主；属风湿热邪上攻所致，当以疏风清热利湿为主；属脾胃虚弱者，当以补中益气为主。

　　对沙眼、椒疮等有传染性的胞睑疾病，又当注重预防，以免传播。其治疗有内治、外治包括手术治疗或中西医结合治疗等法，但本篇和本节主要记述中医的证治分类和对证选药。

一、针眼

　　针眼是指胞睑近睑弦部的小疖肿，形似麦粒，红肿痒痛，易于溃脓的眼病。又名土疳、土疡、偷针。相当于现代医学的睑腺炎，又称麦粒肿。

（一）风热客睑证

　　病初起，局部微有红肿痒痛，可扪及硬结，疼痛拒按，并伴有头痛，发热、全身不适等。舌苔薄黄，脉浮数。多因风热之邪客于胞睑，气血不畅所致。治宜疏风清热，消肿散结。

　　【常用方药】银翘散。处方：

金银花 10 g	连翘 10 g	桔梗 10 g	薄荷 5 g	淡竹叶 5 g
甘草 5 g	荆芥穗 10 g	淡豆豉 5 g	牛蒡子 6 g	芦根 15 g

方中薄荷、淡豆豉、荆芥、桔梗、牛蒡子疏风解表；金银花、连翘清热解毒；淡竹叶、芦根、甘草以助清热。

【加减】①证偏风重加桑叶、菊花；②证偏热重者去荆芥、豆豉，加黄连、黄芩清热解毒。

【供选成药】❶银翘解毒颗粒（散、胶囊、软胶囊、丸、袋泡剂）：颗粒，每袋 10 g 或 15 g，每次 10~15 g；软胶囊，每粒 0.5 g，每次 2 粒；浓缩水丸，每 10 丸 1.5 g，每次 0.7~0.8 g；浓缩蜜丸，每丸 3 g，每次 1 丸；均每日 3 次。散剂，每袋 6 g 或 18 g，每次 6 g；胶囊，每粒 0.4 g，每次 2 粒；大蜜丸，每丸 3 g 或 9 g，每次 6~9 g，用芦根汤或温开水送服；水丸，每 20 粒 1 g，每次 2 g；袋泡剂，每袋 2 g，每次 2 袋；片剂，素片每片 0.3 g；薄膜衣片，每片 0.52 g，每次 4 片；均每日 2~3 次。风寒感冒者不宜用。❷小败毒膏：煎膏，每瓶 30 g 或 60 g，每次 10~20 g，每日 2 次。素体虚弱、脾胃虚寒、大便溏泻者慎用。❸五福化毒丸（片）：大蜜丸，每丸 3 g，每次 1 丸，每日 2~3 次；片剂，每片 0.1 g，每日 3 次。疮疡阴证禁用。❹西黄胶囊（糊丸）：胶囊，每粒 0.25 g，每次 4~8 粒；糊丸，每瓶 3 g，每次 3 g；均每日 2 次。脾胃虚弱或虚寒者应慎用。❺桑菊感冒片（颗粒、合剂、散）：片剂，每片 0.3 g 或 0.5 g；薄膜衣片，每片 0.62 g，每次 4~8 片；颗粒，每袋 11 g。每次 1~2 袋；均每日 2~3 次。合剂，每瓶 100 mL 或每支 10 mL。每次 15~20 mL，每日 3 次。散剂，每袋 9 g。每次 4.5~9 g，每日 2~3 次。风寒感冒不宜用。❻夏桑菊颗粒：每袋 10 g。每次 10~20 g，每日 3 次。风寒感冒忌用。❼明目上清丸（片）：大蜜丸，每丸 9 g，每次 1 丸，每日 2~3 次。水丸，每瓶 30 g，每次 6~9 g；片剂，每盒 24 片，每次 4 片；均每日 2 次。脾胃虚寒者及年老体弱者、白内障患者忌服。过敏体质者慎用。

（二）热毒壅盛证

多见胞睑局部红肿，硬结较大，灼热疼痛拒按，或白睛红赤肿胀突出于睑裂，或伴有口渴喜饮，便秘溲赤。舌红苔黄，脉数。多因脾胃蕴热，积毒上攻，阻滞脉络，营卫失调所致。治宜清热泻火解毒，消肿止痛。

【常用方药】仙方活命饮。处方：

白芷 6 g	浙贝母 10 g	防风 6 g	赤芍 6 g	当归尾 6 g
甘草节 6 g	皂角刺（炒）6 g	炮穿山甲 5 g	天花粉 10 g	乳香 6 g
没药 6 g	金银花 10 g	陈皮 6 g		

方中金银花清热解毒疗疮；当归尾、赤芍、乳香、没药、陈皮行气活血通络、消肿止痛；白芷、防风通滞散结，使热毒从外透解；浙贝母、天花粉清热化痰散结；穿山甲、皂角刺通行经络、透脓溃坚；甘草清热解毒、调和诸药。

【加减】 ①可去方中攻破药物穿山甲、皂角刺，与五味消毒饮合用；②大便秘结加大黄以泻火通腑；③发热、恶寒、头痛，见热重毒深或热入营血之象者，可与犀角地黄汤合用。

【供选成药】 ❶一粒珠：丸剂，每丸 1.5 g，每次 1.5 g，每日 2～3 次。本品药性峻猛，体质虚弱者不宜用。❷西黄胶囊：详见 703 页。

（三）脾虚挟邪证

多见针眼反复发作或红肿不甚，经久难消，或见面色无华，神倦乏力，小儿偏食，纳呆便结。舌淡苔薄白，脉细数。多因脾胃虚弱，正气不固，余邪未清，蕴伏之热邪挟风上扰胞睑所致。治宜健脾益气，散结消滞。

【常用方药】 托里消毒散。处方：

| 白参 5 g | 黄芪 10 g | 当归 10 g | 川芎 5 g | 炒芍药 5 g | 白术 10 g |
| 茯苓 10 g | 金银花 10 g | 白芷 6 g | 甘草 3 g | | |

方中白参补脾益肺、大补元气；黄芪补气养血、托毒生肌；芍药养血敛阴；当归补血活血、排脓生肌；白术健脾益气、燥湿利水；茯苓健脾利湿；金银花清热解毒；白芷燥湿止痛、消肿排脓；川芎活血化瘀；甘草解毒、调和诸药。

【加减】 ①纳呆便结加麦芽、山楂、莱菔子等健脾消食行滞；②硬结小且将溃者加薏苡仁、桔梗、漏芦、紫花地丁清热排脓；③在针眼未发之间歇期可选用六君子汤或参苓白术散调理脾胃，防止复发。

【供选成药】 ❶补中益气丸（口服液、颗粒）：水丸，每袋 6 g 或 18 g，每次 6 g；大蜜丸，每丸 9 g，每次 1 丸；水蜜丸，每 100 粒 6 g，每次 9 g；均每日 2～3 次。浓缩丸，每 8 丸 3 g，每次 8～10 丸；颗粒，每袋 3 g，每次 1 袋；均每日 3 次。实证、热证、阴虚火旺、肝阳上亢或阳虚于下者忌用。表虚邪盛、气滞湿阻、食积内停、痈疽初起或溃后热毒尚盛者均不宜用。

❷参苓白术散（丸、颗粒、胶囊、片）：散剂，每包 9 g 或 12 g，每次 6~9 g，用枣肠调服或开水泡服；水丸，每袋 18 g，每次 6 g；均每日 2~3 次。颗粒，每袋 6 g，每次 1 袋，每日 2 次。胶囊，每粒 0.5 g，每次 3 粒，每日 3 次。片剂，每片 0.3 g，每次 6~12 片，每日 2 次。湿热内蕴所致泄泻、厌食、水肿及痰热咳嗽者忌用。实热证不宜用。

外治 ❶以鱼腥草滴眼液、清凉眼药膏、金叶滴眼液或抗生素滴眼液滴眼，每日 4~6 次。❷以蒲公英（30~60 g）水煎代茶饮。❸晚上睡前可涂抗生素眼膏。❹初起时，局部湿热敷，以促进血液循环，助炎症消散。❺外敷紫金锭或如意金黄散，每日 1~2 次。❻或行麦粒肿切开引流排脓，或采用针刺、放血、针挑等法治疗。

二、胞生痰核

胞生痰核是指胞睑内生核状硬结，触之不痛，皮色如常的眼病，又名疣病、睥生痰核。相当于现代医学之睑板腺囊肿，也称霰粒肿。多因恣食炙煿，脾失健运，湿痰内聚，上阻胞睑脉络，与气血混结所致。

痰湿阻结证

多见胞睑内生硬核，皮色如常，按之不痛，与胞睑皮肤无粘连，若大者硬核凸起，胞睑有重坠感，睑内呈黄白色隆起。舌苔薄白，脉缓。多因痰湿阻滞胞睑脉络，气血混结成核所致。治宜化痰利湿，软坚散结。

【常用方药】化坚二陈丸。处方：

陈皮 10 g	法半夏 10 g	茯苓 10 g	炒僵蚕 10 g	川黄连 5 g
甘草 5 g	苍术 10 g	川芎 5 g	赤芍 10 g	

方中二陈汤健脾燥湿化痰；僵蚕化痰散结；黄连清热燥湿；川芎活血化瘀；苍术健脾燥湿；赤芍活血散瘀；甘草解毒、调和诸药。

【加减】酌加炒白术、焦山楂、鸡内金健脾消食、化痰散结。

【供选成药】二陈丸（合剂）：水丸，每 50 丸 3 g，每次 6~9 g；浓缩丸，每 8 丸相当于原药材 3 g，每次 12~16 g，空腹时温开水送服；合剂，每瓶 150 mL，每次 10~15 mL，用时摇匀；均每日 2~3 次。肺阴虚所致的燥咳咯血者忌用。

外治 ❶睑内紫红或有肉芽时，可用 0.1% 阿昔洛韦滴眼液滴眼，每日 4~6 次。❷初起时，局部按摩或湿热敷，以促其消散。❸硬核大或已溃破形成肉芽肿者可行霰粒肿刮除术。

三、风赤疮痍

风赤疮痍是指胞睑皮肤红赤如朱、灼热疼痛、起水疱或脓疱，甚至溃烂的眼病。类似于现代医学的病毒性睑皮炎、过敏性睑皮炎等。常见的有单纯疱疹病毒性睑皮炎和带状疱疹性睑皮炎。

（一）脾经风热证

多见胞睑皮肤红赤，痒痛，灼热，起水疱，或伴发热恶寒。舌苔薄黄，脉浮数。多因脾经风热上攻胞睑，风热束表所致。治宜祛风清脾。

【常用方药】除风清脾饮。处方：

> 陈皮 6 g　连翘 10 g　防风 10 g　知母 10 g　玄明粉 12 g　黄芩 10 g
> 玄参 10 g　黄连 5 g　荆芥 10 g　大黄 10 g　桔梗 10 g　生地黄 10 g

方中黄连、黄芩、连翘、玄参、知母清脾胃、泄热毒；玄明粉、大黄通腑、泄脾胃积热；荆芥、防风疏散风邪；桔梗、陈皮理气和胃祛湿；生地黄配合大黄凉血活血消滞。

【加减】①无便秘者去大黄、玄明粉加赤芍、牡丹皮清热凉血退赤，散瘀止痛；②皮肤痒甚加薄荷、蝉蜕、木贼疏风散邪止痒。

【供选成药】明目上清丸：详见第 703 页。

（二）风火上攻证

多见胞睑红赤如朱，焮热疼痛难忍，水疱簇生，甚而溃烂，或伴发热寒战。舌质红、苔黄燥，脉数有力。多因风热引动内火，灼伤肌肤，热入半表半里所致。治宜清热解毒，疏风散邪。

【常用方药】普济消毒饮。处方：

> 黄芩 15 g　黄连 15 g　陈皮 6 g　甘草 6 g　玄参 6 g　柴胡 6 g
> 桔梗 6 g　连翘 5 g　板蓝根 5 g　马勃 3 g　牛蒡子 5 g　薄荷 3 g
> 僵蚕 5 g　升麻 5 g

方中重用黄连、黄芩清热泻火，祛上焦头面热毒；牛蒡子、连翘、薄荷、僵蚕辛凉疏散头面风热；玄参、马勃、板蓝根清热解毒；甘草、桔梗清利咽喉；陈皮理气疏壅、散邪热郁结；升麻、柴胡疏散风热，并引诸药上达头面，寓"火郁发之"之意。

【加减】血分有热加赤芍、生地黄、牡丹皮等清热凉血，散瘀止痛。

【供选成药】❶银翘解毒颗粒：详见第703页。❷上清丸：大蜜丸，每丸9g，每次1丸；水丸，每次6g；均每日1~2次；虚火上炎及素体脾胃虚寒者慎用。

（三）风湿热毒证

多见红赤疼痛，水疱、脓疱簇生，极痒，甚或破溃流水，糜烂，或伴胸闷纳呆，口中黏腻，饮不解渴。舌质红、苔腻，脉滑数。多因风湿热邪壅盛，蒸灼睑肤，湿困脾胃所致。治宜祛风除湿，泻火解毒。

【常用方药】除湿汤。处方：

连翘10g	滑石15g	车前子10g	枳壳6g	黄芩10g	黄连5g
木通10g	甘草5g	陈皮6g	茯苓12g	荆芥10g	防风10g

方中黄连、黄芩、连翘清热燥湿解毒；滑石、木通、车前子清利湿热；茯苓健脾祛湿；荆芥、防风散风清头目、止目痒；枳壳、陈皮、甘草健脾理气逐湿。

【加减】①热毒较甚酌加土茯苓、薏苡仁、金银花、蒲公英、苦参等除湿清热解毒；②胞睑皮肤水疱、脓疱较多、破溃糜烂、极痒者加地肤子、乌梢蛇、白鲜皮清利湿热止痒。

【供选成药】消风止痒颗粒：每袋15g，每日6袋，分2~3次服用，或遵医嘱。阴血亏虚者不宜用。

（四）肝脾毒热证

多见胞睑红赤痒痛，水疱、脓疱簇生，患眼碜涩疼痛，畏光流泪，抱轮红赤或白睛混赤，黑睛星翳或黑睛生翳溃烂，伴见头痛，发热，口苦。舌红苔黄，脉弦数。多因脾经风湿热毒内壅，肝脾同病，热毒上攻所致。治宜清热解毒，散邪退翳。

【常用方药】龙胆泻肝汤。处方：

龙胆6g	黄芩10g	栀子10g	泽泻12g	木通10g
车前子10g	当归10g	生地黄20g	柴胡10g	甘草6g

方中龙胆泻肝胆之火、清下焦之湿热；黄芩、栀子、柴胡苦寒泻火；车前子、木通、泽泻清利湿热；生地黄、当归养血益阴；甘草调和诸药。

【加减】①红赤痒痛明显酌加地肤子、白鲜皮、金银花、防风以助疏风散邪止痒；②黑睛生翳溃烂者加蝉蜕、木贼退翳明目。

【供选成药】❶龙胆泻肝丸（片、胶囊、颗粒、口服液、软胶囊）：片剂，每片 0.3 g，每次 4~6 片；口服液，每支 10 mL，每次 10 mL；胶囊，每粒 0.25 g，每次 3~4 粒；颗粒，每袋 6 g，每次 6 g；均每日 2~3 次。水丸，每瓶 60 g，每次 3~6 g；大蜜丸，每丸 6 g，每次 1~2 丸；软胶囊，每粒 0.45 g，每次 4 粒；均每日 2 次。脾胃虚寒者忌用；体弱年迈者慎用。❷开光复明丸（片）：大蜜丸，每丸 6 g，每次 1~2 丸；片剂，每片 0.42 g，每次 4 片，均每日 2 次。脾胃虚寒者忌服。

外 治 ❶以 0.1% 阿昔洛韦滴眼液、赛空青眼药、风火眼药滴眼，以预防或治疗黑睛生翳。❷晚上睡前可涂 3% 阿昔洛韦眼膏。❸外敷可用六神丸和云南白药等份调敷；或用青黛膏外涂。若有溃烂者，可用 0.5% 新霉素溶液或抗病毒类滴眼液湿敷，每日 3~4 次。❹用地肤子、苦参、蛇床子、蒲公英煎水外洗，每日 2~3 次。

四、睑弦赤烂

睑弦赤烂是以睑弦红赤、溃烂、刺痒为特征的眼病。俗称烂弦风、烂眼边。相当于现代医学的睑缘炎，包括鳞屑性、溃疡性、眦性睑缘炎。

（一）风热偏盛证

多见睑弦红赤，睫毛根部有糠皮样脱屑，自觉灼热刺痒，干涩不适。舌红苔薄，脉浮数。多因风热客于睑弦不散，耗伤津液所致。治宜祛风止痒，清热凉血。

【常用方药】银翘散。处方：

```
金银花 10 g    连翘 10 g    桔梗 10 g    薄荷 5 g    淡竹叶 5 g    甘草 5 g
荆芥穗 10 g    淡豆豉 5 g    牛蒡子 6 g    芦根 15 g
```

方中薄荷、淡豆豉、荆芥、桔梗、牛蒡子疏风解表；金银花、连翘清热解毒；淡竹叶、芦根、甘草以助清热。亦可用柴胡散加减治疗。

【加减】①血热较甚加赤芍清热凉血；②痒甚加蝉蜕、乌梢蛇祛风止痒；③干涩较甚加天花粉生津润燥。

【供选成药】银翘解毒颗粒：详见第 703 页。

（二） 湿热偏盛证

多见睑弦红赤溃烂，痛痒并作，眵泪胶黏，睫毛稀疏，或倒睫，睫毛脱落。舌质红、苔黄腻，脉濡数。多因风湿热邪上攻睑弦所致。治宜清热除湿，祛风止痒。

【常用方药】除湿汤。处方：

连翘 10 g	滑石 15 g	车前子 10 g	枳壳 6 g	黄芩 10 g	黄连 5 g
木通 10 g	甘草 5 g	陈皮 6 g	茯苓 12 g	荆芥 10 g	防风 10 g

方中黄连、黄芩、连翘清热燥湿解毒；滑石、木通、车前子清利湿热；茯苓健脾祛湿；荆芥、防风散风清头目，止目痒；枳壳、陈皮、甘草健脾理气逐湿。

【加减】 热毒偏甚、脓液较多加金银花、蒲公英清热解毒。

【供选成药】消风止痒颗粒：详见第 707 页。

（三） 心火上炎证

多见眦部睑弦红赤糜烂，灼热刺痒，甚者眦部睑弦破裂出血。舌尖红、苔薄，脉数。多因心火素盛，复受风邪引动，心火上炎，灼伤睑眦所致。治宜清心泻火。

【常用方药】导赤散合黄连解毒汤。处方：

生地黄 10 g	木通 10 g	甘草 5 g	淡竹叶 10 g	黄连 5 g	黄芩 10 g
黄柏 10 g	栀子 10 g	蝉蜕 5 g	蒺藜 10 g	地肤子 10 g	

方中导赤散清心导热下行，黄连解毒汤泻火解毒。

【加减】 ①患处红赤较甚加赤芍、牡丹皮以凉血退赤；②痒极难忍酌加地肤子、白鲜皮、菊花、防风、川芎祛风止痒。

【供选成药】❶导赤丸：每丸 3 g，每次 1 丸，每日 2 次。脾胃虚弱者忌服。❷芩连片：每片 0.55 g，每次 4 片，每日 2~3 次。脾胃虚寒及阴虚者慎用。

外 治 ❶用内服药渣煎液，或选用千里光、白鲜皮、苦参、野菊花、蒲公英、蛇床子等药煎水熏洗，每日 2~3 次。❷0.9% 氯化钠注射液或 3% 硼酸溶液清洗睑缘，每日 2~3 次。❸白矾、胆矾煎水外洗。❹选用 0.5% 熊胆滴眼液、复方熊胆滴眼液、0.5% 硫酸锌滴眼液或 0.5% 新霉素滴眼液、10% 磺胺醋酰钠滴眼液滴眼。❺选用红霉素眼药膏外涂。

五、上胞下垂

上胞下垂是指上胞提举无力或不能自行提起，以致睑裂变窄，甚至掩盖部分或全部瞳神而影响视物的眼病。又称睢目、侵风、眼睑垂缓、胞垂，严重者称睑废。相当于现代医学之上睑下垂。

（一）脾虚气弱证

多见上胞提举乏力、掩及瞳神、午后或劳累后加重，严重者眼珠转动不灵，视一为二，常伴有神疲乏力，食欲差，甚至吞咽困难。舌淡苔薄，脉弱。多因脾虚气弱，清阳不升，气血亏耗所致。治宜补中健脾，升阳益气。

【常用方药】补中益气汤。处方：

> 黄芪 20 g　炙甘草 10 g　红参 6 g　升麻 6 g　柴胡 10 g　陈皮 6 g
> 当归 10 g　白术 10 g

方中黄芪、红参、白术、甘草益气健脾补中；当归补血；陈皮健脾行气；升麻、柴胡升阳举陷。

【加减】神疲乏力、纳差食少加山药、白扁豆、莲子、砂仁益气温中健脾。

【供选成药】补中益气丸：详见 704 页。

（二）风痰阻络证

多见上胞下垂骤然发生，眼球转动失灵，目偏视，视一为二，头晕恶心，泛吐痰涎。舌苔厚腻，脉弦滑。多因脾蓄痰湿，复感风邪，风痰阻滞脉络，眼带失养，弛缓不用所致。治宜祛风化痰，疏经通络。

【常用方药】正容汤。处方：

> 羌活 10 g　白附子 10 g　防风 10 g　秦艽 10 g　胆南星 10 g　僵蚕 10 g
> 木瓜 10 g　法半夏 10 g　甘草 5 g　黄松节 10 g　生姜 10 g

方中羌活、防风、秦艽祛风解表、舒筋活络解痉；白附子祛风痰；胆南星、白僵蚕、法半夏化痰祛寒；木瓜、黄松节舒经活络；生姜温运和中；甘草和中缓急。

【加减】①眼珠转动不灵、目偏视者加川芎、当归、丹参、海风藤增强养血通络之功；②头晕、泛吐痰涎者加全蝎、竹沥祛风化痰。

【供选成药】醒脑再造胶囊（丸）：胶囊，每粒 0.35 g，每盒 24 粒。每次 4 粒，每日 2 次。大蜜丸，每丸 9 g。每次 1 丸；小蜜丸，每瓶 60 g；每次 9 g，均每日 2~3 次。均以 1 个月为 1 个疗程。神志不清的危重证候应配合采用相应急救措施，不宜单独使用本品。

外 治 ❶针灸治疗，主穴可选百会、阳白、上星、攒竹、鱼腰、丝竹空、风池等穴。❷重症应考虑手术治疗。

六、胞轮振跳

胞轮振跳是指眼睑不自主地牵拽跳动的眼病。又名睥轮振跳。
类似于现代医学的眼轮匝肌痉挛。

(一) 血虚生风证

多见胞睑振跳不休，或与眉、额、面、口角相引，不能自控，头昏目眩，面色少华。舌质淡红、苔薄，脉细弦。多因肝脾气血亏虚，血虚生风，虚风上扰头面所致。治宜养血息风。

【常用方药】当归活血饮。处方：

> 苍术 10 g　当归 10 g　　川芎 10 g　薄荷 10 g　黄芪 10 g　熟地黄 10 g
> 防风 10 g　川羌活 10 g　白芍 10 g　甘草 5 g

方中当归、川芎、熟地黄、白芍养血柔肝；黄芪益气养血；苍术燥湿健脾；防风、薄荷、羌活疏散外风；甘草调和诸药。

【加减】胞睑振跳持续不休者酌加僵蚕、天麻、钩藤等养血平肝息风。

【供选成药】❶四物合剂（膏滋、颗粒、丸）：合剂，每支 10 mL，或每瓶 100 mL、150 mL、200 mL，每次 10~15 mL；膏滋剂，每瓶 125 g、250 g 或 400 g，每次 14~21 g；颗粒，每袋 5 g，每次 1 袋，开水冲服；大蜜丸，每丸 9 g，每次 1 丸；小蜜丸，每瓶 60 g 或 100 g，每次 6~9 g；均每日 2~3 次。脾胃阳虚、食少便溏，以及阴虚有火者或经行有块伴腹痛拒按或胸胁胀痛者不宜用。糖尿病患者忌用。❷山东阿胶膏：每瓶 80 g、200 g 或 400 g，每次 20~25 g，每日 3 次。实热证忌用，外感表证未解时不宜用。❸阿胶口服液（胶剂、片剂、泡腾冲剂、颗粒）：胶剂，每块 20 g，每次 3~9 g，烊化兑服；口服液，每支 20 mL（含阿胶 3 g），每次 10~20 mL；均每日 2~3 次。片剂，每片 0.5 g 或 1 g，每次 1~3 片；泡腾冲剂，每袋 6 g，相当于阿胶 2.5 g，每次 1 袋；均每日 3 次。颗粒，每袋 8 g 或每块 10 g，每次 1 袋（或半块），每日 2~3 次，开水冲服，或兑入药汁中服。速溶颗粒，每袋

9 g，每次 3~9 g，每日 1~2 次。脾胃虚寒之便溏泄泻者或外感表证未解时不宜用。

（二）心脾两虚证

多见胞睑振跳，时疏时频，劳累时重，兼心烦失眠，怔忡健忘，食少体倦。舌质淡，脉细弱。多因心脾血虚，血不养筋，筋肉拘挛目困，气血亏耗所致。治宜补益心脾。

【常用方药】归脾汤。处方：

白术 10 g　茯神 15 g　黄芪 15 g　龙眼肉 10 g　酸枣仁 10 g　红参 10 g

木香 5 g　炙甘草 6 g　当归 10 g　远志 5 g　　生姜 6 g　　大枣 15 g

方中黄芪、龙眼肉补益脾气，滋养心血；红参、白术、当归、酸枣仁补脾益胃。安神定志；茯神、远志、木香、炙甘草养心安神益智，补心益脾；生姜、大枣调和脾胃。

【加减】伴心烦不眠加桑椹、龟甲加强养血补心之效。

【供选成药】❶归脾丸（片、糖浆、膏滋、合剂）：大蜜丸，每丸 6 g 或 9 g，每次 1 丸；小蜜丸，每瓶 60 g 或 100 g，每次 9 g；水蜜丸，每瓶 60 g，每次 6 g；浓缩丸，每瓶 200 g，每 8 丸 3 g，每次 8~10 丸；片剂，每片 0.3 g，每次 4~6 片；糖浆剂，每瓶 150 mL，每次 20 mL；膏滋剂，每瓶 150 g，每次 10~15 g，温开水冲服；合剂，每瓶 100 mL，每次 10 mL，除糖浆剂、膏滋剂和合剂每日 2~3 次外，其余均每日 3 次。有痰湿、瘀血、外邪者不宜用。阴虚火旺者忌用。❷人参归脾丸（片）：大蜜丸，每丸 9 g。每次 1 丸；片剂，每片 0.3 g，相当于原药材 0.98 g。每次 4 片；均每日 2 次。热邪内伏、阴虚火旺及痰湿壅盛者禁用。外感表证未解者不宜用。❸黑归脾丸：小蜜丸，每 30 粒重 3 g。每次 60 粒，每日 2~3 次。热邪内伏、阴虚火旺及痰湿壅盛者禁用，外感表证未解时忌用。

外治　针灸治疗，主穴可选攒竹、头维、四白、三阴交、血海、丝竹空、足三里等穴。

七、椒疮

椒疮是指胞睑内面颗粒累累、色红而坚、状若花椒的眼病。相当于现代医学的沙眼。

（一）风热客睑证

多见眼痒涩不适，羞明流泪，睑内微红，有少量红赤颗粒、色红而坚、状如花椒，或有赤脉下垂。舌尖红、苔薄黄，脉浮数。多因风热初客，睑内触染邪毒不盛，风热壅滞睑络所致。治宜疏风清热，退赤散结。

【常用方药】银翘散。处方：

> 金银花 10 g　连翘 10 g　桔梗 10 g　薄荷 5 g　淡竹叶 5 g　甘草 5 g
> 荆芥穗 10 g　淡豆豉 5 g　牛蒡子 6 g　芦根 15 g

方中薄荷、淡豆豉、荆芥、桔梗、牛蒡子疏风解表；金银花、连翘清热解毒；淡竹叶、芦根、甘草以助清热。亦可用祛风散热饮子加减治疗。

【加减】可加生地黄、赤芍、当归清热凉血退赤。

【供选成药】❶银翘解毒颗粒：详见第 703 页。❷桑菊银翘散：每袋 10 g，每次 10 g，每日 2~3 次。风寒外感不宜用。

（二）血热瘀滞证

多见胞睑厚硬，睑内颗粒累累，疙瘩不平，红赤显著，眼睑重坠难开，眼内刺痛灼热，沙涩羞明，生眵流泪，黑睛赤膜下垂。舌质暗红、苔黄，脉数。多因脾胃热盛，热入血分，循经上攻，壅滞胞睑所致。治宜清热凉血，活血化瘀。

【常用方药】归芍红花散。处方：

> 生地黄 15 g　防风 5 g　当归 10 g　大黄 10 g　栀子 10 g　黄芩 10 g
> 红花 10 g　赤芍 10 g　甘草 5 g　白芷 10 g　连翘 10 g

方中生地黄、当归、赤芍、红花、大黄凉血散瘀；连翘、山栀、黄芩、甘草清热解毒；防风、白芷疏风散邪。

【加减】①胞睑厚硬、红赤颗粒累累成片加生地黄、牡丹皮、桃仁等凉血化瘀退赤；②眵泪多、沙涩羞明较重加金银花、桑叶、菊花等清热解毒；③赤膜下垂、黑睛生星翳酌加石决明、密蒙花、谷精草等清热明目退翳。

【供选成药】血府逐瘀口服液（胶囊、丸、颗粒）：口服液，每支 10 mL，每日 3 次；胶囊，每粒 0.4 g，每板 12 粒，每盒 2 板，每次 4~6 粒，每日 2 次；大蜜丸，每丸 9 g，每次 1~2 丸，每日 4~6 粒，每日 2 次，空腹时用温开水、红糖水或姜糖水送服；颗粒，每袋 10 g，每次 1 袋，每日 3 次。气虚血瘀或体弱无瘀血者慎用。

外 治 ❶0.5%熊胆滴眼液、复方熊胆滴眼液、0.1%利福平滴眼液、磺胺类滴眼液滴眼。❷晚睡前外涂0.5%金霉素眼膏或磺胺类眼膏。❸椒疮颗粒累累者，用海螵蛸棒摩擦。

八、目劄

目劄（zhā）是指以胞睑频频眨动为主要临床特征的眼病。

（一）脾虚肝旺证

多见胞睑频频眨动，眼痒涩不舒，畏光，喜揉眼，可见黑睛生星翳，纳差形瘦，烦躁不安。舌淡苔薄，脉细数。多因脾虚气血津液化生不足，肝旺火灼所致。治宜健脾平肝。

【常用方药】柴芍六君子汤。处方：

> 白参 15 g　白术 10 g　茯苓 10 g　陈皮 10 g　法半夏 10 g　炙甘草 6 g
> 柴胡 10 g　白芍 15 g

方中柴胡辛开苦降，疏肝行气；芍药柔肝敛阴；陈皮、法半夏燥湿理气化痰、和胃止呕；白参补益元气，斡旋中气，调畅气机；茯苓健脾益气；甘草调和诸药、和中止痛。

【加减】①眼干涩不舒加太子参、山药益气生津；②畏光、黑睛生星翳加石决明、菊花清肝明目。

【供选成药】❶六君子丸：水丸，每包 9 g，每次 1 包，每日 2 次。阴虚胃痛、痞满者或湿热泄泻者及表证未解及痰热咳嗽者不宜用。❷浓缩北芪片：每片 0.34 g。每次 4~6 片，每日 2 次。外感表证未解时不宜用。气阴虚者不宜单用本品。

（二）燥邪犯肺证

多见胞睑频频眨动，眼干涩不适，白睛微红，或见黑睛细小星翳，可伴见咽鼻干燥，便秘。舌红少津，脉细数。多因燥邪伤津耗液，肺阴不足以润珠所致。治宜养阴润燥。

【常用方药】养阴清肺汤。处方：

> 生地黄 15 g　麦冬 10 g　甘草 5 g　玄参 10 g　贝母 10 g
> 牡丹皮 10 g　薄荷 3 g　白芍 10 g

方中生地黄、玄参养阴润燥，清肺解毒；麦冬、白芍养阴清肺润燥；牡丹皮凉血解毒而消痈肿；贝母润肺止咳，清化热痰；薄荷宣肺利咽；甘草泻火解毒、调和诸药。

【加减】 可加桑叶、蝉蜕清热明目退翳。

【供选成药】 ❶养阴清肺膏（糖浆、口服液、丸、颗粒）：煎膏，每瓶150 mL，每次 10~20 mL，每日 2~3 次。口服液，每支 10 mL，每次 10 mL；糖浆，每瓶 120 mL 或 60 mL，每支 10 mL，每次 20 mL；水蜜丸，每 100 粒 10 g，每次 6 g；大蜜丸，每丸 9 g，每次 1 丸；颗粒，每袋 15 g，每次 15 g；均每日 2 次，开水冲服。湿盛痰多之咳嗽不宜用。脾虚便溏者应慎用。❷百合固金丸（口服液）：水蜜丸，每 10 丸重 2 g，每袋 30 g，每次 2 g；小蜜丸，每瓶 60 g，每次 6 g；大蜜丸，每丸 9 g，每次 1 丸；均每日 2 次。口服液，每支 10 mL、20 mL，或每瓶 100 mL，每次 10~20 mL；浓缩丸，每 8 丸相当于原药材 3 g，每次 8 丸；均每日 3 次。外感咳嗽、寒湿痰喘或脾虚便溏、食欲减退者忌用。支气管扩张、肺脓疡、肺心病患者应慎用或在医生指导下用。❸二冬膏：糖浆，每瓶 150 mL。每次 10~15 mL，每日 2 次。痰多湿盛的咳嗽忌用。脾虚便溏者慎用。

外 治 ❶人工泪液或抗生素滴眼液滴眼。❷晚上睡前涂抗生素眼药膏。

两眦疾病

两眦疾病属常见的外障眼病，一般不影响视力。主要临床表现为流泪，泪窍沁脓，或眦部红肿、痒痛、溃脓等。如属外邪火毒者，当以辛凉疏散，邪毒自平；如为心火内炽，灼津耗液，当以苦寒泻心，则内火自消；如属心经虚火，当滋阴降火，阴液足则虚火降；如心脾、心肺、肝肾同病，则可根据局部与整体辨证，灵活掌握补泻治法。此外，两眦疾病还要结合点眼、洗眼等外治法，内外合治，易于奏效。

一、流泪症

流泪症是指泪液不循常道而溢出睑弦的眼病。类似于现代医学的溢泪。

（一）血虚夹风证

患眼无赤痛，迎风流泪，兼头晕目眩，面色少华。舌淡苔薄，脉细。多因肝血不足，泪窍虚损，感受风邪所致。治宜补养肝血，祛风散邪。

【常用方药】止泪补肝散。处方：

> 蒺藜 10 g　当归 10 g　熟地黄 15 g　白芍 10 g　川芎 5 g　木贼 5 g
> 防风 10 g　夏枯草 10 g

方中熟地黄、白芍、当归、川芎补肝养血；蒺藜、木贼、防风、夏枯草祛风。

【加减】流泪迎风甚者加白薇、菊花、石榴皮等祛风止泪。

【供选成药】明目地黄丸：浓缩丸，每瓶 200 丸，每次 8~10 丸，每日 3次。水蜜丸，每袋 6 g，每次 1 袋；大蜜丸，每丸 9 g，每次 1 丸；均每日 2次。肝经风热、肝火上扰者不宜用，脾胃虚弱、运化失调者，或肝胆湿热内蕴者，或有头痛、眼胀、虹视或青光眼患者及有炎症或眼底病者慎用。

（二）气血不足证

患眼不红不痛，流泪频频，泪水清冷稀薄，兼面色少华，神疲体倦，健忘怔忡。舌淡苔薄，脉细弱。多因脾虚不运，生化乏源，气血不足，不能收摄所致。治宜益气养血，收摄止泪。

【常用方药】八珍汤。处方：

> 红参 30 g　　白术 30 g　　茯苓 30 g　　当归 30 g　　川芎 30 g　　白芍 30 g
> 熟地黄 30 g　炙甘草 30 g

方中红参、熟地黄益气养血；白术、茯苓健脾渗湿；当归、白芍养血和营；川芎活血行气；炙甘草益气和中，调和诸药。

【加减】①迎风泪多加防风、白芷、菊花祛风止泪；②遇寒泪多、畏寒肢冷酌加细辛、桂枝、巴戟天温阳散寒摄泪。

【供选成药】❶八珍丸（膏滋、胶囊、颗粒、口服液、合剂、袋泡茶）：大蜜丸，每丸 9 g，每次 1 丸；水蜜丸，每袋 18 g，每次 6~9 g；浓缩丸，每 8 丸相当于药材 3 g，每次 8 丸；膏滋剂，每瓶 250 g，每次 15 g；胶囊，每粒 0.4 g，每次 3 粒；颗粒，含糖颗粒每袋 8 g，无糖颗粒每袋 3.5 g，每次 1袋；口服液，每支 10 mL，或每瓶 100 mL、500 mL，每次 10 mL；合剂，每支 10 mL，或每瓶 100 mL、500 mL，每次 10 mL；袋泡茶，每袋 2.4 g，每次

2 袋；以上均每日 2~3 次。咳嗽痰多、脘腹胀痛、纳食不消、大便溏泄者，或体虚有热者及外感表证未解时忌用。❷人参养荣丸（膏滋）：大蜜丸，每丸 6 g 或 9 g，每次 6~9 g；水蜜丸，每瓶 60 g，每次 6 g；膏滋，每瓶 100 g，每次 10 g，温开水冲服；均每日 2 次。阴虚火旺、实热内盛者忌用。糖尿病患者慎用。❸当归补血丸（口服液、膏滋）：水蜜丸，每 10 粒 1 g，每次 6 g；小蜜丸，每 10 粒 1 g，每次 9 g；大蜜丸，每丸 9 g，每次 9 g；口服液，每支 10 mL，每次 1 支；膏滋，每瓶 200 mg，每次 15 g；均每日 2 次。高血压患者慎用。阴虚火旺者，或有外感表证时忌用。

（三）肝肾两虚证

多见眼泪常流，拭之又生，清冷而稀薄，兼头昏耳鸣，腰膝酸软。脉细弱。多因肝肾不足，泪失约束所致。治宜补益肝肾，固摄止泪。

【常用方药】左归饮。处方：

> 熟地黄 9~30 g　　山药 6 g　　枸杞子 6 g　　炙甘草 3 g　　茯苓 4.5 g
> 山茱萸 3~6 g

方中熟地黄甘温滋肾以填真阴；山茱萸、枸杞子养肝肾；茯苓、炙甘草益气健脾；山药益阴健脾滋肾。

【加减】①流泪较甚加五味子、防风收敛祛风止泪；②泪液清冷加巴戟天、肉苁蓉、桑螵蛸加强温补肾阳，固摄止泪。

【供选成药】❶左归丸：小蜜丸，每瓶 60 g 或 100 g，每次 9 g；水蜜丸，每 10 丸 1 g，每次 6 g；均每日 2~3 次。外感寒湿、湿热、气滞血瘀者忌用。肾阳亏虚、命门火衰、阳虚腰痛者不宜用。❷六味地黄丸（片、膏滋、口服液、合剂、胶囊、软胶囊、颗粒）：大蜜丸，每丸 9 g，每次 1 丸；小蜜丸，每袋 6 g 或 30 g，或每瓶 60 g，每次 9 g；水蜜丸，每袋 5 g，每次 5 g；均每日 2 次。浓缩丸，每丸 0.1 g，每次 8~10 丸；每日 3 次。片剂，每片 0.3 g，每次 4~8 片；膏滋，每瓶 250 g，每次 15 g；口服液，每支 10 mL，每次 10 mL；合剂，每支 10 mL，或每瓶 100 mL，每次 10 mL；胶囊，每粒 0.3 g，每次 8 粒；软胶囊，每粒 0.38 g，每次 3 粒；颗粒，每袋 5 g，每次 5 g；均每日 2 次。体实及阳虚者忌用。感冒患者、脾虚食少、便溏者慎用。❸杞菊地黄丸（片、胶囊、口服液）：大蜜丸，每丸 9 g，每次 1 丸；水蜜丸，每袋 60 g，每次 6 g；小蜜丸，每袋 9 g，每次 9 g；片剂，每片 0.3 g，每次 3~4 片；胶囊，每粒 0.3 g，每次 5~6 粒；

口服液，每支 10 mL，或每瓶 100 mL，每次 10 mL；均每日 2~3 次。实火亢盛所致的头晕、耳鸣不宜用。脾虚便溏者慎用。❹明目地黄丸：详见716 页。

外　治　❶选用含硫酸锌的滴眼液滴眼。❷泪道阻塞者，可试行激光治疗或泪道硅管留置治疗。

二、漏睛

漏睛是指内眦部常有黏液或脓汁自泪窍外漏为特征的眼病。

又名目脓漏、漏睛脓出外障。相当于现代医学之慢性泪囊炎。

心脾积热证　多见内眦头微红，稠黏脓液常自泪窍溢出、浸渍睑眦、拭之又生，尿赤。舌红苔黄腻，脉濡数。多因心有伏火，脾有湿热，流注经络，上攻睑眦所致。治宜清心利湿。

【常用方药】竹叶泻经汤。处方：

柴胡 12 g	栀子 12 g	羌活 12 g	升麻 5 g	炙甘草 6 g
赤芍 10 g	决明子 10 g	茯苓 10 g	车前子 10 g	黄芩 10 g
黄连 5 g	大黄 10 g	淡竹叶 5 g	泽泻 10 g	

方中黄连、栀子、黄芩、大黄清心降火，解毒消脓；决明子、羌活、柴胡、升麻疏风散热，退红消肿；赤芍凉血活血，行滞散结；泽泻、茯苓、车前子、淡竹叶利尿渗湿，导热下行；炙甘草和胃调中。

【加减】脓液多且黄稠去羌活加天花粉、漏芦、乳香、没药清热排脓、祛瘀消滞。

【供选成药】❶清胃黄连片（大蜜丸、水丸）：片剂，每片 0.3 g，每板20 片，每次 8 片；大蜜丸，每丸 9 g，每次 1~2 丸；水丸，每 50 丸 3 g，每袋 9 g，每次 9 g；均每日 2 次。脾胃虚寒、大便溏泄者忌用，风寒牙痛、虚火牙痛、牙龈出血者禁用。❷导赤丸：每丸 3 g，每次 1 丸，每日 2 次。脾胃虚弱者忌服。

外　治　❶熊胆滴眼液、复方熊胆滴眼液、鱼腥草滴眼液或 0.25% 氯霉素滴眼液、0.4% 环丙沙星滴眼液等滴眼。每日 4~6 次。❷1% 双黄连溶液冲洗泪道，每日或隔日 1 次；也可用抗生素药液冲洗。❸经药物或泪道探通术治疗不愈者，可行相关手术治疗。

三、漏睛疮

漏睛疮是指内眦睛明穴下方突发赤肿硬痛高起，继之溃破出脓的眼病。又名大眦漏。相当于现代医学之急性泪囊炎。

（一）风热上攻证

多见患处红肿疼痛高起，泪多，头痛，恶寒发热。舌红苔薄黄，脉浮数。多因风热相搏，客于泪窍，气血凝滞，络脉失和，营卫不和所致。治宜疏风清热，消肿散结。

【常用方药】银翘散。处方：

金银花 10 g	连翘 10 g	桔梗 10 g	薄荷 5 g	淡竹叶 5 g
甘草 5 g	荆芥穗 10 g	淡豆豉 5 g	牛蒡子 6 g	芦根 15 g

方中薄荷、淡豆豉、荆芥、桔梗、牛蒡子疏风解表；金银花、连翘清热解毒；淡竹叶、芦根、甘草以助清热。

【加减】常加白芷、浙贝母、天花粉消肿散结。

【供选成药】❶银翘解毒颗粒、小败毒膏、五福化毒丸、西黄胶囊：详见 703 页。❷黄连上清丸（胶囊、片、颗粒）：水丸，每袋 6 g，每盒 10 袋，每次 3~6 g；水蜜丸，每 40 粒 3 g，每次 6~9 g；大蜜丸，每丸 6 g，每次 1 丸；胶囊，每粒 0.3 g，每次 2 粒；片剂，每片 0.25 g，每盒 24 片，每次 6 片；颗粒，每袋 3 g，每次 1 袋，开水冲服；均每日 2 次。年老、体弱及脾胃虚寒、大便溏泻者忌用。阴虚火旺者及高血压、心脏病、肝病、糖尿病、肾病等慎用。

（二）热毒炽盛证

患处红肿高起，坚硬拒按，疼痛难忍，红肿漫及面颊胞睑，身热心烦，口渴思饮，大便燥结。舌质红、苔黄燥，脉洪数。多因心脾热毒上攻，热毒蕴结，瘀塞络脉，气血不行，阳明热盛，心火内扰，消灼津液所致。治宜清热解毒，消瘀散结。

【常用方药】黄连解毒汤合五味消毒饮。处方：

黄连 9 g	黄柏 6 g	黄芩 6 g	栀子 9 g	金银花 20 g
野菊花 15 g	蒲公英 15 g	紫花地丁 15 g	天葵子 15 g	

方中黄芩泻上焦肺火；黄连泻中焦脾火；黄柏泻下焦肾火；栀子通泻三

焦之火；金银花、野菊花清热解毒，消肿散结；蒲公英、紫花地丁、天葵子清热解毒。

【加减】①大便燥结加大黄通腑泄热；②患处红肿热痛甚者加郁金、乳香、没药活血散瘀，消肿止痛；③欲成脓而未溃者加皂角刺、穿山甲、白芷以促脓成溃破。

【供选成药】❶一粒珠：详见第704页。❷飞龙夺命丸：水丸，每800粒30 g，每次5粒，每日2次，葱白煎汤送服。脾虚体弱者忌服。❸牛黄醒消丸：水丸，每瓶3 g，每次3 g，每日1~2次，用黄酒或温开水送服。孕妇禁用，儿童、疮疡阴证及脾胃虚弱者慎用。❹牛黄解毒丸（片、软胶囊、胶囊）：丸剂，每丸3 g，每次1丸；片剂，每片0.25 g或0.35 g，小片每次3片，大片每次2片；软胶囊，每粒0.4 g，每盒12粒，每次4粒；胶囊，每粒0.5 g，每板10粒，每次2粒；均每日2~3次。阴虚热盛所致口疮、牙痛、喉痹者忌用。脾胃虚寒及体弱便溏者慎用。

（三）正虚邪留证

患处微红微肿、稍有压痛，时有反复，但不溃破，或溃后漏口难敛，脓汁少而不绝，面色㿠白，神疲乏力。舌淡苔薄，脉弱。多因热毒上攻，闭塞泪窍，气血壅滞，结聚成疮，久延不愈，损伤气血，正虚不能托邪外出，邪毒留恋所致。治宜补气养血，托里排毒。

【常用方药】托里消毒散。处方：

白参5 g	黄芪10 g	当归10 g	川芎5 g	炒芍药5 g	白术10 g
茯苓10 g	金银花10 g	白芷6 g	甘草3 g		

方中白参补脾益肺，大补元气；黄芪补气养血，托毒生肌；芍药养血敛阴；当归补血活血，排脓生肌；白术健脾益气，燥湿利水；茯苓健脾利湿；金银花清热解毒；白芷燥湿止痛，消肿排脓；川芎活血化瘀；甘草解毒，调和诸药。

【加减】①红痛有肿核者加野菊花、蒲公英、郁金清热消肿、活血止痛；②溃后漏口不敛已久、面色苍白者宜加玄参、天花粉、白敛养阴清热，生肌排脓。

【供选成药】❶十全大补丸（口服液、酒剂、颗粒、片剂、糖浆、膏滋）：大蜜丸，每丸9 g，每次1丸；水蜜丸，每袋30 g，每次6 g；浓缩丸，每8丸相当于原药材3 g，每次8~10丸；口服液，每支10 mL，每次10 mL；

酒剂，每瓶 250 mL 或 500 mL，每次 15~20 mL；颗粒，每袋 15 g 或 30 g，每次 15 g，开水冲服，或用本品 30 g 加白酒 250 mL 化服，每次 10~20 mL；片剂，每片相当于原药材 1 g，每次 4~6 片；糖浆，每瓶 100 mL、250 mL 或 500 mL，每次 10 mL；膏滋，每瓶 120 g、250 g 或 500 g，每次 9~15 g，温开水化服；以上均每日 2~3 次。正气未虚、阴虚火旺、咳嗽失血者忌用。外感表证未解、实热内盛者禁用。过敏体质慎用。❷人参养荣丸：详见第717 页。

外治 ❶0.5%熊胆滴眼液、复方熊胆滴眼液或 0.4%环丙沙星滴眼液滴眼。❷早期局部宜用湿热敷，每日 2~3 次。❸未成脓者用如意金黄散调和外敷，或用鲜芙蓉叶、野菊花、马齿苋、紫花地丁等捣烂外敷。❹已成脓者应切开排脓，并放置引流条，每日换药；若已成漏者，可行泪囊摘除术。

叁 白睛疾病

白睛疾病属常见的外障眼病，大多起病急，发展快，主要临床表现为自觉目痒、目痛、碜涩、生眵、流泪、白睛红赤或浮肿，睑内面红赤、粟粒丛生等。治疗上，实证多用疏风清热、清热解毒、泻火通腑、除湿止痒、凉血退赤等法，虚证则多用养阴润燥、益气生津等法。由于风热赤眼、天行赤眼、天行赤眼暴翳、脓漏眼等白睛疾病具有传染性、流行性，应注意预防隔离。

一、风热赤眼

风热赤眼是指外感风热，猝然发病，且有明显红肿热痛的眼病。类似于现代医学的急性结膜炎。

（一）风重于热证

多见胞睑肿胀，白睛红赤，痒痛兼作，粟粒丛生，羞明多泪，全身多伴有头痛鼻塞，恶风发热。舌质红、苔薄白或微黄，脉浮数。多因风邪外袭，内热不重所致。治宜疏风清热。

【常用方药】银翘散。处方：

金银花 10 g	连翘 10 g	桔梗 10 g	薄荷 5 g	淡竹叶 5 g	甘草 5 g
荆芥穗 10 g	淡豆豉 5 g	牛蒡子 6 g	芦根 15 g		

方中薄荷、淡豆豉、荆芥、桔梗、牛蒡子疏风解表；金银花、连翘清热解毒；淡竹叶、芦根、甘草以助清热。

【加减】白睛红赤明显加野菊花、蒲公英、紫草、牡丹皮清热解毒，凉血退赤。

【供选成药】❶银翘解毒颗粒：详见第 703 页。❷风热清口服液：每支 10 mL。每次 10 mL，每日 3~4 次。风寒感冒、脾胃虚寒者忌用。❸风热感冒颗粒：每袋 10 g。每次 10 g，每日 3 次。风寒感冒不宜用。

（二）热重于风证

多见白睛浮肿，赤痛较重，胞睑红肿，眵多黄稠，热泪如汤，怕热畏光，并见口渴，尿黄。甚则可有大便秘结，烦躁不宁。舌红苔黄，脉数。多因火热之邪侵扰于上，兼心肺素有积热所致。治宜清热疏风。

【常用方药】泻肺饮。处方：

> 石膏 10 g　赤芍 10 g　黄芩 10 g　桑白皮 10 g　枳壳 10 g　川木通 10 g
> 连翘 10 g　荆芥 10 g　防风 10 g　栀子 10 g　　白芷 10 g　羌活 10 g
> 甘草 5 g

方中石膏、黄芩、桑白皮、栀子清泻肺胃火邪；羌活、荆芥、白芷、连翘、防风祛风散结消肿；赤芍活血消滞；川木通清降通利、导热下行；枳壳理气下气；甘草调和诸药。

【加减】①白睛赤肿浮壅者重用桑白皮，酌加桔梗、葶苈子泻肺利水消肿；②加生地黄、牡丹皮清热解毒，凉血退赤；③便秘加生大黄通腑泄热。

【供选成药】❶黄连上清丸：详见第 719 页。❷牛黄上清丸（片、胶囊、软胶囊）：大蜜丸，每丸 4.5 g、6 g、9 g。每次 1~2 丸；水丸，每袋 6 g。每次 6 g；片剂，每片 0.25 g，含原药材 0.62 g。每次 4 片；胶囊，每粒 0.3 g。每次 3 粒；软胶囊，每粒 0.6 g。每次 3 粒；均每日 2 次，温开水送服。阴虚火旺所致头晕眩晕、牙痛、咽痛等忌用。年老体弱、脾胃虚寒者慎用。

（三）风热并重证

多见白睛赤肿，疼痛而痒，恶热畏光，泪多眵结，兼有头痛鼻塞，恶寒发热，便秘溲赤，口渴思饮。舌红苔黄，脉数。多因内热较重，复感风热之邪，表里交攻所致。治宜疏风清热，表里双解。

【常用方药】防风通圣散。处方：

防风 10 g	川芎 5 g	当归 10 g	赤芍 10 g	大黄 10 g	薄荷 5 g
麻黄 5 g	连翘 10 g	芒硝 10 g	石膏 12 g	黄芩 10 g	桔梗 10 g
滑石 15 g	甘草 5 g	荆芥 10 g	白术 10 g	栀子 10 g	

方中防风、荆芥、麻黄、薄荷轻清升散、疏风解表；大黄、芒硝泄热通便；山栀、滑石清热利湿；石膏、黄芩、连翘、桔梗清解肺胃之热；当归、川芎、赤芍养血和血；白术、甘草健脾和中。

【加减】①热毒偏盛去麻黄、川芎、当归，加蒲公英、金银花、野菊花清热解毒；②刺痒较重加蔓荆子、蝉蜕祛风止痒。

【供选成药】❶防风通圣丸（颗粒）：水丸，每 20 粒 1 g，每次 6 g；大蜜丸，每丸 9 g，每次 1 丸；浓缩丸，每 8 丸相当于原药材 3 g，每次 8 丸；颗粒，每袋 3 g，每次 3~6 g；均每日 2 次。风寒、风热感冒未见里实者均不宜用。脾虚便溏者忌用。❷羚翘解毒丸（片、颗粒）：大蜜丸，每丸 9 g。每次 1~2 丸，每日 2 次；浓缩丸，每 8 丸相当于原药材 4 g。每次 8 丸，每日 3 次；水丸，每袋 5 g；均每次 5 g。每日 2~3 次；片剂，每片 0.55 g，每次 4 片，每日 2 次。以上 4 种均可用鲜芦根煎汤或温开水冲服。颗粒，每袋 10 g。每次 10 g，每日 2~3 次。风寒感冒、里虚寒证忌用。

外 治 ❶鱼腥草滴眼液滴眼，每日 6 次，症状严重者可 1 小时 2 次；或用 0.1% 利福平滴眼液、0.25% 氯霉素滴眼液、0.3% 妥布霉素滴眼液、0.3% 氧氟沙星滴眼液滴眼。❷选用蒲公英、野菊花、黄连、玄明粉等煎水洗，每日 2~3 次。

二、天行赤眼

天行赤眼是指外感疫疠之气，白睛暴发红赤、点片状溢血、眵多黏结，常累及双眼，能迅速传染并引起广泛流行的眼病。又名天行赤热、天行赤日。俗称红眼病。多于夏秋之季发病，患者常有传染病接触史。本病类似于现代医学之流行性出血性结膜炎，属病毒性结膜炎。

（一）疠气犯目证

患眼碜涩灼热，羞明流泪，眼眵稀薄，胞睑微红，白睛红赤，点片状溢血，兼有发热头痛，鼻塞流涕。舌质红、苔薄白，脉浮数。多因初感疫疠之气，上犯白睛，热伤脉络所致。治宜疏风清热，兼以解毒。

【常用方药】驱风散热饮子。处方：

> 连翘 10 g　牛蒡子 10 g　羌活 10 g　薄荷 5 g　　酒大黄 10 g　赤芍 10 g
> 防风 10 g　当归 10 g　　甘草 3 g　　栀子 10 g　川芎 5 g

方中牛蒡子、羌活、薄荷、防风疏风散热，辛凉解表；大黄、连翘、栀子清热泻火解毒；当归、川芎、赤芍活血消肿止痛；甘草调和诸药。

【加减】①无便秘去方中大黄；②白睛红赤甚、溢血广泛者加牡丹皮、紫草清热凉血退赤。

【供选成药】❶银翘解毒颗粒：详见第 703 页。❷防风通圣丸：详见第 723 页。

（二）热毒炽盛证

患眼灼热疼痛，胞睑红肿，白睛赤丝鲜红满布，黑睛星翳，兼有头痛烦躁，便秘溲赤。舌红苔黄，脉数。多因肺胃素有积热，复感疫疠之气，内外合邪所致。治宜泻火解毒。

【常用方药】泻肺饮。处方：

> 石膏 10 g　赤芍 10 g　黄芩 10 g　桑白皮 10 g　枳壳 10 g　川木通 10 g
> 连翘 10 g　荆芥 10 g　防风 10 g　栀子 10 g　　白芷 10 g　羌活 10 g
> 甘草 5 g

方中石膏、黄芩、桑白皮、栀子清泻肺胃火邪；羌活、荆芥、白芷、连翘、防风祛风散结消肿；赤芍活血消滞；川木通清降通利、导热下行；枳壳理气下气；甘草调和诸药。

【加减】①白睛溢血广泛者酌加紫草、牡丹皮、生地黄凉血止血；②黑睛生星翳酌加石决明、木贼、蝉蜕散邪退翳；③便秘溲赤明显酌加生大黄、淡竹叶清热通腑、利水渗湿。

【供选成药】❶黄连上清丸：详见第 719 页。❷牛黄上清丸：详见第 722 页。

外　治　❶鱼腥草滴眼液滴眼，每日 6 次，严重者可 1 小时 2 次；亦可选抗病毒滴眼液滴眼。❷大青叶、金银花、蒲公英、菊花等煎汤洗，每日 2~3 次。

三、天行赤眼暴翳

天行赤眼暴翳是指感染疫疠之气而致白睛、黑睛同时发病，又名暴赤生翳。本病病势急骤，且能传染流行，患者往往有接触史，相当于现代医学之流行性角结膜炎，属病毒性角结膜炎。

（一）疠气犯目证

多见目痒碜痛，羞明流泪，眼眵清稀，胞睑微肿，白睛红赤浮肿，黑睛星翳，兼见头痛发热，鼻塞流涕。舌红、苔薄白，脉浮数。多因疠气初感肺金，引动肝火，上犯白睛及黑睛所致。治宜疏风清热，退翳明目。

【常用方药】菊花决明散。处方：

> 决明子 15 g　石决明 15 g　木贼 15 g　防风 15 g　羌活 15 g　蔓荆子 15 g
> 菊花 15 g　　炙甘草 15 g　川芎 15 g　石膏 15 g　黄芩 15 g

方中决明子、石决明、木贼明目祛翳；防风、羌活、蔓荆子、菊花散风升阳；甘草、川芎和血顺气；黄芩、石膏清heat除邪热。

【加减】白睛红赤浮肿明显加桑白皮、金银花清热泻肺。

【供选成药】❶拨云退翳丸：大蜜丸，每丸9 g，每次1丸；小蜜丸，每丸1.5 g，每次6丸；均每日2次。阴虚火旺者忌用。对本品过敏者禁用。❷明目蒺藜丸：水丸，每20丸1 g，每袋9 g，每次9 g，每日2次。阴虚火旺及年老体弱者慎用。

（二）肺肝火炽证

患眼碜涩刺痛，畏光流泪，视物模糊，黑睛星翳簇生，白睛混赤，兼见口苦咽干，便秘溲赤。舌红苔黄，脉弦数。多因素体肺热较盛，肺金凌木，侵犯肝经，肺肝火炽，上攻于目所致。治宜清肝泻肺，退翳明目。

【常用方药】修肝散或洗肝散。处方：

> 防风 10 g　　当归 10 g　　川芎 5 g　　薄荷 5 g　　生地黄 15 g　　苏木 10 g
> 红花 5 g　　菊花 10 g　　蒺藜 10 g　　蝉蜕 5 g　　羌活 10 g　　木贼 6 g
> 赤芍 10 g　　甘草 5 g

方以羌活、防风、菊花、薄荷祛风散热；生地黄、赤芍、当归、川芎、红花、苏木活血化滞；蒺藜、蝉蜕、木贼明目退翳；甘草调和诸药。

【加减】白睛混赤甚者去方中川芎、红花，加牡丹皮凉血退赤。

【供选成药】❶开光复明丸：详见第708页。❷明目蒺藜丸：详见上证。

（三）阴虚邪留证

多见目珠干涩，白睛红赤渐退，但黑睛星翳未尽。舌红少津，脉细数。

多因热邪伤津，余邪未尽所致。治宜养阴祛邪，退翳明目。

【常用方药】滋阴退翳汤。处方：

> 玄参 15 g 知母 10 g 生地黄 15 g 麦冬 10 g   蒺藜 10 g 木贼 5 g
> 菊花 5 g   蝉蜕 5 g   青葙子 10 g 菟丝子 10 g 甘草 5 g

方中玄参、知母、生地黄、麦冬滋阴养液；蒺藜、木贼、青葙子、蝉蜕退翳除胀；菟丝子补益肝肾；甘草调和诸药。

【加减】黑睛有翳、羞明者加石决明、谷精草、乌贼骨清肝明目退翳。

【供选成药】❶石斛夜光丸（颗粒）：大蜜丸，每丸 9 g，每次 1 丸；小蜜丸，每丸 1.5 g，每次 9 g；水蜜丸，每袋 6 g，每次 6 g；颗粒，每袋 2.5 g，每次 1 袋；均每日 2 次。肝经风热、肝火上攻的实证不宜用。脾胃虚弱、运化失调者慎用。❷可明胶囊：每粒 0.49 g，每次 2 粒，每日 3 次。20 日为 1 个疗程。有实邪者忌用。

外 治　同 724 页"天行赤眼"。

四、脓漏眼

脓漏眼是指发病急剧，胞睑及白睛高度红肿，眵多如脓，易引起黑睛溃损生翳的外障眼病。类似于现代医学的淋菌性结膜炎，属超急性细菌性结膜炎，是急性传染性眼病中最剧烈的一种。

（一）疫毒攻目证

多见灼热羞明，疼痛难睁，眵泪带血，睑内红赤，白睛红肿，甚则白睛浮壅高出黑睛，黑睛星翳，或见睑内有点状出血及假膜形成，兼见恶寒发热，便秘溲赤。舌质红、苔薄黄，脉浮数。多因火毒上壅，气郁水停血滞所致。治宜清热解毒。

【常用方药】普济消毒饮。处方：

> 黄芩 15 g   黄连 15 g   陈皮 6 g   甘草 6 g   玄参 6 g
> 柴胡 6 g   桔梗 6 g   连翘 5 g   板蓝根 5 g   马勃 3 g
> 牛蒡子 5 g   薄荷 3 g   僵蚕 5 g   升麻 5 g

方中重用黄连、黄芩清热泻火，祛上焦头面热毒；牛蒡子、连翘、薄荷、僵蚕辛凉疏散头面风热；玄参、马勃、板蓝根清热解毒；甘草、桔梗清利咽喉；陈皮理气疏壅、散邪热郁结；升麻、柴胡疏散风热，并引诸药上达头面，寓"火郁发之"之意。

【加减】黑睛翳重加石决明、芦荟清肝退翳。

【供选成药】❶银翘解毒颗粒：详见第 703 页。❷上清丸：详见第 707 页。❸牛黄上清丸：详见第 722 页。

（二）火毒炽盛证

白睛赤脉深红粗大，脓眵不断从睑内溢出，胞睑及白睛红赤浮肿，黑睛溃烂，甚则穿孔，兼头痛身热，口渴咽痛，小便短赤剧痛，便秘。舌绛苔黄，脉数。多因热毒充斥，气血两燔，热深毒重所致。治宜泻火解毒。

【常用方药】清瘟败毒饮。处方：

生石膏 20 g	生地黄 15 g	水牛角 30 g	黄连 5 g	栀子 10 g
桔梗 6 g	黄芩 10 g	知母 10 g	赤芍 10 g	玄参 15 g
连翘 15 g	淡竹叶 6 g	甘草 3 g	牡丹皮 10 g	

方中重用石膏，合知母、甘草以清阳明之热；黄连、黄芩、栀子三药合用泻三焦实火；水牛角、牡丹皮、生地黄、赤芍凉血解毒化瘀；连翘、玄参、桔梗、甘草清热透邪利咽；淡竹叶清心利尿、导热下行。

【加减】①白睛赤脉深红粗大甚者加紫草、赤芍凉血活血；②黑睛溃陷加夏枯草、青葙子、石决明凉血解毒，清肝明目退翳；③便秘溲赤明显加通草、车前子、生大黄通利二便。

【供选成药】❶黄连上清丸：详见第 719 页。❷连花清瘟胶囊（颗粒）：胶囊，每粒 0.35 g，每次 4 粒；颗粒，每袋 6 g，每次 6 g；均每日 3 次。风寒感冒者不适用。

<u>外 治</u> ❶金银花、野菊花、紫花地丁、败酱草、蒲公英等煎水外洗；或用 3% 硼酸液或 1∶10000 的高锰酸钾溶液冲洗结膜囊，每 15～30 分钟冲洗 1 次。❷熊胆滴眼液、复方熊胆滴眼液、金叶滴眼液或妥布霉素、氧氟沙星滴眼液滴眼；若发生黑睛溃烂者，可用 1% 硫酸阿托品滴眼液散瞳。❸赛空青眼药外涂，每日 2～4 次。

五、时复目痒

时复目痒是指发病时目痒难忍，白睛红赤，至期而发，呈周期性反复发作的眼病。又名时复证、痒若虫行证等。类似于现代医学的春季结膜炎。

（一）外感风热证

多见眼痒难忍，灼热微痛，有白色黏丝样眼眵，胞睑内面遍生状如小卵石样颗粒，白睛污红。舌淡红、苔薄白，脉浮数。多因外感风热，郁滞睑肤肌腠所致。治宜祛风止痒。

【常用方药】消风散。处方：

当归6g　　生地黄6g　　防风6g　　蝉蜕6g　　知母6g　　苦参6g
胡麻仁6g　荆芥6g　　　苍术6g　　牛蒡子6g　石膏6g　　甘草3g
木通3g

荆芥、防风发表祛风，胜湿止痒；苦参、苍术燥湿止痒，散风除热；牛蒡子、蝉蜕疏散风热透疹；石膏、知母清热泻火；木通利湿热；胡麻仁、生地黄、当归滋阴养血润燥；甘草清热解毒、调和诸药。

【加减】①痒甚酌加桑叶、菊花、刺蒺藜祛风止痒；②白睛红赤、灼热明显加牡丹皮、赤芍、郁金凉血消滞退赤。

【供选成药】消风止痒颗粒：详见第707页。

（二）湿热挟风证

患眼奇痒难忍，风吹日晒，揉拭眼部后加剧，泪多眵稠呈黏丝状，睑内面遍生颗粒、状如小卵石排列，白睛污黄，黑白睛交界处呈胶样结节隆起。舌质红、苔黄腻，脉数。多因湿热郁遏，气血郁阻，兼受风邪所致。治宜清热除湿，祛风止痒。

【常用方药】除湿汤。处方：

连翘10g　滑石15g　车前子10g　枳壳6g　　黄芩10g　黄连5g
木通10g　甘草5g　陈皮6g　　　　茯苓12g　荆芥10g　防风10g

方中黄连、黄芩、连翘清热燥湿解毒；滑石、木通、车前子清利湿热；茯苓健脾祛湿；荆芥、防风散风清头目，止目痒；枳壳、陈皮、甘草健脾理气逐湿。

【加减】睑内面遍生状如小卵石颗粒及有胶样结节隆起者加郁金、川芎消郁滞。

【供选成药】消风止痒颗粒：详见第707页。

（三）血虚生风证

多见眼痒势轻，时作时止，白睛微显污红，面色少华或萎黄。舌淡脉细。多因肝虚血少，虚风内动，上扰于目所致。治宜养血息风。

【常用方药】四物汤。处方：

> 当归9 g　　　川芎6 g　　　白芍9 g　　　熟地黄12 g

方中当归补血养肝，和血调经；熟地黄滋阴补血；白芍养血柔肝和宫；川芎活血行气。

【加减】①加蒺藜、防风以增祛风止痒之功；②加炒白术、茯苓、南沙参以健脾益气，使气血生化有源。

【供选成药】四物合剂、山东阿胶膏、阿胶口服液：详见第711页。

外 治　❶熊胆滴眼液或复方熊胆滴眼液配合0.5%醋酸可的松滴眼液滴眼。❷局部冷敷可减轻症状。

六、金疳

金疳是指白睛表层生玉粒样小泡，周围绕以赤脉的眼病，又名金疡。类似于现代医学的泡性结膜炎。

（一）肺经燥热证

多见目涩疼痛，泪热眵结，白睛浅层生小泡，其周围赤脉粗大，或有口渴鼻干，便秘溲赤。舌质红、苔薄黄、脉数。多因肺经燥热上攻于目所致。治宜泻肺散结。

【常用方药】泻肺汤。处方：

> 桑白皮10 g　黄芩10 g　地骨皮10 g　知母10 g　麦冬10 g　桔梗10 g

方中桑白皮、地骨皮、黄芩清泻肺火；知母、麦冬养阴清肺；桔梗载药上浮、引药入经。

【加减】①小泡位于黑睛边缘加夏枯草、决明子清肝泻火；②大便秘结加大黄泻腑清热。

【供选成药】❶抗病毒口服液（糖浆、片、胶囊、颗粒）：口服液，每支10 mL。每次10 mL；糖浆，每瓶100 mL。每次10 mL；均每日2~3次。片剂，每片0.58 g。每次4片；胶囊，每粒0.3 g。每次4~6粒；颗粒，每袋4 g或10 g。每次4 g；均每日3次。风寒感冒不宜用。脾胃虚寒者慎用。❷板蓝根茶（颗粒）：茶剂，每块重10 g或15 g，每次1块，每日3次。颗粒，每袋5 g（相当于饮片7 g）、10 g（相当于饮片14 g）、3 g（无蔗糖，相当于饮片 7 g），每次 5~10 g，或每次 3~6 g（无蔗糖）；每日 3~4 次。脾胃虚寒者慎用。

（二）肺阴不足证

多见隐涩微疼，眼眵干结，白睛生小泡，周围赤脉淡红，反复再发，或有干咳咽干。舌质红、少苔或无苔，脉细数。多因肺阴不足，虚火上炎所致。治宜滋阴润肺。

【常用方药】养阴清肺汤。处方：

> 生地黄 15 g　麦冬 10 g　甘草 5 g　玄参 10 g　贝母 10 g　牡丹皮 10 g
> 薄荷 3 g　　白芍 10 g

方中生地黄、玄参养阴润燥、清肺解毒；麦冬、白芍养阴清肺润燥；牡丹皮凉血解毒而消瘀肿；贝母润肺止咳，清化热痰；薄荷宣肺利咽；甘草泻火解毒，调和诸药。

【加减】可加夏枯草、连翘清热散邪。

【供选成药】养阴清肺膏、二冬膏：详见第 715 页。

（三）肺脾亏虚证

多见白睛小泡周围赤脉轻微，日久难愈，或反复发作，疲乏无力，食欲纳差，腹胀不舒。舌质淡、苔薄白，脉细无力。多因肺脾两虚，邪气不盛所致。治宜益气健脾。

【常用方药】参苓白术散。处方：

> 白扁豆 15 g　白术 15 g　茯苓 15 g　炙甘草 10 g　桔梗 10 g　莲子 10 g
> 白参 10 g　　砂仁 5 g　　山药 15 g　薏苡仁 10 g

方中白参、白术、茯苓益气健脾渗湿；山药、莲子健脾益气止泻；白扁豆、薏苡仁渗湿；砂仁醒脾和胃、行气化滞；桔梗宣肺利气，通调水道；炙甘草健脾和中，调和诸药。

【加减】加桑白皮、赤芍以缓目赤、止目痛。

【供选成药】❶参苓白术散：详见第 705 页。❷六君子丸：详见第 714 页。

外　治　0.5%熊胆滴眼液或复方熊胆滴眼液滴眼，每日 3~6 次；同时选用 0.5%醋酸可的松滴眼液或 0.025%地塞米松滴眼液滴眼。

七、白涩症

白涩症是指眼部赤肿不显，而只觉眼内干涩不舒的慢性眼病。药物治疗难取速效。类似于现代医学之干眼，其他如慢性结膜炎或浅层点状角膜炎等，若主症与本病相符，亦可参照辨证论治。

（一）肺阴不足证

多见眼干涩不爽，泪少，视久容易疲劳，甚至视物不清，白睛如常或稍有赤脉，黑睛可有细点星翳，病势迁延难愈，可伴干咳少痰，咽干便秘，偶有烦热。苔薄少津，脉细无力。多因肺阴不足，不耐久视所致。治宜滋阴润肺。

【常用方药】养阴清肺汤。处方：

> 生地黄 15 g　麦冬 10 g　甘草 5 g　玄参 10 g　贝母 10 g　牡丹皮 10 g　薄荷 3 g　　白芍 10 g

方中生地黄、玄参养阴润燥、清肺解毒；麦冬、白芍养阴清肺润燥；牡丹皮凉血解毒而消痈肿；贝母润肺止咳、清化热痰；薄荷宣肺利咽；甘草泻火解毒，调和诸药。

【加减】黑睛有细点星翳者加蝉蜕、密蒙花、菊花明目退翳。

【供选成药】❶养阴清肺膏、二冬膏：详见第 715 页。

（二）肝经郁热证

多见目珠干涩，灼热刺痛，或白睛微红，或黑睛星翳，或不耐久视，口苦咽干，烦躁易怒，或失眠多梦，大便干或小便黄。舌红、苔薄黄或黄厚，脉弦滑数。多因肝郁化火，津伤血壅所致。治宜清肝解郁，养血明目。

【常用方药】丹栀逍遥散。处方：

> 牡丹皮 6 g　栀子 6 g　白术 10 g　柴胡 10 g　当归 10 g　茯苓 10 g　白芍 10 g　生姜 3 g　薄荷 3 g　甘草 5 g

方中逍遥散疏肝解郁、养血健脾；牡丹皮清血中之伏火；炒山栀清肝热，并导热下行。

【加减】①黑睛星翳加密蒙花、菊花、珍珠母明目退翳；②可选鬼针草清热解毒清肝。

【供选成药】❶加味逍遥丸（口服液）：水丸，每瓶 120 g，每次 6～9 g；

蜜丸，每丸9g，蜜丸每次1丸；口服液，每支10 mL，每次10 mL；均每日2次。脾胃虚寒、脘腹冷痛、大便溏薄者禁用。❷逍遥丸（颗粒）：丸剂，每瓶120 g，每次6~9 g，每日1~2次；颗粒，每袋15 g，每次15 g，每日2次。肝肾阴虚所致胁肋胀痛、咽干口燥不宜用。

（三）气阴两虚证

多见目内干涩不爽，目燥乏泽，双目频眨，羞明畏光，白睛隐隐淡红，不耐久视，久视后则诸症加重，甚者视物昏蒙，黑睛可有细点星翳，甚者呈丝状，迁延难愈，口干少津，神疲乏力，头晕耳鸣，腰膝酸软。舌淡红、苔薄，脉细或沉细。多因气阴两虚，目失所养所致。治宜益气养阴，滋补肝肾。

【常用方药】生脉散。处方：

> 白参9 g　麦冬9 g　五味子6 g

方中白参甘温，益元气，补肺气，生津液；麦冬甘寒养阴清热、润肺生津；五味子酸温，敛肺止汗，生津止渴。

【加减】①黑睛生翳加密蒙花、蝉蜕明目退翳；②白睛隐隐淡红者加地骨皮、白薇清热退赤。

【供选成药】❶生脉散（颗粒、胶囊、口服液、袋泡剂、糖浆、注射液）：散剂，每袋18 g，每次6 g；颗粒，每袋2 g或10 g，每次2 g或10 g；胶囊，每粒0.3 g或0.35 g，每次3粒；片剂（党参方），每片0. 42 g，每次8片；口服液，每支10 mL，每次10 mL；袋泡剂，每袋4 g，每次1袋；糖浆，每瓶100 mL，每次10 mL；以上均每日3次。注射剂，每支5 mL、10 mL、20 mL或每瓶50 mL，肌内注射，每次2~4 mL，每日1~2次。静脉滴注，每次20~60 mL，用5%葡萄糖注射液250~500 mL稀释。实证及暑热等，邪热尚盛者、咳嗽而表证未解者禁用。腹胀便溏、食少苔腻者忌用。寒凝血瘀之胸痹心痛者不宜用。过敏体质慎用。药物性状发生改变时禁用。❷稳心颗粒：含糖者每袋9 g，无糖者每袋5 g，每次1袋，每日3次，温开水冲服。痰热内盛者禁用。❸参龙宁心胶囊：每粒0.5 g，每次4粒，每日3次，餐后温开水送服，4周为1个疗程。痰火内盛者不宜用。

（四）邪热留恋证

多见于暴风客热或天行赤眼治疗不彻底，致白睛遗留少许赤丝细脉，迟迟不退，睑内亦轻度红赤，可有少量眼眵及畏光流泪，干涩不爽。舌质红、苔薄黄，脉数。多因热邪伤阴，余邪未尽，肺脾两经伏热，邪热阻络，血气不通，津液失布所致。治宜清热利肺。

【常用方药】桑白皮汤。处方：

> 桑白皮 10 g　泽泻 10 g　　玄参 10 g　麦冬 12 g　黄芩 10 g　旋覆花 10 g
> 菊花 10 g　　地骨皮 10 g　桔梗 10 g　茯苓 10 g　甘草 3 g

方中桑白皮、地骨皮、黄芩、旋覆花清降肺中伏热；泽泻、茯苓渗湿清热；玄参、麦冬清肺润燥；菊花清利头目；桔梗载药上浮，引药入经；甘草调和诸药。

【加减】阴伤而无湿者去方中之茯苓、泽泻。

【供选成药】❶黄连羊肝丸：大蜜丸，每丸 9 g，每次 1 丸；小蜜丸，每瓶 60 g，每次 6 g；均每日 1~2 次。阴虚火旺者及脾胃虚寒、阳虚畏寒之大便溏薄者慎用。❷石斛明目丸：水丸，每 100 粒 12 g，每次 6 g，每日 2 次。肝经风热、肝火上攻的实证不宜用，脾胃虚弱、运化失调者慎用。

外 治　❶0.1%玻璃酸钠滴眼液滴眼。❷针灸治疗，主穴可选睛明、上睛明、攒竹、四白、承泣、太阳、丝竹空、阳白等穴。

八、胬肉攀睛

胬肉攀睛是指目中胬肉由眦角横贯白睛，攀侵黑睛。相当于现代医学的翼状胬肉。

（一）心肺风热证

多见胬肉初生，渐见胀起，赤脉集布，多眵多泪，痒涩羞明。舌苔薄黄，脉浮数。多因外感风热，邪客经络所致。治宜祛风清热。

【常用方药】栀子胜奇散。处方：

> 蝉蜕 5 g　　　决明子 10 g　　川芎 5 g　　荆芥穗 10 g　　蒺藜 10 g
> 谷精草 10 g　菊花 10 g　　　防风 10 g　　羌活 10 g　　　密蒙花 10 g
> 甘草 5 g　　　蔓荆子 10 g　　木贼 10 g　　栀子 10 g　　　黄芩 10 g

方中蒺藜、蝉蜕、谷精草、决明子、菊花、密蒙花、蔓荆子、木贼祛风热，退翳膜；荆芥、川芎、羌活、防风祛风散邪，泄其壅滞；栀子、黄芩、甘草清热泻火。

【加减】①赤脉密布加赤芍、牡丹皮、郁金散瘀退赤；②便秘去羌活、荆芥穗，酌加大黄通腑泄热。

【供选成药】❶拨云退翳丸：详见第 725 页。❷开光复明丸：详见第708 页。

（二）阴虚火旺证

多见胬肉淡红，时轻时重，涩痒间作，心中烦热，口干舌燥。舌红少苔，脉细。多因过度劳欲，阴精暗耗，水不制火，虚火上炎于目所致。治宜滋阴降火。

【常用方药】知柏地黄丸。处方：

> 知母 6 g　黄柏 6 g　熟地黄 24 g　山药 12 g　山茱萸 12 g　牡丹皮 9 g
> 茯苓 9 g　泽泻 9 g

方中六味地黄丸滋阴补肾；加知母、黄柏清虚热、泻相火。

【加减】心烦失眠著加麦冬、五味子、酸枣仁养心安神。

【供选成药】❶知柏地黄丸（颗粒、胶囊、口服液）：大蜜丸，每丸 3 g 或 6 g，每次 3~6 g；小蜜丸，每瓶 54 g、60 g 或 120 g，每次 3~6 g；水蜜丸，每瓶 54 g 或 60 g，每次 3~6 g；颗粒，每袋 8 g，每次 1 袋；胶囊，每粒0.3 g，每次 4 粒；口服液，每支 10 mL，每次 10 mL。均每日 2 次。气虚发热及实热证，或脾虚便溏、气滞中满、消化不良者，或畏寒怕冷、喜热饮等虚寒性患者忌用。感冒患者不宜用。❷琥珀还睛丸：每丸 6 g，每次 2 丸，每日 2 次。风热肝火上扰者慎用。脾胃虚寒者慎用。❸明目地黄丸：详见第716 页。

外 治　❶选用熊胆滴眼液、复方熊胆滴眼液、金叶滴眼液或妥布霉素、氧氟沙星滴眼液滴眼。❷赛空青眼药外涂，每日 2~4 次。❸胬肉发展迅速，侵入黑睛，有掩及瞳神趋势者，须行手术治疗。

九、白睛溢血

白睛溢血是指白睛血络破损，血溢络外的眼病。相当于现代医学之结膜下出血。

（一）热客肺经证

多见白睛表层血斑鲜红，或见咳嗽气逆，痰稠色黄，咽痛口渴，便秘尿黄。舌质红、苔黄少津，脉数。多因热客肺经，肺失清肃，热邪迫血妄行所致。治宜清肺凉血散血。

【常用方药】退赤散。处方：

| 黄芩 10 g | 甘草 5 g | 牡丹皮 10 g | 天花粉 10 g | 当归 10 g |
| 赤芍 10 g | 桑白皮 10 g | 瓜蒌 10 g | 麦冬 10 g | 桔梗 10 g |

方中桑白皮、瓜蒌、黄芩、桔梗清泄肺热；牡丹皮、赤芍、当归凉血散瘀；天花粉、麦冬滋阴生津；甘草调和诸药。

【加减】可选加丹参、红花、郁金活血化瘀。

【供选成药】❶牛黄上清丸：详见第 722 页。❷上清丸：详见第 707 页。

（二）阴虚火旺证

多见白睛溢血，血色鲜红，反复发作，或见头晕耳鸣，颧红口干，烦少寐。舌红少苔，脉细数。多因阴不能制火，火旺则更伤真阴，虚火灼络，血溢络外所致。治宜滋阴降火。

【常用方药】知柏地黄丸。处方：

| 知母 6 g | 黄柏 6 g | 熟地黄 24 g | 山药 12 g | 山茱萸 12 g | 牡丹皮 9 g |
| 茯苓 9 g | 泽泻 9 g | | | | |

方中六味地黄丸滋阴补肾；加知母、黄柏清虚热、泻相火。

【加减】①夜梦多者加酸枣仁、五味子养心安神；②出血量多加丹参、赤芍养血活血化瘀。

【供选成药】❶知柏地黄丸：详见第 734 页。❷麦味地黄丸（片、口服液）：大蜜丸，每丸 9 g，每次 1 丸；小蜜丸，每瓶 60 g，每次 9 g；水蜜丸，每瓶 60 g 或 100 g，每次 6 g；浓缩丸，每 8 丸相当于原药材 3 g，每次 8 丸；片剂，每片 0.42 g，每次 3~4 片；口服液，每支 10 mL，每盒 10 支，每次 10 mL。均每日 2 次。脾虚便溏、消化不良或感冒咳嗽、表证未解者忌用。

外 治 本病初起宜冷敷以止血；48 小时后无继续出血，则改为热敷，以促进瘀血吸收。

十、火疳

火疳是指实火上攻白睛，无从宣泄，致白睛里层向外隆起局限性紫红色结节的眼病。又名火疡。类似现代医学之表层巩膜炎及前巩膜炎。

（一）火毒蕴结证

发病较急，疼痛明显，羞明流泪，视物不清，白睛结节大而隆起、周围血脉紫赤怒张、压痛明显，兼见口苦咽干，气粗烦躁，便秘溲赤。舌红、苔黄，脉数有力。多因热毒结聚，目络壅阻，气血瘀滞不行所致。治宜泻火解毒，凉血散结。

【常用方药】还阴救苦汤。处方：

升麻5 g	柴胡10 g	藁本10 g	细辛3 g	羌活10 g	防风10 g
黄连5 g	黄芩10 g	黄柏10 g	龙胆10 g	连翘10 g	知母10 g
甘草5 g	生地黄10 g	当归10 g	川芎5 g	红花5 g	桔梗10 g
苍术10 g					

方中黄连、黄芩、黄柏、知母、连翘、生地黄、龙胆清热解毒；川芎、红花、当归活血化瘀；柴胡、藁本、细辛、羌活开散化结；升麻、苍术疏风祛湿、退翳明目；桔梗通利肺气、载药上行；甘草调补中气。

【加减】可加生石膏清热泻火。

【供选成药】❶清解颗粒（片）：颗粒，每包9.5 g，含原药材7.5 g，每次2 g；片剂，每片0.42 g，相当原药材4 g，每次3片；均每日2~3次。脾胃虚寒者慎用。❷清火片：每片重0.23 g。每次6片，每日2次。无实热者、年老体弱及脾胃虚寒者、过敏体质者慎用。心脏病、肝病、糖尿病、肾病等慢性病患者应在医生指导下服用。对本品过敏者禁用。❸清火栀麦胶囊：每粒0.25 g，每次2粒，每日2次。

（二）风湿热攻证

多见白睛结节，色较鲜红，周围有赤丝牵绊，眼珠胀闷而疼，且有压痛感，自觉羞明流泪，视物不清，兼有骨节酸痛，肢节肿胀，胸闷纳减，病程缠绵难愈。舌苔白腻，脉滑或濡。多因风湿热邪客于肌肉筋脉，阻碍气机，郁久化热，上攻白睛所致。治宜祛风化湿，清热散结。

【常用方药】散风除湿活血汤。处方：

羌活10 g	独活10 g	防风10 g	当归10 g	川芎5 g	赤芍10 g
鸡血藤10 g	前胡10 g	苍术10 g	白术10 g	忍冬藤12 g	红花6 g
枳壳10 g	甘草3 g				

方中羌活、独活、防风祛风胜湿、通痹止痛；苍术、白术健脾燥湿；鸡

血藤、忍冬藤舒筋活络；当归、川芎、赤芍、红花活血养血；前胡宣肺退赤；枳壳、甘草调和胃气。

【加减】①火疳红赤甚者去方中部分辛温祛风之品，选加牡丹皮、丹参凉血活血消瘀加桑白皮、地骨皮清泄肺热；②骨节肿胀者加豨莶草、秦艽、络石藤、海桐皮等祛风湿，通经络。

【供选成药】❶风湿圣药胶囊：每粒 0.3 g，每次 4~6 粒，每日 3 次。寒湿痹痛者及过敏体质者慎用。❷消风止痒颗粒：详见第 707 页。

（三）肺阴不足证

病情反复发作，病至后期，症见结节不甚高隆，血丝色偏紫暗、四周有轻度肿胀、压痛不明显，眼感酸痛，畏光流泪，视物欠清，兼见口咽干燥，或潮热颧红，便秘不爽。舌红少津，脉细数。多因病久热邪伤阴，阴伤正亏则邪留不去所致。治宜养阴清肺，兼以散结。

【常用方药】养阴清肺汤。处方：

生地黄 15 g	麦冬 10 g	甘草 5 g	玄参 10 g	贝母 10 g
牡丹皮 10 g	薄荷 3 g	白芍 10 g		

方中生地黄、玄参养阴润燥，清肺解毒；麦冬、白芍养阴清肺润燥；牡丹皮凉血解毒而消痈肿；贝母润肺止咳，清化热痰；薄荷宣肺利咽；甘草泻火解毒，调和诸药。

【加减】①阴虚火旺甚加知母、地骨皮滋阴降火；②白睛结节日久，难以消退者以赤芍易方中白芍，酌加丹参、郁金、夏枯草、瓦楞子清热消瘀散结。

【供选成药】❶养阴清肺膏、二冬膏：详见第 715 页。

外治 ❶用熊胆滴眼液、复方熊胆滴眼液、金叶滴眼液或 0.025% 地塞米松、1% 醋酸泼尼松滴眼液滴眼，若并发瞳神紧小者，须及时滴 1% 硫酸阿托品滴眼液或眼膏散瞳。❷用赛空青眼药外涂，每日 2~4 次。❸用内服药渣再煎水湿热敷。

㊃ 黑睛疾病

黑睛疾病发生率高．是眼科的常见病。黑睛疾病的主要临床表现是黑睛翳障。初期常伴有抱轮红赤或白睛混赤，以及明显的磣涩疼痛、畏光流泪、视物模糊等症状，常见的病变如聚星障、凝脂翳、湿翳、花翳白陷、混睛障、疳积上目等。严重者可波及黄仁而出现黄液上冲、瞳神紧小、瞳神干缺等变证。

　　治疗原则是祛邪退翳，控制发展，防止传变，促进早愈。早期以祛风清热为主；中期常用清肝泻火、通腑泄热、清热利湿等法；后期常用退翳明目以缩小减薄瘢痕翳障。

一、聚星障

　　聚星障是指黑睛上见多个细小星翳，伴涩痛、畏光流泪的眼病。类似于现代医学之病毒性角膜炎。

（一）风热客目证

黑睛骤生星翳，抱轮红赤，羞明隐涩，发热恶寒，热重寒轻，咽痛。舌质红、苔薄黄，脉浮数。多因风热上犯于目，卫气失宣所致。治宜疏风清热，退翳明目。

【常用方药】银翘散。处方：

金银花 10 g	连翘 10 g	桔梗 10 g	薄荷 5 g	淡竹叶 5 g
甘草 5 g	荆芥穗 10 g	淡豆豉 5 g	牛蒡子 6 g	芦根 15 g

方中薄荷、淡豆豉、荆芥、桔梗、牛蒡子疏风解表；金银花、连翘清热解毒；淡竹叶、芦根、甘草以助清热。

【加减】①抱轮红赤，热邪较重加赤芍、牡丹皮、板蓝根、大青叶、菊花、紫草清热散邪，凉血退赤；②胞睑难睁、羞明多泪加蔓荆子、防风、桑叶清肝明目。

【供选成药】❶银翘解毒颗粒：详见第 703 页。❷羚翘解毒丸：详见第 723 页。❸银翘伤风胶囊：每粒 0.3 g。每次 4 粒，每日 3 次。风寒感冒不宜用。

（二）肝胆火炽证

多见星翳渐次扩大加深、形如树枝，或状若地图，白睛混赤，胞睑红肿，灼热畏光，热泪频流，兼头疼胁痛，烦躁溺赤，口苦咽干。舌质红、苔黄，脉弦数。多因肝经素有伏热，又夹外邪，内外相搏，以致肝火炽盛，火性上炎，黑睛受灼。治清肝泻火，退翳明目。

【常用方药】龙胆泻肝汤。处方：

龙胆 6 g	黄芩 10 g	栀子 10 g	泽泻 12 g	木通 10 g
车前子 10 g	当归 10 g	生地黄 20 g	柴胡 10 g	甘草 6 g

方中龙胆泻肝胆之火，清下焦之湿热；黄芩、栀子、柴胡苦寒泻火；车前子、木通、泽泻清利湿热；生地黄、当归养血益阴；甘草调和诸药。

【加减】小便黄赤加瞿麦、萹蓄清利小便。

【供选成药】❶龙胆泻肝丸：详见第 708 页。❷开光复明丸：详见第 708 页。

（三）湿热犯目证

多见黑睛星翳、状若地图，或黑睛深层翳如圆盘，患眼泪热胶黏，视物模糊，抱轮红赤，或病情缠绵，反复发作，伴头重胸闷，溲黄便溏，口黏内呆。舌质红、苔黄腻，脉濡数。多因湿热蕴结，熏蒸黑睛所致。治宜清热除湿，退翳明目。

【常用方药】三仁汤。处方：

> 苦杏仁 15 g　半夏 10 g　滑石 15 g　薏苡仁 18 g　通草 6 g　白豆蔻 6 g
> 淡竹叶 6 g　厚朴 6 g

方中苦杏仁宣肺化湿；白豆蔻行气化湿；薏苡仁渗湿健脾；半夏、厚朴辛开苦降、行气化湿；滑石、通草、淡竹叶甘寒渗湿、清利下焦。

【加减】①抱轮红赤显著加黄连、赤芍清热退赤；②黑睛肿胀甚加金银花、秦皮、海螵蛸解毒退翳。

【供选成药】❶甘露消毒丹：每次 6~9 g，每日 2 次。寒湿内阻者慎用。孕妇禁用。❷藿香正气丸（酊剂、滴丸、胶囊、软胶囊、片、颗粒、口服液）：水丸，每袋 18 g 或每支 18 g。每次 6 g，温开水或姜汤送服；大蜜丸，每丸 3 g、6 g 或 9 g。每次 6~9 g；浓缩丸，每 8 丸相当于原药材 3 g。每次 8 丸；酊剂，每支 10 mL（相当于原药材约 9 g）、15 mL、20 mL，或每瓶 100 mL。每次 5~10 mL，急性患者频服加量，重症加倍，凉开水冲服；滴丸，每袋 2.5 g。每次 2.5~5 g；胶囊，每粒 0.25 g、0.3 g、0.45 g。每次 4 粒；软胶囊，每粒 0.45 g。每次 2~4 粒；片剂，每片 0.3 g，含原药 1.29 g。每次 4~8 片；颗粒，每袋 5 g 或 10 g。每次 5~10 g；口服液，每支 10 mL。每次 5~10 mL，除大蜜丸、浓缩丸每日 3 次外，其余均每日 2 次。湿热霍乱、暑热感冒、风热感冒及阴虚火旺忌用。对乙醇过敏者忌用含乙醇的藿香正气水。

（四）阴虚挟风证

病情日久，迁延不愈，星翳疏散，抱轮微红，羞明较轻，眼内干涩不适。舌红少津，脉细或数。多因素体阴虚或热病伤阴，阴虚无力抗邪，或时感风邪所致。治宜滋阴祛风，退翳明目。

【常用方药】加减地黄丸。处方：

生地黄 15 g	熟地黄 15 g	牛膝 10 g	当归 10 g	枳壳 10 g
苦杏仁 10 g	羌活 10 g	防风 10 g		

方中生地黄、熟地黄退相火；牛膝逐败血；当归益新血；枳壳和胃生血；苦杏仁润燥；羌活、防风升发清利。

【加减】①兼气短乏力、眼内干涩加党参、麦冬益气生津；②抱轮红赤较明显加知母、黄柏滋阴降火。

【供选成药】❶知柏地黄丸：详见第 734 页。❷明目地黄丸：详见第 716 页。❸杞菊地黄丸：详见第 717 页。❹麦味地黄丸：详见第 735 页。

外 治 ❶0.1%阿昔洛韦、0.05%环胞苷滴眼液或更昔洛韦眼用凝胶，或 1%硫酸阿托品、托吡卡胺滴眼液或眼用凝胶，或局部用糖皮质激素滴眼。❷用金银花、连翘、蒲公英、大青叶、薄荷、紫草、柴胡、秦皮、黄芩等煎水熏眼，或过滤药汁湿热敷。❸严重者可进行角膜移植术。

二、凝脂翳

凝脂翳是指黑睛生翳、表面色白或黄、状如凝脂、发病迅速，多伴有黄液上冲的急重眼病。相当于现代医学之细菌性角膜溃疡。

（一）风热壅盛证

多见黑睛起翳如星，边缘不清，表面污浊，如覆薄脂，抱轮红赤，羞明流泪，珠痛头痛，视力下降。舌红、苔薄黄，脉浮数。多因黑睛表层受伤，风热邪毒乘隙袭人，风热壅盛所致。治宜祛风清热，退翳明目。

【常用方药】新制柴连汤。处方：

柴胡 10 g	黄连 5 g	黄芩 10 g	赤芍 10 g	蔓荆子 10 g
栀子 10 g	龙胆 10 g	木通 10 g	甘草 5 g	荆芥 10 g
防风 10 g				

方中龙胆、栀子、黄连、黄芩清肝泄热；荆芥、防风、蔓荆子祛风清热；柴胡辛凉祛风，引药入肝；赤芍凉血退红；木通利尿清热；甘草调和诸药。

【加减】若见白睛混赤加金银花、蒲公英、千里光等清热解毒。

【供选成药】❶明目上清丸：详见第703页。❷拨云退翳丸、明目蒺藜丸：详见第725页。

（二）里热炽盛证

多见凝脂大片，窟陷深大，黄液上冲，白睛混赤壅肿，胞睑红肿，羞明难睁，热泪频流，眵多色黄或黄绿，兼见发热口渴，溲赤便秘。舌红、苔黄厚，脉数有力。多因病邪入里化热，脏腑热盛，肝胆火炽，热气冲于目，毒攻黑睛所致。治宜泻火解毒，退翳明目。

【常用方药】四顺清凉饮子。处方：

> 当归10 g　龙胆10 g　　黄芩10 g　桑白皮10 g　车前子15 g　赤芍10 g
> 枳壳5 g　生地黄15 g　炙甘草5 g　熟大黄10 g　防风5 g　　　川芎5 g
> 黄连5 g　木贼5 g　　　柴胡10 g　羌活10 g

方中龙胆、柴胡清肝胆之火；黄芩、桑白皮清肺火；黄连清心火；生地黄、赤芍清血热；当归、川芎行气活血，消血分壅滞；羌活、防风、木贼祛风退翳；车前子清利小便；大黄、枳壳通利大便；炙甘草调和诸药。

【加减】①眼赤热肿痛较重加牡丹皮、玄参、乳香、没药凉血化瘀；②口渴便秘明显加天花粉、生石膏、芒硝清热生津，泻火通腑。

【供选成药】❶拨云退翳丸、明目蒺藜丸：详见725页。❷龙胆泻肝丸、开光复明丸：详见第708页。

（三）气阴两虚证

眼痛羞明较轻，眼内干涩，抱轮微红，黑睛溃陷，翳上凝脂渐见减薄，但日久不敛，常伴口燥咽干，或体倦便溏。舌红脉细数，或舌淡脉细弱。多因病情日久，久病必虚，正气无力抗邪，余邪未尽所致。治宜滋阴退翳或益气退翳。

【常用方药】滋阴退翳汤或海藏地黄散。

（1）滋阴退翳汤。处方：

> 玄参15 g　知母10 g　　生地黄15 g　麦冬10 g　　蒺藜10 g　木贼5 g
> 菊花5 g　青葙子10 g　蝉蜕5 g　　菟丝子10 g　甘草5 g

方中玄参、知母、生地黄、麦冬滋阴养液；蒺藜、木贼、青葙子、蝉蜕退翳除胀；菟丝子补益肝肾；甘草调和诸药。

（2）海藏地黄散。处方：

> 大黄 10 g　玄参 10 g　熟地黄 10 g　沙苑子 10 g　蒺藜 10 g　防风 10 g
> 谷精草 10 g　黄连 10 g　水牛角 30 g　生地黄 10 g　蝉蜕 5 g　木贼 5 g
> 甘草 5 g　羌活 10 g　木通 10 g　当归 10 g

方中生、熟地黄、玄参滋阴养津；当归补血养肝；黄连、大黄、水牛角清热凉血；木通清利湿热；羌活、防风祛风；蝉蜕、木贼、谷精草、沙苑子、蒺藜退翳除膜；甘草调和药性。

【加减】①偏于阴虚者用滋阴退翳汤或海藏地黄散加减；②偏于气虚者用托里消毒散去陈皮加蝉蜕、木贼祛风退翳。

【供选成药】❶障眼明片：每片 0.21 g，每次 4 片，每日 3 次。脾胃虚寒、消化不良者慎用。❷生脉散：详见第 732 页。

外治　❶用鱼腥草滴眼液或 0.5% 左氧氟沙星、0.3% 妥布霉素、1% 硫酸阿托品滴眼液滴眼。❷用金银花、板蓝根、野菊花、大青叶、千里光、荆芥、防风等水煎熏眼或湿敷。❸必要时可行手术。

三、湿翳

> 湿翳是指黑睛生翳，翳形微隆，外观似豆腐渣样，干而粗糙的眼病。类似于现代医学的真菌角膜炎。

（一）湿重于热证

多见患眼流泪，疼痛较轻，抱轮微红，黑睛之翳初起，表面微隆，形圆而色灰白，多伴脘胀纳呆，口淡便溏。舌淡、苔白腻而厚，脉缓。多因黑睛外伤，湿毒初侵，湿遏化热，但湿重于热所致。治宜化湿清热。

【常用方药】三仁汤。处方：

> 苦杏仁 15 g　半夏 10 g　滑石 15 g　薏苡仁 18 g　通草 6 g　白豆蔻 6 g
> 淡竹叶 6 g　厚朴 6 g

方中苦杏仁宣肺化湿；白豆蔻行气化湿；薏苡仁渗湿健脾；半夏、厚朴辛开苦降、行气化湿；滑石、通草、淡竹叶甘寒渗湿、清利下焦。

【加减】①泪液黏稠加黄芩、茵陈清热利湿；②口淡纳呆较重常加茯苓、苍术健脾燥湿。

【供选成药】❶香砂六君丸：水丸，每 50 粒约重 3 g，每瓶 30 g。每次

6~9 g，每日 2~3 次。急性胃肠炎忌用。❷甘露消毒丹：详见第 739 页。
❸藿香正气丸：详见第 739 页。

（二）热重于湿证

多见患眼碜涩不适，疼痛畏光，眵泪黏稠，白睛混赤，黑睛生翳，表面隆起，状如豆腐渣、干而粗糙，或见黄液上冲，常伴便秘溺赤。舌红、苔黄腻，脉濡数。多因湿热邪毒内蕴，郁久化热，热重于湿，熏灼黑睛所致。治宜清热祛湿。

【常用方药】甘露消毒丹。处方：

滑石 15 g　　黄芩 10 g　茵陈 10 g　广藿香 10 g　连翘 10 g　石菖蒲 10 g
白豆蔻 10 g　薄荷 5 g　　木通 10 g　射干 10 g　　川贝母 10 g

方中滑石、茵陈、木通清热利湿；黄芩、连翘合贝母、射干清热解毒、利咽散结；石菖蒲、白豆蔻、广藿香、薄荷芳香化湿浊、宣畅气机。

【加减】①黄液上冲较甚加薏苡仁、桔梗、玄参清热解毒排脓；②大便秘结可加芒硝、生石膏通腑泄热。

【供选成药】❶甘露消毒丹：详见第 739 页。❷四正丸：每丸 6 g，每次 2 丸，每日 2 次。有高血压、心脏病、肝病、糖尿病、肾病等慢性病严重者慎用。❸六合定中丸（片）：水丸，每瓶 18 g。每次 3~6 g；片剂，每片 0.5 g 或 1 g。每次 2~4 片。均每日 2~3 次。高血压、心脏病、肝病、肾病、糖尿病等慢性病严重者慎用。

外 治　❶选用 5%那他霉素、0.5%氟康唑滴眼液，滴眼或 1%阿托品滴眼液或眼用凝胶。❷用苦参、白鲜皮、车前草、金银花、龙胆、秦皮等水煎熏眼，每日 2~3 次。❸对黑睛溃破或即将溃破者，可行手术。

四、花翳白陷

花翳白陷是指黑睛生翳、灰白混浊、四周高起、中间低陷、形如花瓣的眼病。类似于现代医学的蚕食性及边缘性角膜溃疡。

（一）肺肝风热证

多见黑睛骤起白翳，中间低陷，状如花瓣，或如鱼鳞，但未扩展串连，羞明流泪，红赤疼痛。舌边尖红、苔薄黄，脉浮数。多因风热邪毒侵袭风轮，肺热及肝，邪热上攻黑睛所致。治宜疏风清热。

【常用方药】加味修肝散。处方：

羌活 10 g	防风 10 g	桑螵蛸 10 g	栀子 10 g	薄荷 5 g	当归 10 g
赤芍 10 g	甘草 5 g	麻黄 5 g	连翘 10 g	菊花 10 g	木贼 5 g
蒺藜 10 g	川芎 5 g	大黄 10 g	黄芩 10 g	荆芥 10 g	

方中羌活、麻黄、荆芥、薄荷、防风辛散外风，消肿止痛；栀子、黄芩、连翘、大黄清热泻火解毒，降火通便；菊花、木贼、蒺藜祛风散热、明目退翳；当归、赤芍、川芎活血行滞，退赤消肿；桑螵蛸祛风明目散翳；甘草调和诸药。

【加减】①白睛混赤加桑白皮清肺热；②黑睛生翳渐大加龙胆清肝热。

【供选成药】❶银翘解毒颗粒：详见第 703 页。❷银翘伤风胶囊：详见第 738 页。

（二）热炽腑实证

多见翳从四周蔓生，迅速扩展串连，漫掩瞳神，或翳厚色黄，中间低陷，瞳神紧小，黄液上冲，白睛混赤，胞睑红肿，泪热眵多，头目剧痛，伴发热口渴，溲赤便结。舌红、苔黄，脉数有力。多因风热毒邪未解，病邪入里化热，复加肺肝素有积热，脏腑热甚，腑实不通，邪无所泄，上攻于目，灼蚀黑睛所致。治宜通腑泄热。

【常用方药】银花复明汤。处方：

金银花 15 g	蒲公英 15 g	桑白皮 12 g	天花粉 10 g	黄芩 12 g
黄连 12 g	龙胆 12 g	知母 12 g	生地黄 12 g	荆芥 10 g
防风 10 g	枳壳 9 g	蔓荆子 12 g	甘草 6 g	

方中金银花、蒲公英、知母、龙胆、生地黄清热泻火、滋阴润燥、清肝明目；桑白皮、黄芩、黄连、防风、荆芥祛风燥湿、利水明目；天花粉清热生津；枳壳理气行滞消胀；蔓荆子明目退翳；甘草调和诸药。

【加减】①白睛混赤严重加牡丹皮、赤芍、夏枯草清热凉血退赤；②伴黄液上冲加用且重用栀子、生石膏、天花粉清热泻火。

【供选成药】❶拨云退翳丸、明目蒺藜丸：详见第 725 页。❷龙胆泻肝丸、开光复明丸：详见第 708 页。❸牛黄解毒丸：详见第 720 页。

（三）阳虚寒凝证

多见患眼视力下降，头眼疼痛，白睛暗赤，黑睛生翳溃陷，状如蚕食，迁延不愈，常兼四肢不温。舌淡无苔或白滑苔，脉沉细。多因阳气不足，易受寒邪，寒袭厥阴，循经上犯于目所致。治宜温阳散寒。

【常用方药】当归四逆汤。处方：

> 当归 12 g　桂枝 10 g　白芍 10 g　细辛 3 g　通草 3 g　大枣 10 枚
> 炙甘草 5 g

方中当归养血和血；桂枝温经散寒、温通血脉；细辛温经散寒；白芍养血和营；通草通经脉、以畅血行；大枣、甘草益气健脾养血。

【加减】常加丹参、红花以活血通脉，加木贼、蝉蜕、防风以退翳明目。

【供选成药】❶温经丸（合剂、颗粒）：大蜜丸，每丸 9 g，每次 1 丸；合剂，每瓶 500 mL，每次 20~30 mL；颗粒，每袋 5 g，每次 1 袋。均每日 2 次。血热出血或月经量多者不宜用。❷附子理中丸：每丸 9 g，每次 1 丸，每日 2~3 次。感冒发热者不服用。❸桂附理中丸：大蜜丸，每丸重 9 克，每次 1 丸，每日 2 次，用姜汤或温开水送服。感冒发热者不宜服用。

外　治　❶选用 0.02~1% 氟米龙、2% 半胱氨酸、0.5% 左氧氟沙星、0.3% 妥布霉素滴眼液滴眼，或用 1% 硫酸阿托品滴眼液或眼用凝胶。❷用金银花、蒲公英、黄连、当归、防风、杏仁、龙胆等水煎熏眼，或湿热敷。❸必要时可行手术治疗。

五、混睛障

混睛障是指黑睛深层呈现一片灰白翳障，混浊不清，漫掩黑睛，障碍视力的眼病。类似于现代医学之角膜基质炎。

（一）肝经风热证

多见黑睛深层生翳，状若圆盘、其色灰白、混浊不清，抱轮红赤，畏光流泪，头眼俱痛，兼见头痛鼻塞。舌红、苔薄黄，脉浮数。多因风热上犯，熏灼黑睛所致。治宜祛风清热。

【常用方药】羌活胜风汤。处方：

> 羌活 10 g　防风 10 g　柴胡 10 g　黄芩 10 g　白术 10 g　独活 5 g
> 川芎 5 g　荆芥 10 g　桔梗 10 g　枳壳 10 g　前胡 10 g　薄荷 5 g
> 白芷 10 g　甘草 5 g

方中羌活祛太阳之风；独活祛少阴之风；柴胡祛少阳之风；白芷祛阳明之风；防风祛一切外风；桔梗、前胡、荆芥、薄荷辛热祛风，清利头目，升发退翳除膜；川芎祛风、达颠顶、止头痛；黄芩苦寒清热；白术、枳壳调和胃气；甘草调和诸药。

【加减】①白睛混赤明显加金银花、菊花、蒲公英、栀子清热解毒；②系梅毒引起者加土茯苓驱梅解毒。

【供选成药】❶拨云退翳丸、明目蒺藜丸：详见第725页。❷牛黄解毒丸：详见第720页。

（二）肝胆热毒证

多见黑睛混浊、其色灰白、深层生翳，状若圆盘，或赤脉贯布，或赤白混杂，抱轮暗赤，刺痛流泪，伴便秘溺赤，口苦咽干。舌红、苔黄，脉弦数。多因肝胆热毒炽盛，上攻黑睛所致。治宜清肝解毒，凉血化瘀。

【常用方药】银花解毒汤。处方：

金银花 15 g	蒲公英 15 g	大黄 10 g	龙胆 10 g	黄芩 10 g
蔓荆子 10 g	桑白皮 10 g	天花粉 10 g	枳壳 5 g	甘草 5 g

方中金银花、蒲公英、天花粉、黄芩、甘草清热解毒；大黄通腑攻下、凉血逐瘀；龙胆清泄肝经实火；桑白皮清热泻肺；枳壳调气；蔓荆子升清阳。

【加减】①黑睛灰白混浊肿胀增厚加车前子、茺蔚子利水消肿；②黑睛赤脉淤滞甚者选加当归、赤芍、桃仁、红花活血化瘀；③口渴欲饮加生石膏、知母清热；④便秘加玄明粉通腑泻下；⑤系梅毒引起者加土茯苓驱梅解毒。

【供选成药】❶龙胆泻肝丸、开光复明丸：详见第708页。❷黄连羊肝丸：详见第733页。❸熊胆开明片：片剂，每片0.45 g，每次4片，每日3次。肾虚滑精及脾胃虚寒者忌用。

（三）湿热内蕴证

多见患眼胀痛，羞明流泪，抱轮红赤，或白睛混赤，黑睛深层翳若圆盘，混浊肿胀，常伴头重胸闷，纳呆便溏。舌红、苔黄腻，脉濡数。多因脾失健运，湿邪内停，湿遏化热，闭阻于内，土盛木郁，肝经受扰所致。治宜清热化湿。

【常用方药】甘露消毒丹。处方：

> 滑石 15 g　黄芩 10 g　茵陈 10 g　广藿香 10 g　连翘 10 g　石菖蒲 10 g
> 薄荷 5 g　木通 10 g　射干 10 g　白豆蔻 10 g　川贝母 10 g

方中滑石、茵陈、木通清热利湿；黄芩、连翘合贝母、射干清热解毒、利咽散结；石菖蒲、白豆蔻、广藿香、薄荷芳香化湿浊、宣畅气机。

【加减】①黑睛肿胀明显加车前子、薏苡仁利水渗湿；②食少纳呆加陈皮、枳壳理气调中。

【供选成药】❶甘露消毒丹：详见第 739 页。❷四正丸、六合定中丸：详见第 743 页。

（四）阴虚火炎证

病情反复发作，疼痛不显，抱轮微红，兼口干咽燥。舌红少津，脉细数。多因邪毒久伏，伤阴耗液，阴津不足，虚火上炎所致。治宜滋阴降火。

【常用方药】滋阴降火。处方：

> 当归 10 g　川芎 5 g　　生地黄 10 g　熟地黄 10 g　黄柏 10 g　知母 10 g
> 麦冬 10 g　白芍 10 g　黄芩 10 g　　柴胡 10 g　　甘草 5 g

方中熟地黄、当归、白芍、川芎补养肝血，滋养肝阴；生地黄、麦冬、甘草清润滋阴、生津增液；知母、黄柏、黄芩降火滋阴；柴胡调理肝气。

【加减】腰膝酸软加牛膝、枸杞子、菟丝子滋补肝肾。

【供选成药】❶知柏地黄丸：详见第 734 页。❷大补阴丸：大蜜丸，每丸 9 g。每次 1 丸，每日 2 次；水蜜丸，每瓶 60 g。每次 6 g，每日 2~3 次。温开水或淡盐汤送服。气虚发热及火热实证忌用。感冒者不宜用。脾胃虚弱、痰湿内阻、脘腹胀满、食少便溏慎用。

外治　❶选用熊胆滴眼液、复方熊胆滴眼液、金叶滴眼液或 0.025% 地塞米松、1% 醋酸泼尼松滴眼液滴眼，若并发瞳神紧小者，须及时滴 1% 硫酸阿托品滴眼液或眼膏散瞳。❷用赛空青眼药外涂，每日 2~4 次。❸用内服中药之药渣再次煎水过滤后湿热敷，每日 3~4 次。

六、宿翳

宿翳是指黑睛疾患痊愈后结成瘢痕翳障、表面光滑、边界清楚，无赤痛畏光的眼病。相当于现代医学的角膜瘢痕。

阴虚津伤证

黑睛疾患初愈或近愈，红退痛止，留有形状不一，厚薄不等之瘢痕翳障，视物昏蒙，眼内干涩。舌红，脉细。多因久病伤阴，阴津不足所致。治宜滋阴退翳。

【常用方药】滋阴退翳汤。处方：

玄参 15 g　知母 10 g　　生地黄 15 g　麦冬 10 g　　蒺藜 10 g　木贼 5 g
菊花 5 g　青葙子 10 g　蝉蜕 5 g　　　菟丝子 10 g　甘草 5 g

方中玄参、知母、生地黄、麦冬滋阴养液；蒺藜、木贼、青葙子、蝉蜕退翳除胀；菟丝子补益肝肾；甘草调和诸药。

【加减】①眼仍有轻微红赤加黄芩、夏枯草清余邪退翳；②翳中赤脉牵绊加秦皮、红花活血退翳；③伴有舌淡脉弱者加太子参益气退翳。

【供选成药】❶可明胶囊：详见第 726 页。❷障眼明片：详见第 742 页。

外 治　❶用障翳散滴眼液滴眼，每日 2～3 次；或用障翳散粉剂，每次以消毒玻璃棒蘸粉适量点眼，每日 3 次。❷若黑睛翳厚且遮挡瞳神，可行手术治疗。

伍　瞳神疾病

瞳神疾病为广义瞳神的疾病，属内障眼病范畴，为常见眼病。主要证候特点表现为两类：一为瞳神形色的异常，如瞳神散大、缩小或变形、变色等；二为视觉的改变，如自觉视物模糊、变形、变色，或自觉眼前似有蚊蝇飞舞、云雾飘移，或出现视野改变等。严重者可失明。

治疗方面，内治虚证一般多从补肝肾、养阴血、益精气等法为主；实证常用清热泻火、利湿祛痰、疏理肝气、凉血止血、活血化瘀等法；虚实兼杂之证则需补虚泻实，以滋阴降火、柔肝息风、健脾利湿、益气活血等法。外治方面，不少瞳神疾病尚需根据病情配合局部用药、针灸、手术等法综合治疗。

一、瞳神紧小、瞳神干缺

瞳神紧小，是指瞳神失去正常之展缩功能，持续缩小，甚至缩小如针孔，并伴抱轮红赤，黑睛后壁有沉着物，神水混浊，视力下降的眼病。瞳神紧小相当于现代医学的急性前葡萄膜炎，瞳神干缺相当于慢性前葡萄膜炎；两病见症虽然有别，实则均为黄仁病变，且在病因病机和临床表现等方面大致相似，故一并阐述。

（一）肝经风热证

起病较急，瞳神紧小，眼珠坠痛，视物模糊，羞明流泪，抱轮红赤，神水混浊，黄仁晦暗，纹理不清，兼见头痛发热口干。舌红、舌苔薄黄，脉浮数。多因风热交攻，邪循肝经上壅于目所致。治宜祛风清热。

【常用方药】新制柴连汤。处方：

柴胡10 g	黄连5 g	黄芩10 g	赤芍10 g	蔓荆子10 g	栀子10 g
龙胆10 g	木通10 g	甘草5 g	荆芥10 g	防风10 g	

方中龙胆、栀子、黄连、黄芩清肝泄热；荆芥、防风、蔓荆子祛风清热；柴胡辛凉祛风、引药入肝；赤芍凉血退红；木通利尿清热；甘草调和诸药。

【加减】①目珠红赤较甚加生地黄、牡丹皮、丹参、茺蔚子等凉血活血，退赤止痛；②神水混浊较明显加泽泻、猪苓、海藻等利水泄热，软坚散结。

【供选成药】❶拨云退翳丸：详见第725页。❷明目蒺藜丸：详见第725页。

（二）肝胆火炽证

瞳神甚小，珠痛拒按，痛连眉棱，颞颥，抱轮红甚，神水混浊，黑睛之后或见血液沉积，或有黄液上冲，兼见口苦咽干，大便秘结，烦躁易怒。舌红苔黄，脉弦数。多因肝胆实火上攻，热盛血壅所致。治宜清泻肝胆实火。

【常用方药】龙胆泻肝汤。处方：

龙胆6 g	黄芩10 g	栀子10 g	泽泻12 g	木通10 g
车前子10 g	当归10 g	生地黄20 g	柴胡10 g	甘草6 g

方中龙胆泻肝胆之火、清下焦之湿热；黄芩、栀子、柴胡苦寒泻火；车前子、木通、泽泻清利湿热；生地黄、当归养血益阴；甘草调和诸药。

【加减】①眼珠疼痛甚、白睛混赤或伴血灌瞳神加赤芍、牡丹皮、茜草、生蒲黄凉血止血，退赤止痛；②见黄液上冲者加蒲公英、紫花地丁、败酱草清热解毒，排脓止痛；③大便秘结加天花粉、大黄清热生津，泻下攻积。

【供选成药】❶龙胆泻肝丸、开光复明丸：详见第 708 页。❷黄连羊肝丸：详见第 733 页。❸熊胆开明片：详见第 746 页。

（三）风湿夹热证

发病或急或缓，瞳神紧小或偏缺不圆，目赤痛，眉棱、颞颥闷痛，视物昏蒙，或黑花自见，神水混浊，黄仁纹理不清，常伴有头重胸闷，肢节酸痛。舌红、苔黄腻，脉弦数或濡数。多因风湿与热相搏，阻滞于中，清阳不升，湿浊上泛所致。治宜祛风清热除湿。

【常用方药】抑阳酒连散。处方：

> 独活 6 g　生地黄 15 g　黄柏 10 g　防己 10 g　知母 10 g　蔓荆子 10 g
> 前胡 10 g　羌活 10 g　　白芷 10 g　甘草 3 g　防风 10 g　栀子 10 g
> 黄芩 10 g　寒水石 10 g　黄连 6 g

方中生地黄、知母、寒水石滋阴抑阳、清热降火；黄连、黄芩、黄柏、栀子清热燥湿；防风、蔓荆子、白芷、羌活、独活、前胡、防己祛风止痛除湿；甘草和中、调和诸药。

【加减】①风热偏重，赤痛较甚去羌活、独活、白芷，加荆芥、芜蔚子等清热除湿；②风湿偏重去知母、栀子、生地黄，加广藿香、厚朴、半夏等祛风湿；③神水混浊甚加车前子、薏苡仁、泽泻健脾渗湿；④脘痞、苔腻系湿邪为盛，去知母、寒水石，酌加豆蔻、薏苡仁等祛湿。

【供选成药】❶风湿圣药胶囊：详见第 737 页。❷湿热痹颗粒（片、胶囊）：颗粒，每袋 5 g（减糖型），每次 5 g，每日 3 次；片剂，每片 0.25 g，每次 3~5 片，每日 2~3 次；胶囊，每粒 0.37 g，每次 4 粒，每日 3 次。风寒湿痹阻及脾胃虚寒者忌用。

（四）虚火上炎证

病势较缓或病至后期，眼干涩不适，视物昏花，赤痛时轻时重，反复发作，瞳神多见干缺不圆，兼见头晕失眠，五心烦热，口燥咽干。舌红少苔，脉细数。多因正虚而邪不盛，正邪相搏，素体阴虚或病久肝肾阴亏所致。治宜滋阴降火。

【常用方药】知柏地黄丸。处方：

> 知母 6 g　黄柏 6 g　熟地黄 24 g　山药 12 g　山茱萸 12 g　牡丹皮 9 g
> 茯苓 9 g　泽泻 9 g

方中六味地黄丸滋阴补肾；加知母、黄柏清虚热，泻相火。

【加减】①眠差加酸枣仁养血安神；②腰膝酸软加女贞子、墨旱莲补肝益肾。

【供选成药】❶知柏地黄丸：详见第 734 页。❷杞菊地黄丸：详见第 717 页。❸大补阴丸：详见第 747 页。❹二至丸：水蜜丸，每次 9 g，每日 2 次。感冒发热者不宜服用。

外 治 ❶用散瞳类、糖皮质激素类或抗生素类滴眼液滴眼。❷睡前涂四环素可的松眼药膏。❸将内服方之药渣用布包进行眼部药物熨敷。

三、五风内障

五风内障为绿风内障、青风内障、黄风内障、黑风内障、乌风内障之合称。是以头目胀痛、抱轮红赤、视物昏蒙为主要表现的内障类眼病。类似于现代医学之青光眼。

（一）绿风内障

绿风内障是以眼珠变硬，瞳神散大，瞳色淡绿，视力严重减退为主要特征，并伴有头痛眼胀、恶心呕吐的眼病。相当于现代医学之闭角型青光眼急性发作期。

1. 风火攻目证　多见发病急剧，头痛如劈，眼珠胀痛欲脱、连及目眶，视力急降，抱轮红赤或白睛混赤浮肿，黑睛呈雾状混浊，瞳神散大，瞳内呈淡绿色，眼珠变硬，甚至胀硬如石，兼有恶心呕吐，或恶寒发热，溲赤便结。舌红苔黄，脉弦数。多因肝胆火炽，热盛动风，风火相扇，交攻于上，火邪亢盛，正气未衰，正邪交争所致。治宜清热泻火，平肝息风。

【常用方药】绿风羚羊饮。处方：

玄参 10 g	防风 10 g	知母 10 g	黄芩 10 g	甘草 10 g
桔梗 10 g	茺蔚子 10 g	山羊角 30 g	水牛角 30 g	决明子 10 g
车前子 10 g	大黄 10 g			

方中山羊角、决明子、茺蔚子清泄肝热；水牛角清热凉血；玄参、知母、黄芩滋阴泻火；防风、桔梗搜风散火；大黄、车前子引肝热下行；甘草调和诸药。

【加减】①头痛甚加钩藤、菊花、白芍息风止痛；②伴恶心、呕吐加陈皮、半夏降逆止呕；③目珠胀硬，神水积滞加猪苓、通草、泽泻利水泄热。

【供选成药】❶天麻钩藤颗粒：每袋 5 g（无糖），或每袋 10 g（含糖），每次 1 袋，每日 3 次。舌绛无苔的阴虚动风证不宜用。❷复方罗布麻片：每片 0.3 g，每瓶 100 片，每次 2 片，每日 3 次。脾胃虚寒之便溏泄泻者忌用，运动员慎用。❸复方羚羊角降压片：每片 0.3 g，每次 4 片，每日 2~3 次。脾胃虚寒者忌用。年老体弱者慎用，且应中病即止。

2. 气火上逆证　眼部主症具备，兼有情志不舒，胸闷嗳气，食少纳呆，呕吐泛恶，口苦。舌红苔黄，脉弦数。多因情志不舒，肝郁气滞，郁久化火，肝失条达，胃失和降所致。治宜疏肝解郁，泻火降逆。

【常用方药】丹栀逍遥散合左金丸。处方：

> 牡丹皮 6 g　栀子(炒)6 g　白术 10 g　柴胡 10 g　当归 10 g　茯苓 10 g
> 白芍 10 g　　生姜 3 g　　薄荷 3 g　甘草 5 g　　黄连 30 g　吴茱萸 5 g

方中逍遥散疏肝解郁养血健脾；牡丹皮清血中之伏火；炒栀子清肝热，导热下行；黄连苦寒泻火；吴茱萸降逆止呕，制酸止痛。

【加减】①胸闷胁肋胀加枳壳、香附行气止痛；②目珠胀甚加石决明平肝清热。

【供选成药】❶加味逍遥丸：详见第 731 页。❷左金丸（片、胶囊）：水丸，每袋 3 g、6 g 或 18 g，每次 3~6 g；片剂，每片 0.5 g，每次 8 片；胶囊，每粒 0.35 g，每次 3 粒。均每日 2 次。虚寒胃痛及肝胃阴虚血燥者或体虚无热者忌用。

3. 痰火郁结证　起病急骤，头眼剧痛诸症与肝胆火炽者同，常伴身热面赤，动辄眩晕，恶心呕吐，溲赤便结。舌红苔黄，脉弦滑。多因脾湿生痰，肝郁化火，痰因火动，火盛风生，肝风挟痰火而流窜经络，上壅头目，阻塞清窍所致。治宜降火逐痰。

【常用方药】将军定痛丸。处方：

> 黄芩 10 g　僵蚕 5 g　陈皮 5 g　天麻 10 g　桔梗 10 g　煅青礞石 10 g
> 白芷 10 g　薄荷 5 g　大黄 10 g　半夏(牙皂、姜汁煮)10 g

方中大黄苦寒泄热，清降痰邪，直折火势，荡涤痰火，导痰火下行；半夏以牙皂、姜汁煮后，搜痰之力更增；黄芩清肝泄热解毒；天麻平肝息风；僵蚕息风化痰止痉；陈皮燥湿化痰；青礞石重坠性猛，坠痰息风，平肝下气；白芷散风止痛；薄荷清利头目；桔梗祛痰，载药上行。

【加减】动辄眩晕、呕吐加天竺黄、竹茹、广藿香等清火化痰，降逆止呕。

【供选成药】礞石滚痰丸（片）：水丸，每瓶 3 g，每次 6~9 g，每日 3 次；片剂，每片 0.32 g，每次 8 g，每日 1 次。非痰热实证者、体质虚弱者忌用。肝、肾功能不全者慎用。

外 治 ❶选用缩瞳剂、β 肾上腺素受体阻滞剂、碳酸酐酶抑制剂或糖皮质激素类滴眼液滴眼。❷必要时可行手术治疗。

（二）青风内障

青风内障是指起病无明显不适，逐渐眼珠变硬，瞳色微混如青山笼淡蛆之状，视野缩窄，终至失明的慢性内障眼病。类似于西医学之原发性开角型青光眼。

1. 肝郁气滞证　时有视物昏蒙，目珠微胀，轻度抱轮红赤，或瞳神稍大，可见视野缺损，眼压偏高，兼情志不舒，胸胁满闷，心烦口苦。舌红苔黄，脉弦细。多因肝气失于条达，气郁化火，气火上逆，目中脉络不畅所致。治宜疏肝解郁，活血利水。

【常用方药】逍遥散。处方：

> 白术 10 g　柴胡 10 g　当归 10 g　茯苓 10 g　白芍 10 g　生姜 3 g
> 薄荷 3 g　甘草 5 g

方中柴胡疏肝解郁；当归养血和血；白芍养血敛阴，柔肝缓急；白术、茯苓健脾益气；薄荷疏散郁遏之气，透达肝经郁热；生姜温运和中，辛散达郁；甘草调和诸药。

【加减】头眼时有胀痛，视力渐降加菊花、白芷清肝明目止痛。

【供选成药】❶逍遥丸：详见第 731 页。❷加味逍遥丸：详见第 731 页。

2. 痰湿泛目证　早期偶有视物昏蒙，或瞳神稍大，严重时视盘苍白，可见视野缺损，甚或呈管状，眼压偏高，伴有头昏眩晕，恶心呕吐。舌淡苔白腻，脉滑。多因先天禀赋不足或久病耗气伤阳，脾阳失于温养，气机凝滞，水湿运化无力，痰湿犯目所致。治宜温阳化痰，利水渗湿。

【常用方药】温胆汤。处方：

> 半夏 10 g　竹茹 10 g　枳实 10 g　陈皮 10 g　甘草 5 g　茯苓 10 g
> 生姜 10 g　大枣 3 g

方中半夏燥湿化痰，和胃止呕；竹茹清热化痰，除烦止呕；陈皮理气行滞、燥湿化痰；枳实降气导滞，消痰除痞；茯苓健脾渗湿；生姜、大枣调和脾胃；甘草调和诸药。

【加减】痰湿上泛，头眼胀痛加川芎、车前草、通草活血利水渗湿。

【供选成药】❶二陈丸：详见第705页。❷五苓片（散、胶囊、丸）：片剂，每片0.35 g，每次4~5片；散剂，每袋3 g、9 g或12 g，每次6~9 g；胶囊，每粒0.45 g，每次3粒；丸剂，每12粒1 g，每次6~9 g。均每日2次。湿热下注、气滞水停、风水泛溢所致水肿或脾肾亏虚、小便已利者或高热伤津及阴虚、热证水肿不宜用。

3. 肝肾亏虚证　病久瞳神渐散，中心视力日减，视野明显缩窄，眼珠胀硬，眼底视盘生理凹陷加深扩大，甚至呈杯状，颜色苍白，兼有头晕耳鸣，失眠健忘，腰膝酸软。舌淡苔薄，脉细沉无力。或面白肢冷，精神倦怠。舌淡苔白，脉沉细。多因病久元气衰惫，肝肾精血亏损，目窍失养所致。治宜补益肝肾，活血明目。

【常用方药】加减驻景丸。处方：

楮实子20 g	菟丝子15 g	枸杞子12 g	茺蔚子15 g	车前子12 g
木瓜6 g	寒水石10 g	紫河车5 g	五味子6 g	三七粉2 g

方中楮实子、菟丝子、枸杞子滋肾阴，补肾阳，益精明目养肝；茺蔚子补肝肾，通血脉，养阴明目；三七粉活血而通利血脉；五味子益气生津，补虚明目；紫河车补益肝肾，填精补髓；寒水石抑紫河车之温性；木瓜舒筋活络，通利玄府；车前子利水清热除湿。

【加减】①视力日减，视野渐窄加党参、白芍、川芎、当归等益气养血；②面白肢冷、精神倦怠之偏肾阳虚可用肾气丸加减。

【供选成药】❶障眼明片：详见第742页。❷可明胶囊、石斛夜光丸：详见第726页。❸金花明目丸：浓缩水丸，每瓶4 g或每袋4 g，每次4 g，每日3次。肝经风热、肝火上扰者不宜用。❹复明片：片剂，每片0.3 g，每次5片，每日3次，30日为1疗程。脾胃虚寒者慎用。❺六味地黄丸：详见第717页。

外治　❶详见第751页"绿风内障"。❷选用拉坦前列腺素或曲伏前列腺素滴眼液滴眼。

三、圆翳内障

圆翳内障是指晶珠混浊，视力缓降，渐至失明的慢性眼病。相当于现代医学之年龄相关性白内障。

（一）肝肾不足证

多见视物模糊，头晕耳鸣，腰膝酸软，口干。舌红苔少，脉细，或耳鸣耳聋，潮热盗汗，虚烦不寐，口咽干痛，小便短黄，大便秘。舌红少津、苔薄黄，脉细弦数。多因肝肾精血不足，血虚不充脉络，目窍失养所致。治宜补益肝肾，清热明目。

【常用方药】杞菊地黄丸。处方：

> 熟地黄 24 g　制山茱萸 12 g　山药 12 g　牡丹皮 9 g　茯苓 9 g
> 泽泻 9 g　枸杞子 9 g　菊花 9 g

方中熟地黄滋阴补肾、填精益髓；山茱萸补养肝肾涩精；山药补益脾阴固肾；泽泻利湿泄浊；茯苓淡渗脾湿；牡丹皮清泄虚热；枸杞子补益肝肾，益肾明目；菊花养肝明目。

【加减】①肝血不滋，阴精不荣于上，少寐口干者加女贞子、墨旱莲；②阴亏虚火上炎，潮热虚烦，口咽干燥用知柏地黄丸加地骨皮、石斛。

【供选成药】❶知柏地黄丸：详见第 734 页。❷杞菊地黄丸：详见第 717 页。❸麦味地黄丸：详见第 735 页。❹明目地黄丸：详见第 716 页。❺石斛夜光丸：详见第 726 页。

（二）脾气虚弱证

多见视物昏花，精神倦怠，肢体乏力，面色萎黄，食少便溏。舌淡苔白，脉缓或细弱。多因脾虚不运，脏腑精气不足，不能上贯于目，晶珠失养所致。治宜益气健脾，利水渗湿。

【常用方药】四君子汤。处方：

> 红参 9 g　茯苓 9 g　白术 9 g　炙甘草 6 g

方中红参甘温益气，健脾养胃；白术健脾燥湿；茯苓健脾渗湿；炙甘草益气和中、调和诸药。

【加减】①大便稀溏加薏苡仁、白扁豆、车前子利水渗湿；②纳差食少加山药、神曲、鸡内金、薏苡仁等补脾和胃渗湿。

【供选成药】❶四君子合剂（丸、颗粒）：合剂，每瓶 150 mL，每次 15~20 mL；水丸，每瓶 60 g，每次 3~6 g；颗粒，每袋 15 g，每次 1 袋。均每日 3 次。阴虚证、实热证忌用。❷六君子丸：详见第 714 页。

（三）肝热上扰证

多见头痛目涩眵泪，口苦咽干。舌红苔薄黄，脉弦或弦数。多因肝热循经上攻头目所致。治宜清热平肝，明目退翳。

【常用方药】石决明散。处方：

石决明 20 g	决明子 15 g	赤芍 10 g	青葙子 10 g	麦冬 10 g
栀子 10 g	木贼 5 g	大黄 10 g	羌活 10 g	荆芥 10 g

方中石决明、决明子清热平肝、明目退翳；栀子、大黄、赤芍清热凉血、导热下行；木贼、青葙子明目退翳；荆芥、羌活祛风止痛；麦冬养阴明目。

【加减】①因热邪为患而口苦便结去辛温之羌活；②肝热不甚，无口苦便结去栀子、大黄；③肝热挟风而头昏痛加黄芩、桑叶、菊花、蔓荆子、钩藤、蒺藜清热平肝、明目退翳；④口苦咽干甚加生地黄、玄参清热生津。

【供选成药】❶开光复明丸：详见第 708 页。❷黄连羊肝丸：详见第 733 页。❸熊胆开明片：详见第 746 页。

外 治　❶用麝珠明目滴眼液、珍珠明目液、法可林、卡他灵、卡林-U 滴眼液中的一种滴眼。❷必要时可行手术治疗。

四、云雾移睛

云雾移睛是指眼外观端好，唯自觉眼前似有蚊蝇或云雾样黑影飞舞飘移，甚至视物昏蒙的眼病。又名飞蚊症、眼风黑花、蝇翅黑花等。相当于现代医学之玻璃体混浊。

（一）肝肾亏损证

多见视物昏蒙，或能近怯远、眼前黑花飞舞，兼见头晕耳鸣、腰酸遗泄、口燥咽干。舌红、苔薄，脉细无力。多因肝肾两亏、精血虚衰、不荣目窍、神光衰微所致。治宜补益肝肾。

【常用方药】明目地黄汤。处方：

熟地黄 15 g	生地黄 15 g	山药 10 g	泽泻 10 g	山茱萸 6 g
牡丹皮 10 g	柴胡 10 g	茯神 10 g	当归 10 g	五味子 5 g

方中生地黄、熟地黄与山茱萸、五味子、当归、牡丹皮、泽泻滋阴养肾；山药健脾；茯神健脾安神；柴胡升阳疏肝。

【加减】①玻璃体混浊较重，酌加牛膝、丹参补肝肾，养血活血；②虚火伤络加知母、黄柏、墨旱莲养阴清热凉血。

【供选成药】❶知柏地黄丸：详见第 734 页。❷杞菊地黄丸：详见第717 页。❸麦味地黄丸：详见第 735 页。❹明目地黄丸：详见第 716 页。❺石斛夜光丸：详见第 726 页。

（二）气血亏虚证

自觉视物昏花、眼前黑影飘动、时隐时现、不耐久视、睛珠涩痛，伴见面白无华、头晕心悸、少气懒言。唇淡舌嫩，脉细弱。多因久病气血亏损，气虚不能生血，血虚不能化气，神膏失于濡养所致。治宜益气补血。

【常用方药】八珍汤或当归补血汤。处方：

（1）八珍汤：人参、白术、茯苓、当归、川芎、白芍、熟地黄、炙甘草各 30 g。

方中人参、熟地黄益气养血；白术、茯苓健脾渗湿；当归、白芍养血和营；川芎活血行气；炙甘草益气和中，调和诸药。

（2）当归补血汤：黄芪 30 g，当归 6 g。

方中重用黄芪以补气而专固肌表，大补脾肺之气；当归养血和营。

【加减】①八珍汤气血双补，适用于眼前黑影飘动，视物昏花，不耐久视之气血两亏者；②当归补血汤重在养血滋阴且清虚热，适用于眼前黑影飘动，时隐时现，睛珠涩痛之血虚生内热者；③气虚甚加黄芪补气。

【供选成药】❶八珍丸、当归补血丸：详见第 716、第 717 页。❷人参健脾丸（片）：水蜜丸，每瓶 125 g，每次 8 g；大蜜丸，每丸 6 g，每次 2丸；浓缩丸，每 8 丸相当于原药材 3 g。每次 8~10 丸片剂，每片 0.4 g。每次 4 片。均每日 2~3 次。湿热积滞泄泻、痞满纳呆、口疮者不宜单用本品。❸人参归脾丸：详见第 712 页。

（三）湿热蕴蒸证

自觉视物昏蒙、眼前黑影游动如蚊蝇飞舞，兼头重胸闷、心烦口苦。苔黄腻，脉滑。多因湿邪阻滞中焦，清阳不升，湿郁化热所致。治宜宣化畅中，清热除湿。

【常用方药】三仁汤。处方：

> 苦杏仁 15 g　半夏 10 g　滑石 15 g　薏苡仁 18 g　通草 6 g　白豆蔻 6 g
> 淡竹叶 6 g　厚朴 6 g

方中杏仁宣肺化湿；白豆蔻行气化湿；薏苡仁渗湿健脾；半夏、厚朴辛开苦降、行气化湿；滑石、通草、淡竹叶甘寒渗湿，清利下焦。

【加减】①食少纳呆加白术、山药、白扁豆健脾益气；②玻璃体混浊呈絮状加浙贝母、苍术；③心烦口苦、苔黄腻酌加黄芩、栀子、厚朴清热除湿。

【供选成药】❶香砂六君丸：详见第 742 页。❷甘露消毒丹：详见第 739 页。

（四）气滞血瘀证

眼前自见黑花、视力下降、玻璃体混浊呈点状、絮状或团块状，或见情志不舒、胸闷胁胀。舌有瘀斑，脉弦涩。多因情志不舒、肝郁气滞，以致脉络瘀阻、血行不畅、泛溢络外。治宜行气活血。

【常用方药】血府逐瘀汤。处方：

桃仁 12 g	红花 5 g	当归 10 g	生地黄 15 g	牛膝 10 g
川芎 5 g	桔梗 10 g	赤芍 10 g	枳壳 10 g	甘草 5 g
柴胡 10 g				

方中桃仁破血行滞润燥；红花活血祛瘀止痛；赤芍、川芎活血祛瘀；牛膝活血通经，祛瘀止痛，引血下行；生地黄、当归养血益阴，清热活血；桔梗、枳壳一升一降、宽胸行气；柴胡疏肝解郁、升达清阳；桔梗载药上行；甘草调和诸药。

【加减】①混浊物鲜红，宜去桃仁、红花而酌加生蒲黄、生三七止血化瘀；②混浊物呈灰白色，可加三棱、莪术、鳖甲、牡蛎化瘀散结；③久瘀伤正加黄芪、党参等扶正祛瘀。

【供选成药】❶血府逐瘀口服液：详见第 713 页。❷乐脉颗粒：每袋 3 g，每盒 15 袋，1 次 1~2 袋，每日 3 次。气虚血瘀、痰瘀互阻之胸痹、中风、眩晕者不宜用，有出血倾向或出血性疾病者慎用。❸冠心通片：每片 0.5 g 或 1 g，每次 1~2 g，每日 2 次。有出血倾向者忌用。❹复方血栓通胶囊：胶囊，每粒 0.5 g；软胶囊，每粒 0.74 g，每次 1 粒，每日 3 次。痰瘀阻络、气滞血瘀者不宜用。

外治 ❶用氨碘肽滴眼液滴眼，每次 1 滴，每日 3~4 次。❷必要时可行手术治疗。

五、暴盲

暴盲是指眼外观端好，猝然一眼或两眼视力急剧下降，甚至失明的严重内障眼病。属眼科的急症之一。根据发病部位及病机分为4类。

（一）络阻暴盲

指患眼外观正常，猝然一眼或双眼视力急剧下降，以视衣可见典型的缺血性改变为特征的致盲眼病。又名落气眼。相当于现代医学的视网膜动脉阻塞。

1. 气血瘀阻证　眼外观端好，骤然盲无所见，眼底表现符合本病的特征，伴见急躁易怒、胸胁胀满、头痛眼胀。舌有瘀点，脉弦或涩。多因肝性失制，忿怒暴悖，气逆血壅，气血滞塞而瘀阻目中脉络所致。治宜行气活血，通窍明目。

【常用方药】通窍活血汤。处方：

赤芍 3 g	川芎 3 g	桃仁 10 g	大枣 15 g	红花 5 g
老葱 10 g	鲜生姜 10 g	麝香 0.16 g		

方中赤芍、川芎、桃仁、红花活血祛瘀；大枣、生姜、老葱散达升腾；麝香芳香通窍、散结滞。

【加减】①失眠加首乌藤、酸枣仁宁心安神；②胸胁胀满加郁金、青皮行气解郁；③视网膜水肿甚加琥珀、泽兰、益母草活血化瘀，利水消肿；④头昏痛加天麻、牛膝平肝，引血下行。

【供选成药】❶血府逐瘀口服液：详见第 713 页。❷乐脉颗粒、冠心通片、复方血栓通胶囊：详见第 758 页。

2. 痰热上壅证　眼部症状及检查符合本病的特征，形体多较胖，头眩而重，胸闷烦躁，食少恶心，痰稠口苦。舌苔黄腻，脉弦滑。多因过食肥甘，脾失健运，聚湿生痰，痰郁生热，上壅清窍，脉络阻塞，清阳不升所致。治宜涤痰通络，活血开窍。

【常用方药】涤痰汤。处方：

茯苓 15 g	白参 5 g	甘草 5 g	陈皮 5 g	制南星 5 g
法半夏 10 g	竹茹 5 g	枳实 10 g	石菖蒲 6 g	生姜 10 g

方中法半夏、胆南星、竹茹化痰降浊；白参、茯苓、甘草健脾祛湿；陈皮、生姜、枳实理气和胃；石菖蒲芳香化湿通窍。

【加减】热邪较甚，去人参、生姜、大枣，酌加黄连、黄芩清热涤痰。

【供选成药】礞石滚痰丸：详见 753 页。

3. 肝阳上亢证　眼部症状及检查符合本病的特征，目干涩，头痛眼胀或眩晕时作，面赤烘热，心悸健忘，烦躁易怒，少寐多梦，口苦咽干。脉弦细或数。多因久病肝肾阴亏，水不涵木，肝阳失潜，或肝郁气火内生而阴液暗耗、阴不制阳、肝阳亢逆、气血上冲、瘀阻目中脉络所致。治宜滋阴潜阳，活血通络。

【常用方药】天麻钩藤饮。处方：

| 天麻 9 g | 钩藤 12 g | 石决明 18 g | 栀子 9 g | 黄芩 9 g | 桑寄生 9 g |
| 川牛膝 12 g | 首乌藤 9 g | 益母草 9 g | 杜仲 9 g | 朱茯神 9 g | |

方中天麻、钩藤平肝息风；石决明平肝潜阳，除热明目；川牛膝引血下行，活血利水；杜仲、桑寄生补益肝肾；栀子、黄芩清肝降火；益母草活血利水；首乌藤、朱茯神宁心安神。

【加减】①心悸健忘、失眠多梦加珍珠母镇静安神；②五心烦热加知母、黄柏、地骨皮降虚火；③视网膜水肿混浊明显加车前子、泽兰、郁金活血利水。

【供选成药】天麻钩藤颗粒、复方罗布麻片、复方羚羊角降压片：详见第 752 页。

4. 气虚血瘀证　发病日久，视物昏蒙，动脉细而色淡红或呈白色线条状，视网膜水肿，视盘色淡白，或伴短气乏力、面色萎黄、倦怠懒言。舌淡有瘀斑，脉涩或结代。多因气虚血行乏力、血不充脉、目窍失养所致。治宜补气养血，化瘀通脉。

【常用方药】补阳还五汤。处方：

| 黄芪 120 g | 当归 6 g | 赤芍 5 g | 地龙 3 g | 川芎 3 g | 红花 3 g |
| 桃仁 3 g | | | | | |

方中重用黄芪补益元气；当归活血通络；赤芍、川芎、桃仁、红花活血祛瘀；地龙通经活络。

【加减】①心慌心悸、失眠多梦加酸枣仁、首乌藤、柏子仁养心宁神；②视衣色淡加枸杞子、楮实子、菟丝子、女贞子等益肾明目；③久病情志抑郁加柴胡、白芍、青皮、郁金疏肝解郁。

【供选成药】❶化瘀丸：丸剂，每袋5g，每次5g，每日2次。非气虚血瘀所致的中风急性期患者慎用。脾胃虚弱者慎用。❷五味通栓口服液：每支10 mL，每次1支，每日3次。脑出血者不宜用。脾胃虚弱者慎用。❸芪龙胶囊：每粒0.2 g，每次2粒，每日3次。有出血倾向者忌用。❹复方地龙胶囊：每粒200 mg，每板12粒。每次2粒，每日3次。痰热证、火郁证、瘀热证等有热者不宜用。活动性出血及血液凝固功能低下者禁用。有出血倾向者慎用。

外 治

1. 急救治疗　❶亚硝酸异戊酯0.2 mL吸入，每隔1~2小时再吸1次，连用2~3次；舌下含化硝酸甘油片，每次0.3~0.6 mg，每日2~3次。❷根据证型选用复方丹参滴丸、葛根素注射液等活血化瘀药物口服或静脉给药。

2. 针灸治疗　主穴选睛明、风池、球后等穴。

（二）络瘀暴盲

络瘀暴盲指因眼底脉络瘀阻，血不循经，溢于络外，导致视力突然下降的眼病。类似于现代医学之视网膜中央或分支静脉阻塞。

1. 气滞血瘀证　眼外观端好，视力急降，眼底表现符合本病特征，伴见眼胀头痛、胸胁胀痛、神情抑郁、脘闷食少。舌红有瘀斑、苔薄白，脉弦或涩。多因情志不舒，肝郁气滞，日久化火，迫血妄行，血溢络外，神光遮蔽所致。治宜理气解郁，化瘀止血。

【常用方药】血府逐瘀汤。处方：

桃仁12 g	红花5 g	当归10 g	生地黄15 g	牛膝10 g	川芎5 g
桔梗10 g	赤芍10 g	枳壳10 g	甘草5 g	柴胡10 g	

方中桃仁破血行滞润燥；红花活血祛瘀止痛；赤芍、川芎活血祛瘀；牛膝活血通经，祛瘀止痛，引血下行；生地黄、当归养血益阴、清热活血；桔梗、枳壳一升一降，宽胸行气；柴胡疏肝解郁，升达清阳；桔梗载药上行；甘草调和诸药。

【加减】①出血初期舌红脉数，去川芎、当归，加荆芥炭、血余炭、白茅根、大蓟、小蓟凉血止血；②眼底出血较多、血色紫暗加生蒲黄、茜草、三七化瘀止血；③视盘充血水肿，视网膜水肿明显，宜加泽兰、益母草、车前子活力利水；④失眠多梦加珍珠母、首乌藤镇静安神。

【供选成药】❶血府逐瘀口服液：详见第 713 页。❷乐脉颗粒、冠心通片、复方血栓通胶囊：详见第 758 页。

2. 阴虚阳亢证　眼外观端好，视力急降，眼底表现符合本病特征，兼见头晕耳鸣、颧赤唇红、头重脚轻、失眠多梦、五心烦热、腰膝酸软。舌红少苔，脉弦细。多因肝肾阴亏，阴不制阳，肝阳上亢，迫血妄行，血溢络外，神光被遏所致。治宜滋阴潜阳。

【常用方药】镇肝息风汤。处方：

怀牛膝 30 g	赭石 30 g	川楝子 6 g	龙骨 15 g	牡蛎 15 g
龟甲 15 g	白芍 15 g	玄参 15 g	天冬 15 g	麦芽 6 g
茵陈 6 g	甘草 4.5 g			

方中怀牛膝引血下行、补益肝肾；赭石镇肝降逆；龙骨、牡蛎、龟甲、白芍益阴潜阳、镇肝息风；玄参、天冬滋阴清热；茵陈、川楝子、麦芽清泄肝热、疏肝理气；甘草调和诸药。

【加减】①潮热口干明显加生地黄、麦冬、知母、黄柏滋阴降火；②头重脚轻加何首乌、钩藤、石决明滋阴潜阳。

【供选成药】❶六味地黄丸、左归丸：详见第 717 页。❷天麻头风灵胶囊：每粒 0.2 g。每次 4 粒，每日 2 次。外感所致头痛忌用，脾胃虚弱者慎用。❸抑眩宁胶囊（颗粒）：胶囊，每粒 0.3 g，每次 4~6 粒；颗粒，每袋 5 g 或 10 g，每次 1 袋，开水冲服。均每日 3 次。非肝阳上亢、气血两虚所致的眩晕不宜用。

3. 痰瘀互结证　眼外观端好，视力急降，眼底表现符合本病特征，或见病程较长、眼底水肿渗出明显，或有黄斑囊样水肿，形体肥胖，兼见头重眩晕、胸闷脘胀。舌苔腻或舌有瘀点，脉弦或滑。多因痰湿上壅，血瘀脉络，血溢络外所致。治宜化痰除湿，活血通络。

【常用方药】桃红四物汤合温胆汤。处方：

当归 10 g	熟地黄 10 g	川芎 6 g	白芍 10 g	桃仁 10 g	红花 5 g
半夏 10 g	竹茹 10 g	枳实 10 g	陈皮 10 g	甘草 5 g	茯苓 10 g
生姜 10 g	大枣 5 g				

方中桃仁、红花活血化瘀；熟地黄、当归滋阴补肝，养血调经；芍药养

血和营；川芎活血行气，调畅气血；半夏燥湿化痰，和胃止呕；竹茹清热化痰，除烦止呕；陈皮理气行滞、燥湿化痰；枳实降气导滞，消痰除痞；茯苓健脾渗湿；生姜、大枣调和脾胃；甘草调和诸药。

【加减】视网膜水肿、渗出明显加车前子、益母草、泽兰活血利水消肿。

【供选成药】❶复方血栓通胶囊：详见第 758 页。❷丹红化瘀口服液：每支 10 mL，每次 1~2 支，每日 3 次，用时摇匀。有出血倾向者及视网膜中央阻塞出血期患者禁用，阴虚阳亢、气虚体弱者慎用。

（三）络损暴盲

络损暴盲指因眼底脉络受损出血致视力突然下降的眼病。类似于现代医学的视网膜静脉周围炎，又称视网膜血管炎。

1. **血热伤络证**　眼外观正常，视力急降，眼底表现符合本病特征，伴心烦失眠、口舌生疮、小便短赤。舌红脉数。多因心肝火旺，循经上攻目窍，灼伤脉络，血溢络外，神光遮蔽所致。治宜清热凉血，止血活血。

【常用方药】宁血汤。处方：

仙鹤草 10 g	墨旱莲 10 g	生地黄 15 g	栀子炭 10 g	白芍 10 g
白及 5 g	白蔹 10 g	侧柏叶 10 g	阿胶 12 g	白茅根 10 g

方中生地黄、栀子、白茅根、墨旱莲、白蔹、侧柏叶清热凉血止血；白芍敛阴和营；仙鹤草、白及收敛止血；阿胶补血止血。

【加减】①出血初期舌红脉数，加荆芥炭、白茅根、大蓟、小蓟凉血止血；②眼底出血较多、血色紫暗，加生蒲黄、茜草、郁金化瘀止血；③视网膜水肿明显加益母草、薏苡仁、车前子活血利水。

【供选成药】止血祛瘀明目片：每片 0.3 g，每次 5 片，每日 3 次。脾胃虚弱者不宜用。

2. **肝经郁热证**　眼外观正常，视力急降，眼底表现符合本病特征，伴口苦咽干、烦躁易怒。舌红苔黄，脉弦数。多因肝经郁热，上扰头目，脉络受损，络损血溢，神光被遏所致。治宜疏肝清热，凉血止血。

【常用方药】丹栀逍遥散。处方：

牡丹皮 6 g	炒栀子 6 g	白术 10 g	柴胡 10 g	当归 10 g	茯苓 10 g
白芍 10 g	生姜 3 g	薄荷 3 g	甘草 5 g		

方中逍遥散疏肝解郁、养血健脾；牡丹皮清血中之伏火；炒山栀清肝热、并导热下行。

【加减】①出血初期加赤芍、墨旱莲、茺蔚子、白茅根凉血止血；②失眠多梦加煅牡蛎、首乌藤镇静安神。

【供选成药】逍遥丸、加味逍遥丸：详见第731、第732页。

3. 阴虚火旺证　多见病情迁延，玻璃体积血反复发作，伴头晕耳鸣、五心烦热、口干唇燥。舌质红，脉细数。多因病久阴亏火旺，虚火灼伤脉络，络损血溢于外所致。治宜滋阴降火，凉血化瘀。

【常用方药】滋阴降火汤或知柏地黄丸合二至丸。处方：

（1）滋阴降火汤：

> 当归 10 g　川芎 5 g　生地黄 10 g　熟地黄 10 g　黄柏 10 g　知母 10 g
> 麦冬 10 g　白芍 10 g　黄芩 10 g　柴胡 10 g　甘草 5 g

方中熟地黄、当归、白芍、川芎补养肝血，滋养肝阴；生地黄、麦冬、甘草清润滋阴，生津增液；知母、黄柏、黄芩降火滋阴；柴胡调理肝气。

（2）知柏地黄丸合二至丸：

> 知母 6 g　黄柏 6 g　熟地黄 24 g　山药 12 g　山茱萸 12 g　牡丹皮 9 g
> 茯苓 9 g　泽泻 9 g　墨旱莲 9 g　女贞子 9 g

方中六味地黄丸滋阴补肾；加知母、黄柏清虚热，泻相火；女贞子益肝补肾；墨旱莲入肾补精。

【加减】①出血初期宜加荆芥炭、白茅根凉血止血；②反复发作日久加浙贝母、昆布软坚散结。

【供选成药】知柏地黄丸、琥珀还睛丸：详见第734页。

外治　❶选用丹参或血栓通注射液作局部电离子导入，每日 1 次，10 次为 1 个疗程。❷必要时可行手术治疗。

（四）目系暴盲

目系暴盲指因六淫外感、情志内伤或外伤等损及目系，导致患眼倏然盲而不见的眼病。类似于现代医学的急性神经炎、缺血性神经病变等引起视力突然下降的视神经病变。

1. 肝经实热证　多见视力急降，甚至失明，常伴眼珠压痛及转动时珠后作痛，视盘充血肿胀、边界不清、盘周出血、渗出，视网膜静脉扩张迂曲、颜色紫红，兼见头痛耳鸣、胁痛口苦咽干。舌红苔黄，脉弦数。多因肝火上攻目系、窍道闭阻所致。治宜清肝泄热，兼通瘀滞。

【常用方药】龙胆泻肝汤。处方：

> 龙胆 6 g　黄芩 10 g　　栀子 10 g　泽泻 12 g　木通 10 g　车前子 10 g
> 当归 10 g　生地黄 20 g　柴胡 10 g　甘草 6 g

方中龙胆泻肝胆之火，清下焦之湿热；黄芩、栀子、柴胡苦寒泻火；车前子、木通、泽泻清利湿热；生地黄、当归养血益阴；甘草调和诸药。

【加减】①视盘充血肿胀等，加桃仁、牡丹皮活血散瘀，利水消肿；②头目胀痛酌加菊花、蔓荆子、青葙子、石决明清利头目止痛；③烦躁失眠加黄连、首乌藤清心宁神。

【供选成药】❶龙胆泻肝丸、开光复明丸：详见第 708 页。❷黄连羊肝丸：详见第 733 页。❸芩连片：详见第 709 页。❹熊胆开明片：详见第 746 页。

2. 肝郁气滞证　患眼自觉视力骤降，眼球后隐痛或眼球胀痛，眼部表现同前，患者平素情志抑郁、喜叹息，胸胁疼痛，头晕目眩，口苦咽干，妇女月经不调。舌质暗红、苔薄白，脉弦细。多因情志抑郁，气机滞塞，目系郁闭所致。治宜疏肝解郁。

【常用方药】逍遥散或柴胡疏肝散。处方：

（1）逍遥散：

> 白术 10 g　柴胡 10 g　当归 10 g　茯苓 10 g　白芍 10 g　生姜 3 g
> 薄荷 3 g　甘草 5 g

方中柴胡疏肝解郁；当归甘辛苦温，养血和血；白芍酸苦微寒，养血敛阴，柔肝缓急；白术、茯苓、甘草健脾益气；薄荷疏散郁遏之气，透达肝经郁热；生姜温运和中，辛散达郁；甘草调和诸药。

（2）柴胡疏肝散：

> 陈皮 6 g　柴胡 6 g　　川芎 6 g　香附 6 g　　枳壳 6 g　白芍 10 g
> 炙甘草 3 g

方中柴胡疏肝解郁；香附理气疏肝止痛；川芎活血行气止痛；陈皮、枳壳理气行滞；白芍、甘草养血柔肝，缓急止痛；甘草调和诸药。

【加减】①视盘充血明显或视网膜静脉迂曲粗大加牡丹皮、栀子清热凉血散瘀；②头目隐痛加石决明、菊花清肝明目。

【供选成药】❶加味逍遥丸、逍遥丸：详见第 731、732 页。❷五灵丸：每丸 9 g。每次 1 丸，每日 3 次，1 个月为 1 个疗程。凡急性肝炎属温热疫毒内盛者忌用。肝阴不足所致胁痛者不宜用。

3. 气滞血瘀证　视力骤降、头晕头痛、视盘充血水肿、盘周出血、动脉变细、静脉迂曲，兼心烦郁闷、胸胁胀痛。舌紫暗苔白，脉弦或涩。多因目系血瘀脉阻，血不循经而溢于脉外出血所致。治宜疏肝解郁，理气活血。

【常用方药】血府逐瘀汤。处方：

| 桃仁 12 g | 红花 5 g | 当归 10 g | 生地黄 15 g | 牛膝 10 g | 川芎 5 g |
| 桔梗 10 g | 赤芍 10 g | 枳壳 10 g | 甘草 5 g | 柴胡 10 g | |

方中桃仁破血行滞润燥；红花活血祛瘀止痛；赤芍、川芎活血祛瘀；牛膝活血通经，祛瘀止痛，引血下行；生地黄、当归养血益阴，清热活血；桔梗、枳壳一升一降、宽胸行气；柴胡疏肝解郁、升达清阳；桔梗载药上行；甘草调和诸药。

【加减】①肝郁有热加牡丹皮、栀子；②气滞重加郁金；③脉络不通，血瘀明显加丹参、鸡血藤行气活血通络；④视网膜出血较多加三七、茜草化瘀止血；⑤视力下降严重加细辛、麝香开窍明目；⑥便秘，加大黄逐瘀通便。

【供选成药】❶血府逐瘀口服液：详见第 713 页。❷冠心通片、复方血栓通胶囊、乐脉颗粒：详见第 758 页。

4. 阴虚火旺证　眼症同前，兼见头晕耳鸣、颧赤唇红、五心烦热、口干。舌红苔少，脉细数。多因热病伤阴，水不制火，火性上炎，热盛血壅所致。治宜滋阴降火，活血祛瘀。

【常用方药】知柏地黄丸。处方：

| 知母 6 g | 黄柏 6 g | 熟地黄 24 g | 山药 12 g | 山茱萸 12 g | 牡丹皮 9 g |
| 茯苓 9 g | 泽泻 9 g | | | | |

方中六味地黄丸滋阴补肾；加知母、黄柏清虚热，泻相火。

【加减】①耳鸣耳聋较重加龟甲、玄参、墨旱莲滋阴降火；②口渴喜冷饮加石斛、天花粉、生石膏生津止渴。

【供选成药】❶知柏地黄丸：详见第 734 页。❷大补阴丸：详见第

747 页。

5. **气血两虚证** 病久体弱，或失血过多，或产后哺乳期发病、视物模糊，伴面白无华或萎黄、爪甲唇色淡白、少气懒言、倦怠神疲。舌淡嫩，脉细弱。多因气血虚则目系失养所致。治宜补益气血，通脉开窍。

【常用方药】人参养荣汤。处方：

> 白芍 10 g　当归 10 g　陈皮 10 g　黄芪 10 g　肉桂 3 g　红参 10 g
> 白术 10 g　炙甘草 6 g　熟地黄 15 g　五味子 5 g　茯苓 10 g　远志 5 g
> 生姜 10 g　大枣 10 g

方中红参、熟地黄益气养血；黄芪补益元气；肉桂温经通脉，散寒止痛；白术、茯苓健脾渗湿；当归、白芍养血和营；陈皮理气行滞；远志、五味子静养血分，宁心安神；生姜、大枣调和脾胃；炙甘草益气和中，调和诸药。

【加减】①加丹参、石菖蒲、鸡血藤活血养血；②心悸失眠加酸枣仁、柏子仁、首乌藤养心宁神。

【供选成药】❶十全大补丸：详见第 720 页。❶人参养荣丸：详见第 717 页。

外　治　❶根据临床证型可选用清开灵注射液、醒脑静注射液、川芎嗪注射液等静脉滴注。❷针灸治疗，主穴可选太阳、攒竹、睛明、风池、球后、足三里等穴。

六、视衣脱离

视衣脱离是视网膜神经上皮层与其色素上皮层之间的分离而引起视功能障碍的眼病。相当于现代医学的视网膜脱离。

1. **脾虚湿泛证** 视物昏蒙，玻璃体混浊、视网膜脱离，或为术后视网膜下仍有积液者，伴倦怠乏力、面色少华，或有食少便溏。舌淡胖有齿痕、苔白滑，脉细或濡。多因脾虚失运，湿浊停聚，上扰于目，阻碍神光发越所致。治宜健脾益气，利水化浊。

【常用方药】补中益气汤合四苓散。处方：

> 黄芪 20 g　炙甘草 10 g　红参 6 g　升麻 6 g　柴胡 6 g　陈皮 6 g
> 当归 10 g　白术 10 g　猪苓 10 g　茯苓 15 g　泽泻 10 g

方中黄芪、红参、白术、甘草益气健脾补中；当归补血；陈皮健脾行气；升麻、柴胡升阳举陷；茯苓甘淡健脾渗湿；猪苓、泽泻渗利水湿。

【加减】积液多加苍术、薏苡仁、车前子除湿利水。

【供选成药】补中益气丸、参苓白术散：详见第 704、第 705 页。

2. 脉络瘀滞证　头眼部外伤，或术后视网膜水肿或残留视网膜下积液，结膜充血、肿胀，伴眼痛头痛。舌质暗红或有瘀斑，脉弦涩。多因头眼部外伤或术后脉络受损、气血失合所致。治宜养血活血，祛风止痛。

【常用方药】桃红四物汤。处方：

当归 10 g　熟地黄 10 g　川芎 6 g　白芍 10 g　桃仁 10 g　红花 5 g

方中桃仁、红花活血化瘀；熟地黄、当归滋阴补肝，养血调经；芍药养血和营；川芎活血行气，调畅气血。

【加减】①残留积液，加茯苓、赤小豆、白茅根祛湿利水；②头目胀痛甚加蔓荆子、菊花、石决明祛风镇痛；③术后表现为气虚血瘀水停，用补阳还五汤加益母草、泽兰等益气养阴，活血利水。

【供选成药】❶复方血栓通胶囊：详见第 758 页。❷丹红化瘀口服液：详见第 763 页。

3. 肝肾阴虚证　久病失养或手术后视力不升，眼见黑花、闪光，伴头晕耳鸣、失眠健忘、腰膝酸软。舌红少苔，脉细。多因肝肾阴虚，目失濡养所致。治宜滋补肝肾。

【常用方药】驻景丸加减方。处方：

楮实子 20 g　　菟丝子 15 g　　枸杞 12 g　　茺蔚子 15 g　　车前子 12 g
木瓜 6 g　　　　寒水石 10 g　　紫河车 5 g　　五味子 6 g　　三七粉 2 g

方中楮实子、菟丝子、枸杞子滋肾阴，补肾阳，益精明目养肝；茺蔚子补肝肾，通血脉，养阴明目；三七粉活血而通利血脉；五味子益气生津，补虚明目；紫河车补益肝肾，填精补髓；寒水石抑紫河车之温性；木瓜舒筋活络，通利玄府；车前子利水清热除湿。

【加减】眼前黑花及闪光加麦冬、太子参、当归、川芎、赤芍滋阴益气，活血养血。

【供选成药】❶金花明目丸、复明片：详见第 754 页。❷可明胶囊、石斛夜光丸：详见第 726 页。❸障眼明片：详见第 742 页。❹六味地黄丸：详见第 717 页。

外 治 必要时可行手术治疗。

七、消渴内障

消渴内障是指由消渴病引起的内障眼病。相当于现代医学的糖尿病视网膜病变。

（一）气阴两虚证

多见视力下降，或眼前有黑影飘动，眼底可见视网膜、黄斑水肿，视网膜渗出、出血等，伴面色少华、神疲乏力、少气懒言、咽干、自汗、五心烦热。舌淡，脉虚无力。多因气虚水湿运化乏力，气虚不能摄血所致。治宜益气养阴，活血利水。

【常用方药】六味地黄丸合生脉散。处方：

> 熟地黄 24 g　山茱萸 12 g　牡丹皮 9 g　山药 12 g　茯苓 9 g　泽泻 9 g
> 白参 9 g　　麦冬 9 g　　五味子 6 g

方中熟地黄滋阴补肾，填精益髓；山茱萸补养肝肾涩精；山药补益脾阴，亦能固肾；泽泻利湿泄浊；牡丹皮清泻相火；茯苓淡渗脾湿；白参益元气，补肺气，生津液；麦冬养阴清热，润肺生津；五味子敛肺止汗，生津止渴。

【加减】①自汗、盗汗加黄芪、生地黄、牡蛎、浮小麦益气固表；②视网膜水肿、渗出多加猪苓、车前子、益母草利水化瘀；③视网膜出血加三七、墨旱莲活血化瘀。

【供选成药】❶六味地黄丸：详见第 717 页。❷生脉散：详见第 732 页。❸消渴丸：每 10 丸 2.5 g。每次 1.25~2.5 g（5~10 丸），每日 3 次，餐后温开水送服。阴阳两虚型消渴者及肝炎患者慎服，严重肾功能不全、少年糖尿病、酮体糖尿病、妊娠期糖尿病、糖尿性昏迷等症不宜用。

（二）脾肾两虚证

多见视力下降，或眼前黑影飘动，眼底可见视网膜水肿、棉绒斑、出血，伴形体消瘦或虚胖、头晕耳鸣、形寒肢冷、面色萎黄或浮肿、阳痿，夜尿频、量多清长或如脂膏，严重者尿少而面色白。舌淡胖，脉沉弱。多因脾肾阳虚，不能温煦形体，阴寒内盛，气机凝滞，不能温化水湿所致。治宜温阳益气，利水消肿。

【常用方药】加味肾气丸。处方：

| 制附子 15 g | 茯苓 30 g | 泽泻 30 g | 山茱萸 30 g | 山药 30 g |
| 车前子 30 g | 牡丹皮 30 g | 肉桂 15 g | 川牛膝 15 g | 熟地黄 15 g |

方中制附子温肾助阳而消阴翳；肉桂温肾补火；泽泻、车前子利水渗湿；茯苓、山药益气健脾；熟地黄滋肾填精；山茱萸补精助阳；川牛膝益肝肾而滑利下行；牡丹皮寒凉清泄。

【加减】①视网膜水肿明显加猪苓、泽兰利水渗湿；②视网膜棉绒斑多加法半夏、浙贝母、苍术化痰散结；③夜尿频、量多清长，加巴戟天、淫羊藿、肉苁蓉等温补肾阳。

【供选成药】❶济生肾气丸：大蜜丸，每丸 9 g，每次 1 丸；水丸，每40 粒 3 g，每次 6 g。均每日 2~3 次。阴虚火旺或实火、津伤、表邪未解者均禁用。❷桂附地黄丸（胶囊、片、口服液）：大蜜丸，每丸 9 g，每次 1丸；小蜜丸，每瓶 80 g，每次 9 g；水蜜丸，每瓶 60 g，1 次 6 g；胶囊，每粒 0.34 g 或 0.46 g，每次 5~7 粒；片剂，每片 0.4 g，每次 4~6 片；口服液，每支 10 mL，每次 10 mL；均每日 2 次。浓缩丸，每瓶 60 丸，每 8 丸相当于原药材 3 g，每次 8 丸，每日 3 次。肺热伤津、胃热炽盛、阴虚内热消渴者忌用，过敏体质慎用，表证未解时不宜用。

（三）阴虚挟瘀证

多见视力下降，眼前有黑影飘动，眼底可见微血管瘤、出血、渗出等，偶见视网膜新生血管，反复发生大片出血、视网膜增生膜，兼见口渴多饮、心烦失眠、头昏目眩、肢体麻木。舌质暗红有瘀斑，脉细弦或细涩。多因久病伤阴，肾阴不足，阴虚血燥致瘀血内阻，脉络不畅所致。治宜滋阴补肾，化瘀通络。

【常用方药】知柏地黄丸合四物汤。处方：

| 知母 6 g | 黄柏 6 g | 熟地黄 24 g | 山药 12 g | 山茱萸 12 g | 牡丹皮 9 g |
| 茯苓 9 g | 泽泻 9 g | 当归 9 g | 川芎 6 g | 白芍 9 g | |

方中六味地黄丸滋阴补肾；知母、黄柏清虚热，泻相火；当归补血活血，养血调经；白芍养血益阴；川芎活血行气。

【加减】①视网膜新鲜出血加大蓟、小蓟、蒲黄、三七粉止血通络；②陈旧性出血加牛膝、葛根、鸡血藤活血通络；③有纤维增生加牡蛎、僵蚕、浙贝母、昆布除痰软坚散结；④口渴甚加麦冬、石斛润燥生津。

【供选成药】❶知柏地黄丸：详见第 734 页。❷大补阴丸：详见第 747 页。❸四物合剂：详见第 711 页。

（四）痰瘀阻滞证

多见视力下降，眼前有黑影飘动，眼底视网膜水肿、渗出，视网膜有新生血管、出血，玻璃体可有灰白增生条索或与视网膜相牵，出现视网膜增生膜，形盛体胖，头身沉重，或伴身体某部位固定刺痛、口唇或肢端紫暗。舌紫有瘀斑、苔厚腻，脉弦滑。多因痰瘀互结，有形之物阻滞，脉络不利所致。治宜健脾燥湿，化痰祛瘀。

【常用方药】温胆汤。处方：

| 半夏 10 g | 竹茹 10 g | 枳实 10 g | 陈皮 10 g | 甘草 5 g | 茯苓 10 g |
| 生姜 10 g | 大枣 5 g | | | | |

方中半夏燥湿化痰，和胃止呕；竹茹清热化痰，除烦止呕；陈皮理气行滞，燥湿化痰；枳实降气导滞，消痰除痞；茯苓健脾渗湿；生姜、大枣调和脾胃；甘草调和诸药。

【加减】出现玻璃体灰白增生条索、视网膜增生性改变，去甘草，酌加浙贝母、昆布、海藻、莪术化痰祛瘀，软坚散结。

【供选成药】❶复方血栓通胶囊：详见第 758 页。❷丹红化瘀口服液：详见第 763 页。

外治 必要时可行手术治疗。

八、视瞻有色

视瞻有色是指外观无异常，自觉视野中心出现灰色或淡黄色固定阴影并视力下降的眼病。类似于现代医学的中心性浆液性脉络膜视网膜病变。

（一）湿浊上泛证

多见视物模糊、眼前出现有色阴影、视物变小或变形，眼底可见视网膜反光晕轮明显，黄斑水肿，中心凹光反射减弱或消失，伴胸闷、纳呆呕恶、大便稀溏。舌苔滑腻，脉濡或滑。多因脾失健运，水湿上泛于目所致。治宜利水化湿。

【常用方药】三仁汤。处方：

> 苦杏仁 15 g　半夏 10 g　滑石 15 g　薏苡仁 18 g　通草 6 g　白豆蔻 6 g
> 淡竹叶 6 g　厚朴 6 g

方中杏仁宣肺化湿；白豆蔻行气化湿；薏苡仁渗湿健脾；半夏、厚朴辛开苦降，行气化湿；滑石、通草、淡竹叶甘寒渗湿，清利下焦。

【加减】①黄斑区水肿明显加车前子、琥珀末利水化痰；②纳呆便溏加白术、山药、芡实健脾除湿；③失眠多梦可用温胆汤加减。

【供选成药】❶香砂六君丸：详见第 742 页。❷甘露消毒丹：详见第 739 页。

（二）肝经郁热证

多见视物模糊、眼前棕黄色阴影、视物变小或变形，眼底可见黄斑水肿及黄白色渗出，伴胁肋胀痛、嗳气叹息、小便短赤。舌红苔黄，脉弦数。多因情志不畅，肝气不舒，郁久化热，湿热上犯所致。治宜疏肝解郁，清热化湿。

【常用方药】丹栀逍遥散。处方：

> 牡丹皮 6 g　栀子 6 g　白术 10 g　柴胡 10 g　当归 10 g　茯苓 10 g
> 白芍 10 g　生姜 3 g　薄荷 3 g　甘草 5 g

方中逍遥散疏肝解郁，养血健脾；牡丹皮清血中之伏火；炒山栀清肝热，并导热下行。

【加减】①黄斑区黄白色点状渗出较多加丹参、郁金、山楂理气化瘀；②脘腹痞满加鸡内金、莱菔子消食散结；③小便短赤加车前子、泽泻、黄柏助清热利湿。

【供选成药】加味逍遥丸、逍遥丸：详见第 731、第 732 页。

（三）肝肾不足证

多见视物模糊、眼前可见暗灰色阴影、视物变小或变形、眼底可见黄斑区色素紊乱、少许黄白色渗出、中心凹光反射减弱，兼见头晕耳鸣、梦多滑遗、腰膝酸软。舌红少苔，脉细。多因肝肾亏虚，精血不足，目失濡养所致。治宜滋补肝肾，活血明目。

【常用方药】四物五子丸。处方：

> 当归 10 g　　川芎 5 g　　熟地黄 10 g　白芍 10 g　覆盆子 10 g
> 枸杞子 10 g　地肤子 10 g　菟丝子 10 g　车前子 10 g

方中当归、川芎、熟地黄、白芍滋养肝血，补养肝阴；覆盆子、枸杞子、地肤子、菟丝子、车前子质柔多润，补肾养精。

【加减】 黄斑区渗出较多、色素紊乱加山楂、昆布、海藻软坚散结。

【供选成药】 ❶明目地黄丸：详见第 716 页。❷石斛夜光丸：详见第 726 页。❸止血祛瘀明目片：详见第 763 页。❹金花明目丸：详见第 754 页。

外治 ❶针灸治疗，主穴选攒竹、球后、睛明等❷选用川芎嗪、丹参、三七注射液做离子导入，每日 1 次，10 次为 1 个疗程。

九、视瞻昏渺

视瞻昏渺是指眼外观无异常，而视力减退，以致视物模糊不清，终致失明的眼病。类似于现代医学之年龄相关性黄斑变性。

（一）脾虚湿困证

多见视物昏蒙、视物变形、黄斑区色素紊乱、玻璃膜疣形成、中心凹反光消失，或黄斑出血、渗出及水肿，可伴胸膈胀满、眩晕心悸、肢体乏力。舌质淡白、边有齿印、苔薄白，脉沉细或细。多因嗜食偏好，脾胃受损，湿困中焦，浊气上犯所致。治宜健脾利湿。

【常用方药】 参苓白术散。处方：

> 白扁豆 15 g　白术 15 g　茯苓 15 g　炙甘草 10 g　桔梗 10 g　莲子 10 g
> 白参 10 g　　砂仁 5 g　　山药 15 g　薏苡仁 10 g

方中白参、白术、茯苓益气健脾渗湿；山药、莲子健脾益气止泻；白扁豆、薏苡仁渗湿；砂仁醒脾和胃，行气化滞；桔梗宣肺利气，通调水道；炙甘草健脾和中，调和诸药。

【加减】 水肿明显加泽兰、益母草利水消肿。

【供选成药】 ❶参苓白术散：详见第 705 页。❷六君子丸：详见第 714 页。❸香砂六君丸：详见第 742 页。

（二）阴虚火旺证

多见视物变形、视力突然下降，黄斑部可见大片新鲜出血、渗出和水肿，伴口干欲饮、潮热面赤、五心烦热、盗汗多梦、腰膝酸软。舌质红、苔少，脉细数。多因素体阴虚，或劳思竭虑、肝肾阴虚、虚火上炎、灼伤目络所致。治宜滋阴降火。

【常用方药】生蒲黄汤合滋阴降火汤。处方：

蒲黄 15 g	墨旱莲 15 g	丹参 15 g	荆芥炭 12 g	郁金 15 g
生地黄 12 g	川芎 6 g	牡丹皮 12 g	当归 10 g	熟地黄 15 g
黄柏 10 g	知母 10 g	麦冬 10 g	白芍 10 g	黄芩 10 g
柴胡 10 g	甘草 5 g			

方中蒲黄、郁金、丹参、川芎活血化瘀，消散离经之血；墨旱莲养阴止血；生地黄、荆芥炭凉血止血；牡丹皮凉血止血，散瘀明目；熟地黄、当归、白芍补养肝血，滋养肝阴；麦冬、甘草清润滋阴，生津增液；知母、黄柏、黄芩降火滋阴；柴胡调理肝气。

【加减】①出血日久不吸收加丹参、泽兰、浙贝母等活血消滞；②大便干结加火麻仁润肠通便。

【供选成药】❶知柏地黄丸：详见第 734 页。❷大补阴丸：详见第 747 页。

（三）痰瘀互结证

多见视物变形、视力下降，病程日久、眼底可见瘢痕形成及大片色素沉着，伴见倦怠乏力、纳食呆顿。舌淡、苔薄白腻，脉弦滑。多因肝气郁结，气滞血瘀，瘀血阻滞，脾失健运，水湿不化，聚湿成痰，痰瘀互结所致。治宜化痰软坚，活血明目。

【常用方药】化坚二陈丸。处方：

陈皮 10 g	法半夏 10 g	茯苓 10 g	炒僵蚕 10 g	川黄连 5 g	甘草 5 g
苍术 10 g	川芎 5 g	赤芍 10 g			

方中二陈汤健脾燥湿化痰；僵蚕化痰散结；黄连清热燥湿；川芎活血化瘀；苍术健脾燥湿；赤芍活血散瘀；甘草解毒、调和诸药。

【加减】瘢痕明显加浙贝母、鸡内金软坚散结。

【供选成药】❶二陈丸：详见第 705 页。❷血府逐瘀口服液：详见第 713 页。❸复方血栓通胶囊：详见第 758 页。❹丹红化瘀口服液：详见第 763 页。

（四）肝肾两虚证

多见视物昏蒙，或视物变形，眼底可见黄斑区陈旧性渗出，中心凹光反射减弱或消失，兼见头晕耳鸣、面白肢冷、精神倦怠、腰膝酸软。舌淡红、苔薄白，脉沉细无力。多因肝肾两亏，精血不足，目失濡养所致。治宜补益肝肾。

【常用方药】四物五子丸或加减驻景丸。处方：

（1）四物五子丸：

当归 10 g	川芎 5 g	熟地黄 10 g	白芍 10 g	覆盆子 10 g
枸杞子 10 g	地肤子 10 g	菟丝子 10 g	车前子 10 g	

方中当归、川芎、熟地黄、白芍滋养肝血，补养肝阴；覆盆子、枸杞子、地肤子、菟丝子、车前子质柔多润，补肾养精。

（2）加减驻景丸：

楮实子 20 g	菟丝子 15 g	枸杞子 12 g	茺蔚子 15 g	车前子 12 g
木瓜 6 g	寒水石 10 g	紫河车 5 g	五味子 6 g	三七粉 2 g

方中楮实子、菟丝子、枸杞子滋肾阴，补肾阳，益精明目养肝；茺蔚子补肝肾，通血脉、养阴明目；三七粉活血而通利血脉；五味子益气生津，补虚明目；紫河车补益肝肾、填精补髓；寒水石抑紫河车之温性；木瓜舒筋活络，通利玄府；车前子利水清热除湿。

【加减】①阳虚不显加山楂、鸡内金、茺蔚子、丹参助消积滞、祛瘀生新；②阳气偏衰去车前子，加紫河车、鹿角胶、肉苁蓉、乳香、三七等温肾益精，养血活血。

【供选成药】❶知柏地黄丸：详见第 734 页。❷明目地黄丸：详见第 716 页。❸杞菊地黄丸：详见第 717 页。❹麦味地黄丸：详见第 735 页。❺石斛夜光丸：详见第 726 页。

外 治 ❶用施图伦滴眼液滴眼，每次 1 滴，每日 2~3 次。❷出现玻璃体积血时，可行手术治疗。❸针灸治疗，主穴睛明、球后、承泣、攒竹、风池等。

十、高风内障

高风内障是以夜盲和视野日渐缩窄为特征的内障眼病。相当于现代医学之原发性视网膜色素变性。

（一）肝肾阴虚证

夜盲，视野进行性缩窄，眼底表现符合本病特征，伴头晕耳鸣。舌红少苔，脉细数。多因肝肾阴虚，精亏血少，不濡目窍，目络枯涩，玄府渐闭所致。治宜滋补肝肾，活血明目。

【常用方药】明目地黄丸。处方：

熟地黄 15 g	生地黄 15 g	山茱萸 6 g	牡丹皮 10 g	山药 10 g
泽泻 10 g	茯神 10 g	柴胡 10 g	当归 10 g	五味子 5 g

方中生地黄、熟地黄与山茱萸、五味子、当归、牡丹皮、泽泻滋阴养肾；山药益脾；茯神养神；柴胡升阳。

【加减】①多梦盗汗加知母、牡丹皮、黄柏等滋阴清热；②眼干涩不适加天花粉、玄参养阴清热活血。

【供选成药】❶知柏地黄丸：详见第 734 页。❷杞菊地黄丸：详见第 717 页。❸麦味地黄丸：详见第 735 页。❹明目地黄丸：详见第 716 页。❺石斛夜光丸：详见第 726 页。

（二）脾气虚弱证

夜盲，视野进行性缩窄，眼底表现符合本病特征，兼见面色无华、神疲乏力、食少纳呆。舌淡苔白，脉弱。多因脾胃虚弱，受纳运化失职，气血生化乏源，目失濡养所致。治宜健脾益气，活血明目。

【常用方药】补中益气汤。处方：

黄芪 20 g	炙甘草 10 g	红参 6 g	升麻 6 g	柴胡 10 g	陈皮 6 g
当归 10 g	白术 10 g				

方中黄芪、红参、白术、甘草益气健脾补中；当归补血；陈皮健脾行气；升麻、柴胡升阳举陷。

【加减】可加川芎、丹参、三七、鸡血藤等通络活血。

【供选成药】补中益气丸、参苓白术散：详见第 704、第 705 页。

（三）肾阳不足证

夜盲，视野进行性缩窄，眼底表现符合本病特征，伴形寒肢冷、腰膝酸软、夜尿频频、小便清长。舌淡、苔薄白，脉沉弱。多因肾阳不足，命门火衰，温煦失职，生化不力，气虚血少，不荣于目所致。治宜温补肾阳，活血明目。

【常用方药】右归丸。处方：

熟地黄 15 g	制附子 6 g	肉桂 3 g	山药 10 g	山茱萸 10 g
菟丝子 10 g	鹿角胶 10 g	枸杞子 10 g	当归 10 g	杜仲 10 g

方中熟地黄、山药、山茱萸、枸杞子滋补肾阴；鹿角胶、菟丝子、杜仲补肾益精；当归滋补肝血；肉桂、制附子温补肾阳。

【加减】酌加川芎、鸡血藤、牛膝等以增活血通络之功。

【供选成药】❶右归丸（胶囊）：大蜜丸，每丸9 g，每次1丸；小蜜丸，每瓶60 g或100 g，每次9 g；水蜜丸，每瓶60 g，每次6 g；胶囊，每粒0.3 g，每次3~4粒；均每日3次。阴虚火旺、心肾不交、湿热下注、扰动精室，或思虑忧郁、劳伤心脾、恐惧伤肾所致的气不摄精、阳痿忌用。外感寒湿或外感暑湿、湿热，以及食滞伤胃、肝气乘脾所致的泄泻忌用。❷桂附地黄丸：详见第770页。

外　治　针灸治疗，主穴可选睛明、上睛明、球后、承泣、攒竹、太阳等。

十一、青盲

青盲是指眼外观端好，而视力渐降至盲无所见的内障眼病。相当于现代医学之视神经萎缩。

（一）肝郁气滞证

多见目视不明、视盘色淡白或苍白，或视盘生理凹陷扩大加深如杯状，血管向鼻侧移位，动、静脉变细，兼见情志不舒、胸胁胀痛、口干口苦。舌红、苔薄白或薄黄，脉弦或细弦。多因情志不舒，肝气郁结，气滞血瘀，脉道不利，不能输精于目所致。治宜疏肝解郁，开窍明目。

【常用方药】丹栀逍遥散。处方：

| 牡丹皮6 g | 炒栀子6 g | 白术10 g | 柴胡10 g | 当归10 g |
| 茯苓10 g | 白芍10 g | 生姜3 g | 薄荷3 g | 甘草5 g |

方中逍遥散疏肝解郁，养血健脾；牡丹皮清血中之伏火；炒栀子清肝热，并导热下行。

【加减】①加枳壳、香附疏肝理气；②加丹参、川芎、郁金行气活血；③加菟丝子、枸杞子、桑椹滋养肝肾明目；④加远志、石菖蒲开窍明目；⑤郁热不重者可去牡丹皮、栀子。

【供选成药】❶加味逍遥丸、逍遥丸：详见第731、第732页。❷清肝利胆口服液（胶囊）：口服液，每支10 mL，每盒6支。每次20~30 mL，每日3次；胶囊，每粒0.35 g。每次4~6粒；均每日2次。脾胃虚寒者慎用。

寒湿阴黄者忌用。肝郁气滞、瘀血停着、肝阴不足所致胁痛者不宜用。

(二) 肝肾不足证

眼无外症,视力渐降,甚至失明,眼底表现符合本病特征,全身症见头晕耳鸣、腰膝酸软。舌质淡、苔薄白,脉细。多因久病过劳,或禀赋不足、肝肾两亏、精血虚少、目失滋荣所致。治宜补益肝肾,开窍明目。

【常用方药】左归饮或明目地黄汤。处方:

(1) 左归饮:

> 熟地黄 9~30 g   山药 6 g   枸杞子 6 g   炙甘草 3 g   茯苓 4.5 g
> 山茱萸 3~6 g

方中熟地黄甘温滋肾以填真阴;山茱萸、枸杞子养肝肾;茯苓、炙甘草益气健脾;山药益阴健脾滋肾。

(2) 明目地黄汤:

> 熟地黄 15 g   生地黄 15 g   山药 10 g   泽泻 10 g   山茱萸 6 g
> 牡丹皮 10 g   柴胡 10 g   茯神 10 g   当归 10 g   五味子 5 g

方中生地黄、熟地黄与山茱萸、五味子、当归、牡丹皮、泽泻滋阴养肾;山药健脾;茯神健脾安神;柴胡升阳疏肝。

【加减】加麝香、石菖蒲开窍明目,加丹参、川芎、牛膝活血化瘀。

【供选成药】❶左归丸:详见第 717 页。❷明目地黄丸:详见第 716 页。

(三) 气血两虚证

眼无外症,视力渐降、视物昏蒙,兼见面白无华、头晕心悸、失眠健忘、神疲肢软。舌淡、苔薄白,脉沉细。多因久病过劳或失血过多,气血亏虚,目失荣润所致。治宜益气养血,宁神开窍。

【常用方药】人参养荣汤。处方:

> 白芍 10 g   当归 10 g   陈皮 10 g   黄芪 10 g   肉桂 3 g
> 红参 10 g   白术 10 g   炙甘草 6 g   熟地黄 15 g   五味子 5 g
> 茯苓 10 g   远志 5 g   生姜 10 g   大枣 10 g

方中红参、熟地黄益气养血;黄芪补益元气;肉桂温经通脉,散寒止痛;白术、茯苓健脾渗湿;当归、白芍养血和营;陈皮理气行滞;远志、五味子静养血分,宁心安神;生姜、大枣调和脾胃;炙甘草益气和中,调和诸药。

【加减】①气虚较轻，可将人参改用党参；②血虚偏重加制何首乌、龙眼肉养血安神；③加用枳壳、柴胡等理气助补。

【供选成药】❶十全大补丸：详见第 720 页。❷人参养荣丸：详见第 717 页。

（四）气血瘀滞证

外眼无异常，视物昏昧，或头眼部外伤后视力渐丧，视盘色苍白、边界清、血管变细，兼见头痛健忘、失眠多梦。舌质暗红或有瘀斑、苔薄白，脉涩。多因邪气或外伤致气滞血瘀，脉道阻塞，目失所荣，神光泯灭所致。治宜行气活血，化瘀通络。

【常用方药】通窍活血汤。处方：

赤芍 3 g	川芎 3 g	桃仁 10 g	大枣 7 个	红花 5 g
老葱 3 根	鲜生姜 10 g	麝香 0.16 g		

方中赤芍、川芎、桃仁、红花活血祛瘀；大枣、生姜、老葱散达升腾；麝香芳香通窍，散结滞。

【加减】①加石菖蒲、苏合香芳香开窍；②加丹参、郁金、地龙化瘀通络。

【供选成药】❶血府逐瘀口服液：详见第 713 页。❷乐脉颗粒、冠心通片、复方血栓通胶囊：详见第 758 页。

陆 目眶疾病

目眶疾病多以自觉症状及局部体征，尤其是眼珠外突的征象为命名依据。主要由风热、火毒、痰湿、气滞、血瘀，以及脏腑功能失调、阴阳气血亏虚等所致。治疗常用疏风清热、泻火解毒、祛痰散结、理气通络、活血化瘀、滋阴养血等方法，局部配合敷药、针灸等治疗。

一、眉棱骨痛

眉棱骨痛指眉棱骨部或眼眶疼痛的眼病。类似于现代医学之眶上神经痛。

（一）风热上扰证

多见眉骨疼痛、突然发生、压之痛甚，且疼痛走窜，兼见发热恶风、鼻塞流涕。舌红、苔薄黄，脉浮数。多因风热外袭，上乘眼目所致。治宜疏风清热，散邪止痛。

【常用方药】驱风上清散。处方：

> 黄芩 10 g　白芷 10 g　羌活 10 g　防风 10 g　柴胡 10 g　川芎 5 g
> 荆芥 10 g　甘草 5 g

方中羌活、荆芥、防风疏风解表；白芷解表祛风；柴胡疏风退热；黄芩清热燥湿泻火；川芎祛风止痛；甘草调和诸药。

【加减】①鼻塞流涕明显加辛夷、细辛散邪开窍；②热象明显去羌活，防温燥太过。

【供选成药】❶银翘解毒颗粒、桑菊感冒片：详见第 703 页。❷银翘伤风胶囊：详见第 738 页。❸桑菊银翘散：详见第 713 页。

（二）风痰上犯证

多见眉骨疼痛、眼胀、不欲睁眼，兼头晕目眩、胸闷呕恶。舌苔白，脉弦滑。多因风痰上犯，浊阴所乘，脉道阻塞，清阳不升所致。治宜燥湿化痰，祛风止痛。

【常用方药】防风羌活汤。处方：

> 防风 10 g　羌活 10 g　姜半夏 10 g　黄芩 10 g　制南星 6 g　细辛 2 g
> 白术 10 g　甘草 3 g　川芎 6 g

方中防风、羌活治太阳头痛；细辛散寒治少阴头痛；川芎活血行瘀治前额、颠顶头痛；黄芩化痰湿；半夏燥湿化痰；制南星祛风化痰；白术、甘草健脾化湿。

【加减】①眩晕较甚加蒺藜、钩藤息风定晕；②目眩呕逆加牡蛎、珍珠母、代赭石等平肝降逆止呕。

【供选成药】❶荆防颗粒（合剂）：颗粒，每袋 15 g。每次 15 g；合剂，每瓶 100 mL，每次 10~20 mL，摇匀后服。均每日 3 次；风热感冒或湿热证忌用，高血压、心脏病、肝病、肾病等慢性病严重者慎用。❷感冒清热口服液（颗粒）：口服液，每支 10 mL，或每瓶 100 mL。每次 10~20 mL，每日 3 次，用时摇匀；含糖颗粒，每袋 10 g、12 g、14 g 或 15 g。无糖颗粒，每袋

3 g 或 6 g。每次 1 袋，均每日 2 次。风热感冒及内有伏热之感冒患者不宜用，高血压、心脏病、肝病、肾病、糖尿病等严重性慢性病等应在医生指导下用。

（三）肝郁化火证

眉棱骨、眼眶骨及前额骨皆痛、目珠胀痛、眩晕，伴口苦咽干、烦躁不宁、胁肋胀痛、小便短赤。舌红苔黄，脉弦数。多因肝郁化火，循肝经上炎，攻冲头目所致。治宜疏肝解郁，泻火止痛。

【常用方药】丹栀逍遥散。处方：

> 牡丹皮 6 g　炒栀子 6 g）　白术 10 g　柴胡 10 g　当归 10 g　茯苓 10 g
> 白芍 10 g　　生姜 3 g　　　薄荷 3 g　甘草 5 g

方中逍遥散疏肝解郁，养血健脾；牡丹皮清血中之伏火；炒栀子清肝热，并导热下行。

【加减】①加白芷、细辛以散风利清窍；②疼痛较甚加蔓荆子、夏枯草泄热解郁止痛。

【供选成药】加味逍遥丸、逍遥丸：详见第 731、732 页。

（四）肝血不足证

多见眼眶微痛、目珠酸痛，不耐久视、羞明隐涩，兼见体倦神衰、健忘眠差。舌淡苔白，脉细。多因肝血虚而循行目窍脉络之血亦亏乏、头目无所养所致。治宜滋养肝血，温通目络。

【常用方药】当归补血汤。处方：

> 黄芪 30 g　当归 6 g

方中重用黄芪以补气而专固肌表，大补脾肺之气；当归养血和营。

【加减】①加黄芪、桂枝、地龙益气温经通络；②失眠多梦加首乌藤、酸枣仁养心安神。

【供选成药】❶当归补血丸：详见第 717 页。❷归脾丸：详见第 712 页。

外　治　❶取艾叶、生姜适量炒热布包温熨患处。❷针灸治疗，主穴可选攒竹、鱼腰、丝竹空、阳白、太阳、风池等穴。

二、突起睛高

突起睛高是指眼珠胀痛突起，转动受限，白睛红赤肿胀的急性眼病。类似现代医学之急性炎症性突眼。

（一）风热毒攻证

眼珠轻微突出，胞睑肿胀，白睛红肿，兼见发热恶寒。舌红、苔黄，脉浮数。多因风火热毒攻目所致。治宜疏风清热，解毒散邪。

【常用方药】散热消毒饮子。处方：

> 牛蒡子10 g　　羌活10 g　　黄连5 g　　黄芩10 g　　薄荷5 g　　防风10 g
> 连翘10 g

方中黄连、黄芩、连翘、牛蒡子清热泻火，解毒散结；羌活、防风、薄荷辛散向上，祛风消肿。

【加减】①红肿疼痛较重加赤芍、牡丹皮、紫花地丁、夏枯草消肿散结止痛；②兼有热痰加胆南星、浙贝母、竹茹等清热化痰。

【供选成药】❶银翘解毒颗粒：详见第703页。❷银翘伤风胶囊：详见第738页。❸桑菊银翘散：详见第713页。

（二）火毒壅滞证

多见眼珠高突、转动受限，胞睑红肿，白睛红赤臃肿，头眼剧痛，伴恶心呕吐、壮热神昏、面赤气粗、便秘溲赤。舌质红绛、苔黄，脉数有力。多因火毒入里炽盛，火气燔灼，腐蚀血肉所致。治宜泻火解毒，消肿止痛。

【常用方药】清瘟败毒饮。处方：

> 生石膏20 g　　生地黄15 g　　水牛角30 g　　黄连5 g　　栀子10 g
> 桔梗6 g　　　黄芩10 g　　　知母10 g　　　赤芍10 g　　玄参15 g
> 连翘15 g　　　淡竹叶6 g　　　甘草3 g　　　牡丹皮10 g

方中重用石膏，合知母、甘草以清阳明之热；黄连、黄芩、栀子三药合用泻三焦实火；水牛角、牡丹皮、生地黄、赤芍凉血解毒化瘀；连翘、玄参、桔梗、甘草清热透邪利咽；淡竹叶清心利尿，导热下行。

【加减】①加大黄、芒硝通腑泄热；②加板蓝根、天花粉解毒散结；③出现神昏谵语，可用清营汤送服安宫牛黄丸清营开窍。

【供选成药】❶黄连上清丸：详见第719页。❷连花清瘟胶囊：详见第727页。

外治　❶涂抗生素眼膏以保护眼睛。❷野菊花、金银花、防风、桑叶、当归、黄连水煎液湿热敷。❸出现脓头者应切开排脓并引流。

三、鹘眼凝睛

鹘眼凝睛是指以眼珠突出、红赤如鹘鸟之眼，呈凝视状为特征的眼病，又名鹘眼凝睛外障、鱼睛不夜。类似于现代医学的甲状腺相关性眼病。

（一）气郁化火证

眼珠进行性突出、不能转动、白睛赤肿，可伴有急躁易怒、口苦咽干、怕热多汗、心悸失眠。舌红苔黄，脉弦数。多因情志不舒，肝失条达，气机郁结，久而化火，肝火上炎目窠，火性暴烈所致。治宜清肝泻火，解郁散结。

【常用方药】丹栀逍遥散。处方：

> 牡丹皮 6 g　炒栀子 6 g　白术 10 g　柴胡 10 g　当归 10 g　茯苓 10 g
> 白芍 10 g　　生姜 3 g　　薄荷 3 g　　甘草 5 g

方中逍遥散疏肝解郁，养血健脾；牡丹皮清血中之伏火；炒栀子清肝热，并导热下行。

【加减】①肝火郁结较重加夏枯草、决明子清泻郁火；②胸闷胁痛加香附、郁金疏肝解郁；③两手及舌伸出有震颤加石决明、钩藤平肝息风。

【供选成药】加味逍遥丸、逍遥丸：详见第 731、第 732 页。

（二）阴虚阳亢证

多见眼珠微突、凝视不能转动、白睛淡红，可伴头晕耳鸣、怵惕不安、心烦不寐、消瘦多汗、腰膝酸软。舌红少苔，脉细数。多因阴损血亏，目窍失于濡养，虚阳上扰，清窍不利所致。治宜滋阴潜阳，平肝降火。

【常用方药】平肝清火汤。处方：

> 车前子 10 g　连翘 10 g　枸杞子 10 g　柴胡 10 g　夏枯草 10 g　白芍 10 g
> 生地黄 10 g　当归 10 g

方中夏枯草平肝潜阳，清肝降火；白芍、当归、生地黄、枸杞子补肝血，养肝阴；车前子养肝明目，疗赤止痛；连翘清散气分郁热；柴胡引药入肝。

【加减】①心悸失眠较重加酸枣仁、首乌藤养心安神；②双手震颤加珍珠母、鳖甲滋阴平肝息风。

【供选成药】六味地黄丸、左归丸：详见第717页。

（三）痰瘀互结证

多见眼珠外突、运转受限、白睛暗红、视一为二，伴羞明流泪，胁肋胀满、胸闷不舒。舌质暗红、苔黄，脉弦。多因肝气郁结，气滞血瘀，瘀血阻滞，脾失健运，水湿不化，聚湿成痰所致。治宜疏肝理气，化瘀祛痰。

【常用方药】逍遥散合清气化痰丸。处方：

白术 10 g	柴胡 10 g	当归 10 g	茯苓 10 g	白芍 10 g
生姜 3 g	薄荷 3 g	甘草 5 g	黄芩 10 g	瓜蒌子霜 10 g
制半夏 10 g	胆南星 5 g	陈皮 10 g	苦杏仁 10 g	枳实 10 g

方中柴胡疏肝解郁；当归甘辛苦温，养血和血；白芍酸苦微寒，养血敛阴，柔肝缓急；白术、茯苓健脾益气；薄荷疏散郁遏之气，透达肝经郁热；生姜温运和中、辛散达郁；胆南星清热化痰；黄芩、瓜蒌子清胃火、化痰热；陈皮、枳实理肺宽胸、消痰散结；制半夏、苦杏仁理气健脾，化痰止咳；甘草调和诸药。

【加减】热象不明显可去黄芩，加郁金、川芎、桃仁行气活血化瘀，加牡蛎、浙贝母、夏枯草、昆布软坚化痰散结。

【供选成药】❶逍遥丸、加味逍遥：详见第731、第732页。❷清气化痰丸：水丸，每袋18 g，每次6 g，每日2次；浓缩丸，每8丸相当于原药材3 g，每次6丸，每日3次。风寒咳嗽、痰湿阻肺者不宜用。

外 治 ❶抗生素眼膏涂眼。❷用桑叶、荆芥、防风、菊花、大青叶、当归、赤芍水煎液湿热敷。❸必要时可行眼眶减压术治疗。❹针灸治疗，主穴选风池、天柱、百会、阳白、外关、内关、合谷、行间、太冲等穴。

㈦ 外伤眼病

外伤眼病是指眼组织因意外而致损伤的一类眼病，现代医学称为眼外伤。其治疗常需内外兼治，若伤眼红肿疼痛、羞明流泪、黑睛生翳，多为风热之邪乘伤侵袭所致，治宜祛风清热，兼以活血；若伤眼赤肿疼痛、抱轮红赤或白睛混赤、黑睛溃烂、黄液上冲，则为邪毒炽盛之候，治当清热解毒，兼以凉血；若胞睑青紫、白睛溢血、血灌瞳神，治宜先凉血止血，后活血化瘀；若眼胀头痛伴胸闷纳呆、口苦咽干，则宜酌加疏肝理气泻火之品。

一、异物入目

异物入目是指沙尘、碎屑等细小异物进入眼内，附着或嵌顿于白睛、黑睛表层或胞睑内面的眼病。相当于现代医学的结膜、角膜异物。

外治 ❶黏附于睑内、白睛表层的异物，可用氯化钠注射液冲洗，或用无菌盐水棉签或棉球粘出；若在黑睛表层，可滴 0.5% ~ 1% 丁卡因液 1~2 次后，用无菌棉签粘出，并涂抗生素眼膏。❷必要时可采用角膜异物剔除术治疗。

二、撞击伤目

撞击伤目是指眼球受钝力撞击但无穿破性伤口的眼病。相当于现代医学的机械性非穿通性眼外伤。

（一）撞击络伤证

多见胞睑青紫，或白睛溢血、色如胭脂，或眶内瘀血、目珠突出，或血灌瞳神、视力障碍，或眼底出血、变生络瘀暴盲、目系暴盲。多因外物伤目，血络受损，血溢络外所致。治宜早期止血，后期化瘀。

【常用方药】止血用生蒲黄汤；化瘀用祛瘀汤。处方：

（1）生蒲黄汤：

> 蒲黄 24 g　墨旱莲 24 g　丹参 15 g　荆芥炭 12 g　郁金 15 g
> 生地黄 12 g　川芎 6 g　牡丹皮 12 g

方中蒲黄、郁金、丹参、川芎活血化瘀，消散离经之血；墨旱莲养阴止血；生地黄、荆芥炭凉血止血；牡丹皮凉血止血，散瘀明目。

（2）祛瘀汤：

> 川芎 5 g　当归 10 g　桃仁 10 g　赤芍 10 g　生地黄 15 g
> 墨旱莲 10 g　泽兰 10 g　丹参 10 g　仙鹤草 10 g　郁金 10 g

方中桃仁、丹参、泽兰、当归、赤芍行血破血；川芎、郁金行血中之气；生地黄、墨旱莲、仙鹤草凉血止血。

【加减】①受伤早期，出血较多加血余炭、仙鹤草止血；②受伤后期，目中积血较多加三棱、莪术、枳壳行气祛瘀；③有化热倾向、大便秘结加大黄泻下攻积。

【供选成药】❶三七片（胶囊、散、颗粒）：片剂，每片 0.6 g，每次 2~6 片，每日 3 次；胶囊，每粒 0.3 g，每次 6~8 粒，每日 2 次；三七粉（散剂），每瓶 3 g，每次 2~3 g，每日 2 次；颗粒，每袋 3 g（无蔗糖），每次 3 g，每日 3~5 g。肝、肾功能异常者禁用。**❷**丹七片：每片 0.3 g。每次 3~5 片，每日 3 次。有出血倾向者应慎用或不用。**❸**双丹胶囊（片、口服液、颗粒）：胶囊，每粒 0.42 g，每次 2~4 粒，每日 2~3 次；片剂，每片 0.32 g，每次 4 片，每日 3 次；口服液，每支 10 mL，每次 20 mL，每日 2 次；颗粒，每袋 5 g，每次 1 袋，每日 2 次。寒凝血瘀所致胸痹心痛者慎用。

（二）血瘀气滞证

多见上胞下垂、目珠偏斜，或黑睛混浊、瞳神紧小或散大不收，或视衣水肿、视物不清，或眼珠胀痛、眼压升高。多因外物伤目，组织受损，气血失和，血瘀气滞，水湿停聚所致。治宜行气活血，化瘀止痛。

【常用方药】血府逐瘀汤。处方：

桃仁 12 g	红花 5 g	当归 10 g	生地黄 15 g	牛膝 10 g	川芎 5 g
桔梗 10 g	赤芍 10 g	枳壳 10 g	甘草 5 g		柴胡 10 g

方中桃仁破血行滞润燥；红花活血祛瘀止痛；赤芍、川芎活血祛瘀；牛膝活血通经，祛瘀止痛，引血下行；生地黄、当归养血益阴，清热活血；桔梗、枳壳一升一降，宽胸行气；柴胡疏肝解郁，升达清阳；桔梗载药上行；甘草调和诸药。

【加减】①上胞下垂、眼珠偏斜加防风、葛根、白芷、白附子、僵蚕祛风散邪，缓急通络；②瞳神散大去柴胡、川芎，加香附、五味子顺气敛瞳；③视衣水肿加茯苓、泽兰、薏苡仁、芫蔚子祛瘀利水。

【供选成药】❶复方血栓通胶囊：详见第 758 页。**❷**丹红化瘀口服液：详见第 763 页。**❸**血府逐瘀口服液：详见第 713 页。

外 治 ❶黑睛混浊者用熊胆滴眼液、复方熊胆滴眼液或抗生素滴眼液滴眼。❷胞睑肿胀青紫者 24 小时内宜冷敷，或用鲜生地黄、鲜赤芍等量捣碎加鸡蛋清外敷，24 小时后改为热敷；眼珠疼痛者可用生地黄、芙蓉叶、红花等量捣烂，鸡蛋清调匀敷患眼。❸必要时可行手术治疗。❹血灌瞳神者可选用丹参、血栓通注射液电离子导入。❺发生目系暴盲者，可配合高压氧疗法。

三、真睛破损

真睛破损是指眼珠为物所伤且有穿透伤口的眼病。相当于现代医学的机械性穿通性眼外伤。

(一) 风热乘袭证

多见伤眼疼痛、胞睑难睁、畏光流泪、视力骤降，白睛、黑睛破损，或眼珠内容物脱出。舌苔薄白或薄黄，脉弦紧或弦数。多因目为物伤，腠理失密，气血失和，风邪乘隙而入所致。治宜祛风散瘀止痛。

【常用方药】除风益损汤。处方：

> 熟地黄 10 g　当归 10 g　白芍 10 g　川芎 5 g　藁本 10 g　前胡 10 g
> 防风 10 g

方中熟地黄、当归、白芍、川芎补血敛阴、活血行气；藁本、前胡、防风通疗风邪。

(二) 热毒壅盛证

多见伤眼剧痛、畏光流泪、视力剧降、胞睑红肿、抱轮红赤或白睛混赤、白睛或黑睛破损，或珠内组织脱出、创口污秽浮肿，或黄液上冲。舌红苔黄，脉弦数。多因真睛破损，邪毒乘伤袭人，伤及气血，气滞血瘀，热盛血壅所致。治宜清热解毒，凉血化瘀。

【加减】①加菊花、金银花、黄芩、夏枯草祛风清热解毒；②加红花、苏木、郁金散瘀止痛；③亦可用归芍红花散加减祛风清热，凉血活血。

【供选成药】❶四物合剂：详见第 711 页。❷芎菊上清丸（片、颗粒）：水丸，每 100 粒重 6 g，每次 6 g；片剂，每片 0.3 g，每次 4 片；均每日 2 次。颗粒，每袋 10 g。每次 10 g，每日 3 次。肝火上炎、风阳上扰的头痛慎用。

【常用方药】经效散合五味消毒饮。处方：

> 大黄 15 g　　　当归 15 g　　　赤芍 15 g　　　柴胡 12 g　　　甘草 3 g
> 连翘 10 g　　　水牛角 30 g　　金银花 20 g　　野菊花 15 g　　蒲公英 15 g
> 紫花地丁 15 g　天葵子 15 g

方中水牛角、连翘清热解毒凉血；大黄、当归、赤芍、甘草活血祛瘀缓痛；柴胡疏肝理气；金银花、野菊花清热解毒、消肿散结；蒲公英、紫花地丁、天葵子清热解毒。

【加减】①常以生地黄、玄参、牡丹皮代替方中犀角（水牛角）；②便秘溲赤加芒硝、木通、车前子通利二便，使邪热下泄；③伤眼剧痛加没药、乳香化瘀止痛。

【供选成药】❶一粒珠：详见第704页。❷飞龙夺命丸、牛黄醒消丸、牛黄解毒丸：详见第720页。

外　治　❶0.9%氯化钠注射液冲洗伤眼，必要时可行伤口缝合。❷抗生素滴眼液滴眼，每日6次，严重者可1小时2次；亦可用1%硫酸阿托品滴眼液散瞳。

四、酸碱伤目

酸碱伤目指因强酸、强碱及其他腐蚀性物质入目而损伤眼部组织的眼病。相当于现代医学的化学性眼损伤。治宜清热解毒，凉血散瘀。

【常用方药】黄连解毒汤合犀角地黄汤。处方：

> 黄连9g　黄柏6g　黄芩6g　栀子9g　水牛角30g　生地黄24g
> 赤芍12g　牡丹皮10g

方中黄芩泻上焦肺火；黄连泻中焦脾火；黄柏泻下焦肾火；栀子通泻三焦之火；水牛角凉血清心解热毒；生地黄凉血滋阴生津；赤芍、牡丹皮清热凉血、活血散瘀。

【加减】后期加木贼、密蒙花、青葙子退翳明目。

【供选成药】❶一粒珠：详见第704页。❷牛黄醒消丸、牛黄解毒丸：详见第720页。❸麝香牛黄丸：水蜜丸，每次2g；小蜜丸，每次3g；大蜜丸，每次1丸；均每日2~3次。孕妇忌服。

外　治　❶伤后立即用清水冲洗，清除残余的化学物质；若为酸性伤，可用2%~3%碳酸氢钠液冲洗，碱性伤用3%硼酸液冲洗，石灰伤用0.37%依地酸二钠液冲洗。❷伤后急性期可频滴抗生素滴眼液；若出现瞳神紧小或干缺，可用1%硫酸阿托品滴眼液散瞳，或酌情予糖皮质激素类滴眼液。❸必要时可行手术治疗。

五、辐射伤目

辐射伤目指辐射所引起的以白睛、黑睛浅层损害为特征的眼病。相当于现代医学的辐射性眼损伤。

（一）病之初期

多为风火外袭，猝犯于目所致。治宜祛风清热，退翳止痛。

【常用方药】新制柴连汤。处方：

```
柴胡 10 g   黄连 5 g   黄芩 10 g   赤芍 10 g   蔓荆子 10 g   栀子 10 g
龙胆 10 g   木通 10 g   甘草 5 g   荆芥 10 g   防风 10 g
```

方中龙胆、栀子、黄连、黄芩清肝泄热；荆芥、防风、蔓荆子祛风清热；柴胡辛凉祛风，引药入肝；赤芍凉血退红；木通利尿清热；甘草调和诸药。

【加减】可加蝉蜕、木贼散翳明目。

【供选成药】❶拨云退翳丸、明目蒺藜丸：详见第 725 页。❷牛黄解毒丸：详见第 720 页。

（二）病之后期

多为风火伤津耗液，津液不能上荣于目所致。治宜养阴退翳明目。

【常用方药】消翳汤。处方：

```
密蒙花 5 g   柴胡 10 g   川芎 5 g   当归 10 g   甘草 5 g   生地黄 15 g
荆芥 10 g   防风 5 g   木贼 5 g   蔓荆子 10 g   枳壳 6 g
```

方中荆芥、防风、柴胡升浮退翳；蔓荆子、木贼、密蒙花明目退翳；川芎、当归、枳壳活血退翳；生地黄益血养阴；甘草调和诸药。

【加减】白睛红赤未尽加菊花、黄芩清解余邪。

【供选成药】❶石斛夜光丸：详见第 76 页。❷石斛明目丸：详见第 733 页。❸障眼明片：详见第 742 页。

外治 ❶用抗生素滴眼液或眼膏，以防感染。❷局部冷敷可止痛。

六、热烫伤目

热烫伤目是因高温物质烧伤或烫伤外眼或眼球所致，以眼部红肿剧痛，甚至影响视力为主要临床表现的眼病。相当于现代医学的眼热烧伤。

火毒犯目证

多见眼内剧痛、多泪难睁、视力骤降，白睛混赤或呈灰白色坏死，黑睛出现大片新翳或呈凝脂翳状，伴心情烦躁、口干便秘、小便短赤。舌质红、苔黄，脉数或弦数。多因热烧伤乃火热毒邪骤犯于目所致。治宜清热解毒，养阴散邪。

【常用方药】银花解毒汤合石决明散。处方：

金银花 15 g	蒲公英 15 g	大黄 10 g	龙胆 10 g	黄芩 10 g
蔓荆子 10 g	桑白皮 10 g	天花粉 10 g	枳壳 5 g	甘草 5 g
石决明 20 g	决明子 15 g	赤芍 10 g	青葙子 10 g	麦冬 10 g
栀子 10 g	木贼 5 g	羌活 10 g	荆芥 10 g	

方中金银花、蒲公英、天花粉、黄芩、甘草清热解毒；大黄通腑攻下，凉血逐瘀；龙胆清泻肝经实火；桑白皮清热泻肺；枳壳调气；蔓荆子升清阳；石决明、决明子清热平肝，明目退翳；栀子、赤芍清热凉血，导热下行；木贼、青葙子明目退翳；荆芥、羌活祛风止痛；麦冬养阴明目。

【加减】 去龙胆，加玄参养阴增液。

【供选成药】 ❶开光复明丸：详见第 708 页。❷黄连羊肝丸：详见第 733 页。❸熊胆开明片：详见第 746 页。

外 治 ❶用抗生素滴眼液或 0.25%～0.5% 地丁卡因滴眼液。❷眼睑部轻度烧伤可涂红花油，注意勿入眼内。❸必要时可行手术治疗。

（捌） **其他眼病**

其他眼病系不能按五轮及外伤归类的眼科杂病。

一、近视

近视指视近物清晰，视远物模糊的眼病。相当于现代医学之近视眼。

（一）心阳不足证

多见视近清楚、视远模糊，全身无明显不适，或兼见面色㿠白、心悸神疲。舌淡，脉弱。多因心阳不足，阳虚阴盛，神光不得发越于远处所致。治宜补心益气，安神定志。

【常用方药】定志丸。处方：

> 远志 5 g　石菖蒲 10 g　红参 5 g　茯神 10 g

方中红参补心气；石菖蒲开心窍；茯神能交心气于肾；远志能通肾气于心。

【加减】①食欲不振加麦芽、山楂健胃消食；②心悸重加五味子、酸枣仁、柏子仁养心安神；③伴神倦乏力加白术、黄芪、大枣健脾益气。

【供选成药】❶补心气口服液：每支 10 mL，每盒 6 支，每次 10 mL，每日 3 次，需开封即服。心阴虚及痰瘀交阻、气滞血瘀型胸痹不宜用。❷心力丸：浓缩丸，每瓶 30 粒，含服或嚼后服，每次 1~2 丸，每日 3 次。非心阳不振、气滞血瘀型胸痹证不宜用。❸活血通脉片（胶囊）：片剂，每片 0.24 g，每次 8 片，每日 3~4 次；胶囊，每粒 0.25 g，每瓶 50 粒，每次 2~4 粒，每日 3 次。有出血倾向者忌用。过敏体质者慎用。

（二）气血不足证

多见视近清楚、视远模糊，眼底或可见视网膜呈豹纹状改变，或兼见面色不华、神疲乏力、视物易疲劳。舌质淡、苔薄白，脉细弱。多因久视耗血，血虚气亦虚，神光不能发越于远处所致。治宜补血益气。

【常用方药】当归补血汤。处方：

> 黄芪 30 g　当归 6 g

方中重用黄芪以补气而专固肌表，大补脾肺之气；当归养血和营。

【加减】眼胀涩加首乌藤、木瓜养血活络。

【供选成药】❶八珍丸、人参养荣丸、当归补血丸：详见第 716、第 717 页。❷人参健脾丸：详见第 757 页。

（三）肝肾两虚证

视近怯远，眼前黑花渐生，兼见头晕耳鸣、夜眠多梦、腰膝酸软。舌质淡，脉细弱或弦细。多因肝肾两虚，精血不足，神光衰微，光华不能远及所致。治宜滋补肝肾。

【常用方药】驻景丸加减方。处方：

> 楮实子 20 g　　菟丝子 15 g　　枸杞子 12 g　　茺蔚子 15 g　　车前子 12 g
> 木瓜 6 g　　　　寒水石 10 g　　紫河车 5 g　　　五味子 6 g　　　三七粉 2 g

方中楮实子、菟丝子、枸杞子滋肾阴，补肾阳，益精明目养肝；茺蔚子补肝肾，通血脉，养阴明目；三七粉活血而通利血脉；五味子益气生津，补虚明目；紫河车补益肝肾，填精补髓；寒水石抑紫河车之温性；木瓜舒筋活络，通利玄府；车前子利水清热除湿。

【加减】眼底视网膜呈豹纹状改变加太子参、麦冬、五味子益气。

【供选成药】❶障眼明片：详见第 742 页。❷金花明目丸、复明片：详见第 754 页。❸可明胶囊、石斛夜光丸：详见第 726 页。❹益视颗粒：每袋 15 g，每次 15 g，每日 3 次。糖尿病患者禁服。平时有眼胀、头痛、虹视或青光眼等症状的患者慎用。❺六味地黄丸：详见第 717 页。

外 治 ❶珍视明滴眼液、冰珍清目滴眼液、0.25% 托吡卡胺滴眼液：滴眼，每晚临睡前滴眼 1 次。❷中药超声雾化熏眼，每次 10~15 分钟，每日 2~3 次。

二、远视

远视指视远较视近清楚的眼病。相当于现代医学之远视眼。

肝肾不足证

多见视远清楚、视近模糊，或用眼后感眼球酸痛，有视疲劳症状，或兼见头晕耳鸣、腰膝酸软、口咽干燥。舌红少苔，脉细数。多因先天不足或肝肾俱亏，目中光华散漫不收所致。治宜补益肝肾。

【常用方药】地芝丸或杞菊地黄丸。处方：

（1）地芝丸：

> 生地黄 10 g　天冬 10 g　枳壳 10 g　菊花 10 g

方中生地黄、菊花补肾填精；天冬润肺滋阴；枳壳理脾胃、调气机。

（2）杞菊地黄丸：

> 熟地黄 24 g　　山茱萸(制)12 g　　山药 12 g　　牡丹皮 9 g　　茯苓 9 g
> 泽泻 9 g　　枸杞子 9 g　　菊花 9 g

方中熟地黄滋阴补肾、填精益髓；山茱萸补养肝肾涩精；山药补益脾阴固肾；泽泻利湿泄浊；茯苓淡渗脾湿；牡丹皮清泄虚热；枸杞子补益肝肾、益肾明目；菊花养肝明目。

【加减】地芝丸宜用于偏阴虚有热者，杞菊地黄丸适用于偏肝肾不足者。

【供选成药】❶益视颗粒：详见上证。❷知柏地黄丸：详见第 734 页。❸杞菊地黄丸：详见第 717 页。❹麦味地黄丸：详见第 735 页。❺明目地黄丸：详见第 716 页。❻石斛夜光丸：详见第 726 页。

外 治 ❶珍视明滴眼液、冰珍清目滴眼液滴眼，每日 3~5 次。❷中药超声雾化熏眼，每次 10~15 分钟，每日 2~3 次。

三、目倦

目倦是指过度用眼或目力不足而出现视物不能持久，久则视物昏花、头痛眼胀为主要表现的眼病。相当于现代医学的视疲劳。

（一）气血亏虚证

久视后视物模糊、眼胀、头晕，眼部检查可有近视、远视等屈光不正或老视，兼见心悸健忘、神疲便干。舌淡苔白，脉沉细。多因气血亏虚，目中经络涩滞，失于濡养所致。治宜补养气血，养心安神。

【常用方药】八珍汤。处方：

红参 30 g	白术 30 g	茯苓 30 g	当归 30 g	川芎 30 g	白芍 30 g
熟地黄 30 g	炙甘草 30 g				

方中红参、熟地黄益气养血；白术、茯苓健脾渗湿；当归、白芍养血和营；川芎活血行气；炙甘草益气和中、调和诸药。

【加减】①大便干结加火麻仁润肠通便；②头眼胀痛加蔓荆子、菊花清利头目、止痛。

【供选成药】❶八珍丸、人参养荣丸、当归补血丸：详见第 716、717 页。❷人参健脾丸：详见第 757 页。

（二）肝肾不足证

久视后出现视物模糊、眼胀痛干涩，眼部检查可有近视、远视等屈光不正或老视，兼见头晕目眩、耳鸣、腰膝酸软。舌质淡、苔少，脉细。多因肝肾精血亏损，筋失所养，调节失司所致。治宜滋养肝肾，益精明目。

【常用方药】杞菊地黄丸合柴葛解肌汤。处方：

熟地黄 24 g	山茱萸(制)12 g	山药 12 g	牡丹皮 9 g	茯苓 9 g
泽泻 9 g	枸杞子 9 g	菊花 9 g	柴胡 10 g	葛根 15 g
甘草 5 g	黄芩 10 g	赤芍 10 g	知母 10 g	浙贝母 10 g
生地黄 15 g				

方中熟地黄滋阴补肾、填精益髓；山茱萸补养肝肾涩精；山药补益脾阴固肾；泽泻利湿泄浊；茯苓健脾渗湿；牡丹皮清泄虚热；枸杞子补益肝肾益肾明目；菊花配枸杞滋补肝肾，养肝明目；葛根、柴胡外透肌热、内清郁热；黄芩清泄里热；生地黄、赤芍、知母养阴清热；浙贝母清热解毒散结；甘草调和诸药。

【加减】眼干涩加北沙参、麦冬益气养阴。

【供选成药】❶杞菊地黄丸：详见第 717 页。❷麦味地黄丸：详见第 735 页。❸明目地黄丸：详见第 716 页。❹石斛夜光丸：详见第 726 页。❺益视颗粒：详见第 792 页。

（三）阴虚火旺证

久视后出现视物模糊、眼胀痛干涩，眼部检查可有近视、远视等屈光不正或老视，兼见头晕目眩、五心烦热、颧赤唇红、口干。舌红苔少，脉细数。多因劳瞻竭视，耗竭阴津，阴不制阳所致。治宜滋阴降火，益精明目。

【常用方药】知柏地黄丸。处方：

知母 6 g	黄柏 6 g	熟地黄 24 g	山药 12 g	山茱萸 12 g
牡丹皮 9 g	茯苓 9 g	泽泻 9 g		

方中六味地黄丸滋阴补肾；加知母、黄柏清虚热、泻相火。

【加减】口干喜饮加石斛、天花粉、生石膏生津止渴。

【供选成药】❶知柏地黄丸：详见第 734 页。❷大补阴丸：详见第 747 页。

外 治　❶珍视明滴眼液、冰珍清目滴眼液滴眼，每日 3~5 次，每次 1~2 滴。❷中药超声雾化熏眼，每次 10~15 分钟，每日 2~3 次。❸针灸治疗，主穴可选攒竹、肝俞、肾俞、心俞等穴。

四、通睛

通睛指双眼同时注视时目珠向内眦偏斜的眼病。相当于现代医学的共同性内斜视。

（一）肝肾亏虚证

目珠向内侧偏斜，与生俱来或幼年逐渐形成，或伴目珠发育不良，能远怯近，或远近视力皆不良，视物模糊。舌淡红、苔薄白，脉弱或缓。多因先天禀赋不足、眼带发育不良，或肝肾精血亏虚，筋脉失养所致。治宜补益肝肾。

【常用方药】杞菊地黄丸。处方：

> 熟地黄 24 g　　山茱萸(制)12 g　　山药 12 g　　牡丹皮 9 g　　茯苓 9 g
> 泽泻 9 g　　　　枸杞子 9 g　　　　菊花 9 g

方中熟地黄滋阴补肾，填精益髓；山茱萸补养肝肾涩精；山药补益脾阴固肾；泽泻利湿泄浊；茯苓淡渗脾湿；牡丹皮清泄虚热；枸杞子补益肝肾，益肾明目；菊花养肝明目。

【加减】①体弱气虚加党参、黄精益气养阴；②伴能远怯近加何首乌、龙眼肉、肉苁蓉滋补肝肾。

【供选成药】❶杞菊地黄丸：详见第 717 页。❷麦味地黄丸：详见第 735 页。❸明目地黄丸：详见第 716 页。❹石斛夜光丸：详见第 726 页。❺益视颗粒：详见第 792 页。

（二）筋络挛滞证

小儿长期仰卧或逼近视物，或偏视灯光及亮处，眼珠逐渐向内偏斜，全身及舌脉无异常。多因长期逼近视物，筋脉内收所致。治宜舒筋通络。

【常用方药】正容汤。处方：

> 羌活 10 g　白附子 10 g　防风 10 g　秦艽 10 g　　胆南星 10 g　僵蚕 10 g
> 木瓜 10 g　法半夏 10 g　甘草 5 g　　黄松节 10 g　生姜 10 g

方中羌活、防风、秦艽祛风解表、舒筋活络解痉；白附子祛风痰；胆南星、僵蚕、法半夏化痰祛寒；木瓜、黄松节（即茯神心木）舒经活络；生姜温运和中；甘草和中缓急。

【加减】加白芍、天冬、当归滋阴养血、舒筋通络。

【供选成药】醒脑再造胶囊：详见第 710 页。

外治　必要时可行手术治疗。

五、风牵偏视

风牵偏视是以眼珠突然偏斜，转动受限，视一为二为临床特征的眼病。相当于现代医学之麻痹性斜视。

（一）风邪中络证

黑睛猝然偏斜、转动受限、视一为二，兼见头晕目眩、步态不稳。舌淡，脉浮数。多因卫外失固、风邪乘虚入中、邪滞经络，则气血运行不畅、筋肉失于濡养所致。治宜祛风通络，扶正祛邪。

【常用方药】小续命汤。处方：

麻黄5g 桂枝5g 防风10g 防己10g 杏仁10g 黄芩10g
红参10g 甘草10g 川芎5g 白芍10g 附子6g 生姜10g

方中麻黄、桂枝、杏仁、防风、生姜辛温发散，导风外泄；附子、川芎温阳散寒，通经络；白芍酸收和营，调和营卫；防己开腠理，利九窍；黄芩性寒凉，抑他药温燥之性；红参大补元气，扶正祛邪；甘草调和诸药。

【加减】①肝虚血少加当归、熟地补血养血；②风热为患去生姜、附子，酌加生石膏、生地黄、秦艽、桑枝等辛凉疏风，清热通络。

【供选成药】风湿祛痛胶囊：每粒0.3g，每次5粒，每日3次，餐后30分钟服用。过敏性体质者慎用。

（二）风痰阻络证

发病突然，目珠偏斜，转动失灵，倾头瞻视，视物昏花、视一为二，兼见胸闷呕恶、食欲减退，泛吐痰涎。舌苔白腻，脉弦滑。多因脾虚湿停，湿浊化痰，复感风邪，风邪挟痰上壅，阻滞脉络，气血不行所致。治宜祛风除湿，化痰通络。

【常用方药】正容汤。处方：

羌活10g 白附子10g 防风10g 秦艽10g 胆南星10g 僵蚕10g
木瓜10g 法半夏10g 甘草5g 黄松节10g 生姜10g

方中羌活、防风、秦艽祛风解表、舒筋活络解痉；白附子祛风痰；胆南星、僵蚕、法半夏化痰祛寒；木瓜、黄松节（即茯神心木）舒经活络；生姜温运和中；甘草和中缓急。

【加减】①恶心呕吐甚加竹茹、姜半夏涤痰止呕；②痰湿偏重加薏苡仁、石菖蒲、佩兰芳香化浊，除湿祛痰。

【供选成药】醒脑再造胶囊：详见第710页。

（三）脉络瘀阻证

多系头部外伤、眼部直接受伤或中风后出现目珠偏位，视一为二。舌质淡或有瘀斑，脉涩。多因外伤或中风后瘀血阻络，日久不消，筋脉失于濡养所致。治宜活血行气，化瘀通络。

【常用方药】桃红四物汤合牵正散。处方：

当归 10 g	熟地黄 10 g	川芎 6 g	白芍 10 g	桃仁 10 g
红花 5 g	白附子 5 g	僵蚕 5 g	全蝎 5 g	

方中桃仁、红花活血化瘀；熟地黄、当归滋阴补肝、养血调经；芍药养血和营；川芎活血行气，调畅气血；白附子祛风化痰；僵蚕、全蝎祛风止痉、通络化痰。

【加减】①病变早期加防风、荆芥、蒺藜祛风散邪；②后期表现为气虚血瘀加党参、黄芪等益气扶正，或改用补阳还五汤加减益气活血通络。

【供选成药】❶复方血栓通胶囊：详见第 758 页。❷丹红化瘀口服液：详见第 763 页。

外 治 必要时可行手术治疗。

第六篇

耳
鼻
咽
喉
科
临
证
处
方

壹 耳部常见疾病

一、旋耳疮

旋耳疮是以耳部瘙痒、皮肤潮红渗液或增厚脱屑为主要特征的疾病，又称"月食疮""月蚀疮""月蚀疳疮""黄水疮"等。相当于现代医学的外耳湿疹。

(一) 风热湿邪犯耳证

耳部皮肤瘙痒，灼热感，逐渐出现小水疱，溃破后渗出黄色脂水，皮肤糜烂。舌质红、苔黄腻，脉弦数。多因风热挟湿邪上犯，蒸灼耳窍，风盛则痒，湿热盛则起水疱。治宜清热祛湿，疏风止痒。

【常用方药】消风散。处方：

当归 10 g	生地黄 10 g	防风 10 g	蝉蜕 6 g	知母 10 g
苦参 6 g	胡麻仁 6 g	荆芥 10 g	苍术 6 g	牛蒡子 6 g
石膏 10 g	甘草 5 g	木通 5 g		

方中荆芥、防风发表祛风，胜湿止痒；苦参、苍术燥湿止痒，散风除热；牛蒡子、蝉蜕疏散风热透疹；石膏、知母清热泻火；木通利湿热；胡麻仁、生地黄、当归滋阴养血润燥；甘草清热解毒，调和诸药。

【加减】①湿重用萆薢渗湿汤加减；②湿热壅盛改用龙胆泻肝汤加减清热解毒祛湿。

【供选成药】 消风止痒颗粒：每袋 15 g，每日 6 袋，分 2~3 次服用，或遵医嘱。阴血亏虚者不宜用。

（二）血虚生风化燥证

多见耳部瘙痒，外耳道、耳郭及其周围皮肤增厚、粗糙、皲裂、上覆痂皮或鳞屑、缠绵难愈。面色萎黄，纳呆，倦怠乏力。舌质淡、苔白，脉细数。多因耗伤阴血，气血亏虚，耳窍失养，久则血虚生风化燥所致。治宜养血润燥，祛风止痒。

【常用方药】 地黄饮。处方：

```
生地黄 10 g    熟地黄 15 g    制何首乌 10 g    当归 6 g    牡丹皮 6 g
玄参 6 g       蒺藜 10 g      僵蚕 6 g         红花 3 g    甘草 5 g
```

方中熟地黄、当归、制何首乌养血；生地黄、牡丹皮、玄参、红花凉血活血；蒺藜、僵蚕祛风；甘草健脾和中。

【加减】 痒甚加蝉蜕、地肤子、苦参等。

【供选成药】 ❶润燥止痒胶囊：每粒 0.5 g，每次 4 粒，每日 3 次，2 周为 1 个疗程。因糖尿病、肾病、肝病、肿瘤等疾病引起的皮肤瘙痒不宜用。❷湿毒清胶囊：每粒 0.5 g，每次 3~4 粒，每日 3 次。湿热俱盛或火热炽盛者慎用。

外 治

1. 清热解毒、收敛止痒 选用：❶桉树叶、桃叶、花椒叶等量；或❷苦参、苍术、黄柏、白鲜皮各 15 g；煎水外洗或湿敷患部.❸马齿苋、黄柏、败酱草各 30 g。

2. 根据证型选择不同药物 ❶湿热盛而见红肿、疼痛、瘙痒、出脂水者，选如意金黄散调敷清热燥湿止痒，亦可选用耳炎液外用滴耳，每次 2~3 滴，每日 2~3 次。❷湿盛而见黄水淋漓者，用青黛散，以麻油调搽，以清热除湿，收敛止痒。❸热盛而见有脓痂者，选用黄连膏或黄连粉撒布以清热解毒。❹患病日久而皮肤粗糙、增厚、皲裂者，选用滋润肌肤、解毒祛湿的药物外搽，如穿粉散用香油调敷。

3. 针灸治疗 根据不同证型，主穴可取陶道、曲池、合谷、神门、血海、足三里、三阴交、大都等。

二、耳带疮

耳带疮是以耳痛、外耳串状疱疹为主要特征的疾病。相当于现代医学的耳带状疱疹。

(一) 邪毒外袭证

多见耳部皮肤灼热、刺痛感,局部出现针头大小疱疹,密集成簇状,疱疹周围皮肤潮红,可伴发热恶寒。舌质红、苔薄黄,脉浮数。多因风热邪毒外侵,上犯耳窍所致。治宜疏风散邪,清热解毒。

【常用方药】银翘散。处方:

> 金银花 10 g　连翘 10 g　桔梗 10 g　薄荷 5 g　淡竹叶 5 g　甘草 5 g
> 荆芥穗 10 g　淡豆豉 5 g　牛蒡子 6 g　芦根 15 g

方中薄荷、淡豆豉、荆芥、桔梗、牛蒡子疏风解表;金银花、连翘清热解毒;淡竹叶、芦根、甘草以助清热。

【加减】口眼㖞斜选加僵蚕、全蝎、蜈蚣、蝉蜕、桃仁、红花、地龙等祛风活血通络。

【供选成药】❶银翘解毒颗粒(散、胶囊、软胶囊、丸、袋装剂):颗粒,每袋 10 g 或 15 g,每次 10~15 g,每日 3 次。散剂,每袋 6 g 或 18 g,每次 6 g;胶囊,每粒 0.4 g,每次 2 粒;大蜜丸,每丸 3 g 或 9 g,每次 6~9 g,用芦根汤或温开水送服;水丸,每 20 粒 1 g,每次 2 g;袋泡剂,每袋 2 g,每次 2 袋;片剂,素片每片 0.3 g,薄膜衣片,每片 0.52 g,每次 4 片;均每日 2~3 次。风寒感冒者不宜用。❷银翘伤风胶囊:每粒 0.3 g。每次 4 粒,每日 3 次。风寒感冒不宜用。

(二) 肝胆湿热证

多见耳部灼热、刺痛,疱疹增大、溃破、黄水浸淫、结痂,伴口苦咽干,甚则口眼㖞斜,耳鸣耳聋眩晕。舌质红、苔黄腻,脉弦数。多因肝胆湿热蒸灼耳窍肌肤,脉络闭阻,气滞血瘀,不通则痛所致。治宜清泻肝胆,解毒利湿。

【常用方药】龙胆泻肝汤。处方:

> 龙胆 6 g　黄芩 10 g　栀子 10 g　泽泻 12 g　木通 10 g　车前子 10 g
> 当归 10 g　生地黄 20 g　柴胡 10 g　甘草 6 g

方中龙胆泻肝胆之火,清下焦之湿热;黄芩、栀子、柴胡苦寒泻火;车前子、木通、泽泻清利湿热；生地黄、当归养血益阴；甘草调和诸药。

【加减】 ①热毒甚加板蓝根清热解毒；②痛剧加延胡索活血行气止痛。

【供选成药】❶龙胆泻肝丸（片、胶囊、颗粒、口服液、软胶囊）：片剂，每片 0.3 g，每次 4~6 片；口服液，每支 10 mL，每次 10 mL；均每日 2~3 次。胶囊，每粒 0.25 g，每次 3~4 粒；颗粒，每袋 6 g，每次 6 g；水丸，每瓶 60 g，每次 3~6 g；大蜜丸，每丸 6 g，每次 1~2 丸；软胶囊，每粒 0.45 g，每次 4 粒；均每日 2 次。脾胃虚寒者忌用；体弱年迈者慎用。❷牛黄上清丸（片、胶囊、软胶囊）：大蜜丸，每丸 4.5 g、6 g、9 g。每次 1~2 丸；水丸，每袋 6 g。每次 6 g；片剂，每片 0.25 g，含原药材 0.62 g，每次 4 片；胶囊，每粒 0.3 g，每次 3 粒；软胶囊，每粒 0.6 g，每次 3 粒；均每日 2 次，温开水送服。阴虚火旺所致头晕眩晕、牙痛、咽痛等忌用。年老体弱、脾胃虚寒者慎用。

外 治

（1）初起 可用大黄、黄柏、黄芩、苦参制成洗剂外洗，以清热解毒，兼清洁局部。

（2）疱疹溃破 用青黛散调敷清热祛湿。

（3）针灸治疗 根据不同症状，主穴可取翳风、曲池、合谷、太冲、血海、人中、耳门、听宫、肾俞等。

三、断耳疮

断耳疮是以耳郭红肿疼痛、溃烂流脓，甚至耳郭变形、缺损、断落为主要特征的疾病。相当于现代医学的耳郭化脓性软骨膜炎。

（一）邪毒侵袭证

多见耳郭灼热疼痛、局部红肿，继而红肿疼痛逐渐加剧，伴发热，头痛，口干等。舌质红、苔黄，脉数。多因耳郭损伤，邪毒犯耳，与气血相搏所致。治宜清热解毒，消肿止痛。

【常用方药】五味消毒饮。处方：

金银花 20 g 野菊花 15 g 蒲公英 15 g 紫花地丁 15 g 天葵子 15 g

方中金银花清热解毒，消散痈肿，轻宣散邪；野菊花、蒲公英、紫花地丁、天葵子清热解毒，消肿散结。

【加减】①热甚加黄芩、黄连；②血热加牡丹皮、生地黄。

【供选成药】❶小败毒膏：煎膏，每瓶 30 g 或 60 g，每次 10~20 g，每日 2 次。体质虚弱、脾胃虚寒、大便溏泻者慎用。❷五福化毒丸（片）：大蜜丸，每丸 3 g，每次 1 丸，每日 2~3 次；片剂，每片 0.1 g，每日 3 次。疮疡阴证禁用。❸西黄胶囊（糊丸）：胶囊，每粒 0.25 g，每次 4~8 粒，每日 2 次；糊丸，每瓶 3 g，每次 3 g，每日 2 次。脾胃虚弱或虚寒者应慎用。

（二）火热炽盛证

多见耳郭极度红肿，按之有波动感，继而溃破流脓，软骨坏死、脱落，耳郭变形，患者耳痛剧烈，坐立不安，发热头痛。舌质红、苔黄，脉数。多因热毒炽盛，灼腐耳郭所致。治宜清热解毒，祛腐排脓。

【常用方药】黄连解毒汤合五味消毒饮。处方：

黄连 10 g	黄柏 6 g	黄芩 10 g	栀子 10 g	金银花 20 g
野菊花 15 g	蒲公英 15 g	紫花地丁 15 g	天葵子 15 g	

方中黄芩泻上焦肺火；黄连泻中焦脾火；黄柏泻下焦肾火；栀子通泻三焦之火；金银花、野菊花清热解毒、消肿散结；蒲公英、紫花地丁、天葵子清热解毒。

【加减】①溃破流脓加皂角刺、天花粉等；②耳郭皮色暗红，溃口难收，流脓不止，脓液稀薄，可改用托里消毒散扶正祛邪，托毒排脓。

【供选成药】❶一清胶囊（颗粒、口服液）：胶囊，每粒 0.5 g，每次 2 粒，每日 3 次；颗粒，每袋 7.5 g，每次 7.5 g，每日 3~4 次；口服液，每支 20 mL，每次 20 mL，每日 3~4 次。阴虚火旺者及年老体弱、脾胃虚寒者慎用。❷牛黄醒消丸：水丸，每瓶 3 g，每次 3 g，每日 1~2 次，用黄酒或温开水送服。孕妇禁用。儿童、疮疡阴证及脾胃虚弱者慎用。❸一粒珠：丸剂，每丸 1.5 g，每次 1.5 g，每日 2~3 次。本品药性峻猛，体质虚弱者不宜用。

外治 ❶耳瘘染毒后未成脓者，可用如意金黄散调敷。红肿、烦热、疼痛，用清茶调敷；漫肿无头，用醋或葱、酒调敷，亦可用植物油或蜂蜜调敷，每日数次。疮疡阴证禁用，痈疽疮疡创口已溃者忌用，皮肤过敏者慎用。❷清创后可用生肌玉红膏摊于纱布上贴敷，每次适量，每日 1 次。疮疡未溃者禁用。溃疡脓未清、腐肉未尽时，不可早用。❸清洁患部后，取适量龙珠软膏涂抹患处，上用纱布敷贴，每日 1 次；用于溃疡，用量可酌减，将患部消毒后，取药膏涂抹患处，上用纱布敷贴，每日 3 次；用于烧伤，清创后，涂药，包扎。分泌物多、疮面红肿显著者，每日换药1次；分泌物少、疮面红肿不明显者，隔日换药1次。肿疡未溃者禁用，溃疡无脓腐者慎用。❹用珍珠散适量撒于疮面，脓多者每日换药1次，脓少时隔日1次。肿疡未溃者禁用，无脓时忌用，溃疡脓腐未尽，不可早用。❺用拔毒膏微火烘软后，贴于患处，隔日换药1次，溃脓时每日换药1次。疮疡阴证及疮疡未成脓者禁用；疮面较大或脓腔较深，脓液较多或清稀，敷贴后皮肤发生红色血疹、瘙痒者均忌用。❻用拔脓净适量撒于患处。患面小者，用黑膏药外贴；患面大者，用创灼膏外贴（亦可用凡士林代），再用纱布衬垫，胶布固定。分泌物较多，每日换药1次，分泌物较少，2~3日换药1次。溃疡无脓腐，或脓已净者不宜。❼用疮疖膏文火烘软后贴于患处，2~3日换药1次。患处渗水流脓严重时不宜用。❽亦可用珠黄八宝散适量撒敷，用清凉膏或纱布盖贴，每日换药1次。对汞过敏者禁用。❾用紫草膏摊于纱布上贴患处，每隔1~2日换药1次。肿疡未溃者禁用，溃疡无脓腐者慎用。❿必要时可进行手术治疗。

四、耳瘘

耳瘘是以耳前或耳后出现瘘口，或并见局部红肿疼痛、破溃流脓为主要特征的疾病。相当于现代医学之先天性耳前瘘管。

（一）外感邪毒证

多见瘘口周围皮肤红肿疼痛，且沿瘘管走向扩散，瘘口可有脓液溢出，或伴有发热头痛。舌质红、苔黄，脉数。多因禀赋不足，颞颥间皮肤腠理不密，形成窦道加之外感邪毒，气血相搏，壅结于窦道所致。治宜清热解毒，消肿止痛。

【常用方药】五味消毒饮。处方：

金银花20 g 野菊花15 g 蒲公英15 g 紫花地丁15 g 天葵子15 g

方中金银花清热解毒，消散痈肿，轻宣散邪；野菊花、蒲公英、紫花地丁、天葵子清热解毒，消肿散结。

【加减】①热毒甚加黄连；②血热加牡丹皮、赤芍；③已成脓而排泄不畅加穿山甲、皂角刺。

【供选成药】小败毒膏、五福化毒丸、西黄胶囊：详见第802页。

（二）正虚毒滞证

多见瘘口或其周围溢脓，经久不愈，脓液清稀，全身可伴有疲倦乏力，纳呆，头昏等症状。舌质淡红、苔白或黄，脉细数。多因气血耗伤，无力托毒，邪毒滞留，腐蚀血肉成脓所致。治宜益气养血，托毒排脓。

【常用方药】托里消毒散。处方：

白参 6 g	黄芪 15 g	当归 10 g	川芎 6 g	白芍 6 g	白术 10 g
茯苓 10 g	金银花 6 g	白芷 6 g	皂角刺 3 g	桔梗 6 g	炙甘草 6 g

方中白参补脾益肺、大补元气；黄芪补气养血、托毒生肌；白芍养血敛阴；当归补血活血、排脓生肌；白术健脾益气、燥湿利水；茯苓健脾利湿；金银花清热解毒；白芷燥湿止痛、消肿排脓；皂角刺消肿托毒排毒；桔梗排脓；川芎活血化瘀；甘草解毒、调和诸药。

【供选成药】❶补中益气丸（口服液、颗粒）：水丸，每袋 6 g 或 18 g，每次 6 g；大蜜丸，每丸 9 g，每次 1 丸；均每日 2~3 次。水蜜丸，每 100 粒 6 g，每次 9 g；浓缩丸，每 8 丸 3 g，每次 8~10 丸；颗粒，每袋 3 g，每次 1 袋；均每日 3 次。实证、热证、阴虚火旺、肝阳上亢或阳虚于下者忌用。表虚邪盛、气滞湿阻、食积内停、痈疽初起或溃后热毒尚盛者均不宜用。❷参苓白术散（丸、颗粒、胶囊、片）：散剂，每包 9 g 或 12 g，每次 6~9 g，每日 2~3 次，用枣肠调服或开水泡服；水丸，每袋 18 g，每次 6 g，每日 2~3 次；颗粒，每袋 6 g，每次 1 袋，每日 2 次；胶囊，每粒 0.5 g，每次 3 粒，每日 3 次；片剂，每片 0.3 g，每次 6~12 片，每日 2 次。湿热内蕴所致泄泻、厌食、水肿及痰热咳嗽者忌用。实热证不宜用。

外治 ❶耳瘘染毒后未成脓者，可用如意金黄散调敷。红肿、烦热、疼痛，用清茶调敷；漫肿无头，用醋或葱、酒调敷，亦可用植物油或蜂蜜调敷，每日数次。疮疡阴证禁用。痈疽疮疡创口已溃者忌用。皮肤过敏者慎用。❷清创后可用生肌玉红膏摊于纱布上贴敷，每次适量，每日 1 次。疮疡未溃者禁用。溃疡脓毒未清，腐肉未尽时，不可早用。❸清洁患部后，取适量龙珠软膏涂抹患处，上用纱布敷贴，每日 1 次；用于溃疡，用量可酌减，将患部消毒后，取药膏涂抹患处，上用纱布敷贴，每日 3 次；用于烧伤，清创后，涂药，包扎。分泌物多、疮面红肿显著者，每日换药 1 次；分泌物少、疮面红肿不明显者，隔日换药 1 次。肿疡未溃者禁用。溃疡无脓腐者慎用。❹亦可选用珍珠散、拔毒膏、拔脓净、疮疖膏、珠黄八宝散、紫草膏等外涂。❺必要时可行手术治疗。

五、耵耳

耵耳是耵聍阻塞外耳道引起的疾病。可出现耳堵塞感、耳胀、耳痛、耳鸣、听力下降、眩晕等症状，多因耳中津液结聚所致。

外治 ❶对可活动的、部位浅、未完全阻塞外耳道的耵聍可用膝状镊或耵聍钩取出。❷耵聍较大而坚硬，难以取出者，先滴入 5% 碳酸氢钠，待软化后用吸引法或外耳道冲洗法清除。

六、耳异物

耳异物是外来物体误入并停滞耳窍导致的疾病。

外治 ❶搽净耳内脓水后可用滴耳油滴耳，每次 2~3 滴，每日 3~5次。耳内流脓日久，属虚证者，或虚实夹杂之证慎用。外耳道疖肿破溃者慎用。❷先用棉签蘸 3% 过氧化氢清洗患耳耳道，然后用棉签拭干外耳道，患耳向上，将耳郭向上后方轻轻牵拉，滴入冰连滴耳液 1~3 滴，轻轻按压耳屏数次，每日 3 次。酒精过敏患者忌用。❸昆虫类异物：先用酒、植物油、姜汁或乙醚、丁卡因等滴入耳内，使虫体失去活动能力，然后用镊子取出，或行外耳道冲洗，也可试用在暗室中以亮光贴近耳部将虫诱出。❹圆球形异物：可用刮匙或耳钩取出，切勿用镊子或钳子夹取，以防异物滑入耳道深部。❺质轻而细小异物：可用凡士林或胶黏物质涂于细棉签头上，将异物粘出，或用带负压的吸管将其吸出，亦可用冲洗法将其冲出，遇水膨胀或锐利的异物，以及鼓膜穿孔者，忌用冲洗法。❻不规则异物：应根据具体情况用耳钩或耳镊取出，对已膨胀、体积过大的异物，可夹碎成小块，分次取出，或先用 95% 乙醇滴入，使其脱水缩小，再行取出。❼取出异物后，若外耳道皮肤红肿、疼痛、糜烂者，可用黄连膏涂搽，或以清热解毒、消肿止痛滴耳液滴耳。

七、耳疖

耳疖是以外耳道局限性红肿疼痛为主要特征的疾病，又称"耳疔""黑疔"。相当于现代医学之局限性外耳道炎或外耳道疖。

（一）风热外侵证

多见耳痛，张口及咀嚼时加重，按压耳屏或牵拉耳郭时亦加重，外耳道壁局限性红肿、隆起，可伴发热，恶寒，头痛等症状。舌质红、苔薄黄，脉浮数。多因挖耳伤及肌肤，风热邪毒乘机侵犯耳窍，阻滞经脉，气血凝聚所致。治宜疏风清热，解毒消肿。

【常用方药】五味消毒饮合银翘散。处方：

金银花 20 g	连翘 10 g	桔梗 6 g	薄荷 6 g	淡竹叶 5 g
甘草 5 g	荆芥穗 6 g	淡豆豉 5 g	牛蒡子 6 g	芦根 15 g
野菊花 15 g	蒲公英 15 g	紫花地丁 15 g	天葵子 15 g	

方中金银花、连翘清热解毒、消散痈肿、轻宣散邪；野菊花、蒲公英、紫花地丁、天葵子清热解毒、消肿散结；薄荷、淡豆豉、荆芥、桔梗、牛蒡子疏风解表；淡竹叶、芦根、甘草清热。

【供选成药】❶银翘解毒颗粒：详见第 800 页。❷小败毒膏、五福化毒丸、西黄胶囊：详见第 802 页。

（二）肝胆湿热证

多见耳痛剧烈，痛引腮脑，外耳道局限性红肿，肿甚者可堵满外耳道而使听力减退，或顶部见脓点，若溃破则见脓液流出，耳前后或有臖核，可伴有口苦咽干，大便秘结，发热等症状。舌质红、苔黄腻，脉弦数。多因肝胆湿热上蒸耳道，熏灼肌肤所致。治宜清泻肝胆，利湿消肿。

【常用方药】龙胆泻肝汤。处方：

| 龙胆 6 g | 黄芩 10 g | 栀子 10 g | 泽泻 12 g | 木通 10 g |
| 车前子 10 g | 当归 10 g | 生地黄 20 g | 柴胡 10 g | 甘草 6 g |

方中龙胆泻肝胆之火、清下焦之湿热；黄芩、栀子、柴胡苦寒泻火；车前子、木通、泽泻清利湿热；生地黄、当归养血益阴；甘草调和诸药。

【加减】脓已成加皂角刺、穿山甲，或用仙方活命饮加减。

【供选成药】龙胆泻肝丸、牛黄上清丸：详见第 801 页。

外 治 ❶用内服中药渣再煎，取汁热敷患侧耳部，或用紫金锭调敷以清热解毒，活血消肿止痛。❷耳疖已成脓，未自行溃破者，可切开排脓，排脓后局部敷紫金锭或黄连膏、如意金黄散等。❸针灸治疗，根据不同症状，可取合谷、内关、少商等穴。

八、耳疮

耳疮是以外耳道弥漫性红肿疼痛为主要特征的疾病。相当于现代医学之弥漫性外耳道炎。

（一）外邪侵袭证

多见耳痛或耳痒，耳道灼热感，外耳道弥漫性红肿，或耳道潮湿，有少量渗液，伴头痛，发热恶寒。舌质红、苔薄黄，脉浮数。多因风热湿邪，上犯耳窍所致。治宜疏风清热，解毒祛湿。

【常用方药】银花解毒汤。处方：

> 金银花 15 g　　紫花地丁 15 g　　水牛角 30 g　　茯苓 10 g　　连翘 10 g
> 牡丹皮 10 g　　黄连 5 g　　　　夏枯草 10 g

方中金银花、连翘疏风清热；紫花地丁、黄连、夏枯草清热解毒消肿；牡丹皮、水牛角清热凉血；茯苓清热利湿、引热下行。

【加减】耳痒加防风、白鲜皮以疏风祛湿。

【供选成药】❶消风止痒颗粒：详见第 799 页。❷三黄片：每片 0.5 g，每次 4 片，每日 2 次。孕妇忌用。❸清火片：每片 0.23 g，每次 6 片，每日 2 次。无实热者、年老体弱及脾胃虚寒者慎用。

（二）肝胆湿热证

多见耳痛，牵引同侧头痛，外耳道弥漫性红肿，或渗出黄色脂水，可伴发热，口苦咽干，便秘等症结。舌红、苔黄腻，脉弦数。多因肝胆湿热上蒸耳道，熏灼肌肤所致。治宜清泻肝胆，利湿消肿。

【常用方药】龙胆泻肝汤。处方：

> 龙胆 6 g　　　黄芩 10 g　　　栀子 10 g　　　泽泻 12 g　　　木通 10 g
> 车前子 10 g　当归 10 g　　　生地黄 20 g　　柴胡 10 g　　　甘草 6 g

方中龙胆泻肝胆之火、清下焦之湿热；黄芩、栀子、柴胡苦寒泻火；车前子、木通、泽泻清利湿热；生地黄、当归养血益阴；甘草调和诸药。

【加减】脓已成加皂角刺、穿山甲，或用仙方活命饮加减。

【供选成药】龙胆泻肝丸、牛黄上清丸：详见第 801 页。

（三）血虚化燥证

多见耳痒、耳痛反复发作，外耳道皮肤潮红、增厚、皲裂，或见结痂。

舌质淡、苔白，脉细。多因久病气血虚损，耳窍失养，邪毒久羁所致。治宜养血润燥，祛风止痒。

【常用方药】地黄饮。处方：

| 生地黄 10 g | 熟地黄 15 g | 制何首乌 10 g | 当归 6 g | 牡丹皮 6 g |
| 玄参 6 g | 蒺藜 6 g | 僵蚕 6 g | 红花 3 g | 甘草 5 g |

方中熟地黄、当归、制何首乌养血；生地黄、牡丹皮、玄参、红花凉血活血；蒺藜、僵蚕祛风；甘草健脾和中。

【加减】痒甚加蝉蜕、地肤子、白鲜皮等祛风止痒。

【供选成药】❶消银片（颗粒、胶囊）：颗粒，每袋 3.5 g，每次 3.5 g；片剂，每片 0.5 g，每次 5~7 片；胶囊，每粒 0.3 g，每次 5~7 粒；均每日 3 次，1 个月为 1 个疗程。脾胃虚寒及肝功能不全者慎用。❷润燥止痒胶囊、湿毒清胶囊：详见 799 页。

外 治 ❶可用黄连膏、紫金锭等局部涂敷。❷可用清热解毒的中药制成滴耳液滴耳。❸针灸治疗，可取合谷、内关、少商等穴。

九、脓耳

脓耳是以鼓膜穿孔、耳内流脓、听力下降为主要特征的疾病。

相当于现代医学之急慢性化脓性中耳炎及乳突炎。

（一）风热外侵证

多见耳痛，吃力下降，或有耳内流脓，鼓膜红赤，或鼓膜穿孔及溢脓包，兼见发热，恶风寒，头痛，周身不适，鼻塞流涕，咳嗽。舌质偏红、苔薄白或薄黄，脉浮数。多因风热外侵，上犯耳窍，与气血搏结，气血壅滞化火所致。治宜疏风清热，解毒消肿。

【常用方药】蔓荆子散。处方：

| 蔓荆子 10 g | 生地黄 10 g | 赤芍 10 g | 菊花 10 g | 桑白皮 10 g | 木通 10 g |
| 麦冬 10 g | 升麻 10 g | 前胡 10 g | 炙甘草 10 g | 茯苓 10 g | |

方中蔓荆子、菊花、升麻体轻气清上浮、疏散风热、清利头目；木通、茯苓、桑白皮清热利湿；前胡疏风清热化痰；生地黄、赤芍、麦冬养阴凉血；甘草健脾和中。

【加减】①风热外犯初起时去生地黄、麦冬；②发热加柴胡退热；③鼻塞者加白芷、辛夷通鼻窍；④咳嗽加桔梗宣肺止咳。

【供选成药】❶银翘解毒颗粒、银翘伤风胶囊：详见第 800 页。❷小败毒膏、五福化毒丸：详见第 802 页。

（二）肝胆湿热证

多见耳痛甚剧，痛引腮脑，鼓膜红赤，或鼓膜穿孔，耳脓多而黄稠或带红色，耳聋，全身可见发热，口苦咽干，小便黄赤，大便秘结，小儿可见高热，啼哭，拒食，烦躁不安，惊厥等症状。舌质红、苔黄腻，脉弦数有力。多因肝胆湿热困结耳窍，邪毒炽盛，热伤血分所致。治宜清肝泄热，祛湿排脓。

【常用方药】龙胆泻肝汤。处方：

龙胆 6 g	黄芩 10 g	栀子 10 g	泽泻 12 g	木通 10 g
车前子 10 g	当归 10 g	生地黄 20 g	柴胡 10 g	甘草 6 g

方中龙胆泻肝胆之火、清下焦之湿热；黄芩、栀子、柴胡苦寒泻火；车前子、木通、泽泻清利湿热；生地黄、当归养血益阴；甘草调和诸药。

【加减】①火热炽盛、流脓不畅者改用仙方活命饮加减；②小儿脓耳，热毒内陷，高热烦躁加钩藤、蝉蜕；③神昏、惊厥、呕吐，参考"黄耳伤寒"部分处理。

【供选成药】❶龙胆泻肝丸：详见第 801 页。❷乙肝清热解毒胶囊（颗粒、片）：胶囊，每粒 0.4 g。每次 6 粒；颗粒，每袋 6 g 或 10 g。每次 2 袋；片剂，每片 0.3 g，每盒 72 片，每次 4~8 片；均每日 3 次。脾胃虚寒者慎用，寒湿阴黄者忌用。肝郁气滞、瘀血停着、肝阴不足所致胁痛者不宜用。慢性肝炎非活动期，小便不黄，大便不干者不宜服用。

（三）脾虚湿困证

多见耳内流脓缠绵日久，脓液清稀，量较多，无臭味，多呈间歇性发作，听力下降或有耳鸣，鼓膜穿孔，穿孔周边鼓膜混浊或增厚，有白斑，通过穿孔可窥及鼓室黏膜肿胀，或见肉芽、息肉，全身可兼见头晕，头重，纳呆便溏，倦怠乏力，面色不华。舌质淡、苔白腻，脉缓弱。多因脾虚运化失职，湿浊内生，困结耳窍所致。治宜健脾渗湿，补托排脓。

【常用方药】托里消毒散。处方：

白参 6 g	黄芪 15 g	当归 10 g	川芎 6 g	白芍 6 g	白术 10 g
茯苓 10 g	金银花 6 g	白芷 6 g	皂角刺 3 g	桔梗 6 g	炙甘草 6 g

方中白参补脾益肺、大补元气；黄芪补气养血、托毒生肌；白芍养血敛阴；当归补血活血、排脓生肌；白术健脾益气、燥湿利水；茯苓健脾利湿；金银花清热解毒；白芷燥湿止痛、消肿排脓；皂角刺消肿托毒排毒；桔梗排脓；川芎活血化瘀；甘草解毒、调和诸药。

【加减】①周身倦怠乏力，头晕而沉重选用补中益气汤加减；②脓液清稀量多、纳差、便溏选用参苓白术散加减；③脓液多加车前子、泽泻、薏苡仁等渗利水湿；④脓稠或黄白相兼，鼓膜红赤酌加野菊花、蒲公英、鱼腥草等清热解毒排脓。

【供选成药】补中益气丸、参苓白术散：详见第 804 页。

（四）肾元亏损证

多见耳内流脓不畅，量不多，耳脓秽浊或呈豆腐渣样，有恶臭气味，日久不愈，听力明显减退，鼓膜边缘或松弛部穿孔，有灰白色或豆腐渣样臭秽物，全身可见头晕，神疲，腰膝酸软。舌质淡红、苔薄白或少苔，脉细弱。多因肾元亏损，耳窍失养，湿热邪毒滞留日久所致。治宜补肾培元，祛腐化湿。

【常用方药】知柏地黄丸或肾气丸。处方：

（1）知柏地黄丸：

知母 10 g	黄柏 6 g	熟地黄 24 g	山药 12 g	山茱萸 12 g
牡丹皮 10 g	茯苓 10 g	泽泻 10 g		

方中六味地黄丸滋阴补肾；加知母、黄柏清虚热、泻相火。

（2）肾气丸：

制附子 3 g	茯苓 9 g	泽泻 9 g	山茱萸 12 g	山药 12 g
牡丹皮 9 g	桂枝 3 g	熟地黄 24 g		

方中熟地黄滋阴补肾、填精益髓；山茱萸补肝益肾；山药健脾补肾；桂枝、制附子温补肾阳；泽泻、茯苓渗湿利水；牡丹皮清肝泻火。

【加减】湿热久困、腐蚀骨质、脓液秽浊、有臭味选用桃仁、红花、乳香、没药、泽兰、穿山甲、皂角刺、马勃、鱼腥草、板蓝根、金银花等活血祛腐。

【供选成药】❶知柏地黄丸（颗粒、胶囊、口服液）：大蜜丸，每丸 3 g 或 6 g，每次 3~6 g；小蜜丸，每瓶 54 g、60 g 或 120 g，每次 3~6 g；水蜜丸，每瓶 54 g 或 60 g，每次 3~6 g；颗粒，每袋 8 g，每次 1 袋；胶囊，每粒 0.3 g，每次 4 粒；口服液，每支 10 mL，每次 10 mL；均每日 2 次。气虚发热及实热证、脾虚便溏、气滞中满、消化不良者，或畏寒怕冷、喜热饮等虚寒性患者忌用。感冒患者不宜用。❷济生肾气丸：大蜜丸，每丸 9 g，每次 1 丸；水丸，每 40 粒 3 g，每次 6 g；均每日 2~3 次。阴虚火旺或实火、津伤、表邪未解者均禁用。❸桂附地黄丸（胶囊、片、口服液）：浓缩丸，每瓶 60 丸，每 8 丸相当于原药材 3 g，每次 8 丸，每日 3 次；大蜜丸，每丸 9 g，每次 1 丸；小蜜丸，每瓶 80 g，每次 9 g；水蜜丸，每瓶 60 g，每次 6 g；胶囊，每粒 0.34 g 或 0.46 g，每次 5~7 粒；片剂，每片 0.4 g，每次 4~6 片；口服液，每支 10 mL，每次 10 mL，均每日 2 次。肺热伤津、胃热炽盛、阴虚内热消渴者忌用。过敏体质慎用。表证未解时不宜用。

外 治 ❶耳窍有脓，须先行清洁，以清除脓液，保持引流通畅，有助于以滴耳法或吹药法进行治疗。❷用具有清热解毒的滴耳油、冰连滴耳液、耳炎液滴耳。❸必要时可行手术治疗。

十、脓耳变证

脓耳变证是指由脓耳变生的病证。相当于现代医学之各种耳源性颅内外并发症。

（一）耳后附骨痈

耳后附骨痈是由脓耳而引发的以耳内流脓、耳后完骨部红肿疼痛或溃破流脓为主要特征的疾病。又名耳根毒、耳后疽、夭疽锐毒、耳后发疽等。相当于现代医学的化脓性中耳乳突炎并发耳后骨膜下脓肿。

1. 热毒壅盛证　多见耳后完骨部红肿疼痛，将耳郭推向前方，或耳后溃破溢脓，耳道后上壁塌陷，有污秽脓液或肉芽，鼓膜穿孔，兼见发热，头痛，口苦咽干，尿黄便秘等症。舌质红、苔黄厚，脉弦数或滑数。多因脓耳邪毒内攻，灼腐耳后完骨，血腐肉败而成痈所致。治宜泻火解毒，祛腐排脓。

【常用方药】龙胆泻肝汤。处方：

龙胆 6 g	黄芩 10 g	栀子 10 g	泽泻 12 g	木通 10 g
车前子 10 g	当归 10 g	生地黄 20 g	柴胡 10 g	甘草 6 g

方中龙胆泻肝胆之火、清下焦之湿热；黄芩、栀子、柴胡苦寒泻火；车前子、木通、泽泻清利湿热；生地黄、当归养血益阴；甘草调和诸药。

【加减】①体壮热去当归加金银花、连翘、蒲公英、紫花地丁等清热解毒；②疼痛甚可加乳香、没药行气活血、祛瘀止痛；③肿甚未溃加皂角刺、穿山甲消肿溃坚；④痈肿溃破脓出宜改仙方活命饮加减，促其排脓消肿；⑤脓多加桔梗、薏苡仁；⑥便秘加大黄、芒硝。

【供选成药】❶龙胆泻肝丸：详见第 801 页。❷连翘败毒丸：每袋 6 g，每次 1 袋，每日 2 次。

2. 正虚毒滞证 多见耳后痈肿溃破，溃口经久不愈，形成窦道，脓稀色白，兼见头晕乏力，面色不华。舌淡苔白，脉细。多因素体虚弱或久病耗伤，气血不足，正不胜邪，余毒滞耳所致。治宜补益气血，托里排脓。

【常用方药】托里消毒散。处方：

> 白参 6 g　黄芪 15 g　当归 10 g　川芎 6 g　　白芍 6 g　白术 10 g
> 茯苓 10 g　金银花 6 g　白芷 6 g　　皂角刺 3 g　桔梗 6 g　炙甘草 6 g

方中白参补脾益肺、大补元气；黄芪补气养血、托毒生肌；白芍养血敛阴；当归补血活血、排脓生肌；白术健脾益气、燥湿利水；茯苓健脾利湿；金银花清热解毒；白芷燥湿止痛、消肿排脓；皂角刺消肿托毒排毒；桔梗排脓；川芎活血化瘀；甘草解毒、调和诸药。

【加减】①疮口暗淡、溢脓不断、脓液清稀加薏苡仁、白扁豆、车前子健脾渗湿；②脓稠排出不畅加蒲公英、桔梗、野菊花解毒排脓，清解余毒；③气血不足、头晕乏力选用补中益气汤加减。

【供选成药】补中益气丸：详见第 804 页。

外治　❶耳后红肿可用如意金黄散、紫金锭等药以醋调敷患处。亦可用阳和解凝膏贴于患处。❷痈肿表面波动成脓，应予切开排脓，并放置引流条，每日换药。❸必要时可行手术治疗。

（二）脓耳面瘫

脓耳面瘫是由脓耳而引发的以耳内流脓、口眼㖞斜为主要特征的疾病。相当于现代医学的化脓性中耳乳突炎并发面瘫。

1. 肝胆火盛证 多见口眼㖞斜，耳内流脓稠厚味臭，鼓膜穿孔，耳痛，完骨部有叩压痛，兼见发热头痛，口苦咽干，尿赤便秘。舌质红、苔黄，脉弦滑数。多因热毒炽盛，蒸灼耳窍，脓毒内攻，损及脉络，气血阻滞所致。治宜清热解毒，活血通络。

【常用方药】龙胆泻肝汤。处方：

| 龙胆 6 g | 黄芩 10 g | 栀子 10 g | 泽泻 12 g | 木通 10 g | 车前子 10 g |
| 当归 10 g | 生地黄 20 g | 柴胡 10 g | 甘草 6 g | | |

方中龙胆泻肝胆之火、清下焦之湿热；黄芩、栀子、柴胡苦寒泻火；车前子、木通、泽泻清利湿热；生地黄、当归养血益阴；甘草调和诸药。

【加减】本方清肝胆火热而解毒，加桃仁、红花、全蝎活血通络，合牵正散祛风通络。

【供选成药】❶龙胆泻肝丸：详见第 801 页。❷连翘败毒丸：每袋 6 g。每次 1 袋，每日 2 次。

2. 气血亏虚证 多见耳内流脓日久，渐发生口眼㖞斜，患侧肌肤麻木，鼓膜松弛部或边缘部穿孔，脓液污秽味臭，有肉芽或息肉，兼见食少便溏，倦怠乏力，面色无华。舌淡、苔白腻，脉细涩。多因脓耳日久，气血亏虚加之湿毒闭阻脉络，面部肌肤失养所致。治宜托毒排脓，祛瘀通络。

【常用方药】托里消毒散合牵正散。处方：

白参 6 g	黄芪 15 g	当归 10 g	川芎 6 g	白芍 6 g
白术 10 g	茯苓 10 g	金银花 6 g	白芷 6 g	皂角刺 3 g
桔梗 6 g	炙甘草 6 g	白附子 5 g	僵蚕 5 g	全蝎 5 g

方中白参补脾益肺、大补元气；黄芪补气养血、托毒生肌；白芍养血敛阴；当归补血活血、排脓生肌；白术健脾益气、燥湿利水；茯苓健脾利湿；金银花清热解毒；白芷燥湿止痛、消肿排脓；皂角刺消肿托毒排脓；桔梗排脓；川芎活血化瘀；白附子祛风化痰；僵蚕、全蝎祛风止痉、通络化痰；甘草解毒、调和诸药。

【加减】①脓多加薏苡仁、冬瓜子、车前草；②面瘫日久，气血亏虚，脉络瘀阻改用补阳还五汤。

【供选成药】❶补中益气丸：详见第 804 页。❷正天丸（胶囊）：水丸，每袋 6 g。每次 6 g，每日 2~3 次；胶囊，每粒 0.45 g。每次 2 粒，每日 3 次。实热头痛及对本品过敏者忌用。肝、肾功能不全者慎用。❸玉真散：每瓶 1.5 g，每次 1~1.5 g，每日 2~3 次。孕妇禁用。

<u>外 治</u> ❶必要时可行手术治疗。❷针灸治疗，可用复方牵正膏局部取穴贴敷，主穴可取翳风、地仓、合谷等。

（三）脓耳眩晕

脓耳眩晕是由脓耳而引发的以耳内流脓、头晕目眩、视物旋转、恶心呕吐为主要特征的疾病。相当于现代医学之化脓性中耳乳突炎并发迷路炎。

1. **肝胆热盛证** 多见眩晕剧烈，恶心呕吐，动则尤甚，耳痛，耳聋，耳内流脓黄稠，鼓膜红赤、穿孔，完骨部有叩压痛，口苦咽干，急躁易怒，面红目赤，便秘尿赤，或有发热头痛。舌质红、苔黄，脉弦数。多因脓毒内聚，风热引动肝风，热毒炽盛，灼腐耳窍所致。治宜清热泻火，解毒息风。

【常用方药】龙胆泻肝汤合天麻钩藤饮。处方：

龙胆 6 g	黄芩 10 g	栀子 10 g	泽泻 12 g	木通 10 g
车前子 10 g	当归 10 g	生地黄 20 g	柴胡 10 g	甘草 6 g
天麻 10 g	钩藤 12 g	石决明 18 g	桑寄生 10 g	川牛膝 12 g
首乌藤 10 g	益母草 10 g	杜仲 10 g	朱茯神 10 g	

方中天麻、钩藤平肝息风；石决明咸寒质重、平肝潜阳、除热明目；川牛膝引血下行、活血利水；杜仲、桑寄生补益肝肾；益母草活血利水；首乌藤、朱茯神宁心安神；龙胆泻肝胆实火、清下焦湿热；黄芩、栀子清热解毒泻火；车前子、木通、泽泻清利湿热；生地黄、当归养血益阴；柴胡引诸药入肝胆经；甘草健脾和中、调和诸药。

【供选成药】❶龙胆泻肝丸：详见第 801 页。❷天麻钩藤颗粒：每袋 5 g（无糖），或每袋 10 g（含糖），每次 1 袋，每日 3 次。舌绛无苔的阴虚动风证不宜用。

2. **脾虚湿困证** 多见眩晕反复发作，头额重胀，耳鸣失聪，流脓日久，脓液腐臭，缠绵不愈，鼓膜松弛部或边缘部穿孔，有肉芽或息肉，胸闷泛恶，痰涎多，倦怠无力，纳呆便溏，面色萎黄。舌质淡红、苔白腻，脉缓弱或濡滑。多因湿浊脓毒稽留，蒙蔽清窍，脾胃虚弱湿浊困结所致。治宜健脾祛湿，涤痰止眩。

【常用方药】托里消毒散合半夏白术天麻汤。处方：

白参 6 g	黄芪 15 g	当归 10 g	川芎 6 g	白芍 6 g	白术 10 g
茯苓 10 g	金银花 6 g	白芷 6 g	皂角刺 3 g	桔梗 6 g	炙甘草 6 g
法半夏 10 g	天麻 5 g	陈皮 5 g	生姜 10 g	大枣 10 g	

方中白参补脾益肺、大补元气；黄芪补气养血、托毒生肌；白芍养血敛阴；当归补血活血、排脓生肌；白术健脾益气、燥湿利水；茯苓健脾利湿；金银花清热解毒；白芷燥湿止痛、消肿排脓；皂角刺消肿托毒解毒；桔梗排脓；川芎活血化瘀；法半夏燥湿化痰、降逆止呕，天麻平肝息风而止头眩，

陈皮理气化痰，生姜、大枣调和脾胃；甘草解毒、调和诸药。

【加减】 湿浊盛加泽泻、薏苡仁、石菖蒲利湿化浊。

【供选成药】 ❶参苓白术散：详见第 804 页。❷天麻眩晕宁口服液：每瓶 100 mL，每次 10 mL，每日 3 次；气血亏虚所致眩晕慎用。❸定眩丸：大蜜丸，每丸 9 g，每次 1~2 丸，每日 3 次。气血亏虚所致的眩晕慎用。❹抑眩宁胶囊（颗粒）：胶囊，每粒 0.3 g。每次 4~6 粒；颗粒，每袋 5 g 或 10 g。每次 1 袋；均每日 3 次。非肝阳上亢、气血两虚所致的眩晕不宜用。❺晕可平颗粒（糖浆）：颗粒，每袋 10 g，每次 10 g；糖浆，每瓶 100 mL。每次 20 mL；均每日 3 次。气血亏虚所致眩晕者忌用。❻晕复静片：每片 0.1 g。每次 1~3 片，每日 3 次，餐后服用。7 日为 1 个疗程。心动过速者慎用。❻半夏天麻丸：每 100 丸重 6 g，每袋 6 g，每次 6 克，每日 2~3 次。肝肾阴虚，肝阳上亢所致的头痛、眩晕忌用。平素大便干燥者慎服。

3. 肾精亏损证 多见眩晕时发，或步态不稳，耳鸣耳聋，耳内流脓持续，经久不愈，脓液污秽味臭，或有豆腐渣样物，鼓膜松弛部或边缘部穿孔，有肉芽或息肉，精神萎靡，腰膝酸软，健忘多梦。舌质淡红或红绛，脉细弱或细数。多因肾精不足，清窍失养，邪毒流窜内耳，使耳失衡失聪所致。治宜补肾培元，祛邪排毒。

【常用方药】六味地黄丸。处方：

> 熟地黄 25 g　山茱萸 10 g　牡丹皮 10 g　山药 15 g　茯苓 10 g　泽泻 10 g

方中熟地黄滋阴补肾、填精益髓；山茱萸补养肝肾涩精；山药补脾益肾；泽泻利湿泄浊；牡丹皮清泄相火；茯苓渗湿健脾。

【加减】 ①可酌加石决明、生牡蛎滋阴潜阳止眩；②加蒲公英、金银花、皂角刺等祛邪排毒；③偏于阳虚改用肾气丸加减。

【供选成药】 ❶六味地黄丸（片、青滋、口服液、合剂、胶囊、软胶囊、颗粒）：浓缩丸，每丸 0.1 g，每次 8~10 丸，每日 3 次。大蜜丸，每丸 9 g，每次 1 丸；小蜜丸，每袋 6 g 或 30 g，或每瓶 60 g，每次 9 g；水蜜丸，每袋 5 g，每次 5 g；片剂，每片 0.3 g，每次 4~8 片；膏滋，每瓶 250 g，每次 15 g；口服液，每支 10 mL，每次 10 mL；合剂，每支 10 mL，或每瓶 100 mL，每次 10 mL；胶囊，每粒 0.3 g，每次 8 粒；软胶囊，每粒 0.38 g，每次 3 粒；颗粒，每袋 5 g，每次 5 g；均每日 2 次。体实及阳虚者及感冒患者忌用。脾虚食少、便溏者慎用。❷左归丸：小蜜丸，每瓶 60 g 或 100 g，每次 9 g；水蜜丸，每 10 丸 1 g，每次 6 g；均每日 2~3 次。外感寒湿、湿热、气滞血瘀者忌用。肾阳亏虚、命门火衰、阳虚腰痛者不宜用。❸健延龄胶囊：每粒 0.3 g，相当于原药材 1 g。每次 3~4 粒，每日 2 次，温开水送服。3 个月为 1 个疗程。体实及阴虚，或感冒发热、咳嗽者忌用。❹遐龄颗粒：每袋 10 g，每次 10 g，每日 2~3 次。外感或实热内盛者不宜服用。

外 治　必要时可行手术治疗。

（四）黄耳伤寒

黄耳伤寒是由脓耳而引发的以耳内流脓、寒战高热、头痛神昏、项强抽搐为主要特征的危重病证。相当于现代医学的耳源性颅内并发症。

1. **气营两燔证**　多见耳内流脓臭秽，突然脓液减少，耳痛剧烈，头痛如劈，项强呕吐，身热夜甚，心烦躁扰，甚或时有谵语。舌质红绛、少苔或无苔，脉细数。多因脓毒沿侵蚀骨质流窜入里，热毒炽盛，入于营血所致。治宜清营凉血，清热解毒。

【常用方药】清营汤。处方：

水牛角 30 g	生地黄 15 g	玄参 10 g	竹叶心 5 g	麦冬 10 g
丹参 10 g	黄连 5 g	金银花 10 g	连翘 6 g	

方中水牛角清解营分之热毒；黄连清心解毒；生地黄、麦冬、玄参滋阴降火解毒；金银花、连翘、竹叶心清热解毒；丹参清热凉血、活血散瘀。

【供选成药】❶绿雪散（胶囊）：散剂，每瓶 3 g，每次 1.5~3 g；胶囊，每粒 0.37 g，每次 4~8 粒；均每日 3 次。虚风内动证忌用。❷新雪颗粒（片）：颗粒，每瓶 1.5 g；薄膜衣颗粒，每瓶 1.7 g；均每次 1 瓶，每日 2 次。片剂，每片 0.27 g（小片）或每片 0.54 g（大片），小片每次 4 片，大片每次 2 片，每日 3 次。出血性患者禁用。风寒外感者忌用。❸神犀丸（丹）：水丸，每瓶 36 g，每次 9 g，每日 2 次。风寒外感证不宜用。

2. **热入心包证**　多见耳内流脓臭秽，耳痛，头痛剧烈，高热不退，颈项强直，呕吐，嗜睡，神昏谵语。舌质红绛，脉细数。多因热毒炽盛，内陷心包，神明被扰所致。治宜清心泄热，化痰开窍。

【常用方药】清宫汤送服安宫牛黄丸或紫雪丹、至宝丹。处方：

清宫汤：

玄参 10 g	莲子心 3 g	竹叶卷心 6 g	麦冬 10 g	连翘 6 g	水牛角 30 g

方中水牛角、玄参清心解毒养阴；连翘、竹叶卷心清心热；莲子心、麦冬补养心肾之阴。安宫牛黄丸、紫雪丹、至宝丹均为清心开窍之成药，具有苏醒神志之效。安宫牛黄丸重于清热解毒，紫雪丹兼能息风，至宝丹重于芳香开窍，可酌情选其一。

【供选成药】❶安宫牛黄丸（片、散、胶囊）：水蜜丸，每瓶 2 g，每次 2 g；大蜜丸，每丸 3 g，每次 1 丸；小蜜丸，每丸 1.5 g，每次 2 丸；片剂，每片 0.3 g，每次 5~6 片；散剂，每瓶 1.6 g，每次 1.6 g；胶囊，每粒 0.4 g，每次 4 粒；均每日 1 次。一般为口服给药，高热昏迷时可鼻饲或灌肠。寒闭证、痰湿阻窍证忌用。肝肾功能不全者慎用。中风脱证神昏者不宜用。❷紫雪（亦名紫雪丹、紫雪散）：每瓶 1.5 g，每次 1.5~3 g，每日 2 次。虚风内动证忌用。❸局方至宝散（丸）：散剂，每瓶 2 g，每次 2 g；大蜜丸，每丸 3 g，每次 1 丸；均每日 1 次。寒闭神昏者不宜用。肝肾功能不全者慎用。❹牛黄清宫丸：大蜜丸，每丸 2.2 g，每次 1 丸，每日 2 次。

3. 热盛动风证　多见耳内流脓臭秽，耳痛，头痛剧烈，高热，手足躁动，甚则神志昏迷，筋脉拘急，四肢抽搐，颈项强直，或肢软偏瘫。舌质红绛而干，脉弦数。多因邪毒内陷上逆，热毒炽盛，热扰心神，风痰阻络所致。治宜清热解毒，凉肝息风。

【常用方药】羚羊钩藤汤。处方：

| 羚羊角 4.5 g | 桑叶 6 g | 川贝母 12 g | 鲜生地 15 g | 钩藤 10 g |
| 菊花 10 g | 茯神 10 g | 白芍 10 g | 甘草 5 g | |

方中羚羊角、钩藤清热凉肝、息风止痉；桑叶、菊花清热息风；白芍、生地黄、甘草养阴增液；贝母、竹茹清热化痰；茯神宁以安神；甘草调和诸药。

【加减】①热盛加生石膏、知母；②便秘加大黄、芒硝通腑泄热；③口干、舌红绛加水牛角、牡丹皮、紫草、板蓝根凉血解毒；④抽搐加全蝎、地龙、蜈蚣息风止痉；⑤痰涎壅盛加竹茹、生姜汁，也可加服安宫牛黄丸。

【供选成药】❶牛黄清心丸：大蜜丸，每丸 3 g，每次 1 丸；水丸，每 20 粒 1.5 g，每次 1.5 g；均每日 1 次，温开水送服。若喉中痰鸣，可用竹沥送服。温热病狂躁、谵语、神昏者不宜用。❷羚羊清肺散：每袋 1 g，每次 1 g，每日 2 次。风寒、寒痰、肺寒及气虚咳嗽者禁用。脾虚食少及湿滞中满者忌用。❸复方羚羊角降压片：每片 0.3 g。每次 4 片，每日 2~3 次。脾胃虚寒者忌用，年老体弱者慎用，且应中病即止。❹羚羊角胶囊：每粒 0.15 g，每次 2~4 粒，每日 1 次。孕妇及过敏体质者慎用。

外 治 尽早行手术治疗。

十一、耳胀

耳胀是以耳内胀闷堵塞感为主要特征的疾病。相当于现代医学的分泌性中耳炎、气压损伤性中耳炎、粘连性中耳炎及各种原因不明的耳堵塞感。

（一）风邪外袭证

多见耳内堵塞感，伴有听力减退及自听增强，鼓膜微红，内陷或有液平面，鼓膜穿刺可抽出清稀积液，鼻黏膜肿胀，全身可伴有鼻塞，流涕，头痛，发热恶寒等症。舌质淡红、苔白，脉浮。多因风邪外袭，肺失宣降，浊气不降，痞塞耳窍所致。治宜疏风散邪，宣肺通窍。

【常用方药】荆防败毒散。处方：

> 荆芥 10 g　防风 10 g　茯苓 10 g　独活 10 g　柴胡 10 g　前胡 6 g
> 川芎 6 g　枳壳 6 g　羌活 6 g　桔梗 6 g　甘草 3 g

方中荆芥、防风、羌活、独活疏风散寒；前胡、桔梗、枳壳宣降肺气；柴胡、川芎疏肝理气；茯苓、甘草健脾利湿。

【加减】①鼻塞甚加白芷、辛夷等通窍；②耳堵塞甚加石菖蒲散邪通窍；③风热外袭，可改用银翘散加减。

【供选成药】❶荆防颗粒（合剂）：颗粒，每袋 15 g，每次 15 g，每日 3 次；合剂，每瓶 100 mL，每次 10~20 mL，摇匀后服。风热感冒或湿热证忌用。高血压、心脏病、肝病、肾病等慢性病严重者慎用。❷荆防感冒颗粒：每袋 15 g 或 22 g。每次 15 g，每日 3 次。风热表证不宜用。❸九味羌活颗粒（片、丸、口服液）：颗粒，每袋 5 g 或 15 g。每次 15 g；片剂，每片 0.5 g，每片含原药材 0.5 g。每次 4~5 片；水丸，每 500 粒 30 g。每次 3~6 g；大蜜丸，每丸 1 g 或 6 g。每次 6~9 g；口服液，每支 10 mL。每次 20 mL；均每日 2~3 次。风热感冒忌用。阴虚气弱者慎用。❹银翘解毒颗粒：详见第800 页。

（二）肝胆湿热证

多见耳内胀闷堵塞感，耳内微痛，或有听力减退及自听增强，或耳鸣，鼓膜色红或橘红，内陷或见液平面，鼓膜穿刺可抽出黄色较黏稠的积液，兼见烦躁易怒，口苦口干，胸胁苦满。舌红、苔黄腻，脉弦数。多因肝胆湿热循经上犯耳窍，火热灼耳所致。治宜清泻肝胆，利湿通窍。

【常用方药】龙胆泻肝汤。处方：

龙胆 6 g	黄芩 10 g	栀子 10 g	泽泻 12 g	木通 10 g
车前子 10 g	当归 10 g	生地黄 20 g	柴胡 10 g	甘草 6 g

方中龙胆泻肝胆之火、清下焦之湿热；黄芩、栀子、柴胡苦寒泻火；车前子、木通、泽泻清利湿热；生地黄、当归养血益阴；甘草调和诸药。

【加减】耳堵塞胀闷甚加石菖蒲、川芎化浊通窍。

【供选成药】❶龙胆泻肝丸：详见第 801 页。❷连翘败毒丸：详见第 812 页。

（三）脾虚湿困症

多见耳内胀闷堵塞感，日久不愈，鼓膜正常，或见内陷、混浊、液平，伴有胸闷，纳呆，腹胀，便溏，肢倦乏力，面色不华。舌质淡红、或舌体胖、边有齿印，脉细滑或细缓。多因脾气虚弱，不能运化水湿，湿浊困结耳窍所致。治宜健脾利湿，化浊通窍。

【常用方药】参苓白术散。处方：

白扁豆 15 g	白术 15 g	茯苓 15 g	炙甘草 10 g	桔梗 10 g	莲子 10 g
白参 10 g	砂仁 5 g	山药 15 g	薏苡仁 10 g		

方中白参、白术、茯苓益气健脾渗湿；山药、莲子健脾益气止泻；白扁豆、薏苡仁渗湿；砂仁醒脾和胃、行气化滞；桔梗宣肺利气、通调水道；炙甘草健脾和中、调和诸药。

【加减】①耳窍有积液黏稠量多加广藿香、佩兰芳香化浊；②积液清稀而量多加泽泻、桂枝温化水湿；③肝气不舒，心烦胸闷加柴胡、香附疏肝理气通耳窍；④脾虚甚加黄芪补气健脾。

【供选成药】❶参苓白术散：详见第 804 页。❷香砂六君丸：水丸，每 50 粒约重 3 g，每瓶 30 g。每次 6~9 g，每日 2~3 次。急性胃肠炎忌用。❸六君丸：水丸，每包 9 g，每次 9 g，每日 2 次。阴虚胃痛、痞满者，湿热泄泻者，以及表证未解及痰热咳嗽者不宜用。

（四）气血瘀阻证

多见耳内胀闷堵塞感，日久不愈，甚则如物阻隔，听力逐渐减退，鼓膜明显内陷，甚则粘连，或鼓膜混浊、增厚，有灰白色钙化斑。舌质淡暗或边有瘀点，脉细涩。多因病久入络，邪毒滞留，脉络阻滞，气血瘀阻所致。治宜行气活血，通窍开闭。

【常用方药】通窍活血汤。处方：

> 赤芍 6 g　　　川芎 6 g　　桃仁 10 g　大枣 15 g　红花 5 g　老葱 10 g
> 鲜生姜 10 g　麝香 0.16 g

方中赤芍、川芎、桃仁、红花活血祛瘀；生姜、老葱散达升腾；大枣健脾和中、麝香芳香通窍、散结滞。

【加减】①可加柴胡、香附疏肝理气；②瘀滞兼脾虚明显可用益气聪明汤或补中益气汤配合通气散健脾益气、活血行气通窍。

【供选成药】❶乐脉颗粒：每袋 3 g，每盒 15 袋，每次 1~2 袋，每日 3 次。气虚血瘀、痰瘀互阻之胸痹、中风、眩晕者不宜用。有出血倾向或出血性疾病者慎用。❷环心丹：水丸，每 40 粒 1 g，每次 2 粒，每日 3 次。急性发作时宜嚼碎含化。出血性疾病忌用。脾胃虚弱者不宜用。❸通脉颗粒：每袋 10 g。每次 10 g，每日 2~3 次。阴虚阳亢或肝阳化风者不宜用。❹逐瘀通脉胶囊：每粒 0.2 g，每次 2 粒，每日 3 次。孕妇及有出血倾向者忌用。素体虚及体虚便溏者慎用。

外治 ❶用具有疏风通窍作用的药液滴鼻，使鼻窍及耳窍通畅。❷必要时可行手术治疗。❸针灸治疗，可取听宫、听会、耳门、翳风等穴。

十二、耳聋

耳聋是以听力减退为主要特征的病证。相当于现代医学的突发性聋、爆震性聋、感染性聋、噪声性聋、药物性聋、老年性聋以及原因不明的感音神经性聋、混合性聋等。

（一）外邪侵袭证

多见听力骤然下降，或伴有耳胀闷感及耳鸣，全身可伴有鼻塞，流涕，咳嗽，头痛，发热恶寒等症。舌质淡红、苔薄，脉浮。多因风邪外袭，肺经受病，宣降失常，外邪蒙蔽清窍所致。治宜疏风散邪，宣肺通窍。

【常用方药】银翘散。处方：

> 金银花 10 g　连翘 10 g　　桔梗 10 g　　薄荷 5 g　　淡竹叶 5 g　　甘草 5 g
> 荆芥穗 10 g　淡豆豉 5 g　牛蒡子 6 g　芦根 15 g

方中薄荷、淡豆豉、荆芥、桔梗、牛蒡子疏风解表；金银花、连翘清热解毒；淡竹叶、芦根、甘草以助清热。

【加减】①加蝉蜕、石菖蒲疏风通窍；②无咽痛、口渴去牛蒡子、淡竹叶、芦根；③伴鼻塞、流涕加辛夷、白芷；④头痛加蔓荆子；⑤风寒侵袭改用荆防败毒散加减。

【供选成药】❶银翘解毒颗粒：详见第 800 页。❷荆防颗粒：详见818 页。

（二）肝火上扰证

多见耳聋时轻时重，或伴耳鸣，多在情志抑郁或恼怒之后加重，口苦，咽干，面红或目赤，尿黄，便秘，夜寐不宁，胸胁胀痛，头痛或眩晕。舌红苔黄，脉弦数。多因肝火循经上扰耳窍，情志抑郁或恼怒则肝气郁结所致。治宜清肝泄热，开郁通窍。

【常用方药】龙胆泻肝汤。处方：

| 龙胆 6 g | 黄芩 10 g | 栀子 10 g | 泽泻 12 g | 木通 10 g |
| 车前子 10 g | 当归 10 g | 生地黄 20 g | 柴胡 10 g | 甘草 6 g |

方中龙胆泻肝胆之火、清下焦之湿热；黄芩、栀子、柴胡苦寒泻火；车前子、木通、泽泻清利湿热；生地黄、当归养血益阴；甘草调和诸药。

【加减】①加石菖蒲通窍；②肝气郁结之象较明显而火热之象尚轻选用丹栀逍遥散加减。

【供选成药】❶龙胆泻肝丸：详见 801 页。❷连翘败毒丸：详见 812 页。❸耳聋丸：大蜜丸，每丸 7 g，每板 10 丸。每次 1 丸，每日 2 次。阴虚火旺者忌用。孕妇、年老体弱及脾胃虚寒者慎用。❹通窍耳聋丸：每 100 粒重6 g。每次 6 g，每日 2 次。阴虚火旺、脾胃虚寒者忌用。孕妇及年老体弱者慎用。

（三）痰火郁结证

多见听力减退，耳中胀闷，或伴耳鸣，头重头昏，或见头晕目眩，胸脘满闷，咳嗽痰多，口苦或淡而无味，二便不畅。舌红、苔黄腻，脉滑数。多因痰火郁结，蒙蔽清窍，痰湿中阻，气机不利所致。治宜化痰清热，散结通窍。

【常用方药】清气化痰丸。处方：

| 黄芩 10 g | 瓜蒌子霜 10 g | 制半夏 10 g | 胆南星 5 g | 陈皮 10 g |
| 苦杏仁 10 g | 枳实 10 g | 茯苓 10 g | | |

方中胆南星、瓜蒌子清热化痰；制半夏燥湿化痰；茯苓利湿化痰；黄芩苦寒清热；陈皮、枳实行气解郁；苦杏仁降气化痰。

【加减】 加石菖蒲开郁通窍。

【供选成药】 ❶清气化痰丸：水丸，每袋18 g，每次6 g，每日2次；浓缩丸，每8丸相当于原药材3 g，每次6丸，每日3次。风寒咳嗽、痰湿阻肺者不宜用。❷通窍耳聋丸：详见第821页。

（四） 气滞血瘀证

多见听力减退，病程可长可短，全身可无明显其他症状，或有爆震史。舌质暗红或有瘀点，脉细涩。多因情志郁结，气机阻滞，或爆震之后，瘀血停滞，耳窍经脉痹塞所致。治宜活血化瘀，行气通窍。

【常用方药】 通窍活血汤。处方：

赤芍6 g	川芎6 g	桃仁10 g	大枣15 g	红花5 g
老葱10 g	鲜生姜10 g	麝香0.16 g		

方中赤芍、川芎、桃仁、红花活血祛瘀；生姜、老葱散达升腾；大枣健脾和中、麝香芳香通窍、散结滞。

【加减】 加丹参、香附等行气活血。

【供选成药】 乐脉颗粒、环心丹、通脉颗粒、逐瘀通脉胶囊：详见第820页。

（五） 肾精亏损证

多见听力逐渐下降，头昏眼花，腰膝酸软，虚烦失眠，夜尿频多，发脱齿摇。舌红少苔，脉细弱或细数。多因肾精亏损，不能上奉于耳，肾元亏损，髓海空虚所致。治宜补肾填精，滋阴潜阳。

【常用方药】 耳聋左慈丸。处方：

熟地黄25 g	山茱萸10 g	茯苓10 g	山药15 g	牡丹皮10 g
泽泻10 g	磁石30 g	五味子10 g	石菖蒲6 g	

方中熟地黄、山茱萸、茯苓、山药、牡丹皮、泽泻滋阴补肾；磁石重镇潜阳；五味子收敛固精；石菖蒲通利耳窍。

【加减】 偏于肾阳虚，治宜温补肾阳，可选用右归丸或肾气丸加减。

【供选成药】 ❶耳聋左慈丸：大蜜丸，每丸9 g，每板10丸，每次1丸；水蜜丸，每瓶60 g，每次6粒；小蜜丸，每瓶60 g，每次9 g；均每日2次。

肝火上炎、痰瘀阻滞的实证，以及有高血压、心脏病、肝病、糖尿病、肾病等慢性病严重者慎用。❷右归丸（胶囊）：大蜜丸，每丸9g，每次1丸；小蜜丸，每瓶60g或100g，每次9g；水蜜丸，每瓶60g，每次6g；胶囊，每粒0.3g，每次3~4粒；均每日3次。阴虚火旺、心肾不交、湿热下注、扰动精室，或思虑忧郁、劳伤心脾、恐惧伤肾所致的气不摄精、阳痿及外感寒湿或外感暑湿、湿热，以及食滞伤胃、肝气乘脾所致的泄泻忌用。❸桂附地黄丸：详见第811页。

（六）气血亏虚证

多见听力减退，疲劳之后加重，或见倦怠乏力，声低气怯，面色无华，食欲减退，脘腹胀满，大便溏薄，心悸失眠。舌质淡红、苔薄白，脉细弱。多因脾失健运，气血生化之源不足，耳窍失养所致。治宜健脾益气，养血通窍。

【常用方药】归脾汤。处方：

白术10g	茯神15g	黄芪15g	龙眼肉10g	酸枣仁10g	红参10g
木香5g	炙甘草6g	当归10g	远志5g	生姜6g	大枣15g

方中黄芪、龙眼肉补益脾气、滋养心血；红参、白术、当归、酸枣仁补脾益胃、安神定志；茯神、远志、木香、炙甘草养心安神益智、补心益脾；生姜、大枣调和脾胃。

【加减】手足不温加干姜、桂枝温中通阳。

【供选成药】❶归脾丸（片、糖浆、膏滋、合剂）：大蜜丸，每丸6g或9g，每次1丸；小蜜丸，每瓶60g或100g，每次9g；水蜜丸，每瓶60g，每次6g；浓缩丸，每瓶200丸，每8丸3g，每次8~10丸；片剂，每片0.3g，每次4~6片；糖浆，每瓶150mL，每次20mL；膏滋，每瓶150g，每次10~15g，温开水冲服；合剂，每瓶100mL，每次10mL，除糖浆、膏滋和合剂每日2~3次外，其余均每日3次。有痰湿、瘀血、外邪者不宜用。阴虚火旺者忌用。❷人参归脾丸（片）：大蜜丸，每丸9g。每次1丸；片剂，每片0.3g，相当于原药材0.98g，每次4片；均每日2次。热邪内伏、阴虚火旺及痰湿壅盛者禁用。外感表证未解者不宜用。❸黑归脾丸：小蜜丸，每30粒重3g，每次60粒，每日2~3次。热邪内伏、阴虚火旺及痰湿壅盛者禁用。外感表证未解时忌用。❹八珍丸（膏滋、胶囊、颗粒、口服液、合剂、袋泡茶）：大蜜丸，每丸9g，每次1丸；水蜜丸，每袋18g，每次 6~9 g；浓缩丸，每 8 丸相当于药材 3 g，每次 8 丸；膏滋，每瓶 250 g，每次 15 g；胶囊，每粒 0.4 g，每次 3 粒；颗粒，含糖颗粒每袋 8 g，无糖颗粒每袋 3.5 g，每次 1 袋；口服液，每支 10 mL，或每瓶 100 mL、500 mL，每次 10 mL；合剂，每支 10 mL，或每瓶 100 mL、500 mL，每次 10 mL；袋泡茶，每袋 2.4 g，每次 2 袋；以上均每日 2~3 次。咳嗽痰多、脘腹胀痛、纳食不消、大便溏泄及体虚有热者及外感表证未解时忌用。❺人参养荣丸（膏滋）：大蜜丸，每丸 6 g 或 9 g，每次 6~9 g；水蜜丸，每瓶 60 g，每次 6 g；膏滋，每瓶 100 g，每次 10 g，温开水冲服；均每日 2 次。阴虚火旺、实热内盛者忌用。糖尿病患者慎用。

外治 ❶用滴耳油、耳炎液、冰连滴耳液外用滴耳。❷针灸治疗，根据不同证型可取耳门、听宫、听会、翳风、外关、太冲、丰隆、膈俞、肾俞、足三里等穴。

十三、耳鸣

耳鸣是以自觉耳内或头颅鸣响而无相应的声源为主要特征的病证。相当于现代医学的原发性耳鸣。

（一）风邪侵袭证

多见耳鸣骤起，病程较短，可伴耳内堵塞感或听力下降，或伴有鼻塞，流涕，头痛，咳嗽等。舌质淡红、苔薄白，脉浮。多因风邪侵袭，肺失宣降，风邪循经上犯清窍，与气相击所致。治宜疏风散邪，宣肺通窍。

【常用方药】芎芷散。处方：

> 川芎 3 g　白芷 3 g　　细辛 2.5 g　陈皮 3 g　半夏 3 g　　苍术 3 g
> 厚朴 3 g　石菖蒲 3 g　木通 3 g　　肉桂 2 g　紫苏叶 3 g　生姜 6 g
> 葱白 6 g　炙甘草 5 g

方中川芎、白芷、细辛善散头面之风邪；生姜、葱白、苏叶、肉桂疏散风寒；陈皮、半夏、苍术、厚朴化痰祛湿；石菖蒲芳香通窍；炙甘草健脾和中。

【加减】湿邪不明显去半夏、苍术、厚朴、木通。

【供选成药】❶荆防颗粒：详见第 818 页。❷银翘解毒颗粒：详见第 800 页。

（二）痰湿困结证

多见耳鸣，耳中胀闷，头重如裹，胸脘满闷，咳嗽痰多，口淡无味，大便不爽。舌质淡红、苔腻，脉弦滑。多因痰湿困结中焦，升降失调，湿浊之气上蒙清窍所致。治宜祛湿化痰，升清降浊。

【常用方药】涤痰汤。处方：

茯苓 15 g	白参 5 g	甘草 5 g	陈皮 5 g	制南星 5 g
制半夏 10 g	竹茹 5 g	枳实 10 g	石菖蒲 6 g	生姜 10 g

方中半夏、胆南星、竹茹化痰降浊；白参、茯苓、甘草健脾祛湿；陈皮、生姜、枳实理气和胃；石菖蒲芳香化湿通窍。

【加减】①口淡、纳呆明显加砂仁醒脾开胃、芳香化湿；②失眠加远志、合欢皮安神；③痰湿郁而化热，苔黄腻加黄芩。

【供选成药】温胆丸：每丸重 10 g，每次 10 g，每日 2 次。孕妇忌服。

（三）肝气郁结证

多见耳鸣的起病或加重与情志抑郁或恼怒有关，胸胁胀痛，夜寐不宁，头痛或眩晕，口苦咽干。舌红、苔白或黄，脉弦。多因情志抑郁或恼怒则肝气郁结，气机阻滞，升降失调，浊气上干清窍所致。治宜疏肝解郁，行气通窍。

【常用方药】逍遥散。处方：

白术 10 g	柴胡 10 g	当归 10 g	茯苓 10 g	白芍 10 g	生姜 6 g
薄荷 3 g	甘草 5 g

方中柴胡疏肝解郁；当归养血和血；白芍养血敛阴、柔肝缓急；白术、茯苓健脾益气；薄荷疏散郁遏之气、透达肝经郁热；生姜温运和中、辛散达郁；甘草调和诸药。

【加减】①肝郁化火加牡丹皮、栀子清肝降火；②失眠严重加酸枣仁、远志安神；③大便秘结加大黄泄热。

【供选成药】❶逍遥丸（颗粒）：丸剂，每瓶 120 g，每次 6~9 g，每日 1~2 次；颗粒，每袋 15 g，每次 15 g，每日 2 次。肝肾阴虚所致胁肋胀痛、咽干口燥不宜用。❷加味逍遥丸（口服液）：水丸，每瓶 120 g，每次 6~9 g；蜜丸，每丸 9 g，蜜丸，每次 1 丸；口服液，每支 10 mL，每次 10 mL；均每日 2 次。脾胃虚寒、脘腹冷痛、大便溏薄者禁用。❸越鞠丸（片）：丸剂，每袋6g，每次6~9g；片剂，每片0.43g，每次5~6片；均每日2次。阴虚火旺者慎用。

（四）脾胃虚弱证

多见耳鸣的起病或加重与劳累或思虑过度有关，或在下蹲站起时加重，倦怠乏力，少气懒言，面色无华，纳呆腹胀便溏。舌质淡红、苔薄白，脉弱。多因劳倦，思虑伤脾，脾胃虚弱，清阳不升，浊阴不降，宗脉空虚所致。治宜健脾益气，升阳通窍。

【常用方药】益气聪明汤。处方：

> 黄芪15g　　白参15g　　升麻6g　　葛根10g　　蔓荆子10g　　白芍6g
> 黄柏6g　　炙甘草6g

方中黄芪、白参、甘草益气健脾；升麻、葛根、蔓荆子升清举陷通窍；白芍敛肝以防升散太过；黄柏反佐以防参、芪之温燥。

【加减】①兼湿浊而苔腻加茯苓、白术、砂仁健脾祛湿；②手足不温加干姜、桂枝温中通阳；③夜不能寐加酸枣仁安神。

【供选成药】❶益气聪明丸：水丸，每12粒1g，每次6g，每日2~3次。血虚肝热和肝胆湿热证禁用。❷耳聋左慈丸：详见第822页。

（五）心血不足证

多见耳鸣的起病或加重与精神紧张或压力过大有关，心烦失眠，惊悸不安，注意力不能集中，面色无华。舌质淡、苔薄白，脉细弱。多因长期精神紧张或压力过大，心血暗耗，不能濡养清窍所致。治宜益气养血，宁心通窍。

【常用方药】归脾汤。处方：

> 白术10g　茯神15g　　黄芪15g　龙眼肉10g　酸枣仁10g　红参10g
> 木香5g　　炙甘草6g　当归10g　远志5g　　　生姜6g　　　大枣15g

方中黄芪、龙眼肉补益脾气、滋养心血；红参、白术、当归、酸枣仁补脾益胃、安神定志；茯神、远志、木香、炙甘草养心安神益智、补心益脾；生姜、大枣调和脾胃。

【加减】①心烦失眠、惊悸不安较重加龙齿镇静安神；②阴血不足，虚阳上扰，心肾不交配合交泰丸。

【供选成药】归脾丸、人参归脾丸、黑归脾丸：详见第823页。

（六）肾元亏损证

多见耳鸣日久，腰膝酸软，头晕眼花，发脱或齿摇，夜尿频多，性功能减退，畏寒肢冷。舌质淡胖、苔白，脉沉细弱。多因肾元亏损，精不化气，肾气不足，无力鼓动阳气上腾，温煦清窍所致。治宜补肾填精，温阳化气。

【常用方药】肾气丸。处方：

制附子3 g　茯苓9 g　泽泻9 g　山茱萸12 g　山药12 g　牡丹皮9 g　桂枝3 g　熟地黄24 g

方中熟地滋阴补肾、填精益髓；山茱萸补肝益肾；山药健脾补肾；桂枝、制附子温补肾阳；泽泻、茯苓渗湿利水；牡丹皮清肝泻火。

【加减】①夜尿频多加益智、桑螵蛸固肾气；②虚阳上浮而致口苦、咽干加磁石、五味子潜阳、纳气归肾。

【供选成药】❶桂附地黄丸：详见第 811 页。❷左归丸：详见第 815 页。

外 治　针灸治疗，根据不同证型可取耳门、听宫、听会、翳风、外关、太冲、丰隆、膈俞、肾俞、足三里等穴。

十四、耳眩晕

耳眩晕是以头晕目眩、天旋地转，甚或恶心呕吐为主要特征的疾病。相当于现代医学之耳源性眩晕。

（一）风邪外袭证

多见突发眩晕，如立舟船，恶心呕吐，可伴有鼻塞流涕，咳嗽咽痛，发热恶风。舌质红、苔薄黄，脉浮数。多因风邪外袭，引动内风，上扰清窍，肺失宣降所致。治宜疏风散邪，清利头目。

【常用方药】桑菊饮。处方：

苦杏仁6 g　连翘5 g　薄荷3 g　桑叶10 g　菊花6 g　桔梗6 g　甘草5 g　芦根6 g

方中桑叶、菊花、薄荷、连翘疏风散邪；桔梗、苦杏仁宣降肺气；芦根利咽生津；甘草健脾和中。

【加减】①加蔓荆子、蝉蜕清利头目；②眩晕较重加天麻、钩藤、白蒺藜息风；③呕恶较甚加半夏、竹茹降逆止呕。

【供选成药】❶桑菊银翘散：每袋 10 g，每次 10 g，每日 2~3 次。风寒外感不宜用。❷天麻钩藤颗粒：详见第 814 页。❸晕可平颗粒：详见第 815 页。❹天眩清注射液：每支 2 mL：0.2 g，①肌内注射：每次 0.2 g，每日 1~2 次。器质性疾病可适当增加剂量，或遵医嘱。②静脉滴注：每次 0.6 g，每日 1 次，用 5% 葡萄糖注射液或 0.9% 氯化钠注射液 250~500 mL 稀释。对本品过敏者禁用。

（二）痰浊中阻证

多见眩晕而见头重如蒙，胸中闷闷不舒，呕恶较甚，痰涎多，或见耳鸣耳聋，心悸，纳呆倦息。舌苔白腻，脉濡滑。多因痰浊中阻，清阳不升，浊阴不降，清窍为之蒙蔽所致。治宜燥湿健脾，涤痰止眩。

【常用方药】半夏白术天麻汤。处方：

> 白术 10 g　茯苓 10 g　炙甘草 6 g　法半夏 10 g　天麻 10 g　陈皮 6 g
> 生姜 10 g　大枣 10 g

方中法半夏、陈皮燥湿化痰；茯苓、白术健脾祛湿；天麻息风止眩；甘草、生姜、大枣调和脾胃。

【加减】①湿重倍用法半夏加泽泻；②痰火互结加黄芩、胆南星、黄连；③呕恶较甚加竹茹。

【供选成药】❶参苓白术散：详见第 804 页。❷天麻眩晕宁口服液、定眩丸：详见第 815 页。

（三）肝风内动证

多见眩晕每因情绪波动，心情不舒，烦恼时发作或加重，常兼耳鸣耳聋，急躁易怒、口苦咽干，面红目赤，胸胁苦满，少寐多梦。舌质红、苔黄，脉弦数。多因肝气郁结，化火生风，风火上扰清窍所致。治宜平肝息风，滋阴潜阳。

【常用方药】天麻钩藤饮。处方：

> 天麻 10 g　　　钩藤 12 g　　　石决明 20 g　　栀子 10 g　　　黄芩 10 g
> 桑寄生 10 g　　川牛膝 12 g　　首乌藤 10 g　　益母草 10 g　　杜仲 10 g
> 朱茯神 10 g

方中天麻、钩藤平肝息风；石决明平肝潜阳、除热明目；川牛膝引血下行、活血利水；杜仲、桑寄生补益肝肾；栀子、黄芩清肝降火；益母草活血利水；首乌藤、朱茯神宁心安神。

【加减】①眩晕较甚偏于风盛加龙骨、牡蛎镇肝息风；②偏于火盛加龙胆、牡丹皮清肝泄热，或用龙胆泻肝汤清泄肝胆之火。

【供选成药】❶天麻钩藤颗粒：详见第 814 页。❷天麻头风灵胶囊：每粒 0.2 g。每次 4 粒，每日 2 次。外感所致头痛忌用。脾胃虚弱者慎用。❸晕痛定片（胶囊）：片剂，每片 0.3 g。每次 4 片；胶囊，每粒 0.4 g。每次 3 粒；均每日 3 次。外感头痛忌用。虚证头痛慎用。

（四）阳虚水泛证

多见眩晕时心下悸动，耳鸣耳聋，咳嗽痰稀白，恶心欲呕，或频频呕吐清涎，腰痛背冷，四肢不温，精神萎靡，夜尿频而清长。舌质淡胖、苔白滑，脉沉细弱。多因肾阳衰微，不能温化水湿，寒水上泛清窍所致。治宜温补肾阳，散寒利水。

【常用方药】真武汤。处方：

> 制附子 10 g　茯苓 10 g　白术 6 g　生姜 10 g　白芍 10 g

方中制附子大辛大热、温补肾阳、化气行水；生姜散寒利水；茯苓、白术健脾利水；白芍养阴润燥。

【加减】寒甚加花椒、细辛、桂枝、巴戟天等温阳散寒。

【供选成药】❶肾康宁片：每片 0.3 g。每次 5 片，每日 3 次。感冒发热者不宜服用。高血压、心脏病、肝病、糖尿病、肾病等慢性病患者应在医生指导下服用。❷强肾颗粒（片）：颗粒，每袋 3 g；片剂，糖衣片片芯重 0.31 g；薄膜衣片，每片 0.31 g 或 0.63 g。糖衣片及薄膜衣片 0.31 g 者，每次 4~6 片，薄膜衣片 0.63 g 者，每次 2~3 片；均每日 3 次。风湿痹阻、外伤所致的腰痛忌用。阴虚火旺见舌红咽干者慎用。高血压、肝肾功能不全者禁服。湿热壅遏、膀胱气化不行所致的水肿，湿热下注、惊恐伤肾所致的阳痿，以及感冒发热者不宜用。❸肾炎消肿片：每片 0.32 g。每次 5 片，每日 3 次。20 日为 1 个疗程，连续服用 3 个疗程。肾虚或水湿不盛，并见气短乏力者不宜用。急性肾炎属于风热证者不宜用。

（五）肾精亏损证

多见眩晕经常发作，耳鸣耳聋，腰膝酸软，精神萎靡，失眠多梦，记忆力差，男子遗精，手足心热。舌质嫩红、苔少，脉细数。多因肾精亏损，清窍失养，阴虚阳亢，相火妄动，扰乱心神所致。治宜滋阴补肾，养肝息风。

【常用方药】杞菊地黄丸。处方：

> | 熟地黄 24 g | 山茱萸(制) 12 g | 山药 12 g | 牡丹皮 9 g | 茯苓 9 g |
> | 泽泻 9 g | 枸杞子 9 g | 菊花 9 g |

方中熟地黄滋阴补肾、填精益髓；山茱萸补养肝肾涩精；山药补益脾阴固肾；泽泻利湿泄浊；茯苓淡渗脾湿；牡丹皮清泄虚热；枸杞补益肝肾、益肾明目；菊花养肝明目。

【加减】①加白芍、首乌柔肝养肝；②眩晕时加石决明、牡蛎镇肝潜阳。

【供选成药】❶杞菊地黄丸（片、胶囊、口服液）：大蜜丸，每丸 9 g，每次 1 丸；水蜜丸，每袋 60 g，每次 6 g；小蜜丸，每袋 9 g，每次 9 g；片剂，每片 0.3 g，每次 3~4 片；胶囊，每粒 0.3 g，每次 5~6 粒；口服液，每支 10 mL，或每瓶 100 mL，每次 10 mL；均每日 2~3 次。实火亢盛所致的头晕、耳鸣不宜用。脾虚便溏者慎用。❷左归丸、六味地黄丸：详见第815 页。

（六）脾气虚弱证

多见眩晕时发，每遇劳累时发作或加重，可伴耳鸣耳聋，面色苍白，唇甲不华，少气懒言，倦怠乏力，纳呆便溏。舌质淡，脉细弱。多因脾气虚弱，气血生化不足，清阳不升，清窍失养所致。治宜补益气血，健脾安神。

【常用方药】归脾汤。处方：

> | 白术 10 g | 茯神 15 g | 黄芪 15 g | 龙眼肉 10 g | 酸枣仁 10 g | 红参 10 g |
> | 木香 5 g | 炙甘草 6 g | 当归 10 g | 远志 5 g | 生姜 6 g | 大枣 15 g |

方中黄芪、龙眼肉补益脾气、滋养心血；红参、白术、当归、酸枣仁补脾益胃、安神定志；茯神、远志、木香、炙甘草养心安神益智、补心益脾；生姜、大枣调和脾胃。

【加减】①血虚较明显选加枸杞、何首乌、熟地黄、白芍等养血；②以气虚为主、中气下陷者用补中益气汤益气升阳。

【供选成药】归脾丸、人参归脾丸、黑归脾丸：详见第823 页。

外 治 根据不同证型针灸治疗，可取百会、头维、风池、神门、内关、合谷、丰隆、行间、肾俞、三阴交、足三里等穴。

十五、耳面瘫

耳面瘫因耳部脉络痹阻所致的以口眼㖞斜为主要特征的疾病。

相当于现代医学之周围性面瘫。

（一）风邪阻络证

多见突然发生单侧口眼喝斜，面部麻木，头痛拘紧。舌质淡红、苔薄白，脉浮。多因风邪夹寒或夹热、夹痰，犯及耳窍，痹阻耳部脉络，耳面部筋脉失于气血之濡润所致。治宜祛风通络。

【常用方药】牵正散。处方：

> 白附子 5 g　僵蚕 5 g　全蝎 5 g

方中白附子辛散，可去头面之风；僵蚕解络中风痰；全蝎善行，祛风止痉、通络化痰。

【加减】①偏于风热加桑叶、菊花、金银花、连翘，也可与银翘散合用；②偏于风寒用荆防败毒散加减；③有肝经风热加天麻、钩藤、菊花、牛膝、地龙；④风寒夹痰用正容汤加减。

【供选成药】❶定眩丸：详见第 815 页。❷全天麻胶囊：每粒 0.5 g。每次 2~6 粒，每日 3 次。低血压患者不宜用。气血亏虚的眩晕，不宜单独使用本品。

（二）气虚血瘀证

多见口眼喝斜日久，表情呆滞，下睑外翻流泪，眼干涩，倦怠乏力，面色不华。舌质淡暗，或有瘀点，脉细涩。多因病程日久耗伤气血，气虚血行乏力，经脉失于血气濡润所致。治宜益气活血，化瘀通络。

【常用方药】补阳还五汤。处方：

> 黄芪 60 g　当归 6 g　赤芍 6 g　地龙 6 g　川芎 6 g　红花 5 g　桃仁 6 g

方中重用黄芪补益元气；当归活血通络；赤芍、川芎、桃仁、红花活血祛瘀；地龙通经活络。

【加减】加白附子、僵蚕、全蝎祛风化痰通络。

【供选成药】❶化瘀丸：每袋 5 g，每次 5 g，每日 2 次。非气虚血瘀所致的中风急性期患者及脾胃虚弱者慎用。❷五味通栓口服液：每支 10 mL，每次 1 支，每日 3 次。脑出血者不宜用。脾胃虚弱者慎用。❸芪龙胶囊：每粒 0.2 g，每次 2 粒，每日 3 次。有出血倾向者忌用。❹复方地龙胶囊：每粒 200 mg，每板 12 粒。每次 2 粒，每日 3 次。痰热证、火郁证、瘀热证等有热者不宜用。活动性出血及血液凝固功能低下者禁用。有出血倾向者慎用。

外 治　针灸治疗，可用复方牵正膏局部取穴贴敷，可取太冲、风池、翳风、翳明、阳白、迎香、地仓等穴。

贰 鼻部常见疾病

一、鼻疔

鼻疔是以外鼻局限性红肿疼痛为主要特征的疾病。又名白疔、白刃疔、鼻尖疔、鼻环疔。相当于现代医学的鼻疖。

(一) 外感风热证

多见外鼻部局限性潮红、隆起，状如粟粒，根脚坚硬，焮热疼痛，渐次疮顶见黄白色脓点，或伴发热头痛，全身不适等。舌质红、苔白或黄，脉数。多因邪毒外袭，火毒上攻鼻窍，蒸灼肌肤，气血凝滞，集聚不散而成疔疮所致。治宜清热解毒，消肿止痛。

【常用方药】五味消毒饮。处方：

> 金银花 20 g　野菊花 15 g　蒲公英 15 g　紫花地丁 15 g　天葵子 15 g

方中金银花清热解毒、消散痈肿、轻宣散邪；野菊花、蒲公英、紫花地丁、天葵子清热解毒、消肿散结。

【加减】①疼痛较甚加归尾、赤芍、牡丹皮活血止痛；②脓成不溃加穿山甲、皂角刺消肿溃脓；③恶寒发热加连翘、荆芥、防风疏风解表；④病情严重，可配合用黄连解毒汤加减。

【供选成药】❶胆香鼻炎片：每片 0.3 g，每盒 36 片。每次 4 片，每日 3 次。方中含苍耳子不宜超量、久服。❷牛黄消炎片：每片相当于 0.05 g 原药材，每次 1 片，每日 3 次。外用研末调敷患处。虚火喉痹、阴疽漫肿者忌用。老人及素体脾胃虚弱者慎用。❸金莲花片（胶囊、软胶囊、口服液、颗粒）：片剂，每片相当于 1.5 g 原药材，每盒 24 片。每次 3~4 片；润喉片，每片 0.5 g，含服每次 1~2 片；咀嚼片，每片 0.55 g 或 1.1 g，嚼服，每次 2~4 片；胶囊，每粒 0.35 g，每盒 28 粒，每次 4 粒；软胶囊，每粒 0.55 g，每盒 12 粒，或 24 粒，每次 2 粒；口服液，每支 10 mL，每次 1 支；颗粒，每袋 8 g，每次 1 袋；除润喉片每日 4~5 次外，余均每日 2~3 次。对本品过敏者禁用。老人及素体脾胃虚弱者，风寒、急喉痹、虚火喉痹、乳蛾者及过敏体质者慎用。❹藿胆鼻炎胶囊：每粒 0.4 g。每次 2 粒，每日 3 次。含苍耳子提取物，本品不可超量久服。用药后如感觉唇部麻木者，应停服。❺鼻渊通窍颗粒：每袋 15 g，每盒 10 袋。每次 15 g，每日 3 次。肺脾气虚或气滞血瘀者不宜用。❻藿胆丸（片）：水丸，每瓶 36 g，每次 3~6 g，每日 2 次；片剂，每片 0.3 g，每盒 24 片，每次 3~5 片，每日 2~3 次。鼻涕清稀等属脾气虚证者不宜用。

（二）火毒内陷证

多见鼻部红肿灼痛，疮头紫暗，顶陷无脓，根脚散漫，鼻肿如瓶，目胞合缝，头痛如劈，可伴有高热烦躁，呕恶，神昏谵语，惊厥，口渴便秘等。舌质红绛、苔黄厚，脉洪数。多因火毒壅盛，蒸灼鼻窍，毒入营血，犯及心包，内扰心神所致。治宜泄热解毒，清营凉血。

【常用方药】黄连解毒汤合犀角地黄汤。处方：

> 黄连 10 g　黄柏 6 g　　黄芩 10 g　栀子 10 g　水牛角 30 g　生地黄 20 g
> 赤芍 10 g　牡丹皮 10 g

方中黄芩泻上焦肺火；黄连泻中焦脾火；黄柏泻下焦肾火；栀子通泻三焦之火；水牛角凉血清心解热毒；生地黄凉血滋阴生津；赤芍、牡丹皮清热凉血、活血散瘀。

【加减】①神昏谵语加服安宫牛黄丸、至宝丹或紫雪清心开窍，镇痉息风；②病程日久，气血耗伤，脉象虚弱，宜用生脉散补益气阴。

【供选成药】❶鼻炎康片：每片 0.37 g，每瓶 50 片，每次 4 片，每日 3 次。肺脾气虚及气滞血瘀者不宜用。外感风寒未化热，或虚证鼻病勿用。❷清解颗粒（片）：颗粒，每包 9.5 g，含原药材 7.5 g，每次 2 g；片剂，每片 0.42 g，相当原药材 4 g，每次 3 片；均每日 2~3 次。脾胃虚寒者慎用。❸鼻咽解毒颗粒：每袋 10 g，每次 20 g，每日 2 次。

外　治　❶脓未成者，可用内服中药渣再煎，汁液外敷患处；可用紫金锭、四黄散、如意金黄散等水调涂敷患处；亦可用野菊花、仙人掌、鱼腥草、芙蓉花叶、苦地胆等捣烂外敷。❷必要时做排脓处理。❸针灸治疗，可取少商、商阳、中冲等穴。

二、鼻疳

鼻疳是以鼻前及其附近皮肤红肿痛痒、糜烂渗液或粗糙皲裂为主要特征的疾病。又名疳鼻、鼻疮、赤鼻、疳虫蚀鼻等。相当于现代医学的鼻前庭炎、鼻前庭湿疹。

（一）肺经蕴热证

多见鼻前孔及周围肌肤红肿或糜烂，灼热干燉，疼痛。舌质红、苔黄，脉数。多因肺经蕴热，风热外袭，内外邪热结聚于鼻，熏灼鼻孔处肌肤所致。治宜疏风散邪，清热泻肺。

【常用方药】黄芩汤。处方：

黄芩 10 g　栀子 10 g　桑白皮 10 g　麦冬 6 g　赤芍 6 g　桔梗 10 g
薄荷 3 g　甘草 5 g　荆芥穗 6 g　连翘 6 g

方中黄芩、栀子、桑白皮清热解毒；连翘、薄荷、荆芥穗疏风清热；赤芍清热凉血；麦冬清热养阴；桔梗宣降肺气；甘草健脾和中。

【加减】①大便秘结加瓜蒌子、大黄；②热毒壅盛，燉热痛甚加黄连、牡丹皮清热解毒，凉血止痛；③红肿甚者加大青叶、板蓝根清热解毒。

【供选成药】❶鼻渊通窍颗粒：详见第 833 页。❷鼻渊丸（胶囊）：丸剂，每 10 粒 2 g，每瓶 200 粒或 400 粒，每次 12 粒；胶囊，每粒 0.5 g，每盒 24 粒、36 粒或 40 粒，每次 2~3 粒；均每日 3 次。方中含苍耳子，不宜超量、久服。鼻渊之属风寒表虚和表实证不宜使用。❸鼻炎片：每片 0.5 g，每盒 24 片，每次 2 片，每日 3 次。风寒袭肺所致的鼻炎不宜用。❹苍耳子鼻炎胶囊：每粒 0.4 g，每盒 24 粒，每次 2 粒，每日 3 次。脾胃虚寒者忌用。

（二）脾胃湿热证

多见鼻前孔及周围肌肤糜烂渗液、结痂瘙痒，甚者可侵及鼻翼及口唇，伴纳呆，大便黏滞不爽或溏薄，小便黄浊，小儿可见啼哭易怒，搔抓鼻部。舌质红、苔黄腻，脉滑数。多因脾胃失调，湿浊内生，蕴而生热，湿热循经上蒸，壅结鼻窍，腐蚀肌肤所致。治宜清热燥湿，解毒和中。

【常用方药】萆薢渗湿汤。处方：

萆薢 30 g　薏苡仁 30 g　黄柏 10 g　茯苓 15 g　牡丹皮 10 g　泽泻 10 g
滑石 30 g　通草 6 g

方中黄柏、萆薢、滑石、泽泻、通草清热祛湿解毒；茯苓、薏苡仁健脾利湿；丹皮清热凉血。

【加减】①湿热盛加黄连、苦参、土茯苓清热燥湿；②痒甚加荆芥、防风、白鲜皮、地肤子祛风除湿止痒；③病情缠绵，反复发作加黄芪、白术、金银花扶正解毒；④小儿脾弱，腹胀便溏合用参苓白术散健脾消积除湿。

【供选成药】❶康乐鼻炎片：每盒 24 片或每瓶 60 片，每次 4 片，每日 3 次。方中含苍耳子，不宜超量、久服。❷通窍鼻炎片（颗粒、胶囊）：片剂，每片 0.3 g，每盒 40 片。每次 5~7 片；颗粒，每袋 2 g，每盒 9 袋。每次 1 袋；胶囊，每粒 0.35 g，每板 10 粒、每盒 2 板或每瓶 45 粒；均每次 4~5 粒，每日 3 次。外感风寒或气滞血瘀证忌用。

（三）阴虚血燥证

多见鼻前孔及周围干燥，瘙痒或灼痛，皮肤粗糙、增厚皲裂，鼻毛脱落，伴口干咽燥，面色萎黄，大便干结。舌质红、少苔，脉细数。多因肺热久蕴，或脾胃湿热久留，内耗阴血，血燥风盛所致。治宜滋阴润燥，养血息风。

【常用方药】四物消风饮。处方：

生地黄 15 g	当归 10 g	赤芍 6 g	川芎 6 g	荆芥 6 g	薄荷 5 g
柴胡 6 g	黄芩 10 g	甘草 5 g			

方中四物汤养血活血、养阴润燥；黄芩清肺热；荆芥穗、薄荷、柴胡疏风散邪止痒；甘草健脾和中。

【加减】①鼻部肌肤干燥、皲裂甚加玄参、麦冬、首乌等滋阴养血；②痒甚加蝉蜕、防风、全蝎祛风止痒；③肌肤色红、干燥、疼痛加金银花、野菊花解毒祛邪。

【供选成药】❶四物合剂（膏滋、颗粒、丸）：合剂，每支 10 mL，或每瓶 100 mL、150 mL、200 mL，每次 10~15 mL；膏滋，每瓶 125 g、250 g 或 400 g，每次 14~21 g；颗粒，每袋 5 g，每次 1 袋；大蜜丸，每丸 9 g，每次 1 丸；小蜜丸，每瓶 60 g 或 100 g，每次 6~9 g；均每日 2~3 次。脾胃阳虚、食少便溏，阴虚有火者或经行有块伴腹痛拒按者或胸胁胀痛者不宜用。糖尿病患者忌用。❷山东阿胶膏：每瓶 80 g、200 g 或 400 g，每次 20~25 g，每日 3 次。实热证忌用。外感表证未解时不宜用。❸阿胶口服液（胶剂、片剂、泡腾冲剂、颗粒）：阿胶，每块 20 g，每次 3~9 g，烊化兑服；口服液，每支 20 mL（含阿胶 3 g），每次 10~20 mL，每日 2~3 次；片剂，每片 0.5 g 或 1 g，每次 1~3 片，每日 3 次；泡腾冲剂，每袋 6 g，相当于阿胶 2.5 g，每次 1 袋，每日 3 次；颗粒，每袋 8 g 或每块 10 g，每次 1 袋（或半块），每日 2~3 次，开水冲服，或兑入药汁中服；速溶颗粒，每袋 9 g，每次 3~9 g，每日 1~2 次。脾胃虚寒、便溏泄泻者及外感表证未解时不宜用。

外 治 ❶选用清热燥湿类方药煎水局部外洗。❷用青蛤散、黄连膏、辰砂定痛散或五倍子等调敷患处。

三、伤风鼻塞

伤风鼻塞是因感受风邪所致的鼻塞、流涕、打喷嚏为主要特征的疾病。相当于现代医学的急性鼻炎。

（一）风寒外侵证

多见鼻塞声重，喷嚏频作，流涕清稀，鼻黏膜红肿，可伴恶寒发热，头痛。舌淡红、苔薄白，脉浮紧。多因风寒外袭，肺卫失宣，邪壅鼻窍所致。治宜辛温解表，散寒通窍。

【常用方药】通窍汤。处方：

麻黄 3 g	白芷 3 g	防风 6 g	羌活 6 g	藁本 6 g	细辛 1.5 g
川芎 6 g	升麻 5 g	葛根 6 g	苍术 6 g	花椒 2 g	甘草 3 g

方中麻黄、防风、羌活、藁本疏风散寒解表；川芎、白芷、细辛、花椒疏散风寒通窍；升麻、葛根解表升阳；苍术燥湿健脾；甘草健脾和中。

【加减】可用荆防败毒散、葱豉汤或苍耳子散加减。

【供选成药】❶荆防颗粒、荆防感冒颗粒：详见第 818 页。❷银翘解毒颗粒：详见第 800 页。

（二）风热外袭证

多见鼻塞较重，鼻流黏稠黄涕，鼻黏膜红肿，伴发热微恶风，头痛口渴，咽痛，咳嗽痰黄。舌质红、苔薄黄，脉浮数。多因风热外袭，肺失宣降，风热上扰鼻窍所致。治宜疏风清热，宣肺通窍。

【常用方药】银翘散。处方：

金银花 10 g	连翘 10 g	桔梗 10 g	薄荷 5 g	淡竹叶 5 g
甘草 5 g	荆芥穗 10 g	淡豆豉 5 g	牛蒡子 6 g	芦根 15 g

方中薄荷、淡豆豉、荆芥、桔梗、牛蒡子疏风解表；金银花、连翘清热解毒；淡竹叶、芦根、甘草以助清热。

【加减】①鼻塞甚加辛夷花、苍耳子散邪通窍；②头痛较甚加蔓荆子、菊花清利头目；③咽部红肿疼痛加板蓝根、射干清热解毒利咽；④咳嗽痰黄加前胡、瓜蒌宣肺止咳化痰。亦可选用桑菊饮加减。

【供选成药】❶银翘解毒颗粒：详见第800页。❷鼻渊通窍颗粒、鼻渊丸、苍耳子鼻炎胶囊、鼻炎片：详见第833、第834页。❸鼻炎康片：详见第833页。

外　治　❶用药魁搽鼻剂、滴通鼻炎水、鼻通宁滴剂、鼻通滴液、鼻康宁喷雾剂等中药滴鼻剂滴鼻，以疏通鼻窍。❷用内服中药药渣蒸汽熏鼻或用疏风解表、芳香通窍的中药煎煮蒸汽熏鼻。

四、鼻窒

鼻窒是以经常性鼻塞为主要特征的疾病。相当于现代医学的慢性鼻炎。

(一) 肺经蕴热证

多见鼻塞时轻时重，或交替性鼻塞，鼻涕色黄量少，鼻气灼热，下鼻甲红肿，表面光滑，柔软有弹性，常有口干，咳嗽痰黄。舌尖红、苔薄黄，脉数。多因肺经蕴热，熏灼鼻窍所致。治宜清热散邪，宣肺通窍。

【常用方药】黄芩汤。处方：

黄芩 10 g	栀子 10 g	桑白皮 10 g	麦冬 6 g	赤芍 6 g	桔梗 10 g
薄荷 3 g	甘草 5 g	荆芥穗 6 g	连翘 6 g		

方中黄芩、栀子、桑白皮清热解毒；连翘、薄荷、荆芥穗疏风清热；赤芍清热凉血；麦冬清热养阴；桔梗宣降肺气；甘草健脾和中。

【加减】可加白芷、辛夷花等宣通鼻窍。

【供选成药】❶银翘解毒颗粒：详见第800页。❷鼻渊通窍颗粒：详见第833页。❸鼻渊丸、鼻炎片、苍耳子鼻炎胶囊：详见第834页。

(二) 肺脾气虚证

多见鼻塞时轻时重，或呈交替性，涕白而黏，遇寒冷时症状加重，鼻黏膜及鼻甲淡红肿胀，伴倦怠乏力，少气懒言，恶风自汗，咳嗽痰稀，易患感冒，纳差便溏，头重头昏。舌质淡、苔白，脉缓弱。多因肺脾气虚，卫外不固，邪滞鼻窍所致。治宜补益肺脾，散邪通窍。

【常用方药】温肺止流丹或补中益气汤。处方：

（1）温肺止流丹：

> 白参 3 g　荆芥 3 g　细辛 1.5 g　诃子 5 g　甘草 6 g　桔梗 10 g
> 鱼脑石 15 g

方中荆芥、细辛疏散风寒；白参、甘草、诃子补肺敛气；桔梗、鱼脑石散结除涕。

（2）补中益气汤：

> 黄芪 20 g　炙甘草 10 g　白参 6 g　升麻 6 g　柴胡 6 g　陈皮 6 g
> 当归 6 g　白术 10 g

方中黄芪、白参、白术、甘草益气健脾补中；当归补血；陈皮健脾行气；升麻、柴胡升阳举陷。

【加减】易患感冒或遇风冷则鼻塞加重，可合用玉屏风散益气固表。

【供选成药】❶玉屏风散（颗粒、口服液、胶囊、丸、袋泡茶）：散剂，每袋 12 g，每次 6~9 g；颗粒，每袋 5 g 或 6 g，每次 5~10 g；口服液，每支 10 mL，每次 10 mL；胶囊，每粒 0.5 g，每次 2 粒；水丸，每 15 粒 1 g，每次 6 g；蜜丸，每丸 9 g，每次 9 g。袋泡茶，每袋 3 g；均每日 3 次。外感风寒表实、表虚及风热感冒不宜用。外感表证未解者，不宜早用。❷四君子合剂（丸、颗粒）：合剂，每瓶 150 mL，每次 15~20 mL；水丸，每瓶 60 g，每次 3~6 g；颗粒，每袋 15 g；每次 1 袋。均每日 3 次。阴虚证、实热证忌用。❸六君子丸：详见第 819 页。❹辛芩颗粒：每袋 20 g，每盒 9 袋。每次 1 袋，每日 3 次。外感风热或风寒化热者慎用。肾阳虚衰、正气不足者，应配伍补肾药同用。脾胃虚弱、胃痛不适者不宜用。

（三）气滞血瘀证

多见鼻塞较甚或持续不减，语声重浊，嗅觉减退，鼻甲肥大质硬，表面呈桑椹状凹凸不平，头胀头痛，耳闭重听。舌质暗红或有瘀点，脉弦或弦涩。多因邪毒久留鼻窍，气血瘀阻所致。治宜行气活血，化瘀通窍。

【常用方药】通窍活血汤。处方：

> 赤芍 6 g　川芎 6 g　桃仁 10 g　大枣 15 g　红花 5 g　老葱 10 g
> 鲜生姜 10 g　麝香 0.16 g

方中赤芍、川芎、桃仁、红花活血祛瘀；生姜、老葱散达升腾；大枣健脾和中、麝香芳香通窍、散结滞。

【加减】①鼻塞甚、嗅觉迟钝加辛夷花、白芷、石菖蒲、丝瓜络；②头胀痛、耳闭重听加柴胡、蔓荆子、菊花清利头目。

【供选成药】乐脉颗粒、环心丹、通脉颗粒：详见第820页。

外 治 ❶用药魁搽鼻剂、滴通鼻炎水、鼻通宁滴剂、鼻通滴液等中药滴鼻剂滴鼻，以疏通鼻窍。❷用中药煎煮液如苍耳子散，或将柴胡、当归、丹参注射液等雾化经鼻吸入。❸鼻甲肥大者，可酌情选用当归、黄芪、复方丹参注射液等行下鼻甲注射。

五、鼻鼽

鼻鼽是指以阵发性和反复发作的鼻痒、打喷嚏、流清涕为主要特征的疾病。相当于现代医学的变应性鼻炎、血管运动性鼻炎、嗜酸性粒细胞增多性非变应性鼻炎等。

（一）肺气虚寒证

多见鼻痒，喷嚏频作，清涕如水，鼻塞，嗅觉减退，鼻黏膜淡白或灰白，下鼻甲肿大光滑，伴畏风怕冷，自汗，气短懒言，语声低怯，面色苍白，或咳嗽痰稀。舌质淡、苔薄白，脉虚弱。多因肺气虚寒，卫表不固，风寒乘虚而入，邪正相争所致。治宜温肺散寒，益气固表。

【常用方药】温肺止流丹。处方：

> 白参 3 g　荆芥 3 g　细辛 1.5 g　诃子 5 g　甘草 6 g　桔梗 10 g
> 鱼脑石 15 g

方中荆芥、细辛疏散风寒；白参、甘草、诃子补肺敛气；桔梗、鱼脑石散结除涕。

【加减】①鼻痒甚加僵蚕、蝉蜕；②畏风怕冷、清涕如水者加桂枝、干姜、大枣等。

【供选成药】❶玉屏风散：详见第838页。❷康乐鼻炎片：详见第835页。❸防芷鼻炎片：每片含生药1.66 g，每板20片。每次5片，每日3次。胃溃疡病者慎用。

（二）脾气虚弱证

多见鼻痒，喷嚏突发，清涕连连，鼻塞，鼻黏膜淡白，下鼻甲肿胀，伴面色萎黄无华，消瘦，食少纳呆，腹胀便溏，倦怠乏力，少气懒言。舌淡胖、边有齿痕、苔薄白，脉弱。多因脾气虚弱，清阳不升，鼻窍失养，风寒邪气乘虚而入，正邪相争所致。治宜益气健脾，升阳通窍。

【常用方药】补中益气汤。处方：

> 黄芪 20 g　炙甘草 10 g　红参 6 g　升麻 6 g　柴胡 6 g　陈皮 6 g
> 当归 6 g　白术 10 g

方中黄芪、红参、白术、甘草益气健脾补中；当归补血；陈皮健脾行气；升麻、柴胡升阳举陷。

【加减】①腹胀便溏、清涕如水、点滴而下加山药、干姜、砂仁等；②畏风怕冷，遇寒则喷嚏频作加防风、桂枝等。

【供选成药】❶补中益气丸：详见第 804 页。❷四君子合剂：详见第 838 页。❸六君子丸：详见第 819 页。

（三）肾阳不足证

多见清涕长流，鼻痒，喷嚏频频，鼻塞，鼻黏膜苍白，肿胀，面色苍白，形寒肢冷，腰膝酸软，小便清长，或见遗精早泄。舌质淡、苔白，脉沉细。多因肾阳不足，温煦失职，鼻窍失于温养，外邪及异气易于入侵，正邪相争所致。治宜温补肾阳，化气行水。

【常用方药】真武汤。处方：

> 制附子 10 g　茯苓 10 g　白术 6 g　生姜 10 g　白芍 10 g

方中制附子大辛大热、温补肾阳、化气行水；生姜散寒利水；茯苓、白术健脾利水；白芍养阴润燥。

【加减】喷嚏多、清涕长流不止加乌梅、五味子；②遇风冷即打喷嚏、流清涕加黄芪、防风、白术；③兼腹胀、便溏酌加黄芪、人参、砂仁。

【供选成药】❶右归丸：详见第 823 页。❷桂附地黄丸：详见第 811 页。

（四）肺经伏热证

多见鼻痒喷嚏，流清涕，鼻塞，常在闷热天气发作，鼻黏膜色红或暗红，鼻甲肿胀，或见咳嗽，咽痒，口干烦热。舌质红、苔白或黄，脉数。多因肺经伏热，肃降失职，外邪上犯鼻窍所致。治宜清宣肺气，通利鼻窍。

【常用方药】辛夷清肺饮。处方：

> 辛夷 5 g　石膏 10 g　知母 10 g　栀子 10 g　黄芩 10 g　枇杷叶 6 g
> 升麻 5 g　百合 10 g　麦冬 10 g　甘草 5 g

方中黄芩、栀子、石膏、知母清肺热；辛夷、枇杷叶、升麻清宣肺气、通利鼻窍；百合、麦冬养阴润肺；甘草健脾和中。

【供选成药】❶银翘解毒颗粒：详见第800页。❷鼻炎康片、鼻渊通窍颗粒：详见第833页。❸鼻炎片、苍耳子鼻炎胶囊、鼻渊丸：详见第834页。

外 治 ❶用药魁搽鼻剂、滴通鼻炎水、鼻通宁滴剂、鼻通滴液等中药滴鼻剂滴鼻，以疏通鼻窍。❷白芷、川芎、细辛、辛夷共研末，置容器内，不时嗅之。❸碧云散吹鼻，或用皂角极细末吹鼻。❹细辛膏塞鼻。❺针灸治疗，主穴可取迎香、印堂、风池、风府、合谷等。

六、鼻渊

鼻渊指鼻流浊涕、量多不止为主要特征的疾病。相当于现代医学的急、慢性鼻窦炎及鼻后滴漏综合征。

（一）肺经风热证

多见鼻塞，鼻涕量多而白黏或黄稠，嗅觉减退，头痛，鼻黏膜红肿，尤以中鼻甲为甚，中鼻道或嗅沟可见黏性或脓性分泌物，兼有发热恶寒，咳嗽。舌质红、舌苔薄白，脉浮。多因风热犯肺或外感风寒，客于肺系，肺气闭郁，郁而化热，邪热循经上壅鼻窍，燔灼黏膜所致。治宜疏风清热，宣肺通窍。

【常用方药】银翘散。处方：

> 金银花10 g　连翘10 g　桔梗10 g　薄荷5 g　淡竹叶5 g　甘草5 g
> 荆芥穗10 g　淡豆豉5 g　牛蒡子6 g　芦根15 g

方中薄荷、淡豆豉、荆芥、桔梗、牛蒡子疏风解表；金银花、连翘清热解毒；淡竹叶、芦根、甘草以助清热。

【加减】①鼻涕量多加蒲公英、鱼腥草、瓜蒌等；②鼻塞甚加苍耳子、辛夷等；③头痛加柴胡、藁本、菊花等。

【供选成药】❶银翘解毒颗粒：详见第800页。❷鼻渊丸、鼻炎片、苍耳子鼻炎胶囊：详见第834页。❸鼻渊通窍颗粒：详见第833页。

（二）胆腑郁热证

多见脓涕量多，色黄或黄绿，或有腥臭味，鼻塞，嗅觉减退，头痛剧烈，鼻黏膜红肿胀，中鼻道、嗅沟或鼻底可见有黏性或脓性分泌物潴留，头额、眉棱骨或颌面部可有叩痛或压痛，兼有烦躁易怒，口苦咽干，目赤，寐少梦多，小便黄赤等。舌质红、苔黄或腻，脉弦数。多因胆腑郁热，循经上犯鼻窍，燔灼气血，熏腐黏膜所致。治宜清泄胆热，利湿通窍。

【常用方药】龙胆泻肝汤。处方：

龙胆 6 g	黄芩 10 g	栀子 10 g	泽泻 12 g	木通 10 g
车前子 10 g	当归 10 g	生地黄 20 g	柴胡 10 g	甘草 6 g

方中龙胆泻肝胆之火、清下焦之湿热；黄芩、栀子、柴胡苦寒泻火；车前子、木通、泽泻清利湿热；生地黄、当归养血益阴；甘草调和诸药。

【加减】①鼻塞甚加苍耳子、辛夷、薄荷等；②头痛甚加菊花、蔓荆子。

【供选成药】❶龙胆泻肝丸：详见第 801 页。❷康乐鼻炎片：详见第 835 页。❸防芷鼻炎片：详见第 839 页。❹胆香鼻炎片：详见第 832 页。

（三）脾胃湿热证

多见鼻涕黄浊量多，鼻塞重而持续，嗅觉减退，鼻黏膜肿胀，中鼻道、嗅沟或鼻底见有黏性或脓性分泌物，头昏闷或重胀，伴倦怠乏力，胸脘痞闷，纳呆食少，小便黄赤。舌质红、苔黄腻，脉滑数。多因脾胃湿热，循经上蒸鼻窍，湿热内困，壅阻脉络所致。治宜清热利湿，化浊通窍。

【常用方药】甘露消毒丹。处方：

滑石 15 g	黄芩 10 g	茵陈 10 g	广藿香 10 g	连翘 10 g	石菖蒲 10 g
薄荷 5 g	木通 10 g	射干 10 g	白豆蔻 10 g	川贝母 10 g	

方中滑石、茵陈、木通清热利湿；黄芩、连翘合贝母、射干清热解毒、利咽散结；石菖蒲、白豆蔻、广藿香、薄荷芳香化湿浊、宣畅气机。

【加减】①鼻塞重加苍耳子、辛夷等；②头痛加白芷、川芎、菊花等。

【供选成药】❶甘露消毒丹：每次 6~9 g，每日 2 次。寒湿内阻者慎用。孕妇禁用。❷康乐鼻炎片：详见第 835 页。

（四）肺气虚寒证

多见鼻涕黏白量多，稍遇风冷则鼻塞，嗅觉减退，鼻黏膜淡红肿胀，中鼻甲肥大或息肉样变，中鼻道可见有黏性分泌物，伴头昏头胀，气短乏力，语声低微，面色苍白，自汗畏风，咳嗽痰多。舌质淡、苔薄白，脉缓弱。多因肺气虚弱，无力托邪，邪滞鼻窍所致。治宜温补肺脏，益气通窍。

【常用方药】温肺止流丹。处方：

> 白参 3 g　荆芥 3 g　细辛 1.5 g　诃子 5 g　甘草 6 g　桔梗 10 g
> 鱼脑石 15 g

方中荆芥、细辛疏散风寒；白参、甘草、诃子补肺敛气；桔梗、鱼脑石散结除涕。

【加减】①加辛夷、苍耳、白芷芳香通窍；②头额冷痛加羌活、白芷、川芎等；③畏寒肢冷、遇寒加重加防风、桂枝等；④鼻涕多加半夏、陈皮、薏苡仁等；⑤自汗恶风加黄芪、白术、防风等。

【供选成药】❶玉屏风散、四君子合剂、辛芩颗粒：详见第 838 页。
❷六君子丸：详见第 819 页。

（五）脾虚湿困证

多见鼻涕白黏而量多，嗅觉减退，鼻塞较重，鼻黏膜淡红，中鼻甲肥大或息肉样变，中鼻道、嗅沟或鼻底见有黏性或脓性分泌物潴留，伴食少纳呆，腹胀便溏，脘腹胀满，肢困乏力，面色萎黄，头昏重，或头闷胀。舌淡胖、苔薄白，脉细弱。多因脾气虚弱，健运失职，湿浊上犯，停聚鼻窍所致。治宜健脾利湿，益气通窍。

【常用方药】参苓白术散。处方：

> 白扁豆 15 g　白术 15 g　茯苓 15 g　炙甘草 10 g　桔梗 10 g　莲子 10 g
> 白参 10 g　砂仁 5 g　山药 15 g　薏苡仁 10 g

方中白参、白术、茯苓益气健脾渗湿；山药、莲子健脾益气止泻；白扁豆、薏苡仁渗湿；砂仁醒脾和胃、行气化滞；桔梗宣肺利气、通调水道；炙甘草健脾和中、调和诸药。

【加减】①鼻涕浓稠量多加陈皮、半夏、枳壳、瓜蒌等；②鼻塞甚加苍耳子、辛夷。

【供选成药】❶参苓白术散：详见第 804 页。❷香砂六君丸：详见第 819 页。

外治　❶用药魁搽鼻剂、滴通鼻炎水、鼻通宁滴剂、鼻通滴液等中药滴鼻剂滴鼻，以疏通鼻窍。❷用芳香通窍，行气活血的中药，如苍耳子散、川芎茶调散等煎液熏鼻。

七、鼻槁

鼻槁是指鼻内干燥，甚或黏膜萎缩、鼻腔宽大为主要特征的疾病。相当于现代医学的干燥性鼻炎、萎缩性鼻炎等。

（一）燥邪犯肺证

多见鼻内干燥，灼热疼痛，涕痂带血，鼻黏膜干燥，或有痂块，咽痒干咳。舌尖红、苔薄黄少津，脉细数。多因燥热袭肺，耗伤津液，鼻窍黏膜失养所致。治宜清燥润肺，宣肺散邪。

【常用方药】清燥救肺汤。处方：

> 桑叶 10 g　　石膏 15 g　　胡麻仁 6 g　　麦冬 10 g　　阿胶 10 g
> 白参 5 g　　甘草 5 g　　苦杏仁 10 g　　枇杷叶 6 g

方中桑叶轻宣肺燥、透邪外出；石膏清泄肺热；麦冬养阴润肺；白参益气生津；胡麻仁、阿胶养阴润肺；苦杏仁、枇杷叶苦降肺气；甘草健脾和中、调和诸药。

【加减】鼻衄加白茅根、茜草等凉血止血。

【供选成药】❶川贝清肺糖浆：每瓶 100 mL 或 150 mL，每次 15～30 mL，每日 3 次。风寒咳嗽、肺寒咳嗽不宜用。❷养阴清肺膏（糖浆、口服液、丸、颗粒）：煎膏，每瓶 150 mL，每次 10～20 mL；糖浆，每瓶 120 mL 或 60 mL，每支 10 mL，每次 20 mL；口服液，每支 10 mL，每次 10 mL；水蜜丸，每 100 粒 10 g，每次 6 g；大蜜丸，每丸 9 g，每次 1 丸；颗粒，每袋 15 g，每次 15 g；除煎膏和口服液每日 2～3 次外，其余为每日 2 次。湿盛痰多之咳嗽不宜用。脾虚便溏者应慎用。❸百合固金丸（口服液）：水蜜丸，每 10 丸重 2 g，每袋 30 g，每次 2 g；小蜜丸，每瓶 60 g，每次 6 g；大蜜丸，每丸 9 g，每次 1 丸；均每日 2 次；浓缩丸，每 8 丸 3 g，每次 8 丸，每日 3 次；口服液，每支 10 mL 或 20 mL，每瓶 100 mL，每次 10～20 mL，每日 3 次。外感咳嗽、寒湿痰喘者忌用。脾虚便溏、食欲减退者及支气管扩张、肺脓疡、肺心病患者慎用。❹洋参保肺丸（口服液）：大蜜丸，每丸 6 g。每次 2 丸；口服液，每支 10 mL。每次 10 mL；均每日 2～3 次。外感咳喘者不宜用。痰热壅滞、痰多咳嗽喘者禁用。高血压、心脏病患者慎用。

（二）肺肾阴虚证

多见鼻干较甚，鼻衄，嗅觉减退，鼻黏膜色红干燥，鼻甲萎缩，或有脓涕痂皮积留，鼻气恶臭，咽干，干咳少痰，或痰带血丝，腰膝酸软，手足心热。舌红少苔，脉细数。多因肺肾阴虚，津不上承，兼虚火上炎，灼伤鼻窍黏膜所致。治宜滋养肺肾，生津润燥。

【常用方药】百合固金汤。处方：

生地黄 10 g　　熟地黄 15 g　　麦冬 6 g　　百合 10 g　　浙贝母 5 g
当归 10 g　　白芍 10 g　　甘草 5 g　　玄参 10 g　　桔梗 10 g

方中百合与生、熟地黄滋养肺肾阴液；麦冬养肺阴、清肺热；玄参以益肾阴、降虚火；当归、芍药养血和营；贝母、桔梗化痰止咳；甘草调和诸药。

【加减】①鼻衄加白茅根、墨旱莲、藕节凉血止血；②腰膝酸软加牛膝、杜仲补肾强腰。

【供选成药】百合固金丸、养阴清肺膏：详见第 844 页。

（三）脾气虚弱证

多见鼻内干燥，鼻涕黄绿腥臭，头痛头昏，嗅觉减退，鼻黏膜色淡，干萎较甚，鼻腔宽大，涕痂积留，常伴纳差腹胀，倦怠乏力，面色萎黄，舌淡红、苔白，脉缓弱。多因脾胃虚弱，气血生化不足，水谷精微不能上输，鼻失滋养所致。治宜健脾益气，祛湿化浊。

【常用方药】补中益气汤。处方：

黄芪 20 g　　炙甘草 10 g　　红参 6 g　　升麻 6 g　　柴胡 6 g　　陈皮 6 g
当归 6 g　　白术 10 g

方中黄芪、红参、白术、甘草益气健脾补中；当归补血；陈皮健脾行气；升麻、柴胡升阳举陷。

【加减】①鼻涕黄绿腥臭、痂皮多加薏苡仁、土茯苓、鱼腥草清热祛湿化浊；②纳差腹胀加砂仁、麦芽助脾运化。

【供选成药】❶补中益气丸：详见第 804 页。❷四君子合剂：详见第 838 页。❸六君子丸：详见第 819 页。

外 治　❶用中药煎水冲洗鼻腔以清除鼻内痂块，减少鼻腔臭气。❷用滋养润燥药物滴鼻，如蜂蜜、芝麻油加冰片少许或复方薄荷油滴鼻。❸用内服中药再煎水，或用清热解毒排脓中药煎水，或以鱼腥草注射液进行蒸汽吸入。

八、鼻息肉

鼻息肉是指以鼻内出现光滑柔软的赘生物为主要特征的疾病。

（一）寒湿凝聚证

多见渐近性或持续性鼻塞，鼻黏膜色淡或苍白，鼻息肉色白透明，嗅觉减退或丧失，流涕清稀或白黏，喷嚏多，易感冒，畏风寒。舌质淡、苔白腻，脉缓弱。多因素体气虚，屡受风寒侵袭，寒湿滞留鼻窍，日久形成色白透明息肉，堵塞鼻道所致。治宜温化寒湿，散结通窍。

【常用方药】温肺止流丹。处方：

> 白参 3 g　荆芥 3 g　细辛 1.5 g　诃子 5 g　甘草 6 g　桔梗 10 g
> 鱼脑石 15 g

方中荆芥、细辛疏散风寒；白参、甘草、诃子补肺敛气；桔梗、鱼脑石散结除涕。

【加减】①加黄芪、白术、五味子补气敛肺；②鼻塞甚加辛夷、白芷芳香通窍；③常感冒者合玉屏风散。

【供选成药】❶玉屏风散：详见第 838 页。❷鼻窦炎口服液：每支 10 mL。每次 10 mL，每日 3 次。外感风寒、脾肺气虚及气滞血瘀者不宜用。❸鼻渊丸：详见第 834 页。

（二）湿热蕴积证

多见持续性鼻塞，鼻黏膜色红，息肉灰白，淡红或暗红，嗅觉减退，涕液黄稠，头痛头胀，口干。舌质红、苔黄腻，脉滑数。多因湿热壅滞鼻窍，积聚日久而形成息肉，肿物阻于鼻窍所致。治宜清热利湿，散结通窍。

【常用方药】辛夷清肺饮。处方：

> 辛夷 5 g　石膏 10 g　知母 10 g　栀子 10 g　黄芩 10 g　枇杷叶 6 g
> 升麻 5 g　百合 10 g　麦冬 10 g　甘草 5 g

方中黄芩、栀子、石膏、知母清肺热；辛夷、枇杷叶、升麻清宣肺气、通利鼻窍；百合、麦冬养阴润肺；甘草健脾和中。

【加减】①加车前子、泽泻、僵蚕、浙贝母清热祛湿；②加鱼腥草、败酱草清热解毒除涕；③头痛明显加蔓荆子、菊花清利头目；④息肉暗红加桃仁、红花、川芎活血散结。

【供选成药】❶康乐鼻炎片：详见第 835 页。❷防芷鼻炎片：详见第 839 页。❸胆香鼻炎片：详见第 832 页。

外 治 ❶用药魁搽鼻剂、滴通鼻炎水、鼻通宁滴剂、鼻通滴液等中药滴鼻剂滴鼻，以疏通鼻窍。❷用有腐蚀收敛作用的中药研成细末，用水或油调和敷于患处。❸用温经通络、散寒通窍的药物进行蒸汽吸入。❹必要时可行手术摘除息肉。

九、鼻衄

鼻衄指以鼻出血为主要特征的病证。

（一）肺经风热证

多见鼻中出血，点滴而下，色鲜红，量不甚多，鼻腔干燥，灼热感，伴有鼻塞涕黄，咳嗽痰少，口干。舌质红、苔薄白而干，脉数或浮数。多因邪热灼伤鼻窍脉络，耗伤肺经所致。治宜疏风清热，凉血止血。

【常用方药】桑菊饮。处方：

> 苦杏仁 6 g　　连翘 5 g　　薄荷 3 g　　桑叶 10 g　　菊花 6 g　　桔梗 6 g
> 甘草 5 g　　芦根 6 g

方中桑叶、菊花、薄荷、连翘疏风散邪；桔梗、苦杏仁宣降肺气；芦根利咽生津；甘草健脾和中。

【加减】加牡丹皮、白茅根、栀子炭、侧柏叶等清热止血。

【供选成药】❶桑菊银翘散：详见第 827 页。❷桑菊感冒片（颗粒、合剂、散）：片剂，每片 0.3 g 或 0.5 g，薄膜衣片，每片 0.62 g，每次 4～8 片；颗粒，每袋 11 g，每次 1～2 袋；均每日 2～3 次，开水冲服。合剂，每瓶 100 mL 或每支 10 mL。每次 15～20 mL，每日 3 次，散剂，每袋 9 g。每次 4.5～9 g，每日 2～3 次。风寒感冒不宜用。❸银翘解毒颗粒：详见第 800 页。

（二）胃热炽盛证

多见鼻中出血、量多、色鲜红或深红，鼻黏膜色深红而干，伴有口渴引饮，口臭，或齿龈红肿，糜烂出血，大便秘结，小便短赤。舌质红、苔黄厚而干，脉洪数或滑数。多因胃热炽盛，火热内燔，迫血外溢所致。治宜清胃泻火，凉血止血。

【常用方药】凉膈散。处方：

> 大黄 10 g　　芒硝 6 g　　栀子 6 g　　黄芩 6 g　　连翘 12 g　　薄荷 3 g
> 甘草 6 g　　淡竹叶 6 g

方中连翘清热解毒，祛上焦之热；黄芩清胸膈郁热；栀子通泻三焦引火下行；大黄、芒硝泻火通便、荡涤中焦燥热；薄荷、淡竹叶清疏上焦、解热于上；白蜜润燥生津；甘草调和药性。

【加减】①大便通利去芒硝；②热甚伤津耗液加麦冬、玄参、白茅根养阴清热生津。

【供选成药】❶清胃黄连片（大蜜丸、水丸）：片剂，每片 0.3 g，每板 20 片，每次 8 片；大蜜丸，每丸 9 g，每次 1~2 丸；水丸，每 50 丸 3 g，每袋 9 g，每次 9 g。均每日 2 次。脾胃虚寒、大便溏泄者忌用。风寒牙痛、虚火牙痛、牙龈出血者禁用。❷芩连片（丸、胶囊、颗粒）：片剂，每片 0.55 g。每次 4 片；浓缩丸，每袋 1.8 g。每次 1 袋；胶囊，每粒 0.55 g。每次 3 粒；颗粒，每袋 2 g。每次 1 袋。中焦虚寒及阴虚热盛者禁用。年老体虚弱者慎用。

（三）肝火上炎证

多见鼻衄暴发，量多，血色深红，鼻黏膜色深红，伴有头痛头晕，口苦咽干，胸胁苦满，面红目赤，烦躁易怒。舌质红、苔黄，脉弦数。多因肝火上逆，火邪迫血妄行，溢于清道所致。治宜清肝泻火，凉血止血。

【常用方药】龙胆泻肝汤。处方：

> 龙胆 6 g　　　黄芩 10 g　　栀子 10 g　　泽泻 12 g　　木通 10 g
> 车前子 10 g　　当归 10 g　　生地黄 20 g　　柴胡 10 g　　甘草 6 g

方中龙胆泻肝胆之火、清下焦之湿热；黄芩、栀子、柴胡苦寒泻火；车前子、木通、泽泻清利湿热；生地黄、当归养血益阴；甘草调和诸药。

【加减】①加牡丹皮、仙鹤草、茜草根等凉血止血；②加石膏、黄连、竹茹、青蒿等清泄上炎之火；③口干甚加麦冬、玄参、知母、葛根等清热养阴生津；④大便秘结加大黄、芦荟；⑤暴怒伤肝，或肝火灼阴，致肝阳上亢而见头晕目眩、面红目赤、鼻衄、舌质干红少苔者用羚龙汤加减。

【供选成药】❶龙胆泻肝丸：详见第 801 页。❷康乐鼻炎片：详见第 835 页。❸防芷鼻炎片：详见第 839 页。

（四）心火亢盛证

多见鼻血外涌，血色鲜红，鼻黏膜红赤，伴有面赤，心烦失眠，身热口渴，口舌生疮，大便秘结，小便黄赤，甚则神昏谵语。舌尖红、苔黄，脉数。多因心火上炎，热迫血妄行，上溢鼻窍所致。治宜清心泻火，凉血止血。

【常用方药】泻心汤。处方：

> 大黄 6 g　黄芩 10 g　黄连 5 g

方中所用"三黄"均可泄热化湿、清热降火，使气火下降，血行亦趋宁静，大黄导热下行，釜底抽薪加强泻火泄热之功。

【加减】①加白茅根、侧柏叶、茜草根等凉血止血；②心烦不寐、口舌生疮加生地黄、木通、莲子心清热养阴，引热下行。

【供选成药】❶芩连片：详见第 848 页。❷黄连胶囊：每粒 0.25 g。每次 2~6 粒，每日 3 次。脾胃虚寒下痢，寒湿蕴结所致的阴黄者忌用。❸导赤丸：每丸 3 g，每次 1 丸，每日 2 次。脾胃虚弱者忌服。❹黄连清胃丸：每袋 10 g，每次 10 g，每日 2 次。孕妇忌服。

（五）阴虚火旺证

多见鼻衄色红，量不多，时作时止，鼻黏膜色淡红而干嫩，伴口干少津，头晕眼花，五心烦热，健忘失眠，腰膝酸软，或颧红盗汗。舌红少苔，脉细数。多因肝肾阴虚，虚火上炎，伤及血络，精血不足所致。治宜滋补肝肾，养血止血。

【常用方药】知柏地黄丸。处方：

> 知母 10 g　黄柏 6 g　熟地黄 24 g　山药 12 g　山茱萸 12 g　牡丹皮 10 g
> 茯苓 10 g　泽泻 10 g

方中六味地黄丸滋阴补肾；加知母、黄柏清虚热、泻相火。

【加减】①加墨旱莲、阿胶等滋补肝肾，养血；②加藕节、仙鹤草、白及等收敛止血；③肺肾阴虚，可改用百合固金汤滋养肺肾。

【供选成药】❶知柏地黄丸：详见第 810 页。❷大补阴丸：大蜜丸，每丸 9 g。每次 1 丸，每日 2 次；水蜜丸，每瓶 60 g。每次 6 g，每日 2~3 次。温开水或淡盐汤送服。气虚发热及火热实证忌用。感冒者不宜用。脾胃虚弱、痰湿内阻、脘腹胀满、食少便溏慎用。

（六）气不摄血证

多见鼻衄常发，渗渗而出，色淡红，量或多或少，鼻黏膜色淡，伴面色无华，少气懒言，神疲倦怠，纳呆便溏。舌淡苔白，脉缓弱。多因脾虚气弱，气不摄血所致。治宜健脾益气，摄血止血。

【常用方药】归脾汤。处方：

白术 10 g 茯神 15 g　黄芪 15 g 龙眼肉 10 g 酸枣仁 10 g 红参 10 g
木香 5 g　炙甘草 6 g　当归 10 g 远志 5 g　　生姜 6 g　　大枣 15 g

方中黄芪、龙眼肉补益脾气、滋养心血；红参、白术、当归、酸枣仁补脾益胃、安神定志；茯神、远志、木香、炙甘草养心安神益智、补心益脾；生姜、大枣调和脾胃。

【加减】加阿胶补血养血，加白及、仙鹤草收敛止血，纳呆者加神曲、麦芽等。

【供选成药】归脾丸、人参归脾丸、黑归脾丸：详见第 823 页。

外　治　❶用药墨浓研滴鼻。❷选用云南白药、蒲黄、血余炭、马勃粉、田七粉等有收涩止血之用的药粉吹鼻。❸针灸治疗，根据不同证型，可取少商、迎香、少冲、少泽、太冲、风池、太溪、脾俞等穴。

十、鼻损伤

鼻损伤是指鼻部受外力作用而致的损伤。

（一）鼻伤瘀肿

多见鼻部肿胀，皮下青紫，连及眼睑，局部疼痛和触痛明显，伴有鼻塞，额部胀痛，鼻梁压迫感，或见鼻中隔膨隆，紫暗，光滑柔软，若继发染毒，则形成脓肿，出现发热，局部疼痛加重，或呈跳痛等。舌质紫暗、苔白，脉弦涩。多因钝力碰撞，筋肉受伤，脉络破损，血溢脉外所致。治宜活血通络，行气止痛。

【常用方药】桃红四物汤。处方：

当归 10 g　熟地黄 15 g　川芎 6 g　白芍 10 g　桃仁 10 g　红花 5 g

方中桃仁、红花活血化瘀；熟地黄、当归滋阴补肝、养血调经；芍药养血和营；川芎活血行气、调畅气血。

【加减】①香附、延胡索、牡丹皮行气消肿止痛；②血肿染毒合五味消毒饮清热解毒。

【供选成药】 ❶活血止痛散（片、胶囊、软胶囊）：散剂，每包 1.5 g，每次 1.5 g；片剂，每片 0.31 g，每盒 24 片，每次 3 片；胶囊，每粒 0.25 g，每次 6 粒；均每日 2 次。用温黄酒或温开水送服；软胶囊，每粒 0.65 g，每次 2 粒，每日 3 次。慢性胃病者应慎用或忌用。肝肾功能异常者禁用。过敏体质者慎用。❷舒筋活血丸（片、胶囊）：蜜丸，每丸 6 g，每次 1 丸，每日 2 次。片剂，每片 0.44 g，每次 4 片；胶囊，每粒 0.35 g，每次 5 粒；均每日 3 次。运动员慎用。

（二）皮肉破损

多见鼻部表皮擦伤，或皮肉破损撕裂，甚至部分脱落或缺损，局部有出血或疼痛。多因钝力或锐器损伤，使皮肉破损所致。治宜活血祛瘀，消肿止痛。

【常用方药】 桃红四物汤。处方：

当归 10 g　熟地黄 15 g　川芎 6 g　白芍 10 g　桃仁 10 g　红花 5 g

方中桃仁、红花活血化瘀；熟地黄、当归滋阴补肝、养血调经；芍药养血和营；川芎活血行气、调畅气血。

【加减】 ①出血加仙鹤草、白及、栀子炭、三七等止血；②因染毒而见伤口边缘红肿，合五味消毒饮清热解毒。

【供选成药】 ❶活血止痛散、舒筋活血丸：详见上证。❷红药片（胶囊）：片剂，每片 0.375 g，每次 2 片；胶囊，每粒 0.25 g，每次 2 粒；均每日 2 次。皮肤过敏者或皮肤破伤出血者不宜贴敷。

（三）鼻骨骨折

多见鼻部疼痛，触痛或肿胀，若骨折移位，可见鼻梁歪曲或塌陷如马鞍状，触诊时可有摩擦感；若伤后空气进入皮下，可形成皮下气肿，触之有捻发音，严重者可有鼻中隔骨折，脱位而致鼻塞。舌质暗紫、苔薄白，脉涩。多因钝力撞击鼻梁所致。初期宜活血祛瘀，行气止痛；中期宜行气活血，和营生新；后期宜补气养血，滋补肝肾。

【常用方药】

（1）初期：活血止痛汤。处方：

当归 6 g　苏木 6 g　落得打 6 g　川芎 5 g　红花 3 g　　乳香 5 g
没药 5 g　三七 3 g　赤芍 6 g　陈皮 5 g　土鳖虫 10 g　紫金藤 10 g

方中乳香、没药、苏木活血祛瘀、消肿止痛；红花、三七、土鳖虫破血逐瘀消肿；当归、川芎养血活血；赤芍、落得打、紫金藤清热凉血祛瘀；陈皮行气健胃。

（2）中期：正骨紫金丹。处方：

丁香5 g　木香10 g　血竭6 g　　儿茶10 g　　熟大黄15 g　红花10 g
当归15 g　莲子30 g　茯苓20 g　牡丹皮15 g　白芍15 g　　甘草10 g

方中红花、当归、牡丹皮、大黄活血消肿；血竭、儿茶祛瘀止痛、生新接骨；木香、丁香行气止痛；茯苓、莲子、甘草健脾；白芍养血。

（3）后期：人参紫金丹。处方：

红参10 g　丁香5 g　　　当归15 g　血竭6 g　骨碎补15 g　五味子10 g
甘草10 g　五加皮15 g　没药10 g　茯苓10 g

方中红参、茯苓、甘草、当归健脾补气血养肝；五加皮、血竭、没药散瘀消肿、定痛生肌；丁香、骨碎补、五味子理气补肾壮筋骨。

【供选成药】❶活血止痛散、舒筋活血丸：详见第858页。❷正骨紫金丸：每丸9 g，每次1丸，每日2次。寒湿痹阻证慎用。❸伤科跌打片：每板12片，每盒3板。每次4片，每日2次。有血液系统疾病者应慎用。❹止痛紫金丸：每丸6 g。每次1丸，每日2次。孕妇忌用。儿童慎用。

（四）鼻伤衄血

多见鼻部受伤后鼻孔内流血，或受伤后衄血量多，持续难止，甚则出现面色苍白，脉微欲绝，血压下降等危重证候，或受伤数日，仍有反复衄血。多因鼻部外伤后，血脉破损，血不归经，循伤口外溢所致。治宜敛血止血，和血养血。

【常用方药】十灰散。处方：

大蓟、小蓟、荷叶、侧柏叶、白茅根、茜草根、栀子、大黄、牡丹皮、棕榈皮各10 g。

方中大蓟、小蓟凉血止血、祛瘀；荷叶、侧柏叶、白茅根、茜根凉血止血；棕榈皮收涩止血；栀子、大黄清热泻火；牡丹皮凉血祛瘀。

【加减】①失血过多加首乌、干地黄、桑椹、当归、黄精等和血养血；②鼻伤后大衄不止而见面色苍白，脉微欲绝，血压下降，以益气敛阳固脱，用独参汤或生脉散合参附龙牡汤。

【供选成药】❶十灰散（丸）：散剂，每瓶 3 g，每次 3~9 g，每日 2 次。亦可用于外治，如吹鼻止衄、刀伤止血；水丸，每 30 丸 1 g，每次 3~9 g，每日 1~2 次。出血属虚寒证者忌用。❷荷叶丸：大蜜丸，每丸 9 g，每次 1 丸，每日 2~3 次。虚寒性出血及气虚不摄血者不宜用。年老体弱者慎用。❸景天三七片：每片 0.3 g，每次 3~5 片，每日 3 次。虚寒性出血证慎用。

外治　❶初起时可用内服中药渣煎汤热敷以活血散瘀，消肿止痛。❷必要时可行手术复位治疗。

十一、鼻异物

鼻异物指外来物体误入并滞留鼻窍导致的疾病。

外治　❶用通关散吹鼻。❷必要时可手术取出异物。

叁　咽喉口部常见疾病

一、喉痹

喉痹指咽部红肿疼痛或异物哽阻不适感、喉底或有颗粒状突起为主要特征的疾病。相当于现代医学的急、慢性咽炎等。

（一）外邪侵袭证

多见咽部疼痛，吞咽不利，偏于风热者，咽痛较重，吞咽时痛增，咽部黏膜鲜红、肿胀，或颌下有瘰核，伴发热，恶寒，头痛，咳痰黄稠，舌红，苔薄黄，脉浮数。偏于风寒者，咽痛较轻，咽部黏膜淡红，伴恶寒发热，身痛，咳嗽痰稀。舌质淡红、苔薄白，脉浮紧。多因外邪侵袭，肺失宣降，气机不利所致。治宜疏风散邪，宣肺利咽。

【常用方药】

（1）风热外袭：疏风清热汤。处方：

金银花 10 g	连翘 10 g	荆芥 6 g	防风 6 g	牛蒡子 10 g
甘草 3 g	黄芩 10 g	桑白皮 10 g	赤芍 10 g	桔梗 10 g
天花粉 10 g	玄参 10 g	浙贝母 10 g		

方中荆芥、防风疏风解表；金银花、连翘、黄芩、赤芍清热解毒；玄

参、浙贝母、天花粉、桑白皮清肺化痰；牛蒡子、桔梗、甘草散结解毒、清利咽喉。

（2）风寒外袭：六味汤。处方：

> 荆芥 10 g　防风 10 g　桔梗 10 g　僵蚕 10 g　薄荷 10 g　甘草 6 g

方中荆芥、防风、薄荷疏散风邪；桔梗、甘草宣肺利咽；僵蚕祛风痰、利咽喉。

【加减】①咳嗽痰多加苏叶、杏仁、前胡；②鼻塞、流涕加苍耳子、辛夷、白芷。

【供选成药】❶银翘解毒颗粒：详见第 800 页。❷桑菊银翘散：详见第 827 页。❸荆防颗粒：详见第 818 页。❹咽炎片：含片，每片 2.6 g，含服，每次 1 片，每日 10~12 次。阴虚火旺者慎用。❺清喉利咽颗粒：每袋 5 g 或 10 g，每盒 6 袋，每次 1 袋，每日 2~3 次。阴虚火旺者及老人、儿童及脾胃虚弱者慎用。❻复方草珊瑚含片：小片，每片 0.44 g，大片，每片 1.0 g，含服，每次 1~2 片，每隔 2 小时 1 次，每日 5~6 次。阴虚火旺者慎用。治疗急性咽喉炎，可配合使用外用药物。❼复方双花片（口服液、颗粒、糖浆）：片剂，每片 0.6 g，每板 12 片，每盒 24 片，每次 4 片；口服液，每支 10 mL，每盒 8 支，每次 20 mL；颗粒，每袋 6 g，每盒 6 袋，每次 6 g；糖浆，每瓶 100 mL，每次 20 mL；均每日 4 次。虚火乳蛾、脾胃虚寒者不宜用。风寒感冒者及对本品过敏者禁用，过敏体质者慎用。❽银蒲解毒片：每片 0.3 g，每瓶 60 片，每次 4~5 片，每日 3~4 次。脾胃虚寒者慎用。

（二）肺胃热盛证

多见咽部红肿疼痛较剧，吞咽困难，喉底颗粒红肿或有脓点，颌下有臖核，伴发热口渴喜饮，口气臭秽，大便燥结，小便短赤。舌质红、苔黄，脉洪数。多因肺胃热盛，火热燔灼咽喉所致。治宜清热解毒，消肿利咽。

【常用方药】清咽利膈汤。处方：

连翘 6 g	栀子 6 g	黄芩 10 g	薄荷 5 g	牛蒡子 5 g
防风 6 g	荆芥 6 g	玄明粉 3 g	金银花 6 g	玄参 6 g
大黄 5 g	桔梗 10 g	黄连 3 g	甘草 5 g	

方中荆芥、防风、薄荷疏风散邪；金银花、连翘、栀子、黄芩、黄连泻火解毒；桔梗、甘草、牛蒡子、玄参利咽消肿止痛；大黄、玄明粉通便泄热。

【加减】①咳嗽痰黄、颌下瘰核痛甚加射干、瓜蒌子、夏枯草；②高热加水牛角、大青叶；③有白腐或伪膜加蒲公英、马勃等。

【供选成药】❶六神丸：微丸，每1000粒3.125 g，每瓶30粒，口服或外用，每次10粒，每日2次；外用，取数粒用温开水或米醋少许溶成糊状，局部涂搽，每日数次，常保潮润，直至肿退为止。如红肿将要成脓或已溃烂，切勿再敷。阴虚火旺者忌用。老人、素体脾胃虚弱者慎用。❷牛黄解毒丸（片、软胶囊、胶囊）：丸剂，每丸3 g，每次1丸；片剂，每片0.25 g或0.35 g，小片每次3片，大片每次2片；软胶囊，每粒0.4 g，每盒12粒，每次4粒；胶囊，每粒0.5 g，每板10粒，每次2粒；均每日2~3次。阴虚热盛所致口疮、牙痛、喉痹者忌用。脾胃虚寒及体弱便溏者慎用。❸牛黄消炎片：详见第832页。❹牛黄益金片：每片0.5 g，含化，每次2~4片，每日3次。不适用于外感风寒之咽痛者。对本品过敏者禁用，过敏体质者慎用。❺喉咽清口服液：每支10 mL，每盒10支，每次10~20 mL，每日3次。体温超过38.5℃及扁桃体肿大者，应配合采用其他治疗措施。❻射干利咽口服液：每支10 mL，每次1~2支，每日3次。脾胃虚寒便溏者及过敏体质者慎用，对本药过敏者禁用。❼山香圆片（颗粒）：片剂，每片0.3 g，每次2~3片，每日3~4次；含片，每片1 g，含服，每次1片，1小时2次，每日18次；颗粒，每袋10 g或4 g（无糖型），每盒12袋，每次1袋，每日3次。虚火喉痹、乳蛾者忌用。老人、儿童及素体脾胃虚弱、便溏者慎用。❽蓝芩口服液：每支10 mL，每盒12支，每次20 mL，每日3次。虚火喉痹及风寒感冒咽痛者，或老人及脾胃虚弱便溏及胃痛者及过敏体质者慎用。对本品过敏者禁用。

（三）肺肾阴虚证

多见咽部干燥，灼热疼痛不适，午后较重，或咽部哽哽不利，黏膜暗红而干燥，干咳痰少而稠，或痰中带血，手足心热，或见潮热盗汗，颧红，失眠多梦。舌红少苔，脉细数。多因阴虚津少，虚火上炎，肺阴不足，肃降失职，肺气上逆所致。治宜滋养阴液，降火利咽。

【常用方药】
（1）肺阴虚：养阴清肺汤。处方：

| 生地黄 15 g | 麦冬 10 g | 甘草 5 g | 玄参 10 g | 贝母 10 g |
| 牡丹皮 10 g | 薄荷 3 g | 白芍 10 g | | |

方中生地黄、玄参养阴润燥、清肺解毒；麦冬、白芍养阴清肺润燥；牡丹皮凉血解毒而消痈肿；贝母润肺止咳、清化热痰；薄荷宣肺利咽；甘草泻火解毒、调和诸药。

（2）肾阴虚：知柏地黄丸。处方：

知母 10 g	黄柏 10 g	熟地黄 24 g	山药 15 g	山茱萸 10 g
牡丹皮 10 g	茯苓 10 g	泽泻 10 g		

方中六味地黄丸滋阴补肾；加知母、黄柏清虚热、泻相火。

【加减】喉底颗粒增多加桔梗、香附、郁金、合欢花等行气活血，解郁散结。

【供选成药】❶养阴清肺膏：详见第 844 页。❷知柏地黄丸：详见第 810 页。❸清喉咽合剂（颗粒）：合剂，每瓶 100 mL 或 150 mL，首次 20 mL，以后每次 10~15 mL，每日 4 次；颗粒，每袋 18 g，每次 1 袋，每日 3 次。火热实证不宜用。老人及脾胃虚弱者慎用。❹金嗓清音胶囊（丸）：胶囊，每粒 0.4 g，每盒 24 粒，每次 3 粒；大蜜丸，每丸 9 g，每次 1~2 丸；水蜜丸，每丸 1 g，每次 6~12 g；均每日 2 次。外感风寒所致的咽喉痛、声音嘶哑者不宜用。脾胃虚弱大便溏者慎用。❺金果含片（口服液、糖浆）：含片，每片 0.55 g 或 0.57 g，含服，1 小时 2~4 片。每日 10~20 片；片剂，每片 0.5 g 或 1 g，1 小时 2~4 片；口服液，每支 10 mL 或 15 mL，每次 15 mL；糖浆，每瓶 165 mL，每次 15 mL；均每日 3 次。外感风热引起的咽喉痛及声哑者不宜用。❻玄麦甘桔含片（胶囊、颗粒）：含片，每片 1 g，每板 8 片，含化，每次 1~2 片，每日 12 片，随时服用；胶囊，每粒 0.35 g，每板 12 粒，每次 3~4 粒，每日 3 次；颗粒，每袋 10 g，每次 10 g，每日 3~4 次。外感表证未除者及痰湿内盛者忌用。风热喉痹、乳蛾者慎用。❼慢咽宁袋泡剂：每袋 4 g，每次 2 袋，每日 2 次。脾胃虚寒者慎用。

（四）脾气虚弱证

多见咽喉哽哽不利或痰黏着感，咽燥微痛，咽黏膜淡红或微肿，喉底颗粒较多，或有分泌物附着，口干而不欲饮或喜热饮，易恶心，时有呃逆反酸，若受凉、疲倦、多言则症状加重，伴倦怠乏力，少气懒言，胃纳欠佳，或腹胀，大便溏薄。舌质淡红、边有齿印、苔白，脉细弱。多因脾胃虚弱，运化失职，津液不能上达于咽，咽部脉络失其濡养，气血运行不畅所致。治宜益气健脾，升清降浊。

【常用方药】 补中益气汤。处方：

> 黄芪 20 g　炙甘草 10 g　红参 6 g　升麻 6 g　柴胡 6 g　陈皮 6 g
> 当归 6 g　白术 10 g

方中黄芪、红参、白术、甘草益气健脾补中；当归补血；陈皮健脾行气；升麻、柴胡升阳举陷。

【加减】 ①咽部脉络充血，咽黏膜肥厚加丹参、川芎、郁金活血行气；②痰黏加法半夏、香附、枳壳理气化痰、散结利咽；③易恶心、呃逆反酸加法半夏、厚朴、佛手、陈皮等和胃降逆；④纳差、腹胀便溏、苔腻加砂仁、广藿香、茯苓、薏苡仁等健脾化湿。

【供选成药】 ❶补中益气丸、参苓白术散：详见第 804 页。❷四君子合剂：详见第 838 页。❸六君子丸：详见第 819 页。

（五）脾肾阳虚证

多见咽部异物感，微干微痛，哽哽不利，咽部黏膜淡红，痰涎稀白，面色苍白，形寒肢冷，腰膝冷痛，夜尿频而清长，腹胀纳呆，下利清谷。舌淡胖、苔白，脉沉细弱。多因脾肾阳虚，阴寒内生，咽喉失于温煦所致。治宜补益脾肾，温阳利咽。

【常用方药】 附子理中丸。处方：

> 红参 10 g　白术 10 g　甘草 10 g　干姜 10 g　制附子 10 g

方中红参、白术益气健脾；干姜、制附子温补脾肾之气；甘草健脾和中。

【加减】 ①腰膝酸软冷痛加补骨脂、杜仲、牛膝等；②咽部不适、痰涎清稀量多加半夏、陈皮、茯苓等；③腹胀纳呆加砂仁、木香等。

【供选成药】 ❶温胃舒泡腾片（胶囊、颗粒）：泡腾片，每片 1.8 g，每次 1 片，每日 3 次。胶囊，每粒 0.4 g，每次 3 粒；颗粒，每袋 10 g，每次 10~20 g；均每日 2 次。忌食生冷油腻及不易消化食物。湿热中阻所致胃痛及胃大出血时忌用。孕妇慎用。❷桂附理中丸：大蜜丸，每丸 9 g，每次 1 丸，每日 2 次。肝胃郁热所致胃脘痛者慎用。孕妇慎用。❸附子理中丸：大蜜丸，每丸 9 g，每次 1 丸，水蜜丸 1 次 6 g，每日 2~3 次。大肠湿热泄泻者慎用。

（六）痰凝血瘀证

多见咽部异物感，痰黏着感，灼热感，或咽微痛，咽干不欲饮，咽黏膜暗红，喉底颗粒增多或融合成片，咽侧索肥厚，易恶心呕吐，胸闷不适。舌质暗红，或有瘀斑瘀点、苔白或微黄，脉弦滑。多因痰凝血瘀，结于咽喉，痰瘀交阻，气机不畅所致。治宜祛痰化瘀，散结利咽。

【常用方药】贝母瓜蒌散。处方：

> 浙贝母 10 g　瓜蒌 6 g　天花粉 10 g　茯苓 10 g　橘红 6 g　桔梗 10 g

方中浙贝母、瓜蒌清热化痰；橘红理气化痰；桔梗宣利肺气而利咽；天花粉生津润肺；茯苓健脾利湿。

【加减】①加赤芍、丹皮、桃仁活血祛瘀散结；②咽部不适，咳嗽痰黏加杏仁、紫菀、款冬花、半夏等；③咽部刺痛、异物感、胸胁胀闷者加香附、枳壳、郁金、合欢花疏肝解郁、行气宽胸。

【供选成药】❶复方草珊瑚含片：详见第 854 页。❷西瓜霜润喉片：片剂，每片 0.6 g（小片）、1.2 g（大片）。含服，每小时含化小片 2~4 片，大片 1~2 片。阴虚火旺者慎用。老人、儿童及脾胃虚弱者慎用。❸万通炎康片：薄膜衣片：轻症每次 3 片，重症每次 4 片，每日 3 次。

外 治　❶用西园喉药散（喷雾剂）喷敷患处，每次约 0.2 g，每日 5 次。外感风寒、虚火喉痹及虚火乳蛾者忌用。老人及脾胃虚弱者慎用。❷取少量冰硼散吹入患处或外涂，每日数次；亦可用贴片贴敷于患处，主要用于牙龈肿痛、口舌生疮，根据患部大小，每次可取 0.5~1 片，每日数次。方中含朱砂，不宜长期大量使用，以免引起蓄积中毒。虚寒性溃疡者禁用。虚火上炎者慎用。❸用金喉健喷雾剂喷患处，每次适量，每日数次。属风寒感冒咽痛者，症见恶寒发热、无汗、鼻流清涕者慎用。❹用金蓝气雾剂喷入口腔，每次 4~5 掀，每日 5~6 次。急性喉炎伴急性喉阻塞者不宜单独使用，应配合采用其他救治措施。❺亦可用喉康散喷射给药，咽喉疾患喷咽喉部，口腔溃疡喷患处，每次适量，每日 2~3 次。重症不宜用。❻用中药煎水含漱，如金银花、连翘、薄荷、甘草煎汤或桔梗、甘草、菊花煎汤。❼用中药制丸或片直接作用于咽喉。❽用内服中药煎水趁热吸入药物蒸汽，熏蒸咽喉。

二、乳蛾

乳蛾指咽痛或咽部不适感，喉核红肿、表面有黄白脓点为主要特征的疾病。相当于现代医学的急慢性扁桃体炎。

（一） 风热外袭证

多见咽部灼热、疼痛，吞咽时痛甚，喉核红肿，表面有少量黄白色腐物，伴发热，微恶寒，头痛，咳嗽。舌质红、苔薄黄，脉浮数。多因风热邪毒搏结于喉核，气血壅滞，风热袭肺，宣降失职所致。治宜疏风清热，利咽消肿。

【常用方药】疏风清热汤。处方：

金银花 10 g	连翘 10 g	荆芥 6 g	防风 6 g	牛蒡子 10 g
甘草 3 g	黄芩 10 g	桑白皮 10 g	赤芍 10 g	桔梗 10 g
天花粉 10 g	玄参 10 g	浙贝母 10 g		

方中荆芥、防风疏风解表；金银花、连翘、黄芩、赤芍清热解毒；玄参、浙贝母、天花粉、桑白皮清肺化痰；牛蒡子、桔梗、甘草散结解毒、清利咽喉。

【供选成药】❶银翘解毒颗粒：详见第 800 页。❷桑菊银翘散：详见827 页。❹咽炎片、复方草珊瑚含片、银蒲解毒片：详见 854 页。

（二） 肺胃热盛证

咽部疼痛剧烈，连及耳根，吞咽困难，痰涎较多，喉核红肿，有黄白色脓点，甚者喉核表面腐脓成片，颌下有臖核，伴高热，口渴引饮，咳嗽痰黄稠，口臭，腹胀，便秘，溲黄。舌质红、苔黄厚，脉洪大而数。多因肺胃热盛，火毒上攻咽喉所致。治宜泄热解毒，利咽消肿。

【常用方药】清咽利膈汤。处方：

连翘 6 g	栀子 6 g	黄芩 10 g	薄荷 5 g	牛蒡子 5 g	防风 6 g
荆芥 6 g	玄明粉 3 g	金银花 6 g	玄参 6 g	大黄 5 g	桔梗 10 g
黄连 3 g	甘草 5 g				

方中荆芥、防风、薄荷疏风散邪；金银花、连翘、栀子、黄芩、黄连泻火解毒；桔梗、甘草、牛蒡子、玄参利咽消肿止痛；大黄、玄明粉通便泄热。

【加减】①咳嗽痰黄、颌下有臖核加射干、瓜蒌、贝母清化热痰散结；②持续高热加石膏、天竺黄清热泻火，除痰利咽；③喉核腐脓成片加马勃、蒲公英等祛腐解毒；④肿痛甚者服六神丸清热解毒、消肿止痛。

【供选成药】❶六神丸、牛黄解毒丸、牛黄益金片：详见第 855 页。

❷牛黄消炎片：详见第 832 页。❸喉咽清口服液、射干利咽口服液、山香圆片、蓝芩口服液：详见第 855 页。

（三）肺肾阴虚证

多见咽部干燥，微痒微痛，哽哽不利，午后症状加重，喉核肿大或干瘪，表面不平，色潮红，或有细白星点，喉核被挤压时有黄白色腐物溢出，午后颧红，手足心热，失眠多梦，或干咳痰少而黏，腰膝酸软，大便干。舌红少苔，脉细数。多因肺肾阴虚，津不上承，咽喉失于濡养，虚火上扰所致。治宜滋养肺肾，清利咽喉。

【常用方药】百合固金汤。处方：

| 生地黄 10 g | 熟地黄 15 g | 麦冬 6 g | 百合 10 g | 浙贝母 5 g |
| 当归 10 g | 白芍 10 g | 甘草 5 g | 玄参 10 g | 桔梗 10 g |

方中百合与生、熟地黄滋养肺肾阴液；麦冬养肺阴、清肺热；玄参以益肾阴、降虚火；当归、芍药养血和营；贝母、桔梗化痰止咳；甘草调和诸药。

【加减】①咽痛加牛蒡子、蝉蜕利咽；②失眠加酸枣仁安神。

【供选成药】❶百合固金丸、养阴清肺膏：详见第 844 页。❷知柏地黄丸：详见 810 页。❸清喉咽合剂、金嗓清音胶囊、金果含片、玄麦甘桔含片、慢咽宁袋泡剂：详见第 856 页。

（四）脾胃虚弱证

多见咽干痒不适，异物梗阻感，喉核淡红或淡暗肥大，溢脓白黏，易恶心呕吐，口淡不渴，纳呆便溏，神疲乏力。舌质淡、苔白，脉缓弱。多因脾气虚，清阳不升，浊阴不降，气机不利，运化失职，喉核失养所致。治宜健脾和胃，祛湿利咽。

【常用方药】六君子汤。处方：

| 白参 15 g | 白术 10 g | 茯苓 10 g | 陈皮 10 g | 法半夏 10 g | 炙甘草 6 g |

方中陈皮、法半夏燥湿理气化痰、和胃止呕；白参补益元气；茯苓健脾益气；甘草调和诸药、和中止痛。

【加减】①痰湿重加厚朴、石菖蒲宣畅气机，祛湿利咽；②喉核肿大不消加浙贝母、牡蛎。

【供选成药】❶六君子丸：详见第 819 页。❷补中益气丸、参苓白术散：

详见第 804 页。

（五）痰瘀互结证

多见咽干涩不利，或刺痛胀痛，痰黏难咯，迁延不愈，喉关暗红，喉核肥大质韧，表面凹凸不平，咳嗽痰白，胸脘痞闷。舌质暗有瘀点、苔白腻，脉细涩。多因痰瘀互结于喉核，气机不畅所致。治宜活血化瘀，祛痰利咽。

【常用方药】会厌逐瘀汤合二陈汤。处方：

桃仁 15 g	红花 10 g	当归 6 g	赤芍 6 g	柴胡 6 g
枳壳 6 g	桔梗 10 g	生地黄 12 g	玄参 6 g	甘草 10 g
法半夏 15 g	橘红 10 g	茯苓 10 g		

方中桃仁、红花、当归活血化瘀；玄参、生地黄、桔梗、甘草养阴生津化痰、清热解毒、开宣肺气；柴胡、赤芍、枳壳疏肝理气解郁；配合二陈汤祛痰利咽。

【加减】①喉核暗红，质硬不消加昆布、莪术；②复感热邪，溢脓黄稠加黄芩、蒲公英、车前子等。

【供选成药】❶二陈丸（合剂）：水丸，每 50 丸 3 g，每次 6~9 g；浓缩丸，每 8 丸相当于原药材 3 g，每次 12~16 g，空腹时温开水送服；合剂，每瓶 150 mL，每次 10~15 mL，用时摇匀；均每日 2~3 次。肺阴虚所致的燥咳咯血者忌用。❷喉痛丸：每丸重 0.6 g，含服，每次 1 丸，每日 3~5 次。❸喉症消炎丸：每 100 丸重 0.3 g，含服，每次 5~10 丸。孕妇忌服。❹黄氏响声丸：浓缩丸，每粒 0.133 g，每板 36 粒，每次 6 粒；糖衣丸，每瓶 400 粒，每次 20 粒；均每日 3 次。阴虚火旺、老人、儿童及脾胃虚弱者慎用。

外 治 ❶用西园喉药散、冰硼散、金喉健喷雾剂、金蓝气雾剂、喉康散等中药制剂吹入患处，每日数次。❷用金银花、甘草、桔梗适量，或荆芥、菊花适量煎水含漱，每日数次。❸用清热解毒利咽的中药含片或丸剂含服。❹用清热解毒利咽的中药煎水，蒸汽吸入，每日 1~2 次。

三、喉瘖

喉瘖指声音嘶哑为主要特征的疾病。相当于现代医学的急性喉炎、慢性喉炎、声带小结、声带息肉、喉肌无力、声带麻痹等疾病。

（一）风寒袭肺证

多见猝然声音不扬，甚则嘶哑，喉黏膜淡红肿胀，声门闭合不全，伴鼻塞，流清涕、咳嗽，口不渴，或恶寒发热，头身痛。舌淡红、苔薄白，脉浮紧。多因风寒袭肺，壅遏肺气，肺气不宣，风寒壅闭于喉所致。治宜疏风散寒，宣肺开音。

【常用方药】三拗汤。处方：

> 麻黄 10 g   苦杏仁 10 g   甘草 10 g

方中麻黄发散风寒、宣肺平喘；苦杏仁温散肺寒、下气定喘；甘草化痰利肺、健脾和中。

【加减】①加木蝴蝶、石菖蒲通窍开音；②加苏叶、生姜散寒；③鼻塞加白芷、辛夷通窍。

【供选成药】❶三拗片：每片 0.5 g，每次 2 片，每日 3 次。风热及痰热咳喘及运动员慎用。❷伤风停胶囊：每粒 0.35 g，每次 3 粒，每日 3 次。风热感冒者不宜用。❸感冒软胶囊：每粒 0.425 g，相当于原药材 1.8 g。每次 2~4 粒，每日 2 次。风热感冒及寒邪化热明显者忌用。高血压、心脏病患者慎用。年老体弱者应在医生指导下用。❶荆防颗粒：详见第 825 页。

（二）风热犯肺证

多见声音不扬，甚则嘶哑，喉黏膜及声带红肿，声门闭合不全，咽喉疼痛，干痒而咳，或发热微恶寒，头痛。舌质红、苔薄黄，脉浮数。多因风热犯肺，肺失清肃，咽喉气机不利所致。治宜疏风清热，利喉开音。

【常用方药】疏风清热汤。处方：

> 金银花 10 g   连翘 10 g   荆芥 6 g   防风 6 g   牛蒡子 10 g
> 甘草 3 g   黄芩 10 g   桑白皮 10 g   赤芍 10 g   桔梗 10 g
> 天花粉 10 g   玄参 10 g   浙贝母 10 g

方中荆芥、防风疏风解表；金银花、连翘、黄芩、赤芍清热解毒；玄参、浙贝母、天花粉、桑白皮清肺化痰；牛蒡子、桔梗、甘草散结解毒、清利咽喉。

【加减】①加蝉蜕、木蝴蝶、胖大海利喉开音；②痰黏难出加瓜蒌皮、杏仁化痰。

【供选成药】❶银翘解毒颗粒：详见第 800 页。❷桑菊银翘散：详见第

827 页。❸复方瓜子金颗粒（含片）：颗粒，每袋 10 g（相当原生药 14 g）或 20 g（相当原生药 28 g），每盒 10 袋。每次 20 g，每日 3 次；含片，每片 0.8 g，相当于原药材 3.5 g。含服每次 1~2 片，每隔 1 小时每次，每日 12~24 片。糖尿病患者忌用含糖颗粒。脾虚便溏者及咽痛伴风寒感冒者慎用。❹银黄颗粒（口服液、片剂、含片、胶囊）：颗粒，每袋 2 g（无蔗糖）、4 g 或 10 g。每次 4~10 g，每日 2 次；口服液，每支 10 mL。每次 10~20 mL，每日 3 次；片剂，每片 0.3 g，含黄芩素 50 mg、绿原酸 40 mg。每次 2~4 片，每日 3~4 次；含片，每片 0.65 g。含服，每次 1~2 片，每日 6~8 次，5 日为 1 个疗程；胶囊，每粒 0.3 g。每次 2~4 粒，每日 4 次。风寒感冒、阴虚火旺或脾胃虚寒者慎用。❺咽炎片、清喉利咽颗粒、复方草珊瑚含片、银蒲解毒片、复方双花片：详见第 854 页。

（三）肺热壅盛证

多见声音嘶哑，甚则失音，喉黏膜及室带，声带深红肿胀，声带上有黄白色分泌物附着，闭合不全，伴咽喉疼痛，咳嗽痰黄，口渴，大便秘结。舌质红、苔黄厚，脉滑数。多因肺胃积热，炼津为痰，痰热壅阻于喉所致。治宜清热泻肺，利喉开音。

【常用方药】泻白散。处方：

> 桑白皮 30 g　地骨皮 30 g　炙甘草 10 g　粳米 15 g

方中桑白皮清泄肺热，止咳平喘；地骨皮清降肺中伏火；粳米、炙甘草养胃和中。

【加减】①加黄芩、杏仁清肺热、宣肺利气；②加瓜蒌子、浙贝母、天竺黄、竹茹清化痰热；③加蝉蜕、木蝴蝶利喉开音；④大便秘结加大黄。

【供选成药】❶牛黄解毒丸、牛黄益金片：详见第 855 页。❷牛黄消炎片：详见第 832 页。❸利咽解毒颗粒：每袋 6 g（无蔗糖，相当于饮片 19 g），每次 1 袋，每日 3~4 次。声嘶、咽痛初起，兼见恶寒发热、鼻流清涕等外感风寒者不宜用。❹复方鱼腥草片（胶囊、颗粒、合剂）：片剂，每片相当于原药材 1 g，每板 12 片。每次 4~6 片；胶囊，每粒 0.25 g。每次 2~3 粒；颗粒，每袋 6 g。每次 1 袋；合剂，每支 15 mL、每瓶 120 mL。每次 15 mL；均每日 3 次。虚火喉痹、乳蛾者忌用。❺喉咽清口服液、射干利咽口服液、山香圆片、蓝芩口服液：详见第 855 页。

（四）肺肾阴虚证

多见声音嘶哑日久，喉黏膜及室带，声带微红肿，声带边缘肥厚，或喉黏

膜及声带干燥、变薄，声门闭合不全，咽喉干涩微痛，干咳，痰少而黏，时时
清嗓，或兼颧红唇赤，头晕，虚烦少寐，腰膝酸软，手足心热。舌红少津，脉
细数。多因肺肾阴虚，虚火上炎，咽喉失养所致。治宜滋阴降火，润喉开音。

【常用方药】百合固金汤。处方：

生地黄 10 g	熟地黄 15 g	麦冬 6 g	百合 10 g	浙贝母 5 g
当归 10 g	白芍 10 g	甘草 5 g	玄参 10 g	桔梗 10 g

方中百合与生地黄、熟地黄滋养肺肾阴液；麦冬养肺阴、清肺热；玄参
以益肾阴、降虚火；当归、芍药养血和营；贝母、桔梗化痰止咳；甘草调和
诸药。

【加减】①加木蝴蝶、诃子、藏青果利喉开音；②虚火旺加黄柏、知母
降火坚阴；③以声嘶、咽喉干痒、咳嗽、焮热感为主的阴虚肺燥之证，宜甘
露饮生津润燥。

【供选成药】❶百合固金丸、养阴清肺膏：详见第 844 页。❷知柏地黄
丸：详见第 810 页。❸清喉咽合剂、金嗓清音胶囊、金果含片、玄麦甘桔含
片、慢咽宁袋泡剂：详见第 856 页。

（五）肺脾气虚证

多见声嘶日久，语音低沉，高音费力，不能持久，劳则加重，喉黏膜色
淡，声门闭合不全，伴少气懒言，倦怠乏力，纳呆便溏，面色萎黄。舌淡
胖、边有齿痕、苔白，脉细弱。多因肺脾气虚，无力鼓动声门所致。治宜补
益肺脾，益气开音。

【常用方药】补中益气汤。处方：

黄芪 20 g	炙甘草 10 g	红参 6 g	升麻 6 g	柴胡 10 g	陈皮 6 g
当归 10 g	白术 10 g				

方中黄芪、红参、白术、甘草益气健脾补中；当归补血；陈皮健脾行
气；升麻、柴胡升阳举陷。

【加减】①加诃子收敛肺气，利喉开音加石菖蒲芳香通窍；②声带肿
胀，湿重痰多加半夏、茯苓、扁豆健脾化痰。

【供选成药】❶补中益气丸、参苓白术散：详见第 804 页。❷铁笛丸
（片、口服液）：大蜜丸，每丸 3 g，每盒 10 丸，每次 2 丸，每日 2 次；水蜜
丸，每 100 粒重 10 g，每瓶 60 g 或每袋 4 g，每次 2 丸，每日 2 次；片剂，每

片 1 g，每盒 24 片，含化，每次 2 片，每日 4 次；口服液，每支 10 mL，每盒 10 支，每次 1 支，每日 2 次。实热所致的急喉痹应慎用。声嘶、咽痛初起，兼恶寒发热，辨证属外感风寒者忌用。

（六）血瘀痰凝证

多见声嘶日久，讲话费力，喉黏膜及室带，声带暗红肥厚，或声带边缘有小结、息肉，喉内异物感或有痰黏着感，常需清嗓，胸闷不舒。舌质暗红或有瘀点、苔腻，脉细涩。多因气滞血瘀痰凝，结聚咽喉，声门开合不利所致。治宜行气活血，化痰开音。

【常用方药】会厌逐瘀汤。处方：

桃仁 10 g	红花 10 g	当归 6 g	赤芍 6 g	柴胡 6 g	枳壳 6 g
桔梗 10 g	生地黄 12 g	玄参 6 g	甘草 10 g		

方中桃仁、红花、当归活血化瘀；玄参、生地黄、桔梗、甘草养阴生津化痰、清热解毒、开宣肺气；柴胡、赤芍、枳壳疏肝理气解郁。

【加减】①痰多加贝母、瓜蒌子、海浮石化痰散结；②兼肺肾阴虚配合百合固金汤加减；③兼肺脾气虚配合补中益气汤加减。

【供选成药】❶金嗓散结丸：每瓶 36 g。每次 6 g，每日 2 次。属虚火喉喑者慎用。❷黄氏响声丸：详见第 861 页。

外 治 ❶用具有清利咽喉作用的中药制剂含服。❷根据不同证型选用不同的中药水煎液蒸汽吸入。

四、喉咳

喉咳指阵发性咽喉奇痒、干咳连连为主要特征的疾病。

（一）风邪犯肺证

多见阵发性咽喉发痒、干咳，遇风则加重，咳甚则声嘶，或兼鼻塞流涕，恶风发热。舌质淡红、苔薄黄或薄白，脉浮。多因风邪犯肺，肺失清肃，邪聚咽喉所致。治宜疏风散邪，宣肺止咳。

【常用方药】止嗽散。处方：

荆芥 10 g	桔梗 10 g	白前 10 g	紫菀 10 g	百部 10 g	甘草 5 g
陈皮 6 g					

方中桔梗宣通肺气、泻火散寒；荆芥散风湿、清头目、利咽喉；紫菀补

虚调中、消痰止渴；百部润肺；白前下痰止嗽；陈皮、甘草理气健脾。

【加减】①风寒可合三拗汤；②风热加蝉蜕、薄荷、牛蒡子疏风清热，利咽止痒。

【供选成药】❶止嗽口服液（片、丸、合剂、袋泡茶）：口服液，每支10 mL，每次10 mL，每日3次；片剂，每片0.32 g，每次4~5片，每日2次；丸剂，每7粒1 g，每次20粒，每日2~3次；合剂，每瓶120 mL，每次10 mL，每日3次；袋泡茶，每袋2.5 g，每次1袋，每日2次。外感风热咳嗽、阴虚咳嗽及痰中带血者忌用。肺热咳嗽不宜单独用。❷三拗片：详见第862页。

（二）肺卫不固证

多见咽喉发痒，干咳，稍遇风冷或异气则咳嗽加剧，经常鼻塞流涕，易喷嚏，自汗。舌质淡、苔薄白，脉细弱。多因素体肺气虚弱，卫表不固，肌腠不密，易受风邪或异气侵袭所致。治宜益气固表，祛风止咳。

【常用方药】玉屏风散合桂枝汤。处方：

> 黄芪15 g　防风10 g　白术10 g　桂枝6 g　白芍10 g　生姜10 g
> 大枣10 g　炙甘草6 g

方中黄芪益气固表；白术补气健脾；防风散风邪；桂枝、白芍调和营卫；生姜散寒暖胃；大枣、炙甘草益气和中。

【加减】①咳甚加五味子、乌梅、诃子肉收敛止咳；②鼻塞加白芷、辛夷芳香通窍。

【供选成药】❶玉屏风散：详见第838页。❷桂枝合剂：每瓶10 mL，每次10~15 mL，每日3次。孕妇禁用。表实无汗或温病发热、口渴者禁服。❸表虚感冒颗粒：每袋10 g。每次10~20 g，每日2~3次。风寒表实证、风热感冒不宜用。❹参苏丸（胶囊、颗粒、片）：水丸，每500粒重30 g，每袋9 g，每次6~9 g；胶囊，每粒0.3 g或0.45 g，每次2~4粒；颗粒，每袋20 g，每次20 g；片剂，每片0.3 g，每次3~5片；均每日2~3次。体质强健者、风热感冒患者忌用。单纯痰热型咳嗽、气喘患者不宜用。

（三）脾气虚弱证

多见咽喉发痒，痒即作咳，劳则加重，伴神疲乏力，少气懒言，纳呆便溏，脘腹胀满，面色不华。舌淡胖、边有齿印、苔白，脉细弱。多因脾气虚弱，运化失职，津不上承，咽喉失养所致。治宜健脾益气，利咽止咳。

【常用方药】补中益气汤。处方：

黄芪20g　炙甘草10g　红参6g　升麻6g　柴胡10g　陈皮6g
当归10g　白术10g

方中黄芪、红参、白术、甘草益气健脾补中；当归补血；陈皮健脾行气；升麻、柴胡升阳举陷。

【加减】加防风、紫苏叶等祛风止痒；②加紫菀、款冬花肃肺止咳。

【供选成药】❶补中益气丸：详见第804页。❷人参健脾丸（片）：水蜜丸，每瓶125g。每次8g；大蜜丸，每丸6g。每次2丸；浓缩丸，每8丸相当于原药材3g，每次8~10丸；片剂，每片0.4g；每次4片。均每日2~3次。湿热积滞泄泻、痞满纳呆、口疮者不宜单用本品。❸健民咽喉片：小片每片相当于原药材0.195g，大片每片相当于原药材0.292g，每瓶30片。含服，每次2~4片（小片），或2片（大片），每隔1小时1次。风寒喉痹者不宜用。

（四）阴虚火旺证

多见咽喉痒及干燥不适，干咳无痰，夜间尤甚，伴五心烦热，颧红盗汗，腰膝酸痛，形体消瘦。舌红苔少，脉细数。多因肺肾阴虚，咽喉失于滋养，虚火上灼所致。治宜滋阴降火，润肺止咳。

【常用方药】百合固金汤。处方：

生地黄10g　熟地黄15g　麦冬6g　百合10g　浙贝母5g
当归10g　白芍10g　甘草5g　玄参10g　桔梗10g

方中百合与生地黄、熟地黄滋养肺肾阴液；麦冬养肺阴、清肺热；玄参以益肾阴、降虚火；当归、芍药养血和营；贝母、桔梗化痰止咳；甘草调和诸药。

【加减】①咳而遗溺加狗脊、续断、益智等固肾；②咽痒甚加防风、荆芥等祛风止痒；③咳甚加五味子、乌梅、诃子肉等收敛止咳。

【供选成药】❶清喉咽合剂：详见第856页。❷金嗓清音胶囊、金果含片、玄麦甘桔含片、慢咽宁袋泡剂：详见第856页。❸金参润喉合剂：每瓶200mL。每次20mL，每日4次。风热或风寒急喉痹应慎用。脾胃虚弱及糖尿病患者慎用。❹百合固金丸、养阴清肺膏：详见第844页。❺知柏地黄丸：详见第810页。

五、梅核气

梅核气是指咽部异物阻塞感为主要特征的疾病。又名梅核、梅核风、回食丹。

（一）肝郁气滞证

多见咽喉异物感，或如梅核，或如肿物，吞之不下，吐之不出，但不碍饮食，常见抑郁多疑，胸胁脘腹胀满，心烦郁闷，善太息，舌质淡红、苔薄白，脉弦。多因情志抑郁，肝气郁结，疏泄失常，气机阻滞，咽喉气机不利所致。治宜疏肝理气，散结解郁。

【常用方药】逍遥散。处方：

> 白术 10 g　　柴胡 10 g　　当归 10 g　　茯苓 10 g　　白芍 10 g　　生姜 6 g
> 薄荷 3 g　　甘草 5 g

方中柴胡疏肝解郁；当归养血和血；白芍养血敛阴、柔肝缓急；白术、茯苓健脾益气；薄荷疏散郁遏之气、透达肝经郁热；生姜温运和中、辛散达郁；甘草调和诸药。

【加减】①加香附、紫苏梗、绿萼梅理气利咽；②烦躁易怒、头痛不适、口干加牡丹皮、栀子；③失眠加合欢花、酸枣仁、五味子、首乌藤；④情志抑郁明显配合越鞠丸加减。

【供选成药】逍遥丸、加味逍遥丸、越鞠丸：详见第 825 页。

（二）痰气互结证

多见咽喉异物感，自觉喉间多痰，咳吐不爽，时轻时重，或见咳嗽痰白，肢倦纳呆，脘腹胀满，嗳气。舌淡胖、苔白腻，脉弦滑。多因忧思伤脾，或肝病乘脾，脾失健运，聚湿生痰，痰气互结于咽喉所致。治宜行气导滞，散结除痰。

【常用方药】半夏厚朴汤。处方：

> 法半夏 12 g　　厚朴 10 g　　茯苓 15 g　　生姜 15 g　　紫苏叶 6 g

方中法半夏化痰散结、降逆和胃；厚朴下气除满；茯苓渗湿健脾；生姜散结、和胃止呕；紫苏叶行气、理肺疏肝。

【加减】①精神症状明显、多疑多虑加炙甘草、大枣、浮小麦；②胸闷痰多加瓜蒌子、薤白；③纳呆、苔白腻加砂仁、陈皮；④兼脾虚合四君子汤加减；⑤痰气互结日久，致使气滞血瘀用桃红四物汤合二陈汤；⑥见病久乏力、面色不华、舌质淡加黄芪、鸡血藤；⑦胸胁不适加柴胡、苏梗、枳壳。

【供选成药】❶越鞠丸：详见第 825 页。❷加味左金丸：每 100 粒重 6 g。每次 6 g，每日 2 次。肝寒犯胃及体虚无热者不宜用。❸苓桂咳喘宁胶囊：每粒 0.34 g，每次 5 粒，每日 3 次。咽喉肿痛、五心烦热者禁用。

外 治 ❶用西园喉药散、冰硼散、金喉健喷雾剂、金蓝气雾剂、喉康散等中药制剂吹入患处，每日数次。❷取丹参注射液或维生素 B_{12} 等，分 4~5 点注射于咽后壁黏膜下。

六、鼾眠

鼾眠指睡眠中鼾声过响甚或出现呼吸暂停为主要特征的疾病。相当于现代医学的鼾症、睡眠呼吸暂停低通气综合征及儿童腺样体肥大等。

（一）痰瘀互结证

多见睡眠打鼾，张口呼吸，甚或呼吸暂停，见形体肥胖，痰多胸闷，恶心纳呆，头重身困，唇暗。舌淡暗或有瘀点、苔腻，脉弦滑或涩。多因肥人多痰，病久必瘀，痰湿瘀血结聚，壅遏气道，迫隘咽喉所致。治宜化痰散结，活血祛瘀。

【常用方药】导痰汤合桃红四物汤。处方：

法半夏 10 g	陈皮 6 g	枳实 6 g	茯苓 10 g	甘草 3 g
制南星 3 g	生姜 6 g	当归 10 g	熟地黄 10 g	川芎 6 g
白芍 10 g	桃仁 10 g	红花 5 g		

方中制南星燥湿化痰、祛风散结；枳实下气行痰；法半夏燥湿祛痰；陈皮下气消痰；茯苓渗湿；生姜化痰；甘草和中；桃仁、红花活血化瘀；熟地黄、当归滋阴补肝、养血调经；芍药养血和营；川芎活血行气。

【加减】①舌苔黄腻加黄芩清热；②局部组织肥厚增生加僵蚕、贝母、蛤壳、海浮石等化痰散结。

【供选成药】❶黄氏响声丸：详见第 861 页。❷藿胆丸、鼻炎康片：详见第 833 页。❸牛黄清心丸：详见第 817 页。❹羚羊清肺散：详见第 817 页。❺千柏鼻炎片（颗粒、胶囊）：片剂，每片 0.25 g，每瓶 100 片。每次 3~4 片；颗粒，每袋 10 g。每次 1 袋；胶囊，每粒 0.5 g，每盒 48 粒。每次

2 粒；均每日 3 次。外感风寒、肺脾气虚者慎用。

（二）肺脾气虚证

多见睡眠打鼾，甚或呼吸暂停或形体肥胖，肌肉松软，行动迟缓，神疲乏力，记忆力衰退，瞌睡时作，小儿可见发育不良，注意力不集中。舌淡胖、有齿印，脉细弱。多因脾肺气虚，生化乏源，咽壁肌肉失养，痿软无力，气流出入受阻所致。治宜健脾和胃，益气升阳。

【常用方药】补中益气汤。处方：

> 黄芪20 g　炙甘草10 g　红参6 g　升麻6 g　柴胡10 g　陈皮6 g
> 当归10 g　白术10 g

方中黄芪、红参、白术、甘草益气健脾补中；当归补血；陈皮健脾行气；升麻、柴胡升阳举陷。

【加减】①夹痰湿加茯苓、薏苡仁健脾利湿加半夏燥湿化痰；②兼血虚加熟地黄、白芍、枸杞子、龙眼肉养血；③记忆力差，精神不集中加益智、芡实等；④嗜睡加石菖蒲、郁金醒脑开窍。

【供选成药】❶补中益气丸：详见第 804 页。❷薯蓣丸：每丸 3 g。每次 2 丸，每日 2 次。肾虚精亏所致的虚劳不宜单用本品。

外 治　必要时可行手术治疗。

七、喉痈

喉痈指咽喉红肿疼痛、吞咽困难为主要特征的咽喉及其邻近部位的痈肿。相当于现代医学的扁桃体周围脓肿、急性会厌炎及会厌脓肿、咽后脓肿、咽旁脓肿等。

（一）酿脓期

多见喉痈初起，咽痛，吞咽时加重，患处黏膜色红漫肿或颌下肿胀，触之稍硬，伴发热恶寒，头痛，周身不适，口干，咳嗽痰多，小便黄。舌质红、苔薄黄，脉浮数。多因风热邪毒侵袭，热毒搏结于咽喉，脉络阻滞所致。治宜疏风清热，解毒消肿。

【常用方药】五味消毒饮。处方：

> 金银花20 g　野菊花15 g　蒲公英15 g　紫花地丁15 g　天葵子15 g

方中金银花清热解毒、消散痈肿、轻宣散邪；野菊花、蒲公英、紫花地丁、天葵子清热解毒、消肿散结。

【加减】加荆芥、防风、连翘疏风清热加白芷消肿止痛。

【供选成药】❶银翘解毒颗粒：详见第 800 页。❷银翘伤风胶囊：详见第 800 页。❸小败毒膏、五福化毒丸、西黄胶囊：详见第 802 页。

（二）成脓期

多见咽痛剧烈，胀痛或跳痛，痛引耳窍，吞咽困难，口涎外溢，或张口困难，言语不清，如口中含物，患处红肿高突，或隆起顶部红里泛白，触之有波动感，穿刺可抽出脓液，颌下有臖核，伴高热头痛，口臭口干，便结溲黄。舌质红、苔黄厚，脉洪数有力。多因火热邪毒困结，气血壅盛，患处肉腐化脓所致。治宜泄热解毒，消肿排脓。

【常用方药】仙方活命饮。处方：

白芷 6 g	浙贝母 10 g	防风 6 g	赤芍 6 g	当归尾 6 g
甘草节 6 g	炒皂角刺 6 g	炮穿山甲 5 g	天花粉 10 g	乳香 6 g
没药 6 g	金银花 10 g	陈皮 6 g		

方中金银花清热解毒疗疮；当归尾、赤芍、乳香、没药、陈皮行气活血通络、消肿止痛；白芷、防风，通滞散结，使热毒从外透解；浙贝母、天花粉清热化痰散结；穿山甲、皂角刺通行经络、透脓溃坚；甘草清热解毒、调和诸药。

【加减】①红肿痛甚，热毒重加蒲公英、连翘、紫花地丁清热解毒；②高热伤津去白芷、陈皮，重用天花粉加玄参；③便秘加大黄；④痰涎壅盛加僵蚕、胆南星等豁痰消肿；⑤热毒侵入营血，扰乱心神，出现高热烦躁、神昏谵语可用犀角地黄汤。

【供选成药】❶一粒珠：详见第 802 页。❷西黄胶囊：详见第 802 页。

（三）溃脓期

多见咽痛逐渐减轻，患处红肿突起渐平复，黏膜色红欠润，或溃口未愈合，身热已退，见咽干口渴，倦怠乏力，懒动少言。舌质红或淡红、苔薄黄而干，脉细数。多因痈肿溃破，脓液排出，痛感减轻，但热毒蕴积日久加之清解攻伐，耗气伤阴所致。治宜益气养阴，清解余毒。

【常用方药】沙参麦冬汤。处方：

| 北沙参 15 g | 麦冬 15 g | 玉竹 10 g | 甘草 6 g | 桑叶 10 g | 白扁豆 10 g |
| 天花粉 10 g | | | | | |

方中北沙参、麦冬清养肺胃；玉竹、天花粉生津止渴；白扁豆、甘草益气培中、甘缓和胃；桑叶轻宣燥热。

【加减】①加太子参益气生津；②加金银花、蒲公英清解余毒。

【供选成药】❶参贝北瓜颗粒（流浸膏）：颗粒，每袋 8 g，每次 8 g；流浸膏，每瓶 250 mL，每次 15 mL，开水冲服，或口含化慢慢咽下；均每日 3 次。外感初期及痰热内盛者不宜用。❷六神丸：详见第 855 页。❸养阴清肺膏：详见第 844 页。

外 治　❶用清热解毒、消肿止痛之中药散剂吹喉关红肿处，每日数次。❷用清热解毒、利咽止痛的中药含片、滴丸含服。❸用金银花、桔梗、甘草煎水或用内服中药渣再煎之药液，频频含漱。❹用清热解毒、消肿止痛之中药注射剂蒸汽吸入。❺颌下肿痛明显者可用紫金锭或如意金黄散，以醋调敷，每日 1 次。

八、喉风

喉风指吸气性呼吸困难为主要特征的危急重症。相当于现代医学的喉阻塞。

（一）风痰凝聚证

多见猝然咽喉憋闷，呼吸困难，声音不扬，吞咽不利，会厌明显肿胀甚至如半球状，喉腔黏膜苍白水肿，声门开合不利，全身可见恶寒发热，头痛等。舌淡苔白，脉浮。多因风寒痰浊凝聚咽喉，气道受阻，气息出入不利所致。治宜祛风散寒，化痰消肿。

【常用方药】六味汤。处方：

> 荆芥 10 g　防风 10 g　桔梗 10 g　僵蚕 10 g　薄荷 10 g　甘草 6 g

方中荆芥、防风、薄荷疏散风邪；桔梗、甘草宣肺利咽；僵蚕祛风痰、利咽喉。

【加减】①加紫苏叶、桂枝疏散风寒；②加半夏、天南星、白附子等燥湿祛风化痰；③加蝉蜕祛风开音；④加茯苓、泽泻健脾祛湿消肿。

【供选成药】❶黄氏响声丸：详见第 861 页。❷清喉利咽颗粒：详见第 854 页。❸复方瓜子金颗粒：详见第 863 页。

（二）痰火壅结证

多见呼吸困难，喘息气粗，喉中痰鸣，声如拽锯，声音嘶哑，语言难出，咽喉肿痛，会厌或声门肿胀明显，全身可见憎寒壮热，口干欲饮，大便秘结，小便短赤，或烦躁不安，汗出如雨。舌质红绛、苔黄或腻，脉数或沉微欲绝。多因痰火壅结于咽喉，火热内盛，正邪相争所致。治宜泄热解毒，祛痰开窍。

【常用方药】清瘟败毒饮。处方：

生石膏20 g	生地黄15 g	水牛角30 g	黄连5 g	栀子10 g
桔梗6 g	黄芩10 g	知母10 g	赤芍10 g	玄参15 g
连翘15 g	淡竹叶6 g	甘草5 g	牡丹皮10 g	

方中重用石膏，合知母、甘草以清阳明之热；黄连、黄芩、栀子三药合用泻三焦实火；水牛角、牡丹皮、生地黄、赤芍凉血解毒化瘀；连翘、玄参、桔梗、甘草清热透邪利咽；淡竹叶清心利尿、导热下行。

【加减】①痰涎壅盛加大黄、贝母、瓜蒌、葶苈子、竹茹等泄热化痰散结，并合六神丸、雄黄解毒丸、紫雪、至宝丹清热解毒、祛痰开窍；②大便秘结加大黄、芒硝通腑泄热。

【供选成药】❶安宫牛黄丸：详见第817页。❷连花清瘟胶囊（颗粒）：胶囊，每粒0.35 g，每次4粒；颗粒，每袋6 g，每次6 g；均每日3次。风寒感冒者不适用。❸万氏牛黄清心丸（片）：大蜜丸，每丸1.5 g或3 g，每次3 g；浓缩丸，每4丸相当于原药材1.5 g，每次4丸；片剂，每片0.54 g，每次3片；均每日2~3次。虚风内动证忌用。❹热毒平胶囊：每粒0.3 g。每次3~4粒，每日3次，3日为1个疗程。风寒感冒忌用。❺感冒消炎片：每片相当于原药材1 g。每次6片，每日3次。风寒感冒、脾胃虚寒者不宜用。❻清瘟解毒片：每片重0.6 g，每次3片，每日2~3次。

外治 ❶用金银花、菊花、薄荷、葱白、广藿香等适量煎水行蒸汽吸入，以祛风清热、消肿通窍。❷用黄芩、栀子、连翘、赤芍、牡丹皮、贝母、天竺黄、大黄等药浓煎后，借助仪器导入至喉部病变部位。❸用西园喉药散、冰硼散、金喉健喷雾剂、金蓝气雾剂、喉康散等中药制剂吹入患处，每日数次。❹用清热解毒、消肿利咽的中药煎水含漱。

九、骨鲠

骨鲠指各种骨类或其他异物哽于咽、喉或食道等部位所致的以咽喉刺痛、吞咽不利为主要特征的疾病。

外治 借助器具将患处异物取出。

十、喉癣

喉癣指咽喉干痒、溃烂疼痛、腐衣叠生、形似苔藓为主要特征的疾病。相当于现代医学的咽、喉结核等。

（一）气阴两虚证

多见咽喉如芒刺痛，吞咽痛甚，灼热干燥，声音嘶哑，咽喉黏膜苍白或淡红，黏膜上有粟粒状小结节，黏膜水肿及浅表溃疡，边缘不齐，咳嗽痰黏，痰中带血，伴倦怠乏力，纳差。舌嫩红、少苔，脉细。多因气阴两虚，抗邪无力，邪毒腐蚀咽喉所致。治宜益气养阴，生津润燥。

【常用方药】养金汤合生脉散。处方：

沙参 12 g	麦冬 12 g	生地黄 12 g	知母 10 g	苦杏仁 10 g
桑白皮 12 g	阿胶 10 g	白蜜 20 g	白参 10 g	五味子 6 g

方中阿胶、生地黄补血养阴；沙参、麦冬、白蜜润肺生津；苦杏仁、桑白皮、知母清肺热、止咳；白参益元气、补肺气、生津液；五味子敛肺止汗、生津止渴。

【加减】加百部杀痨虫，时有咯血加侧柏叶、茜草根、藕节等敛血止血。

【供选成药】❶万应锭（胶囊）：锭剂，每 10 锭重 1.5 g。每次 2~4 锭，每日 1~2 次；胶囊，每粒 0.3 g，每次 1~2 粒，每日 2 次。也可外用捣碎醋调擦患处。肺胃阴虚所致慢喉痹及脾虚肝旺慢惊风证或虚风内动证不宜用。❷双梅喉片：含服，每次 2~3 片，每日 4~6 次。属风寒感冒咽痛者，症见恶寒发热、无汗、鼻流清涕者慎用。

（二）阴虚火旺证

多见咽喉刺痛，日久不愈，吞咽困难，灼热干燥，声嘶重或失音，咽喉黏膜溃疡深陷，边缘呈鼠咬状，上覆灰黄色伪膜，叠若虾皮，伴咳痰稠黄带血，头晕，午后颧红，潮热盗汗，心烦失眠，手足心热。舌红少苔，脉细数。多因阴虚火旺，上灼咽喉所致。治宜滋阴降火，润燥利咽。

【常用方药】月华丸。处方：

天冬 15 g	麦冬 15 g	生地黄 15 g	熟地黄 30 g	山药 30 g
百部 15 g	沙参 15 g	川贝母 10 g	茯苓 15 g	三七 5 g
獭肝 15 g	菊花 30 g	桑叶 30 g	阿胶 15 g	

方中天冬、生地黄、麦冬、熟地黄、沙参、阿胶益肾润肺、滋阴清热、养血止血；百部、川贝母、獭肝润肺化痰、止咳杀虫；三七止血不留瘀；茯苓、山药益气健脾、培土生金；桑叶、菊花疏风宣肺、协调气机、降中有升。

【加减】①加桔梗、甘草宣肺利咽；②加知母泻火。

【供选成药】❶养阴清肺膏：详见第 844 页。❷金嗓清音胶囊：详见第 856 页。❸金参润喉合剂：详见第 867 页。❹清喉咽合剂、金果含片、慢咽宁袋泡剂、玄麦甘桔含片：详见第 856 页。

外 治　❶用具有清热解毒、祛腐消肿作用的药物煎水含漱，以清利咽喉。❷用双料喉风散、冰硼散、锡类散、行军散等中药制剂喷患处，使腐去痛止，咽喉清利。❸用有清热解毒、养阴利咽作用的药物制剂含服，以清利咽喉。❹用清热解毒、养阴利咽作用的药物行蒸汽吸入。

十一、白喉

白喉由白喉疫毒侵袭所致，以咽喉间起白腐为特征的烈性传染病。

(一) 疫毒犯表证

多见咽痛，声音嘶哑，咽喉微红肿，喉核有白膜，伴发热恶寒，头痛，全身不适。舌质红、苔薄白或薄黄，脉浮数。多因疫毒犯表，蒸灼咽喉所致。治宜疏风清热，解毒利咽。

【常用方药】除瘟化毒汤。处方：

桑叶 10 g	葛根 10 g	薄荷 3 g	金银花 10 g	生地黄 10 g
川贝母 6 g	枇杷叶 6 g	淡竹叶 6 g	木通 6 g	甘草 5 g

方中桑叶、葛根、薄荷疏风清热解表；金银花、生地黄、川贝母、枇杷叶养阴清肺解毒；淡竹叶、木通清热利水、引热下行；甘草健脾和中。

【加减】加土牛膝解白喉疫毒。

【供选成药】❶抗白喉合剂：每瓶 60 mL，每次 20 mL，每日 4 次，2 日后减为 2 次。❷清咽丸（片、滴丸）：蜜丸，每丸 6 g，每盒 10 丸，口服或含化，每次 1 丸，每日 2~3 次；片剂，每片 0.25 g 或 0.5 g，每次 4~6 片，每日 2 次；滴丸，每丸 20 mg，含服，每次 4~6 丸，每日 3 次。风寒音哑者忌用。❸金嗓子含片：每片 2 g，每袋 5 片，含服，每次 1 片，每日 6 次。

糖尿病患者慎用。❹芩翘口服液：每支 10 mL，每次 10~20 mL，每日 2~3 次。急喉痹（急性咽炎），5 日为 1 个疗程。风热乳蛾（急性充血性扁桃体炎），7 日为 1 个疗程。肾功能不全者忌用。❺虎梅含片：每片 0.6 g 或 1.0 g，含服，每次 4 片，每日 4 次。风寒感冒咽痛，见恶寒发热、无汗、鼻流清涕者及过敏体质者慎用。对本品过敏者禁用。❻灵丹草颗粒：每袋 3 g，每次 3~6 g，每日 3~4 次。糖尿病患者禁服。属风寒感冒咽痛者，症见恶寒发热、无汗、鼻流清涕及过敏体质者慎用。对本品过敏者禁用。❼白石清热颗粒：每袋 10 g，每次 1 袋，每日 3 次。外感风寒及兼有湿邪者不宜用。脾胃虚寒、大便溏泻者慎用。❽克感利咽口服液：每支 10 mL，每次 20 mL，每日 3 次。风寒感冒不宜用，脾虚便溏者慎用。❾六神丸：详见第 862 页。❿喉症丸：224 粒重 1 g，每支 30 粒，每盒 10 支。含化，每次 5~10 粒，每日 2 次；外用，疮疖初起，红肿热痛未破者，取本品用凉开水化开涂于红肿处，日涂数次。阴虚火旺者忌用。老人及脾胃虚弱者慎用。⓫清喉咽合剂：详见第 863 页。

（二）火毒炽盛证

多见咽痛较剧，声嘶口臭，咽部及喉核红肿，白膜满布，甚或蔓延至口腔及鼻、喉，伴高热口渴，面红，大便秘结，小便短赤。舌红苔黄，脉洪数。多因素体胃腑积热，感受疫毒，上攻咽喉，燔灼蚀损咽喉黏膜所致。治宜泻火解毒，祛邪消肿。

【常用方药】龙虎二仙汤。处方：

龙胆 6 g	生地黄 30 g	生石膏 30 g	水牛角 24 g	牛蒡子 15 g
板蓝根 12 g	知母 12 g	玄参 12 g	马勃 10 g	木通 10 g
黄连 6 g	焦栀子 10 g	黄芩 15 g	僵蚕 10 g	大青叶 15 g
甘草 5 g	粳米 20 g			

方中龙胆、黄连、黄芩、栀子苦寒清热；生石膏、知母清阳明热；水牛角、生地黄、玄参清热凉血而养阴；牛蒡子、马勃、僵蚕、大青叶、板蓝根清热解毒、利咽消肿；木通利尿；粳米、甘草健脾和中。

【加减】①加土牛膝解白喉疫毒；②便秘加大黄；③小便短赤加泽泻、车前子；④口渴甚加天冬。

【供选成药】❶牛黄解毒丸、牛黄益金片、六神丸：详见第 855 页。❷牛黄消炎片：详见第 832 页。❸利咽解毒颗粒、复方鱼腥草片：详见第

863 页。❹喉咽清口服液、射干利咽口服液、山香圆片、蓝芩口服液：详见第 855 页。

（三） 疫毒伤阴证

多见咽喉疼痛，吞咽时加重，咽干舌燥而不欲饮，干咳无痰，喉核有白点或白膜融合成片状，低热，头昏神疲，倦怠乏力。舌质红、苔少，脉细数。多因素体阴虚，感受疫毒，结于咽喉所致。治宜养阴清肺，解毒祛邪。

【常用方药】养阴清肺汤。处方：

> 生地黄 15 g　麦冬 10 g　甘草 5 g　玄参 10 g　贝母 10 g　牡丹皮 10 g
> 薄荷 3 g　　白芍 10 g

方中生地黄、玄参养阴润燥、清肺解毒；麦冬、白芍养阴清肺润燥；丹皮凉血解毒而消痈肿；贝母润肺止咳、清化热痰；薄荷宣肺利咽；甘草泻火解毒、调和诸药。

【加减】加土牛膝解白喉疫毒，引热下行。

【供选成药】❶金嗓润音胶囊：详见第 856 页。❷金参润喉合剂：详见第 867 页。❸养阴清肺膏：详见第 844 页。❹金果含片、慢咽宁袋泡剂、清喉咽合剂、玄麦甘桔含片：详见第 856 页。

（四） 疫毒凌心证

多见咽喉疼痛，声嘶或失音，咽喉间白腐物满布，延及喉部及气道，阻碍呼吸，伴烦躁不安，心悸怔忡，神疲乏力，面色苍白，口唇发绀，四肢厥冷，汗出如珠。舌红绛、少苔，脉细欲绝或结代。多因疫毒攻冲咽喉，内陷心包，心气耗伤，血脉不荣所致。治宜滋阴养心，益气复脉。

【常用方药】三甲复脉汤。处方：

> 炙甘草 18 g　地黄 18 g　白芍 18 g　麦冬 15 g　牡蛎 15 g　阿胶 9 g
> 火麻仁 9 g　　鳖甲 24 g　龟甲 30 g

方中阿胶滋阴息风；地黄、白芍、麦冬滋阴柔肝；龟甲、牡蛎、鳖甲滋阴潜阳镇痉；炙甘草补心气以复脉；麻仁养阴润燥。

【加减】加土牛膝解毒利咽加人参益气养心复脉。

【供选成药】❶生脉散（颗粒、胶囊、口服液、袋泡剂、糖浆、注射液）：散剂，每袋 18 g，每次 6 g；颗粒，每袋 2 g 或 10 g，每次 2 g 或 10 g；胶囊，每粒 0.3 g 或 0.35 g，每次 3 粒；片剂（党参方），每片 0.42 g，每次 8 片；口服液，每支 10 mL，每次 10 mL；袋泡剂，每袋 4 g，每次 1 袋；糖浆，每瓶 100 mL，每次 10 mL；以上口服制剂均每日 3 次。注射剂，每支 5 mL、10 mL、20 mL 或每瓶 50 mL，肌内注射，每次 2~4 mL，每日 1~2 次。静脉滴注，每次 20~60 mL，用 5 % 葡萄糖注射液 250~500 mL 稀释。实证及暑热等邪热尚盛者、咳嗽而表证未解者禁用。腹胀便溏、食少苔腻者忌用。寒凝血瘀、胸痹心痛者不宜用。过敏体质慎用。药物性状发生改变时禁用。❷参贝北瓜颗粒：详见第 872 页。

外 治 ❶用金银花、土牛膝等量煎水含漱，每日多次以清热解毒，消肿止痛。❷用珠黄青吹口散、锡类散、西园喉药散、冰硼散、金喉健喷雾剂、金蓝气雾剂、喉康散等中药制剂吹布于咽喉处，以清热解毒、祛腐止痛。❸用清热解毒、消肿止痛的中药含片或滴丸含服。❹必要时可行气管切开术。

十二、口疮

口疮指口腔肌膜出现类圆形溃疡且灼热疼痛为主要特征的疾病。又名口疳、口疡、口破、口糜等。相当于现代医学的复发性阿弗他溃疡。

（一）心脾积热证

多见口腔肌膜溃疡，周边红肿，灼痛明显，饮食或说话时尤甚，口渴，心烦失眠，大便秘结，小便短黄。舌红、苔黄或腻，脉数。多因五志过极，或过食辛辣炙煿，火热内生，或复受外邪，蕴积心脾，火热上蒸于口所致。治宜清心泻脾，消肿止痛。

【常用方药】凉膈散。处方：

> 大黄 10 g　芒硝 6 g　栀子 6 g　黄芩 6 g　连翘 12 g　薄荷 3 g
> 甘草 6 g　淡竹叶 6 g

方中连翘清热解毒，祛上焦之热；黄芩清胸膈郁热；栀子通泻三焦引火下行；大黄、芒硝泻火通便、荡涤中焦燥热；薄荷、淡竹叶清疏上焦、解热于上；白蜜润燥生津；甘草调和药性。

【加减】①口渴、咽喉肿痛加石膏、桔梗、天花粉；②红肿热甚加赤芍、牡丹皮凉血活血。

【供选成药】❶清胃黄连片：详见第 848 页。❷黄连上清丸（胶囊、片、颗粒）：水丸，每袋 6 g，每盒 10 袋。每次 3~6 g；水蜜丸，每 40 粒重 3 g。每次 6~9 g；大蜜丸，每丸 6 g。每次 1 丸；胶囊，每粒 0.3 g。每次 2 粒；片剂，每片 0.25 g，每盒 24 片。每次 6 片；颗粒，每袋 3 g。每次 1 袋，开水冲服；均每日 2 次。阴虚火旺者及高血压、心脏病、肝病、糖尿病、肾病等慎用。年老、体弱及脾胃虚寒、大便溏泻者忌用。❸复方牛黄清胃丸：大蜜丸，每丸重 4.5 克，每次 2 丸，每日 2 次。孕妇禁用。儿童、老人及脾胃虚弱者慎用。

（二）阴虚火旺证

多见口腔溃疡数量少，周边红肿不甚，疼痛较轻，此愈彼起，绵延不止，手足心热，失眠多梦，口舌干燥不欲饮。舌红少苔，脉细数。多因素体阴虚，或久病体虚，肾阴不足，相火无制，上炎口舌所致。治宜滋阴补肾，降火敛疮。

【常用方药】知柏地黄丸。处方：

> 知母 10 g　　黄柏 10 g　　熟地黄 24 g　　山药 15 g　　山茱萸 10 g
> 牡丹皮 10 g　　茯苓 10 g　　泽泻 10 g

方中六味地黄丸滋阴补肾；加知母、黄柏清虚热、泻相火。

【加减】①加四物汤养血，或加玄参、麦冬养阴清热；②虚火甚加肉桂引火归元；③心烦不寐，舌质皲裂，心阴不足明显者用黄连阿胶鸡子黄汤加枸杞、酸枣仁、柏子仁滋阴养血，清火安神。

【供选成药】❶知柏地黄丸：详见第 810 页。❷口炎清颗粒（含片）：颗粒，每袋 3 g，每盒 10 袋，每次 20 g，每日 1~2 次；含片，每片 0.8 g。含服，每小时 4 片，每日 24 片。肺胃积热、胃火炽盛者不宜用。脾胃虚寒或老人应慎用。

（三）脾肾阳虚证

多见口疮疼痛较轻，色白或暗，周边淡红或不红，久难愈合，伴倦怠乏力，面色苍白，腰膝或少腹以下冷痛，小便清长，纳呆便溏。舌淡苔白，脉沉迟。多因脾肾阳虚，寒湿上困口舌所致。治宜温肾健脾，化湿敛疮。

【常用方药】附子理中汤。处方：

> 红参 10 g　　白术 10 g　　甘草 6 g　　干姜 10 g　　制附子 10 g

方中制附子温补脾肾；红参补气益脾；白术健脾燥湿；甘草和中补土；

干姜温胃散寒。

【加减】①口疮白浊加肉桂温通经脉加苍术、五倍子健脾燥湿；②形寒肢冷、夜尿频多用金匮肾气丸。

【供选成药】温胃舒泡腾片、桂附理中丸、附子理中丸：详见第865页。

外　治　❶用清热解毒的中药制剂含漱，以消肿止痛，或以蜂蜜一汤匙含咽，可止痛敛疮。❷用人中白散、锡类散、冰硼散、西瓜霜、西园喉药散、金喉健喷雾剂、金蓝气雾剂、喉康散等吹布患处，虚证用柳花散或青吹口散吹布患处。

十三、口糜

口糜指口腔肌膜糜烂成片且口气臭秽为主要特征的疾病。又名鹅口疮、白口疮、雪口等。相当于现代医学的口腔假丝酵母菌病、球菌性口炎等。

（一）膀胱湿热证

多见口腔肌膜上覆盖灰黄色糜斑，拭之易出血，口中灼痛，口臭口腻，小便短赤，或有发热，颌下有臖核。舌红、苔黄腻，脉滑数。多因膀胱湿热，上蒸于口，腐灼肌膜所致。治宜清热利湿，化浊祛腐。

【常用方药】加味导赤汤。处方：

> 生地黄 10 g　　木通 10 g　　淡竹叶 6 g　　甘草 6 g　　黄连 5 g　　黄芩 10 g
> 金银花 10 g　　连翘 10 g　　牛蒡子 10 g　玄参 10 g　桔梗 10 g　薄荷 5 g

方中黄连、木通、淡竹叶、甘草清心泻火；黄芩、金银花、连翘、牛蒡子清热解毒；生地黄、玄参养阴清热；桔梗、薄荷载药上行，直达病所。

【加减】热毒不盛而湿浊盛，小便短少，苔滑腻用五苓散。

【供选成药】❶五苓散（片）：散剂，每袋7 g或9 g，每次6~9 g，每日2次；片剂，每片0.35 g，每次4~5片，每日3次。湿热下注，气滞水停，风水泛溢所致的水肿者慎用。痰热犯肺、湿热下注或阴虚津少所致之喘咳、泄泻、小便不利不宜使用。❷导赤丸：每袋10 g，每次10 g，每日2次。孕妇忌服。❸口炎清颗粒：详见第879页。

（二）心脾积热证

多见口中白屑状如粥糜，口渴口臭，灼热疼痛，发热，烦躁不安，溲赤便秘。舌红苔黄，脉数。多因心脾积热，热盛伤津，上蒸口舌，肌膜被灼所致。治宜清心泻脾，消肿祛腐。

【常用方药】导赤散合凉膈散。处方：

木通 6 g	生地黄 10 g	大黄 6 g	芒硝 6 g	栀子 10 g	黄芩 10 g
连翘 10 g	薄荷 3 g	甘草 6 g	淡竹叶 6 g	蜂蜜 15 g	

方中生地黄凉血滋阴降火；木通上清心经之火、下导小肠之热；淡竹叶清心除烦、淡渗利窍；甘草清热解毒、调和诸药；连翘清热解毒、清透上焦之热；黄芩清透上焦、胸膈之热；栀子清利三焦之热、通利小便、引火下行；大黄、芒硝泻下通便；薄荷清利头目、利咽；蜂蜜清热润燥。

【供选成药】❶导赤丸：每袋 10 g，每次 10 g，每日 2 次。孕妇忌服。❷黄连上清丸：详见第 878 页。❸清胃黄连片：详见第 848 页。

（三）阴虚火旺证

多见口中少量灰白色糜斑，患处疼痛轻微或不痛，口舌干燥，饥不欲食，大便干结，小便短少。舌红少津，脉细数。多因胃阴不足，津不上承，龈口失养，虚火灼烁所致。治宜滋阴养胃，清热生津。

【常用方药】益胃汤。处方：

沙参 10 g	麦冬 10 g	生地黄 15 g	玉竹 10 g	冰糖 3 g

方中生地黄、麦冬养阴清热、生津润燥；北沙参、玉竹养阴生津；冰糖濡养肺胃、调和诸药。

【加减】①阴亏大便难行加白蜜润肠通便；②糜烂延及咽喉，日轻夜重，多为阴伤邪盛，宜用少阴甘桔汤。

【供选成药】❶阴虚胃痛颗粒（片）：颗粒，每袋 10 g，每次 10 g；片剂，每片 0.25 g，每次 6 片，均每日 3 次。虚寒胃痛者慎用。❷玄麦甘桔含片、清喉咽合剂：详见第 863 页。❸藏青果颗粒：每袋装 15 g。每次 1 袋，每日 3 次。声嘶、咽痛初起，兼见恶寒发热、鼻流清涕等外感风寒者忌用。❹余甘子喉片：含服，每隔 2 小时 1~2 片，每日 6~8 次。孕妇慎用。

（四）脾虚湿困证

多见口中白色糜粥样糜烂斑点，纳呆便溏，倦怠乏力。舌淡、苔白腻，脉细滑。多因脾不健运，湿浊内生，上泛于口所致。治宜健脾益气，化浊利湿。

【常用方药】连理汤。处方：

红参 6 g　　白术 10 g　　干姜 6 g　　炙甘草 6 g　　黄连 5 g

方中干姜温胃散寒；红参补气益脾；白术健脾燥湿；甘草和中补土；黄连燥湿泻浊。

【加减】脾肾阳虚，可用附子理中汤。

【供选成药】❶参苓白术散：详见第 804 页。❷六君子丸：详见第 819 页。

外 治　❶用金银花、黄连、甘草煎水含漱，以清热解毒祛腐。❷用冰硼散、西园喉药散、生蒲黄粉、青吹口散、牛黄散等用蜜调匀，涂于患处。

十四、口癣

口癣指口腔肌膜出现灰白色条纹或斑块为主要特征的疾病。相当于现代医学的口腔扁平苔藓。

（一）外邪侵袭证

多见口腔肌膜白色网纹密集，或见水疱丘疹渗出，红肿疼痛，影响进食，发热恶风，汗出，或头重如裹，咽痛咽痒，口干口臭。舌质红、苔黄腻，脉濡数或浮数。多因风热湿毒外犯，湿毒蕴于脾胃，化火循经上炎于口所致。治宜祛风除湿，清热解毒。

【常用方药】消风散。处方：

当归 10 g　　生地黄 10 g　　防风 10 g　　蝉蜕 6 g　　知母 10 g

苦参 6 g　　胡麻仁 6 g　　荆芥 10 g　　苍术 6 g　　牛蒡子 6 g

石膏 10 g　　甘草 5 g　　木通 5 g

方中荆芥、防风发表祛风、胜湿止痒；苦参、苍术燥湿止痒、散风除热；牛蒡子、蝉蜕疏散风热透疹；石膏、知母清热泻火；木通利湿热；胡麻仁、生地黄、当归滋阴养血润燥；甘草清热解毒、调和诸药。

【加减】①风热偏盛而身热、口渴者加金银花、连翘疏风清热解毒；②湿热偏盛，胸脘痞满，身重乏力，舌苔黄而腻者加地肤子、车前子、栀子等清热利湿。

【供选成药】❶消风止痒颗粒：详见第 799 页。❷复方珍珠口疮颗粒：

每袋 10 g。每次 1 袋，开水 100 mL 溶解，分次含于口中，每次含 1~2 分钟后缓缓咽下；10 分钟内服完，每日 2 次，餐后半小时服用。脾胃虚寒者慎用。肝、肾功能不全及贫血者慎用。

（二）脾胃湿热证

多见口腔肌膜出现白色条纹或斑块、水疱，可伴充血糜烂，进食时疼痛，发生于唇红处的可见较多的黄色渗出物，结痂较厚，多食易饥，胃脘嘈杂，胸胁胀闷，口干口黏，便干尿黄。舌质红、苔黄腻，脉弦滑数。多因脾失运化，湿热内蒸，上灼口舌，损伤肌膜所致。治宜清热利湿，化浊解毒。

【常用方药】甘露消毒丹。处方：

> 滑石 15 g　黄芩 10 g　茵陈 10 g　广藿香 10 g　连翘 10 g　石菖蒲 10 g
> 薄荷 5 g　　木通 10 g　射干 10 g　白豆蔻 10 g　川贝母 10 g

方中滑石、茵陈、木通清热利湿；黄芩、连翘合贝母、射干清热解毒、利咽散结；石菖蒲、白豆蔻、广藿香、薄荷芳香化湿浊、宣畅气机。

【供选成药】❶甘露消毒丹：详见第 842 页。❷清胃黄连片：详见第 848 页。❸牛黄清胃丸：每丸重 6 g。每次 2 丸，每日 2 次。孕妇忌服。

（三）肝郁化火证

多见口腔肌膜有灰白色网纹，或伴色素沉着，充血糜烂，有粗糙木涩感或灼热疼痛、刺痛，伴口苦咽干，胸胁胀痛，烦躁易怒，眩晕，失眠多梦，月经失调。舌边尖红、舌苔黄，脉弦。多因肝失条达，气机不畅，肝气郁结，郁而化火，上灼口腔所致。治宜疏肝解郁，清肝泻火。

【常用方药】丹栀逍遥散。处方：

> 牡丹皮 6 g　栀子 6 g　　白术 10 g　柴胡 10 g　当归 10 g　茯苓 10 g
> 白芍 10 g　生姜 3 g　　薄荷 3 g　甘草 5 g

方中逍遥散疏肝解郁、养血健脾；牡丹皮清血中之伏火；炒山栀清肝热，并导热下行。

【加减】①胸胁胀满加厚朴、半夏宽胸宣泄郁气；②上腹痛可配陈皮、枳壳理气和胃止痛。

【供选成药】逍遥丸、加味逍遥丸、越鞠丸：详见第 825 页。

（四）肝肾阴虚证

多见口腔肌膜干燥发红，有灰白网状花纹，发生于舌背的为略显淡蓝色的白色斑块，舌乳头萎缩，发生于牙龈时，则有充血或糜烂，夹杂白色网纹，伴有红肿疼痛，肌膜灼热，口干目涩，头晕目眩，失眠健忘，腰膝酸软，手足心热，月经量少推迟。舌红少苔，脉沉细或细数。多因肝肾阴虚，口腔肌膜失于濡养所致。治宜滋补肝肾，养阴清热。

【常用方药】知柏地黄丸。处方：

知母 10 g　　　黄柏 10 g　　　熟地黄 24 g　　　山药 15 g　　　山茱萸 10 g
牡丹皮 10 g　　茯苓 10 g　　　泽泻 10 g

方中六味地黄丸滋阴补肾；加知母、黄柏清虚热、泻相火。

【供选成药】❶知柏地黄丸：详见第 810 页。❷口炎清颗粒：详见第 879 页。

外 治　❶用养阴生肌散、锡类散、珍珠散、黏膜溃疡散、青黛散、珍黛散等局部涂敷，每日 3～4 次。❷用黄芩、金银花、竹叶含漱，或野菊花、白鲜皮、黄柏适量煎水含漱。❸针灸治疗，主穴可取曲池、内关、合谷、足三里等，每日 1 次。

十五、牙宣

牙宣指龈肉萎缩、牙根宣露、牙齿松动、齿龈间渗出脓血为主要特征的疾病。相当于现代医学的牙周病、牙龈萎缩等。

（一）胃火上炎证

多见牙龈红肿疼痛，或齿龈间形成脓肿，口臭，喜冷饮，尿黄，便秘。舌红、苔黄厚，脉洪大或滑数。多因胃有积热，循经上炎，热伤阳络所致。治宜清胃泻火，消肿止痛。

【常用方药】清胃散。处方：

当归 10 g　　　生地黄 10 g　　　牡丹皮 10 g　　　升麻 10 g　　　黄连 6 g

方中黄连泻胃府之火；升麻清热解毒、升而能散；生地凉血滋阴；丹皮凉血清热；当归养血和血。

【加减】①喜冷饮加石膏、天花粉；②龋齿间出脓加金银花、蒲公英；③牙痛加露蜂房，或加防风、荆芥、薄荷；④龋齿出血加茜草根、白茅根；⑤口臭、便秘加生大黄、瓜蒌；⑥小便黄加栀子、木通；⑦舌苔黄厚加黄芩、栀子。

【供选成药】❶清胃黄连片：详见第 848 页。❷牛黄清胃丸：每丸重 6 g。每次 2 丸，每日 2 次。孕妇忌服。❸复方牛黄清胃丸：详见第 879 页。

（二）肾阴亏虚证

多见牙龈萎缩，龈缘微红肿，牙根宣露，牙齿松动，或有牙周出血溢脓，头晕，咽干，腰酸，手足心热，夜寐不安。舌红苔少，脉细数。多因肾阴亏虚，虚火上炎，日久齿龈失养所致。治宜滋阴补肾，益精固齿。

【常用方药】六味地黄丸。处方：

熟地黄 25 g　山茱萸 10 g　牡丹皮 10 g　山药 15 g　茯苓 10 g　泽泻 10 g

方中熟地黄滋阴补肾、填精益髓；山茱萸补养肝肾涩精；山药补脾益肾；泽泻利湿泄浊；牡丹皮清泄相火；茯苓渗湿健脾。

【加减】①加枸杞、续断、骨碎补健齿；②牙周出血溢脓加金银花、牛膝；③牙齿疼痛加露蜂房。

【供选成药】❶六味地黄丸、左归丸：详见第 815 页。❷补肾固齿丸：每 30 丸重 1 g，每瓶 80 g。每次 4 g，每日 2 次，温开水送服。实热者忌用。

（三）气血不足证

多见牙龈萎缩，色淡白，齿缝龈袋或有微量稀脓渗出，牙根宣露，牙齿松动，咀嚼酸软乏力，刷牙吮吸时牙龈易出血，牙龈遇冷酸痛，面色萎黄，倦怠头晕。舌淡、苔薄白，脉细缓。多因气血不足，牙龈失养，牙根失托所致。治宜健脾益气，补血养龈。

【常用方药】八珍汤。处方：

红参 10 g	白术 15 g	茯苓 15 g	当归 15 g	川芎 10 g
白芍 15 g	熟地黄 30 g	炙甘草 15 g		

方中红参、熟地黄益气养血；白术、茯苓健脾渗湿；当归、白芍养血和营；川芎活血行气；炙甘草益气和中、调和诸药。

【加减】①牙龈出血加血余炭；②牙龈松动加狗脊、骨碎补；③牙龈遇冷酸痛加细辛；④齿缝龈袋或有微量稀脓渗出加黄芪、金银花、皂角刺；⑤纳差、便溏加白豆蔻、砂仁、薏苡仁；⑥兼便秘加枳壳、瓜蒌；⑦心悸、多梦少寐加酸枣仁、远志、龙眼肉。

【供选成药】❶八珍丸、归脾丸、人参养荣丸：详见第 823 页。❷齿痛消炎灵颗粒：每袋 10 g。每次 1 袋，每日 3 次，首次加倍，开水冲服。年老体弱、脾虚便溏及阴虚火旺及风冷牙痛者不宜服用。对本品过敏者禁用，过敏体质者慎用。

外　治　❶用药液反复漱涤口腔，以解毒祛秽、消肿止痛。❷将冰硼散、西园喉药散涂搽于患处牙龈，每日 3~4 次，或将黄连、铅丹、雄黄、地骨皮、白矾等以麻油调敷患处。

十六、唇风

　　唇风指口唇红肿、痒痛、破裂流水、干燥脱屑为主要特征的疾病。相当于现代医学的慢性唇炎。

（一）外邪侵袭证

多见唇部红肿痒痛，破裂流水，嘴唇不时眴动，口渴饮冷，口臭，大便干。舌质偏红，脉滑数。多因风热湿邪循经上蒸，脾胃积热所致。治宜疏风清热，利湿化浊。

【常用方药】双解通圣散。处方：

> 防风 10 g　　荆芥 10 g　　当归 15 g　　白芍 10 g　　连翘 10 g　　白术 15 g
> 川芎 10 g　　薄荷 6 g　　麻黄 10 g　　栀子 10 g　　黄芩 15 g　　石膏 30 g
> 桔梗 10 g　　甘草 1 g　　滑石 30 g

方中荆芥、防风、薄荷、麻黄疏散风邪；连翘、栀子、黄芩、石膏清热；白术、滑石利湿；川芎、当归、白芍活血养血、散瘀止痛；桔梗载药上行；甘草健脾和中。

【加减】①局部肿胀甚加黄连、白鲜皮、金银花清热解毒；②破裂糜烂流水加木通、车前子清利湿热。

【供选成药】❶防风通圣丸：水丸，每20粒1 g，每次6 g；大蜜丸，每丸9 g，每次1丸；浓缩丸，每8丸相当于原药材3 g，每次8丸；颗粒，每袋3 g，每次3~6 g；均每日2次。风寒、风热感冒未见里实者均不宜用。脾虚便溏者忌用。❷上清丸（胶囊）：水丸，每50粒重3 g。每次6 g，每日2~3次；大蜜丸，每丸9 g。每次1丸，每日1~2次；胶囊，每粒0.35 g。每次3粒，每日2次。脾虚便溏者慎用。❸双清口服液：每支10 mL。每次20 mL，每日3次。风寒感冒、脾胃虚寒者不宜用。肝、肾功能不良者慎用。❹热毒平胶囊、连花清瘟胶囊、清瘟解毒片：详见第873页。

（二）阴虚血燥证

多见唇部燥裂、结痂，甚者流血，痛如火燎，犹如无皮之状，鼻息灼热、小便黄赤短涩。舌干少津，脉细数。多因阴虚血燥，口唇失养所致。治宜养血祛风，滋阴濡唇。

【常用方药】四物消风饮。处方：

> 生地黄 15 g　当归 10 g　赤芍 6 g　川芎 6 g　荆芥 6 g　薄荷 5 g
> 柴胡 6 g　　黄芩 10 g　甘草 5 g

方中四物汤养血活血、养阴润燥；黄芩清肺热；荆芥穗、薄荷、柴胡疏风散邪止痒；甘草健脾和中。

【加减】①加牡丹皮、玄参、麦冬、石斛滋阴清热，养血润燥；②嘴唇瞤动、红肿、食少便溏、气短乏力，用参苓白术散加黄芪、防风。

【供选成药】❶四物合剂：详见第 835 页。❷清血内消丸：每 100 粒重 6 g，每袋 6 g，每次 1 袋，每日 3 次。孕妇忌服。疮疡阴证者禁用。❸连翘败毒丸：每袋 6 g，每次 1 袋，每日 2 次。

外治　用黄连膏、紫归油、青吹口散油膏外搽患处，每日 3 ~ 4 次，或用马齿苋、芙蓉叶鲜品捣烂外敷，每日 2 次。

肆　耳鼻咽喉常见肿瘤

一、耳鼻咽喉常见瘤症及痰包

瘤症是指呈局限性生长、边界清楚、发展缓慢、一般不危及生命的一类肿块，耳鼻咽喉较常见的有耳瘤、鼻瘤、咽瘤、鼻咽血瘤及听神经瘤等。痰包指局部的囊肿，耳鼻咽喉口齿常见的有耳痰包、鼻痰包、会厌痰包、舌下痰包等。相当于现代医学的耳鼻咽喉及口腔各部位的良性肿瘤及囊肿等。

（一）气滞血瘀证

多见局部肿块色泽暗红，或容易出血，患者可有局部胀满或堵塞感，异物感，多伴胸胁胀满。舌质暗红、舌边或有瘀点、苔薄白，脉弦涩。多因气滞血瘀，脉络不畅，结而成块所致。治宜疏肝理气，活血化瘀。

【常用方药】会厌逐瘀汤。处方：

> 桃仁 10 g 红花 10 g 当归 6 g 赤芍 6 g 柴胡 6 g 枳壳 6 g
> 桔梗 10 g 生地黄 12 g 玄参 6 g 甘草 10 g

方中桃仁、红花、当归活血化瘀；玄参、生地黄、桔梗、甘草养阴生津化痰、清热解毒、开宣肺气；柴胡、赤芍、枳壳疏肝理气解郁。

【加减】①加香附、郁金、青皮疏肝行气；②痰多加浙贝、瓜蒌子、山慈菇化痰散结；③声音嘶哑加蝉衣、木蝴蝶利喉开音；④易出血加白茅根、茜草根、仙鹤草等清热凉血止血；⑤口苦咽干等肝经郁火之证明显，加牡丹皮、栀子、龙胆、车前草清肝泻火。

【供选成药】❶小金丸：糊丸，每丸 0.6 g 或 0.06 g，每次 0.6 g，温黄酒或温开水送下；水丸，每 10 丸 6 g，每 100 丸 3 g 或 6 g。每次 1.5 g，餐前温黄酒或温开水送服；胶囊，每粒 0.35 g。每次 3~7 粒；片剂，每片 0.3 g。每次 0.6 g，病重者每次 1.2 g；均每日 2 次。如流注破溃者及久溃者，以 6 g 作为 5 日量分服。疮疡阳证禁用。脾胃虚弱者慎用。❷回生口服液（胶囊）：口服液，每支 10 mL，每次 1 支；胶囊，每粒 0.3 g，每次 1~2 粒；均每日 3 次，30 日为 1 个疗程。过敏体质者慎用。有出血倾向者不宜用。❸丹鳖胶囊：每粒 0.38 g，每次 5 粒，每日 3 次，3 个月为 1 个疗程。有出血倾向及无瘀者不宜用。❹散结灵胶囊：每粒 0.4 g。每次 3 粒，每日 3 次。儿童、孕妇、哺乳期妇女及心、肝、肾功能不全者禁用。阳证疮疡或胃弱者及过敏体质者慎服。❺内消瘰疬丸：水丸，每瓶 9 g。每次 9 g；片剂，每片 0.6 g，每次 4~8 片；均每日 1~2 次。疮疡阳证及大便稀溏者慎用。

（二）痰浊凝滞证

多见局部肿块或痰包、色淡、边界清楚、触之柔软，咽部异物感或痰黏着感，可兼有头重倦怠，纳呆腹胀，大便黏滞不爽等。舌体胖、苔腻，脉滑或弦滑。多因痰浊凝滞于局部，结而成块或痰包所致。治宜健脾化痰，散结消肿。

【常用方药】二陈汤。处方：

> 法半夏 10 g 橘红 10 g 茯苓 10 g 甘草 10 g 生姜 15 g 乌梅 5 g

方中法半夏燥湿化痰，陈皮理气化痰，茯苓健脾利湿，生姜和胃散结，甘草健脾和中。

【加减】①加枳壳、瓜蒌子加强祛痰浊之功；②舌体淡胖加党参、白术以助健脾益气；③胃纳差加神曲、麦芽、谷芽健脾醒胃；④病程较长加山慈菇、昆布、海藻以助化痰散结；⑤局部红肿疼痛加金银花、野菊花、蒲公英、紫花地丁以清热解毒，消肿止痛。

【供选成药】❶二陈丸：详见第861页。❷复方夏枯草膏：煎膏，每瓶125 g。每次9~15 g，开水兑服，每日2次。脾胃虚寒者慎用。

外 治❶鼻瘤可用麝香散外涂于瘤体上经散结消瘤，耳瘤或喉瘤可取鸦胆子油局部涂擦以助肿瘤消散。❷必要时可行手术治疗。

二、耳鼻咽喉常见癌症

癌症是呈浸润性生长、对周围结构产生破坏且易转移、发展较快、对生命构成严重威胁的一类肿块，耳鼻咽喉口齿不同部位的癌症较常见的有鼻咽癌、喉癌、喉核菌、鼻菌、舌菌等。相当于现代医学的耳鼻咽喉及口腔的恶性肿瘤。

（一）痰浊结聚证

多见咽喉阻塞感，声音嘶哑，脓涕腥秽，面颊麻木胀痛，耳内胀闷，头痛头重，胸闷，咳嗽痰多，体倦身重，腹胀纳呆；局部肿块色淡红、有分泌物附着，颈项恶核累累。舌淡红、苔腻，脉滑。多因痰浊结聚，阻滞气机，形成肿块所致。治宜燥湿除痰，行气散结。

【常用方药】二陈汤。处方：

> **法半夏 10 g　橘红 10 g　茯苓 10 g　甘草 10 g　生姜 15 g　乌梅 5 g**

方中法半夏燥湿化痰，陈皮理气化痰，茯苓健脾利湿，生姜和胃散结，甘草健脾和中。

【加减】①加枳实、木香、胆南星、山慈菇、浙贝母等行气散结；②咳嗽痰多宜加杏仁、瓜蒌、前胡、浙贝母宣肺化痰；③兼倦怠乏力，大便溏薄，舌质偏淡加党参、白术、陈皮健脾益气；④见舌质偏红，口渴便结，局部分泌物黄浊加黄芩、瓜蒌、天花粉清热化痰；⑤颈部肿块巨大重用山慈菇、猫爪草、夏枯草、浙贝母除痰散结；⑥兼局部疼痛明显，舌质暗滞或有瘀点加三棱、莪术、桃仁、红花、当归、川芎、丹参、三七活血化瘀。

【供选成药】❶二陈丸：详见第861页。❷复方夏枯草膏：详见上证。

（二）气血凝结证

多见患处疼痛或刺痛感，部位固定，日轻夜重，声音嘶哑，吞咽困难，伸舌不便，张口困难，面颊麻木疼痛显著，头痛剧烈，耳鸣耳聋，耳内胀闷闭塞，胸胁胀满，局部肿块凹凸不平、色暗红或有血丝缠绕，触之易出血，或有颈项恶核硬实。舌暗或瘀紫，脉弦细涩或弦缓。多因气血凝结，形成肿块，脉络痹阻所致。治宜行气活血，化瘀散结。

【常用方药】桃红四物汤。处方：

> 当归 10 g 熟地黄 15 g 川芎 6 g 白芍 10 g 桃仁 10 g 红花 5 g

方中桃仁、红花活血化瘀；熟地黄、当归滋阴补肝、养血调经；芍药养血和营；川芎活血行气、调畅气血。

【加减】①加水蛭、虻虫、王不留行、川牛膝活血化瘀；②兼倦怠，舌质淡暗加黄芪、党参、白术、山药补益脾气；③声音嘶哑，病位在咽喉加桔梗引药直达病所；④病位在鼻加白芷引经，苍耳子、露蜂房解毒止痛；⑤头痛、耳聋耳鸣、胀闷加柴胡以引经之用；⑥局部肿块较大，或颈项恶核累累，触压硬实加三棱、莪术、浙贝母、山慈菇化瘀除痰，软坚散结；⑦易出血加三七、藕节、白茅根化瘀止血。

【供选成药】❶参连胶囊：每粒 0.5 g，每次 6 粒，每日 3 次。有出血倾向者不宜用。❷天蟾胶囊：每粒 0.5 g，每次 3 粒，每日 3 次，5 日为 1 个疗程。心脏病患者慎用。❸楼连胶囊：每粒 0.2 g，每次 6 粒，每日 3 次，3~6 周为 1 个疗程。消化道不适的患者慎用。

（三）火毒困结证

多见患处红肿溃腐、剧痛，分泌物秽浊量多或夹血，气味恶臭，伴烦躁少寐，口干口苦，面红目赤，小便短赤，大便秘结。舌质红、苔黄，脉数。多因火毒内盛，灼腐肌膜所致。治宜清热泻火，解毒散结。

【常用方药】黄连解毒汤。处方：

> 黄连 10 g 黄柏 6 g 黄芩 10 g 栀子 10 g

方中黄芩泻上焦肺火；黄连泻中焦脾火；黄柏泻下焦肾火；栀子通泻三焦之火。

【加减】①加重楼、白花蛇舌草、土茯苓、蒲公英、山豆根清热解毒；②心烦少寐失眠加生牡蛎重镇安神；③咽喉痰涎壅盛加瓜蒌、射干、天竺黄清肺化痰;④舌菌而见火毒困结加山豆根、重楼、夏枯草、马鞭草泻火解毒;⑤大便秘结加大黄、玄明粉;⑥火毒困结易致分泌物夹血或鼻衄加白茅根、墨旱莲、仙鹤草凉血止血。

【供选成药】❶大败毒胶囊:每粒0.5 g,每次5粒,每日4次。体质虚弱、脾胃虚寒、大便溏泻者慎用。❷小败毒膏、五福化毒丸、西黄胶囊、牛黄醒消丸:详见第802页。

(四) 正虚毒滞证

多见局部肿块隆起、色淡红,或血丝缠绕,或脓血涕附着,颈部或可扪及恶核,耳鸣耳聋,头痛眩晕,形体瘦弱,或有盗汗,五心烦热,腰膝酸软。舌红少苔,脉细。多因正虚邪毒稽留结块,气血不足,清窍失养所致。治宜调和营血,扶正祛邪。

【常用方药】和荣散坚丸。处方:

熟地黄15 g	当归10 g	白芍10 g	川芎6 g	红参15 g	白术10 g
茯苓10 g	甘草10 g	陈皮5 g	香附5 g	天花粉25 g	昆布25 g
浙贝母15 g	红花10 g	升麻10 g	桔梗10 g	夏枯草(熬膏)500 g	

方中以八珍汤调补气血;陈皮、香附行气散结;天花粉、昆布、贝母、夏枯草清热祛痰、软坚散结;红花活血散瘀;升麻、桔梗载药上行。

【加减】阴虚明显加女贞子、首乌、山茱萸、知母、黄柏等。

【供选成药】❶参芪扶正注射液:每瓶250 mL,静脉滴注,每日1次,42日为1个疗程。非气血亏虚证型不宜用。有出血倾向者慎用。有内热者忌用,以免助热动血。❷贞芪扶正颗粒(胶囊):颗粒,每包15 g,每次1包;胶囊,每6粒相当于原生药12.5 g,成人每次3~4粒;均每日3次。无明显虚证的患者应少用。❸十味扶正颗粒:每袋3.75 g,每次1袋,每日3次。阴虚内热者禁用。❹五参芪苓丸:每袋8 g,每次8 g,每日3次。高血压患者不宜用。脾胃虚寒者不宜用。❺安康胶囊:每粒0.5 g,每次4~6粒,每日3次,36日或40日为1个疗程。高血压患者不宜用。

放疗、化疗配合中医辨证治疗

1. 肺胃阴虚证 多见口干咽燥,或口唇燥裂,鼻干少津,或口烂疼痛,干呕或呃逆,干咳少痰,胃纳欠佳,大便秘结,小便短少。舌红而干、少苔或无苔,脉细数。治宜养阴润肺,和胃生津。

【常用方药】沙参麦冬汤。处方:

> 北沙参 15 g　麦冬 15 g　玉竹 10 g　甘草 6 g　桑叶 10 g　白扁豆 10 g
> 天花粉 10 g

方中北沙参、麦冬清养肺胃；玉竹、天花粉生津止渴；扁豆、甘草益气培中、甘缓和胃；桑叶轻宣燥热。

【加减】口烂疼痛较甚可配合导赤散。

【供选成药】❶参贝北瓜颗粒：详见第 872 页。❷养阴清肺膏：详见第 844 页。

2. 脾胃虚弱证　多见头晕目眩，面色苍白或萎黄，咽干纳呆，恶心呕吐，腹胀便溏，气短乏力，四肢麻木，心悸怔忡，失眠多梦，形体消瘦，甚则头发脱落，爪甲无华。舌质淡或淡暗、苔白，脉细弱。治宜健脾和胃，养心安神。

【常用方药】归脾汤。处方：

> 白术 10 g　茯神 15 g　黄芪 15 g　龙眼肉 10 g　酸枣仁 10 g　白参 10 g
> 木香 5 g　炙甘草 6 g　当归 10 g　远志 5 g　　生姜 6 g　　大枣 15 g

方中黄芪、龙眼肉补益脾气、滋养心血；白参、白术、当归、酸枣仁补脾益胃、安神定志；茯神、远志、木香、炙甘草养心安神益智、补心益脾；生姜、大枣调和脾胃。

【加减】①恶心呕吐加法半夏、生姜和胃降逆；②纳呆加砂仁、麦芽、神曲等健胃消食；③头发脱落、爪甲无华加何首乌、菟丝子、补骨脂、黑芝麻等补血填精。

【供选成药】归脾丸、人参归脾丸、黑归脾丸：详见第 823 页。

3. 肾精亏损证　多见形体消瘦，眩晕耳鸣，听力下降，精神萎靡，口舌干燥，咽干欲饮，腰膝酸软，遗精滑泄，五心烦热或午后潮热，咽喉黏膜潮红干燥，鼻咽可有血痂或脓痂附着。舌红、少苔或无苔，脉细弱或细数。治宜补肾固本，滋阴降火。

【常用方药】知柏地黄丸。处方：

> 知母 10 g　　黄柏 10 g　　熟地黄 24 g　　山药 15 g　　山茱萸 10 g
> 牡丹皮 10 g　　茯苓 10 g　　泽泻 10 g

方中六味地黄丸滋阴补肾；加知母、黄柏清虚热、泻相火。

【加减】①阴损及阳，出现形寒肢冷等肾阳虚或阴阳俱虚加补骨脂、制附子、肉桂、骨碎补、淫羊藿等温补肾阳；②阳虚水泛，头面浮肿用真武汤。

【供选成药】知柏地黄丸、济生肾气丸、桂附地黄丸：详见第810、第811页。

外 治 ❶用清热解毒、芳香通窍、滋养润燥的滴鼻剂滴鼻。❷用硇砂散、麝香散等药粉吹患处，以清热解毒、祛腐散结、生肌止痛。❸用金银花、桔梗、甘草等煎水漱口。❹外敷黄连膏，或掺珍珠层粉以收敛生肌。❺必要时可行手术治疗。

附 录

方剂拼音索引

A

艾附暖宫丸(《沈氏尊生书》) 当归 生
地黄 白芍 川芎 黄芪 肉桂
艾叶 吴茱萸 香附 续断

安冲汤(《医学衷中参西录》) 白术 黄
芪 生龙骨 生牡蛎 生地黄 白
芍 海螵蛸 茜草 续断

安宫牛黄丸(《温病条辨》) 牛黄 郁金
犀角 黄连 朱砂 冰片 珍珠
栀子 雄黄 黄芩 麝香 金箔衣

安老汤《傅青主女科》 党参 黄芪 白
术 熟地黄 山茱萸 当归 阿胶
制香附 木耳炭 黑荆穗 甘草

安神定志灵(《儿童多动症临床治疗学》)
黄芩 连翘 决明子 醋柴胡 郁
金 全当归 炙龟甲 钩藤 益智
远志 天竺黄 石菖蒲

安神定志丸(《医学心悟》) 人参 茯苓
茯神 石菖蒲 姜远志 龙齿

B

八物汤(《医垒元戎》) 当归 川芎 芍

药 熟地黄 延胡索 川楝子 炒
木香 槟榔

八珍汤(《正体类要》) 人参 白术 茯
苓 甘草 当归 白芍 川芎 熟
地黄

八正散(《太平惠民和剂局方》) 木通
车前子 萹蓄 瞿麦 滑石 甘草
梢 大黄 栀子

白虎加桂枝汤(《金匮要略》) 知母 石
膏 甘草 粳米 桂枝

白虎加人参汤(《伤寒论》) 知母 石膏
甘草 粳米 人参

白虎汤(《伤寒论》) 知母 石膏 甘草
粳米

白术散(《全生指迷方》) 白术 茯苓
大腹皮 生姜皮 陈皮

白头翁汤(《伤寒论》) 白头翁 秦皮
黄连 黄柏

百合固金汤(《医方集解》) 生地黄 熟
地黄 麦冬 浙贝母 百合 当归
芍药 甘草 玄参 桔梗

柏子仁丸(《妇人大全良方》) 柏子仁
川牛膝 生卷柏 泽兰 续断 熟
地黄

半硫丸(《太平惠民和剂局方》)　半夏
　　硫黄

半夏白术天麻汤(《医学心悟》)　半夏
　　白术　天麻　橘红　茯苓　甘草
　　生姜　大枣

半夏厚朴汤(《金匮要略》)　半夏　厚朴
　　茯苓　生姜　紫苏叶

保和丸(《丹溪心法》)　山楂　六神曲
　　半夏　茯苓　陈皮　连翘　莱菔子

保阴煎(《景岳全书》)　生地黄　熟地黄
　　白芍　山药　续断　黄芩　黄柏
　　甘草

保元汤(《博爱心鉴》)　人参　黄芪　肉
　　桂　甘草　生姜

保真汤(《十药神书》)　人参　黄芪　白
　　术　茯苓　大枣　天冬　麦冬　生
　　地黄　熟地黄　五味子　当归　芍
　　药　连须　地骨皮　柴胡　陈皮
　　生姜　黄柏　知母　甘草

贝母瓜蒌散(《医学心悟》)　浙贝母　瓜
　　蒌　天花粉　茯苓　橘红　桔梗

萆薢分清饮(《医学心悟》)　萆薢　车前
　　子　茯苓　莲子心　石菖蒲　黄柏
　　丹参　白术

萆薢化毒汤(《疡科心得集》)　萆薢　归
　　尾　牡丹皮　牛膝　防己　木瓜
　　薏苡仁　秦艽

萆薢渗湿汤(《疡科心得集》)　萆薢　薏
　　苡仁　黄柏　赤茯苓　牡丹皮　泽
　　泻　通草　滑石

碧玉散(《伤寒标本》)　六一散　青黛

鳖甲煎丸(《金匮要略》)　鳖甲　射干
　　黄芩　柴胡　鼠妇虫　干姜　大黄
　　芍药　桂枝　葶苈子　石韦　厚朴

牡丹皮　瞿麦　紫葳　半夏　人参
土鳖虫　阿胶　蜂房　赤硝　蜣螂
桃仁

补肺汤(《永类钤方》)　人参　黄芪　熟
　　地黄　五味子　紫菀　桑白皮

补肝汤(《医宗金鉴》)　当归　白芍　川
　　芎　熟地黄　酸枣仁　木瓜　炙
　　甘草

补气运脾汤(《统旨方》)　人参　黄芪
　　白术　茯苓　甘草　砂仁　陈皮
　　半夏　生姜　大枣

补肾地黄丸(《医宗金鉴》)　熟地黄　泽
　　泻　牡丹皮　山茱萸　牛膝　山药
　　鹿茸　茯苓

补肾祛瘀方(李祥云经验方)　淫羊藿
　　仙茅　熟地黄　山药　香附　三棱
　　莪术　鸡血藤　丹参

补髓丹(《百一选方》)　杜仲　补骨脂
　　鹿茸　没药　核桃仁

补天大造丸(《医学心悟》)　人参　白术
　　当归　黄芪　酸枣仁　远志　芍药
　　山药　茯苓　枸杞子　熟地黄　紫
　　河车　龟甲　鹿角

补血荣筋丸(《杏苑》)　肉苁蓉　牛膝
　　天麻　木瓜　鹿茸　熟地黄　菟丝
　　子　五味子

补阳还五汤(《医林改错》)　归尾　川芎
　　黄芪　桃仁　地龙　赤芍　红花

补中益气汤(《脾胃论》)　人参　黄芪
　　白术　甘草　当归　陈皮　升麻

不换金正气散(《太平惠民和剂局方》)
　　厚朴　广藿香　甘草　半夏　苍术
　　陈皮　生姜　大枣

蔡松汀难产方(经验方) 黄芪(蜜炙)当归 茯神 党参 龟甲(醋炙) 川芎白芍(酒炒) 枸杞子

苍附导痰丸(《叶天士女科诊治秘方》) 茯苓 半夏 陈皮 甘草 苍术 香附 制南星 枳壳 生姜 六神曲

苍术二陈汤(《杂病源流犀烛》) 苍术 白术 茯苓 陈皮 甘草 半夏

柴胡葛根汤(《外科正宗》) 柴胡 天花粉 葛根 黄芩 桔梗 连翘 牛蒡子 石膏 甘草 升麻

柴胡桂枝干姜汤(《伤寒论》) 柴胡 桂枝 干姜 党参 栝蒌根 牡蛎 炙甘草

柴胡截疟饮(《医宗金鉴》) 柴胡 黄芩 人参 甘草 半夏 常山 乌梅 槟榔 桃仁 生姜 大枣

柴胡清肝散(《保婴撮要》) 柴胡 黄芩 人参 川芎 栀子 连翘 甘草 桔梗

柴胡清肝汤(《医宗金鉴》) 生地黄 当归 白芍 川芎 柴胡 黄芩 栀子 天花粉 防风 牛蒡子 连翘 甘草

柴胡疏肝散(《景岳全书》) 陈皮 柴胡 枳壳 芍药 炙甘草 香附 川芎

柴芍六君子汤(《医宗金鉴》) 人参 白术 茯苓 陈皮 半夏 炙甘草 柴胡 白芍 钩藤

柴枳半夏汤(《医学入门》) 柴胡 半夏 黄芩 瓜蒌子 枳壳 桔梗 苦杏仁 青皮 甘草

肠宁汤(《傅青主女科》) 当归 熟地黄 阿胶 人参 山药 续断 麦冬 肉桂 甘草

沉香散(《金匮翼》) 沉香 石韦 滑石 当归 陈皮 白芍 冬葵子 甘草 王不留行

沉香散(《医宗必读·淋证》) 沉香 石韦 滑石 当归 王不留行 瞿麦 赤芍 白术 冬葵子 甘草

陈苓汤(《实用中医男科学》) 陈皮 茯苓 法半夏 白术 泽泻 猪苓 桂皮 川楝子 小茴香 橘核 牛膝 薏苡仁

陈皮竹茹汤(《片玉痘疹》) 陈皮 茯苓 黄连 竹茹

趁痛散(《产育保庆集》) 牛膝 当归 桂木 白术 黄芪 独活 生姜 薤白 甘草

赤小豆汤(《圣济总录》) 赤小豆 桑白皮 紫苏叶 槟榔 生姜

除风清脾饮(《审视瑶函》) 陈皮 连翘 防风 知母 玄明粉 黄芩 玄参 黄连 荆芥穗 大黄 桔梗 生地黄

除湿汤(《眼科纂要》) 连翘 滑石 车前子 枳壳 黄芩 黄连 木通 甘草 陈皮 荆芥 茯苓 防风

除湿胃苓汤(《医宗金鉴》) 苍术 厚朴 陈皮 猪苓 泽泻 赤茯苓 白术 滑石 防风 栀子 木通 肉桂 甘草 灯心草

除瘟化毒汤(《白喉治法忌表抉微》) 桑

叶　葛根　薄荷　金银花　生地黄
川贝母　枇杷叶　淡竹叶　木通
甘草

川芎茶调散(《太平惠民和剂局方》)　川
芎　荆芥　薄荷　羌活　细辛　白
芷　甘草　防风

春泽汤(《医方集解》)　白术　桂枝　猪
苓　泽泻　茯苓　人参

催生饮(《济阴纲目》)　当归　川芎　大
腹皮　枳壳　白芷

大补阴丸(《丹溪心法》)　知母　黄柏
熟地黄　龟甲　猪骨髓

大补元煎(《景岳全书》)　人参　炒山药
熟地黄　杜仲　枸杞子　当归　山
茱萸　炙甘草

大柴胡汤(《伤寒论》)　柴胡　黄芩　半
夏　枳实　白芍　大黄　生姜
大枣

大承气汤(《伤寒论》)　大黄　枳实　厚
朴　芒硝

大定风珠(《温病条辨》)　白芍　阿胶
生龟甲　生地黄　火麻仁　五味子
生牡蛎　麦冬　炙甘草　鸡子黄
生鳖甲

大分清饮(《类证治裁》)　茯苓　猪苓
泽泻　川木通　栀子　车前子
枳壳

大黄牡丹汤(《金匮要略》)　大黄　牡丹
皮　桃仁　冬瓜子　芒硝

大黄䗪虫丸(《金匮要略》)　䗪虫　干漆
生地黄　甘草　水蛭　芍药　苦杏

仁　黄芩　桃仁　虻虫　蛴螬
大黄

大秦艽汤(《保命集》)　秦艽　防风　羌
活　独活　白芷　细辛　黄芩　石
膏　生地黄　熟地黄　白芍　当归
川芎　白术　茯苓　甘草

大青龙汤(《伤寒论》)　麻黄　桂枝　苦
杏仁　甘草　石膏　生姜　大枣

红藤煎(《经验方》)　红藤　紫花地丁
乳香　没药　连翘　大黄　延胡索
牡丹皮　甘草　金银花

代抵当丸(《证治准绳·类方》)　大黄
芒硝　桃仁　归尾　生地黄　穿山
甲(蛤粉炒)

黛蛤散(《中药成方配本》)　青黛　海
蛤壳

丹参饮(《时方歌括》)　丹参　檀香
砂仁

丹栀逍遥散(《太平惠民和剂局方》)　牡
丹皮　栀子　当归　白芍　柴胡
茯苓　白术　甘草　薄荷　生姜

当归补血汤(《内外伤辨惑论》)　黄芪
当归

当归地黄饮(《景岳全书》)　当归　熟地
黄　山茱萸　山药　杜仲　怀牛膝
甘草

当归活血饮(《审视瑶函》)　归身　白芍
熟地黄　川芎　黄芪　苍术　防风
羌活　甘草　薄荷

当归六黄汤(《兰室秘藏》)　当归　生地
黄　熟地黄　黄连　黄芩　黄柏
黄芪

当归散(《金匮要略》)　当归　黄芩　芍
药　川芎　白术

当归芍药散(《金匮要略》)　当归　芍药

川芎　茯苓　白术　泽泻

当归四逆汤(《伤寒论》)　当归　桂枝　芍药　细辛　炙甘草　通草　大枣

当归饮子(《外科正宗》)　当归　川芎　白芍　生地黄　防风　荆芥　黄芪　甘草　蒺藜　何首乌

导赤散(《小儿药证直诀》)　生地黄　木通　竹叶　甘草

导痰汤(《校注妇人良方》)　半夏　陈皮　枳实　茯苓　甘草　制南星　生姜

涤痰汤(《济生方》)　制半夏　制南星　陈皮　枳实　茯苓　人参　石菖蒲　竹茹　甘草　生姜

地黄饮(《医宗金鉴》)　生地黄　熟地黄　何首乌　当归　牡丹皮　玄参　蒺藜　僵蚕　红花　甘草

地黄饮子(《黄帝素问宣明论方》)　熟地黄　巴戟天(去心)　山茱萸　石斛　肉苁蓉(酒浸,焙)　附子(炮)　五味子　肉桂　茯苓　麦冬(去心)　石菖蒲　远志(去心)

地榆散(《经验方》)　地榆　茜草　黄芩　黄连　栀子　茯苓

癫狂梦醒汤(《医林改错》)　桃仁　柴胡　香附　木通　赤芍　半夏　大腹皮　青皮　陈皮　桑白皮　苏子　甘草

丁香理中汤(《医钞类编》)　人参　白术　炮姜　炙甘草　丁香

丁香散(《古今医统》)　丁香　柿蒂　炙甘草　高良姜

丁萸理中汤(《医宗金鉴》)　丁香　吴茱萸　党参　白术　干姜　炙甘草

定喘汤(《摄生众妙方》)　白果　麻黄　桑白皮　款冬花　半夏　苦杏仁　苏子　黄芩　甘草

定经汤(《傅青主女科》)　柴胡　炒荆芥　当归　白芍　山药　茯苓　菟丝子　熟地黄

定痫丸(《医学心悟》)　天麻　川贝母　胆南星　姜半夏　陈皮　茯神　丹参　麦冬　石菖蒲　远志　全蝎　僵蚕　琥珀　朱砂

都气丸(《医宗己任编》)　熟地黄　山药　山茱萸　茯苓　泽泻　牡丹皮　五味子

独参汤(《伤寒大全》)　人参

独活寄生汤(《备急千金要方》)　独活　桑寄生　秦艽　防风　细辛　当归　芍药　川芎　干地黄　杜仲　牛膝　人参　茯苓　甘草　桂木

夺命散(《女科准绳》)　血竭　没药

耳聋左慈丸(《重订广温热论》)　熟地黄　山药　山茱萸　牡丹皮　泽泻　茯苓　五味子　磁石　石菖蒲

二陈平胃散(《太平惠民和剂局方》)　半夏　茯苓　陈皮　甘草　苍术　厚朴

二陈平胃散(《简明医药》)　半夏　茯苓　陈皮　炙甘草　苍术　厚朴　枳实　神曲　山楂

二陈汤(《太平惠民和剂局方》)　半夏　陈皮　茯苓　炙甘草

二冬汤(《医学心悟》)　天冬　麦冬　天花粉　黄芩　知母　甘草　人参　荷叶

二妙丸(《丹溪心法》)　黄柏　苍术

二仙汤(《中医方剂临床手册》) 仙茅
　　淫羊藿　巴戟天　当归　盐知母
　　盐黄柏

二阴煎(《景岳全书》) 生地黄　麦冬
　　酸枣仁　生甘草　玄参　茯苓　黄
　　连　木通　灯心草　淡竹叶

二至丸(《证治准绳》) 墨旱莲　女贞子

防风通圣散(《宣明论方》) 防风　川芎
　　当归　芍药　大黄　芒硝　连翘
　　薄荷　麻黄　石膏　桔梗　黄芩
　　白术　栀子　荆芥穗　滑石　甘草
　　生姜

防己黄芪汤(《金匮要略》) 防己　黄芪
　　白术　甘草　生姜　大枣

肥儿丸(《医宗金鉴》) 麦芽　胡黄连
　　人参　白术　茯苓　黄连　使君子
　　六神曲　炒山楂　炙甘草　芦荟

附子理苓汤(《内经拾遗》) 人参　白术
　　干姜　甘草　附子　猪苓　泽泻
　　白术　茯苓　桂枝

附子理中汤(《三因极一病证方论》) 附
　　子　人参　干姜　炙甘草　白术

附子理中丸(《太平惠民和剂局方》) 人
　　参　白术　甘草　干姜　附子

附子泻心汤(《伤寒论》) 附子　白术
　　茯苓　芍药　人参

复方大柴胡汤(《医学资料选编》) 柴胡
　　黄芩　枳壳　川楝子　大黄　玄明
　　粉　白芍　蒲公英　木香　丹参
　　甘草

复元活血汤(《医学发明》) 柴胡　栝楼

粉根　当归　红花　甘草　穿山甲
　　大黄　桃仁

甘草干姜汤(《金匮要略》) 甘草　干姜

甘姜苓术汤(《金匮要略》) 甘草　干姜
　　茯苓　白术

甘露消毒丹(《温热经纬》) 滑石　茵陈
　　黄芩　石菖蒲　川贝母　木通　广
　　藿香　射干　连翘　薄荷　白豆蔻

甘麦大枣汤(《金匮要略》) 甘草　小麦
　　大枣

甘遂半夏汤(《金匮要略》) 甘遂　半夏
　　芍药　甘草

膏淋汤(《医学衷中参西录》) 山药　芡
　　实　龙骨　牡蛎　生地黄　党参
　　白芍

膈下逐瘀汤(《医林改错》) 五灵脂　当
　　归　川芎　桃仁　牡丹皮　赤芍
　　延胡索　甘草　香附　红花　枳壳

葛根黄芩黄连汤(《伤寒论》) 葛根　黄
　　芩　黄连　炙甘草

葛根汤(《伤寒论》) 葛根　麻黄　桂枝
　　生姜　炙甘草　芍药　大枣

更衣丸(《先醒斋医学广笔记》) 芦荟
　　朱砂

枸橘汤(《外科证治全生集》) 枸橘　川
　　楝子　秦艽　陈皮　防风　泽泻
　　赤芍　甘草

固本止崩汤(《傅青主女科》) 熟地黄
　　人参　黄芪　白术　当归　炮姜

固经丸(《医学入门》) 龟甲　黄芩　白
　　芍　椿皮　黄柏　香附

固阴煎(《景岳全书》) 菟丝子 熟地黄 山茱萸 人参 山药 炙甘草 五味子 远志

固真汤(《证治准绳》) 人参 白术 茯苓 炙甘草 黄芪 附子 肉桂 山药

顾步汤(《外科真诠》) 黄芪 石斛 当归 牛膝 紫花地丁 人参 甘草 金银花 蒲公英 菊花

瓜蒌桂枝汤(《金匮要略》) 天花粉 桂枝 芍药 甘草 生姜 大枣

瓜蒌牛蒡汤(《医宗金鉴》) 瓜蒌子 牛蒡子(炒研) 天花粉 黄芩 陈皮 生栀子(研) 连翘(去心) 皂角刺 金银花 生甘草 青皮 柴胡

瓜蒌薤白半夏汤(《金匮要略》) 瓜蒌实 薤白 半夏 白酒

归脾汤(《济生方》) 白术 茯神 黄芪 龙眼肉 酸枣仁 人参 木香 甘草 当归 远志 生姜 大枣

归脾汤(《正体类要》) 白术 当归 茯苓 黄芪 龙眼肉 远志 木通 酸枣仁 木香 甘草 人参

归芍红花散(《审视瑶函》) 当归 大黄 栀子 黄芩 红花 赤芍 甘草 白芷 防风 生地黄 连翘

归肾丸(《景岳全书》) 熟地黄 山药 山茱萸 茯苓 当归 枸杞子 杜仲菟丝子

龟鹿二仙膏(《医便》) 鹿角 龟甲 人参 枸杞子

桂附八味丸(即桂附地黄丸) 六味地黄丸加肉桂、附子

桂枝茯苓丸(《金匮要略》) 桂枝 茯苓 芍药 牡丹皮 桃仁

桂枝甘草龙骨牡蛎汤(《伤寒论》) 桂枝 炙甘草 煅龙骨 煅牡蛎

桂枝甘草汤(《伤寒论》) 桂枝 甘草

桂枝加当归汤(《经验方》) 桂枝 芍药 甘草 生姜 大枣 当归

桂枝加黄芪汤(《金匮要略》) 桂枝 芍药 甘草 生姜 大枣 黄芪

桂枝加龙骨牡蛎汤(《金匮要略》) 桂枝 芍药 生姜 甘草 大枣 龙骨 牡蛎

桂枝芍药知母汤(《金匮要略》) 桂枝 芍药 炙甘草 麻黄 白术 知母 防风 炮附子 生姜

桂枝汤(《伤寒论》) 桂枝 芍药 生姜 甘草 大枣

还少丹(《医方集解》) 熟地黄 枸杞子 山茱萸 肉苁蓉 巴戟天 小茴香 杜仲 怀牛膝 楮实子 茯苓 山药 大枣 石菖蒲 远志 五味子

还阴救苦汤(《原机启微》) 升麻 苍术 炙甘草 柴胡 防风 羌活 细辛 藁本 川芎 桔梗 红花 归身 黄连 黄芩 黄柏 知母 生地黄 连翘 龙胆

海藏地黄散(《审视瑶函》) 当归 酒大黄 生地黄 熟地黄 蒺藜 沙苑子 谷精草 玄参 木通 羌活 防风 蝉蜕 木贼 犀角 甘草

海藻玉壶汤(《医宗金鉴》) 海藻 昆布 海带 半夏 陈皮 青皮 连翘 浙贝母 当归 川芎 独活 甘草

蒿芩地丹四物汤(《中医临床家徐志华》) 青蒿 黄芩 地骨皮 牡丹皮 生地黄 川芎 当归 白芍

何人饮(《景岳全书》) 何首乌 人参 当归 陈皮 生姜

和荣散坚丸(《外科正宗》) 熟地黄 当归 白芍 川芎 人参 白术 茯苓 甘草 陈皮 香附 天花粉 昆布 浙贝母 夏枯草 红花 升麻桔梗

河车八味丸(《幼幼集成》) 紫河车 熟地黄 牡丹皮 大枣 茯苓 泽泻 山药 麦冬 五味子 肉桂 熟附片 鹿茸

河车大造丸(《扶寿精方》) 紫河车 熟地黄 杜仲 天冬 麦冬 龟甲 黄柏 牛膝

黑锡丹(《太平惠民和剂局方》) 黑锡 生硫黄 川楝子 胡芦巴 木香 附子(制) 肉豆蔻 补骨脂(盐水炒) 沉香 小茴香(盐水炒) 阳起石 肉桂

猴枣散(《古今名方》) 猴枣 羚羊角 硼砂 沉香 青礞石 浙贝母 天竺黄 麝香

虎潜丸(《丹溪心法》) 龟甲 黄柏 知母 熟地黄 白芍 锁阳 陈皮 干姜 虎骨

琥珀抱龙丸(《活幼心书》) 琥珀 天竺黄 檀香 人参 茯苓 甘草 枳壳 枳实 朱砂 山药 制南星 金箔

琥珀养心丹(《证治汇补》) 琥珀 龙齿 远志 牛黄 石菖蒲 茯神 人参 酸枣仁 生地黄 归身 黄连 柏

子仁 朱砂 金箔

华盖散(《太平惠民和剂局方》) 麻黄 桑白皮 苏子 苦杏仁 茯苓 陈皮

化斑解毒汤(《赵炳南临床经验集》) 玄参 知母 生石膏 川黄连 青翘 生地黄 凌霄花 生甘草

化肝煎(《景岳全书》) 青皮 陈皮 芍药 牡丹皮 栀子 泽泻 土贝母

化积丸(《类证治裁》) 三棱 莪术 阿魏 海浮石 香附 雄黄 槟榔 苏木 瓦楞子 五灵脂

化坚二陈丸(《医宗金鉴》) 陈皮 半夏 白茯苓 生甘草 黄连 炒僵蚕 薄荷

化痰开郁方(《经验方》) 玄参 牡蛎 夏枯草 天竺黄 浙贝母 胆南星 柴胡 青皮 荔枝核 橘核 鹿衔草 半枝莲 射干

化阴煎(《景岳全书》) 生地黄 熟地黄 牛膝 猪苓 泽泻 黄柏 知母 绿豆 龙胆 车前子

槐角地榆丸(《外科大成》) 槐角 白芍 枳壳 荆芥 地榆炭 椿皮 栀子 黄芩 生地黄

槐角丸(《丹溪心法》) 槐角 地榆 黄芩 当归 炒枳壳 防风

缓肝理脾汤(《医宗金鉴》) 桂枝 人参 茯苓 白术 白芍 陈皮 山药 扁豆 炙甘草 煨姜 大枣

黄连阿胶汤(《伤寒论》) 黄连 黄芩 阿胶 白芍 鸡子黄

黄连解毒汤(《外台秘要》) 黄连 黄柏 黄芩 大黄

黄连解毒汤(《肘后方》) 黄连 黄柏

黄芩　栀子

黄连清心饮(《沈氏尊生书》)　黄连　生
地黄　当归　甘草　酸枣仁　茯神
远志　人参　莲子

黄连温胆汤(《备急千金要方》)　半夏
陈皮　茯苓　甘草　枳实　竹茹
黄连　大枣

黄芪鳖甲散(《卫生宝鉴》)　黄芪　鳖甲
天冬　地骨皮　秦艽　柴胡　紫菀
半夏　茯苓　知母　生地黄　白芍
桑白皮　人参　肉桂　桔梗　甘草

黄芪鳖甲汤(《医学入门》)　人参　肉桂
桔梗　生地黄　半夏　紫菀　知母
赤芍　黄芪　炙甘草　桑白皮　天
冬　鳖甲　秦艽　茯苓　地骨皮
柴胡

黄芪当归散(《医宗金鉴》)　黄芪　当归
人参　白术　白芍　甘草　大枣
生姜　猪尿脬

黄芪桂枝五物汤(《金匮要略》)　黄芪
桂枝　白芍　生姜　大枣

黄芪建中汤(《金匮要略》)　黄芪　桂枝
芍药　炙甘草　饴糖　大枣　生姜

黄芪汤(《金匮翼》)　黄芪　陈皮　火麻
仁　白蜜

黄芩汤(《医宗金鉴》)　黄芩　栀子　桑
白皮　麦冬　桔梗　薄荷　甘草
荆芥穗　连翘

黄芩泻白散(《症因脉治》)　黄芩　桑白
皮　地骨皮　甘草

黄土汤(《金匮要略》)　伏龙肝　阿胶
地黄　白术　附子　黄芩　甘草

会厌逐瘀汤(《医林改错》)　桃仁　红花
当归　赤芍　柴胡　枳壳　桔梗
生地黄　玄参　甘草

活血驱风解毒汤(《经验方》)　当归　川
芎　红花　威灵仙　白芷　防风
僵蚕　七叶一枝花　半边莲　紫花
地丁

活血散瘀汤(《外科正宗》)　归尾　赤芍
桃仁　大黄　川芎　苏木　牡丹皮
枳壳　瓜蒌仁　槟榔

活血通脉汤(《经验方》)　丹参　鸡血藤
生黄芪　蒲公英　赤芍　天葵子
天花粉　紫花地丁　乳香　没药

活血止痛汤(《外科大成》)　当归　苏木
落得打　川芎　红花　乳香　没药
三七　赤芍　陈皮　土鳖虫　紫
金藤

藿香正气散(《太平惠民和剂局方》)　广
藿香　厚朴　紫苏叶　陈皮　大腹
皮　白芷　茯苓　白术　半夏曲
桔梗　甘草　生姜　大枣

己椒苈黄丸(《金匮要略》)　防己　椒目
葶苈子　大黄

济生肾气丸(《济生方》)　附子　五味子
山茱萸　山药　牡丹皮　鹿茸　熟
地黄　肉桂　白茯苓　泽泻

济生丸(《卫生鸿宝》)　云苓　母丁香
香薷　甘草　广藿香　檀香　木瓜
紫苏叶

加减苁蓉菟丝子丸(《中医妇科治疗学》)
熟地黄　肉苁蓉　覆盆子　当归
枸杞子　桑寄生　菟丝子　焦艾叶

加减导气汤(《实用中医男科学》)　川楝
子　小茴香　吴茱萸　橘核　荔枝

核　薏苡仁　泽泻

加减地黄丸(《原机启微》)　生地黄　熟
地黄　牛膝　当归　枳壳　杏仁
羌活　防风

加减葳蕤汤(《通俗伤寒论》)　葳蕤　葱
白　桔梗　白薇　豆豉　薄荷　炙
甘草　大枣

加减一阴煎(《景岳全书》)　生地黄　白
芍　麦冬　熟地黄　知母　地骨皮
甘草

加减驻景丸(《银海精微》)　楮实子　菟
丝子　枸杞子　车前子　五味子
当归　熟地黄　花椒

加味不换金正气散(《经验方》)　厚朴
苍术　陈皮　甘草　广藿香　佩兰
草果　半夏　槟榔　石菖蒲　荷叶

加味导赤汤(《简明中医喉科学》)　生地
黄　木通　淡竹叶　甘草　黄连
黄芩　金银花　连翘　牛蒡子　玄
参　桔梗　薄荷

加味二妙散(《丹溪心法》)　黄柏　当归
苍术　牛膝　防己　萆薢　龟甲

加味桔梗汤(《医学心悟》)　桔梗　甘草
浙贝母　橘红　金银花　薏苡仁
葶苈子　白及

加味六味地黄丸(《医宗金鉴》)　熟地黄
山药　山茱萸　牡丹皮　茯苓　泽
泻　鹿茸　五加皮　麝香

加味清胃散(《脾胃论》)　黄连　生地黄
牡丹皮　当归　犀角　连翘　甘草

加味四斤丸(《三因极一病证方论》)　肉
苁蓉　牛膝　菟丝子　木瓜　鹿茸
熟地黄　天麻　五味子

加味四君子汤(《三因极一病证方论》)
人参　茯苓　白术　炙甘草　黄芪

白扁豆

加减四物汤(《金匮翼》)　白芍　当归
生地黄　川芎　蔓荆子　菊花　黄
芩　甘草

加味四物汤(《医宗金鉴》)　当归　川芎
生地黄　蒲黄　瞿麦　桃仁　牛膝
滑石　白芍　甘草　木香　木通

加味五淋散(《医宗金鉴》)　栀子　茯苓
当归　白芍　黄芩　甘草　生地黄
泽泻　车前子　滑石　木通

加味五苓散(《医宗金鉴》)　栀子　茯苓
当归　黄芩　白芍　甘草　生地黄
泽泻　车前子　木通　滑石

加味修肝散(《银海精微》)　栀子　薄荷
羌活　荆芥　防风　麻黄　大黄
连翘　黄芩　当归　赤芍　菊花
木贼　桑螵蛸　蒺藜　川芎　甘草

健固汤(《傅青主女科》)　党参　白术
茯苓　薏苡仁　巴戟天　补骨脂
吴茱萸　肉豆蔻　五味子

健脾丸(《医方集解》)　人参　白术　陈
皮　麦芽　山楂　枳实　六神曲

将军定痛丸(《审视瑶函》)　黄芩　僵蚕
陈皮　天麻　桔梗　青礞石　白芷
薄荷　大黄　半夏

交泰丸(《韩氏医通》)　黄连　肉桂

胶艾汤(《金匮要略》)　阿胶　艾叶　当
归　川芎　白芍　生地黄　甘草

椒目瓜蒌汤(《医醇滕义》)　花椒　瓜蒌
仁　葶苈仁　桑白皮　苏子　半夏
茯苓　橘红　蒺藜

截疟七宝饮(《杨氏家藏方》)　常山　草
果　厚朴　槟榔　青皮　陈皮　炙
甘草

解肝煎(《景岳全书》)　紫苏叶　白芍

陈皮 半夏 厚朴 茯苓 砂仁
生姜

解肌透痧汤(《喉痧症治概要》) 荆芥
牛蒡子 蝉蜕 浮萍 僵蚕 射干
淡豆豉 马勃 葛根 甘草 桔梗
前胡 连翘 竹茹

金匮肾气丸(《金匮要略》) 生地黄 山
药 山茱萸 泽泻 茯苓 牡丹皮
炮附子 桂枝

金铃子散(《素问病机气宜保命集》) 川
楝子 延胡索

金水六君煎(《景岳全书》) 当归 茯苓
半夏 熟地黄 陈皮 炙甘草

金锁固精丸(《医方集解》) 沙苑子 芡
实 莲须 龙骨 牡蛎 莲子

荆防败毒散(《外科理例》) 荆芥 防风
人参 羌活 独活 前胡 柴胡
桔梗 枳壳 茯苓 川芎 甘草

荆穗四物汤(《医宗金鉴》) 荆芥 当归
川芎 白芍 生地黄

救母丹(《傅青主女科》) 人参 当归
川芎 益母草 赤石脂 荆芥穗
(炒黑)

菊花决明散(《证治准绳》) 决明子 石
决明 木贼 羌活 防风 菊花
蔓荆子 川芎 生石膏 黄芩 炙
甘草

橘核丸(《济生方》) 橘核 海藻 昆布
海带 川楝子 桃仁 厚朴 木通
枳实 延胡索 桂木 木香

橘皮竹茹汤(《金匮要略》) 陈皮 竹茹
大枣 生姜 甘草 人参

举元煎(《景岳全书》) 人参 黄芪 白
术 升麻 甘草

开郁散(《外科秘录》) 柴胡 当归 白
芍 白芥子 白术 全蝎 郁金
茯苓 香附 天葵子 炙甘草

开郁种玉汤(《傅青主女科》) 白芍 香
附 当归 白术 牡丹皮 茯苓
天花粉

控涎丹(《三因极一病证方论》) 甘遂
大戟 白芥子

苦参汤(《疡科心得集》) 苦参 蛇床子
白芷 金银花 菊花 黄柏 地肤
子 石菖蒲

宽带汤(《傅青主女科》) 白术 巴戟天
补骨脂 杜仲 熟地黄 人参 麦
冬 五味子 肉苁蓉 白芍 当归
莲子

理冲汤(《医学衷中参西录》) 生黄芪
党参 白术 山药 天花粉 知母
三棱 莪术 生鸡内金

理中汤(《伤寒论》) 人参 白术 干姜
甘草

鲤鱼汤(《千金要方》) 鲤鱼 白术 白
芍 当归 茯苓 生姜 橘红

连理汤(《张氏医通》) 人参 白术 干
姜 炙甘草 黄连 茯苓

连理汤(《症因脉治》) 人参 白术 干
姜 炙甘草 黄连

连梅汤(《温病条辨》) 黄连 乌梅 麦
冬 生地黄 阿胶

连朴饮(《霍乱论》) 黄连 厚朴 石菖蒲 制半夏 芦根 栀子 淡豆豉

连翘败毒散(《医方集解》) 荆芥 炒防风 金银花 连翘 生甘草 前胡 柴胡 川芎 枳壳 桔梗 茯苓 薄荷 生姜 羌活 独活

良附丸(《良方集腋》) 高良姜 香附

凉膈散(《和剂局方》) 大黄 芒硝 甘草 栀子 薄荷叶 黄芩 连翘 淡竹叶 白蜜

凉血地黄汤(《外科大成》) 生地黄 归尾 地榆 槐角 黄连 天花粉 生甘草 升麻 赤芍 枳壳 黄芩 荆芥

凉血四物汤(《医宗金鉴》) 当归 生地黄 川芎 赤芍 黄芩 茯苓 陈皮 红花 甘草

凉血消风散(《朱仁康临床经验集》) 生地黄 当归 荆芥 蝉蜕 苦参 蒺藜 知母 生石膏 生甘草

凉营清气汤(《喉痧症治概要》) 水牛角 鲜石斛 栀子 牡丹皮 鲜生地黄 薄荷 黄连 赤芍 玄参 石膏 甘草 连翘 淡竹叶 白茅根 芦根 金汁

两地汤(《傅青主女科》) 生地黄 地骨皮 玄参 麦冬 阿胶 白芍

苓甘五味姜辛汤(《金匮要略》) 茯苓 甘草 五味子 细辛 干姜

苓桂术甘汤(《金匮要略》) 茯苓 桂枝 白术 甘草

羚角钩藤汤(《重订通俗伤寒论》) 羚羊角 桑叶 川贝母 鲜生地黄 钩藤 菊花 白芍 生甘草 鲜竹茹 茯神

羚羊角汤(《医醇賸义》) 羚羊角 龟甲 生地黄 白芍 牡丹皮 柴胡 薄荷 菊花 夏枯草 蝉蜕 大枣 生石决明

六君子汤(《和剂局方》) 党参 白术 茯苓 甘草 半夏 陈皮

六君子汤(《校注妇人良方》) 人参 炙甘草 茯苓 白术 陈皮 制半夏 生姜 大枣

六磨汤(《证治准绳》) 沉香 木香 槟榔 乌药 枳实 大黄

六味地黄丸(《小儿药证直诀》) 熟地黄 山药 茯苓 牡丹皮 泽泻 山茱萸

六味汤(《喉科秘旨》) 荆芥 防风 桔梗 僵蚕 薄荷 甘草

六一散(《伤寒标本心法类萃》) 滑石 甘草

龙胆泻肝汤(《太平惠民和剂局方》) 龙胆 黄芩 栀子 泽泻 木通 车前子 当归 生地黄 柴胡 甘草

龙骨散(《杂病源流犀烛》) 煅龙骨 枯矾

龙虎二仙汤(《时疫白喉捷要》) 龙胆 生地黄 生石膏 犀角 牛蒡子 板蓝根 知母 玄参 马勃 木通 黄连 焦栀子 黄芩 僵蚕 大青叶 粳米 甘草

漏芦散(《备急千金要方》) 漏芦 石钟乳 天花粉 蛴螬

鹿角胶丸(《医学正传》) 鹿角胶 鹿角霜 熟地黄 川牛膝 茯苓 菟丝子 人参 当归 白术 杜仲 虎胫骨 龟甲

绿风羚羊饮(《医宗金鉴》) 玄参 防风

茯苓　知母　黄芩　细辛　桔梗
羚羊角　车前子　大黄

麻黄附子细辛汤(《伤寒论》)　麻黄　附
子　细辛

麻黄桂枝各半汤(《伤寒论》)　桂枝　白
芍　生姜　大枣　甘草　麻黄　苦
杏仁

麻黄连翘赤小豆汤(《伤寒论》)　麻黄
苦杏仁　生梓白皮　连翘　赤小豆
甘草　生姜　大枣

麻黄汤(《伤寒论》)　麻黄　苦杏仁　桂
枝　炙甘草

麻杏石甘汤(《伤寒论》)　麻黄　苦杏仁
石膏　甘草

麻子仁丸(《伤寒论》)　火麻仁　芍药
枳实　大黄　厚朴　苦杏仁

马齿苋合剂(《经验方》)　马齿苋　紫草
败酱草　大青叶

麦门冬汤(《金匮要略》)　麦冬　人参
半夏　甘草　粳米　大枣

麦味地黄丸(《寿世保元》)　生地黄　山
茱萸　山药　茯苓　牡丹皮　泽泻
五味子　麦冬

蔓荆子散(《东垣十书》)　蔓荆子　生地
黄　赤芍　甘菊花　桑白皮　木通
麦冬　升麻　前胡　炙甘草　茯苓

明目地黄丸(《中药成方配本》)　熟地黄
山茱萸　山药　牡丹皮　茯苓　泽
泻　当归　白芍　枸杞子　菊花
蒺藜　石决明

牡蛎散(《太平惠民和剂局方》)　煅牡蛎

黄芪　麻黄根　浮小麦

木防己汤(《金匮要略》)　木防己　石膏
桂枝　人参

木香槟榔丸(《医方集解》)　木香　香附
青皮　陈皮　枳壳　牵牛子　槟榔
黄连　黄柏　三棱　莪术　大黄
芒硝

木香顺气散(《统旨方》)　乌药　香附
木香　青皮　陈皮　砂仁　苍术
厚朴　槟榔　甘草　枳壳　川芎

木萸散(《经验方》)　木瓜　吴茱萸　防
风　全蝎　蝉蜕　天麻　僵蚕　胆
南星　藁本　桂枝　蒺藜　朱砂
雄黄　猪胆汁

内补丸(《女科切要》)　鹿茸　肉苁蓉
菟丝子　沙苑子　肉桂　制附子
黄芪　桑螵蛸　蒺藜　紫草茸

牛蒡解肌汤(《疡科心得集》)　牛蒡子
薄荷　荆芥　连翘　栀子　牡丹皮
石斛　玄参　夏枯草

牛黄清心丸(《痘疹世医心法》)　牛黄
朱砂　黄连　黄芩　栀子　郁金

牛黄清心丸(《太平惠民和剂局方》)　牛
黄　当归　川芎　甘草　山药　黄
芩　苦杏仁(炒)　大豆黄卷　大枣
(去核)白术(炒)　茯苓　桔梗　防
风　柴胡　阿胶　干姜　白芍　人
参　六神曲(炒)　肉桂　麦冬　白
薇　蒲黄(炒)　麝香　冰片　水牛
角浓缩粉　羚羊角　朱砂　雄黄

暖肝煎(《景岳全书》)　肉桂　小茴香

茯苓　乌药　枸杞子　当归　沉香
生姜

枇杷清肺饮（《医宗金鉴》）　人参　枇杷
叶（去毛蜜炙）　生甘草　黄连　桑
白皮　黄柏

平喘固本汤（《经验方》）　党参　五味子
冬虫夏草　核桃肉　沉香　磁石
脐带　苏子　款冬花　法半夏
橘红

平胃散（《和剂局方》）　苍术　厚朴　陈
皮　甘草

普济消毒饮（《东垣试效方》）　黄芩　黄
连　陈皮　甘草　玄参　连翘　板
蓝根　马勃　牛蒡子　薄荷　僵蚕
升麻　柴胡　桔梗

普济消毒饮（《景岳全书》）　黄芩　黄连
橘红　玄参　生甘草　连翘　牛蒡
子　板蓝根　马勃　僵蚕　升麻
柴胡　桔梗

七宝美髯丹（邵应节方）　何首乌　赤白
雌雄　牛膝　破故纸　茯苓　菟丝
子　归身　枸杞子

七福饮（《景岳全书》）　熟地黄　当归
人参　白术　炙甘草　远志　苦
杏仁

七味白术散（《小儿药证直诀》）　人参
白茯苓　白术　甘草　广藿香叶
木香　葛根

杞菊地黄丸（《医级》）　枸杞子　菊花
熟地黄　山茱萸　山药　泽泻　丹
皮　茯苓

启膈散（《医学心悟》）　丹参　沙参　贝
母　茯苓　郁金　荷叶蒂　砂仁壳
杵头糠

启阳娱心丹（《辨证录》）　茯苓　石菖蒲
甘草　人参　远志　橘红　砂仁
柴胡　菟丝子　白术　生酸枣仁
当归　白芍　山药　六神曲

牵正散（《杨氏家藏方》）　白附子　僵蚕
全蝎

前列腺汤（《经验方》）　丹参　泽兰　桃
仁　红花　赤芍　乳香　没药　王
不留行　青皮　川楝子　小茴香
白芷　败酱草　蒲公英

茜根散（《景岳全书》）　茜草　黄芩　阿
胶　侧柏叶　生地黄　甘草

羌活胜风汤（《原机启微》）　柴胡　黄芩
白术　荆芥　枳壳　川芎　防风
羌活　独活　前胡　薄荷　桔梗
白芷　甘草

羌活胜湿汤（《内外伤辨惑论》）　羌活
独活　川芎　蔓荆子　甘草　防风
藁本

芩连二母丸（《外科正宗》）　黄芩　黄连
知母　浙贝母　当归　白芍　羚羊
角　生地黄　熟地黄　蒲黄　地骨
皮　川芎　甘草　侧柏叶

秦艽鳖甲散（《卫生宝鉴》）　秦艽　柴胡
炙鳖甲　知母　地骨皮　当归

青娥丸（《太平惠民和剂局方》）　补骨脂
杜仲　核桃肉　大蒜头

青蒿鳖甲汤（《温病条辨》）　青蒿　鳖甲
知母　生地黄　牡丹皮

清肺饮（《证治汇补》）　茯苓　黄芩　桑白皮　麦冬　车前子　栀子　木通

清肝芦荟丸（《外科正宗》）　当归　生地黄　白芍　川芎　黄连　海蛤壳　猪牙皂　甘草　昆布　芦荟

清肝引经汤（《中医妇科学》四版教材）　当归　白芍　生地黄　牡丹皮　栀子　黄芩　川楝子　茜草　牛膝　白茅根　甘草

清肝止淋汤（《傅青主女科》）　当归　白芍　生地黄　牡丹皮　黄柏　牛膝　制香附　黑豆

清骨散（《证治准绳》）　柴胡　胡黄连　秦艽　鳖甲　地骨皮　青蒿　知母　甘草

清解透表汤（《经验方》）　西河柳　蝉蜕　葛根　升麻　紫草　桑叶　菊花　甘草　牛蒡子　金银花　连翘

清金化痰汤（《统旨方》）　黄芩　栀子　桔梗　甘草　浙贝母　知母　麦冬　桑白皮　瓜蒌子　橘红　茯苓

清经散（《傅青主女科》）　牡丹皮　地骨皮　白芍　熟地黄　青蒿　黄柏　茯苓

清络饮（《温病条辨》）　鲜荷叶边　西瓜翠衣　鲜金银花　鲜扁豆花　鲜竹叶心　丝瓜皮

清气化痰丸（《医方考》）　陈皮　制半夏　苦杏仁　枳实　黄芩　瓜蒌子　茯苓　胆南星

清热固经汤（《简明中医妇科学》）　黄芩　焦栀子　生地黄　地骨皮　地榆　生藕节　阿胶　陈棕炭　龟甲　牡蛎　生甘草

清热调血汤（《古今医鉴》）　牡丹皮　黄连　生地黄　当归　白芍　川芎　红花　桃仁　延胡索　莪术　香附

清热消毒散（《外科枢要》）　黄连　栀子　连翘　当归　川芎　芍药　生地黄　金银花　甘草

清热泻脾散（《医宗金鉴》）　栀子　石膏　黄连　生地黄　黄芩　茯苓　灯心草

清暑汤（《外科全生集》）　连翘　天花粉　赤芍　甘草　滑石　车前子　金银花　泽泻　淡竹叶

清暑益气汤（《温病条辨》）　黄芪　黄柏　麦冬　青皮　白术　升麻　当归　炙甘草　六神曲　人参　泽泻　五味子　陈皮　苍术　葛根　生姜　大枣

清胃解毒汤（《痘疹传心录》）　当归　黄连　生地黄　天花粉　连翘　升麻　牡丹皮　赤芍

清胃散（《脾胃论》）　生地黄　当归　牡丹皮　黄连　升麻

清瘟败毒饮（《疫疹一得》）　生石膏　生地黄　玄参　犀角　黄连　栀子　桔梗　知母　连翘　甘草　牡丹皮　鲜淡竹叶

清咽利膈汤（《外科正宗》）　连翘　栀子　黄芩　薄荷　牛蒡子　防风　荆芥　玄明粉　金银花　玄参　大黄　桔梗　黄连　甘草

清咽下痰汤（《经验方》）　玄参　桔梗　甘草　牛蒡子　浙贝母　瓜蒌　射干　荆芥　马兜铃

清营汤（《温病条辨》）　犀角（水牛角代）　生地黄　玄参　竹叶心　麦冬　丹参　黄连　金银花　连翘

清燥救肺汤(《医门法律》) 桑叶 石膏 苦杏仁 甘草 麦冬 人参 阿胶 炒火麻仁 炙枇杷叶

清瘴汤(《经验方》) 青蒿 柴胡 茯苓 知母 陈皮 半夏 黄芩 黄连 枳实 常山 竹茹 益元散

清中汤(《医学统旨》) 黄连 栀子 半夏 茯苓 陈皮 草豆蔻 甘草

驱虫粉(《经验方》) 使君子 生大黄

驱风散热饮子(《审视瑶函》) 连翘 牛蒡子 羌活 薄荷 大黄 赤芍 防风 归尾 甘草 栀子 川芎

驱蛔承气汤(《急腹症方药新解》) 大黄 芒硝 枳实 厚朴 槟榔 使君子 苦楝子

全鹿丸(《古今医统》) 中鹿一只 人参 白术 茯苓 炙甘草 当归 川芎 生地黄 熟地黄 黄芪 天冬 麦冬 枸杞子 杜仲 牛膝 山药 芡实 菟丝子 五味子 锁阳 肉苁蓉 补骨脂 巴戟天 胡芦巴 续断 覆盆子 楮实子 秋石 陈皮 花椒 小茴香 沉香 青盐

人参鳖甲汤(《妇人良方》) 人参 桂木 当归 桑寄生 茯苓 白芍 桃仁 熟地黄 甘草 麦冬 续断 牛膝 鳖甲 黄芪

人参乌梅汤(《温病条辨》) 人参 乌梅 木瓜 山药 莲子 炙甘草

人参五味子汤(《幼幼集成》) 人参 白术 茯苓 五味子 麦冬 炙甘草

人参养荣汤(《太平惠民和剂局方》) 人参 熟地黄 当归 白芍 白术 茯苓 炙甘草 黄芪 陈皮 五味子 桂木 炒远志

人参紫金丹(《医宗金鉴》) 人参 丁香 当归 血竭 骨碎补 五味子 甘草 五加皮 没药 茯苓

如金解毒散(《景岳全书》) 桔梗 甘草 黄芩 黄柏 栀子

润肠汤(《证治准绳》) 当归 甘草 生地黄 火麻仁 桃仁泥

润肠丸(《沈氏尊生书》) 当归 生地黄 火麻仁 桃仁 枳壳

三才封髓丹(《卫生宝鉴》) 天冬 熟地黄 人参 黄柏 砂仁 甘草

三甲复脉汤(《温病条辨》) 阿胶 生地黄 麦冬 白芍 炙甘草 牡蛎 火麻仁 鳖甲 龟甲

三金排石汤(《经验方》) 海金沙 金钱草 鸡内金 石韦 冬葵子 滑石 车前子

三妙丸(《医学正传》) 苍术(米泔水浸) 黄柏(酒炒) 牛膝

三拗汤(《太平惠民和剂局方》) 麻黄 苦杏仁 甘草

三仁汤(《温病条辨》) 苦杏仁 飞滑石 通草 竹叶 白豆蔻 厚朴 薏苡仁 半夏

三仙汤(《医方类聚》) 苍术 牛膝 生地黄

三阴煎(《景岳全书》) 当归 熟地黄

炙甘草　芍药　酸枣仁　人参

三子养亲汤(《韩氏医通》)　苏子　白芥
　　子　莱菔子

散风除湿活血汤(《中医眼科临床实践》)
　　羌活　独活　防风　当归　川芎
　　赤芍　鸡血藤　前胡　苍术　白术
　　忍冬藤　红花　枳壳　甘草

散肿溃坚汤(《薛氏医案》)　柴胡　升麻
　　龙胆　黄芩　甘草　桔梗　昆布
　　归尾　白芍　黄柏　葛根　黄连
　　三棱　木香　天花粉　连翘　知母

桑白皮汤(《景岳全书》)　桑白皮　半夏
　　苏子　苦杏仁　浙贝母　黄芩　黄
　　连　栀子

桑菊饮(《温病条辨》)　桑叶　菊花　薄
　　荷　苦杏仁　桔梗　甘草　连翘
　　芦根

桑杏汤(《温病条辨》)　桑叶　淡豆豉
　　苦杏仁　浙贝母　南沙参　梨皮
　　栀子

沙参麦冬汤(《温病条辨》)　沙参　麦冬
　　玉竹　桑叶　甘草　天花粉　白
　　扁豆

沙参清肺汤(《经验方》)　北沙参　生黄
　　芪　太子参　合欢皮　白及　生甘
　　草　桔梗　薏苡仁　冬瓜子

上下相资汤(《石室秘录》)　人参　沙参
　　玄参　麦冬　玉竹　五味子　熟地
　　黄　山茱萸　车前子　牛膝

芍药甘草汤(《伤寒论》)　芍药　甘草

芍药汤(《素问病机气宜保命集》)　黄
　　芍药　炙甘草　黄连　大黄　槟榔
　　当归　木香　肉桂

少腹逐瘀汤(《医林改错》)　小茴香　干
　　姜　延胡索　当归　川芎　肉桂

赤芍　蒲黄　五灵脂

射干麻黄汤(《金匮要略》)　射干　麻黄
　　细辛　紫菀　款冬花　半夏　五味
　　子　生姜　大枣

身痛逐瘀汤(《医林改错》)　秦艽　川芎
　　桃仁　红花　甘草　羌活　没药
　　香附　五灵脂　牛膝　地龙　当归

参附龙牡救逆汤(《中医方剂临床手册》)
　　人参　附子　龙骨　牡蛎　白芍
　　炙甘草

参附龙牡汤(验方)　人参　炮附子　龙
　　骨　牡蛎

参附汤(《妇人良方》)　人参　熟附片
　　生姜　大枣

参附汤(《世医得效方》)　人参　附子

参附汤(《证体类要》)　人参　附子

参蛤散(《济生方》)　人参　蛤蚧

参苓白术散(《太平惠民和剂局方》)　人
　　参　白术　茯苓　甘草　山药　莲
　　子　白扁豆　砂仁　薏苡仁　桔梗
　　陈皮

参苏饮(《太平惠民和剂局方》)　人参
　　紫苏叶　葛根　前胡　法半夏　茯
　　苓　枳壳　橘红　桔梗　甘草　木
　　香　生姜　大枣

神效瓜蒌散(《外科大成》)　瓜蒌　当归
　　甘草　没药　乳香

神应养真丹(《外科正宗》)　羌活　木瓜
　　天麻　当归　白芍　菟丝子　熟地
　　黄(酒蒸捣膏)　川芎

肾气丸(《金匮要略》)　桂枝　附子　熟
　　地黄　山茱萸　山药　茯苓　牡丹
　　皮　泽泻

渗脐散(《医宗金鉴》)　煅龙骨　枯矾
　　麝香

生化汤（《傅青主女科》） 当归 川芎 桃仁 炮姜 炙甘草 黄酒 童便

生脉地黄汤（《医宗金鉴》） 人参 麦冬 五味子 生地黄 山茱萸 山药 茯苓 牡丹皮 泽泻

生脉散（《备急千金要方》） 人参 麦冬 五味子

生铁落饮（《医学心悟》） 天冬 麦冬 浙贝母 胆南星 橘红 远志 石菖蒲 连翘 茯苓 茯神 玄参 钩藤 丹参 朱砂 生铁落

圣愈汤（《医宗金鉴》） 人参 黄芪 当归 白芍 熟地黄 川芎

失笑散（《太平惠民和剂局方》） 蒲黄 五灵脂

十灰散（《十药神书》） 大蓟 小蓟 侧柏叶 荷叶 茜草根 栀子 白茅根 大黄 牡丹皮 棕榈皮

十全大补汤（《医学发明》） 当归 白术 茯苓 甘草 熟地黄 白芍 人参 川芎 黄芪 肉桂

十全流气饮（《外科正宗》） 陈皮 茯苓 乌药 川芎 当归 白芍 香附 甘草 青皮 木香 生姜 大枣

十枣汤（《伤寒论》） 芫花 甘遂 大戟 大枣

石斛夜光丸（《原机启微》） 天冬 人参 茯苓 麦冬 熟地黄 生地黄 菟丝子 菊花 决明子 苦杏仁 山药 枸杞子 牛膝 五味子 蒺藜 石斛 肉苁蓉 川芎 炙甘草 枳壳 青葙子 防风 黄连 水牛角 羚羊角

石决明散（《普济方》） 石决明 决明子 赤芍 青葙子 麦冬 羌活 栀子 木贼 大黄 荆芥

石韦散（《证治汇补》） 石韦 冬葵果 瞿麦 滑石 车前子

实脾饮（《济生方》） 厚朴 白术 木瓜 木香 草果仁 大腹子 附子 茯苓 干姜 甘草

使君子散（《经验方》） 使君子 甘草 吴茱萸 苦楝子

寿胎丸（《医学衷中参西录》） 菟丝子 桑寄生 续断 阿胶

疏风清热汤（《中医喉科学讲义》） 金银花 连翘 荆芥 防风 牛蒡子 甘草 黄芩 桑白皮 赤芍 桔梗 天花粉 玄参 浙贝母

疏风汤（《寿世保元》） 当归 川芎 茯苓 陈皮 半夏 乌药 香附 白芷 羌活 防风 麻黄 甘草 细辛

疏风汤（《医学发明》） 麻黄 益智 苦杏仁 炙甘草 升麻

疏凿饮子（《济生方》） 商陆 茯苓 椒目 木通 泽泻 赤小豆 大腹皮 槟榔 羌活 秦艽 生姜皮

双柏散（《经验方》） 侧柏叶 大黄 黄柏 薄荷 泽兰

双合汤（《杂病源流犀烛》） 桃仁 红花 生地黄 芍药 当归 川芎 半夏 茯苓 陈皮 甘草 白芥子 鲜竹沥 生姜汁

双解通圣散（《医宗金鉴》） 防风 荆芥 当归 白芍 连翘 白术 川芎 薄荷 麻黄 栀子 黄芩 石膏 桔梗 甘草 滑石

水疝汤（《房芝萱外科经验》） 肉桂 归尾 赤芍 红花 小茴香 橘核

木香 牵牛子 乌药 甘草 牛膝
桂枝 生槟榔

顺经汤(《傅青主女科》) 当归 熟地黄
沙参 白芍 茯苓 荆芥 牡丹皮

顺气导痰汤(《经验方》) 半夏 陈皮
茯苓 甘草 生姜 胆南星 枳实
木香 香附

顺气归脾丸(《外科正宗》) 陈皮 浙贝
母 香附 乌药 当归 白术 茯
神 黄芪 酸枣仁 远志 人参
木香 炙甘草 合欢皮

四海舒郁丸(《疡医大全》) 海蛤粉 海
带 海藻 海螵蛸 昆布 陈皮
青木香

四君子汤(《太平惠民和剂局方》) 白术
茯苓 人参 甘草

四苓散(《奇效良方》) 猪苓 泽泻 白
术 茯苓

四妙汤(《外科说约》) 黄芪 当归 金
银花 甘草

四妙丸(《成方便读》) 苍术 黄柏 牛
膝 薏苡仁

四妙勇安汤(《验方新编》) 玄参 当归
金银花 甘草

四逆加人参汤(《伤寒论》) 甘草 附子
干姜 人参

四逆散(《伤寒论》) 炙甘草 枳实 柴
胡 白芍

四逆汤(《伤寒论》) 甘草 干姜 附子

四七汤(《太平惠民和剂局方》引《简易
方》) 紫苏叶 制半夏 厚朴 茯
苓 生姜

四神丸(《证治准绳》) 补骨脂 肉豆蔻
吴茱萸 五味子 生姜 大枣

四顺清凉饮子(《审视瑶函》) 归身 龙

胆 黄芩 柴胡 羌活 木贼 黄
连 桑白皮 车前子 生地黄 赤
芍 枳壳 炙甘草 熟大黄 防风
川芎

四味回阳饮(《景岳全书》) 人参 制附
子 炮姜 炙甘草

四乌贼骨一藘茹丸(《素问·腹中论》)
海螵蛸 茜草

四物汤(《太平惠民和剂局方》) 当归
白芍 川芎 熟地黄

四物消风饮(《外科证治》) 生地黄 当
归 赤芍 荆芥 薄荷 柴胡 黄
芩 生甘草

四物消风饮(《医宗金鉴》) 生地黄 当
归 荆芥 防风 赤芍 川芎 白
鲜皮 蝉蜕 薄荷 独活 柴胡
大枣

苏合香丸(《太平惠民和剂局方》) 白术
青木香 犀角 香附 朱砂 诃子
檀香 安息香 沉香 麝香 丁香
荜茇 苏合香油 熏陆香 冰片

苏葶丸(《医宗金鉴》) 葶苈子 苏子

苏子降气汤(《太平惠民和剂局方》) 苏
子 橘皮 半夏 当归 前胡 厚
朴 肉桂 甘草 生姜

酸枣仁汤(《金匮要略》) 酸枣仁 知母
川芎 茯苓 甘草

缩泉丸(《校注妇人良方》) 益智 乌药
山药

胎元饮(《景岳全书》) 人参 当归 杜
仲 白芍 熟地黄 白术 陈皮

炙甘草

桃核承气汤(《伤寒论》)　桃仁　桂枝
　　大黄　芒硝　甘草

桃红四物汤(《医宗金鉴》)　桃仁　红花
　　当归　赤芍　熟地黄　川芎

桃花汤(《伤寒论》)　赤石脂　干姜
　　粳米

桃仁红花煎(《素庵医案》)　丹参　赤芍
　　桃仁　红花　香附　延胡索　青皮
　　当归　川芎　生地黄

天麻钩藤饮(《杂病证治新义》)　天麻
　　钩藤　生石决明　牛膝　桑寄生
　　杜仲　栀子　黄芩　益母草　朱茯
　　神　首乌藤

天王补心丹(《校注妇人良方》)　人参
　　玄参　丹参　茯苓　五味子　远志
　　桔梗　当归　天冬　麦冬　柏子仁
　　酸枣仁　生地黄　朱砂

天仙藤散(《校注妇人良方》)　天仙藤
　　香附　陈皮　甘草　乌药　生姜
　　紫苏叶　木瓜

调经散(《太平惠民和剂局方》)　当归
　　肉桂　没药　琥珀　赤芍　白芍
　　细辛　麝香

调荣活络饮(《脉因证治》)　归尾　赤芍
　　桃仁　红花　牛膝　桂枝　大黄
　　秦艽　独活

调营饮(《证治准绳》)　莪术　川芎　当
　　归　延胡索　赤芍　瞿麦　大黄
　　槟榔　陈皮　大腹皮　葶苈子　茯
　　苓　桑白皮　细辛　肉桂　炙甘草
　　生姜　大枣　白芷

调元散(《活幼心书》)　人参　茯苓　茯
　　神　白术　白芍　熟地黄　当归
　　黄芪　川芎　甘草　石菖蒲　山药

葶苈大枣泻肺汤(《金匮要略》)　葶苈子
　　大枣

通关散(《丹溪心法》)　皂角刺　细辛

通窍活血汤(《医林改错》)　赤芍　川芎
　　桃仁　红花　麝香　老葱　鲜姜
　　大枣　酒

通窍汤(《古今医鉴》)　麻黄　白芷　防
　　风　羌活　藁本　细辛　川芎　升
　　麻　葛根　苍术　花椒　甘草

通乳丹(《傅氏女科》)　黄芪　人参　当
　　归　麦冬　桔梗　通草　猪蹄

通幽汤(《兰室秘藏》)　生地黄　熟地黄
　　当归　桃仁　红花　甘草　升麻

通瘀煎(《景岳全书》)　归尾　山楂　香
　　附　红花　乌药　青皮　泽泻

痛泻要方(《景岳全书》引刘草窗方)　白
　　术　白芍　防风　炒陈皮

透脓散(《外科正宗》)　当归　生黄芪
　　炒山甲　川芎　皂角刺

透疹凉解汤(《经验方》)　桑叶　菊花
　　薄荷　连翘　牛蒡子　赤芍　蝉蜕
　　紫花地丁　黄连　藏红花

菟丝子散(《医宗必读》)　菟丝子　鸡内
　　金　肉苁蓉　牡蛎　附子　五味子

退赤散(《审视瑶函》)　桑白皮　甘草
　　牡丹皮　黄芩　天花粉　桔梗　赤
　　芍　归尾　瓜蒌子　麦冬

托里消毒散(《医宗金鉴》)　人参　川芎
　　当归　白芍　白术　金银花　茯苓
　　白芷　皂角刺　甘草　桔梗　黄芪

脱花煎(《景岳全书》)　当归　川芎　肉
　　桂　车前子　牛膝　红花

完带汤(《傅青主女科》)　人参　白术

白芍　怀山药　苍术　陈皮　柴胡
荆芥　车前子　甘草

王氏清暑益气汤(《温热经纬》)　沙参
石斛　麦冬　黄连　淡竹叶　荷梗
知母　甘草　粳米　西瓜翠衣

苇茎汤(《备急千金要方》)　苇茎　生薏
苡仁　冬瓜子　桃仁

胃苓汤(《丹溪心法》)　甘草　茯苓　苍
术　陈皮　白术　肉桂　泽泻　猪
苓　厚朴

温胞饮(《傅青主女科》)　巴戟天　补骨
脂　菟丝子　肉桂　附子　杜仲
白术　山药　芡实　人参

温胆汤(《备急千金要方》)　枳实　竹茹
半夏　陈皮　茯苓　甘草　生姜
大枣

温胆汤(《世医得效方》)　半夏　竹茹
枳实　陈皮　炙甘草　茯苓　人参

温肺止流丹(《辨证录》)　人参　荆芥
细辛　诃子　甘草　桔梗　鱼脑石

温经汤(《妇人大全良方》)　当归　川芎
白芍　桂木　牡丹皮　莪术　人参
甘草　牛膝

温经汤(《金匮要略》)　当归　吴茱萸
桂枝　白芍　川芎　生姜　牡丹皮
法半夏　麦冬　人参　阿胶　甘草

温脾汤(《备急千金要方》)　附子　人参
大黄　甘草　干姜

温下清上汤(《经验方》)　附子　黄连
磁石　蛤粉　天花粉　补骨脂　覆
盆子　菟丝子　桑螵蛸　白莲须

乌梅丸(《伤寒论》)　乌梅　细辛　干姜
当归　附子　花椒　桂枝　黄连
黄柏　人参

乌头汤(《金匮要略》)　川乌　麻黄　芍

药　黄芪　甘草

乌药散(《小儿药证直诀》)　乌药　白芍
香附　高良姜

乌药汤(《兰室秘藏》)　乌药　香附　木
香　当归　甘草

无比山药丸(《太平惠民和剂局方》)　山
药　肉苁蓉　熟地黄　山茱萸　茯
神　菟丝子　五味子　赤石脂　巴
戟天　泽泻　杜仲　牛膝

吴茱萸汤(《伤寒论》)　吴茱萸　人参
生姜　大枣

五虎汤(《证治汇补》)　麻黄　苦杏仁
石膏　甘草　桑白皮　细茶

五虎追风散(《晋南史全恩家传方》)　蝉
蜕　天南星　天麻　全蝎　僵蚕

五苓散(《伤寒论》)　桂枝　白术　茯苓
猪苓　泽泻

五磨饮子(《医方集解》)　乌药　沉香
槟榔　枳实　木香

五皮饮(《中藏经》)　桑白皮　陈皮　生
姜皮　大腹皮　茯苓皮

五神汤(《外科真诠》)　茯苓　金银花
牛膝　车前子　紫花地丁

五味消毒饮(《医宗金鉴》)　金银花　野
菊花　蒲公英　紫花地丁　天葵子

五子衍宗丸(《摄生众妙方》)　枸杞子
菟丝子(酒蒸)　五味子　覆盆子
车前子

犀角地黄汤(《备急千金要方》)　犀角
(以水牛角代)　生地黄　赤芍　牡
丹皮

犀角散(《备急千金要方》)　犀角(以水牛角代)　黄连　升麻　栀子　茵陈

犀角消毒饮(《医宗金鉴》)　防风　牛蒡子　荆芥　犀角(以水牛角代)　金银花　甘草

洗肝散(《审视瑶函》)　归尾　生地黄　赤芍　菊花　木贼　蝉蜕　甘草　羌活　防风　薄荷　川芎　苏木　红花　蒺藜

下乳涌泉散(《清太医院配方》)　柴胡　青皮　桔梗　白芷　通草　穿山甲　漏芦　当归　王不留行　川芎　生地黄　白芍　天花粉

仙方活命饮(《校注妇人良方》)　金银花　甘草　当归　赤芍　穿山甲　天花粉　浙贝母　防风　白芷　陈皮　乳香　没药　皂角刺

香贝养荣汤(《医宗金鉴》)　香附　浙贝母　人参　茯苓　陈皮　熟地黄　川芎　当归　白芍　白术　桔梗　甘草　生姜　大枣

香附旋覆花汤(《温病条辨》)　生香附　旋覆花　苏子霜　薏苡仁　半夏　茯苓　陈皮

香棱丸(《济生方》)　木香　丁香　三棱　枳壳　青皮　川楝子　茴香　莪术

香茸丸(《证治准绳》)　麝香　鹿茸　麋茸　肉苁蓉　熟地黄　沉香　五味子　茯苓　龙骨

香砂六君子汤(《古今名医方论》)　木香　砂仁　陈皮　半夏　党参　白术　茯苓　甘草

香砂六君子汤(《名医方论》)　人参　白术　茯苓　甘草　半夏　陈皮　木香　砂仁　生姜

香砂平胃散(《医宗金鉴》)　香附　苍术　陈皮　厚朴　砂仁　山楂　六神曲　麦芽　枳壳　白芍　甘草

香苏散(《太平惠民和剂局方》)　香附　紫苏叶　陈皮　甘草

逍遥蒌贝散(《经验方》)　柴胡　当归　白芍　茯苓　白术　瓜蒌　浙贝母　半夏　天南星　生牡蛎　山慈菇

逍遥散(《太平惠民和剂局方》)　柴胡　白术　白芍　当归　茯苓　生甘草　薄荷　煨姜

消风导赤汤(《经验方》)　生地黄　赤芍　牛蒡子　白鲜皮　金银花　薄荷　木通　黄连　甘草

消风散(《外科正宗》)　荆芥　防风　当归　生地黄　苦参　炒苍术　蝉蜕　木通　火麻仁　生知母　煅石膏　生甘草　牛蒡子

消渴方(《丹溪心法》)　黄连末　天花粉末　生地黄汁　藕汁　人乳汁　姜汁　蜂蜜

消疬丸(《外科真诠》)　玄参　牡蛎(煅)　川贝母

消瘰丸(《医学心悟》)　玄参　牡蛎　浙贝母

消乳丸(《证治准绳》)　香附　六神曲　麦芽　陈皮　砂仁　炙甘草

小半夏加茯苓汤(《金匮要略》)　半夏　生姜　茯苓

小半夏汤(《金匮要略》)　半夏　生姜

小柴胡汤(《伤寒论》)　柴胡　黄芩　人参　半夏　生姜　大枣　甘草

小承气汤(《伤寒论》)　大黄　枳实　厚朴

小蓟饮子（《济生方》）　生地黄　小蓟
　　滑石　通草　炒蒲黄　藕节　当归
　　栀子　甘草

小蓟饮子（《重订严氏济生方》）　生地黄
　　小蓟根　滑石　通草　炒蒲黄　淡
　　竹叶　藕节　栀子　炙甘草

小建中汤（《伤寒论》）　桂枝　生姜　芍
　　药　饴糖　炙甘草　大枣

小青龙汤（《伤寒论》）　麻黄　桂枝　芍
　　药　甘草　干姜　细辛　半夏　五
　　味子

小营煎（《景岳全书》）　当归　熟地黄
　　白芍　山药　枸杞子　炙甘草

泻白散（《小儿药证直诀》）　桑白皮　地
　　骨皮　甘草　粳米

泻肺饮（《眼科纂要》）　生石膏　赤芍
　　黄芩　桑白皮　枳壳　木通　连翘
　　荆芥　防风　栀子　白芷　羌活
　　甘草

泻黄散（《小儿药证直诀》）　广藿香叶
　　栀子　石膏　甘草　防风

泻青丸（《钱乙》）　栀子　大黄　羌活
　　防风　当归　川芎　冰片

泻心导赤散（《医宗金鉴》）　生地黄　木
　　通　黄连　甘草

泻心汤（《金匮要略》）　大黄　黄连
　　黄芩

辛夷清肺饮（《外科正宗》）　辛夷　甘草
　　石膏　知母　栀子　黄芩　枇杷叶
　　升麻　百合　麦冬

新加香薷饮（《温病条辨》）　香薷　金银
　　花　鲜扁豆花　厚朴　连翘

新制柴连汤（《眼科纂要》）　柴胡　川黄
　　连　黄芩　赤芍　蔓荆子　栀子
　　木通　荆芥　防风　甘草　龙胆

星蒌承气汤（《经验方》）　胆南星　瓜蒌
　　生大黄　芒硝

杏苏散（《温病条辨》）　紫苏叶　苦杏仁
　　前胡　紫菀　款冬花　百部　甘草

芎芷散（《杂病源流犀烛》）　川芎　当归
　　白术　苍术　厚朴　石菖蒲　木通
　　肉桂　紫苏叶　生姜　葱白　甘草

芎芷石膏汤（《医宗金鉴》）　川芎　白芷
　　石膏　菊花　藁本　羌活

修肝散（《银海精微》）　防风　羌活　薄
　　荷　麻黄　菊花　栀子　连翘　大
　　黄　赤芍　当归　苍术　木贼　甘
　　草　黄芩

宣痹汤（《温病条辨》）　防己　苦杏仁
　　连翘　滑石　薏苡仁　半夏　蚕沙
　　赤小豆皮　栀子

宣毒发表汤（《痘疹仁端录》）　升麻　葛
　　根　枳壳　防风　荆芥　薄荷　木
　　通　连翘　牛蒡子　淡竹叶　甘草
　　前胡　桔梗　苦杏仁

血府逐瘀汤（《医林改错》）　当归　生地
　　黄　桃仁　红花　枳壳　赤芍　柴
　　胡　甘草　桔梗　川芎　牛膝

阳和汤（《外科证治全生集》）　熟地黄
　　麻黄　鹿角胶　白芥子　肉桂　生
　　甘草　炮姜炭

养金汤（《类证治裁》）　沙参　麦冬　生
　　地黄　知母　苦杏仁　桑白皮　阿
　　胶　白蜜

养精种玉汤（《傅青主女科》）　当归　白
　　芍　熟地黄　山茱萸

养荣壮肾汤（《叶氏女科证治》） 当归
川芎 独活 肉桂 续断 杜仲
桑寄生 防风 生姜

养胃汤（《三因》） 厚朴 广藿香 半夏
茯苓 人参 甘草 附子 陈皮
草果 白术

养胃增液汤（《经验方》） 石斛 乌梅
沙参 玉竹 白芍 甘草

养心汤（《胎产心法》） 人参 黄芪 当
归 川芎 茯苓 远志 柏子仁
酸枣仁 五味子 肉桂 甘草

养血定风汤（《外科证治全书》） 生地黄
当归 赤芍 川芎 何首乌 牡丹
皮 天冬 麦冬 僵蚕

养阴清肺汤（《重楼玉钥》） 生地黄 玄
参 麦冬 川贝母 牡丹皮 白芍
甘草 薄荷

养脏汤（《医宗金鉴》） 当归 沉香 木
香 肉桂 川芎 丁香

一贯煎（《柳州医话》） 沙参 麦冬 当
归 生地黄 枸杞子 川楝子

异功散（《小儿药证直诀》） 人参 白术
茯苓 陈皮 甘草

抑阳酒连散（《原机启微》） 独活 生地
黄 黄柏 防己 知母 蔓荆子
前胡 甘草 防风 栀子 黄芩
寒水石 羌活 白芷 黄连

易黄汤（《傅青主女科》） 山药 芡实
黄柏 车前子 白果

益脾镇惊散（《医宗金鉴》） 人参 白术
茯苓 朱砂 钩藤 炙甘草 灯
心草

益气聪明汤（《东垣试效方》） 黄芪 人
参 升麻 葛根 蔓荆子 白芍
黄柏 甘草

益气导溺汤（《中医妇科治疗学》） 党参
白术 白扁豆 茯苓 桂枝 炙升
麻 桔梗 通草 乌药

益肾调经汤（《中医妇科治疗学》） 巴戟
天 熟地黄 续断 杜仲 当归
白芍 乌药 焦艾叶 益母草

益胃汤（《温病条辨》） 沙参 麦冬 生
地黄 玉竹 冰糖

薏苡仁汤（《类证治裁》） 薏苡仁 苍术
羌活 独活 麻黄 桂枝 防风
制川乌 当归 川芎 甘草 生姜

茵陈蒿汤（《伤寒论》） 茵陈蒿 栀子
大黄

茵陈理中汤（《张氏医通》） 茵陈蒿 党
参 干姜 白术 甘草

茵陈术附汤（《医学心悟》） 茵陈蒿 白
术 附子 干姜 炙甘草 肉桂

茵陈汤（《奇效良方》） 茵陈蒿 栀子
大黄

茵陈五苓散（《金匮要略》） 茵陈蒿 桂
枝 茯苓 白术 泽泻 猪苓

银花复明汤（《中医眼科临床实践》） 金
银花 蒲公英 桑白皮 天花粉
黄芩 黄连 龙胆 生地黄 知母
大黄 玄明粉 木通 蔓荆子 枳
壳 甘草

银花甘草汤（《外科十法》） 鲜金银花
甘草

银花解毒汤（《中医眼科临床实践》） 金
银花 蒲公英 生大黄 龙胆 黄
芩 蔓荆子 桑白皮 天花粉 枳
壳 生甘草

银甲丸（《王渭川妇科经验选》） 金银花
连翘 升麻 红藤 蒲公英 生鳖
甲 紫花地丁 生蒲黄 椿皮 大

青叶　西茵陈　琥珀末　桔梗

银翘白虎汤(《经验方》)　连翘　金银花　防己　木瓜　知母　粳米　生石膏　甘草

银翘散(《温病条辨》)　金银花　连翘　桔梗　薄荷　牛蒡子　淡竹叶　荆芥穗　淡豆豉　甘草　鲜芦根

右归丸(《景岳全书》)　熟地黄　山药　山茱萸　枸杞子　杜仲　菟丝子　附子　肉桂　当归　鹿角胶

右归饮(《景岳全书》)　熟地黄　山药　山茱萸　枸杞子　甘草　杜仲　肉桂　制附子

玉女煎(《景岳全书》)　石膏　熟地黄　麦冬　知母　牛膝

玉屏风散(《世医得效方》)　黄芪　白术　防风

玉泉丸(《回春方》)　黄连　葛根　天花粉　知母　麦冬　人参　五味子　生地黄汁　莲肉　乌梅　当归　甘草　人乳汁　牛乳汁　甘蔗叶　梨汁　藕汁

玉枢丹(《百一选方》)　山慈菇　千金子　大戟　麝香　腰黄　朱砂　五倍子

玉真散(《外科正宗》)　防风　天南星　白芷　天麻　羌活　白附子

毓麟珠(《景岳全书》)　当归　川芎　白芍　熟地黄　党参　白术　茯苓　炙甘草　菟丝子　鹿角霜　杜仲　花椒

远志丸(《济生方》)　远志　菖蒲　茯神　茯苓　龙齿　人参　朱砂

月华丸(《医学心悟》)　沙参　麦冬　天冬　生地黄　熟地黄　阿胶　山药　茯苓　桑叶　菊花　獭肝　百部　

三七　川贝母

越婢加半夏汤(《金匮要略》)　麻黄　石膏　生姜　大枣　甘草　半夏

越婢加术汤(《金匮要略》)　麻黄　石膏　甘草　大枣　白术　生姜

越鞠丸(《丹溪心法》)　川芎　苍术　香附　六神曲　栀子

匀气散(《医宗金鉴》)　陈皮　桔梗　炮姜　砂仁　木香　炙甘草　大枣

赞育丹(《景岳全书》)　熟地黄　当归　杜仲　巴戟天　肉苁蓉　淫羊藿　蛇床子　肉桂　白术　枸杞子　仙茅　山茱萸　韭菜子　附子(或加人参、鹿茸)

脏连丸(《中药制剂手册》)　黄连　黄芩　赤芍　当归　阿胶珠　荆芥穗　炒槐花　地榆　槐角　生地黄　猪大肠

增液承气汤(《温病条辨》)　玄参　麦冬　生地黄　大黄　玄明粉

增液汤(《温病条辨》)　玄参　麦冬　生地黄

长胎白术散(《叶氏女科证治》)　炙白术　川芎　花椒　生地黄　炒阿胶　黄芪　当归　牡蛎　茯苓

真方白丸子(《瑞竹堂方》)　半夏　白附子　天南星　天麻　川乌　全蝎　木香　枳壳

真人养脏汤(《太平惠民和剂局方》)　诃子　罂粟壳　肉豆蔻　白术　人参　木香　肉桂　炙甘草　当归　白芍

真武汤(《伤寒论》) 炮附子 白术 茯苓 白芍 生姜

镇肝息风汤(《医学衷中参西录》) 牛膝 生赭石 生龙骨 生牡蛎 生龟甲 生杭芍 玄参 天冬 川楝子 生麦芽 茵陈 甘草

镇惊丸(《医宗金鉴》) 茯神 麦冬 朱砂 远志 石菖蒲 酸枣仁 牛黄 黄连 钩藤 珍珠 胆南星 天竺黄 犀角(用水牛角代) 甘草

拯阴理劳汤(《医宗必读》) 人参 麦冬 五味子 生地黄 白芍 当归 龟甲 女贞子 百合 莲子 薏苡仁 炙甘草 牡丹皮 橘红

正骨紫金丹(《医宗金鉴》) 丁香 木香 血竭 儿茶 熟大黄 红花 当归 莲子 茯苓 牡丹皮 白芍 甘草

正气天香散(《保命歌括》) 乌药 香附 陈皮 紫苏叶 干姜

正气天香散(《证治准绳》) 香附 陈皮 乌药 甘草 干姜 紫苏叶

正容汤(《审视瑶函》) 羌活 白附子 防风 秦艽 胆南星 半夏 僵蚕 木瓜 甘草 黄松节 生姜

知柏地黄汤(《医宗金鉴》) 熟地黄 山药 茯苓 牡丹皮 泽泻 山茱萸 知母 黄柏

知柏地黄丸(《医宗金鉴》) 知母 黄柏 熟地黄 山茱萸 山药 茯苓 牡丹皮 泽泻

栀子清肝汤(《类证治裁》) 栀子 牡丹皮 柴胡 当归 白芍 茯苓 川芎 牛蒡子 甘草

栀子胜奇散(《原机启微》) 蒺藜 蝉蜕 谷精草 炙甘草 木贼 黄芩 决明子 菊花 栀子 川芎 羌活 荆芥穗 密蒙花 防风 蔓荆子

止抽散(湖北中医学院附院验方) 羚羊角 地龙 天竺黄 郁金 黄连 琥珀 胆南星

止带方(《世补斋不谢方》) 猪苓 茯苓 车前子 泽泻 茵陈 赤芍 牡丹皮 黄柏 栀子 牛膝

止痉散(《经验方》) 全蝎 蜈蚣 天麻 僵蚕

止泪补肝散(《银海精微》) 蒺藜 当归 熟地黄 白芍 川芎 木贼 防风 夏枯草

止嗽散(《医学心悟》) 紫菀 百部 荆芥 桔梗 甘草 陈皮 白前

止痛如神汤(《外科启玄》) 秦艽 桃仁 皂角刺 苍术 防风 黄柏 归尾 泽泻 槟榔 熟大黄

枳实导滞丸(《内外伤辨惑论》) 大黄 枳实 黄芩 黄连 六神曲 白术 茯苓 泽泻

枳实薤白桂枝汤(《金匮要略》) 枳实 厚朴 薤白 桂枝 瓜蒌子

枳术丸(《脾胃论》) 枳实 白术 荷叶

至宝丹(《太平惠民和剂局方》) 人参 朱砂 麝香 制南星 天竺黄 水牛角 冰片 牛黄 琥珀 雄黄 玳瑁(原方还有安息香、金箔、银箔三药,而无人参、天竺黄、制南星)

至宝丹(《太平圣惠民和剂局方》) 朱砂 麝香 安息香 金银箔 犀角 牛黄 琥珀 雄黄 玳瑁 龙脑

炙甘草汤(《伤寒论》) 炙甘草 人参 桂枝 生姜 阿胶 生地黄 麦冬 火麻仁 大枣

治瘰方(《经验方》) 熟地黄 何首乌、杜仲 赤芍 白芍 牛膝 桃仁 红花 赤小豆 白术 穿山甲

中和汤(《丹溪心法》) 苍术 半夏 黄芩 香附

中满分消丸(《兰室秘藏》) 厚朴 枳实 黄连 黄芩 知母 半夏 陈皮 茯苓 猪苓 泽泻 砂仁 干姜 姜黄 人参 白术 炙甘草

朱砂安神丸(《医学发明》) 朱砂 黄连 炙甘草 生地黄 当归

竹叶黄芪汤(《医宗金鉴》) 人参 黄芪 石膏(煅) 半夏(炙) 麦冬 白芍 川芎 当归 黄芩 生地黄 甘草 淡竹叶 生姜

竹叶石膏汤(《伤寒论》) 淡竹叶 石膏 麦冬 人参 半夏 甘草

竹叶泻经汤(《原机启微》) 柴胡 栀子 羌活 升麻 炙甘草 黄芩 黄连 大黄 茯苓 泽泻 赤芍 决明子 车前子 淡竹叶

逐寒荡惊汤(《福幼编》) 胡椒 炮姜 肉桂 丁香 灶心土

逐瘀止血汤(《傅青主女科》) 生地黄 大黄 赤芍 牡丹皮 归尾 枳壳 桃仁 龟甲

驻车丸(《备急千金要方》) 黄连 阿胶 当归 干姜

资生健脾丸(《先醒斋医学广笔记》) 人参 白术 茯苓 白扁豆 陈皮 山药 甘草 莲子肉 薏苡仁 砂仁 桔梗 广藿香 橘红 黄连

泽泻 芡实 山楂 麦芽 白豆蔻

滋肾通关丸(《兰室秘藏》) 知母 黄柏 肉桂

滋水清肝饮(《医宗己任编》) 熟地黄 山茱萸 茯苓 归身 山药 牡丹皮 泽泻 柴胡 白芍 栀子 酸枣仁

滋血汤(《证治准绳·女科》) 人参 山药 黄芪 白茯苓 川芎 当归 白芍 熟地黄

滋阴除湿汤(《外科正宗》) 川芎 当归 白芍 熟地黄 柴胡 黄芩 陈皮 知母 浙贝母 泽泻 地骨皮 甘草 生姜

滋阴降火汤(《审视瑶函》) 当归 川芎 生地黄 熟地黄 黄柏 知母 麦冬 白芍 黄芩 柴胡 甘草

滋阴退翳汤(《眼科临床笔记》) 知母 生地黄 玄参 麦冬 蒺藜 菊花 木贼 菟丝子 蝉蜕 青葙子 甘草

紫雪丹(《温病条辨》) 石膏 磁石 滑石 羚羊角 沉香 玄参 木香 升麻 丁香 麝香 朱砂 炙甘草 芒硝 犀角(水牛角代) 寒水石

紫雪散(上海中药一厂) 羚羊角 水牛角 麝香 朱砂 公丁香 甘草 青木香 磁石 沉香 玄参

左归丸(《景岳全书》) 熟地黄 山药 山茱萸 菟丝子 枸杞子 川牛膝 鹿角胶 龟甲胶